国家级继续医学教育项目教材

# 老年医学年鉴
# （2012—2015）

主　编　李小鹰　王建业　于普林

副主编　王　林　拓西平　寒在金　陈晓春

　　　　徐　浩　陈　彤　樊　瑾　段春波

中华医学电子音像出版社

CHINESE MEDICAL MULTIMEDIA PRESS

北　京

图书在版编目（CIP）数据

老年医学年鉴. 2012—2015 / 李小鹰，王建业，于普林主编. —北京：中华医学电子音像出版社，2017. 9

ISBN 978-7-83005-126-6

Ⅰ. ①老… Ⅱ. ①李… ②王… ③于… Ⅲ. ①老年医学-2012—2015-年鉴 Ⅳ. ①R592-54

中国版本图书馆 CIP 数据核字（2017）第 209353 号

网址：www.cma-cmc.com.cn（出版物查询、网上书店）

老年医学年鉴（2012—2015）

LAONIAN YIXUE NIANJIAN（2012—2015）

主　　编：李小鹰　王建业　于普林
策划编辑：冯晓冬　史仲静
责任编辑：冯晓冬　王翠棉　宋　玥
文字编辑：张建军　王月红　宋　玥
校　　对：刘　丹
责任印刷：李振坤
出版发行：中华医学电子音像出版社
通信地址：北京市东城区东四西大街 42 号中华医学会 121 室
邮　　编：100710
E-mail：cma-cmc@cma.org.cn
购书热线：010-85158550
经　　销：新华书店
印　　刷：北京京华虎彩印刷有限公司
开　　本：889mm×1194mm　1/16
印　　张：26. 25
字　　数：700 千字
版　　次：2017 年 9 月第 1 版　　2017 年 9 月第 1 次印刷
定　　价：70. 00 元

# 内容提要

本书共分为三篇，二十一章，系统地总结了 2012—2015 年我国老年医学的研究热点和诊治进展。第一篇有关老年医学研究进展；第二篇有关老年医学研究与发展方向；第三篇汇总了此期间中华医学会第八届老年医学分会及青年委员会和各个专业学组发表的老年医学临床诊治规范，内容涉及老年人营养管理、衰弱、术前评估，以及心脑血管、消化、泌尿生殖等系统疾病的诊治共识。在此期间发表的学科专著和教材目录汇总于书末附表 1，发表的重要论文目录汇总于附表 2 和附表 3，可供读者查阅。本书作为老年专科医师的继续医学教育项目教材，实用性和权威性强，有助于老年医学专科医师了解学科发展及提高临床诊疗技能。

# 老年医学年鉴（2012—2015）
# 编 委 会

**主　编**　李小鹰　王建业　于普林
**副主编**　王　林　拓西平　寰在金　陈晓春　徐　浩　陈　彤
　　　　　樊　瑾　段春波
**编　委**（以姓氏汉语拼音为序）

| | | | | | |
|---|---|---|---|---|---|
| 白　松 | 白小涓 | 保志军 | 鲍　枫 | 陈　峥 | 陈　琼 |
| 陈生弟 | 陈　彤 | 陈晓春 | 陈新宇 | 陈　樊 | 成　蓓 |
| 丁国宪 | 董碧蓉 | 杜毓锋 | 段春波 | 樊　瑾 | 范　利 |
| 方宁远 | 冯美江 | 冯　涛 | 高海青 | 高兴林 | 高学文 |
| 高　雪 | 韩　辉 | 洪华山 | 侯明晓 | 胡世莲 | 华树成 |
| 黄　春 | 黄若文 | 黄　伟 | 寰在金 | 蒋　磊 | 焦桂萍 |
| 靳轶敏 | 孔　俭 | 黎　健 | 李　华 | 李学军 | 李　敏 |
| 李　锐 | 李维辛 | 李　伟 | 李小鹰 | 李　丰 | 李　燕 |
| 李英兰 | 梁　杰 | 林英忠 | 林展翼 | 刘玉军 | 刘　虹 |
| 刘　坚 | 刘　军 | 刘梅林 | 刘　明 | 刘荣燕 | 刘晓红 |
| 刘学军 | 刘志军 | 柳　达 | 鲁　翔 | 鹿小彦 | 罗　瑛 |
| 吕　洋 | 马慧娟 | 马金萍 | 马辛洁 | 彭　丹 | 彭玲耘 |
| 蒲娟娟 | 齐国先 | 秦明照 | 邱　涛 | 单培彦 | 邵　涛 |
| 施慧鹏 | 石军年 | 司良毅 | 宋光耀 | 孙　莉 | 孙学春 |
| 唐旭东 | 陶军军 | 拓西平 | 王　超 | 王朝晖 | 王佳贺 |
| 王建业 | 王　林 | 王孟昭 | 王文恭 | 王晓明 | 温红侠 |
| 吴　方 | 吴　健 | 吴锦晖 | 吴　青 | 吴小和 | 郗爱旗 |
| 奚　桓 | 肖　飞 | 肖　谦 | 肖　毅 | 徐　浩 | 严　静 |
| 严　祥 | 杨　宇 | 杨云梅 | 杨志健 | 殷　实 | 于普林 |
| 余劲明 | 俞卓伟 | 曾林祥 | 曾志羽 | 张存泰 | 张旭日 |
| 张艺军 | 张　玉 | 张　蕴 | 张子新 | 赵迎新 | 郑松柏 |
| 周晓辉 | 周永明 | 诸葛欣 | | | |

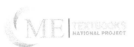 

# 前 言

由中华医学电子音像出版社编辑、出版的《医学年鉴》系列丛书是国家级继续医学教育项目的重要教材之一，此套丛书以及时反映学科进展和成就为特点，是具备档案功能的工具书，自出版以来深受各界欢迎。《老年医学年鉴（2012—2015）》首次列入本系列丛书，体现了老年医学日益受到重视的现实，是学科发展的重要标志，也是我国老年医学发展档案型资料建设的重要起步举措。

人口老龄化是 21 世纪各国面临的严峻挑战，我国自 20 世纪末就已经进入了老龄化社会。2016 年，我国 ≥60 岁人口比例达到 16.7%，数量达到 2.3 亿；≥65 岁人口比例达到 10.8%，数量达到 1.5 亿。我国以慢性病高发和未富先老为特点的老龄化对整个社会的发展构成了严峻的挑战。老年医学作为独立的新型学科，起源于 20 世纪初的美国，近 20 年来发展迅速，成为世界各国积极应对社会老龄化的有力工具。老年医学是研究预防和治疗与老年相关的疾病，最大程度地维持或恢复患者的功能，提高老年人生活质量的学科。我国已将老年医学专科定位于内科学下属的三级学科，其内容包括老年人的疾病诊疗、评估、康复、预防保健、心理健康、社会支持、法律伦理等；其工作特点是以患者为中心的个体化诊治、连续性的医护照料和多学科团队的联合工作。我国政府近年来大力推出健康老龄化的国策，明确强调要加快老年医养机构建设，加快培育老年医学专门人才，并将其列为"急需紧缺人才"。加快、加强老年医学的学科建设和发展已经成为我们面临的紧迫任务和光荣职责！

这本《老年医学年鉴（2012—2015）》是《医学年鉴》系列的首部老年医学分册，是由中华医学会第八届老年医学分会及青年委员会和各个专业学组的专家们共同编撰完成的，体现了 2012—2015 年间我国老年医学发展的轨迹与成就。本书共分为三篇，二十一章，系统地总结了 2012—2015 年我国老年医学的研究热点和诊治进展。第一篇有关老年医学研究进展；第二篇有关老年医学研究与发展方向；第三篇汇总了此期间老年医学分会发表的老年医学临床诊治规范，内容涉及老年人营养管理、衰弱、术前评估，以及心脑血管、消化、泌尿生殖系统疾病的诊治共识。在此期间发表的学科专著和教材目录汇总于书末附表 1，发表的重要论文目录汇总于附表 2 和附表

3，可供读者查阅。本书作为老年专科医师的继续医学教育项目教材，实用性和权威性强，有助于老年医学专科医师了解学科发展及提高临床诊疗技能。

由于是首次编辑出版，受到经验、人力、时间等因素的制约，本书可能存在诸多不足之处，恳请读者批评指正，我们将据此不断改进和完善。

最后，衷心感谢所有参与本书编辑工作的专家和编辑，感谢你们对我国老年医学发展所作的无私奉献！

中华医学会老年医学分会
第八届主任委员　李小鹰
2017 年 8 月 15 日

# 出版说明

医疗卫生事业发展是提高人民健康水平的必然要求，医药卫生人才建设是推进医疗卫生事业改革发展、维护人民健康的重要保障。国家卫生和计划生育委员会《医药卫生中长期人才发展规划（2011—2020年）》要求全国卫生技术人员继续医学教育覆盖率达到80%，因此，继续医学教育作为全国医药卫生人员毕业后业务再提高的重要方式任重道远。

《国家级继续医学教育项目教材》（以下简称《教材》）在2005年经国家卫生和计划生育委员会科教司、全国继续医学教育委员会批准，由全国继续医学教育委员会和中华医学会共同组织编写。该《教材》具有以下特点：一是权威性，由全国众多在本学科领域内知名的院士和专家撰写；二是具有很强的时效性，反映了经过实践验证的最新研究成果；三是强调实用性、指导性和可操作性，能够直接应用于临床；四是全面、系统，以综述为主，能代表相关学科的学术共识，而非某些专家的个人观点。

"十一五"期间，《教材》在最短的时间内启动了策划、编辑制作、学术推广等工作，自2006年以来已出版60余分册，涉及近40个学科，总发行量80余万册。纵观《教材》，每一册都是众多知名专家智慧的结晶，其科学、实用的内容得到了广大医务工作者的欢迎和肯定，被全国继续医学教育委员会和中华医学会共同列为国家继续医学教育唯一推荐教材，同时被国家新闻出版广电总局定为"十一五""十二五"国家重点出版物。本套教材的编辑出版得到了国家卫生和计划生育委员会科教司、全国继续医学教育委员会和中华医学会各级领导以及众多专家的支持和关爱，在此一并表示感谢！

限于编写时间紧迫、经验不足，本套系列教材存在很多不足之处，真诚希望广大读者谅解并提出宝贵意见，我们将在再版时加以改正。

《国家级继续医学教育项目教材》编委会

# 目 录

**第1篇　老年医学研究进展**

第1章　老年医学研究热点和进展 …………………………………………………（3）

第2章　中医及中西医结合老年医学研究：热点与展望 …………………………（14）

**第2篇　老年医学研究与发展的方向**

第1章　中国老年医学面临的严峻挑战与应对策略 ………………………………（23）

第2章　中国老年医学研究的方向 …………………………………………………（26）

第3章　老年医学专科医师必备的临床知识与技能 ………………………………（28）

**第3篇　老年医学临床诊治规范**

第1章　老年医学（病）科临床营养管理指导意见 ………………………………（35）

第2章　加强老年人衰弱综合征的防治研究 ………………………………………（45）

第3章　老年患者术前评估中国专家建议 …………………………………………（47）

第4章　老年人质子泵抑制药合理应用专家共识 …………………………………（60）

第5章　记忆门诊标准操作规程指南 ………………………………………………（70）

第6章　内科住院患者静脉血栓栓塞症预防中国专家建议 ………………………（83）

第7章　路易体痴呆诊治中国专家共识 ……………………………………………（94）

第8章　中国老年人认知障碍诊治流程专家建议 …………………………………（101）

第9章　老年人高血压特点与临床诊治流程专家建议 ……………………………（114）

第10章　老年患者肠外肠内营养支持中国专家共识 ……………………………（130）

第11章　中国健康老年人标准 ……………………………………………………（152）

第12章　老年人周围动脉硬化性疾病的诊治中国专家建议 ……………………（154）

　　第1节　老年人颈动脉粥样硬化性疾病诊治中国专家建议 …………………（154）

　　第2节　老年人四肢动脉粥样硬化性疾病诊治中国专家建议 ………………（164）

　　第3节　老年人缺血性肠病诊治中国专家建议 ………………………………（178）

　　第4节　动脉粥样硬化性肾动脉狭窄诊治中国专家建议 ……………………（185）

第13章　老年人心房颤动的诊治中国专家共识 …………………………………（194）

　　第1节　老年人心房颤动诊治中国专家建议 …………………………………（194）

　　第2节　老年人非瓣膜心房颤动诊治中国专家建议 …………………………（214）

第14章　新型单片联合制剂治疗老年高血压中国专家共识 ……………………（233）

第 15 章　钙离子通道阻断药抗动脉粥样硬化中国专家共识 ……………………………………（242）

第 16 章　老年人良性前列腺增生/下尿路症状药物治疗共识 ……………………………（251）

**附表**

附表 1　老年医学研究专著和译著目录 ………………………………………………（258）

附表 2　老年医学中文论文目录 …………………………………………………………（261）

附表 3　老年医学英文论文目录 …………………………………………………………（339）

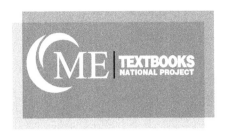

# 第1篇

# 老年医学研究进展

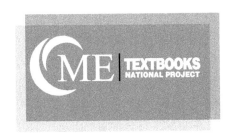

# 老年医学研究热点和进展

张存泰　阮　磊　李珊珊
华中科技大学同济医学院附属同济医院

**第 1 章**

　　老龄化社会的到来，促使我们从基础到临床对老年医学进行全面研究。老年医学包括老年基础医学、老年临床医学、老年流行病学、老年预防医学及老年社会医学。衰老是一种复杂的自然现象——随着时间推移，由基因和环境共同作用所致的必然过程，表现为结构的退行性改变和功能的减退。本章拟从基础研究、转化医学及临床医学 3 个方面总结老年医学近年的研究热点。

## 一、衰老机制的研究进展

### （一）细胞周期调控与细胞衰老的机制

　　**1. mTOR 信号通路**　西罗莫司（又称雷帕霉素）靶蛋白（target of rapamycin，TOR）是一类大分子蛋白，具有调节蛋白之间交互作用的功能。营养物质（如氨基酸）、生长因子（如胰岛素、胰岛素样生长因子）和细胞能量状态（ATP）可以通过调节哺乳动物中的 TOR（mTOR）控制细胞生长和代谢。从酵母到人类（包括蠕虫、苍蝇、植物和小鼠），TOR 在结构和功能上都是保守的。TOR 是一类丝氨酸/苏氨酸激酶，人们在两种结构和功能不同的蛋白复合体中发现了 TOR、TORC1 和 TORC2（哺乳动物中为 mTORC1 和 mTORC2），它们通过不同的信号通路产生作用。抑制 TOR 信号通路可延长蠕虫、苍蝇和哺乳动物的生命周期。秀丽隐杆线虫含有恒定数量的有丝分裂后的细胞，生命周期达 20 天。Vellai 等发现敲除 TOR 的秀丽隐杆线虫的生命周期延长了 1 倍。研究发现，热量限制或胰岛素/胰岛素样生长因子信号的下调延长生命周期，这与 TOR 下调延长生命周期相一致。此外，在发育初期，抑制 TOR 信号可以导致生命周期相应的延长，这提示 TOR 可能控制整个生命周期，而不仅仅是成年期。

　　**2. Wnt 信号通路**　Wnt 级联信号主要由 3 条通路组成，其中经典的 Wnt 信号通路即 Wnt/β-连环蛋白信号途径。近年来，研究报道了 Wnt 信号通路参与调节间充质干细胞的增生、衰老、成骨、成脂肪和成神经分化。其中，经典 Wnt 信号通路对间充质干细胞增生及成骨分化具有双向调控作用，而非经典 Wnt 信号通路则促进间充质干细胞老化。在骨骼肌退化的老龄小鼠中 Wnt 的活性增高，Wnt 信号通路可能促进肌肉干细胞的老化。另有研究发现，Wnt/β-连环蛋白信号途径的异常激活与糖尿病血管并发症相关，也参与糖尿病血管钙化的发病机制。

### （二）基因组的不稳定性在衰老中的作用机制

　　**1. DNA 损伤**　DNA 损伤，特别是 DNA 双链断裂，引发慢性的 DNA 损伤反应（DNA damage

response，DDR）信号，其中涉及包括 P53 在内的大量 DDR 蛋白的活化，而 P53 可导致衰老。这种对短端粒和双链断裂响应的信号对于衰老的起始很重要。研究已证实，功能紊乱的端粒或 DNA 损伤的其他位点存在活化的 DNA 损伤感应蛋白和效应蛋白。但是，DNA 损伤和衰老之间的相关性还缺乏直接证据，难点在于诱导 DNA 损伤的同时不可避免其他生物分子和生物结构的破坏。近年发现，通过控制限制性核酸内切酶 Sac I 表达的腺病毒系统可以单独实现 DNA 双链断裂，从而制造出一种老化表型。通过比较输注腺病毒小鼠与自然老化小鼠的肝发现，前者在处理后 1 个月即显示出很多肝自然老化的特征，包括病理老化、衰老的分子标志物、线粒体融合、基因表达的变化等，这显示小鼠肝中 DNA 双链断裂可独立导致老化表型，也证实 DNA 损伤通过诱导衰老驱动组织老化。

**2. 端粒及端粒酶**　端粒是一段位于染色体末端的重复核苷酸序列，它们被认为具有避免衰退、重构、融合和丢失等一系列功能，同时能影响同源染色体配对。每次细胞分裂，端粒被 33~120 个碱基对剪短至一个临界长度，导致复杂核蛋白结构丢失，从而触发细胞复制性衰老——一种永久不分裂的状态。这种情况在体细胞达到一定的细胞分裂次数后也会发生。端粒酶对维持端粒长度起重要作用，并且在 90% 的癌细胞中高表达。端粒酶的表达上调是避免细胞衰老的决定性机制。端粒酶缺失的小鼠更易引起组织萎缩、干细胞消耗、器官功能衰竭等，而这些都能随着端粒酶的复活而逆转，提示端粒缩短可能是细胞老化的主要决定因素。此外，在过去十年里，人们发现端粒的缩短与心血管疾病如主动脉瓣钙化、动脉粥样硬化、心肌梗死之间有某种关联。一些学者在此基础上提出以下观点：首先，尽管端粒缩短对继续分裂的细胞生命周期起决定性作用，但似乎不能对细胞有丝分裂后的老化过程起作用；其次，老化过程并不限于可分裂细胞。事实上，一些人类细胞，如心肌细胞和神经细胞在成熟后并不分裂，但在衰老过程中呈现出老化的特征。众所周知，端粒长度与年龄相关的功能障碍的相关性仍存在争论。一些前瞻性研究显示缩短的端粒与总死亡率之间具有相关性，另一些研究则未发现这种相关性。尽管大量研究显示，恶性细胞的端粒长度与癌症的进展和存活之间存在联系，但具体机制有待进一步研究。

### （三）亚细胞结构对细胞衰老的影响和机制

**1. 线粒体失能**　线粒体与衰老也密切相关。ATP 缺乏使细胞不能产生足够的能量来分裂和复制，因此，多种线粒体信号通路可以引起衰老。例如，糖酵解酶调节异常使 ATP 水平降低，导致 AMP 水平的显著增高，这导致过早的衰老。除了线粒体失能的生理过程，线粒体 DNA 本身的损伤也能诱导衰老进程从而导致提前老化。研究证实，线粒体 DNA 聚合酶缺陷使线粒体 DNA 突变增多，从而使其校对功能受损。小鼠线粒体 DNA 损伤导致过早的老化，表现在胚胎发育时期祖细胞的功能不良，出现异常分化。一些研究表明，小鼠线粒体 DNA 突变增多导致小鼠胚胎成纤维细胞增生能力的改变。

**2. 内质网应激**　各种原因起因的内质网（endoplasmic reticulum，ER）中出现错误折叠蛋白与未折叠蛋白在腔内聚集以及 $Ca^{2+}$ 平衡紊乱的状态，称为内质网应激（ER stress，ERS），直接影响应激细胞的转归，如适应、损伤、凋亡等。内质网应激主要激活以下 3 条信号通路：未折叠蛋白反应（unfolded protein response，UPR）、内质网超负荷反应（endoplasmic reticulum-overload response，EOR）和固醇调节级联反应。在老化过程中，内质网形态、功能的平衡状态受到破坏，分子生化改变，如 BiP、PDI、calnexin、GRP94 表达水平下降或功能受损，蛋白加工运输受阻，内质网内累积大量未折叠蛋白或折叠错误蛋白，引起内质网应激，激活内质网上的压力感受器蛋白，抑制一般蛋白合成，细胞得以存活。但 ERS 时间过长，应激信号通路就会切换至细胞凋亡通路。

研究已经证明 ERS 可促进活性氧簇（reactive oxygen species，ROS）积聚、内质网钙渗漏等炎性反应。在心力衰竭（以下简称心衰）患者心肌中发现内质网增生，且分子伴侣葡萄糖调节蛋白 78 表达显著增加，提示 ERS 参与心衰的病理生理过程。

### （四）干细胞

干细胞具备调控细胞和修复细胞损伤的能力。比如，干细胞具有稳定的包括毒素类的细胞表面转运蛋白，具有修复双链 DNA 断裂的装置，能生产抗端粒缩短的端粒酶。同样，干细胞通过衰老和凋亡等多种机制来限制损伤的干细胞基因组扩增。干细胞在自然状态下处于一种低氧或缺氧的环境中。一项最近的研究证实，低氧状态下调 DNA 损伤敏感的分子，包括 ATM/ATR、Chk1、Chk2 和细胞老化标志物，细胞老化标志物包括衰老相关的 β 半乳糖苷酶、H3K9me3、P53、P21 和 P16。细胞老化通常与端粒长度缺失相关，人们发现缺氧环境中骨髓间质干细胞扩增并能维持端粒长度，而在常氧环境中经过一段时间后端粒长度减短。最近发现，缺氧抑制骨髓间质干细胞衰老的主要信号通路是 HIF-1α-TWIST 通路，该通路下调了 E2A-p21。此外，缺氧直接诱导 DNA 修复和损伤信号通路中一系列基因的下调（包括 MLH1、RAD51、BRCA1 和 Ku80 基因），这些提示缺氧对基因组稳定性起重要作用。干细胞老化和机体老化有着直接联系。

### （五）免疫老化

免疫紊乱是老化的标志之一，与全因死亡密切相关。自然杀伤淋巴细胞（natural killer cell，NK 细胞）是能够控制细胞内病原体和肿瘤的天然免疫细胞。与 T 淋巴细胞和 B 淋巴细胞不同的是，NK 细胞的数量在健康老化过程中相对增加。研究表明，NK 细胞数量减少或功能衰退与老年人的死亡密切相关。因此，保持 NK 细胞的数量和功能可能促进健康老化。脂联素作为脂肪细胞的产物随着年龄增长而减少，脂联素激活 AMP 活化的蛋白激酶并抑制 NF-κB 信号，这导致单核细胞、巨噬细胞和树突样细胞产生 TNF-α 和 IFN-γ 减少，而增加抗炎因子 IL-10 和 IL-1Ra。脂联素通过阻止 IL-2 介导的细胞毒作用及 IFN-γ 的产生，直接抑制 NK 细胞。与脂联素不同的是，瘦素可以增加单核细胞产生 TNF-α、IL-6 和 IL-12，因此，瘦素主要促进炎性反应。

### （六）血管老化

随着年龄增长，血管退行性改变，称为血管老化。其机制尚不十分清楚，大多数学者认为可能有以下几种机制：①氧化应激。大量文献报道，无论是动物还是人类，在年龄增长过程中活性氧自由基增加，导致内皮功能障碍。氧化应激可通过高浓度 $O_2^-$ 灭活 NO，引起明显的血管舒张功能障碍。冠脉循环或其他血管床发生的年龄相关的氧化应激，可导致 NO 生物利用度受损，致使血管根据器官需氧而实时调节血流的能力受损。另外，内皮源性 NO 还具有显著的血管保护和心脏保护效应，包括抑制血小板聚集、炎症细胞黏附、促炎症因子诱导的信号传导，保留内皮祖细胞功能和调节组织能量代谢，NO 的减少加剧了各种炎性反应，减弱了对心脏血管的保护效应。同时，老化过程中氧化应激可引起 NO 合酶表达减少，可进一步加重 NO 生物利用度受损。②Ang Ⅱ 信号。随着年龄增长，在大鼠、非人灵长类和人类的动脉中 Ang Ⅱ 信号级联放大增加。增厚的内膜中可发现 Ang Ⅱ 含量最高。交感活性和血流动力学等因素可使得动脉壁中年龄相关的 Ang Ⅱ 增加。Ang Ⅱ 信号可促进动脉壁胶原纤维生成、诱导 NADPH 氧化酶活性、增强血管平滑肌的迁移，可通过调节刺激和信号传导影响动脉的结构和功能。③其他，如端粒缩短、TOR 信号途径。

# 二、衰老相关的转化医学

## （一）热量限制

热量限制（caloric restriction，CR）是人们研究最多的延缓衰老的措施。热量限制可以延长线虫、酵母等低等生物的寿命，而后在哺乳动物中也同样观察到延缓衰老的作用。热量限制可显著提高恒河猴的生存率，同时可降低糖尿病、心脑血管事件等老年相关疾病的发生。一些有限的研究同样显示实施饮食限制（dietary restriction，DR）的人群有重要的健康获益，其中包括逆转疾病的危险因素。近年来，膳食搭配或能起到饮食限制作用的小分子（比如 mTOR 抑制剂）成为该领域的研究热点之一，它们不减少食物的消耗量而起到饮食限制带来的健康获益。

## （二）运动

运动可改善平均寿命，但不能增加最长寿命。同样，高强度运动也不能延长人类最长寿命。尽管 CR 和运动有相似效应，但两者可能的分子机制截然不同。无论运动是否延长寿命，但可以肯定的是中等程度的运动可一定程度延缓老化相关的改变和防止代谢紊乱。相比 CR，运动最显著的收益为可维持肌肉数量、肌肉力量、有氧代谢能力以及骨健康。因此，日常运动可明显降低心血管疾病、糖尿病和骨质疏松的发生率。人类的死亡率多与心血管疾病相关，而动物的死亡率则多与肾疾病和肿瘤相关，因此，相对于动物而言，人类从运动中获益更为显著。另外，衰老常表现为活动力下降，而日常运动可改善独立生活的能力并减少残疾发生。综上所述，运动带来的健康获益与寿命的增加相一致。但是，血管顺应性欠佳使运动这项干预措施成为挑战。因此，开发与低水平运动相协调的药物成为解决这一难题的可能途径。

## （三）mTOR 抑制剂

西罗莫司能延长小鼠寿命并改善其健康。在小鼠中，西罗莫司起始治疗较晚也足以延长生命周期、逆转心血管衰退及增强免疫功能。根据一项新近的研究报道，西罗莫司的一种衍生物可显著增强老年人的免疫功能。

## （四）二甲双胍和阿卡波糖

二甲双胍和阿卡波糖作为治疗糖尿病的药物被广泛使用。二甲双胍能增加小鼠的健康周期并轻度延长生命周期，而阿卡波糖能显著延长雄性小鼠的生命周期并适当延长雌性小鼠的生命周期。一项非随机回顾性分析显示，使用二甲双胍的糖尿病患者较之于未使用二甲双胍的糖尿病患者病死率下降，并且他们可能比未接受二甲双胍治疗的非糖尿病患者生存更久。

## （五）烟酰胺腺嘌呤二核苷酸（NAD）前体和 sirtuin 激活剂

研究报道，在肌肉老化和认知衰退的小鼠模型中，NAD 前体如烟酰胺核苷和烟酰胺单核苷酸能增加健康周期。其中的作用机制还不明确，可能涉及 NAD 依赖的蛋白去乙酰化酶 sirtuin 的激活及线粒体功能的增强。此外，更特别的是，sirtuin 激活剂也能增加小鼠的健康周期并轻度延长生命周期。

## （六）衰老基因修饰和端粒功能障碍

衰老的细胞在老化及分泌促炎症因子和促肿瘤因子的过程中逐渐蓄积。正如 Blackburn 在一篇综述中提到，端粒功能障碍是衰老的主要原因，提高端粒功能的策略尽管也可能增加癌症风险，但仍给增加健康周期带来希望。同样，在具有大量衰老细胞的生存减短的小鼠中，针对靶向杀死衰老细胞的基因及药物方法可延长生命周期并提高健康指标。

### （七）激素和循环因子

一些重要的激素（如性激素、生长激素、胰岛素样生长因子-1）已被证实与年龄的变化相关；然而，在老化过程中激素替代治疗带来的风险和获益仍存在很大争议。一项老龄小鼠的循环系统与年轻小鼠共享的联体实验显示，更多的体液因素影响年龄相关的部分组织衰退，包括脑、肌肉、肝和心脏。关于这些体液因素已有了一些进展，一项关于输注新鲜血浆是否能延缓阿尔茨海默病的研究正在进行之中。

### （八）线粒体靶向治疗

线粒体失能在老化及老化相关的疾病发生过程中起很大作用，尽管其中涉及的机制比最初Harman 提出关于老化的自由基理论更为复杂。现在，人们将研究的注意力转向线粒体功能的提高、线粒体能量学和线粒体生源论方面，包括线粒体靶向抗氧化剂和 NAD 前体。

# 三、衰老相关的临床医学

## （一）老年综合征

老年综合征是近年来临床上被广泛提及的一个概念，是老年人十分普遍的临床状况。但目前对于老年综合征尚无完整的定义。随着年龄增长及各器官系统功能的逐渐老化，在老年人中会出现一系列非特异性、不能被归类于某种特定疾病的一组不典型的临床症状和体征，这些症状严重损害老年人的生活能力、影响老年人的生活质量和显著缩短预期寿命。这种由多种原因或多种疾病造成的非特异性的同一临床表现或问题概括为老年综合征。

常见的老年综合征包括跌倒、压疮、疼痛、失眠、认知功能障碍、老年性尿失禁、便秘、老年营养不良、晕厥和眩晕、谵妄、睡眠障碍、听力障碍、抑郁症和衰弱综合征等，它们与传统临床医学提到的综合征有着本质的区别。老年综合征强调的是一种临床表现，背后由多种原因导致，而临床医学中的综合征则是指一种病因导致多种表现。

老年综合评估（comprehensive geriatric assessment）是在 20 世纪 40 年代由英国米德尔塞克斯医院的 Marjory 首次提出的，通过对临床上没有治疗希望的脆弱老年人做详细评估以适当地给予全面照护，从而使其恢复活动功能并重返家庭。此后，此概念逐步被临床所接受并应用。老年综合评估是将患者作为社会中的一员，全面关注与老年人健康和功能状态相关的所有问题，对老年患者的疾病、体能、认知、心理、社会和经济等多层面进行全面评估。它评估的内容主要包括筛查引起老人疾病和增加死亡风险的因素，通过应用老年综合评估可早期发现老年人潜在的多种临床问题，是老年卫生事业发展不可缺少的工具。

## （二）二甲双胍与长寿

衰老是一个复杂的生理过程，抵抗衰老是人类一直为之奋斗不息的梦想。在所有的长寿模型中，热量限制模型是最为成功的模型之一。McCay 等于 1935 年首次报道热量限制可延长大鼠寿命。之后 70 余年，大量实验表明 CR 是除遗传操作以外最强有力的延缓衰老方法。但节食需要强大的毅力，所以研究者把目标转向了模拟限食（calorie restriction mimetics，CRM），即使用药物代理消耗食物和水，不用限制能量的摄入，最终在延长寿命及减少衰老相关性疾病方面达到同限食一样的作用。

1980 年，Dilman 和 Anisimov 等开始研究双胍类药物对寿命和肿瘤发生的影响。二甲双胍是一种广泛地用来治疗糖尿病的口服双胍类药物。它是治疗 2 型糖尿病（非胰岛素依赖型糖尿病）的一线药物，尤其是针对超重和肥胖的人群；另外，二甲双胍也用来治疗多囊卵巢综合征。在糖尿病患者中二甲双胍是唯一一种不会引起心血管并发症的药物，它可以减少低密度脂蛋白和三酰甘油的水平。2005 年，Anisimov 长期给予基因小鼠二甲双胍处理以减少食物消耗，结果其最大寿命延长了 1 个月。后续的研究发现二甲双胍处理的时间越早，发挥的作用越大。2014 年在秀丽隐杆线虫中的研究显示，二甲双胍可延长线虫的寿命，延缓脂褐素的积累，提高青年个体的运动能力，这与热量限制在线虫中的结果很相似。在一项纳入了 78 241 名服用二甲双胍的糖尿病人群的研究表明，二甲双胍组全因病死率明显小于对照组，二甲双胍组的肿瘤、心血管疾病等的发病率明显低于对照组。已有的研究结果显示二甲双胍可能通过与热量限制相关的方式发挥其预防衰老和延长寿命的作用，其可能的机制是激活 AMPK、抑制 mTOR 及其下游的相关分子。2016 年 Barzilai 等希望通过 TAME 临床试验（targeting aging with metformin）验证二甲双胍是否可以延长普通人群的寿命。TAME 研究旨在通过对非 2 型糖尿病人群给予二甲双胍干预，研究能否预防或延迟疾病的发生及延长寿命。目前该研究正在申请美国食品药品监督管理局（FDA）批准。

### （三）肌肉减少症（肌少症）与老年营养不良

肌少症为一类进行性的、广泛性的骨骼肌量和肌力减少及骨骼肌功能减退，是导致机体功能和生活质量下降甚至死亡的综合征。肌少症随年龄的增加，其发病率也明显增加，70 岁以上的老年人肌少症患病率>20%，80 岁以上的老年人患病率≥50%。

目前肌少症的诊断包括肌肉质量减少（与年轻人相比下降 2 个标准差）以及肌肉力量减少和（或）功能下降。肌肉力量和功能可以分别用握力和步速来测量。

肌少症对老年人健康的影响是多方面的。肌少症与老年人跌倒、生活能力下降、伤口延迟愈合有关，会增加老年人的不良预后、延长住院时间、增加残障率和病死率、增加医疗费用等。肌少症可使老年人跌倒风险增加 3 倍。肌少症致残率在男性患者中是健康人的 3.6 倍，在女性患者中是健康人的 4.1 倍，跌倒风险和需要器械辅助步行率也高于健康人。

肌少症的发生主要与年龄增长有关（包括性激素水平下降、线粒体功能下降、细胞凋亡等），也与神经系统退行性疾病、慢性疾病和炎症状态、运动减少及营养不良等多种因素有关。

原发性肌少症主要与年龄增长相关，是生物衰老过程中的一种表型，衰老是基因编程的循序过程，必然发生年龄增长性肌量减少，但其过程受环境、生活方式以及衰老性相关疾病的影响，呈现明显的个体差异。继发性肌少症可分为活动相关性肌少症、疾病相关性肌少症及营养相关性肌少症，临床常无明确分界，彼此重叠。活动相关性肌少症可由长期卧床、久坐、失重等状态引起，运动和积极的生活方式可延缓肌量的丢失；而心、肺、肝、肾、脑等器官衰竭，以及炎性反应疾病、恶性肿瘤、内分泌疾病均可引起相关性肌少症；营养相关性肌少症多由能量或蛋白质摄入不足、吸收障碍、胃肠道疾病或服用致厌食症的药物等因素引起，低蛋白饮食常导致肌肉萎缩和加速骨量丢失。目前老年住院患者营养不良的发生率较高，一项针对湖北省多中心老年住院患者营养状况的调查研究表明，老年住院患者中营养不良的发生率可达 67%。

运动锻炼、充足营养和慢性疾病管控可延缓和减少肌少症的发生和发展。营养支持可以称为营养治疗。足够的热量摄入是保证肌肉质量的必要条件，尤其需要足量的优质蛋白质。富含亮氨酸的优质蛋白可以更好地促进蛋白质合成。40%的70岁以上的老年人每天的蛋白摄入量<0.8 g/kg。鉴于老年人常常存在营养问题，临床工作中，我们需要常规对老年人进行营养风险评估，了解老年人的食欲、咀嚼功能、饮食习惯、食物摄入量和体质量的变化，以及是否存在其他影响进食的疾病，以便及早发现营养问题，及早干预，避免不良预后。目前有多种市售的营养制剂，比普通食物能量密度高，营养全面、均衡，并且也方便老年人根据个人需求随时取用，减少备餐工作。在营养治疗中，还要强调补充维生素 D。老年人维生素 D 缺乏很常见。维生素 D 受体在人体肌肉中有表达，其激活可促进蛋白质合成。

## （四）健康老年人标准

中华医学会老年医学分会 2013 年发布了更新版的《中国健康老年人标准》，内容如下。

1. 重要脏器的增龄性改变未导致功能异常；无重大疾病；相关高危因素控制在与其年龄相适应的达标范围内；具有一定的抗病能力。

2. 认知功能基本正常；能适应环境；处事乐观积极；自我满意或自我评价好。

3. 能恰当处理家庭和社会人际关系；积极参与家庭和社会活动。

4. 日常生活活动正常，生活自理或基本自理。

5. 营养状况良好，体质量适中，保持良好的生活方式。

第 1 条强调了重要脏器如心、脑、肾等器官的增龄性改变而非病理性病变，并且强调了功能，而非器质性改变。无重大疾病指无心、脑、血管疾病，肺功能、肝功能、肾功能无明显异常，无内分泌代谢疾病和免疫、泌尿系统疾病及恶性肿瘤，以及其他影响基本生活功能的疾病。这与前两次标准中细分机体各器官系统无疾病不同。同时强调了相关高危因素控制在与其年龄相适应的达标范围内，这样就突出了老年人身体指标与其他阶段年龄的不同，在具体应用时要考虑到老年人身体及疾病的特点，不可看到相关指标变化就武断地下结论。可控范围内主要强调即使老年人有疾病，只要在可控制范围内或能维持基本的日常生活也可视为健康老年人。具有一定的抗病能力，强调了老年人身体整体的状态。

第 2 条将认知功能放在这个位置，强调了认知变化在老年人健康中的重要性。自我满意或自我评价好融入国际上较新的老年人健康的概念。尽管 Rowe 和 Kahn 的 3 条标准涵盖了多个层面，但忽略了老年人自己的主观感受。许多调查结果显示，对于某特定的老年人群，自我评估的健康老龄化比例（50.3%）远高于"Rowe 和 Kahn 标准"确定的比例（18.8%）。这一显著差异支持将老年人的"自我评价"和"满足感"也作为评估健康老龄化的标准之一。

第 3 条强调了积极老龄化的概念。鼓励老年人积极参与社会活动，积极融入家庭和社会，让他们意识到其整个生命过程中体力、精神状态及社会参与的潜力，即使高龄，也仍能发挥对家庭、同行、社会及国家的贡献，增加幸福感和归属感。

第 4 条强调了老年人日常生活能力，即使老年人有疾病，只要能维持基本的日常生活也可视为健康老年人，这与以往有病就认为不健康的观念不同。

第 5 条主要倡导老年人养成健康的生活习惯，积极预防疾病。

我国健康老年人的标准是在广泛征求老年医学专家意见的基础上形成的。其内容层次分明，重点突出，兼具科学性、实用性和可操作性等特点。

## （五）免疫衰老与老年心血管疾病

免疫老化是机体正常的生理现象，它是伴随着年龄的增长而出现的免疫系统的退行性改变，细胞免疫和体液免疫功能的降低是其主要特征。免疫老化的主要病理改变包括胸腺退化萎缩、胸腺输至外周的幼稚淋巴细胞减少、记忆性淋巴细胞的代偿性增加、T淋巴细胞端粒长度缩短和端粒酶活性降低、自身反应抗体增加及CD28等共刺激分子表达降低等。机体免疫功能减退或部分亢进，会促发机体免疫系统的功能紊乱，参与多种老年相关疾病的发生。目前，有关免疫老化发生的诱因及其分子机制尚不十分清楚，慢性感染因素可能通过分子拟态机制诱发机体发生过度的免疫应答反应，加速免疫老化进程，从而促进心脑血管疾病等老年性疾病的发生与发展。

T细胞作为获得性免疫的主要成分，在免疫老化的过程中发挥着重要作用。免疫老化时由于慢性感染的长期刺激导致共刺激分子的表达降低和缺失，使得一种特异型的$CD4^+CD28T$细胞大量累积。$CD4^+CD28T$淋巴细胞数量的增多被认为是机体免疫老化的标志之一。除了急性冠状动脉综合征（acute coronary syndromes，ACS）、类风湿关节炎（rheumatoid arthritis，RA）、多发性硬化（multiple sclerosis，MS）等自身免疫相关性疾病患者外，在正常老年人外周血中亦可发现$CD4^+CD28T$细胞数量的增多。$CD4^+CD28T$细胞是终末分化细胞，可表达高水平的$INF-\gamma$、$TNF-\alpha$、IL-2等炎性因子而发挥促炎作用。在ACS、RA患者体内除了$CD4^+CD28T$细胞数量的增多外，还同时存在$CD4^+CD25^+Treg$细胞数量、表型和功能的改变，包括$CD4^+CD25^+Treg$细胞数量的减少、Foxp3表达的降低、增生抑制作用的减弱等。Treg细胞不能抑制$CD4^+CD28T$细胞参与的免疫应答反应，最终导致疾病的发生。因此，单个亚群淋巴细胞数量或功能的失调并不是疾病发生发展的罪魁祸首，长期慢性的炎症刺激导致的免疫功能的系统性老化，可能才是引起老年人群多种疾病发生的重要原因。最新的研究表明：$CD4^+T$淋巴细胞亚型呈现出与慢性感染密切相关的免疫老化趋势，在ACS的发病机制中起着重要作用。糖尿病冠状动脉粥样硬化性心脏病患者组冠状动脉病变累及范围广且程度重，共刺激分子可能与合并糖尿病的冠状动脉粥样硬化性心脏病患者疾病过程中的免疫调节异常有关。同时，T淋巴细胞的激活分化可能与老年高血压的发生密切相关。

## （六）血管老化

随着年龄的增长，血管出现退行性改变，如内膜增厚、血管壁变硬、弹性减弱、舒张功能下降，这一系列的血管改变称为血管老化。研究表明，许多心脑血管疾病如高血压、冠状动脉粥样硬化性心脏病（以下简称冠心病）、充血性心力衰竭和脑卒中都与血管老化密切相关。脉搏波传导速度（pulse wave velocity，PWV）是经典的动脉硬度的标志。欧洲心脏协会的高血压治疗指南提出，将颈股大动脉脉搏波传导速度（cfPWV）增加作为高血压患者靶器官损伤的依据，以12 m/s为界值，可诊断心、脑血管高危人群。臂踝脉搏波传导速度（baPWV）被认为是测量大、中动脉硬度的经典指标，测量更为便捷，baPWV随着年龄增长而增加。研究已证实baPWV与Framingham积分呈正相关，对冠心病诊断具有中等预测价值。内皮舒张功能障碍被认为是动脉粥样硬化、高血压和心力衰竭的重要因素。血管对物理性或化学性刺激的反应性扩张，被描述为血流介导的血管舒张功能（flow-mediated dilation，FMD）。血管舒张功能受损与衰老相关。随着年龄增长，男性或女性的FMD均逐渐下降，≥60岁者更为显著。Kim-Thanh Ong等通过对15项随机、对照、双盲试验进行荟萃分析发现，短期（<1个月）或长期（≥1个月）使用降压药物均可降低动脉壁硬度。大型临床试验HOPE和EUROPA的研究结果显示，在高心血管危险因素的人群中，长期高剂量的血管紧张素转换酶抑制药（ACEI）可改善动脉舒张功能。一项研究高血压合并2型糖尿病的随机、双盲试验也证实，大剂量ACEI组使颈动脉扩张性增加更显著。Bedi等通过对11项大型临床研究进行荟萃分析，得出结论：他汀类治疗可以延缓颈动脉内中膜厚度（IMT）增长。其他药物，如罗格列酮、吡咯列酮等降血糖药物，可增加胰岛素敏感性，改善血糖，防止血管重建，抑制管壁炎症。抗晚期糖基化终产物如ALT711，减轻动脉僵硬，增加心排血量，改善左心室舒张功能。但以上治疗，需要更多的临床研究提供证据证实疗效。

# 参考文献

［ 1 ］李小鹰，樊瑾. 老年医学进展 2014. 北京：人民卫生出版社，2014.

［ 2 ］田小利. 老年医学领域研究进展. 科学观察，2015，3：50−53.

［ 3 ］Wullschleger S, Loewith R, Hall MN. TOR signaling in growth and metabolism. Cell, 2006, 124（3）：471−484.

［ 4 ］Vellai T, Takacs-Vellai K, Zhang Y, et al. Influence of TOR kinase on lifespan in C. elegans. Nature, 2003, 426（6967）：620.

［ 5 ］Guarente L, Picard F. Calorie restriction-the SIR2 connection. Cell, 2005, 120（4）：473−482.

［ 6 ］Kenyon C. The plasticity of aging：insights from long-lived mutants. Cell, 2005, 120（4）：449−460.

［ 7 ］Chien AJ, Conrad WH, Moon RT. A Wnt survival guide：from flies to human disease. Journal of Invest Dermatol, 2009, 129（7）：1614−1627.

［ 8 ］Willert K, Brown JD, Danenberg E, et al. Wnt proteins are lipid-modified and can act as stem cell growth factors. Nature, 2003, 423（6938）：448−452.

［ 9 ］Nusse R. Wnt signaling in disease and in development. Cell Res, 2005, 15（1）：28−32.

［ 10 ］Logan CY, Nusse R. The Wnt signaling pathway in development and disease. Annu Rev Cell Dev Biol, 2004, 20（20）：781−810.

［ 11 ］Liu H, Fergusson MM, Castilho RM, et al. Augmented Wnt signaling in a mammalian model of accelerated aging. Science, 2007, 317（5839）：803−806.

［ 12 ］Brack AS, Conboy MJ, Roy S, et al. Increased Wnt signaling during aging alters muscle stem cell fate and increases fibrosis. Science, 2007；317（5839）：807−810.

［ 13 ］Cerpa W, Toledo EM, Varela-Nallar L, et al. The role of Wnt signaling in neuroprotection. Drug News Perspect, 2009, 22（10），579−591.

［ 14 ］Fumagalli M, Rossiello F, Clerici M, et al. Telomeric DNA damage is irreparable and causes persistent DNA-damage-response activation. Nat Cell biol, 2012, 14（4）：355−365.

［ 15 ］di Fagagna FA, Reaper PM, Clay-Farrace L, et al. A DNA damage checkpoint response in telomere-initiated senescence. Nature, 2003, 426（6963）：194−198.

［ 16 ］White RR, Milholland B, de Bruin A, et al. Controlled induction of DNA double-strand breaks in the mouse liver induces features of tissue ageing. Nat Commun, 2015, 6（6790）：6790

［ 17 ］Takubo K, Aida J, Izumiyama-Shimomura N, et al. Changes of telomere length with aging. Geriatr & Gerontol Int, 2010, 10（s1）：S197−S206.

［ 18 ］Jaskelioff M, Muller FL, Paik JH, et al. Telomerase reactivation reverses tissue degeneration in aged telomerase-deficient mice. Nature, 2011, 469（7328）：102−106.

［ 19 ］Kurz DJ, Kloeckener-Gruissem B, Akhmedov A, et al. Degenerative aortic valve stenosis, but not coronary disease, is associated with shorter telomere length in the elderly. Arterioscle, Thromb, and Vasc Biol, 2006, 26（6）：e114−e117.

［ 20 ］Samani NJ, Boultby R, Butler R, et al. Telomere shortening in atherosclerosis. Lancet, 2001, 358（9280）：472−473.

［ 21 ］Pusceddu I, Farrell CJL, Di Pierro AM, et al. The role of telomeres and vitamin D in cellular aging and age-related diseases. Clin Chem Lab Med（CCLM）, 2015, 53（11）：1661−1678.

［ 22 ］Fitzpatrick AL, Kronmal RA, Kimura M, et al. Leukocyte telomere length and mortality in the Cardiovascular Health Study. J Gerontol A Biol Sci Med Sci, 2011, 66（4）：421−429.

［ 23 ］Bendix L, Thinggaard M, Fenger M, et al. Longitudinal changes in leukocyte telomere length and mortality in humans. J Gerontol A Biol Sci Med Sci, 2014, 69（2）：231−239.

［ 24 ］Ziegler DV, Wiley CD, Velarde MC. Mitochondrial effectors of cellular senescence：beyond the free radical theory of aging. Aging Cell, 2015, 14（1）：1−7.

［ 25 ］Zwerschke W, Mazurek S, Stöckl P, et al.

Metabolic analysis of senescent human fibroblasts reveals a role for AMP in cellular senescence. Biochem, 2003, 376 (2)：403-411.

[26] Baines HL, Turnbull DM, Greaves LC. Human stem cell aging：do mitochondrial DNA mutations have a causal role? Aging Cell, 2014, 13 (2)：201-205.

[27] Ahlqvist KJ, Hämäläinen RH, Yatsuga S, et al. Somatic progenitor cell vulnerability to mitochondrial DNA mutagenesis underlies progeroid phenotypes in Polg mutator mice. Cell Metabolism, 2012, 15 (1)：100-109.

[28] Kukat A, Edgar D, Bratic I, et al. Random mtDNA mutations modulate proliferation capacity in mouse embryonic fibroblasts. Biochem Biophys Res Commun, 2011, 409 (3)：394-399.

[29] Brown MK, Naidoo N. The endoplasmic reticulum stress response in aging and age-related diseases. Front Physiol, 2012, 3：263.

[30] 曲志刚, 李小鹰. 内质网应激所致炎症的信号转导通路及其在心力衰竭中的作用. 中华老年心脑血管病杂志, 2014, 16 (6)：662-663.

[31] Gottesman MM, Fojo T, Bates SE. Multidrug resistance in cancer：role of ATP-dependent transporters. Nat Rev Cancer, 2002, 2 (1)：48-58.

[32] Eren MK, Tabor V. The role of hypoxia inducible factor-1 alpha in bypassing oncogene-induced senescence. PLoS One, 2014, 9 (7)：e101064.

[33] D'Ippolito G, Diabira S, Howard GA, et al. Low oxygen tension inhibits osteogenic differentiation and enhances stemness of human MIAMI cells. Bone, 2006, 39 (3)：513-522.

[34] Tsai CC, Chen YJ, Yew TL, et al. Hypoxia inhibits senescence and maintains mesenchymal stem cell properties through down-regulation of E2A-p21 by HIF-TWIST. Blood, 2011, 117 (2)：459-469.

[35] Oliveira PH, Boura JS, Abecasis MM, et al. Impact of hypoxia and long-term cultivation on the genomic stability and mitochondrial performance of ex vivo expanded human stem/stromal cells. Stem Cell Res, 2012, 9 (3)：225-236.

[36] Larbi A, Franceschi C, Mazzatti D, et al. Aging of the immune system as a prognostic factor for human longevity. Physiology, 2008, 23 (2)：64-74.

[37] Imai K, Matsuyama S, Miyake S, et al. Natural cytotoxic activity of peripheral-blood lymphocytes and cancer incidence：an 11-year follow-up study of a general population. Lancet, 2000, 356 (9244)：1795-1799.,

[38] Solana R, Mariani E. NK and NK/T cells in human senescence. Vaccine, 2000, 18 (16)：1613-1620.

[39] Kim K, Kim JK, Han SH, et al. Adiponectin is a negative regulator of NK cell cytotoxicity. Immunol, 2006, 176 (10)：5958-5964.

[40] Colman RJ, Beasley TM, Kemnitz JW, et al. Calorie restrictione reduces age-related and all-cause mortality in rhesus monkeys. Na Commun, 2014, 5：3557.

[41] Verdin E. NAD$^+$ in aging, metabolism, and neurodegeneration. Science, 2015, 350 (6265)：1208-1213.

[42] Blackburn EH, Epel ES, Lin J. Human telomere biology：A contributory and interactive factor in aging, disease risks, and protection. Science, 2015, 350 (6265)：1193-1198.

[43] Conboy MJ, Conboy IM, Rando TA. Heterochronic parabiosis：historical perspective and methodological considerations for studies of aging and longevity. Aging Cell, 2013, 12 (3)：525-530.

[44] Wang Y, Hekimi S. Mitochondrial dysfunction and longevity in animals：untangling the knot. Science, 2015, 350 (6265)：1204-1207.

[45] Xu R, Cao M, Wu X, et al. Kv1.3 channels as a potential target for immunomodulation of CD4 + CD28 null T cells in patients with acute coronary syndrome. Clin Immunol, 2012, 142 (2)：209-217.

[46] 杨颖, 董碧蓉. 临床医生应关注老年综合征与老年综合评估. 现代临床医学, 2015, 41 (6)：456-459.

[47] 宁晓暄, 欧阳敏. Leng Sean X. 老年人衰弱综合征的发病机制和评估及管理. 中华老年医学杂志, 2015, 34 (12)：1282-1285.

[48] 奚桓, 于普林, 刘祥. 肌少症与衰弱综合征的关系. 中华老年医学杂志, 2015, 34 (12)：1289-1292.

[49] 周洪连, 周丹, 朱虹, 等. 湖北省老年住院患者营养风险评估及营养支持状况调查结果. 中华老

年病杂志，2016，35：47-50.

[50] 中华医学会老年医学分会，中华老年医学杂志编辑部. 中国健康老年人标准（2013）. 中华老年医学杂志，2013. 32（8）：39-39.

[51] 于普林. 中国健康老年人标准2013解读. 保健医苑，2014，1：23-25.

[52] 操明，周洪莲，吕彩霞，等. 老年高血压患者外周血T淋巴细胞表面抗原表达的研究. 临床心血管病杂志，2014，30（10）：868-870.

[53] 李珊珊，张存泰，周洪莲，等. 脉搏波传导速度与心血管危险因素及Framingham积分的相关性. 中华老年多器官疾病杂志，2012，11（12）：912-916.

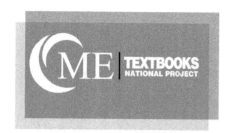

# 中医及中西医结合老年医学研究：热点与展望

## 第 2 章

徐　浩
西苑医院

随着人均寿命的延长，人口老龄化已成为全球各国面临的严峻挑战。据世界卫生组织统计，至 2015 年，全球 60 岁以上的人口已达 9 亿，且正以前所未有的速度增长，至 2050 年全球 60 岁以上的人口将达 20 亿，其中 80% 以上将生活在发展中国家。中国已进入人口老龄化迅速发展的阶段，至 2016 年底，中国 60 岁及以上的人口已达 2.3 亿；至 2050 年，中国 60 岁以上的人口将占全国总人口的 30%。积极发展老年医学，处理老年健康问题则是处理社会老龄化的有力工具。近年来中医及中西医结合在老年医学研究领域取得了一定的成果，推动了中国老年医学的发展。本章归纳总结了 2012—2015 年中医及中西医结合在老年医学研究领域的新进展，以期为临床医师决策提供参考，为老年医学的发展提供新的思路。

## 一、中医、中西医结合防治老年疾病的指南与共识

2012—2015 年中医、中西医结合防治老年疾病的共识主要有《老年多器官功能障碍综合征中西医结合诊疗专家共识（草案）》和《中医药防治原发性骨质疏松症专家共识（2015）》，前者由中国中西医结合学会急救医学专业委员会等制订，该指南是在中国危重病急救医学会议（2003年）通过的老年多器官功能不全综合征（multiple organ dysfunction syndrome in the elderly, MODSE）诊断标准的基础上修订的。该共识指出 MODSE 的发病内因为正气不足、瘀血阻络，外因为毒邪侵袭。并将 MODSE 分为：虚证（阳气亏虚证、阴阳两虚证）、热证（热毒炽盛证、湿热蕴结证、腑实不通证）、瘀证（气滞血瘀证、痰湿阻滞证）三大类，并推荐了相应的治法及方药。此外，该共识的另一大特点是制订了具体的 MODSE 的中西医结合防治策略，具有较好的实用性。

《中医药防治原发性骨质疏松症专家共识（2015）》是由中国老年学学会骨质疏松委员会中医药学科组与骨病学科组在原发性骨质疏松临床实践指南和专家共识的基础之上结合临床实际制订的。该共识指出原发性骨质疏松中医基本病理机制为肾精不足、骨失滋养，并将其分为肾阳虚证、肝肾阴虚证、脾肾阳虚证、肾虚血瘀证、脾胃虚弱证及血瘀气滞证 6 个证型，并推荐了相应的方剂及常用中成药。此外，共识强调要注意原发性骨质疏松的预防，根据中医学的特色及优势，提出了"未病先防、既病防变、瘥后防复"的原则与具体的方法。

## 二、中医、中西医结合防治老年性疾病循证证据进展

除心脑血管疾病、骨关节病及代谢紊乱等常见疾病外，老年人常合并特有的现代医学尚无良好处理方法的临床问题及综合征，如阿尔茨海默病、帕金森病、焦虑抑郁、视听障碍、睡眠障碍、

跌倒与骨折、衰弱等。针对这些问题广大中医、中西医结合研究者们在大量临床研究的基础上获得了新的证据。笔者在全面搜索 Pubmed、Cochrane Library、CNKI 数据库获取全文后，对其方法学质量进行评价，筛选并列举了其中方法学质量较高的系统综述及随机对照研究（randomized controlled trial，RCT）（表 1-2-1、表 1-2-2），以归纳中医、中西医结合老年医学研究领域的研究热点，并为中国老年医学的发展提供新的思路。

**表 1-2-1　2013—2015 年中西医结合防治老年疾病方法学质量较高的系统综述**

| 编　号 | 标　题 | 研究类型 | 研究数/总样本量（例） | 干预措施（试验 *vs* 对照） | 结局指标 | 结　　论 | AMSTAR 评分# |
|---|---|---|---|---|---|---|---|
| Qin XD (2013) | 中药治疗血管性痴呆的 Meta 分析 | RCT | 31/2868 | 中药 *vs* 安慰剂或西药 | 有效率、MMSE 评分、HDS 评分及不良反应 | 中药治疗血管性痴呆的疗效及安全性可能优于安慰剂或对照措施，但由于纳入文献的质量较低，仍需要设计严谨、方法学质量较高的研究中药的疗效 | 6 |
| Zhou J (2013) | 针刺治疗 AD 的有效性及安全性的系统综述及 Meta 分析 | RCT | 10/585 | 针刺治疗 *vs* 西药治疗或无治疗；针刺治疗 + 西药治疗 *vs* 西药治疗 | MMSE、HDS、ADAS-cog、ADL、FAQ 评分 | 在改善 AD 患者认知功能、日常生活能力方面针刺疗效可能优于单纯西药治疗，且可能能够提高西药改善认知功能的疗效，安全性良好 | 7 |
| Evans JR (2013) | 银杏叶提取物治疗老年黄斑病变 | RCT | 2/119 | 银杏叶提取物 *vs* 安慰剂或无治疗 | 疾病进展的病例数；因本病而导致的新的视力丧失的病例数；生活质量；不良反应 | 纳入的 2 项研究表明，银杏叶提取物可能有利于改善老年黄斑病变患者的视力，但仍需要更大样本量、更长随访时间的临床试验证实其疗效 | 8 |
| Wang J (2013) | 中药补肾方剂是否为治疗老年高血压的新方法？对 RCT 的系统综述 | RCT | 6/527 | 中药 *vs* 常规降血压药或安慰剂；（中药 + 常规）降血压药 *vs* 常规降血压药 | 主要结局：全因死亡率；次要结局：血压、血脂、内皮素、肌酐、尿素氮及不良反应 | 与单纯西药相比，中药联合西药治疗可进一步降低老年收缩压，可能能够为患者带来更多益处，但仍需要大样本、高质量的研究进一步证实其疗效 | 6 |
| Zhang Y (2014) | 中药治疗 PD 合并抑郁的疗效的系统评价 | RCT 或对照试验 | 10/582 | （中药+常规药物）*vs* 常规药物 | PD 评定量表、HAM-D | 尽管纳入研究的方法学质量较差，但研究结果表明中药治疗很有可能有益于 PD 合并抑郁的患者 | 8 |
| 曾令烽 (2015) | 中医药治疗阿尔茨海默病的疗效与安全性 | RCT | 31/2583 | 中药 *vs* 常规西药；（中药+常规西药）*vs* 常规西药 | 有效率、不良反应量表评分、不良事件发生率 | 中医药作为一种有效的干预措施，相对安全、可靠，不良反应较少，与西药干预效应相当 | 5 |

注：AD. 阿尔茨海默病；ADAS-cog. 阿尔茨海默病评估量表认知部分；ADL. 日常生活能力量表；FAQ. 功能活动量表；HAM-D. 汉密尔顿抑郁量表；HDS. 长谷川痴呆量表；MMSE. 简易智能精神状态检查量表；PD. 帕金森病。#. AMSTAR 共 11 个条目，对每个条目若被报告打 1 分，否则为 0 分，其中 0~4 分为方法学质量较低，5~8 分为中等，9~11 为高质量

表 1-2-2  2012—2015 年中医、中西医结合防治老年性疾病高质量的 RCTs

| 编　号 | 样本量（例） | 纳入人群 | 干预措施 | 疗程 | 结　论 | Jadad 评分* | 期　刊 |
|---|---|---|---|---|---|---|---|
| Guo Q（2015） | 184 | 2 型糖尿病合并阿尔茨海默病患者 | （中药散剂+吡格列酮）vs 吡格列酮 | 12 周 | 中药散剂能改善患者的认知功能，并可促进 NO 的释放，抑制内皮素-1 的释放 | 5 | 中医杂志（英文版） |
| Toosizdeh N（2015） | 15 | PD 患者 | 电针 vs 假针刺 | 3 周 | 电针能够改善 PD 患者肢体强度及平衡能力，可以作为 PD 患者平衡障碍的替代治疗 | 4 | Gerontology |
| Chen S（2015） | 66 | AD | 多奈哌齐 vs（参附注射液+小牛血清去蛋白注射液）vs（生脉注射液+小牛血清去蛋白注射液） | 3 周 | 对于轻、中度 AD 患者中西药联合治疗安全有效 | 4 | 中医杂志（英文版） |
| 刘维（2015） | 200 | 老年骨质疏松患者 | 补肾活血中药 vs 阿仑膦酸钠片 | 24 周 | 补肾活血法能有效提高老年骨质疏松患者的骨密度、改善临床症状，可能与其有效调节骨转换代谢平衡相关 | 4 | 中医杂志 |
| 张方明（2015） | 210 | 室上性期前收缩老年患者 | 参松养心胶囊 vs 前列地尔 vs（参松养心胶囊+前列地尔） | 4 周 | 参松养心胶囊联合前列地尔治疗老年人室上性期前收缩具有良好的治疗效果，并且安全性好 | 3 | 中西医结合心脑血管病杂志 |
| 刘晓辉（2015） | 240 | 老年缺血性脑血管病患者 | （脑心通胶囊+阿司匹林）vs 阿司匹林 | 6 个月 | 脑心通胶囊具有明显的改善血黏度、抗凝血、降低血脂以及辅助降低血压的作用，能够有效改善头晕、肢体麻木、记忆力减退等症状，预防脑卒中等脑血管意外事件的发生，从而促进康复，提高生活质量 | 3 | 中国慢性病预防与控制 |
| Wang HM（2014） | 62 | PD 合并抑郁患者 | 补肾活血颗粒 vs 盐酸氟西汀分散片 | 12 周 | 补肾活血颗粒可通过增加 PD 患者脑内去甲肾上腺素及 5-羟色胺水平而改善其抑郁状态 | 4 | 中国中西医结合杂志（英文版） |
| Kwok T（2014） | 165 | 轻度高胆固醇血症绝经后女性 | 丹参葛根胶囊 vs 安慰剂 | 12 个月 | 丹参葛根可以改善内膜中层厚度，降低低密度脂蛋白、胆固醇，且耐受性良好，故可预防早期高胆固醇血症绝经后女性动脉粥样硬化的发生 | 4 | Complement Ther Med |
| Wang M（2014） | 136 | COPD 老年患者 | （常规治疗+补肺健脾颗粒或补肺益肾颗粒或益气滋阴颗粒）vs 常规治疗 | 6 个月 | 联合中药能够降低 COPD 急性加重的发作频率及持续时间，改善症状及 6 min 步行距离，呼吸困难量表和 WHO-QOL 及 COPD-QOL 评分 | 5 | Front Med |

（续　表）

| 编　号 | 样本量<br>（例） | 纳入人群 | 干预措施 | 疗程 | 结　论 | Jadad<br>评分* | 期　刊 |
|---|---|---|---|---|---|---|---|
| 张晓君<br>（2014） | 200 | 老年男性原发性骨质疏松患者 | （补肾活血胶囊+钙尔奇 D）*vs*（阿仑膦酸钠+钙尔奇 D） | 12个月 | 补肾活血胶囊能改善老年男性原发性骨质疏松患者的生活质量，考虑与其改善骨密度、调节性激素水平相关 | 4 | 中国中西医结合杂志 |
| 李海聪<br>（2014） | 275 | 老年抑郁障碍患者 | 归脾汤加减 *vs* 氟西汀 | 4周 | 归脾汤加减治疗老年抑郁障碍有良好的临床疗效，同时还能改善老年患者的焦虑和生活质量 | 4 | 中华中医药杂志 |
| 杨国志<br>（2014） | 257 | 老年骨质疏松性压缩骨折患者 | （强骨胶囊+鲑鱼降钙素注射液）*vs* 强骨胶囊 *vs* 鲑鱼降钙素注射液 | 8个月 | 骨胶囊和鲑鱼降钙素治疗老年骨质疏松性骨折疗效肯定，能缓解疼痛，促进愈合和降低骨折的再发生，无明显不良反应 | 4 | 中国骨质疏松杂志 |
| 王西涛<br>（2014） | 200 | 老年缺血性心肌病心力衰竭患者 | （麝香保心丸+曲美他嗪）*vs* 曲美他嗪 | 2个月 | 麝香保心丸与曲美他嗪联合治疗老年缺血性心肌病心力衰竭，比单独使用曲美他嗪具有较好的临床疗效 | 4 | 中医学报 |
| Cai Y<br>（2013） | 100 | 具有慢性呼吸道症状的老年患者 | 补肺方胶囊 *vs* 安慰剂 | 12周 | 补肺方胶囊能够明显改善老年患者的呼吸道症状且耐受性良好 | 6 | Nutr J |
| Hou L<br>（2013） | 120 | 胃癌术后的老年患者 | 常规护理 *vs* 逐段加压弹力袜 *vs*（逐段加压弹力袜＋电针刺激） | 1周 | 电针刺激可通过加快下肢血流速度从而减少胃癌术后老年患者无症状深静脉血栓形成的风险 | 4 | Cancer Nurs |
| Hachu H<br>（2013） | 18 | 绝经后失眠女性患者 | 针刺 *vs* 假针刺 | 5周 | 针刺能够有效改善绝经后失眠女性的睡眠质量及生活质量 | 4 | Climacteric |
| 邹立<br>（2013） | 898 | 老年男性骨质疏松患者 | 补肾壮骨冲剂 *vs* 阿仑膦酸钠 | 12个月 | 补肾壮骨冲剂与阿仑膦酸钠治疗骨质疏松对缓解症状、改善功能、提高生活质量方面有一定疗效，能调整骨代谢指标，提高骨密度 | 4 | 华南国防医学杂志 |
| 张琼<br>（2013） | 240 | 老年体虚感冒（气虚肺热证） | 参果老年感冒颗粒 *vs* 银翘解毒颗粒 | 5 d | 参果老年感冒颗粒可安全、有效地治疗老年体虚感冒（气虚肺热证） | 5 | 中国临床药理学与治疗学 |

注：AD. 阿尔茨海默病；COPD. 慢性阻塞性肺疾病；PD. 帕金森病；QOL. 生活质量量表；*. 改良版的 Jadad 评分，总分 7 分

鉴于原始研究的限制，上述系统综述均给出了相对保守的结论，但从其研究的结果来看，中药治疗或中药联合西药治疗均有益于老年疾病如阿尔茨海默病、帕金森病、焦虑抑郁及视听障碍等疾病的防治。

高质量的 RCT 研究一直被认为是评价药物临床疗效的金标准，近年来，由于循证医学概念的普及，中医、中西医结合防治老年疾病的高质量的 RCT 研究亦日益增多，为中医、中西医结合防

治老年疾病提供了强有力的证据。

# 三、中医、中西医结合防治老年性疾病基础研究

以上的临床研究结果均表明中药单独或联合西药治疗老年常见疾病安全、有效，对于其疗效的作用机制，近年来研究者们也做了大量的基础研究。关于中药复方作用机制的实验研究表明加味四君子汤可改善衰老大鼠脾的病理形态，提高 IgG 和 NF-κB p56 水平，降低 TNF-α 表达等作用，增强机体免疫力，从而延缓老龄大鼠的衰老；涤痰汤可能通过降低老年轻度认知功能障碍大鼠海马组织 β 淀粉样蛋白含量及早老素 1、早老素 2 的表达而改善其学习、记忆能力；前列宁胶囊可通过抑制前列腺增生大鼠前列腺组织中雄激素受体、纤维粘连蛋白、胶原蛋白Ⅳ的表达而起到治疗大鼠前列腺增生的作用。关于单味中药及其有效成分的实验研究亦有很多，如人参皂苷 Rg1 具有提高端粒酶活性、降低炎症因子水平及抗氧化作用，从而起到延缓脑衰老的作用。总之，对于老年常见的各种疾病及特殊问题，无论是中药复方或是单味中药及其有效成分均可有效的通过多种机制及途径发挥多靶点共同调节的作用，体现了中医药防治老年性疾病的独特的优势。

# 四、思考与展望

近年来中医、中西医结合老年医学研究围绕着现代医学的热点、难点问题，如帕金森病、阿尔茨海默病、骨质疏松等，在基础研究及临床研究方面均取得了一定进展。老年人由于其组织器官功能衰退，除多合并多种慢性疾病外，常有老年人特有的临床问题和综合征。其病情往往较为复杂，需要就诊于现代医学系统的多种专科，服用多种药物，容易造成治疗矛盾、药物交叉重叠而使不良反应及并发症增多，因此，尤其需要以患者而非疾病为中心的全面综合干预。中医数千年来一直重视整体观念，在临床实践中全面考虑患者的生理、心理、社会经济状况，力求为患者提供最优的诊疗方案。中西医结合优势互补，在防治老年性疾病方面具有独特的优势。可喜的是，中医、中西医结合防治老年性疾病如阿尔茨海默病、骨质疏松的疗效已得到诸多高质量研究证据的支持，未来进一步深入研究及越来越多的循证医学证据的出现，必将有力地推动中医、中西医结合诊疗方法融入现代医学诊疗指南，推动我国老年医学的发展。而将中、西医两种体系的诊疗理念及诊疗方法紧密结合，构建具有中国特色的结合模式的老年医学，可望为老年人群提供更加有效、安全的医疗服务，在应对中国人口老龄化挑战中发挥越来越大的作用。

**参考文献**

[ 1 ] Wold Health Organization. Ageing and Health [EB/OL]. （2015-09-07）［2017-05-02］. http://www.who.int/mediacentre/factsheets/fs404/en/

[ 2 ] 中国中西医结合学会急救医学专业委员会，天津市第一中心医院，《中国中西医结合急救杂志》编辑委员会，等. 老年多器官功能障碍综合征中西医结合诊疗专家共识（草案）. 中华危重病急救医学，2014，26（7）：449-453.

[ 3 ] 中国老年学学会骨质疏松委员会中医药与骨病学科组. 中医药防治原发性骨质疏松症专家共识（2015）. 中国骨质疏松杂志，2015，21（9）：1023-1028

[ 4 ] Qin X, Liu Y, Wu Y, et al. A meta-analysis of Chinese herbal medicines for vascular dementia. Neural Regen Res, 2013, 8（18）：1685-1692.

[ 5 ] Zhou J, Peng W, Xu M, et al. The effectiveness and safety of acupuncture for patients with Alzheimer disease：a systematic review and meta-analysis of randomized controlled trials. Medicine（Baltimore），2015，94（22）：e933.

［ 6 ］ Evans JR. Ginkgo biloba extract for age-related macular degeneration. Cochrane Database of Sys Rev, 2013, 1: CD001775.

［ 7 ］ Wang J, Xiong X, Yang X. Is it a new approach for treating senile hypertension with kidney-tonifying chinese herbal formula? A systematic review of randomized controlled trials. Evid Based Complement Alternat Med, 2014 ( 4 ), 2014: 473038.

［ 8 ］ Zhang Y, Wang ZZ, Sun HM, et al. Systematic review of traditional chinese medicine for depression in Parkinson's disease. Am J Chin Med, 2014, 42 ( 5 ): 1035-1051.

［ 9 ］ 曾令烽, 王宁生, 王奇, 等. 中医药治疗老年痴呆症的疗效与安全性. 中国老年学杂志, 2015, 35 ( 10 ): 5453-5456.

［ 10 ］ Canadian Agency for Drugs and Technologies in Health ( CADTH ). Interventions directed to consumers ［EB-OL］. ( 2017-01-08 ) ［2017-05-02］. http://www.cadth.ca/en/resources/rx-for-change/ interventions-consumers.

［ 11 ］ Guo Q, Cao W, Zhao H, et al. Effect of Sancaijiangtang on plasma nitric oxide and endothelin-1 levels in patients with type 2 diabetes mellitus and vascular dementia: a single-blind randomized controlled trial. J Tradit Chin Med, 2015, 35 ( 4 ): 375-380.

［ 12 ］ Toosizadeh N, Lei H, Schwenk M, et al. Does integrative medicine enhance balance in aging adults? Proof of concept for the benefit of electroacupuncture therapy in Parkinson's disease. Gerontology, 2015, 61 ( 1 ): 3-14.

［ 13 ］ Chen S, Yao X, Liang Y, et al. Alzheimer's disease treated with combined therapy based on nourishing marrow and reinforcing Qi. J Tradit Chin Med, 2015, 35 ( 3 ): 255-259.

［ 14 ］ 刘维, 张磊, 吴沅皞. 补肾活血法治疗老年骨质疏松症100例随机对照研究. 中医杂志, 2015, 56 ( 9 ): 769-772.

［ 15 ］ 张方明. 参松养心胶囊联合前列地尔治疗老年室上性早搏疗效观察. 中西医结合心脑血管病杂志, 2015, 13 ( 6 ): 789-791.

［ 16 ］ 刘晓辉. 脑心通联合阿司匹林治疗老年缺血性脑血管病的临床疗效分析. 中国慢性病预防与控制, 2015, 23 ( 3 ): 213-215.

［ 17 ］ Wang HM, Yang MH, Liu Y, et al.

Effectiveness of Bushen Huoxue Granule on 5-serotonin and norepinephrine in the brain of Parkinson's disease patients with depressive state. Chin J Integr Med, 2014, 20 ( 12 ): 944-948.

［ 18 ］ Kwok T, Leung PC, Lam C, et al. A randomized placebo controlled trial of an innovative herbal formula in the prevention of atherosclerosis in postmenopausal women with borderline hypercholesterolemia. Complement Ther Med, 2014, 22 ( 3 ): 473-480.

［ 19 ］ Wang M, Li J, Li S, et al. Effects of comprehensive therapy based on traditional Chinese medicine patterns on older patients with chronic obstructive pulmonary disease: a subgroup analysis from a four-center, randomized, controlled study. Front Med, 2014, 8 ( 3 ): 368-375.

［ 20 ］ 张晓君, 张晓丽, 吴志平, 等. 补肾活血胶囊对老年男性原发性骨质疏松症患者生活质量的影响. 中国中西医结合杂志, 2014, 34 ( 3 ): 292-296.

［ 21 ］ 李海聪, 李求兵, 杨学青, 等. 归脾汤加减治疗老年抑郁障碍及改善患者生活质量的临床研究. 中华中医药杂志, 2014, 29 ( 6 ): 1855-1859.

［ 22 ］ 杨国志, 李振武, 尹锐峰, 等. 强骨胶囊联合鲑鱼降钙素针剂辅助治疗老年骨质疏松性压缩骨折临床观察. 中国骨质疏松杂志, 2014, 20 ( 2 ): 196-199.

［ 23 ］ 王西涛. 麝香保心丸联合曲美他嗪治疗老年缺血性心肌病心力衰竭临床研究. 中医学报, 2014, 29 ( 9 ): 1371-1372.

［ 24 ］ Cai Y, Shi R, Song H, et al. Effects of lung support formula on respiratory symptoms among older adults: results of a three-month follow-up study in Shanghai, China. Nutr J, 2013, 12 ( 1 ): 57.

［ 25 ］ Hou L, Chen C, Xu L, et al. Electrical stimulation of acupoint combinations against deep venous thrombosis· in elderly bedridden patients after major surgery. J Tradit Chin Med, 2013, 33 ( 2 ): 187-193.

［ 26 ］ Hachul H, Garcia TK, Maciel AL, et al. Acupuncture improves sleep in postmenopause in a randomized, double-blind, placebo-controlled study. Climacteric, 2013, 16 ( 1 ): 36-40.

［ 27 ］ 邹立, 黄宏兴, 叶竹, 等. 补肾壮骨冲剂与阿仑膦酸钠治疗老年男性骨质疏松症疗效比较. 华南

国防医学杂志，2013，27（10）：730-734.

［28］张琼，苗青，张燕萍，等.参果老年感冒颗粒治疗老年体虚感冒（气虚肺热证）的多中心、随机、双盲、对照试验.中国临床药理学与治疗学，2013，18（9）：1019-1024.

［29］雷超，张力华，苏婷.加味四君子汤对衰老大鼠的脾脏及细胞因子的影响.中华中医药杂志，2014，29（9）：2941-2944.

［30］周黎，刘玲，石和元.涤痰汤对老年轻度认知功能障碍大鼠海马 Aβ（1-42）含量及 PS-1，PS-2

表达的影响.中国实验方剂学杂志，2015，21（8）：120-124.

［31］周建衡，林久茂，钟晓勇，等.前列宁胶囊对良性前列腺增生大鼠雄激素结合位点及细胞外基质的影响.中华中医药杂志，2014，29（3）：875-878.

［32］李成鹏，张梦思，刘俊.人参皂苷 Rg-1 延缓脑衰老机制研究.中国中药杂志，2014，39（22）：4442-4447.

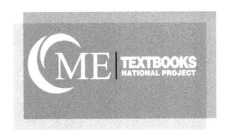

# 第 2 篇

# 老年医学研究与发展的方向

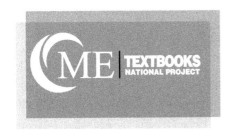

# 中国老年医学面临的严峻挑战与应对策略①

**第 1 章**

李小鹰　解放军总医院
王建业　北京医院
于普林　《中华老年医学杂志》编辑部

2009 年我国≥60 岁的老年人为 1.67 亿，占全国人口总数的 12.5%，为世界上唯一老年人口过亿的国家。我国人口老龄化以未富先老和慢性病高发为特点，对整个社会的发展形成了严峻挑战，也使我国老年医学的发展面临巨大的压力和空前机遇。

## 一、中国老年医学面临的严峻挑战

当前中国老年医学面临的严峻挑战主要来自社会人口老龄化、老年病高发和慢性疾病控制不力。

我国 80 岁以上的高龄老年人已超过 2000 万，并以年均 100 万以上的速度增长；失能和半失能老年人已达到 3600 万，按照此增长速度，预计 2020 年将超过 6500 万。

目前，老年人中患有高血压者约 8700 万人，血脂紊乱者约 8000 万人，糖尿病患者 5000 万人，骨质疏松患者 5000 万人，阿尔茨海默病患者 800 万人，脑卒中患者 700 万人。我国老年人群焦虑症和抑郁症患病率与美国近似，而良性前列腺增生患病率明显高于瑞典。多种慢性疾病共存是老年人的患病特点，社区老年人患有 2 种及以上疾病者占 67.1%，其中心血管疾病占 65.3%；老年冠状动脉粥样硬化性心脏病（以下简称冠心病）患者中合并高血压、血脂紊乱和糖尿病的比例分别为 67.6%、34.3% 和 23.4%。

我国老年人慢性疾病状况管理十分不力。老年人高血压知晓率、治疗率和控制率 2002 年分别为 30.2%、32.2% 和 7.6%，而美国 2004 年上述比例分别为 75.9%、69.3% 和 48.8%。我国老年冠心病患者高血压、糖尿病和血脂紊乱的控制率分别为 56.6%、49.5% 和 26.6%，而美国老年人群上述危险因素控制率分别为 75.9%、50.9% 和 64.9%。

我国老年人慢性疾病管理不力的原因，一是慢性疾病管理的医疗网络尚不健全，基层医疗卫生机构就诊率低，全科医师、乡村医师数量不足，养老护理人员严重缺乏；二是由于传统的大家庭养老模式在崩溃，老年患者医疗和长期照护对社会的依赖程度明显加大。

中国的白发浪潮已经汹涌而至，每个家庭将面临 4~8 例老年人需要长期照护，但慢性疾病管理与养老照护尚未形成完善体系，老年医学面临全社会老龄化的严峻局面，国民经济的发展将以巨大老年人口的赡养为前提，社会的稳定和谐将很大程度取决于老龄化政策。中国老龄化问题的核心是老年人健康，而解决问题的关键之一是大力发展老年医学，有效提高老年人身心健康水平。

① 本文引自：李小鹰，王建业，于普林.中国老年医学面临的严峻挑战与应对策略.中华老年医学杂志，2013，32（1）：1-2.

## 二、中国老年医学的现状

老年医学是医学学科的重要分支，其宗旨是研究人类衰老的机制及变化规律，预防和治疗与老年相关的所有疾病及问题，最大程度地维持老年人身心健康，提高其生活质量。我国现代老年医学的起步时间与国际相似，20世纪50年代中期，北京医院和中国科学院动物研究所提出振兴我国老年学与老年医学事业。1980年，国家卫生和计划生育委员会（原国家卫生部）成立了老年医学专题委员会，1981年中华医学会老年医学分会成立，1982年《中华老年医学杂志》创刊，1995年国家老年卫生工作领导小组成立。到目前为止，国家自然科学基金、"973"计划、国家"九五"到"十二五"攻关课题都列入了老年医学项目，极大地推动了我国老年医学的发展。

新中国成立以来，老年医学研究的成就主要表现在以下各方面：长寿与衰老研究的起步与发展；各种老年疾病的防治研究与诊治规范制定；保健医学模式的建立与完善；老年医学队伍的组建与发展壮大；老年医学研究生教育的起步与发展；老年医学与老年健康杂志的创办与发展；老年医学会议与交流平台的建立与发展。

中国特色的老年医学发展与保健医学密不可分，目前我国医疗机构中绝大部分老年医学科起源于干部病房或干部保健科。我们在医疗保健工作中创建并行之有效的服务模式（如个体化全程照护、综合评估与预警、多学科联合救治等）已经成为我国老年医学服务模式的核心内容，在保健基地的医疗实践中培养和成长的大批专家已经成为我国老年医学的核心骨干。

然而，我国老年医学与世界先进国家仍存在不少差距，主要表现如下。①专科建设：国家尚未建立老年医学专科医师的资格认证和专科职称考评标准，因此不利于规范现代老年医学的内容和提高老年医学执业人员的水平，不利于吸引更多的医学人才投身到老年医学的工作中来。②服务对象：面向全体老年人群的医疗机构数量严重不足，模式尚未确立，目前全国仅有40余家近年成立的老年医院，而绝大部分综合医院的老年科主要承担干部保健、诊疗任务，符合中国特色的老年医院和老年科应当如何运作模式还不清晰，现代老年医学强调与医院相关的老年患者中、长期照护中心还没有规范建立，基层慢性疾病管理网的建设才刚刚起步。③研究方向：仍以单病种老年人群诊治特点为主，而现代老年医学是以多病共存和老年综合征（认知障碍、运动障碍、心血管疾病、排尿障碍、代谢紊乱、消化障碍、衰弱等）为研究特点，以老年人综合评估和诊治为核心内容。④交流平台：仍以单个老年医学组织学术交流为主，缺少全国老年医学组织联合交流大会，缺少海峡两岸暨香港、澳门老年医学界交流大会和国际老年医学界交流大会；社会联系缺乏横向沟通，老年医学专家不善于与政府相关部门和老年人健康产业进行联合行动，而这三位一体的沟通与联合是现代各国老年医学快速发展的重要途径。

## 三、我们的应对策略是什么

中国老龄化的严峻挑战已经引起全社会的高度关注，各级政府对老年医学发展的支持力度显著加强，给老年医学的发展提供了空前的机遇。老年医学发展的基础和前提是国家医疗改革的深入发展和政府老年人慢性疾病管理的网络建设，包括全民一级预防、全面覆盖的基本医疗保险与药品供应制度、三级医疗机构的规范化建设、全科医师制度的建立与健全、养老护理员的培训与管理、以居家养老为主的养老模式的创建与完善等。随着医疗改革的成功进展，老年医学发展将继续得到更多的机遇和空间。老年医学研究的内容应当涵盖下列领域。①基础与转化医学研究：衰老机制与健康长寿机制，老年疾病发病机制与防治机制，诊治新方法的临床转化；②老年医学临床研究：老年综合征发病特点与临床防治，老年病综合评估体系，健康老年人标准，药物相互作用与不良反应，疾病临终关怀；③老年预防医学研究：老年健康教育与一级预防普及方法，老年人慢性疾病管理网络模式，养老照护模式；④老年医学教育研究：老年医学，老年人心理学，养老照护学，高校教育与科普教育；⑤老年医学机构与体系建设研究：老年医学专科资质与职称评定模式，老年医院建设模式，老年病专科与门诊模式，老年病中、长期照护中心模式；⑥学术交流模式探讨：会议交流（国内及国际），网络与媒体交流，学术与产业交流。

首先，老年医学研究的方向应努力做到 3 个结合，即老年综合征研究与单病研究相结合，老年人基层慢性疾病管理模式研究与高层保健管理模式研究相结合，老年多中心研究国家数据库建设与单中心研究相结合，从而更好地为全体老年人群服务。

其次，老年医学会各个学组将要继续制订老年病诊治规范，包括《老年人共病的诊治规范》和部分《老年综合征的诊治规范》，并继续推广已经制订出的诊治规范如《老年周围动脉硬化疾病诊治》《老年人防跌倒指南》《老年人良性前列腺增生诊治》《老年人心房颤动诊治》等。我们要完成的重点研究课题有健康老年人标准修订、中国老年病专科医院基本要求、中国老年病科建设与管理基本要求、老年病专科医师资质与职称评定标准等。

最后，老年医学发展的模式应力争三位一体，即老年医学专家+政府相关部门+老年健康产业，只有充分发挥 3 个积极性，才能最大限度地推动老年医学发展。2012 年，我们尝试以上述这种模式成功组织了百场万名社区医师培训和首届《中国老年医学和老年健康产业大会（CCGI）》，2013 年继续组织和举办了这两项活动。2013 年我们在发布《中国健康老年人标准》后，还在国家卫生和计划生育委员会（简称国家卫计委）和全国老龄工作委员会的指导下走进社区进行健康老年人标准宣传和推广试点工作。

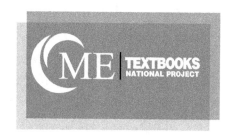

# 中国老年医学研究的方向[①]

## 第 2 章

韩启德
北京大学医学部

人口老龄化是 21 世纪各国面临的严峻挑战，我国迅速进展的老龄化以"未富先老"和"慢性疾病高发"为特点，对整个社会的发展形成了严峻的挑战。中国的"白发浪潮"已经汹涌而至，而我们还没做好充分的准备。慢性疾病管理与养老照护尚未形成完善体系，老年医学发展面临全社会老龄化的严峻局面，国民经济的发展将以巨大老年人口的赡养为前提，社会的稳定和谐将很大程度取决于如何积极应对人口老龄化。党的十八大指出，健康是促进人类全面发展的必然要求。人民身体健康是全面建成小康社会的重要内涵，是每一个人成长和实现幸福生活的重要基础。健康老龄化是实现中国梦不可或缺的一个重要组成部分。

健康老龄化的核心理念是以生命历程的视角来看待健康，着力提高全体公民老年期的健康预期寿命和生活自理能力，最大限度地减少人口老龄化带来的负面效应，在提升老年人生活质量的同时保持经济社会发展的活力。从个体层面来看，实施健康老龄化可以使老年人在老年期尽可能长地保持健康和独立生活，保障老年人及其家庭享有较高的生活质量。从社会层面来看，实施健康老龄化能够提升全体国民的健康水平，从源头上最大限度地降低患病率和失能发生率，减轻人口老龄化给国家和社会在医疗卫生、社会照护等方面带来的负担。

发展老年医学是推进健康老龄化的有效保证。老年医学近 20 年来在全球得到快速发展，我国现代老年学和老年医学的研究起步时间与国际基本同步，近 50 年来发展迅速。广大老年医学工作者是国家应对社会老龄化的一支主力。面对中国快速老龄化的形势和汹涌而至的"白发浪潮"，我们老年医学工作者承载着比其他国家同行更为重大的历史使命！近年来，国家对社会老龄化问题高度重视，对发展老年健康服务业特别是发展老年医学提出了新的要求。

我国的老年医学研究必须聚焦社会老龄化挑战的核心难题，涵盖基础与转化医学、临床医学、预防医学、人才培养体系和研究机构体系建设，老年医学研究队伍必须成为引领老龄健康模式建设的主力军，我国的老年医学研究必须面向社会，做好研究成果转化工作；将生物学家的研究成果转化为老年病学家可用于临床的医疗保健方法，将实验室新发现的每一项有应用前景的生物标志物及时开发为临床早筛查、早诊断、早治疗的有效生物学指标，将有实用前景的每一款老龄化用品与模式设计及时转化为社会老年健康服务业产品；老年医学研究队伍必须成为推动老年健康服务业发展的生力军。我国的老年医学研究发展应该走"政府主导、政策支持、企业参与、专家唱戏"相结合的道路，要凝聚我国老年医学研究队伍的精华和精英，努力打造一支老年医学研究的国家队，立足国家老年医学研究和产业化战略研究的智库建设，为国家制定相关政策和规划提

① 本文引自：韩启德. 中国老年医学研究的方向. 中华老年医学杂志, 2015, 34 (7): 697.

供建议和方案，组织参与重大项目实施，为产业发展提供咨询服务，老年医学研究还应成为推动和引领老年健康服务业健康发展的引擎。

综观社会老龄化发展形势，老年医学研究与发展、挑战与机遇并存。一方面是我国老龄化汹涌态势的严峻挑战，另一方面是老龄化社会对老年医学和老年健康服务业的刚性需求促进了老年医学和老年健康服务业自身发展。老年医学和老年健康服务业是为"夕阳人群"服务的"朝阳事业"，让我们团结起来，行动起来，抓住机遇，为促进我国健康老龄化事业的发展，共同谱写老年医学和老年健康服务业发展的辉煌篇章！

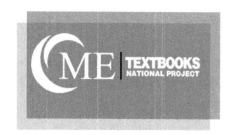

# 老年医学专科医师必备的
# 临床知识与技能[①]

## 第3章

老年医学专科医师教育委员会[②]

我国于2014年颁布了住院医师规范化培训方案，近期也将要颁布专科医师培训方案，这将有力推动我国医学人才建设和医学专科事业的发展。老年医学作为内科下属专科（三级学科），其专科医师应当和其他专科一样具备医疗、教学、科研和保健的知识与技能。本章将重点介绍老年医学专科（以下简称老年科）医师必备的临床知识与技能，以期为制订合理的专科医师培训方案提供参考依据。

## 一、老年医学专科特点

老年医学（geriatric medicine）是预防和治疗与老年相关的疾病、最大程度地维持或恢复患者的功能、提高老年人生活质量的临床学科。其区别于内科其他专科的特点在于：①新型医疗模式（以预防和长期照护为基础）的建立；②慢性疾病管控网络（医院-医养机构-社区与居家养老人群的防治管理网络）的建立；③全人个体化连续性管理方法（个案管理、远程医疗、信息化档案）的建立。具体体现见表2-3-1。

表2-3-1 老年医学科与其他内科亚专科的区别

|  | 老年医学科 | 其他内科亚专科 |
| --- | --- | --- |
| 关注点 | 全人整体，>65岁（高龄、共病、衰弱、失能人群为重点），强调考虑患者意愿 | 单器官疾病，成年人-老年人 |
| 目的 | 功能维持和恢复 | 疾病治疗 |
| 评价 | 老年综合评估 | 治愈、好转、恶化、死亡 |

① 本文引自：老年医学专科医师教育委员会.老年医学专科医师必备的临床知识与技能.中华老年医学杂志，2016，35（6）：569-571.

② 老年医学专科医师教育委员会：由中华医学会老年医学分会和中国医师协会老年医学分会共同组成，负责按照国家卫生和计划生育委员会要求组织实施老年医学专科医师培训工作
主　　任：李小鹰
副主任：王建业，陈彪
委　　员：（以姓氏汉语拼音为序）
白小涓，陈彪，陈彤，陈铮，陈生弟，陈晓春，董碧蓉，高海青，蹇在金，李小鹰，刘晓红，鲁翔，秦明照，拓西平，王林，王建业，肖世富，徐浩，于普林，张存泰，张巍

（续　表）

| | 老年医学科 | 其他内科亚专科 |
|---|---|---|
| 工作模式 | 多学科团队，"以患者为中心"的个体化医护照料 | 亚专科化，"以疾病为中心"的片段诊疗 |
| 指南依赖 | 较低，个体化 | 高 |
| 管理模式 | 个案管理、连续性 | 疾病管理 |
| 康复护理地位 | 高 | 较低 |
| 社会支持依赖 | 高 | 较低 |

## 二、我国老年科医师现状

我国目前老年科数量远不能满足需要，现有医疗模式使老年患者诊疗处于"以疾病为中心"的亚专科模式。老年患者常辗转于各个专科就诊，增加了过度治疗、重复检查、多重用药等医源性伤害的风险，也加剧了老年人就医难和就医贵的现状。

我国综合医院的老年科除了很少数面向普通老年人群外，绝大多数是依托于干部保健科建立和发展起来的，由于其收治患者的高龄化、多学科会诊合作与长期诊疗保健的模式符合老年医学科特点，因此，国家卫生和计划生育委员会将其界定为老年医学科，并于 2014 年与其他专科同步评选出 30 个老年医学科为国家临床重点学科。虽然目前的老年科为老年疾病的诊治和健康管理积累了丰富的经验，并为我国培养出了几代老年医学专家和护理专家，但保健医疗毕竟不等同于老年医学科。其主要区别在于：尚未直面中国庞大的老年人群，尚未承担起国家老年慢性疾病管理网建设的重任，尚未建立起老年医学专科人才的准入和规范化培训体系。国家非常重视在我国加快发展现代老年医学的迫切性，指出要"提高综合医院为老年患者服务的能力，有条件的二级以上综合医院要开设老年病科"，要"将老年医学、康复、护理人才作为急需紧缺人才纳入卫生计生人员培训规划"，为我们提出了新任务、新要求。

目前我国老年科医师数量尚不足实际需要量的 1/10，远不能满足 2 亿老年人的需要。现有的老年科医师基本都是由不同专科抽调组成的，其专科知识丰富而全科知识不足，疾病诊治经验丰富而长期照护管理经验不足，且均尚未获得老年医学专科资质。因此，在国家颁布住院医师和专科医师规范化培训文件后，采取"新人新办法，老人老办法"的途径加快老年科医师培训已成为我们面临的重要任务和历史使命。

## 三、老年科医师应掌握的知识

老年科医师应当掌握的临床知识包括：老年人生理变化特点（老龄化）、老年病特点（老年综合征、老年共病、失能与衰弱）和老年各系统疾病特点。详见表 2-3-2。

表 2-3-2　老年科医师应掌握的临床知识

| 总论与老龄化 | 老年综合征 | 老年人各系统疾病特点 |
|---|---|---|
| 老年医学概念及内容 | 认知障碍、谵妄 | 心血管系统如胸痛、心律失常、高血压、心力衰竭 |
| 老龄化特点 | 运动障碍与跌倒 | 呼吸系统如呼吸困难、咳血、感染、呼吸衰竭 |
| 老年人各系统代谢特点 | 抑郁、焦虑及其共病 | 神经系统如癫痫、震颤、意识改变、言语障碍 |

（续　表）

| 总论与老龄化 | 老年综合征 | 老年人各系统疾病特点 |
|---|---|---|
| 老年药物学 | 大小便障碍、视听障碍 | 消化系统如胃食管反流、呕吐、排便习惯改变、黄疸 |
| 老年流行病学 | 衰弱与肌少症、营养不良 | 内分泌系统如血糖异常、甲状腺功能障碍 |
| 健康老龄化概念 | 头晕、眩晕与晕厥 | 泌尿系统如电解质与液体失衡、肾衰竭、感染、下尿路症状 |
| 老年医疗模式 | 吞咽障碍与误吸 | 肌肉骨骼系统如骨质疏松、退行性骨关节疾病、类风湿关节炎 |
| 老年病诊疗特点 | 慢性疼痛 | 血液病如贫血、骨髓异常增生综合征 |
| 康复医疗 | 睡眠障碍 | 皮肤病如瘙痒、皮疹、小腿溃疡、压疮 |
| 安宁缓和医疗 | 多重用药 | |

# 四、老年科医师应掌握的技能

## （一）沟通交流的技能

由于老人视听功能下降、理解力下降或有不同程度的认知障碍，会增加沟通难度，只有掌握与老年患者沟通的方法才有可能正确地诊断和治疗。①了解病情：由于增加了病史采集和体检、体征判断的难度，除了耐心还需要学会与老人或借助家人沟通的技巧；②交代病情：直接告知或间接告知，尤其要学会如何告知坏消息；③介绍与实施治疗方案：说明治疗方法与步骤，说明其必要性、不良反应及风险，充分考虑患者意愿和家庭、社会的支持程度。

## （二）综合评估的技能

老年综合评估（comprehensive geriatric assessment，CGA）是老年医学服务的核心技术之一，是一个多维度跨学科的诊断过程。老年综合评估多采用评估量表的方法，由于老年综合征的发病率很高而且跨越了器官和专科的界限，所以专科诊治常不能解决问题。CGA主要内容见表2-3-3。

表2-3-3　老年综合评估的主要项目和内容

| 主要项目 | 主要评估内容 |
|---|---|
| 躯体功能的评估 | 日常生活活动能力、平衡和步态、吞咽功能、视力和听力等 |
| 精神心理的评估 | 认知功能、情感状况（如抑郁和焦虑等）和精神状况等 |
| 社会经济状况的评估 | 社会参与、社会支持和经济状况等 |
| 环境评估 | 居家安全方面 |
| 老年综合征或老年照护问题的评估 | 跌倒、痴呆、尿失禁、晕厥、谵妄、睡眠障碍、疼痛、多重用药、压疮、营养不良、吸入性肺炎、肺栓塞和深静脉血栓等患病风险 |
| 生活质量的评估 | 常用生活质量评定量表和健康调查表等 |
| 预先医疗计划（advance care plan） | 医疗代理人生命支持的选择倾向 |

## （三）精准诊治的技能

老年科虽然不能完全等同于全科，但老年科医师必须掌握老年相关的全科知识。不仅要熟悉单病的诊治，更要熟悉共病的诊治；不仅要掌握老年各系统疾病的特点，更要掌握老年病的特点；不仅要学会急症的救治，更要学会慢性疾病的长期管理。共病及异质性在老年人群常见，因此应根据患者的意愿、循证医学证据、预后、治疗的复杂性和可行性进行医疗决策。

## （四）"无缝转诊"的技能

老年医疗服务模式按阶段可分为急性疾病救治、慢性疾病管理、中长期照护和临终关怀服务；按服务场所可分为医院、康复医院、护理院、养老院、社区医疗中心等。每个不同阶段或场所都有多学科团队的工作模式，因此在双向转诊的过程中患者个体化的治疗和管理方案如何不间断地贯彻始终（"无缝转诊"）是高质量服务的关键，目前我们在这方面的工作尚需完善。老年科医师要掌握"无缝转诊"的技能，必须在入院接诊时向前期经管医师详细了解患者的病情及诊疗方案，在出院转诊时向下游单位医师详细介绍诊疗过程及出院治疗方案，并通过建立个体化电子病历档案实现医疗连续性的目标。

## （五）临终关怀的技能

临终关怀（hospice care，end of life care）或称安宁缓和医疗（palliative care），是运用医学、护理学、社会学、心理学等多学科理论与实践知识为临终患者提供整体照护的新学科，使患者在疾病终末期能够坦然地、舒适地走完人生的最后旅程。临终关怀需由多层面的专业与非专业人员组成的团队为患者提供服务，服务内容主要包括为老年患者提供：①预先医疗计划的选择及"死亡教育"，使其正确面对死亡；②姑息治疗，尽力减轻患者的疼痛及其他不适症状；③原发病的对症治疗、医疗护理和日常生活护理服务；④心理支持和社会援助；⑤舒适的临终环境；⑥宗教信仰服务。

综上所述，老年科医师应当具备的知识包括老年人特点、老年病特点和老年各系统疾病特点；应当具备的技能包括沟通交流的技能、综合评估的技能、精准诊治的技能、"无缝转诊"的技能和临终关怀的技能。通过专科医师培训的途径，使老年科医师学习和掌握全面的知识与技能，是我们老年医学工作者的历史使命。

### 参考文献

［ 1 ］哈特，奥斯兰德，蒂内蒂，等. 哈兹德老年医学. 6 版. 李小鹰，王建业，译. 北京：人民军医出版社，2014.

［ 2 ］刘晓红. 老年病诊疗的基本特点//李小鹰. 中华老年医学. 北京：人民卫生出版社，2016.

［ 3 ］徐浩，邱禹，李小鹰. 我国老年医学专业准入制度亟待建立. 中华老年医学杂志，2014，33（6）：577-579.

［ 4 ］李小鹰，王建业，于普林. 中国老年医学面临的严峻挑战与应对策略. 中华老年医学杂志，2013，32（1）：1-2.

［ 5 ］美国老年医学会. 现代老年医学概要. 6 版. 田新平，谢海燕，沈悌，译. 北京：中国协和医大出版社，2012.

［ 6 ］Durso AC, Sullivan GM. Geriatrics review syllabus（8th Edition）. New York：American Geriatrics Society，2013.

［ 7 ］陈铮. 老年医疗服务//李小鹰. 中华老年医学. 北京：人民卫生出版社，2016

［ 8 ］李小鹰. 专科医师规范化培训教材：老年医学. 北京：人民卫生出版社，2015.

［ 9 ］李小鹰. 住院医师规范化培训教材：老年医学. 北京：人民卫生出版社，2015.

［10］中华人民共和国国务院. 关于加快发展养老服务业的若干意见［国办发（2013）35 号］.

［11］中华人民共和国国务院. 关于推进医疗卫生与养老服务相结合的指导意见［国办发（2015）84 号］.

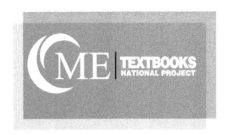

# 第 3 篇

# 老年医学临床
# 诊治规范

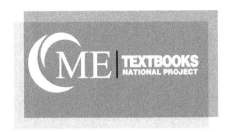

# 老年医学（病）科临床营养管理指导意见[①]

## 第1章

中华医学会老年医学分会[②]

营养不良是常见的老年综合征，在老年住院患者中发生率极高。2012 年全国老年住院患者的营养调查结果显示，营养不良发生率约为 15%，营养不良风险占到 50%，即 2/3 的老年住院患者有营养不良问题。老年住院患者的营养状态与临床结局密切相关，营养不良可以导致患者住院日延长、术后并发症增加、功能依赖、感染及病死率增高。为了减少老年住院患者因营养不良导致的一系列获得性问题，促进疾病快速康复和维护良好的功能，中华医学会老年医学专业分会组织国内专家制订了此管理指导意见，旨在提高临床医师对老年住院患者营养不良及营养风险的认识水平，规范临床实践，正确实施营养支持（尤其肠内营养支持），以改善患者的临床结局。在老年住院患者的临床营养管理中重点强调以下问题：①要了解老年人营养不良会加重肌肉减少症，进而发生衰弱综合征，使之独立生活能力逐渐下降。同时还削弱老年人维护稳态网络系统的能力，降低对应激的抵抗力。②老年医学（病）科的医护人员应熟悉并掌握营养不良管理规范。该流程包括快速初筛（简易询问 2 个问题）、筛查与评估（采用规范量表，查找风险因素）、干预和监测（出院后随访），见图 3-1-1。③重视老年住院患者营养不良的危险因素判断。要意识到诸如老化可以导致消化吸收障碍（厌食症和非自主性体质量下降）；急性疾病或手术可以增加能量消耗、增加能量和蛋白质的需求；多种慢性疾病（尤其抑郁）可以从多个环节影响营养素的摄入、消化和吸收；住院本身就可以导致一系列医院获得性问题，如输液、空腹进行检查、因诊治错过进餐时间、饭菜不合口味、药物及制动影响食欲等。④注意营养风险与营养不良风险定义的区别。营养风险的概念为现存的或潜在的营养和代谢状况影响疾病或手术后临床结局的风险。也可理解为现存的或潜在的与营养因素相关的导致患者出现不利临床结局的风险。并非指营养不良发生的风险，营养风险和临床结局密切相关，只有改善临床结局才能使患者真正获益，即改善临床结局是临床营养支持的终极目标。因此，早期筛查发现营养风险患者，并给予有效干预，才能获得最佳

① 本文引自：中华医学会老年医学分会. 老年医学（病）科临床营养管理指导意见. 中华老年医学杂志，2015，34（12）：1388-1395.

② 通信作者：董碧蓉，邮箱：birongdong@163.com

执笔专家（以姓氏汉语拼音为序）：陈怀红（浙江医院），陈伟（北京协和医院），董碧蓉（四川大学华西医院），樊瑾（解放军总医院），楼慧玲（广州市第一人民医院），刘晓红（北京协和医院），孙建琴（上海华东医院）

专家组（以姓氏汉语拼音为序）：白小涓（中国医科大学附属盛京医院），陈晓春（福建医科大学协和医院），丁国宪（江苏省人民医院），高海青（山东大学齐鲁医院），韩辉（哈尔滨医科大学附属第一医院），胡予（上海复旦大学中山医院），蹇在金（中南大学湘雅二医院），雷平（天津医科大学总医院），李小鹰（解放军总医院），刘学军（山西医科大学第一医院），鲁翔（南京医科大学第二附属医院），齐国先（中国医科大学附属第一医院），拓西平（第二军医大学附属长海医院），王建业（北京医院），王林（天津医科大学附属第二医院），于普林（北京医院），张存泰（华中科技大学附属同济医院），张红雨（山东大学齐鲁医院）

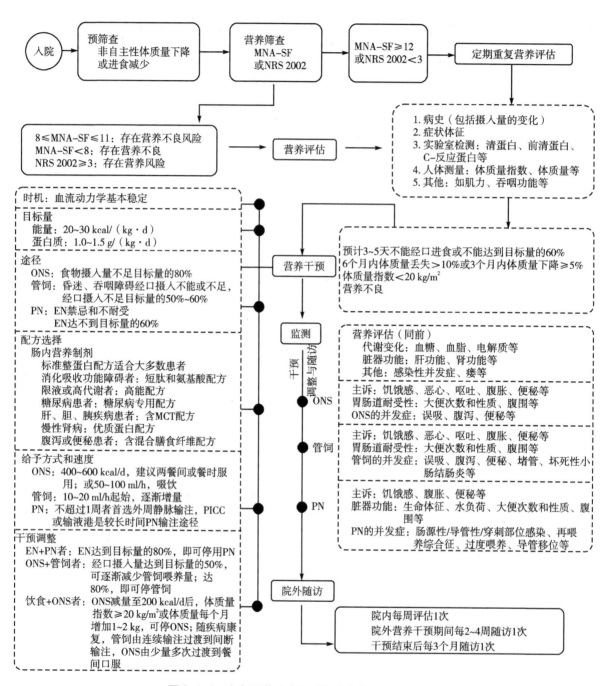

**图 3-1-1 老年医学（病）科临床营养管理操作流程**

注：MNA-SF. 微营养评定法；NRS 2002. 2002 营养风险筛查表；EN. 肠内营养；PN. 肠外营养；ONS. 口服营养补充；MCT. 中链三酰甘油；PICC. 中心静脉置管

疗效。⑤目前营养干预主张生命历程介入模式，即在急性病期、恢复期及生命终末期的营养干预有着不同特点。老年科医师要权衡风险、获益与负担，同时考虑患者的意愿和医学伦理等问题。营养管理是全人管理的一个重要组成部分，需要个体化、精细化及规范化，同时采取出院后的连续性管理。⑥强调经口营养摄入的重要性。营养支持包括口服营养补充（oral nutritional supplements，ONS）、肠内营养（enteral nutrition，EN）和肠外营养（parenteral nutrition，PN）。经口营养（含膳食纤维）能维持肠黏膜屏障功能的完整性，降低因肠道微生态紊乱所导致的免疫功能障碍和肺部感染。因此，即使在疾病急性期，胃肠道功能尚不能完全承受足够营养时，也应尽早开始滋养性肠内营养，即少量分次给予或啜饮，尽早获益。这样还可满足患者的心理需求，维持老年人的吞咽功能，降低因不能经口进食导致的抑郁情绪。临床医师应增强早期口服营养补充的意识，尽量减少或避免对住院患者输液。⑦营养管理是一项整体性和连续性的工作。老年科医师在面对复杂或特殊的临床问题时，还需要多学科团队的协作，建立与临床营养医师、营养师、康复治疗师及相应专科医师的合作。至 2016 年底，我国≥60 岁老年人口已达 2.3 亿，占全国人口总数的 16.7%。

# 一、营养筛查与评估

## （一）营养筛查对象

所有年龄≥65 岁、预计生存期>3 个月的老年住院患者都应接受例行营养筛查。

## （二）快速简易筛查问题

下列问题符合任一条，就需要进行微营养评定法（MNA-SF）或 2002 营养风险筛查（NRS 2002）：①非自主性体质量下降。与平日体质量相比，6 个月内体质量下降≥10% 或 3 个月内体质量下降≥5%。②与日常进食相比，经口摄入减少。

## （三）营养筛查

采用 MNA-SF 或 NRS 2002 进行规范化的营养筛查，见表 3-1-1 和表 3-1-2。

表 3-1-1　微营养评定法简表

| 指　标 | 分值（分） | | | |
| --- | --- | --- | --- | --- |
| | 0 | 1 | 2 | 3 |
| 过去 3 个月是否有因食欲减退、消化不良、咀嚼或吞咽困难而减少食量 | 食量严重减少 | 食量中度减少 | 食量没有改变 | |
| 过去 3 个月体质量丢失 | >3kg | 不知道 | 1~3kg | 无 |
| 活动能力 | 长期卧床或坐轮椅 | 可以下床或离开轮椅，但不能外出 | 可以外出 | |
| 过去 3 个月是否受到心理创伤或有急性疾病 | 是 | | 否 | |
| 精神心理问题 | 严重痴呆或抑郁 | 轻度痴呆 | 无精神心理问题 | |
| BMI（kg/m²） | BMI<19 | 19≤BMI<21 | 21≤BMI<23 | BMI≥23 |
| 如果无法得到 BMI，用小腿围（CC，cm） | CC<31 | | | CC≥31 |

注：BMI. 体质量指数

表 3-1-2　2002 营养风险筛查表

| 疾病状态 | 分数（分） |
| --- | --- |
| • 骨盆骨折或慢性疾病患者合并有以下疾病：肝硬化、慢性阻塞性肺疾病、长期血液透析、糖尿病、一般恶性肿瘤 | 1 |
| • 腹部重大手术、脑卒中、重症肺炎、血液系统肿瘤 | 2 |
| • 颅脑损伤、骨髓抑制、APACHE>10 分的 ICU 患者 | 3 |
| 营养状况（单选） | |
| • 正常营养状态 | 0 |
| • 3 个月内体质量减轻>5% 或最近 1 周进食量（与需要量相比）减少 20%~50% | 1 |
| • 2 个月内体质量减轻>5% 或 BMI 为 18.5~20.5 kg/m$^2$ 或最近 1 周进食量（与需要量相比）减少 50%~75% | 2 |
| • 1 个月内体质量减轻>5%（或 3 个月内减轻>15%）或 BMI<18.5 kg/m$^2$（或血清清蛋白<35 g/L）或最近 1 周进食量（与需要量相比）减少 75%~100% | 3 |
| 年龄≥70 岁加算 1 分 | 1 |

注：APACHE. 急性生理学与慢性健康状况评分；ICU. 重症监护病房；BMI. 体质量指数

## （四）营养评估

**1. 膳食调查**　了解每日主、副食摄入量，还包括日常摄入习惯、饮酒及营养补充剂、食物过敏史及购买或制作食物的能力。

**2. 疾病和用药史及营养相关临床症状**　与营养相关的既往病史如 2 型糖尿病、脑卒中、胃大部切除、骨髓移植及近期大手术等，药物史（如华法林、质子泵抑制药、维生素制剂等）和营养相关临床症状（包括消化道症状、咀嚼功能、吞咽功能、义齿适应度等）。

**3. 体格检查**　除临床常规体格检查外，还应注意营养缺乏病的相关体征，如蛋白质与能量营养不良导致的干瘦病（消瘦型）和恶性营养不良（水肿型）、维生素 B$_1$ 缺乏病（脚气病）、维生素 B$_2$ 缺乏病及烟酸缺乏病（癞皮病）等的相应表现。人体测量和人体成分分析既可评价营养状态，又能对干预效果进行监测。人体测量包括身高、体质量、体质量指数（BMI）、近期体质量变化、体质量/标准体质量百分比、臂围、小腿围、皮褶厚度。人体测量属于非创伤性，容易获得，但准确性受到水肿、肥胖和皮肤弹性的影响。人体成分分析包括瘦组织、脂肪组织、身体水分及其分布等，主要方法有生物电阻抗法、双能 X 线吸收法和磁共振法。

**4. 实验室指标**　临床上常用评价营养状况的指标包括血浆清蛋白（正常范围为 35~45 g/L，半衰期为 16~20 天，<35 g/L 为低于正常范围）、转铁蛋白（正常范围为 2.0~4.0 g/L，半衰期为 8~10 天）、前清蛋白（正常范围为 250~400 mg/L，半衰期 2~3 天，<180 g/L 为低于正常范围）和视黄醇结合蛋白（正常范围为 26~76 mg/L，半衰期 10~12 小时）。当处于感染和炎症期时，建议同时检测 C-反应蛋白（C-reactive protein，CRP）。由于住院患者在应激状况下，分解代谢亢进，短时间内即可出现血浆蛋白浓度降低，半衰期较长的清蛋白和转铁蛋白可反映人体内蛋白质的亏损。而半衰期短、代谢量少的前清蛋白和视黄醇结合蛋白则更敏锐地反映蛋白质的营养状况，因而可反映短期营养支持的效果。

**5. 其他指标**　包括肌力、生活质量及营养相关因素等。握力反映上肢肌肉的力量和功能，与骨骼肌增长和减少有密切关系，可用于监测患者手术后肌力的变化或长期随访。生活质量可以反映营养功能的变化。老年住院患者的营养相关因素是综合评估患者病理、心理和生理情况的重要指标。

### （五）评估结果判断

以明确营养干预的适应证，凡存在以下一项以上的患者可采取营养支持：①预计 3~5 天不能经口进食或无法达到推荐目标量 60% 以上；②6 个月内体质量丢失>10% 或 3 个月内体质量下降≥5%；③BMI<20 kg/m$^2$ 者；④已确定存在营养不良的指征或表现。

### （六）定期再评估

住院患者经筛查和评估后确认无营养支持指征者，需定期（1 周）再评估。再评估内容与营养评估一致，随后可根据患者病情决定再评估时间。

# 二、营 养 干 预

### （一）时机

老年患者在接受营养支持前，应纠正低血容量、酸碱失衡，调理各器官功能，保证血流动力学基本稳定。根据年龄、摄入量、吞咽功能、误吸风险、营养状况、原发病及病程，是否伴随心、肺、肝、肾疾病等，选择适宜目标量、配方制剂、合适的营养支持途径和给予方法，制订个体化营养支持方案。

### （二）目标量

**1. 能量**　老年患者能量需求因疾病种类和病程而不同。推荐目标量为 20~30 kcal/（kg·d），急性期适当减少，康复期适当增加。低体质量老年人按实际体质量的 120% 计算，肥胖老年人按理想体质量计算。对已有严重营养不良者，尤其长期饥饿或禁食者，应严格控制起始喂养目标量，逐渐增加营养素摄入（包括肠内途径和肠外途径）。对长期营养不良者，营养支持应遵循先少后多、先慢后快、逐步过渡的原则，预防再喂养综合征。

**2. 蛋白质**　蛋白质目标量为 1.0~1.5 g/（kg·d），要求优质蛋白（乳清蛋白、酪蛋白及大豆蛋白）占 50% 以上。疾病恢复期推荐高蛋白饮食，慢性肾病患者非替代治疗期，摄入蛋白质的目标量在 0.6~0.8 g/（kg·d），强调补充优质蛋白质。无证据表明对轻、中度慢性肾病者（肌酐清除率>30 ml/min）限制蛋白质摄入量。

**3. 碳水化合物（糖类）**　中国居民膳食营养素参考摄入量（2013 版）推荐健康人碳水化合物摄入量占总能量的 50%~65%，疾病状态时可适当增减。

**4. 脂肪**　WHO 推荐脂肪量一般不超过摄入总能量的 35%，且饱和脂肪酸应小于总能量的 10%，多不饱和脂肪酸可以提供必需脂肪酸，应占总能量的 6%~11%，尽可能增加单不饱和脂肪酸比例。

**5. 膳食纤维**　推荐摄入量为 25~30 g/d。

### （三）营养制剂

1. 标准整蛋白配方适合胃肠道耐受，且无严重代谢异常的老年患者。

2. 氨基酸和短肽类肠内营养制剂适合消化吸收功能障碍的老年患者。

3. 对需要限制液体入量的老年患者推荐高能量密度的整蛋白配方。

4. 对特殊疾病患者可选择专用医学营养配方制剂，如糖尿病患者适用糖尿病专用型配方，肝、胆疾病患者宜选用含中链三酰甘油（MCT）的配方，慢性肾病患者可选用优质蛋白配方等。

5. 富含混合膳食纤维的配方制剂尤其适合老年患者，有利于改善肠道功能。优化脂肪酸配方，如富含单不饱和脂肪酸（monounsaturated fatty acid，MUFA）的配方，长期应用可降低心血管事件发生率。

6. 匀浆膳适用于胃肠功能正常，仅咀嚼、吞咽功能障碍的患者。

## （四）途径和方法

营养支持途径有 EN、PN 和肠内联合肠外营养支持，肠内营养又包括 ONS 和管饲。尽管对部分老年人 ONS 可能比较困难或耗费时间，但它更符合患者生理和心理，不推荐单纯为了操作方便、省时省力而对老年患者一开始就用管饲。普通饮食、ONS、管饲和 PN 等途径可以根据患者的具体情况灵活选择或联合应用。

**1. ONS** 患者进食量不足目标量的80%时，推荐 ONS。ONS 应在两餐间使用，摄入量为400～600 kcal/d，这样既可以达到补充营养的目的，又不影响日常进餐。对不能摄入普通食物者，建议啜饮（50～100 ml/h），在清醒状态进行，以不影响睡眠为准。当口服摄入不足目标量的60%时，继续 ONS，密切观察病情，必要时可考虑管饲。

**2. 管饲**

（1）适应证：昏迷、吞咽障碍经口摄入不能或不足；经口摄入量小于目标量的60%。

（2）管饲类别：①鼻胃管是最常用的肠内营养管饲途径。一般用于患者不耐受口服或严重呛咳或需要完全 EN 者。有定时推入法和持续滴注法，可部分或全量补充 EN。谵妄期患者应慎用，以免加重谵妄。②鼻胃管具有无创、简便、经济等优点，缺点有刺激鼻咽部、溃疡形成、易脱出和吸入性肺炎等。对那些带管>4 周或需长期置管进行营养支持，尤其需要入住长期照料机构，且预计寿命>3 个月的老年患者，推荐使用经皮内镜下胃造口术（percutaneous endoscopic gastrostomy，PEG）。③严重胃食管反流、胃潴留或胃瘫者推荐空肠喂养。

（3）投给方法：①分次注入。每天 4～6 次，每次 250～400 ml。主要用于非危重患者，经鼻胃管或胃造口管喂养者。优点是操作方便，费用低。缺点是较易引起恶心、呕吐、腹胀、腹泻等胃肠道症状和误吸。②间歇重力滴注。经输注管缓慢重力滴注，每天 4～6 次，每次 250～400 ml，每次输注 30～60 分钟，大多数患者可耐受。③连续滴注。在 12～24 小时持续滴入或用输液泵保持恒定滴速，尤其适用于危重患者或胃肠不耐受者。

（4）输注速度：考虑个体差异、肠道耐受性及需求量。对速度敏感型患者（输注初期）推荐使用输注泵。建议输注量从 10～20 ml/h 开始，根据肠道耐受情况逐步增加。

（5）体位：建议置患者于 30°～45° 半卧位，为减少吸入性肺炎的发生，建议输注后至少30 分钟方可平卧。

**3. PN** 尽管 EN 是老年患者首选的营养支持途径，但当肠道不耐受、因各种原因不能进行肠内营养（消化道大出血、严重消化吸收障碍、顽固性呕吐、严重应激状态等）或 EN 不能达到目标量的60%时，可考虑选用 PN。短期（1 周内）PN 可通过外周静脉输注，若需长期输注或需全胃 PN 支持时，则建议采用经外周中心静脉置管（peripherally inserted central catheterization，PICC）或经皮穿刺中心静脉置管（central venous catheter，CVC）或输液港（port-cath），其中中心静脉置管是较长时间 PN 的输注途径。

# 三、监　　测

临床营养支持强调个体化治疗，这样才能获得最佳疗效。而且在营养支持过程中需要随时监测，评价效果及脏器功能状态，及时处理并发症，并科学调整营养支持方案。

## （一）监测指标

与干预前的营养评估尽量相对应，包括以下几个方面。

**1. 临床症状、体征**　患者反应与情绪，如有无饥饿感，ONS 患者还应询问口感；生命体征、水肿或脱水；胃肠道耐受性包括观察是否有腹胀、腹痛、腹泻、恶心、呕吐及胃潴留。

**2. 营养参数**　①能量供给目标量是否达到，每日基础补水量应为 30 ml/（kg·d），如果出现腹泻、多尿及发热等导致体液丢失增加时，则需额外补充。②记录体质量、BMI 变化，条件允许时应定期测量小腿围、三头肌皮褶厚度及握力等。③定期检测血浆前清蛋白、清蛋白及 CRP 等。

**3. 实验室安全性指标**　定期检测电解质、血糖、血脂（尤其 PN）；密切观察神经系统的症状与体征，早期识别再喂养综合征。心、肺功能障碍者需要密切监测液体平衡，防止加重心脏负荷。常规监测肝功能、肾功能，注意心、肺功能变化，有神经系统疾病者要注意评估吞咽功能。

## （二）并发症及其防治方法

**1. 管饲并发症**　尽管 EN 对大多数老年患者具有良好的安全性，但是，仍可能出现一些并发症，尤其管饲患者，需要进行防范并及时处理。

（1）堵管：管饲最常见的并发症之一。每次喂养前后用温开水或生理盐水 20~30 ml 冲管。对持续输注者，则每隔 4 小时用 30 ml 温开水脉冲式冲管 1 次。饲管喂药避免与营养液同时输注，以防发生化学反应，沉积物阻塞管腔。营养液使用前应摇匀。一旦发现堵管，及时用 20 ml 注射器抽温开水或 5% 碳酸氢钠溶液反复低压冲洗管道。也可用胰酶溶液 10 ml 注入管腔内保留 30 分钟，待沉淀物溶解后，再用温开水反复低压冲洗管道。其他如导丝疏通、使用加温器、应用营养泵和避免捏、拧及钳夹导管等。

（2）腹泻：注意 EN 的温度、速度和浓度。营养液温度维持在 38~42℃ 为宜，必要时使用自动恒温增温仪。输注速度根据患者的耐受情况逐渐增加，对速度敏感或病情较重者，建议使用输注泵。注意无菌操作，做到现配现用，营养液配制后如果暂时不用，可放冰箱内冷藏保存，但冷藏时间>24 小时后应弃去不再使用。因肠道菌群失调引起的腹泻，推荐用含膳食纤维或益生菌的肠内营养制剂。乳糖不耐受者推荐采用不含乳糖的配方。避免引起腹泻的药物。低蛋白血症患者应及时纠正低蛋白血症。

（3）误吸：卧床者管饲采取 30°~45° 半卧位，并保持到管饲结束后 30 分钟。检查有无腹胀，必要时测腹围。监测肠道动力，每 4~6 小时听诊 1 次肠鸣音。意识障碍者管饲前先翻身调整好体位，并吸净呼吸道分泌物后再管饲。选择适宜管径的胃管，成年人可选择管径 14 号的胃管，管径过粗易刺激膈肌诱发呕吐。人工气道者需定期吸痰和加强口腔护理。监测胃残余量（gastric residual volume，GRV），对胃动力不足或胃瘫患者建议常规监测胃残余量，尤其在管饲 48 小时内每 4~6 小时监测 1 次。顿服者每次喂养前抽吸胃残余量。疑有胃轻瘫或胃潴留量>200 ml 者，可先用促胃肠动力药，避免不恰当终止 EN。若胃残余量>250 ml，且伴有恶心、呕吐或腹胀时，应减慢输注速度，必要时从 10 ml/h 起始。胃残余量>400 ml 者，应慎用或暂停 EN。如果胃瘫严重，预计短期内无法纠正，可选用空肠喂养，同时行胃肠减压。腹腔高压患者需定时测定腹腔压力，无条件的科室可用简易膀胱测压法替代。管饲超过 4 周，建议有条件的机构采用 PEG 或空肠造口置管（percutaneous endoscopic jejunostomy，PEJ）。

（4）上消化道出血：每次管饲前应回抽检查胃内容物颜色，判断有无消化道出血。回抽力量不宜过大，以防过度用力造成胃黏膜机械性损伤，重症患者可考虑预防性应用制酸药。如果出血量小，可继续管饲，并密切观察胃液、隐血试验及大便颜色。出血量较大者应暂禁食，并按常规消化道出血处理方法。

（5）造口管理：保持导管周围皮肤清洁、干燥，定期消毒。PEG 时内、外固定垫片勿过松或过紧；每天将外垫片松开 1 次，转动导管。当切口渗漏或感染时，按常规伤口处理方法，必要时切开引流。导管移位者可盲插重置或内镜下重置。

**2. 再喂养综合征（refeeding syndrome，RFS）** 系指机体经过长期饥饿或营养不良后，提供营养（包括经口摄食、EN 或 PN）后，发生以低磷血症为特征的严重电解质代谢紊乱、葡萄糖耐受性下降和维生素缺乏，以及由此产生的一系列症状。通常在喂养开始 1 周内发生，主要症状为心律失常、心力衰竭、休克、呼吸困难；神经系统可出现瘫痪、震颤及幻觉等；胃肠道则表现为腹泻、便秘及肝功能异常。RFS 易发生于营养不良患者，尤其数月内体质量下降>10%者，其他如长期饥饿或禁食（绝食）、长期嗜酒及消耗性疾病患者亦是高危人群。对有风险的患者，给予 EN 期间应密切监测其代谢指标变化，营养补充应遵循先少后多、先慢后快、先盐后糖、多菜少饭、逐步过渡的原则，及时纠正机体水、电解质紊乱和补充维生素 $B_1$，1 周后再逐渐达到目标量。

**3. PN 并发症**

（1）机械性并发症：包括气胸、血胸、血管损伤、臂丛神经损伤、胸导管损伤、空气栓塞、导管错位或移位、血栓性静脉炎。以空气栓塞最严重，可导致死亡。熟悉解剖及正确穿刺可预防机械性并发症。

（2）代谢性并发症：包括糖代谢异常、电解质失衡、高脂血症、脂肪超载综合征、过度喂养及容量超负荷等。主要有糖代谢异常，包括胰岛素用量不当引起的高血糖症和低血糖症，以及葡萄糖用量过多引起的肝损害。预防方法包括监测血糖，注意胰岛素用量及速度。另有脂代谢异常，包括脂肪乳输注过多、过快引起的脂肪超载综合征，以及长期 PN 导致肝脂肪廓清能力下降引起的 PN 相关性胆汁淤积，预防方法包括避免单瓶输注脂肪乳，脂肪配比应适宜，尽可能避免长期 PN。PN 致肠道黏膜萎缩、肠屏障功能减退、继发性肠道细菌和内毒素移位导致肠源性感染，而早期 EN 可以预防。

（3）感染性并发症：以导管相关性感染最常见，表现为突发寒战、高热，重者可发生感染性休克。预防措施为导管置入和营养液配制时严格无菌操作，加强导管护理。怀疑发生该并发症时，应立即更换输液器和营养液，并分别抽血和取营养液做细菌培养。持续发热者应拔除导管。

# 四、出 院 指 导

## （一）院外营养干预指导

**1. 自我营养管理方法** ①食物摄入量记录：记录患者每天摄入食物（包括水）的种类和量；②营养支持记录：记录患者每天管饲或 ONS 的途径和摄入量；③体质量记录：选择晨起排空大、小便后，每周测 1 次。

**2. 管饲患者的注意事项**

（1）体位：患者进食或 ONS 时，尽可能保持坐位，管饲时保持30°~45°半卧位，至少保持到管饲后30分钟，以预防误吸。

（2）鼻胃管口径选择：管饲尽可能选择较细的胃管，以减少对咽后壁的刺激。当管饲超过 4 周时，推荐使用 PEG 或 PEJ。如因故不能使用 PEG 或 PEJ 者，应每月复诊 1 次，更换 1 次鼻饲管。

（3）管道固定方法：妥善固定喂养管，防止脱管。更换固定胃管的胶带，每周 2 次，更换胶带时先清洁皮肤，并变换胶带的粘贴部位。管饲后将胃管开口处夹闭，鼻胃管固定在衣领处，胃造口管固定在腹壁，避免管道滑脱。同时应注意鼻饲管的深度，定期更换鼻饲管。

（4）管道护理：每天更换造口纱布 1 次，保持造口周围皮肤清洁、干燥。管饲前后均以温开水 30 ml 脉冲式冲洗管道，以管道上无食物残留为宜。持续滴入管饲过程中，应每 4 小时用 30 ml 的温开水冲洗 1 次。管饲过程中严禁注入任何药物，避免堵管。一旦堵管，应及时用 20 ml 注射器以温开水脉冲式反复冲洗；不成功者，及时就医。若需要经饲管注药，应与管饲营养液分开时段进行。

（5）营养液的配制：所有用具使用前须洗净、消毒，操作前须洗手。粉剂应按说明书或医嘱配制，现配现用。营养液配制后暂时不用，可放冰箱内冷藏保存，但冷藏时间>24 h 后应弃去不再使用。管饲时营养液温度不宜过低。

（6）需定时翻身和吸痰的患者，应先实施后，再开始管饲。

（7）保持口腔清洁，尽量鼓励患者自己刷牙、漱口。

（8）相应并发症的处理。①便秘：适当增加饮水量和膳食纤维的摄入量，必要时应用药物通便。②腹泻：轻度稀便，积极寻找原因，比如喂养不当、通便药物过量等，及时纠正。严重腹泻者需及时就医。③管饲时出现呛咳：立即停止喂养，抽空胃内所有食物，胃管尾端放入水碗内结合胃管体外长度判断胃管是否在胃内。如果在胃内，并完全恢复正常状态后继续喂养，可疑管道移位，应立即就诊。④以下情况需及时就医：意外拔管、管道堵塞或断裂、管道移位、消化道出血（抽出鲜红色或咖啡色胃液、黑粪）、水样便、腹胀、腹痛、呕吐、1 天内发生 2 次以上胃潴留、体质量 1 周增加>2 kg 及合并严重感染等其他病情变化。⑤胃潴留：管饲前先回抽胃液确认饲管在胃内，判断胃内残留的食物总量，胃残余量>150 ml 时，暂停喂养 1 次。存在喂养不当，如喂养速度、营养液温度、药物及不洁饮食等应及时纠正。暂停喂养 2 次以上者需及时就医。

（9）随访频率：每 2~4 周随访 1 次，如患者突发营养状况改变，请及时到营养门诊或老年科就诊。

## （二）院外非营养干预期的随访计划

**1. 患者自我营养管理**　记录每天摄入食物的种类和量。每天同一时间记录体质量变化。

**2. 随访**　每 3 个月随访 1 次，如遇突发情况，营养状况急剧恶化，应及时到营养门诊或老年科复诊。

参考文献

［1］唐大年，韦军民，朱明炜，等. 老年住院患者营养风险、营养不足发生率及营养支持应用状况的调查. 中华老年医学杂志，2011，30（11）：974-976.

［2］Kondrup J, Rasmussen HH, Hamberg O, et al. Nutritional risk screening（NRS 2002）：a new method based on an analysis of controlled clinical trials. Clin Nutr, 2003, 22（3）：321-336.

［3］Stratton RJ, King CL, Stroud MA, et al. Malnutrition universal screening tool predicts

mortality and length of hospital stay in acutely ill elderly. Br J Nutr, 2006, 95（2）：325-330.

［4］中华医学会肠外肠内营养学分会老年营养支持学组. 中国老年患者肠外肠内营养支持专家共识. 中华老年医学杂志，2013，32（9）：913-919.

［5］Wallace JI, Schwartz RS, LaCroix AZ, et al. Involuntary weight loss in older outpatients：incidence and clinical significance. J Am Geriatr Soc, 1995, 43（4）：329.

［6］ Wei JM, Chen W, Zhu M, et al. Guidelines forparenteral and enteral nutrition support in geriatricpatients in China. Asia Pac J Clin Nutr, 2015, 24（2）：336-346.

［7］ Kaiser MJ, Bauer JM, Ramsch C, et al. Validation of the mininutritional assessment short-form（MNA-SF）：apractical tool for identification of nutritional status. J Nutr Health Aging, 2009, 13（9）：482-788.

［8］ Donini LM, Poggiogalle E, Piredda M, et al. Anorexia and eating patterns in the elderly. PLoS One, 2013, 8（1）：e63539.

［9］ Tsutsumi R, Tsutsumi YM, Yousuke T. Decline inanthropometric evaluation predicts a poor prognosisin geriatric patients. Asia Pac J Clin Nutr, 2012, 21（1）：44-51.

［10］ Mijnarends DM, Meijers JM, Halfens RJ, et al. Validity and reliability of tools to measure muscle mass, strength, and physical performance in community-dwelling older people：a systematic review. J Am Med Dir Assoc, 2013, 14（3）：170-178.

［11］ Sullivan DH. What do the serum proteins tell usabout our elderly patients? J Gerontol Biol Sci Med Sci, 2001, 56（2）：71-74.

［12］ Stanga Z. Basics in clinical nutrition：nutrition in the elderly. e-SPEN, the European e-J Clin Nutr Metabol, 2009, 4（6）：289-299.

［13］ Robinson SM, Jameson KA, Batelaan SF, et al. Dietand its relationship with grip strength in community dwellingolder men and women：the Hertfordshire cohort study. J Am Geriatr Soc, 2008, 56（1）：84.

［14］ White JV, Guenter P, Jensen G, et al. Consensusstatement：Academy of Nutrition and Dietetics and American Society for Parenteral and Enteral Nutrition：characteristics recommended for the identification and documentation of adult malnutrition（undernutrition）. JPEN J Parenter Enteral Nutr, 2012, 36（3）：275.

［15］ Volkert D, Berner YN, Berry E, et al. ESPEN guidelines on enteral nutrition：geriatrics. Clin Nutr, 2006, 25（2）：330-360.

［16］ 韦军民. 老年临床营养学. 北京：人民卫生出版社, 2012.

［17］ Metheny NA, Schallom L, Oliver DA, et al. Gastric residual volume and aspiration in critically ill patients receiving gastric feedings. Am J Crit Care, 2008, 17（6）：512-519.

［18］ 丁里, 王拥军, 王少石, 等. 卒中患者吞咽障碍和营养管理的中国专家共识（2013版）. 中国卒中杂志, 2013, 8（12）：973-980.

［19］ 张思源, 刘燕萍. 胃肠内营养支持的并发症. 中国实用外科杂志, 2003, 23（2）：83-85.

［20］ Mehanna H, Nankivell PC, Moledina J, et al. Refeeding syndrome-awareness, prevention and management. Head Neck Oncol, 2009, 1（1）：4.

［21］ 皮红英, 王玉玲. 专科护理技术操作规范与评分标准. 北京：人民军医出版社, 2014：145-146.

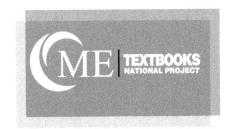

# 加强老年人衰弱综合征的防治研究[①]

于普林　王建业

北京医院老年医学研究所

第 **2** 章

人口老龄化给老年医疗保健带来了重大而深远的影响。如何使失能、半失能、高龄、衰弱老年人在有限的医疗资源下维持较高的生活质量，获得最大的社会效益和经济效益，应成为老年医学临床、科研和教学的核心课题。1990 年，Frewell 提出了衰弱的定义，随后许多学者对衰弱进行了大量的研究，这进一步加强了我们对衰弱的重要性、发病机制和防治的认识。衰弱对老年人意味着应激反应能力减弱和健康风险的增加。我国老年衰弱人群大、所带来的医疗保健资源消耗大，但老年人衰弱的评估、干预、治疗及管理在临床和基层保健上并未引起足够的关注。本章简述了老年医学工作者应认真考虑的几方面内容。

## 一、加强衰弱的发病机制研究，全面认识衰弱的病理生理过程

衰弱发生与机体多个系统异常有关，近几年的研究表明衰弱与肌少症、认知障碍、心血管疾病、糖尿病等疾病均有不同程度的相关性。衰弱的一个标志是生理和分子水平均存在稳态失衡或失调。许多横断面研究证实衰弱与某些炎性因子、氧化应激和激素等生物分子有关，然而少数的前瞻性研究得出的结论不一，这可能和入选对象基础资料以及衰弱的评估方法不同等有关，因此，生物分子在老年衰弱中的角色有待于深入研究。

## 二、客观评价老年人衰弱状态，有效开展 老年人衰弱的诊断和评估

衰弱患者具有明显的易损性的特点，因此，有效地识别和评估衰弱非常重要。美国和欧洲老年医学衰弱专家指南指出伴有心力衰竭、肿瘤、肾衰竭、艾滋病、糖尿病及需手术的患者，能从衰弱的早期筛查和干预中获益。衰弱老年人不论患有何种疾病，对其跌倒、谵妄和失能等相关不良后果的预防应是我们优先考虑的重中之重。

临床评估老年人的衰弱应包括筛查可以加重不良后果的因素如用药、住院、手术及其他刺激因素，然而，目前仍没有统一的诊断标准或评估方法来识别衰弱及严重程度。尽管我国前期的少量研究已证实衰弱指数（frailty index，FI）适合评估我国老年人衰弱，但是否真正在临床上应用还需要进一步大样本验证，相比较而言，衰弱表型定义在国外临床上应用更广泛，但在我国是否

① 本文引自：于普林，王建业. 加强老年人衰弱综合征的防治研究. 中华老年医学杂志，2015，34（12）：1281.

适用未得到充分验证和评估。下一步最重要的就是要制订适宜、简单快速、准确的诊断标准，从而筛选、确定衰弱人群。

## 三、加强老年人衰弱的管理和治疗，延缓衰弱的发生和发展

衰弱发病机制的多维性，预示着单一的干预方案难以达到理想效果，而综合的、多学科的干预方案和管理模式更能发挥作用。由于衰弱老年人表现复杂且并存多种健康问题，因此其保健需要深入、持续和有效。衰弱老年人需要的医疗卫生服务层次包括长期的医疗保健和基层社区健康服务，研究发展因地制宜的衰弱老年人评估体系和保健服务系统，从而使医疗资源得到最大限度的利用并减少衰弱造成的不良后果显得尤为迫切。

衰弱的复杂性给老年医学的发展带来了活力与动力，我们需要将老年人的健康问题作为整体看待，而不是分割开来。衰弱打开了处理复杂的老年病的窗口，通过这个窗口，可以判断老年人新的干预目标，改善老年人的生活质量，更好地实现健康老龄化的目标。

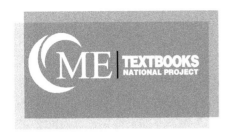

# 老年患者术前评估中国专家建议[①]

## 第 3 章

中华医学会老年医学分会[②]

解放军总医院老年医学教研室[②]

老年患者特别是高龄老年患者的特殊性，手术安全性要求也明显高于其他年龄段人群，因此有必要制订高质量的老年患者术前评估策略以满足手术不断增长的需求及安全保证。为此，中华医学会老年医学分会及解放军总医院老年医学教研室组织专家进行多次讨论，制订了以下老年患者术前评估专家建议。

## 一、衰弱状态的评估

衰弱是术后不良事件发生率高的独立预测因素。专家建议手术前评估老年患者的衰弱症状并记录衰弱评分（表 3-3-1），必要时应咨询老年专科医师进一步评估。

表 3-3-1　衰弱筛查量表（The "FRAIL" scale）

| 项　目 | 问　题 |
| --- | --- |
| Fatigue | 您感到疲劳吗 |
| Resistance | 您能上一层楼梯吗 |
| Aerobic | 您能行走一个街区的距离（500 m）吗 |
| Illness | 您患有 5 种以上的疾病吗 |
| Lost | 您在最近 1 年内体质量下降超过 5% 了吗 |

注：总评分 0~5 分，其中 0 分，强壮；1~2 分，衰弱前期；3~5 分，衰弱

## 二、功能或体力状态和跌倒风险的评估

功能依赖是术后 6 个月病死率的最强危险预测因素，与术后 30 天病死率的相关性要高于年龄

①　本文引自：中华医学会老年医学分会，解放军总医院老年医学教研室. 老年患者术前评估中国专家建议（2015）. 中华老年医学杂志，2015，34（11）：1273-1280.

②　通信作者：李小鹰，邮箱：xyli301@163.com

执笔：李小鹰，曹剑，陈倩

专家组名单：（以姓氏笔画为序）马辛，王林，王天龙，王建业，王孟薇，王鲁宁，叶平，田慧，刘靖，刘长庭，刘晓红，汤洪川，李小鹰，肖毅，吴卫平，吴本俨，宋青，张荣欣，陈伟，陈峥，陈倩，陈彪，俞森洋，秦明照，顾倬云，高德伟，曹剑，程庆砾

因素。老年患者活动能力下降也与术后谵妄及手术部位耐甲氧西林金黄色葡萄球菌（methicillin-resistant *Staphylococcus aureus*，MRSA）感染的风险增加相关。

专家建议：①所有患者均应对日常活动能力进行评估。首先应用功能或体力状态的简短筛查试验（询问 4 个问题）：你自己能下床或离开椅子吗？你自己能穿衣服和洗澡吗？你自己能做饭吗？你自己能买东西吗？如果以上任一问题回答"不能"，均应进行日常活动能力量表（activity of daily living scale，ADL）筛查，见表 3-3-2；记录任何功能受限情况并给予围术期干预［如推荐进行专科治疗和（或）理疗］，直至出院。②记录视力、听力或吞咽功能下降情况。③询问跌倒病史（过去 1 年你跌倒过吗？）④建议采用起立行走试验（timed "up and go" test，TUTG）对患者步态、运动受限情况进行评估。具体操作步骤为：患者应坐在标准带扶手的椅子上，椅子距前方标线的距离为 3 m，应穿合脚鞋子和使用行走辅助器具，除此之外不应接受其他帮助；患者按照以下指令进行检测：①从椅子上站起来（如可能，尽量不使用扶手）；②走到地面的标志线前面；③转身；④回到椅子处；⑤重新坐下。评分标准：TUGT≥15 秒提示有功能减弱。

表 3-3-2 ADL 量表评估计分法

| 项目 | 0 分 | 5 分 | 10 分 | 15 分 |
|---|---|---|---|---|
| 大便 | 失禁 | 偶尔失禁 | 能控制 | |
| 小便 | 失禁 | 偶尔失禁 | 能控制 | |
| 洗漱 | 需帮助 | 独立洗脸、刷牙、梳头、剃须 | | |
| 如厕 | 依赖别人 | 需部分帮助 | 自理 | |
| 吃饭 | 完全依赖 | 需部分帮助 | 全面自理 | |
| 挪动 | 完全依赖，不能坐 | 需大量帮助（2 人）能坐 | 需少量帮助（1 人）或指导 | 自理 |
| 活动（步行） | 不能动 | 在轮椅上独立活动（体力或语言指导） | 需 1 人帮助步行 | 独自步行（可用辅助器） |
| 穿衣 | 依赖 | 需部分帮助 | 自理 | |
| 上楼梯 | 不能 | 需帮助（体力或语言指导） | 自理 | |
| 洗澡 | 依赖 | 自理 | | |

注：总分 100 分，达到 100 分为正常，高龄老年人达到 95 分为正常

# 三、认知功能障碍评估

认知功能障碍与手术预后差如住院时间延长、围术期死亡风险增加及术后功能下降等因素相关，常用的评估量表有简易精神状态评分表（mini-mental state examination，MMSE）（表 3-3-3）。

专家建议：①对有认知障碍或痴呆病史的患者，建议收集详细病史并进行认知功能评估；如根据 MMSE 评估明确患者存在认知障碍，建议专科医师对患者进行进一步评估。②建议仔细收集患者术前认知状态资料，因为术后认知功能紊乱比较常见，如果无基线资料难以量化比较。③建议尽早进行认知功能评估，因为认知障碍或痴呆会导致随后的功能状态和（或）药物使用评估结果不可靠。

表 3-3-3　老年人简易智能量表（MMSE）评估计分方法

| 项目 | 分数 | 最高分（10 分） |
| --- | --- | --- |
| Ⅰ．定向力 | | 10 |
| 每答对一题得 1 分：现在是（星期几）（几号）（几月）（什么季节）（哪一年） | | 5 |
| 每答对一题得 1 分：我们现在在哪里：（省市）（区或县）（街道或乡）（什么地方）（第几层楼） | | 5 |
| Ⅱ．记忆力 | | 最高分（3 分） |
| 现在我要说三样东西的名称，在我讲完以后，请您重复说一遍。请您记住这三样东西，因为几分钟后要再问您的（请仔细说清楚，每样东西间隔 1 秒）。"皮球""国旗""树木"，请您把这三样东西说一遍（以第一次的答案记分），每答对 1 个得 1 分 | | 3 |
| Ⅲ．注意力和计算能力 | | 最高分（5 分） |
| 请您算一算 100 减 7，然后从所得的数目再减去 7，如此一直计算下去，请您将再减一个 7 后的答案告诉我，直到我说停止。93，86，79，72，65（若错了，但下一个答案是对的，那么只记一次错误） | | 5 |
| Ⅳ．回忆表达能力 | | 最高分（3 分） |
| 现在请您说出刚才我让您记住的三样东西？"皮球""国旗""树木" | | 3 |
| Ⅴ．语言能力 | | 最高分（9 分） |
| （出示手表）这个东西叫什么？ | | 1 |
| （出示铅笔）这个东西叫什么？ | | 1 |
| 现在我要说一句话，请您跟着我清楚地重复一遍："四十四只石狮子" | | 1 |
| 我给您一张纸，请您按我说的去做，现在开始："用右手拿着这张纸，用两只手将它对折起来，放在您的大腿上。"（不要重复说明，也不要示范） | | 3 |
| 请您念一念这句话，并且按照上面的意思去做（见下面；闭上您的眼睛） | | 1 |
| 您给我写一个完整的句子（句子必须有主语、动词，有意义）。记下所叙述句子的全文 | | 1 |
| 这一张图，请您在同一张纸上照样把它画下来（对：两个五边形的图案，交叉处有个小四边形），请您照下边的图重画一个 | | 1 |

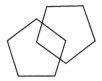

注：评分参考：≤22 分为痴呆；≤15 分为严重痴呆；按文化程度区分的评分标准：文盲<17 分，小学<20 分，中学以上<24 分为痴呆；总分 30 分，27~30 分为正常；<27 分为认知功能障碍；初中以上文化者，老年人≥27 分为正常，高龄老年人≥25 分为正常

# 四、精神状态的评估

## （一）焦虑抑郁状况的评估

术前焦虑抑郁状态可导致术后病死率增加、住院时间延长、术后疼痛明显及麻醉药物使用量增加。专家建议：①建议对患者进行焦虑状况评估。内科医师可采用焦虑自评量表（self-rating anxiety scale，SAS）进行评估（表 3-3-4）；如果患者评估分数超过 50 分，建议由神经专科医师进行进一步评估。②建议对患者进行抑郁的筛查，内科医师应询问抑郁症的共病情况和既往史，

可应用老年抑郁评价工具（geriatric depression scale，GDS）进行评估（表3-3-5）；如果患者对任何一个问题回答是，建议由神经专科医师进一步评估。

表 3-3-4　焦虑自评量表（SAS）

| 序号 | 题　目 | 没有或很少时间有（1分） | 有 时 有（2分） | 大部分时间有（3分） | 绝大部分或全部时间都有（4分） | 评分 |
|---|---|---|---|---|---|---|
| 1 | 我觉得比平常容易紧张和着急（即焦虑） | | | | | |
| 2 | 我无缘无故地感到害怕（即害怕） | | | | | |
| 3 | 我容易心理烦乱或觉得惊恐（即惊恐） | | | | | |
| 4 | 我觉得我可能将要发疯（即发疯感） | | | | | |
| 5 | 我觉得一切都很好，也不会发生什么不幸（了解有无不幸预感） | | | | | |
| 6 | 我手足发抖打颤（手足颤抖） | | | | | |
| 7 | 我因为头痛、颈痛和背痛而苦恼（躯体疼痛） | | | | | |
| 8 | 我感觉容易衰弱和疲乏（乏力） | | | | | |
| 9 | 我觉得心平气和，并且容易安静坐着（了解有无静坐不能） | | | | | |
| 10 | 我觉得心跳很快（心悸） | | | | | |
| 11 | 我因为一阵阵头晕而苦恼（头晕） | | | | | |
| 12 | 我有晕倒发作或觉得要晕倒似的（晕厥感） | | | | | |
| 13 | 我呼气、吸气都感到很容易（了解有无呼吸困难） | | | | | |
| 14 | 我手足麻木和刺痛（手足刺痛） | | | | | |
| 15 | 我因为胃痛和消化不良而苦恼（胃痛或消化不良） | | | | | |
| 16 | 我常常要小便（尿意频数） | | | | | |
| 17 | 我的手常常是干燥、温暖的（了解有无多汗） | | | | | |
| 18 | 我面红发热（面部潮红） | | | | | |
| 19 | 我容易入睡，并且一夜睡得很好（了解有无睡眠障碍） | | | | | |
| 20 | 我做噩梦 | | | | | |

注：题目5、9、13、17、19按反向计分，其余均为正向计分。总分统计标准：将20个项目的各个得分相加，即得粗分；用粗分乘以1.25以后取整数部分，就得到标准分；SAS标准分的分界值为50分，其中50～59分为轻度焦虑，60～69分为中度焦虑，>70分为重度焦虑

表 3-3-5　老年抑郁量表（GDS）

| 项　目 | 请为您在过去1周内的感觉选择最佳答案 | 项　目 | 请为您在过去1周内的感觉选择最佳答案 |
| --- | --- | --- | --- |
| 您对您的生活基本上满意吗 | 是/**否** | 您是否更愿意待在家里，而不喜欢外出和尝试新鲜事物 | 是/**否** |
| 您减少了很多活动和嗜好（兴趣）吗 | **是**/否 | 您是否觉得与大多数人比较，您的记性更差 | **是**/否 |
| 您觉得生活空虚吗 | **是**/否 | | |
| 您常常感到厌烦吗 | **是**/否 | 您是否认为"现在还能活着"是一件很好的事情 | 是/**否** |
| 您是否大部分时间内精神状态都好 | 是/**否** | 您是否感到您现在活得很没有价值 | **是**/否 |
| 您会害怕将有不好的事情发生在您身上吗 | **是**/否 | 您觉得体力充沛吗 | 是/**否** |
| 大部分时间内您觉得快乐吗 | 是/**否** | 您是否觉得您现在的处境没有希望 | **是**/否 |
| 您是否经常感到自己是无能和没用的 | **是**/否 | 您是否觉得大部分人比您过得更好 | **是**/否 |

注：每个黑斜体字答案为1分；界值：正常为0~5分，5分以上提示抑郁

## （二）谵妄的评估

谵妄是由多种原因导致的临床综合征，表现为：意识障碍、行为无章、没有目的、注意力无法集中，通常起病急，病情波动明显，常见于老年患者。术后谵妄可导致病死率和并发症发生率增高，且使花费及医疗资源的使用增加、住院时间延长及功能恢复较差。根据谵妄评定量表（confusionassessment method-simple，CAM-S）可准确地评估谵妄的严重程度，主要内容包括急性发作或症状波动、注意力受损、思维不连贯、意识水平变化；每项计1分，症状严重程度分为：无（0分）、轻度（1分）及显著（2分及2分以上）。

专家建议：①建议医务人员对高危老年患者进行心理疏导，消除患者对手术的恐惧心理，提高医务人员对术后谵妄流行病学调查、评估、预防及治疗的认识；建议由跨学科医疗团队对高危老年患者实施多元的非药物干预，以防止或减少其术后谵妄的风险。②在老年人被诊断为术后谵妄后，医务人员应进行医学评估，需确定引起谵妄的原因，以期做出药物和（或）环境的调整，识别和减少病情恶化的危险因素。主要包括4个方面：认知行为障碍（认知功能减退、疼痛和焦虑抑郁、酗酒、睡眠严重不足）、疾病相关因素（严重疾病或并发症、肝肾功能不全、贫血、低氧血症）、代谢因素（营养不良、脱水、电解质紊乱、一般状况差）、其他因素［听力或视力减弱、尿潴留或便秘和留置导尿、年龄≥70岁、药物（苯二氮䓬类、抗胆碱类、抗组胺药）等］。③医护人员应优化术后疼痛控制，优选非阿片类镇痛药以减轻疼痛，并预防老年人术后谵妄的发生。④医师应尽量避免使用抗胆碱药。⑤医师应避免将苯二氮䓬类药物作为围术期老年患者的一线药物，除非能够证明此类药物的获益明显大于术后谵妄的风险，必要时应咨询神经专科医师。⑥对于成瘾患者，防止因手术停药或戒酒而出现的戒断反应所致的谵妄。

# 五、心　脏　评　估

心血管事件是手术后最具危险的并发症之一，急诊和大、中型手术极易诱发和加重各种心脏事件，术前做好心脏危险的评价，并采取一些积极措施，能减少手术后的心脏事件，让患者高度

获益。专家建议：①强烈建议对所有老年患者术前进行运动耐量及心血管危险性评估，见表3-3-6~表3-3-10。②若根据危险评分评估后患者的心脏并发症发生率是3级或4级，建议术前进行无创试验（如运动平板试验、核素心肌灌注显像、冠状动脉CT造影等）评价心脏风险。

## （一）非心脏手术

**1. 运动耐量评估** 运动耐量分级良好的患者临床危险性较小，而运动耐量差的患者耐受力差，手术危险性大，见表3-3-6。

表3-3-6　运动耐量评估表

| 代谢当量（METs） | 问题：你能够进行下列活动吗 |
|---|---|
| 1 METs | 能照顾自己吗 |
| | 能自己吃饭、穿衣、使用工具吗 |
| | 能在院子里散步吗 |
| | 能按50~80 m/min速度行走吗 |
| 4 METs | 能做简单家务（打扫房间、洗碗）吗 |
| | 能上一层楼或爬小山坡吗 |
| | 能快步走（100 m/min）吗 |
| | 能短距离跑步吗 |
| | 能做较重家务（拖地、搬动家具）吗 |
| 10 METs | 能参加较剧烈的活动（跳舞、游泳等）吗 |

注：运动耐量分级：良好（>10 METs）、中等（4~10 METs）、差（<4 METs）

**2. 心血管危险性评估** 识别存在心脏并发症高风险的老年患者对于选择合适的围术期治疗和有效告知手术风险至关重要，建议采用改良心脏危险指数（revised cardiac risk index，RCRI）方法评估，见表3-3-7；根据RCRI危险评分确定心脏并发症发生率，心脏危险指数分为1级（计分0分）、2级（计分1分）、3级（计分2分）、4级（计分≥3分），心脏并发症发生率分别为0.4%、0.9%、6.6%和11.0%，但该评分不适用于进行大血管手术的患者；手术种类与心血管危险程度分级：高危（心脏事件≥5%）包括的手术种类有急诊大手术（尤其是老年人），主动脉、大血管及外周血管手术，伴大量失血和液体丢失的手术；中危（5%>心脏事件≥1%）包括的手术种类有胸腹腔内手术、颈动脉内膜剥脱术、头颈手术、骨科手术、前列腺手术；低危（心脏事件<1%）包括的手术种类有内镜手术、活检手术、白内障手术、乳腺手术。

表3-3-7　改良心脏危险指数评分

| 参　数 | 计分 |
|---|---|
| 高危手术（腹腔内、胸腔内和腹股沟上的血管手术） | 1 |
| 缺血性心脏病（心肌梗死病史或目前存在心绞痛，需使用硝酸酯类药物，运动试验阳性，ECG有Q波，或既往PTCA或CABG史且伴有活动性胸痛） | 1 |
| 慢性心力衰竭病史 | 1 |
| 脑血管病史 | 1 |
| 需胰岛素治疗的糖尿病 | 1 |
| 术前肌酐>176.8 μmol/L（2.0 mg/dl） | 1 |
| 总计 | 6 |

注：ECG. 心电图；PTCA或CABG. 经皮冠状动脉腔内血管成形术或冠状动脉旁路移植术

**3. 非心脏手术的评估流程**　见图 3-3-1。

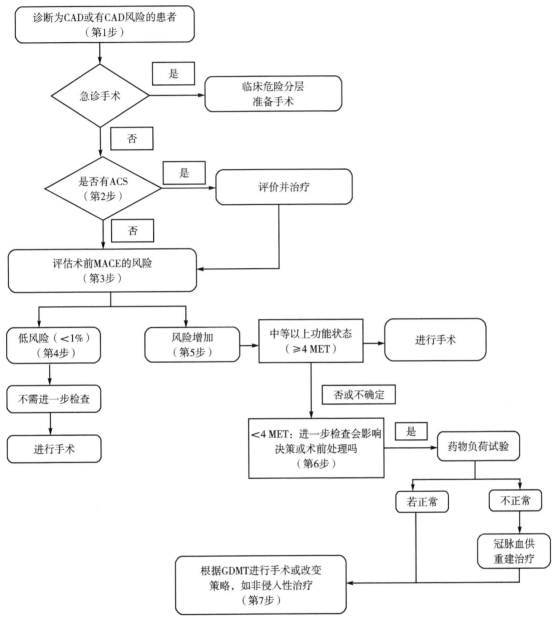

图 3-3-1　非心脏手术的评估流程

注：CAD. 冠状动脉疾病；ACS. 急性冠脉综合征；MACE. 主要不良心血管事件；MET. 代谢当量；GDMT. 指南导向药物治疗

## （二）心脏手术

由中国医学科学院阜外医院牵头的中国心血管外科注册登记研究通过对大规模的心血管外科手术登记资料进行分析，建立了适合中国人群的评分系统（2010 年），见表 3-3-8。

表 3-3-8 中国 CABG 手术风险评估

| 危险因素 | 计 分 |
| --- | --- |
| 65~69 岁 | 3 |
| 70~74 岁 | 5 |
| ≥75 岁 | 6 |
| BMI≥24 kg/m$^2$ | −2 |
| BMI<18 kg/m$^2$ | 5 |
| 慢性肾衰竭病史或曾有血肌酐>176μmol/L | 6 |
| 外周血管病史 | 5 |
| 慢性阻塞性肺疾病 | 4 |
| NHYAⅢ级 | 3 |
| NHYAⅣ级 | 7 |
| 术前2周内心房扑动或心房颤动 | 2 |
| 射血分数<50% | 4 |
| 术前危重状态 | 4 |
| 非择期手术 | 5 |
| 合并瓣膜手术 | 4 |

注：术前危重状态满足1条或多条：心源性休克，心室颤动或心室扑动，使用主动脉内球囊反搏；CABG. 冠状动脉旁路移植术；BMI. 体质量指数；NHYA. 纽约心功能协会分级。评分标准：低危，≤1分；中危，2~5分；高危，≥6分

## （三）围术期心血管药物管理

**1. β-受体阻滞药的应用** 专家建议：①因心绞痛、冠心病二级预防、心力衰竭、有症状心律失常或高血压等强适应证而正在使用β-受体阻滞药的患者，围术期应继续使用β-受体阻滞药；②冠心病患者或有明确心肌缺血证据的高危患者如尚未使用β-受体阻滞药，在择期血管手术前推荐根据心率和血压滴定使用β-受体阻滞药；③非心脏手术的患者启动β-受体阻滞药治疗不属常规，应按个体化原则在仔细权衡获益-风险之后做出临床决定；④有适应证但尚未使用β-受体阻滞剂的择期手术患者，应在术前至少1周开始启动β-受体阻滞药治疗，从较小剂量开始，按心率和血压滴定剂量，逐步上调至目标剂量或最大耐受剂量（围术期的目标心率为60~80次/分，同时收缩压>100 mmHg，1 mmHg＝0.133 kPa）；⑤不推荐患者在手术前短时间内不经滴定而直接启动大剂量β-受体阻滞药治疗；⑥当停用β-受体阻滞药时应逐渐减量以尽可能降低撤药风险。

**2. 他汀类药物的应用** 专家建议：①准备行非心脏手术的患者若正在用他汀类药物则继续使用；②拟行血管手术的患者应该在术前开始使用他汀类药物；③拟行高风险手术的患者若根据指南指导可在术前开始他汀类药物治疗。

**3. 抗血小板药物的应用** 专家建议：①术前抗血小板药物的治疗管理应该由外科医师、麻醉医师、心脏科医师共同完成，权衡出血的风险和抗支架血栓形成的获益。②需要在术前停用双联抗血小板药物的择期非心脏手术应延迟至裸支架置入后30天或涂层支架置入12个月以后；球囊扩张后14天内，不应该进行需要在术前停用阿司匹林的择期非心脏手术。

**4. 血管紧张素转换酶抑制药（angiotensin converting enzyme inhibitor，ACEI）类药物的应用** 专家建议：①术前应该继续应用ACEI或血管紧张素受体拮抗药（angiotensin receptor antagonist，ARB）；②如果术前停用 ACEI 或 ARB，术后在临床允许的情况下尽早恢复使用。

# 六、肺部并发症风险评估

肺部并发症相关的花费最高，平均住院时间最长，而且还是≥70 岁接受非心脏手术患者远期病死率增加的预测因素。专家建议：①强烈建议评估患者术后发生肺部并发症的风险。②必须考虑合适的术前预防策略以降低术后肺部并发症的风险。包括：a. 做好详细的病史采集和体格检查在术前应明确患者的活动耐力情况和肺部疾病情况；b. 术前治疗和控制慢性阻塞性肺疾病（chronic obstructive pulmonary disease，COPD）和哮喘等疾病至最佳状态，对于有感染征象者术前应加用抗生素治疗，哮喘患者在手术期应慎用 β-受体阻滞药，以免诱发和加重哮喘；c. 戒烟；d. 术前加强呼吸肌训练和有效的咳嗽训练，尽可能采用创伤小的麻醉和手术方式，术后做好肺功能恢复锻炼，并有效控制术后疼痛，必要时进行胸部 X 线检查、肺功能和动脉血气分析检查。③必要时应咨询呼吸专科医师进一步评估。

# 七、卒中风险评估

卒中风险预测评分是术前评估的重要内容，根据评估结果，可以将不同卒中风险的患者分层。专家建议：①建议所有老年患者术前采用 Essen 量表进行卒中风险评估，见表 3-3-9。研究显示，Essen 卒中风险评分量表（Essen stroke risk score，ESRS）评分 3~6 分者为高度风险，年卒中复发风险为 7%~9%，6 分以上者为极高度风险，年卒中复发风险达 11%。②根据评估结果，选择有效的预防性措施，如加强术中血压的监测、维持血压在基线水平以上并选择更安全的麻醉和手术方式。

表 3-3-9　Essen 卒中风险评分量表

| 危险因素 | 评分（分） |
| --- | --- |
| 年龄<65 岁 | 0 |
| 年龄 65~75 岁 | 1 |
| 年龄>75 岁 | 2 |
| 高血压 | 1 |
| 糖尿病 | 1 |
| 既往心肌梗死 | 1 |
| 其他心脏病（除外心肌梗死和心房颤动） | 1 |
| 周围血管病 | 1 |
| 吸烟 | 1 |
| 既往短暂性脑缺血发作（TIA）或缺血性脑卒中病史 | 1 |
| 总分 | 9 |

# 八、肾功能评估

术前合并慢性肾病是术后发生急性肾损伤、消化道出血、新发心房颤动、低心排血量的独立危险因素，也是冠状动脉旁路移植术围术期发生并发症的独立危险因素。专家建议：①建议对于老年患者进行常规肾功能评估，对于所有需手术患者推荐根据慢性肾病流行病学合作（kidney disease epidemiology，CKD-EPI）公式估算肾小球滤过率（estimated glomerular filtration rate，eGFR）以评估患者的肾功能状况及术后发生急性肾损伤的风险。CKD-EPI 公式为肾小球滤过率（GFR）= a×（血肌酐/b）$^{c}$×（0.993）$^{年龄}$，其中 a 值根据性别与人种分别采用如下数值：女性 = 144，男性 = 141；b 值根据性别不同分别采用如下数值：女性 = 0.7，男性 = 0.9；c 值根据年龄与血清肌酐值的大小分别采用如下数值：女性，血清肌酐≤62 μmol/L（0.7 mg/dl）= −0.329、血清肌酐>62 μmol/L（0.7 mg/dl）= −1.209；男性血清肌酐≤62 μmol/L（0.7 mg/dl）= −0.411、血清肌酐>62 μmol/L（0.7 mg/dl）= −1.209。②必须考虑合适的术前预防策略（如慎用肾毒性药物及造影剂等）或咨询肾病专科医师采取相应的替代治疗等措施以降低术后发生肾衰竭的风险，慢性肾病的分期见表 3-3-10。

表 3-3-10 慢性肾病（CKD）的分期

| GFR 类别 | GFR $[ml/(min \cdot 1.73 \ m^2)]$ | 术 语 |
| --- | --- | --- |
| G1 | >90 | 正常或高 |
| G2 | 60~89 | 轻度下降 |
| G3a | 45~59 | 轻到中度下降 |
| G3b | 30~44 | 中到重度下降 |
| G4 | 15~29 | 重度下降 |
| G5 | <15 | 肾衰竭 |

注：GFR. 肾小球滤过率

# 九、血栓与出血风险评估

许多需要接受非心脏手术的老年患者同时接受抗凝血治疗或抗血小板治疗，因此必须对围术期血栓及出血风险进行评估。专家建议：①强烈建议对所有患者进行围术期血栓栓塞风险及手术出血风险评估；②根据评估结果合理制订围术期抗凝血药物管理方案。

**1. 血栓风险评估** 见表 3-3-11。

表 3-3-11 围术期血栓栓塞风险危险分层

| 危险分层 | 机械性心脏瓣膜 | 心房颤动 | VTE |
| --- | --- | --- | --- |
| 高危 | 机械性二尖瓣或球笼/斜盘主动脉瓣；近期（3 个月内）的脑卒中或短暂性脑缺血发作 | GHADS$_2$ 评分>5 分；近期（3 个月内）的脑卒中或短暂性脑缺血发作；风湿性瓣膜心脏病 | 近期（3 个月内）的 VTE；显著血栓形成倾向（例如，蛋白 C、蛋白 S 或抗凝血酶缺乏，抗磷脂抗体综合征，纯合子 Leiden V 因子） |
| 中危 | 双叶机械性主动脉瓣伴有下述 1 项或多项危险因素：心房颤动、脑卒中或短暂性脑缺血发作、充血性心力衰竭、年龄>75 岁 | CHADS$_2$ 评分 3~4 分 | 既往 3~12 个月的 VTE；非显著性血栓形成倾向（例如，杂合子 Leiden V 因子或凝血酶原基因突变）；再发 VTE；活动性癌症 |

（续　表）

| 危险分层 | 机械性心脏瓣膜 | 心房颤动 | VTE |
|---|---|---|---|
| 低危 | 无血栓栓塞危险因素的双叶机械性主动脉瓣 | CHADS$_2$ 评分 0~2 分 | 12 个月以前的 VTE；具有发生 VTE 的危险因素 |

注：CHADS$_2$. 充血性心力衰竭、高血压、年龄>75 岁、糖尿病和脑卒中或短暂性脑缺血发作；VTE. 静脉血栓栓塞症；发生 VTE 的危险因素：制动或卧床≥3 天、下肢静脉曲张、慢性心力衰竭、年龄≥75 岁、慢性肺疾病、糖尿病、肥胖（体质量指数≥30 kg/m$^2$）

**2. 出血风险评估**　见表 3-3-12。

表 3-3-12　手术出血风险

| 风险分级 | 手术类型 |
|---|---|
| 高危 | 颅内和脊髓手术，大血管手术（腹主动脉瘤、主-股动脉旁路移植术），泌尿外科大手术（前列腺切除和膀胱癌切除），大的骨科手术（髋关节或膝关节置换），肺叶切除，肠胃手术，永久性起搏器或除颤器，择期手术（大结肠息肉切除） |
| 中危 | 其他腹部手术，其他胸部手术，其他骨科手术，其他血管外科手术，择期小息肉切除术、前列腺穿刺、颈部穿刺 |
| 低危 | 腹腔镜胆囊切除术，腹腔镜疝修补，非白内障眼科手术，冠状动脉造影，胃镜或肠镜，胸腔穿刺，骨髓穿刺等 |
| 极低 | 拔牙，皮肤活检，白内障手术 |

**3. 围术期抗凝血药物管理**　专家建议：①正在接受华法林抗凝血药物治疗拟行择期外科手术的患者应在术前 5 天停用，术前 1 天再次监测国际标准化比值（international normalized ratio，INR），INR 升高的患者及时给予口服维生素 K（1.0~2.5 mg），以避免术中给予血制品或推迟手术。②对有高危血栓栓塞风险的患者术前停用华法林后需以治疗剂量普通肝素或低分子肝素暂时替代进行桥接抗凝血治疗，首选低分子肝素，中危患者推荐给予治疗剂量低分子肝素或普通肝素，或给予预防剂量低分子肝素；低危患者仅给予预防剂量低分子肝素或不给予桥接治疗。③对行高出血风险手术的中危血栓栓塞风险患者不应给予桥接抗凝血治疗。④新型抗凝血药物达比加群酯和利伐沙班的半衰期短，可在术前 24 小时停用此两种药物，但肾功能损害时达比加群酯的半衰期延长，应延长达比加群酯的停药时间。⑤恢复抗凝血药物的时间取决于手术的出血风险，一般来说，低出血风险手术后 24 小时即可恢复给药，而高出血风险手术后需 48~72 小时恢复给药。⑥若为椎管内麻醉和高出血风险手术，需与麻醉科医师和手术医师共同协商相关药物的使用。

# 十、营养状态评估

老年患者发生营养不良的比例很高，术前及时将营养不良者筛选出来并选择合理的营养支持途径，对帮助老年患者安全渡过手术期、减少并发症、缩短住院时间、减少医疗费用有重要的意义。专家建议：①所有患者均应接受营养状态评估，包括：记录身高、体质量并计算体质量指数（body mass index，BMI），检测基线血清清蛋白和前清蛋白水平；询问过去 1 年体质量下降情况（非减肥状态）。②如果患者合并以下任何 1 种情况，证明存在严重营养不良发生风险：a. BMI <18.5 kg/m$^2$ 合并一般情况较差；b. 血清清蛋白<30 g/L（3.0 g/dl）（无肝功能、肾功能不全证

据）；c. 过去6个月内未减肥，但体质量下降10%～15%；d. 进食下降，不能达到正常进食量的50%。③老年营养风险指数（geriatric nutritional risk index，GNRI）评估为国际上推荐的适合老年人的营养评估指标，其计算公式为老年营养风险指数=1.489×清蛋白比重（g/L）+41.7×（体质量/理想体质量）；理想体质量计算公式：男性为身高（cm）-100-［身高（cm）-150］/4，女性为身高（cm）-100-［身高（cm）-150］/2.5。根据上述公式，老年营养风险分为4级：严重风险为GNRI<82，中度风险为82≤GNRI<92，低风险为92≤GNRI<98，无风险为GNRI>98。对于中度以上风险的患者，建议专科会诊。

## 参考文献

［1］Morley JE, Malmstrom TK, Miller DK. A simple frailty questionnaire（FRAIL）predicts outcomes in middle aged African American. J Nutr Health Aging, 2012, 16（7）：601-608.

［2］Katz S, Downs TD, Cash HR, et al. Progress in development of the index of ADL. Gerontologist, 1970, 10（1）：20-30.

［3］Podsiadlo D, Richardson S. The timed "up & Go" a test of basic functional mobility for frail elderly persons. J Am Geriatr Soc, 1991, 39（2）：142-148.

［4］Teng EL, Chui HC, Schneider LS, et al. Alzheimer's dementia：performance on the mini-mental state examination. J Consult Clin Psychol, 1987, 55（1）：96-100.

［5］Olatunji BO, Deacon BJ, Abramowitz JS, et al. Dimensionality of somatic complaints：factor structure and psychometric properties of the Self-Rating Anxiety Scale. J Anxiety Disord, 2006, 20（5）：543-561.

［6］Wancata J, Alexandrowicz R, Marquart B, et al. The criterion validity of the Geriatric Depression Scale：a systematic review. Acta Psychiatr Scand, 2006, 114（6）：398-410.

［7］Laurila JV, Pitkala KH, Strandberg TE, et al. Confusion assessment method in the diagnostics of delirium among aged hospital patients：would it serve better in screening than as a diagnostic instrument. Int J Geriatr Psychiatry, 2002, 17（12）：1112-1119.

［8］Saporito A, Sturini E. Incidence of postoperative delirium is high even in a population without known risk factors. J Anesh, 2014, 28（2）：198-201.

［9］Fleisher LA, Bechman JA, Kenneth A, et al. ACC/AHA 2007 guidelines on perioperative cardiovascular evaluation and care for noncardiac surgery. Circulation, 2007, 116：e418-499.

［10］Lee TH, Marcantonio ER, Mangione CM, et al. Deriavation and prospective validation of a simple index for prediction of cardiac risk of major noncardiac surgery. Circulation, 1999, 100（10）：1043-1049.

［11］Mukherjee D, Eagle KA. Perioperative cardiac assessment for noncardiac surgery：eight steps to the best possible outcome. Circulation, 2003, 107（22）：2771-2774.

［12］Fleisher LA, Fleischmann KE, Auerbach AD, et al. 2014 ACC/AHA guideline on perioperative cardiovascular evaluation and management of patients undergoing noncardiac surgery：executive summary：a report of the American College of Cardiology/American Heart Association Task Force on Practice Guidelines. Circualtion, 2014, 130（24）：2215-2245.

［13］郑哲，张路，胡盛寿，等. 中国冠状动脉旁路移植手术风险评估. 中华心血管病杂志，2010，38（10）：901-904.

［14］王伊龙，王春雪，赵性泉，等. 非心房颤动缺血性卒中患者复发的预测模型-Essen卒中风险评分量表. 中国卒中杂志，2009，4（5）：440-442.

［15］Levey AS, Stevens LA. Estimating GFR using the CKD Epidemiology Collaboration（CKD-EPI）creatinine equation：more accurate GFR estimates, lower CKD prevalence estimates, and better risk predictions. Am J Kindney Dis, 2010, 55（4）：622-627.

［16］KDIGO Work Group. KDIGO clinical practice guideline for the evaluation and management of chronic kidney disease. Kidney Int Suppl, 2013, 3: 1-163.

[17] Douketis JD, Spyropoulos AC, Spencer FA, et al. Perioperative management of antithrombotic therapy and prevention of thrombosis, 9th ed: American College of Chest Physicians evidence-based clinical practice guidelines. Chest, 2012, 141 (Suppl 2): S326-S350.

[18] Gould Mk, Garcia DA, Wren SM, et al. Prevention of VTE in nonorthopedic surgical patients: antithrombotic therapy and prevention of thrombosis, 9th ed American College of Chest Physicians evidence-based clinical practice guidelines. Chest, 2012, 141 (Suppl 2): S227-S277.

[19] Bouillanne O, Morineau G, Dupont C, et al. Geriatric nutritional risk index: a new index for evaluating at-risk elderly medical patients. AM J Clin Nutr, 2005, 82 (4): 777-783.

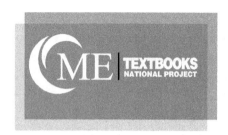

# 老年人质子泵抑制药合理应用专家共识①

中华医学会老年医学分会②

《中华老年医学杂志》编辑委员会②

**第4章**

质子泵抑制药（proton pump inhibitors，PPIs）自20世纪80年代问世至今20多年来，显著地改善了酸相关性疾病的临床结局，对酸相关性疾病的治疗具有里程碑式的意义。由于其突出的疗效和良好的安全性，在临床上的应用范围不断扩大，处方量与日俱增。但是近几年来，PPIs过度使用（超适应证、超剂量、超疗程）的问题日益突出，潜在的不良反应也备受重视。PPIs是老年人的常用药物之一，老年人共病多，常多重用药，药物间相互作用机会多，药物不良反应发生率高。因此，老年患者如何科学、合理应用PPIs也尤为重要。为此，中华医学会老年医学分会老年消化学组和《中华老年医学杂志》编辑委员会，组织国内部分老年病、消化病和临床药理学专家，制订本共识，供广大老年病科和全科医师应用PPIs时参考。

## 一、老年人PPIs的药动学特点及作用机制

老年肝对药物的代谢转化能力降低，肾对药物的清除能力降低，药物半衰期延长、肾毒性增加。因此，了解老年人PPIs的药动学特点及作用机制，对合理应用PPIs具有重要意义。

PPIs在体内代谢迅速，血浆半衰期在2小时以内，蛋白结合率均在90%以上。PPIs主要通过细胞色素P450系统中的CYP2C19和CYP3A4在肝内代谢，并经肾清除。CYP2C19是大部分PPIs在肝内代谢的主要途径，80%以上的奥美拉唑、50%以上的埃索美拉唑和兰索拉唑经CYP2C19代谢，其次是经CYP3A4、CYP1A2代谢；泮托拉唑虽主要经CYP2C19代谢，但对其亲和力较低，且其特有的二相代谢，也降低了其对CYP2C19的依赖性；雷贝拉唑主要经烟酰胺嘌呤二核苷酸磷

① 本文引自：中华医学会老年医学分会，《中华老年医学杂志》编辑委员会. 老年人质子泵抑制剂合理应用专家共识. 中华老年医学杂志，2015，34（10）：1045-1052.

② 通信作者：郑松柏，邮箱：songbai1009@163.com

执笔：郑松柏，姚健凤

专家组成员（以姓氏汉语拼音为序）：陈新宇（浙江医院），戴宁（浙江大学医学院附属邵逸夫医院），甘华田（四川大学华西医院），郭永红（中南大学湘雅二医院），江华（同济大学附属东方医院），刘世雄（兰州大学第一医院），阮继刚（宁夏医科大学总医院），史丽萍（陕西省人民医），孙忠实（解放军海军总医院），万军（中国人民解放军总医院），王瑞玲（解放军第二炮兵总医院），王小众（福建医科大学附属协和医院），吴本俨（解放军总医院），吴静（首都医科大学附属北京世纪坛医院），谢建洪（浙江省人民医院），许乐（北京医院），严祥（兰州大学第一医院），杨云梅（浙江省第一医院），姚健凤（复旦大学附属华东医院），姚萍（新疆医科大学第一附属医院），于普林（北京医院），袁耀宗（上海交通大学医学院附属瑞金医院），张玉（复旦大学附属华山医院），张志广（天津医科大学第二医院），郑松柏（复旦大学附属华东医院），钟碧慧（中山大学附属第一医院），周永宁（兰州大学第一医院）

学术秘书：李小雯（复旦大学附属华东医院）

酸（NADP）代谢，其次经 CYP3A4、CYP2C19 代谢；由此可见，常用的 5 种 PPIs 对 CYP2C19 的依赖性存在差异，泮托拉唑和雷贝拉唑对 CYP2C19 的依赖性较低。老年人、肾功能不全和轻、中度肝功能不全患者的 PPIs 药动学与青年人相似，所以无须调整剂量；但严重肝功能不全患者，其最大曲线下面积（maximum curve under area，AUCmax）值为肝功能正常者的 2~3 倍，血浆半衰期明显延长，应用 PPI 应相应减量。

PPI 是苯并咪唑的衍生物，主要在小肠吸收，特异性地作用于胃底腺壁细胞内管泡膜上的胃酸分泌的最后环节 $H^+$-$K^+$-ATP 酶（即质子泵），与质子泵不可逆结合使其失去活性，从而高效抑制胃酸分泌，直到新的质子泵产生，壁细胞才能恢复泌酸功能，从而使胃内 pH 24 小时维持在较高水平，是目前作用最强的胃酸分泌抑制药。

## 二、老年人应用 PPIs 的适应证

老年人应用 PPIs 的适应证：消化性溃疡、胃食管反流、急性胃黏膜病变（包括应激性溃疡、急性糜烂出血性胃炎等）、Zollinger-Ellison 综合征、非静脉曲张性上消化道出血、与抗菌药物等联用根除幽门螺杆菌（*Helicobacter pylori*，Hp），非甾体抗炎药（nonsteroidal anti-inflammatory drugs，NSAIDs）或糖皮质激素（glucocorticoid，GCs）相关胃十二指肠黏膜损伤、医源性或理化因素所致的上消化道黏膜损伤、慢性非萎缩性或慢性萎缩性胃炎伴糜烂（简称慢性糜烂性胃炎）、功能性消化不良。

## 三、老年人应用 PPIs 的安全性

PPIs 是目前公认的治疗酸相关性疾病最为有效的药物，该类药物总体安全性良好。一般不良反应包括头痛、腹泻、恶心、胃肠道胀气、腹痛、便秘、头晕等，发生率为 1%~5%，老年人发生率略高。这些不良反应通常较为轻微，为自限性。偶有文献报道 PPIs 导致过敏性休克、全血细胞减少症、血管炎、红斑狼疮、间质性肾炎、支气管哮喘、骨骼肌肉疼痛甚至横纹肌溶解等严重不良反应，在临床上应予以重视。胃酸具有一系列重要的生理功能，长期强力抑酸很可能产生一些潜在的不良反应，近几年 PPIs 长期应用的安全性备受关注，且仍存争议。PPIs 长期应用存在下列潜在的不良反应，其在老年患者中发生的可能性较中、青年患者大；坚持个体化原则，认真权衡 PPIs 治疗利弊，正确掌握 PPIs 的适应证、剂量和疗程，不仅可将其风险最小化，而且可降低医疗费用。

**1. 骨质疏松与骨折**　长期应用 PPIs 并不增加骨质疏松及骨折的风险，不应影响长期应用 PPIs 的临床决策。但老年人本身是骨质疏松的高危高发人群，PPIs 强力抑酸后影响钙吸收，长期钙吸收不足将引起血钙浓度降低，刺激甲状旁腺素释放，继而促进破骨细胞介导的骨质吸收，诱发或加重老年患者的骨质疏松，从而增加骨折的风险。有研究提示，每天口服 2 倍标准剂量的 PPIs、连续 1 年以上会导致髋骨、腕骨、椎骨骨折风险增加。为此，我国食品药品监督管理总局 2013 年 5 月发布通报警告：长期使用较高剂量 PPIs 可使骨折风险升高，尤其是老年患者，要求医师处方 PPIs 时应考虑低剂量、短疗程的治疗方式。

**2. 肺炎**　PPIs 的长期应用，使胃内长期处于低酸状态，对细菌的灭活作用下降，从而使胃内处于有菌状态。当发生生理性或病理性胃食管反流时，或实施治疗性干预时（如鼻饲管、气管内插管等），含菌胃内容物会反流至咽喉部，随之误吸入肺，从而导致肺部感染。大型病例对照研究结果显示，应用 PPIs 会增加肺炎的风险，且该风险值与 PPIs 剂量呈正相关。短期应用 PPIs 会增加社区获得性肺炎的风险。尽管也有一些不同意见的报道，但老年人是肺炎的易感人群、胃食管

反流的高发人群，也是实施治疗性干预最多的人群，且老年人吞咽协调功能减退，较易发生吸入性肺炎，因此，更应尽量避免大剂量、长期应用PPIs，以免影响胃酸对胃内细菌的廓清作用。

**3. 肠道感染**　长期应用PPIs，胃内pH升高，胃酸屏障功能降低，胃内细菌定植和肠道菌群过度生长，使患者腹泻的发生率增加。多项研究结果提示，长期应用PPIs与难辨梭状芽孢杆菌（*Clostridium difficile*，CD）感染的发生及复发有关，PPIs的应用可能是CD感染的一个独立危险因素。但也有学者认为，尚无明确证据表明PPIs使用和CD感染之间存在因果关系。对存在免疫功能缺陷或有慢性基础病的老年患者，应权衡长期PPIs治疗的获益和风险，当患者有致命性的肠道感染，而没有紧急抑酸治疗的适应证时，应中断PPIs治疗。

**4. 缺铁性贫血**　食物中的铁为三价铁，需在酸性胃液（pH<3）中还原为二价铁，才能在十二指肠和空肠中被吸收。长期服用PPIs抑制胃酸分泌，影响铁的吸收，导致铁缺乏，进而可引起缺铁性贫血。对长期服用PPIs的患者出现不能解释的缺铁性贫血时，应考虑到PPIs所致的可能性，如不能停用PPIs，建议补充铁剂，纠正贫血。

**5. 维生素B$_{12}$缺乏**　胃酸及胃蛋白酶将维生素B$_{12}$从饮食中的维生素B$_{12}$-蛋白结合状态释放出来，使之与壁细胞生产的内因子结合，最终被回肠末端吸收入血，故胃内酸性环境是维生素B$_{12}$吸收的重要条件。长期应用PPIs抑制胃酸，可能影响维生素B$_{12}$的吸收，而老年患者维生素B$_{12}$缺乏或储备不足较为多见。故对长期使用PPIs的老年患者，特别是全身营养情况较差者，可以检测血清维生素B$_{12}$水平，如缺乏应及时补充。

**6. 低镁血症**　PPIs引起低镁血症的机制尚不清楚。临床观察发现，在服用PPIs 3个月及以上（多数在12个月以上）的患者可出现低镁血症，主要表现为疲劳、手足搐搦、谵妄、惊厥、头晕及室性心律失常等。对于需要长期PPIs治疗的患者，特别是同时服用地高辛或其他可能导致低镁血症的药物（如利尿药）的患者，可考虑在开始PPIs治疗前对患者进行血镁浓度测定，并在治疗期间定期检查。当低镁血症患者在增加镁摄入仍不能纠正时，建议停用PPIs。尽管该不良反应较为罕见，但考虑到PPIs的广泛应用和低镁血症的严重后果，临床上仍应引起高度重视。

**7. 胃底腺息肉**　胃底腺息肉是胃内最常见的息肉，应用PPIs 1年以上，其发生风险是不用PPIs患者的4倍。胃底腺息肉均为良性，停用PPIs后可以退化、消失。

# 四、PPIs与其他药物的相互作用

应用PPIs后胃内pH升高，影响某些口服药物生物利用度，一些不耐酸的口服药（如阿莫西林、克拉霉素等），在胃内pH升高后其生物利用度升高，MIC90（抑制90%的细菌所需的最低药物浓度）降低；而另一些药物（如酮康唑、伊曲康唑、阿扎那韦等），胃内pH升高后，在胃内的崩解延缓，其生物利用度和血药浓度降低。

PPIs主要通过CYP2C19和CYP3A4等代谢，与其他通过这些药酶代谢的药物发生竞争抑制，影响彼此的疗效。由于5种PPIs对CYP2C19的依赖性不同，因此，与其他药物发生相互作用的情况也各异。从现有的资料看，老年人常用药物与5种PPIs之间的相互作用，以奥美拉唑的发生率较高，泮托拉唑的发生率最低。奥美拉唑或埃索美拉唑与华法林同时使用时，华法林清除率降低。未发现泮托拉唑、雷贝拉唑与华法林、茶碱、克拉霉素及他克莫司等相互作用。

血小板聚集抑制药氯吡格雷与PPIs一样为前体药，且都主要通过CYP2C19代谢，二者同时应用将产生竞争抑制，影响氯吡格雷的疗效。曾有研究报道，PPIs与氯吡格雷联用会增加心血管事件的发生率。为此，美国食品药品管理局（Food and Drug Administration，FDA）曾在2009年多次就氯吡格雷与PPIs的联合应用提出了"黑框警告"，建议避免在应用氯吡格雷的同时联用奥美拉唑和埃索美拉唑。如果正在使用氯吡格雷的患者必须使用 PPIs，应考虑使用不会产生明显相互作用的 PPIs，如泮托拉唑等；或者正在使用 PPIs 的患者，需要使用抗血小板药物时，避免选用氯吡格雷。但国内外也有研究结果提示，PPIs 与氯吡格雷联用并未增加心血管事件的发生率，这些研究结果得到有关指南的认可。

# 五、老年人 PPIs 的合理选用

传统观念认为，老年人胃泌酸功能减退或老年人缺乏胃酸。因此，临床上曾用稀盐酸治疗老年人消化不良。近 20 年的研究结果证明，老年人分泌胃液的能力及胃内酸度并未随年龄增长而减退，老年人基础酸排量和最大酸排量与青年人相仿，甚至发现健康老年人基础胃酸分泌量、餐后胃酸分泌量及胃泌素刺激后的胃酸分泌量比中、青年人还要高。老年人胃内基础 pH、中位 pH 和平均 pH 与中、青年人无区别，各年龄段的老年人胃内酸度与青年人相似。随着年龄增长，老年人胃壁细胞内与泌酸功能直接相关的细胞器无退化表现，$H^+$-$K^+$-ATP 酶表达有增加趋势，健康老年人存在维持良好泌酸功能的超微结构和分子生物学物质基础。少数老年人存在低胃酸症（pH> 3.5），是由于患有慢性萎缩性胃体胃炎或严重的 Hp 感染所致。因此，老年人酸相关性疾病与中、青年人一样，可以用 PPIs 治疗。

**1. 严格掌握适应证**　应做到不超适应证用药；当用作诊断性治疗时，由于 PPIs 亦可缓解某些上消化道恶性肿瘤的症状，要警惕服用 PPIs 掩盖症状、延误其诊断，应及时行胃镜等检查，早日明确诊断。

**2. 掌握合适的剂量和疗程**　不同适应证，对胃内 pH 有不同的要求，据此选择对应剂量的 PPIs；除严重肝功能障碍者需酌情减量外，其他老年人应用 PPIs 与中、青年人一样，无须调整剂量；根据适应证，严格控制 PPIs 应用的疗程；尽量避免大剂量（加倍标准剂量或以上）、长时间（6 个月或以上）应用 PPIs；维持治疗时，一般采用标准剂量或标准剂量的半量。

**3. 选择合适种类的 PPI**　目前常用的 5 种 PPIs 对老年人都是安全有效的，近期（2 周）疗效稍有差异，但 4 周以上的疗效基本相同，常见不良反应轻微，严重不良反应少见。由于代谢途径和药动学的差异以及受 CYP2C19 多态性的影响，5 种 PPIs 仍有一些差异，同时考虑到老年人因多种疾病并存而同时服用多种药物，因此，老年人宜优先选用与其他常用药物相互作用较少的 PPIs，如泮托拉唑、雷贝拉唑。

**4. 选择合适剂型的 PPI**　对吞咽困难的老年人宜选用含肠溶颗粒或含多微粒胶丸的胶囊、片剂或颗粒剂，可将胶囊内容物、药片（置于温水中溶解，但不能咀嚼、研磨）或颗粒剂放在温开水、酸奶或糊状食物中服用，也可以放在流汁中鼻饲。口崩片（oro-dispersible tablet，目前兰索拉唑有该剂型）置于舌上即可崩解，不需饮水就能咽下，而且药动学和疗效不变，这种剂型特别适用于身体虚弱和吞咽困难的老年人，提高老年人服药的依从性。

**5. 正确的服药时间**　由于 PPIs 是前体药，经代谢生成的活性产物作用于活化的质子泵才能取得最佳抑酸效果，晨起时壁细胞上新生质子泵最多，进餐使其活化，因此，PPIs 应在早餐前 0.5~ 1 小时服用，若每天服用 2 次，另一次应在晚餐前 0.5~1 小时服用。

**6. 重视 PPIs 安全性监测**　PPIs 的严重不良反应及长期应用的潜在不良反应虽然少见或罕见，但对老年患者仍应保持警惕。一是重视临床监测，及时识别和处理各种并发症；二是实验室监测，如定期监测骨密度、血骨代谢指标、血清铁、血红蛋白、血维生素 $B_{12}$ 及血镁水平等，发现异常及时处理，必要时停用 PPIs。

# 六、简要 PPIs 治疗方案

常用 PPIs 的标准剂量（常规剂量）分别为：奥美拉唑 20 mg/d，兰索拉唑 30 mg/d，泮托拉唑 40 mg/d，雷贝拉唑 10 mg/d，埃索美拉唑 20 mg/d；艾普拉唑 10 mg/d，临床应用较少。

**1. 消化性溃疡**　抑酸要求：胃内 pH>3 的时间超过 18 h/d。应用标准剂量的 PPIs，十二指肠球部溃疡连续使用 4~6 周，胃溃疡连续使用 6~8 周。对于 Hp 阳性的消化性溃疡，在抗 Hp 治疗结束后，仍应继续应用 PPIs 至疗程结束。

**2. 胃食管反流**　抑酸要求：胃内 pH>4 的时间超过 18 h/d。应用标准剂量的 PPIs，疗程至少 8 周；症状控制不满意时，可用加倍标准剂量或更换 PPIs 品种。合并食管裂孔疝或重度食管炎（洛杉矶分类为 C 级、D 级）患者，则需服用加倍剂量的 PPIs。老年人胃食管反流常需维持治疗，依病情可用标准剂量、标准剂量的半量，每天 1 次或隔天 1 次，或按需治疗给予维持。

**3. 急性胃黏膜病变**　急性胃黏膜病变包括应激性溃疡、急性糜烂出血性胃炎等。一般应激源，采用标准剂量 PPIs 预防；急性胃黏膜病变，视病情可采用标准剂量或加倍标准剂量，疗程 4~6 周；严重应激（如严重创伤、严重疾病等）患者应激性溃疡的预防及合并出血者的治疗，需静脉应用 PPIs（见后述）。

**4. Zollinger-Ellison 综合征**　应用加倍标准剂量的 PPIs，常需原剂量长期维持治疗。

**5. 非静脉曲张性上消化道出血**　抑酸要求：胃内 pH>6 的时间超过 20 h/d。应在内镜下先了解病灶出血情况，如为活动性出血，应积极采取内镜、介入或手术治疗止血，同时强力抑酸，促进止血或预防再出血。需要静脉应用 PPIs，奥美拉唑或埃索美拉唑或泮托拉唑 40 mg 或兰索拉唑 30 mg，静脉注射（3 分钟以上）或静脉滴注（30 分钟以内）后，每 12 小时 1 次，连续 5~7 天；出血停止后改为口服，剂量和疗程依原发病确定。严重肝功能障碍者需酌情减量。

**6. 与抗菌药物联用根除 Hp**　抑酸要求：胃内 pH>5 的时间超过 18 h/d。需要口服加倍标准剂量的 PPIs，即标准剂量，每天 2 次。根除 Hp 方案参照《第四次全国幽门螺杆菌感染处理共识报告》，如根除治疗前正在服用 PPIs，建议停服 PPIs 2 周以上，再行根除。老年人（尤其是高龄老年人），根除 Hp 须仔细权衡其利弊。

**7. NSAIDs 或 GCs 相关的胃十二指肠黏膜损伤**　老年患者应用 NSAIDs 可发生胃肠道不耐受和消化性溃疡，且 NSAIDs 是老年患者药物性消化道出血的首要原因。老年患者应用 NSAIDs 时，若存在以下情况之一，建议应用 PPIs 预防消化道黏膜损伤。①有消化性溃疡史者；②有消化不良或胃食管反流症状者；③接受双联抗血小板治疗的患者；④服用华法林等抗凝血药物的患者；⑤合用另一种 NSAIDs（包括低剂量和高剂量阿司匹林）的患者；⑥合用 GCs 的患者；⑦Hp 感染者。老年患者长期应用 GCs，消化性溃疡和上消化道出血的发生率会显著增加，老年患者使用 GCs 时，若存在以下因素之一，建议应用 PPIs 预防上消化道黏膜损伤：①高剂量、长疗程应用 GCs；②同时使用 NSAIDs；③有消化道溃疡或伴出血病史。预防性应用 PPIs 的剂量为标准剂量，疗程取决于所用 NSAIDs 或 GCs 的疗程。

**8. 医源性或理化因素所致的上消化道黏膜损伤**　无活动性出血的较小创面（直径<2 cm），应用标准剂量的 PPIs，疗程 6~8 周；较大创面（直径≥2 cm，如黏膜剥离术后等）或伴活动性出血者，则需禁食，静脉应用 PPIs，5~7 天后改为口服加倍标准剂量的 PPIs，疗程至少为 8 周。

**9. 慢性非萎缩性或慢性萎缩性胃炎伴糜烂（简称慢性糜烂性胃炎）**　应用标准剂量的 PPIs，疗程 4~6 周；应检测并根除 Hp。

**10. 功能性消化不良**　抑酸要求：胃内 pH>3 的时间超过 12 h/d。PPIs 常用于非进餐相关的消化不良，即上腹痛综合征，也可用于餐后不适综合征。应用标准剂量或半量的 PPIs，疗程 4～6 周，此后可停药或按需服用。

各适应证的详细治疗方案可参阅国内外有关共识、规范或指南。

## 参考文献

[ 1 ] Batuwitage BT, Kingham JG, Morgan NE, et al. Inappropriate prescribing of proton pump inhibitors in primary care. Postgrad Med J, 2007, 83 (975)：66-68.

[ 2 ] Ramirez E, Lei SH, Borobia AM, et al. Overuse of PPIs in patients at admission, during treatment, and at discharge in a tertiary Spanish hospital. Curr Clin Pharmacol, 2010, 5 (4)：288-297.

[ 3 ] Masclee GM, Sturkenboom MC, Kuipers EJ, et al. A benefit-risk assessment of the use of proton pump inhibitors in the elderly. Drugs Aging, 2014, 31 (4)：263-682.

[ 4 ] Cerreta F, Eichler HG, Rasi G, et al. Drug policy for an aging population the European Medicines Agency's geriatric medicines strategy. N Engl J Med, 2012, 367 (21)：1972-1974.

[ 5 ] 陈敏敏，郑松柏. 老年人药代动力学的特点. 老年医学与保健，2011, 17 (3)：189-191.

[ 6 ] 刘菲，郑松柏. 重视质子泵抑制剂的安全性. 中国新药与临床杂志，2012, 31 (9)：493-498.

[ 7 ] 李小雯，郑松柏. CYP2C19 基因多态性及其与 PPI 疗效影响研究进展. 中国新药与临床杂志，2013, 32 (10)：775-779.

[ 8 ] Hasselgren G, Hassan-Alin M, Andersson T, et al. Pharmacokinetic study of esomeprazole in the elderly. Clin Pharmacokinet, 2001, 40 (2)：145-150.

[ 9 ] 姚光弼. 质子泵抑制剂的新成员——埃索美拉唑. 中华消化杂志，2002, 22 (4)：233-235.

[ 10 ] Desilets AR, Asal NJ, Dunican KC, et al. Considerations for the use of proton-pump inhibitors in older adults. Consult Pharm, 2012, 27 (2)：114-120.

[ 11 ] Ferron GM, Preston RA, Noveck RJ, et al. Pharmacokinetics of pantoprazole in patients with moderate and severe hepatic dysfunction. Clin Ther, 2001, 23 (8)：1180-1192.

[ 12 ] Stedman CA, Barclay MI. Review article：comparison of the pharmacokinetics, acid suppression and efficacy of proton pump inhibitors. Aliment Pharmacol Ther, 2000, 14 (8)：963-978.

[ 13 ] Ray S, Delaney M, Muller AF, et al. Proton pump inhibitors and acute interstitial nephritis. BMJ, 2010, 341：e4412.

[ 14 ] Toms-Whittle LM, John LH, Buckley DA, et al. Drug-induced subacute cutaneous lupus erythematosus associated with omeprazole. Clin Exp Dermatol, 2011, 36 (3)：281-283.

[ 15 ] Troger U, Reiche I, J epsen MS, et al. Esomeprazole induced rhahdomyolysis in a patient with heart failure. Intensive Care Med, 2010, 36 (7)：1278-1279.

[ 16 ] Targownik LE, Iix IM, Leung S, et al. Proton-pump inhibitor use is not associated with osteoporosis or accelerated bone mineral density loss. Gastroenterology, 2010, 138 (3)：896-904.

[ 17 ] Kaye JA, Jick H. Proton pump inhibitor use and risk of hip fractures in patients without major risk factors. Pharmacotherapy, 2008, 28 (8)：951-959.

[ 18 ] Philip O, Katz MD, Lauren B, et al. Guidelines for the diagnosis and management of gastroesophageal reflux disease. Am J Gastroenterol, 2013, 108 (3)：308-328.

[ 19 ] Leontiadis GI, Moayyedi P. Proton pump inhibitors and risk of bone fractures. Curt Treat Options Gastroenterol, 2014, 12 (4)：414-423.

[ 20 ] Yang YX, Lewis JD, Epstein S, et al. Long term proton pump inhibitor therapy and risk of hip fracture. JAMA, 2006, 296 (24)：2947-2953.

[ 21 ] Targownik LE, Lix LM, Merge CJ, et al. Use of proton pump inhibitors and risk of osteoporosis-related fractures. CMAJ, 2008, 179 (4)：319-326.

[ 22 ] Vestergaard P, Rejnmark L, Mosekilde L, et al. Has mortality after a hip fracture increased? J Am

Geriatr Soc, 2007, 55 (11): 1720-1726.

[23] 李慧博, 赵荣生. 质子泵抑制剂临床治疗与骨折风险的循证评价. 临床药物治疗杂志, 2014, 12: 1-8.

[24] 国家食品药品监督管理总局（CFDA）. 警惕质子泵抑制剂的骨折、低镁血症风险以及与氯吡格雷的相互作用［EB/OL］. （2013-05-31）［2014-12-22］. http://www.sfda.gov.cn/WS01/CL0078/80914.html.

[25] Madanick RD. Proton pump inhibitor side effects and drug interactions: much ado about nothing? Cleve Clin J Med, 2011, 78 (1): 39-49.

[26] Laheij RJ, Sturkenboom MC, Hassing RJ, et al. Risk of community-acquired pneumonia and use of gastric acid suppressive drugs. JAMA, 2004, 292 (16): 1955-1960.

[27] Gulmez SE, Holm A, Frederiksen H, et al. Use of proton pump inhibitors and the risk of community-acquired pneumonia: a population-based case-control study. Arch Intern Med, 2007, 167 (9): 950-955.

[28] Hermos JA, Young MM, Fonda JR, et al. Risk of community-acquired pneumonia in veteran patients to whom proton pump inhibitors were dispensed. Clin Infect Di, 2012, 54 (1): 33-42.

[29] Roughead EE, Ramsay EN, Pratt NL, et al. Proton-pump inhibitors and the risk of antibiotic use and hospitalisation for pneumonia. Med J Aust, 2009, 190 (3): 114-116.

[30] Eom CS, Jeon CY, Lim JW, et al. Use of acid-suppressive drugs and risk of pneumonia: a systematic review and meta-analysis. CMAJ, 2011, 183 (3): 310-319.

[31] Johnstone J, Nerenberg K, Loeb M, et al. Meta-analysis: proton pump inhibitor use and the risk of community-acquired pneumonia. Aliment Pharmacol Ther, 2010, 31 (11): 1165-1177.

[32] Giuliano C, Wilhelm SM, PB Kale-Pradhan, et al. Are proton pump inhibitors associated with the development of community-acquired pneumonia? A meta-analysis. Expert Rev Clin Pharmacol, 2012, 5 (3): 337-344.

[33] Filion KB, Chateau D, Targownik LE, et al. Proton pump inhibitors and the risk of hospitalisation for community-acquired pneumonia: replicated cohort studies with meta-analysis. Gut, 2014, 63 (4): 552-558.

[34] Williams C, McColl KE. Review article: proton pump inhibitors and bacterial overgrowth. Aliment Pharmacol Ther, 2006, 23 (1): 3-10.

[35] Leonard J, Marshall JK, Moayyedi P, et al. Systematic review of the risk of enteric infection in patients taking acid suppression. Am J Gastroenterol, 2007, 102 (9): 2047-2056.

[36] McDonald EG, Milligan J, Frenette C, et al. Continuous proton pump inhibitor therapy and the associated risk of recurrent clostridium difficile infection. JAMA, 2015, 175 (5): 784-791.

[37] Linsky A, Gupta K, Lawler EV, et al. Proton pump inhibitors and risk for recurrent Clostridium difficile infection. Arch Intern Med, 2010, 170 (9): 772-778.

[38] Kim JW, Lee KL, Jeong JB, et al. Proton pump inhibitors as a risk factor for recurrence of Clostridium-difficile-associated diarrhea. World J Gastroenterol, 2010, 16 (28): 3573-3577.

[39] Cadle RM, Mansouri MD, Logan N, et al. Association of proton-pump inhibitors with outcomes in Clostridium difficile colitis. Am J Health Syst Pharm, 2007, 64 (22): 2359-2363.

[40] Dial, Alrasadi K, Manoukian C, et al. Risk of Clostridium difficile diarrhea among hospital inpatients prescribed proton pump inhibitors: cohort and case-control studies. CMAJ, 2004, 171 (1): 33-38.

[41] Tleyjeh IM, Bin Abdulhak AA, Riaz M, et al. Association between proton pump inhibitor therapy and clostridium difficile infection: a contemporary systematic review and meta-analysis. PLoS One, 2012, 7 (12): e50836.

[42] Edward S, George TD. Adverse effects of long-term proton pump inhibitor therapy. Dig Dis Sci, 2011, 56 (4): 931-950.

[43] Sarzynski E, Puttarajappa C, Xie Y, et al. Association between proton pump inhibitor use and anemia: a retrospective cohort study. Dig Dis Sci, 2011, 56 (8): 2349-2353.

[44] McColl KE. Effect of proton pump inhibitors on vitamins and iron. Am J Gastroenterol, 2009, 104 (Suppl 2): S5-S9.

[45] Alien RH, Seetharam B, Podell E, et al. Effect

of proteolytic enzymes on the binding of cobalamin to R protein and intrinsic factor: In vitro evidence that a failure to partially degrade R protein is responsible for cobalamin malabsorption in pancreatic insufficiency. J Clin Invest, 1978, 61 (1): 47-54.

[ 46 ] Hirschowitz BI, WorthingtonJ, MohnenJ, et al. Vitamin B$_{12}$ deficiency in hypersecretors during long-term acid suppression with proton pump inhibitors. Aliment Pharmacol Ther, 2008, 27 (11): 1110-1121.

[ 47 ] den Elzen WP, Groeneveld Y, de Rujiter W, et al. Long-term use of proton pumpinhibitors and vitamin B12 status in elderly individuals. Aliment Pharmacol Ther, 2008, 27 (6): 491-497.

[ 48 ] Toh JW, Ong E, Wilson R, et al. Hypomagnesaemia associated with long-term use of proton pump inhibitors. Gastroenterol Rep (Oxf), 2015, 3 (3): 245-253.

[ 49 ] 刘改芳. 长期应用质子泵抑制剂与低镁血症. 中华消化杂志, 2013, 33 (3): 497-499.

[ 50 ] Lemon TI. Proton pump inhibitors and hypomagnesemia monitoring. Int J Gen Med, 2013, 6: 675.

[ 51 ] Stohe M. Fundic gland polyps: a rare, innocuous, and reversible disturbance. Gastroenterology, 1993, 105 (5): 1590-1591.

[ 52 ] Wedemeyer RS, Blume H. Pharmacokinetic drug interaction profiles of proton pump inhibitors: an update. Drug Saf, 2014, 37 (4): 201-211.

[ 53 ] Labenz J, Petersen KU, Rosch W, et al. A summary of Food and Drug Administration-reported adverse events and drug interactions occurring during therapy with omeprazole, lansoprazole and pantoprazole. Aliment Pharmacol Ther, 2003, 17 (8): 1015-1019.

[ 54 ] Luis MD. Pantoprazole a proton pump inhibitor. Clin Drug Investig, 2009, 29 (Suppl 2): S3-S12.

[ 55 ] Goirand F, Le Ray I, Bardou M, et al. Pharmacokinetic evaluation of esomeprazole for the treatment of gastroesophageal reflux disease. Expert Opin Drug Metab Toxicol, 2014, 10 (9): 1301-1311.

[ 56 ] Ho PM, Maddox TM, Wang L, et al. Risk of adverse outcomes associated with concomitant use

of clopidogrel and proton pump inhibitors following acute coronary syndrome. JAMA, 2009, 301 (9): 937-944.

[ 57 ] Banerjee S, Weideman RA, Weideman MW, et al. Effect of concomitant use of clopidogrel and proton pump inhibitors after percutaneous coronary intervention. Am J Cardiol, 2011, 107 (6): 871-878.

[ 58 ] Alkhatib AA, Elkhatib FA, Khatib OF, et al. Gastric acid-reducing medications and clopidogrel: what are the latest FDA recommendations. Am J Gastroenterol, 2010, 105 (5): 1211.

[ 59 ] Bhatt DL, Cryer BL, Contant CF, et al. Clopidogrel with or without omeprazole in coronary artery disease. N Engl J Med, 2010, 363 (20): 1909-1917.

[ 60 ] O'Donoghue ML, Braunwald E, Antman EM, et al. Pharmacodynamic effect and clinical efficacy of clopidogrel and prasugrel with or without a proton pump inhibitor: an analysis of two randomised trials. Lancet, 2009, 374 (9694): 989-997.

[ 61 ] 王悦, 李雅君. 质子泵抑制剂对冠心病患者经皮冠状动脉介入术后双重抗血小板治疗的影响. 中国医药, 2013, 8 (1): 10-11.

[ 62 ] Gerson LB, McMahon D, Olkin I, et al. Lack of significant interactions between clopidogrel and proton pump inhibitor therapy: meta-analysis of existing literature. Dig Dis Sci, 2012, 57 (5): 304-1313.

[ 63 ] Sharvari M, Bhurke B, Pharm MS, et al. Effect of the clopidogrel-proton pump inhibitor drug interaction on adverse cardiovascular events in patients with acute coronary syndrome. Pharmacotherapy, 2012, 32 (9): 809-818.

[ 64 ] 中华医学会消化病学分会. 2014 年中国胃食管反流病专家共识意见. 中华消化杂志, 2014, 34 (10): 649-661.

[ 65 ] Katelaris PH, Seow F, Lin BP, et al. Effect of age, Helicobacter pylori infection, and gastritis with atrophy on serum gastrin and gastric acid secretion in healthy men. Gut, 1993, 34 (8): 1032-1037.

[ 66 ] Goldschmiedt M, Barnett CC, Schwarz BE, et al. Effect of age on gastric acid secretion and serum gastrin concentrations in healthy men and women. Gastroenterology, 1991, 101 (4):

977-990.

［67］吴本俨，王孟薇，李园. 老年人 24 小时胃内 pH 节律变化特点. 中华老年医学杂志，1999，18（1）：147-150.

［68］郑松柏，项平，徐富星，等. 空腹胃液量及胃内酸度的增龄变化. 中华老年医学杂志，2008，27（4）：283.

［69］Zhang W，Zheng SB，Zhuang Y. et al. $H^+/K^+$ ATPase expression in human parietal cells and gastric acid secretion in elderly individuals. J Dig Dis，2013，14（7）：366-372.

［70］Hurwitz A，Brady DA，Schaal SE，et al. Gastric acidity in older adult. JAMA，1997，278（8）：659-662.

［71］庄艳，郑松柏. 老年人胃酸的现代认识. 老年医学与保健，2012，18（3）：186-189.

［72］Thjodleifsson B. Treatment of acid-related diseases in the elderly with emphasis on the use of proton pump inhibitors. Drugs Aging，2002，19（12）：911-927.

［73］Baldi F. Lansoprazole Oro-Dispersible tablet pharmacokinetics and therapeutic use in acid-related disorders. Drugs，2005，65（10）：1419-1426.

［74］郑松柏. 老年人胃食管反流病的特点. 中华老年医学杂志，2009，28（4）：265-266.

［75］中华消化杂志编委会. 消化性溃疡病诊断与治疗规范建议（2013 年，深圳）. 中华消化杂志，2014，34（2）：73-76.

［76］中华医学杂志编辑委员会. 应激性溃疡防治建议. 中华医学杂志，2002，82（14）：1000-1001.

［77］《中华内科杂志》编委会，《中华消化杂志》编委会，《中华消化内镜杂志》编委会. 急性非静脉曲张性上消化道出血诊治指南（2009，杭州）. 中华内科杂志，2009，48（10）：891-894.

［78］袁耀宗，杨云生，吴开春. 2012 年《溃疡出血患者处理指南》的解读与质子泵抑制剂的临床应用. 中华消化杂志，2012，32（7）：487-489.

［79］中华医学会消化病学分会幽门螺杆菌学组，全国幽门螺杆菌协作组. 第四次全国幽门螺杆菌感染处理共识报告. 中华内科杂志，2012，51（10）：832-837.

［80］吴开春，刘震雄. 非甾体类抗炎药与消化性溃疡. 中华消化杂志，2008，28（7）：439-441.

［81］诸琦，熊慧芳，吴巍. 非甾体类抗炎药临床应用调查. 中华消化杂志，2008，28（12）：

842-846.

［82］Iwamoto J，Saito Y，Honda A，et al. Clinical features of gastroduodenal injury associated with long-term low-dose aspirin therapy. World J Gastroenterol，2013，19（11）：1673-1682.

［83］抗血小板药物消化道损伤的预防和治疗中国专家共识组. 抗血小板药物消化道损伤的预防和治疗中国专家共识（2012 更新版）. 中华内科杂志，2013，52（3）：264-270.

［84］Cryer B，Bhatt DL，Lanza FL，et al. Low-dose aspirin-induced ulceration is attenuated by aspirin-phosphatidylchollne：a randomized clinical trial. Am J Gastroentero，2011，106（2）：272-277.

［85］Lanza FL，Chan FK，Quigley EM，et al. Guidelines for prevention of NSAID-related ulcer complications. Am J Gastroentero，2009，104（3）：728-738.

［86］Rostom A，Moayyedi P，Hunt R，et al. Canadian consensus guidelines on long-term nonsteroidal antiinflammatory drug therapy and the need for gastroprotection：benefits versus risks. Aliment Pharmacol Ther，2009，29（5）：481-496.

［87］Rostom A，Dube C，Wells G，et al. Prevention of NSAID-induced gastroduodenal ulcers. Cochrane Database Syst Rev，2002：CD002296.

［88］Bhatt DL，Cryer BL，Contant CF，et al. Clopidogrel with or without omeprazole in coronary artery disease. N Engl J Med，2010，363（20）：1909-1917.

［89］Christensen S，Riis A，Nørgaard M，et al. Perforated peptic ulcer：use of pre admission oral glucocorticoids and 30-day mortality. Aliment Pharmacol Ther，2006，23（1）：45-52.

［90］Lee HC，Cho DY，Lee WY，et al. Pitfalls in treatment of acute cervical spinal cord inj ury using high dose ethylprednisolone：a retrospect audit of 111 patients. Surg Neurol，2007，68（Suppl）：S37-S42.

［91］Park CH，Lee SK. Preventing and controlling bleeding in gastric endoscopic submucosal dissection. Clin Endosc，2013，46（5）：456-462.

［92］赵飞，杨建民. 内镜黏膜下剥离术后溃疡的治疗. 中华临床医师杂志（电子版），2013，7（20）：9014-9016.

［93］中华医学会消化病学分会. 中国慢性胃炎共识意见（2012 年，上海），中华消化杂志，2013，33（1）：5-16.

［94］Miwa H，Ghoshal UC，Fock KM，et al. Asian consensus report on functional dyspepsia. J Gastroenterol Hepatol，2012，27（4）：626-641.

［95］Miwa H，Kusano M，Arisawa T，et al. Evidence-based clinical practice guidelines for functional dyspepsia. J Gastroenterol，2015，50（2）：125-139.

［96］中华医学会老年医学分会，中华老年医学杂志编委会. 老年人功能性消化不良诊治专家共识. 中华老年医学杂志，2015，34（7）：698-705.

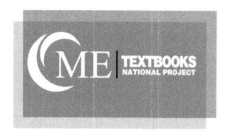

# 记忆门诊标准操作规程指南[①]

**第 5 章**

中华医学会老年医学分会老年神经病学组[②]
记忆门诊操作规程专家组[②]

## 一、记忆门诊的人员要求

记忆门诊人员原则上由医师、神经心理评估师和护士组成，有条件的地区可以增加社会工作者、康复治疗师、药剂师等为辅助成员。

### （一）医师

**1. 资质要求** ①取得《医师执业证书》，执业范围为神经内科、精神科、内科、老年科或其他相关专科；②具有相关临床工作经验；③受过痴呆及相关认知障碍理论知识和神经心理评估的系统培训并取得相关资质认证。

**2. 职责** ①负责记忆门诊日常工作的组织和管理；②负责管理患者的诊断、治疗、转诊和随访；③负责建立记忆障碍患者的诊疗档案；④协调和参加相关临床研究；⑤能独立完成临床评定量表；⑥定期组织开展相关继续医学教育活动；⑦定期组织开展针对患者和照料者的科普活动。

### （二）神经心理评估师

**1. 资质要求** ①具有医学或相关专业资质；②通过伦理学培训，能保护患者、家属和照料者的隐私；③经过神经心理测量的系统培训并取得相关资质认证；④具有处理突发情况（患者激越、攻击、伤人、自伤、自杀等）的知识和基本技能。

**2.职责** ①负责记忆障碍患者的神经心理测试与评估；②负责记忆障碍患者测评结果的记录

① 本文引自：中华医学会老年医学分会老年神经病学组，记忆门诊操作规程专家组. 记忆门诊标准操作规程指南. 中华老年医学杂志，2015，34（8）：819-828.

② 通信作者：彭丹涛，邮箱：pengdantao@ medmail. com. cn；贾建军，邮箱：jiajianjun301@ 126. com；陈晓春，邮箱：chenxc998@ 163. com

执笔组专家（按撰写内容排序）：王刚（上海交通大学附属瑞金医院），彭国平（浙江大学附属第一医院），李阳（山西医科大学第一医院），武力勇（首都医科大学宣武医院），谢海群（佛山市第一人民医院），张巍（北京天坛医院）

撰写组成员和指导专家（以姓氏汉语拼音为序）：陈晓春（福建医科大学附属协和医院），纪勇（天津环湖医院），贾建军（解放军总医院），李小鹰（解放军总医院），李阳（山西医科大学第一医院），罗本燕（浙江大学附属第一医院），宁玉萍（广州脑科医院），彭丹涛（北京中日医院），彭国平（浙江大学附属第一医院），涂秋云（中南大学湘雅三院），汪凯（安徽医科大学第一医院），王刚（上海交通大学附属瑞金医院），魏文石（上海华东医院），武力勇（首都医科大学宣武医院），肖世富（上海市精神卫生中心老年科），谢海群（佛山市第一人民医院），徐俊（江苏省老年医学研究所，江苏省苏北人民医院），张巍（北京天坛医院），章军建（武汉大学中南医院），周玉颖（天津环湖医院）

和归档；③协助和指导患者完成自评量表。

### （三）专病护士

**1. 资质要求**　①取得《护士执业证书》；②接受记忆障碍和痴呆理论知识的系统培训并取得相关资质认证。

**2. 职责**　①开展记忆障碍患者的注册、预约、随访工作；②协助医师处理突发医学事件；③协助医师开展记忆障碍患者家属的宣教和培训；④协助和指导记忆障碍患者的康复活动。

# 二、记忆门诊的基本设施及要求

为推动记忆门诊的规范化建设，现对其硬件设施进行具体说明，以供各单位在开展记忆门诊时参考，各单位也可根据本单位具体情况进行调整。

## （一）诊疗室

设置独立诊间，并有醒目的"记忆门诊"标志。配备必要的办公和诊疗设施。备有认知障碍相关的科普宣传资料及记忆门诊的诊疗流程图。

## （二）神经心理测评室

设置独立、安静的测评室。配备必要的办公设备及检测设施，如有条件，可备有录音笔、摄像机等专用设备。设有统一的患者电子随访资料数据库。可配备患者检测时所必需的辅助设备。

## （三）影像室

所在医院应能独立进行颅脑磁共振成像的检查。

## （四）生化室

所在医院的检验科能进行与认知筛查鉴别相关的血液学指标，包括甲状腺功能、血清维生素 $B_{12}$ 水平、叶酸水平、梅毒抗体、人类免疫缺陷病毒抗体及脑脊液指标（包括常规、生化和细胞学的检查）。

## （五）腰椎穿刺室

设有腰椎穿刺检查床和脑脊液送检。

# 三、记忆门诊流程

开展记忆门诊可参考以下诊疗流程（图 3-5-1），亦可根据本单位具体情况调整。

## （一）注册登记、家属和（或）患者自评

由护士注册登记患者及照料者信息，预约门诊时间。由护士发放自评量表，结果异常者预约门诊。认知自评量表推荐使用阿尔茨海默病 8 量表（AD8）或老年认知功能减退知情者问卷（the informant questionnaire on cognitive decline in the elderly，IQCODE），部分患者认知损害明显或自知力缺乏，评估应由知情者参与。

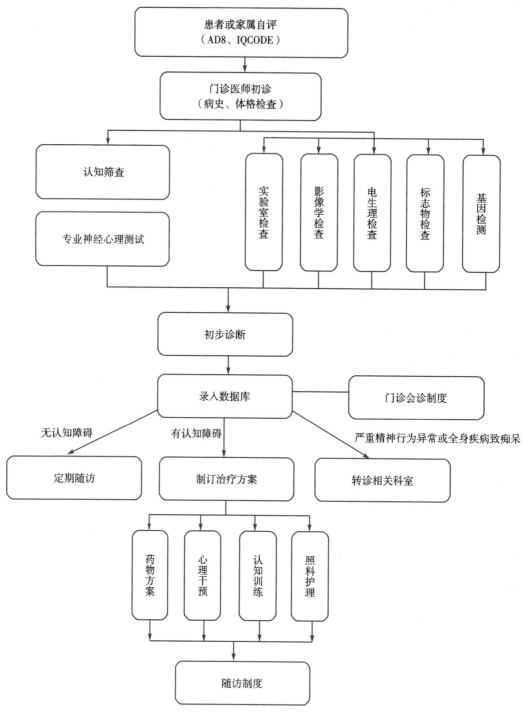

图 3-5-1　记忆门诊流程

注：IQCODE. 老年认知功能减退知情者问卷；AD8. 阿尔茨海默病 8 筛查量表

### （二）门诊医师初筛

**1. 病史采集** 包括现病史和既往史，伴随疾病、家族史、职业、受教育程度等。知情者提供的内容可信度更高。

现病史应覆盖4个方面：发病时间、起病形式、具体表现、进展方式及过程。

（1）认知障碍：应全面了解各认知域的损害情况，病史记录中建议要记录具体事例，具体如下。①记忆障碍（近事遗忘、远事遗忘）。②语言障碍：听、说、读、写、命名及复述能力。③定向障碍（时间、地点、人物）。④空间技能改变，失认、失用、失读（如认路能力、穿衣能力、使用工具能力及辨别时钟）。⑤情绪改变：淡漠、抑郁、欣快、焦虑、疲乏。⑥人格改变：行为模式和待人处事的习惯方式发生改变。⑦精神病性症状：幻觉和妄想等。

（2）日常和社会功能：了解患者的社会活动功能、工具性及躯体性日常生活能力是否下降。

（3）相关情况：可能的诱发因素或事件及伴随的疾病，肢体功能异常或其他症状和体征。

（4）诊治经过：包括历次就诊的时间、检查结果、应用的治疗和效果及病情的转归。

（5）既往史：尤其要注意询问可能导致认知障碍的疾病，如脑血管病、帕金森病、癫痫、精神疾病等疾病、外伤、长期腹泻或营养不良（维生素缺乏）、甲状腺功能障碍、肝功能或肾功能不全、输血或冶游史、酗酒、一氧化碳中毒、毒物或药物滥用等。

（6）家族史：应重点询问并详细记录，初步判断患者是否有认知障碍及可能的原因。

**2. 体格检查** 体格检查包括常规查体和神经系统查体。

（1）神经系统查体：应包括意识、高级皮质功能检查（理解力、定向力、远近记忆力、语言、计算力、判断力等）、脑神经、运动系统（肌容积、肌张力、肌力、不自主运动、共济、步态）、感觉系统（浅感觉、深感觉、复合感觉）、反射（浅反射、深反射、病理反射）和脑膜刺激征等。

（2）常规查体：包括心率、呼吸、血压、面容、皮肤黏膜、头颅、颈部、心脏、肺、肝、脾、四肢及关节等。

### （三）辅助检查

**1. 神经心理测试** 测试量表可选择简易精神状态检查（mini-mental state examination，MMSE）量表、蒙特利尔认知评估（Montreal cognitive assessment，MoCA）量表、日常生活能力（activity of daily living scale，ADL）量表。根据实际情况选择不同评价量表，本建议常用量表：①AD8筛查量表；②记忆与执行筛查（memory and executive screening，MES）量表；③MoCA量表；④神经精神症状问卷（neuropsychiatric inventory，NPI）；⑤阿尔茨海默协作研究-日常生活活动（ADCS-ADL）量表；⑥Hamilton抑郁量表；⑦老年抑郁量表（geriatric depression scale，GDS）自评；⑧Hachinski缺血量表。临床常用推荐神经心理量表见表3-5-1。

**2. 实验室检查（根据具体情况增加）** ①甲状腺素功能；②同型半胱氨酸、叶酸、维生素$B_{12}$；③梅毒血清学检测、人类免疫缺陷病毒、伯氏疏螺旋体；④血常规、红细胞沉降率；⑤血生化全套。

**3. 影像学检查** 尽可能进行MRI检查，扫描序列应包括$T_1$、$T_2$、增强液体衰减反转恢复（fluid-attenuated inversion recovery，FLAIR）、矢状位扫描等，强调冠状位海马扫描的重要性。若条件限制（如置入心脏起搏器等），可选择CT扫描。

**4. 电生理检查** 脑电图对痴呆的诊断和鉴别诊断有一定的帮助，事件相关电位P300和N400等可作为辅助参照。

表 3-5-1 临床常用推荐神经心理量表

| 检查内容 | 推荐量表和测验 |
| --- | --- |
| 认知筛查量表 | 阿尔茨海默病 8 量表、简易精神状态检查量表、蒙特利尔认知评估量表 |
| 精神行为症状 | 神经精神症状问卷 |
| 日常生活能力 | 日常生活能力量表 |
| 鉴别量表 | 额叶评估量表、ZUNG 抑郁量表、Hachinski 缺血量表 |
| 记忆功能 | 世界卫生组织-加州大学洛杉矶分校分格听觉词语学习测验、听觉词语学习测验-华山版、Rey 听觉词语学习测验、California 词语学习测验、Hopkins 词语学习测验修订版、韦氏记忆量表逻辑记忆分测验、DSM48（Delayed matching-to-sample task 48） |
| 语言能力 | 波士顿命名测验、汉语失语成套测验 |
| 注意力 | 数字广度测验、符号数字模式测验、数字划消测验 |
| 视空间能力 | Rey-Osterrich 复杂图形测验、画钟测试、积木测验 |
| 执行能力 | 连线测验、Stroop 色词测验、威斯康星卡片分类测验、词语流畅性测验、伦敦塔测验 |
| 精神行为症状 | 神经精神量表、Hamilton 抑郁量表、Cornell 痴呆抑郁量表、阿尔茨海默病病理行为评分表、美国阿尔茨海默病联合登记处痴呆行为评定量表 |
| 全面神经心理学评估 | 阿尔茨海默病评估量表、剑桥老年人认知量表、美国阿尔茨海默病注册登记联盟全套神经心理测验 |
| 严重痴呆患者评估 | 严重障碍量表 |
| 日常生活能力 | 日常生活活动能力量表、阿尔茨海默协作研究-日常生活活动量表、社会活动功能量表、进行性衰退量表 |
| 痴呆程度评价 | 临床痴呆评定量表 |

**5. 特殊检查** 推荐有条件的记忆门诊进行以下标志物检查。

（1）脑脊液检查：对拟诊阿尔茨海默病（AD）患者推荐进行 T-tau、P-tau 和 β-淀粉样蛋白1-42检测，对快速进展性痴呆推荐进行 14-3-3 蛋白检测。

（2）正电子发射计算机断层显像（positron emission computed tomography，PET）：可用于检测痴呆患者脑血流和局部代谢状况，以及 β-淀粉样蛋白、多巴胺转运蛋白等在脑组织内的活性。

（3）基因检测：有家族史的患者应进行基因检测以帮助诊断，包括家族性 AD（FAD）致病基因，早老素 1（PS1）基因、早老素 2（PS2）基因、淀粉样前体蛋白（APP）基因；额颞叶痴呆（FTD）致病基因微管相关蛋白 tau 蛋白（MAPT）基因突变、颗粒体蛋白（GRN）基因突变或C9orf72 重复扩张基因突变；显性遗传性脑血管病伴皮质下梗死和白质脑病（CADASIL）相关Notch3 基因多态性等。散发性 AD 应检测其易感基因载脂蛋白 Eε4 等位基因。

基因诊断应在专业的、有资质的检测机构进行，以确保检测的准确性。

## （四）门诊复诊

**1. 确定诊断** 根据病史、体格检查、神经心理评估、实验室及影像学检查结果做出诊断，具体要求如下。

（1）是否存在认知障碍：①根据痴呆的定义和诊断标准，患者既往认知功能正常，后来出现获得性认知能力下降并影响其社会活动或日常生活，可拟诊痴呆。认知损害应由神经心理评估客观证实，应排除意识障碍、谵妄，抑郁症相关认知障碍及药物、毒物等导致的意识错乱或智能下降。②轻度认知障碍是指正常认知功能与痴呆患者间的过渡状态。轻度认知障碍诊断应同时符合：a. 患者或知情者主观感觉有认知功能的下降；b. 客观检查有认知功能受损；c. 日常生活功能基本正常；d. 不符合痴呆的诊断标准。

（2）认知障碍的严重程度：患者临床表现、日常能力受损情况、认知评估均有助于判断痴呆的严重程度，可应用临床痴呆评定量表（clinical dementia rating，CDR）或总体衰退量表（global deterioration scale，GDS）做出严重程度的诊断。

（3）根据认知损害的特征区分轻度认知障碍的临床亚型；进一步寻找可能的病因。

（4）引起痴呆的原因

1）结合患者起病形式、各认知域和精神行为损害的先后顺序、病情进展特点，以及既往史和体格检查提供的线索，对其病因做出初步判断，后结合相应的辅助检查，确定病因。

2）按照病因学分类，痴呆可分为变性病和非变性病，前者主要包括 AD、路易体痴呆或帕金森痴呆、额颞叶变性等；后者包括血管性痴呆、正常颅压脑积水及其他疾病引起的痴呆如感染性痴呆、代谢或中毒性脑病等。确定诊断应根据相应国际标准进行。

3）AD 诊断要点：①早期显著情景记忆受损为主的全面认知功能减退，经认知功能评估证实，病程超过 6 个月；②认知障碍影响到患者的社会和日常生活功能；③经神经影像检查进一步证实。

4）路易体痴呆：①认知功能波动，伴显著的注意力和警觉改变；②反复出现的形象、生动的视幻觉；③帕金森综合征（帕金森病样症状与认知损害的发生时间在 12 个月内）。

5）额颞叶变性：①以缓慢出现的人格改变、言语障碍及精神行为异常为特征，影像学显示主要局限于额颞叶萎缩的一组痴呆综合征，包括行为变异型额颞叶痴呆、进行性非流利性失语、语义性痴呆；②行为变异型额颞叶痴呆诊断要点包括隐袭起病并逐渐进展，早期出现社会人际交往能力下降、个人行为调控能力下降、情感迟钝及自知力丧失；③进行性非流利性失语早期出现显著的语言障碍，突出表现为逐渐加重的语言生成、命名、语句组织或词语理解障碍；c. 语义性痴呆表现为进行性流畅性失语，严重的失命名，对口语和书写的单词理解受损，言语流畅但内容空洞，缺乏词汇，伴表层失读（可以按照发音来读词，但不能阅读拼写不规则的词）和失写。

6）血管性痴呆采用第 4 版《精神疾病诊断与统计手册》（Diagnostic and Statistical Manual of Mental Disorders，DSM-Ⅳ）诊断标准。①痴呆：记忆损伤和一个或一个以上其他认知域损伤（失语、失用、失认及执行功能障碍），并影响患者的社会或自我生活能力。②脑血管病：存在与上述病变有关的血管危险因素及脑血管病相关的神经系统局部症状与体征。③影像学检查有脑血管病损害。

7）中毒、代谢、系统性疾病导致的痴呆常伴有阳性体征，如贫血、舌炎需考虑维生素 $B_{12}$ 缺乏；角膜 K-F 环、肝功能异常体征提示肝豆状核变性；痴呆伴有怕冷、体温低、心率慢等低代谢症状和甲状腺增大提示甲状腺功能低下；营养不良和肝硬化结合长期酗酒提示慢性酒精中毒；贫血、肢体水肿提示肝功能或肾功能不全等导致的痴呆。

**2. 制订治疗方案**　包括药物治疗和非药物部分。

（1）药物治疗：包括以下几个方面。

1）改善患者认知和精神行为学症状，延缓疾病的进程，减轻照料者的负担。常用药物包括胆碱酯酶抑制药、兴奋性氨基酸受体拮抗药和其他促智药物等。

2）胆碱酯酶抑制药：包括多奈哌齐、卡巴拉汀、加兰他敏等可增加突触间隙乙酰胆碱含量，改善患者认知功能、总体印象和日常生活能力，对早期精神行为异常也有疗效，是现今治疗轻、中度 AD 患者的一线药物。其中，多奈哌齐是最早被美国食品和药品监督管理局（FDA）批准用于轻、中度及重度 AD 的药物，用药越早、越久及标准滴定（5 mg/d 使用 4~6 周后滴定至 10 mg/d）患者获益越多。多奈哌齐、卡巴拉汀对中、重度 AD 亦有一定疗效；多奈哌齐也可用于治疗轻、中度血管性痴呆患者，改善常染色体显性遗传性脑动脉病伴皮质下梗死和白质脑病患者执行功能，改善 Binswanger 型皮质下血管性痴呆患者的认知功能。还可改善路易体痴呆、帕金森病痴呆的认知功能，且能减轻淡漠、焦虑、幻觉、妄想及行为紊乱伴发精神症状。2014 年多奈哌齐在日本获得批准，成为迄今为止全球唯一治疗路易体痴呆的药物。

3）兴奋性氨基酸受体拮抗药：美金刚对中、重度 AD 疗效确切，可有效改善患者的认知能力、全面能力、日常生活能力。有研究显示美金刚与胆碱酯酶抑制药联合应用可减缓中至重度 AD 患者认知功能减退，改善患者精神行为异常。

（2）精神行为症状治疗：对轻症患者应加强心理支持与行为指导；对重症患者应加强护理，保证适当的营养，同时保证患者的安全和舒适。开展社会心理治疗，必须与患者及其家属保持联系，随访过程中应对患者的痴呆严重程度、精神症状、躯体健康状况及药物治疗情况进行详细的评价。

精神药物的使用原则：①权衡用药利弊，谨慎调整剂量；②个体化用药，首选口服药物，注意其不良反应；③低起始剂量，缓慢增量，直至症状改善；④首选非典型抗精神病药，如奥氮平、喹硫平等，改善抑郁症状首选选择性 5-羟色胺再摄取抑制药（selective serotonin reuptake inhibitor, SSRI）类抗抑郁药，如西酞普兰、舍曲林。有焦虑症状者若 SSRI 类效果不佳，可合用苯二氮䓬类药物。

（3）非药物治疗：非药物治疗对于延缓认知障碍发生和进展有益，初诊时应强调其重要性，帮助家属制订非药物训练计划。①社会心理治疗：鼓励患者积极完成力所能及的日常活动，对于焦虑患者，应给予足够的照明，安排感兴趣的活动，播放轻松音乐；抑郁患者应耐心倾听其叙述，避免强迫行为，鼓励其参加体育活动；激越患者应分析原因，尽力安慰，避免刺激性语言等；淡漠患者应适度增加室内照明度，摆放其喜欢的物品，多加鼓励，逐渐建立信赖关系。②认知康复训练：音乐治疗是一种使用音乐来改善患者病情的方法。此外，光照疗法、芳香疗法等均可用于改善患者的睡眠节律及激越症状。

（4）照料与护理：首先进行痴呆患者的照料评估，诊断痴呆后要进行全面评估，按不同阶段制订计划，实施分期照料。

1）痴呆患者的照料通常由家庭承担，大部分工作都由照料者完成。痴呆患者的照料是一项非常辛苦的工作，照料者将承受相当大的体力和精神压力，因此社会及医疗机构对照料者提供咨询和指导照料者定期进行精神健康检查是非常必要的。

2）对于初次诊断的痴呆患者，建议在记忆门诊的组织下召开家庭会议，由医师告知所患疾病，帮助患者及其家属了解痴呆诊断的含义、疾病所处的阶段，帮助其制订长期照护计划，为照料者及家属提供所在地区相关的医疗及社会及资源。在患者尚有判断能力时，鼓励其参与讨论和设计现行照护方案。建立患者家属联谊会制度，联谊会应固定周期举办。逐渐建立培训平台，指导照料者与患者维持良好的沟通；培训照料者看护技巧，如预防走失等；提高照料者对患者精神行为异常（如幻觉、猜疑、易激惹、攻击、冲动、失眠等）的应对能力。

3）交流平台：照料者通过交流各自经历的问题、难题及解决的方法，彼此提供有用的信息，要认识到很多问题都是疾病发展过程中需要面对的，应努力找出原因，亦可以和其他照料者或专业医师一起讨论寻求解决问题的方法。

4）心理疏导平台：长期照护容易使照料者积攒较多的负面情绪，如果得不到宣泄可导致焦虑或抑郁发生。因此，鼓励照料者多进行沟通，在感到心理压力不能承受时，寻找支持和帮助以免不良事件的发生。

**3. 数据库录入**　记忆门诊数据库的建立有利于规范认知障碍患者的诊疗，便于患者的长期随访及病情观察。录入内容应包括患者及照料者的一般信息，患者病史、家族史、体格检查、认知功能评价结果、实验室及影像学检查资料、药物干预措施及诊断信息等。

### （五）记忆门诊会诊制度

定期（推荐每周1次）组织记忆门诊会诊例会，参加者包括记忆门诊医师、量表测评师及随访护士，综合病史、辅助检查、量表检查确立诊断，对疑难患者进行讨论，对门诊患者进行量表一致性评价、随访依从度评价等。

### （六）定期随访及转诊制度

认知障碍患者应尽可能长期随访。随访内容包括评估患者的痴呆严重程度、精神行为、治疗依从性、伴随疾病、照料者负担及情绪评价。随访周期可根据诊断、病情、病程做相应调整，变性性痴呆患者建议每3个月随访1次，轻度认知障碍患者随访周期可为6个月至1年。随访可由记忆门诊护士或社区医师执行。

## 四、神经心理学评估

### （一）神经心理总评估的作用

神经心理学测试在记忆门诊和认知障碍疾病诊治过程中不可或缺，神经心理学测试的主要作用如下。

**1. 病变定位** 神经心理学评估作为神经科查体的延伸和补充，神经心理学测试能协助进行病变定位，例如，情节记忆的缺陷能提示颞叶内侧和海马的病变。

**2. 认知障碍的评估** 作为神经心理学测试的主要内容，对于认知障碍的严重程度评价具有客观支持意义，可根据不同的需要选择使用筛查或全面评估量表。

**3. 有助于认知障碍的鉴别诊断** 如抑郁量表可对抑郁症进行快速筛查；侧重执行功能的量表和精神行为的评价有助于 AD 和额颞叶变性的鉴别。

**4. 认知障碍的疗效评价** 全面系统的神经心理学测试能为认知障碍患者治疗和照护计划的制订提供参考。

### （二）神经心理测试的选择

各记忆门诊可根据具体情况选择合适的量表组合，开展实际工作。建议选用国际上已经广泛应用并有中文常模、具有较高敏感度和特异度的神经心理量表。选择量表时应注意如下内容。

**1. 根据筛查或明确诊断进行选择** 如用于社区记忆门诊人群的筛查，则选用耗时少、简便易行的 AD8、MMSE 或 MoCA，如需进一步明确诊断建议使用全面的神经心理学量表组合（表3-5-1）。

**2. 根据测查的不同认知功能领域进行选择** 应根据想要评估的内容选择测验，如测查情节记忆可以选用 Rey 听觉词语学习测验、California 词语学习测验、韦氏记忆量表逻辑记忆分测验等；测查语义记忆可以用波士顿命名测验；测查失语可以采用汉语失语成套测验；测查执行功能采用威斯康星卡片分类测验、连线测验、Stroop 等；社会功能可选用社会功能问卷；精神行为症状可用神经精神问卷等（表3-5-1）。

**3. 根据拟诊疾病进行选择** AD 以早期突出的情景记忆障碍为临床特征，而且线索提示和再认对回忆没有帮助，所以，对 AD 要选择记忆检查，尤以含有延迟回忆的测验更敏感，如 Rey 听觉词语学习测验、California 词语学习测验等；血管性痴呆、帕金森病痴呆、进行性核上性麻痹等皮质下性痴呆的执行功能和信息处理速度损害较早且突出，测验中应包括连线测验、Stroop 色词测验等；额颞叶变性人格和行为异常突出，评估应包括社会行为、语言相关量表如额叶评估量表、神经精神问卷等。语义性痴呆患者的语义记忆障碍最突出，应选用与语义记忆相关的检查如波士顿命名测验。

**4. 根据疾病的不同时期进行选择**　在疾病的早期要选择与易受损功能相关的敏感度高的测验（如上所述），以利于及早识别患者；中期评估测验应当覆盖面更广，以全面了解患者的认知和功能；到晚期患者的能力下降，很多量表无法完成，可以选用为重度患者设计的测验如严重障碍量表。

# 五、患者全程管理

认知障碍患者具有多样性和复杂性等特点，严重影响其生存质量，照料负担沉重。对认知障碍患者采取全程管理的模式，才能有效改善病情。

疾病的全程管理是指针对疾病发生发展的各个阶段采取不同的管理。认知障碍的全程管理通过临床和非临床相结合的干预方式，由家庭、社区和医疗服务机构及人员共同参与和相互协作，对疾病的不同阶段实施个体化的综合管理。

## （一）全程管理的方式

积极的疾病干预、系统的随访和足够的照护支持有助于患者及其家属应对疾病的长期困扰，延缓病情的进展，获得更高的生活质量。

为实现上述目标，认知障碍管理应以医疗指导为核心，以社区管理为基础，由医疗机构、社区卫生服务中心、养老和社会服务机构等参与，建立长期合作机制，共同构建认知障碍诊疗和管理模式，提供疾病诊断和评估、循证用药、健康状况监控，以及心理行为干预和照料者支持等多方面综合服务。

## （二）全程管理的实施

**1. 双向转诊协作机制**　记忆门诊与社区卫生服务中心建立双向转诊的协作机制，对认知障碍患者实行连续性的全程管理服务。应建立记忆门诊与社区服务中心相互协作的机制，对认知障碍患者进行连续性的全程管理服务。

**2. 疾病分阶段干预**

（1）轻度认知障碍：轻度认知障碍患者建议定期进行认知功能评估，同时评估认知障碍相关危险因素的控制情况。①药物干预：迄今尚无证据证明临床治疗痴呆的药物能改善轻度认知功能障碍患者的认知功能和降低痴呆转化的发生率。②认知干预：一些研究显示认知训练、认知刺激和认知康复可短期改善认知功能尤其是记忆功能，但长期效果尚不明确。③生活方式和危险因素干预：控制心脑血管的危险因素、保持健康的生活方式，积极的社交活动，适当的有氧活动、平衡的健康饮食及充足的睡眠等，可有效降低痴呆的发生或进展。

（2）痴呆：根据不同的痴呆程度制订相应的个性化干预方案，延缓疾病进展，提高老年人的自理能力，减轻护理负担。

1）轻、中度痴呆：①建议至少每 3 个月进行 1 次认知评估。②积极系统治疗，预防、治疗躯体合并症，阻止或减缓病情进展，通过疾病宣教，提高依从性，提高疗效。③尽力保持患者的生活自理能力，使其获得最大可能的个人满足和尊严。④改善患者的一般状况，保持身心健康，提高其生活质量。合理安排生活，科学饮食，保证营养，适当锻炼，注意休息，预防外伤，防止走失。⑤记忆门诊和社区机构为患者和照料者提供及时的信息、支持、培训和教育。

推荐的其他非药物干预措施包括认知训练、现实定向疗法、多感官刺激、缅怀治疗、音乐治疗等，这些认知和社会心理干预方法有助于改善患者的生活质量和认知功能。

2）重度痴呆：由于患者生活不能自理、记忆和语言能力差及精神行为异常等问题，干预的方式着重于护理、营养支持、并发症的预防及伴发精神行为异常的管理等。管理的目标主要为提高患者和照料者的生活质量，尽可能和维持原有的生活功能。

在药物治疗的基础上，采取以下管理措施。①定期随访，至少每 3 个月 1 次，监测和评估患者的认知、功能、精神行为、营养状况，以及照料者的健康等；②积极给予照护支持，培训照料者，加强社区照护和支持能力，以延长患者居家生活的时间；③并发症的管理，如感染长期卧床导致的营养不良等；④精神行为的管理：预防为主，积极查找和避免可能导致或加重精神行为的诱因，通过对患者和照料者的心理干预、照顾策略培训等非药物方式，减少和缓解精神行为异常，必要时才给予抗精神病药物。

# 六、照料者的指导与支持

认知障碍患者的居家照顾多由亲属（包括配偶、子女、兄弟姐妹等）和（或）保姆负责，少数由专门的养老机构承担。大部分照料者没有接受过正规的护理知识的培训和指导，当照顾的认知障碍患者出现情绪障碍、精神行为异常时，照料者将承受体力和精神上的双重压力，严重影响照料者的生活质量。

## （一）对照料者的培训和指导

对照料者应进行专业知识的培训。了解认知障碍的发病原因、发展过程、临床表现、可能出现的并发症。指导照料者掌握应对各种突发事件的技巧，保护好自己和患者，避免各种伤害，必要时呼叫救护系统，及时转送医院。

对照料者相关知识的培训应由专业的医师或护士承担。可以通过现场指导或媒体宣教等，也可以刻录成光盘或编制相关指导手册发放给照料者，以利于照料者学习或参照。理解与尊重是照料者与认知障碍患者进行交流的基础。应指导照料者学会对不同时期认知障碍患者各种症状的沟通方法。当患者无法通过语言进行沟通时，照料者应通过平和的声音、温暖的微笑、温柔的触摸及恰当的手势来传递所要表达的信息。

指导照料者正确评价自我能力。当照料负担增加时，照料者要有勇气表达出来，以寻求和获得帮助。学会通过各种方式释放和排解与繁重的照料任务相关的压力及负面情绪。

## （二）对照料者的支持

**1. 呼吁全社会重视对照料者提供支持**　照料者问题不仅应受到医学界的关注，也应引起政府和全社会各方面力量的重视。记忆门诊应推动当地政府制定相应的政策，建立相应的机构，出台相应的机制，为认知障碍照料者提供全方位的服务。

**2. 帮助照料者获取照料相关资源**　医师、护士及相关人员应告知照料者其所在地区与照料相关的医疗、社会及经济资源等信息，介绍一些合适的资源来帮助照料者。如照料者联谊会可提供让照料者聚会的平台，讨论照料中遇到的问题，分享照料的经验和心得，彼此提供有用的信息，是对照料者非常有帮助的资源之一。

**3. 重视照料者的心理和躯体健康**　照护认知障碍患者会给照料者带来负面的心理和躯体影

响，不容忽视。医师在关心和治疗认知障碍患者的同时，要关注照料者的心身健康，耐心倾听照料者的诉求，善于发现照料者的消极情绪及倦怠症状，并向其家庭成员发出告知。对照料者应定期进行健康检查，对照料者出现的各种心身问题应及时给予干预和治疗。

（利益冲突说明：本专家建议编写过程得到卫材（中国）药业有限公司资助。）

## 参考文献

［1］任汝静，王刚，陈生弟. 对构建我国规范化记忆门诊的思考和展望. 内科理论与实践，2015，10（2）：90-91.

［2］王刚. 认知障碍神经心理测评的流程及注意事项//王刚. 痴呆及认知障碍神经心理测评量表手册. 北京：科学出版社，2014：10.

［3］Jolley D, Benbow SM, Grizzell M. Memory clinics. Postgrad Med J, 2006, 82（965）：199-206.

［4］Lee L, Hillier LM, Weston WW. Ensuring the success of interprofessional teams：key lessons learned in memory clinics. Can J Aging, 2014, 33（1）：49-59.

［5］Lee L, Weston WW, Hillier LM. Developing memory clinics in primary care：an evidence-based interprofessional program of continuing professional development. J Contin Educ Health Prof, 2013, 33（1）：24-32.

［6］Vellas B, Gillette-Guyonnet S, Andrieu S. Memory health clinics-a first step to prevention. Alzheimers Dement, 2008, 4（1）：S144-S149.

［7］Boada M, Tárraga L, Hernández I, et al. Design of a comprehensive Alzheimer's disease clinic and research center in Spain to meet critical patient and family needs. Alzheimers Dement, 2014, 10（3）：409-415.

［8］李涛，王华丽，杨渊韩，等. 中文版《AD8》信度与效度的初步研究. 中华内科杂志，2012，51（10）：777-780.

［9］王姮，张新卿，汤哲，等. 老年人认知功能减退知情者问卷检测老年人认知功能损害. 中华老年医学杂志，2006，25（5）：386-388.

［10］Chetelat G, Baron JC. Early diagnosis of Alzeimer's disease：contribution of structural neuroimaging. Neuroimage, 2003, 18（2）：525-541.

［11］Schreiter-Gasser U, Gasser T, Ziegler P. Quantitative EEG analysis in early onset Alzheimer's disease：a controlled study. EIectroencephalogr Clin Neurophysiol, 1993, 86（1）：15-22.

［12］Waldemar G, Dubois B, Emre M, et al. Recommendations for the diagnosis and management of Alzheimer's disease and other disorders associated with dementia：EFNS guideline. Eur J Neurol, 2007, 14（1）：e1-26.

［13］Mulder C, Verwey NA, van der Flier WM, et al. Amyloid-beta（1-42）, total tau, and phosphorylated tau as cerebrospinal fluid biomarkers for the diagnosis of Alzheimer disease. Clin Chem, 2010, 56（2）：248-253.

［14］Stomrud E, Hansson O, Zetterberg H, et al. Correlation of longitudinal cerebrospinal fluid biomarkers with cognitive decline in healthy older adults. Arch Neurol, 2010, 67（2）：217-223.

［15］Zerr I, Pbcchiari M, Collins S, et al. Analysis of EEG and CSF 14-3-3 proteins as aids to the diagnosis of Creutzfeldt-Jakob disease. Neurology, 2000, 55（6）：811-815.

［16］Gilman S, Koeppe RA, Little R, et al. Differentiationof Alzheimer's disease from dementia with Lewy bodies utilizing positron emission tomography with ［18F] fluorodeoxyglucose and neuropsychological testing. Exp Neurol, 2005, 191（suppl 1）：S95-S103.

［17］Klunk WE, Engler H, Nordberg A, et al. Imaging brain amyloid in Alzheimer's disease with Pittsburgh Compound-B. Ann Neurol, 2004, 55（3）：306-319.

［18］Hutton M, Lendon CL, Rizzu P, et al. Association of missense and 5′-splice-site mutations in tau with the inherited dementia FTDP-17. Nature, 1998, 393（6686）：702-705.

［19］Joutel A, Vahedi K, Corpechot C, et al. Strong

clustering and stereotyped nature of Notch 3 mutations in CADASIL patients. Lancet, 1997, 350 (9090)：1511-1515.

[ 20 ] Selkoe DJ. Alzheimer's disease：genotypes, phenotypes, and treatments. Science, 1997, 275 (5300)：630-631.

[ 21 ] 贾建平, 王荫华, 魏翠柏, 等. 中国痴呆与认知障碍诊治指南 (一)：痴呆诊断流程. 中华医学杂志, 2011, 91 (9)：577-581.

[ 22 ] Jack CR, Albert M, Knopman DS, et al. Introduction to revised criteria for the diagnosis of Alzheimer's disease：Nalional Institute on Aging and the Alzheimer Association Workgroups. Alzheimers Dement, 2011, 7 (3)：257-262.

[ 23 ] McKeith IG. Consensus guidelines for the clinical and pathologic diagnosis of dementia with Lewy bodies (DLB)：report of the Consortium on DLB International Workshop. J Alzheimers Dis, 2006, 9 (3 Suppl)：417-423.

[ 24 ] 中华医学会老年医学分会老年神经病学组. 额颞叶变性专家共识. 中华神经杂志, 2014, 47 (5)：351-356.

[ 25 ] 中华医学会神经病学分会痴呆与认知障碍学组写作组. 血管性认知障碍诊治指南. 中华神经科杂志, 2011, 44 (2)：142-147.

[ 26 ] Hort J, O'Brien JT, Gainotti G, et al. EFNS guidelines for the diagnosis and management of Alzheimer's disease. Eur J Neurol, 2010, 17 (10)：1236-1248.

[ 27 ] 贾建平, 王荫华, 魏翠柏, 等. 中国痴呆与认知障碍诊治指南 (五)：痴呆治疗. 中华医学杂志, 2011, 91 (14)：940-945.

[ 28 ] Marder K. Donepezil in patients with severe Alzheimer's disease：double-blind parallel-group, placebo controlled study. Curt Neurol Neurosci Rep, 2006, 6 (5)：364-366.

[ 29 ] Wilkinson D, Doody R, Helme R, et al. Donepezil in vascular dementia：a randomized. placebo-controlled study. Neurology, 2003, 61 (4)：479-486.

[ 30 ] Diehgans M, Markus HS, Salloway S, et al. Donepezilin patients with subcortical vascular cognitive impairment：a randomised double-blind trial in CADASIL. Lancet Neurol, 2008, 7 (4)：310-318.

[ 31 ] Kwon JC, Kim EG, Kim JW, et al. A multicenter, open-label, 24-week follow-up study for efficacy on cognitive function of donepezil in Binswanger-type subcortical vascular dementia. Am J Alzheimers Dis Other Demen, 2009, 24 (4)：293-301.

[ 32 ] Mori S, Mori E, Iseki E, et al. Efficacy and safety ofdonepezil in patients with dementia with Lewy bodies：preliminary findings from an open-label study. Psychiatry Clin Neumsei, 2006, 60 (2)：190-195.

[ 33 ] Enre M, Cummings JL, Lane RM. Rivastigmine in dementia associated with Parkinson's disease and Alzheimer's disease：similarities and differences. J Alzheimers Dis, 2007, 11 (4)：509-519.

[ 34 ] Dantoine T, Auriacombe S, Sarazin M, et al. Rivastigmine monotherapy and combination therapy with memantine inpatients with oderately severe Alzheimer's disease who failed to benifit from previous cholinesterase inhibitor treatment. Int J Clin Pract, 2006, 60 (1)：110-118.

[ 35 ] Clare L, Wilson BA, Carter G, et al. Intervening with everyday memory problems in dementia of Alzheimer type：an errorless learning approach. J Clin Exp Neuropsychol, 2000, 22 (1)：132-136.

[ 36 ] 贾建平. 中国痴呆与认知障碍指南. 北京：人民卫生出版社, 2010：170-214.

[ 37 ] 贾建平. 临床痴呆病学. 北京：北京大学医学出版社, 2008：481-486.

[ 38 ] Folstein MF, Folstein SE, McHugh PR. "Minimental state". A practical method for grading the cognitive state of patients for the clinician. J Psychiatr Res, 1975, 12 (3)：189-198.

[ 39 ] Nasreddine ZS, Phillips NA, Bedirian V, et al. The Montreal Cognitive Assessment, MoCA：a brief screening tool for mild cognitive impairment. J Am Geriatr Soc, 2005, 53 (4)：695-699.

[ 40 ] Esteve-Gonzalez A, Kulisevsky J, Boltes A, et al. Rey verbal learning test is a useful tool for differential diagnosis in the preclinical phase of Alzheimer's disease：comparison with mild cognitive impairment and normal aging. Int J Geriatr Psychiatry, 2003, 18 (11)：1021-1028.

[ 41 ] Fox LS, Olin JT, Erblich J, et al. Severity of cognitive impairment in Alzheimer's disease affects

list learning using the California verbal learning test （CVLT）. Int J Geriat Psychiatry, 1998, 13（8）：544-549.

[42] Panisset M, Roudier M, Saxton J, et al. Severe impairment battery. A neuropsychological test for severely demented patients. Arch Neurol, 1994, 51（1）：41-45.

[43] Cummings JL, Mega M, Gray K, et al. The neuropsychiatric inventory：comprehensive assessment of psychopathology in dementia. Neurology, 1994, 44（12）：2308-2314.

[44] Russ TC, Morling JR. Cholinesterase inhibitors formild cognitive impairment. Cochrane database Syst Rev, 2012, 9：CD009132.

[45] Hong YJ, Jang EH, Hwang J, et al. The efficacy of cognitive intervention programs for mild cognitive impairment：a systematic review. Curr Alzheimer Res, 2015, 12（6）：527-542.

[46] Cooper C, Sommerlad A, Lyketsos CG, et al. Modifiable predictors of dementia in mild cognitive impairment：a systematic review and meta-analysis. Am J Psychiatry, 2015, 172（4）：323-334.

[47] Cooper C, Mukadam N, Katona C, et al. Systematic review of the effectiveness of non-pharmacological interventions to improve quality of life of people with dementia. Inter Psychogeriatri, 2012, 24（6）：856-870.

[48] Spector A, Thorgrimsen L, Woods B, et al. Efficacy programme for people with dementia：randomized controll ed trial. Br J Psychiatry, 2003, 183（5）：248-254.

[49] Reed C, Belger M, Dell'Agnello G, et al. Caregiver burden in Alzheimer's disease：differential associations in adult-child and spousal caregivers in the GERAS Observational Study. Dement Geriatr Cogn Dis Extra, 2014, 4（1）：51-64.

[50] Toba K, Nakamura Y, Endo H, et al. Intensive rehabilitation for dementia improved cognitive function and reduced behavioral disturbance in geriatric health service facilities in Japan. J Geriatr Gerontol Int, 2014, 14（1）：206-211.

[51] Rosdinom R. Behavioral and psychological symptoms of dementia, cognitive impairment and caregiver burden in patients with dementia. Prev Med, 2013, 57（Suppl）：S67-S69.

[52] Connor KI, McNeese-Smith DK, Vickrey BG, et al. Determining care management activities associated with mastery and relationship strain for dementia caregivers. J Am Geriatr Soc, 2008, 56（5）：891-897.

[53] Aupperle PM. Navigating patients and caregivers through the course of Alzheimer's disease. J Clin Psychiatry, 2006, 67（Suppl 3）：S8-S14.

[54] Mausbach BT, Chattillion EA, Roepke SK, et al. A comparison of psychosocial outcomes in elderly Alzheimer's caregivers and non-caregivers. Am J Geriatr Psychiatry, 2013, 21（1）：5-13.

[55] Garand L, Jennifer H, Deardorf KE, et al. Anticipatory grief in new family caregivers of persons with mild cognitive impairment and dementia. Alzheimer Dis Assoc Disord, 2012, 26（2）：159-165.

[56] 王鲁宁. 关注老年痴呆患者的照料者问题. 中华内科杂志, 2006, 45（4）：266.

[57] Stevens AB, Lancer K, Smith ER, et al. Engaging communities in evidence-based interventions for dementia caregivers. Fam Community Health, 2009, 32（1）：83-92.

[58] Brodaty H, Donkin M. Family caregivers of people with dementia. Dialogues Clin Neurosci, 2009, 11（2）：217-228.

[59] 孙楚凡, 杜娟. 老年痴呆症家庭照顾者的研究现状. 中国老年学杂志, 2012, 32（10）：2204-2205.

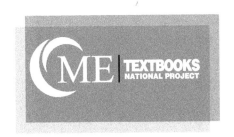

# 内科住院患者静脉血栓栓塞症预防中国专家建议[①]

《内科住院患者静脉血栓栓塞症预防的中国专家建议》
写作组[②]
中华医学会老年医学分会[②]　中华医学会呼吸病学分会[②]
《中华老年医学杂志》编辑委员会[②]
《中华结核和呼吸杂志》编辑委员会[②]

## 第 6 章

　　静脉血栓栓塞症（venous thromboermbilism，VTE）是住院患者的常见并发症和重要死亡原因之一。临床上，外科住院患者 VTE 的预防已受到重视，而内科住院患者 VTE 的预防则相对不足。内科患者 VTE 通常发病隐匿、临床症状不明显、诊治成本高，因此，科学评估内科患者 VTE 风险从而对高风险内科患者采取预防措施显得尤为重要。

　　近年来，新的内科住院患者 VTE 预防的循证医学证据不断出现，由此在 2009 年版本的基础上，我们再次组织国内相关学科的专家对内科住院患者 VTE 的患病率、危险因素、预防方法原则进行了讨论，形成此专家建议，供临床医师参考。

## 一、概　　述

### （一）相关定义

　　VTE 是包括深静脉血栓形成（deep vein thrombosis，DVT）和肺血栓栓塞症（pulmonary thromboembolism，PTE）在内的一组血栓栓塞性疾病，是遗传性和获得性等多种危险因素共同作用的全身性疾病。

　　① 本文引自：《内科住院患者静脉血栓栓塞症预防的中国专家建议》写作组，中华医学会老年医学分会，中华医学会呼吸病学分会，等. 内科住院患者静脉血栓栓塞症预防中国专家建议（2015）. 中华老年医学杂志，2015，34（4）：345-352.

　　② 通信作者：李小鹰，邮箱：xyli301@ 163. com
　　顾问组成员：陈可冀（中国中医科学院西苑医院），程显声（中国医学科学院阜外医院），高润霖（中国医学科学院阜外医院），陆慰萱（北京协和医院），钟南山（广州医学院附属第一医院，广州呼吸疾病研究所）
　　写作组成员姓名（单位）（以姓氏汉语拼音为序）：白小涓（中国医科大学盛京医院），陈晓春（福建医科大学附属协和医院），丁国宪（南京医科大学第一附属医院），董碧蓉（四川大学华西医院），樊瑾（解放军总医院），方保民（北京医院），高海青（山东大学齐鲁医院），蹇在金（中南大学湘雅二医院），黎健（北京医院，北京老年医学研究所），李小鹰（解放军总医院），林展翼（广东省老年医学研究所），马辛（首都医科大学附属北京安定医院），史旭波（首都医科大学附属同仁医院），孙莉（陕西省人民医院），拓西平（第二军医大学附属长海医院），王辰（中日医院，国家呼吸病学临床研究中心，首都医科大学呼吸病学系），王建业（北京医院），王林（天津医科大学第二医院），谢万木（首都医科大学附属北京朝阳医院），严祥（兰州大学第一医院），杨媛华（首都医科大学附属北京朝阳医院），翟振国（首都医科大学附属北京朝阳医院），张存泰（华中科技大学同济医学院附属同济医院），张抒扬（北京协和医院）

DVT 是指血液在深静脉内异常凝结，导致静脉回流障碍的疾病。好发于下肢深静脉，可无症状或局部疼痛、压痛和远端肢体水肿。发生于腘静脉以上的近端 DVT 是 PTE 栓子的重要来源。

PTE 是指来自静脉系统或右心的血栓阻塞肺动脉或其分支所致疾病，可导致呼吸、循环功能障碍，常表现为呼吸困难、胸闷、胸痛，严重时可发生低血压、休克甚至猝死。

## （二）内科住院患者 VTE 患病率与危险因素

**1. 患病率** 致死性 PTE 是猝死的主要原因之一，综合型医院死于 PTE 的患者中仅 25% 有近期手术史，其他均为因内科疾病而制动的患者，占内科患者总死亡人数的 10%。国际大规模临床研究结果显示，内科住院患者如不采取血栓预防措施，VTE 的患病率为 4.96%~14.90%，约有 5% 可能患致死性 PTE。在危重患者中 VTE 的患病率更高，重症监护病房（intensive care unit，ICU）患者 VTE 患病率为 28%~33%；急性心肌梗死（acute myocardial infarction，AMI）患者为 22%；慢性心力衰竭患者为 26%，且其危险性随左心室射血分数的减低而增加；急性脑卒中偏瘫患者 VTE 的患病率达 30%~50%。恶性肿瘤患者发生 VTE 的风险至少增加 6 倍，并导致其生存率下降。恶性肿瘤患者的治疗会进一步增加 VTE 发生的风险，如手术、放射治疗、化学药物治疗、激素等治疗。

国内的研究结果显示，VTE 患病率在 ICU 患者中为 27%，在脑卒中患者为 12.4%~21.7%，在心血管疾病患者中为 4.0%。老年内科住院患者 VTE 的患病率为 9.7%，其中 PTE 为 1.9%，慢性阻塞性肺疾病（chronic obstructive pulmonary diseases，COPD）急性加重期患者 DVT 的患病率为 9.7%。呼吸衰竭患者的 VTE 患病率为 16.4%，接受机械通气者为 23.5%，位居各疾病之首；其次是急性脑梗死（15.6%）和急性感染性疾病（14.3%）。中国肺癌患者中，VTE 发生率为 13.2%，其中下肢 DVT 单独发生率为 6.2%，PTE 单独发生率为 4.9%，同时发生 DVT 和 PTE 的患者为 2.1%。

**2. 危险因素** 内科住院患者发生 VTE 的危险因素包括以下 3 个方面：①导致急性入院的因素，如急性呼吸衰竭、急性脑卒中、急性心力衰竭、急性感染性疾病、AMI 及其他导致活动受限（>3 天）的情况等；②基础疾病和慢性疾病，如 VTE 病史、静脉曲张、慢性心力衰竭、恶性肿瘤、偏瘫、年龄>75 岁、慢性肺部疾病、糖尿病、肥胖、胶原血管病及易栓症等；③能增加 VTE 患病危险的治疗措施，如机械通气、中心静脉置管、抗肿瘤治疗、永久性起搏器置入、激素替代治疗等。存在两项以上危险因素的患者发生 VTE 的风险更高。

**3. 内科住院患者 VTE 预防现状** 来自国际急症内科住院患者 VTE 调查结果显示，住院的 VTE 高危患者中仅 39%~40% 的患者进行了预防。我国内科 VTE 高危患者接受预防的仅为 13.0%~20.2%，其中 ICU 的 VTE 预防率为 16.9%；COPD 急性加重患者 VTE 预防率为 26.6%。

## （三）VTE 预防效果评价

VTE 预防包括机械预防和药物预防。

**1. 机械预防效果评价** 包括分级加压弹力袜（graded compression stocking，GCS）、间歇充气加压泵（intermittent pneumatic compression，IPC）和足底静脉泵（venous foot pump，VFP）。目前单独机械性预防措施在内科住院患者中的疗效尚缺乏大规模随机对照临床研究。一项涉及全球 9 个国家的 3114 例急性脑卒中患者，比较过膝长筒袜与膝下长筒袜预防 VTE 的效果，结果显示过膝长筒袜组 VTE 发生率（6.3%）低于膝下长筒袜组（8.8%），而皮肤破损的发生率两组间差异无统计学意义。缺血性脑卒中患者 GCS+IPC 联合预防 VTE 与单用 GCS 相比，应用 10 天后经超声诊断的 DVT 发生率在联合预防组为 4.7%. 而单用组为 15.9%。单纯机械预防不能替代药物预防。

**2. 药物预防效果评价** 包括低剂量普通肝素（low-dose unfractionated heparin，LDUH）、低分

子肝素（low-molecular-weight heparin，LMWH）、磺达肝癸钠和新型口服抗凝血药。

（1）LDUH：皮下注射 LDUH 可以预防 VTE。早期研究结果证实，与应用安慰剂比较，使用 LDUH 降低无症状 DVT 的患病率，但住院病死率的差异无统计学意义。在 ICU 患者中，与安慰剂组比较，使用 LDUH 患者 VTE 发生的相对危险降低 55.0%。LDUH 的有效剂量为 5000 U，LDUH 每天 3 次的疗效是否优于每天 2 次尚不明确。LDUH 每天 3 次组的主要出血事件增加，而 LDUH 每天 2 次组的 VTE 事件虽有增加但不显著。基于患者依从性和耐受性，LDUH 每天 2 次可能优于每天 3 次。

（2）LMWH：LMWH 皮下注射预防内科住院患者 VTE 的疗效明显。多中心随机对照临床研究结果显示，LMWH 组的总体 VTE 危险比安慰剂组减少 50%，有效剂量为依诺肝素 40 mg 皮下注射，每天 1 次；达肝素 5000 U，每天 1 次。在 221 例重症 COPD 机械通气治疗患者中，那屈肝素组较安慰剂组的 DVT 相对危险降低 45%，而大出血发生率未增加。亚组分析结果显示，充血性心力衰竭患者（纽约心功能分级Ⅲ、Ⅳ级）中，依诺肝素 40 mg/d 组的 VTE 患病率为 4.0%，安慰剂组为 14.6%。

采用 GCS 联合 LMWH 与单独采用 OCS 的预防 VTE 发生率低（0.8% 比 8.1%，$P = 0.01$），提示机械预防联合药物预防可能优于单独机械预防。

LMWH 预防用药时间一般为 6～14 天。在一项超过 4000 例患者延长使用 LMWH 的随机研究中，分别给予 LMWH 6～14 天和 30 天，经下肢加压超声（compression venous ultrasonography，CUS）筛查证实，VTE 患病率分别为 4.9% 和 2.8%，有症状的 VTE 分别为 1.1% 和 0.3%，但延长预防组出血和大出血发生率增加，全因病死率无差异。2010 年一项入组 6085 例急症内科患者的临床研究结果再次证实，延长预防时间可能导致大出血风险增加。

直接比较 LDUH 和 LMWH 疗效的 4 项临床随机对照试验结果显示，DVT 患病率和出血事件二者间差异无统计学意义；一项系统回顾分析结果显示，用 LDUH 和 LMWH 进行血栓预防时二者大出血发生率相似。但在另一项纳入 8 项研究的荟萃分析中，LMWH 组比 LDUH 组大出血的发生率减低 52%。在 1762 例急性缺血性脑卒中患者中，LMWH（依诺肝素，40 mg/d）较 LDUH（5000 U，每天 2 次）预防 DVT 尤其是近端 DVT 的发生更有效，且不增加出血并发症。荟萃分析结果显示，急性缺血性脑卒中患者无症状 DVT 患病率在 LDUH 组为 22%，而在达那肝素和依诺肝素组为 13%。由于 LMWH 的疗效不亚于 LDUH，并且其生物利用度更好，蛋白结合率更低，不良反应更少，加之不需要监测活化部分凝血活酶时间（activated partial thromboplastin time，APTT）、全血激活凝血时间（activated clotting time，ACT）等凝血指标，临床应用简便易行。

（3）磺达肝癸钠：磺达肝癸钠 2.5 mg（每天 1 次）可有效预防内科住院患者 VTE 的发生。6～14 天后，磺达肝癸钠组 VTE 总患病率为 5.2%，安慰剂组为 10.5%。在充血性心力衰竭（美国纽约心功能分级Ⅲ、Ⅳ级）、急性呼吸系统疾病、急性感染性疾病患者及入院时同时存在多个危险因素的患者中，磺达肝癸钠预防 VTE 的疗效优于安慰剂。

（4）新型口服抗凝血药：新型抗凝血药物用于 VTE 预防主要应用在外科手术，特别是骨科，用于内科患者 VTE 预防的研究较少。尚无短期服用（<14 天）阿哌沙班进行内科患者 VTE 预防的研究结果。内科急症住院患者服用阿哌沙班（2.5 mg/d）30 天与应用依诺肝素（40 mg/d）6～14 天比较，前者预防效果未显优势，但出血风险增加。转移癌患者在化疗开始 4 周内服用不同剂量的阿哌沙班（5 mg、10 mg 与 20 mg）12 周后对比发现，服用阿哌沙班者未发生 VTE 且出血风险无增加。已抗凝血治疗 6～12 个月的内科患者每天 2 次服用阿哌沙班 2.5 mg 或 5.0 mg 观察 12 个月，与安慰剂比较，服用阿哌沙班的患者 VTE 复发率低于服用安慰剂的患者且出血风险无明显增加。

利伐沙班用于内科急症 VTE 预防不劣于依诺肝素，延长利伐沙班治疗期可降低 VTE 风险，但显著升高出血风险。比较利伐沙班和依诺肝素对 VTE 的预防作用，纳入 8101 例内科急症住院患者，10 天时利伐沙班（10 mg/d）组与依诺肝素（40 mg/d）组 VTE 发生率均为 2.7%，临床相关性出血率分别为 2.8% 和 1.2%；35 天时利伐沙班组与依诺肝素组 VTE 发生率分别 4.4% 和 5.7%，出血率分别为 4.1% 和 1.7%。

（5）维生素 K 拮抗药（vitamin K antagonist，VKA）：服用 VKA 预防内科住院患者 VTE 的研究较少。一项前瞻性随机试验观察了 311 例进展期乳腺癌接受化疗患者口服华法林的疗效，研究结果显示有症状的 VTE 患病率在低剂量华法林组［凝血酶原国际标准化比值（international normalized ratio，INR）维持在 1.3~1.9］为 0.8%，而安慰剂组为 4.5%。对 2185 例肺癌患者荟萃分析发现，使用 VKA 或普通肝素均可降低患者 VTE 发生率，但二者均增加了出血风险。

# 二、预防指征与方法

## （一）需要进行 VTE 预防的内科患者

应对所有内科住院患者进行 VTE 风险评估，并考虑是否需要进行 VTE 预防。如何评估内科住院患者的 VTE 风险，各国指南推荐的风险因素和评估标准不尽相同，可考虑选择以下两种方法之一进行 VTE 风险评估和预防。

**1. 美国胸科医师学院内科患者 VTE 预防指南第 9 版中 Padua 预测评分标准** 见表 3-6-1。积分≥4 分的患者 VTE 患病风险高，须按照推荐的措施进行 VTE 预防。

**2. 对下列内科住院患者进行 VTE 预防** 40 岁以上因急性内科疾病住院患者，卧床时间＞3 天，同时合并下列病症或危险因素之一：呼吸衰竭、慢性阻塞性肺疾病急性加重、急性脑梗死、心力衰竭（美国纽约心功能分级Ⅲ级或Ⅳ级）、急性感染性疾病（重症感染或感染中毒症）、急性冠脉综合征、VTE 病史、恶性肿瘤、炎性肠病、慢性肾病、下肢静脉曲张、肥胖（体质量指数＞30 kg/m$^2$）及年龄＞75 岁。

该评分模型建立基于对 1180 例内科住院患者前瞻性观察，60.3% 的患者为低风险，39.7% 的患者为高风险。在未进行 VTE 预防的患者中，高风险患者和低风险患者 VTE 的发生率分别为 11.0% 和 0.3‰［风险比（HR）= 32；95%CI 4.1~251.0］，在高风险患者中，DVT、非致命 PTE、致命 PTE 发生率分别为 6.7%、3.9% 和 0.4%。

表 3-6-1 内科住院患者静脉血栓栓塞症风险因素 Padua 评分标准

| 危险因素 | 评 分 |
| --- | --- |
| 活动性恶性肿瘤，患者先前有局部或远端转移和（或）6 个月内接受过化疗和放疗 | 3 |
| 既往静脉血栓栓塞症 | 3 |
| 制动，患者身体原因或遵医嘱需卧床休息至少 3 天 | 3 |
| 有血栓形成倾向，抗凝血酶缺陷症，蛋白 C 或 S 缺乏，Leiden V 因子、凝血酶原 G20210A 突变，抗磷脂抗体综合征 | 3 |
| 近期（≤1 个月）创伤或外科手术 | 2 |
| 年龄≥70 岁 | 1 |
| 心脏和（或）呼吸衰竭 | 1 |
| 急性心肌梗死和（或）缺血性脑卒中 | 1 |
| 急性感染和（或）风湿性疾病 | 1 |
| 肥胖（体质量指数≥30 kg/m$^2$） | 1 |
| 正在进行激素治疗 | 1 |

注：≥4 分为静脉血栓栓塞症风险患者

## （二）VTE 预防方法推荐

建议对所有符合上述条件的内科住院患者和（或）Padua 评分≥4 分的 VTE 高风险内科住院患者进行预防。根据个体情况选择一种机械预防和（或）一种药物预防措施；预防一般需 6~14 天，目前无临床证据表明需延长预防时间。预防过程中应对患者的 VTE 和出血风险进行动态评估。

**1. 机械性预防措施**　无机械预防禁忌证的患者建议用以下方法预防 VTE：①无抗凝血药物应用禁忌的患者建议机械预防与药物预防联合应用；②出血性脑卒中和（或）缺血性脑卒中，抗凝血预防弊大于利的患者及有抗凝血禁忌的患者建议单用机械预防；③患肢无法或不宜应用机械性预防措施者可以在对侧实施预防。

机械预防禁忌证：严重下肢动脉硬化性缺血，充血性心力衰竭，肺水肿，下肢 DVT（GCS 除外），血栓性静脉炎，下肢局部严重病变如皮炎、坏疽、近期手术及严重畸形等。

**2. 药物预防措施**　对于存在危险因素的内科住院患者，必须仔细权衡血栓与出血风险（见本章第三部分），如无禁忌证，根据患者情况，可从以下几种药物中选择以下一种药物进行预防。

（1）LDUH：5000 U，皮下注射，每 12 小时 1 次。

LDUH 的禁忌证：活动性出血、活动性消化道溃疡、凝血功能障碍、外伤与术后渗血、先兆流产、产后恶性高血压、细菌性心内膜炎、严重肝功能（或肾功能）损害及对肝素过敏者。

LDUH 应用中需重视的几个问题：①密切观察出血并发症和严重出血危险，一旦发生，除立即停用肝素外，可静脉注射硫酸鱼精蛋白（1 mg/100 U 肝素）；②用药期间对年龄>75 岁、肾功能不全、进展期肿瘤等出血风险较高的人群宜监测 APTT 以调整剂量；③监测血小板计数，警惕肝素诱导的血小板减少症（heparin-induced thrombocytopenia，HIT），若血小板计数下降 50% 以上，并除外其他因素引起的血小板下降，应立即停用肝素（见本章第四部分）。

（2）LMWH：皮下注射，每天 1 次。LMWH 的禁忌证有对 LMWH 过敏，其余禁忌证同普通肝素。

LMWH 应用中需要注意的问题：①每 2~3 天监测血小板计数；②不推荐常规监测凝血因子 Xa，但对于特殊患者（如肾功能不全、肥胖）如有条件可进行测定，并据此调整剂量。

（3）磺达肝癸钠：用药前请仔细阅读药物说明书。

## （三）一些特殊临床情况下的 VTE 预防

**1. 恶性肿瘤**　因内科急症住院的 VTE 高危恶性肿瘤患者，建议常规给予血栓预防；因化疗或糖皮质激素治疗而入院的恶性肿瘤患者，不建议常规进行 VTE 预防。

**2. AMI**　AMI 患者不需要常规进行 VTE 预防。因 AMI 患者虽有较高的 VTE 风险，但其常规治疗中已经包括充分的抗凝血治疗。

VTE 高危的 AMI 患者如无禁忌证，可延长 LMWH 治疗时间至 2 周，延长治疗期间改为预防剂量，也可联合使用机械性预防措施。

**3. COPD 急性加重**　COPD 急性加重患者有高凝倾向。对合并感染、卧床、红细胞增多症、心力衰竭难以纠正、因呼吸衰竭需要无创或有创机械通气的患者，如无禁忌证均可考虑使用普通肝素（unfractionated heparin，UFH）或 LMWH 抗凝血预防血栓形成，疗程为 7~10 天，或直到危险因素去除。COPD 急性加重一旦合并 DVT 和 PTE 时应给予相应的抗凝血治疗，发生高危 PTE 可给予溶栓治疗。

**4. 急性脑卒中**　缺血性脑卒中患者应尽早考虑 LDUH 或 LMWH，并建议联合机械性预防措施预防 VTE，但用药前必须仔细权衡血栓和出血的风险。

建议对出血性脑卒中患者使用机械性措施预防 VTE。

**5. 肾功能不全** 肾功能不全会延长 LMWH 的半衰期而增加出血风险，因此，基于安全考虑，严重肾功能不全的患者，建议选择 LDUH 作为预防性抗凝血治疗的药物。

对肌酐清除率<30 ml/min 的患者，如选择 LMWH，建议减量；如有条件，建议每 1~2 天监测凝血因子 Xa 水平，据此调整剂量。

**6. ICU 患者** ICU 中高危 VTE 患者如无禁忌证，应使用 LDUH 或 LMWH 进行预防，并建议联合应用机械方法预防 VTE。

对同时有高出血风险的患者，先采取 GCS 和（或）IPC 预防血栓直至出血风险降低，然后用药物代替机械方法预防血栓或二者联合应用。

对药物和机械预防措施均有禁忌证的患者，应加强临床监护和床旁超声检查，以便尽早发现和预防 VTE。

**7. 其他人群** 对于过度肥胖或消瘦的 VTE 高风险内科患者应根据体质量调整预防药物的剂量。

对高龄患者采用药物预防，需加强临床监测。由于高龄患者通常伴有肾功能损害、多种并发症、对口服抗凝血药易过敏、其他合并用药互相作用，VTE 预防可能导致高龄 VTE 高风险患者加剧出血。出血风险高的高龄患者可行机械预防。

## （四）几点说明

由于 VTE 的发生发展系十分复杂的病理、生理过程，预防 VTE 前必须进行个体化评估，权衡抗凝血与出血的利弊，预防前应认真阅读药物和器械相关说明书。

应用抗凝血药物时如发生严重出血，应立即停药，及时采取相应的处理措施。即使进行积极的 VTE 预防，仍有发生 VTE 的风险，一旦发生，应采取相应的治疗措施（见本章第五部分）。

# 三、出血危险因素评估

VTE 预防的同时应考虑患者的出血风险，但该风险不会降低内科住院患者尤其是 VTE 高风险患者进行 VTE 预防的必要性。对 15 156 例患者的调查发现，内科患者住院 14 天内出血率为 3.2%，主要出血风险因素包括：活动性胃十二指肠溃疡、已有出血、血小板减少。另外，年龄、肝功能和（或）肾功能不全、中心静脉导管、ICU、风湿、恶性肿瘤、男性等因素也可能增加出血风险。对已有出血或出血高风险的患者，美国胸科医师学院建议首先使用机械预防（GCS 或 IPC）直至出血停止或出血风险已降低，但之后仍需进行药物预防。内科住院患者的出血风险评估见表3-6-2。存在 1 项出血 *OR*>3 的因素即为高危患者，存在 2 项及以上出血 *OR*<3 的因素为高危患者。

表 3-6-2 内科住院患者的出血风险评估

| 危险因素 | *OR* 值 | 95%*CI* | 评 估 |
| --- | --- | --- | --- |
| 活动性胃肠道溃疡（例） | 4.15 | 2.21~7.77 | 1 项即为出血高危 |
| 入院前 3 个月内有出血事件（例） | 3.64 | 2.21~5.99 | |
| 血小板计数<50×10$^9$/L | 3.37 | 1.84~6.18 | |

（续　表）

| 危险因素 | OR 值 | 95%CI | 评　估 |
|---|---|---|---|
| 年龄≥85 岁（比 40 岁） | 2.96 | 1.43~6.15 | ≥2 项即为出血高危 |
| 肝衰竭（凝血酶原国际标准化比值>1.5） | 2.18 | 1.10~4.33 | |
| 严重肾衰竭［肾小球滤过率<30 ml/（min・m$^2$）］ | 2.14 | 1.44~3.20 | |
| 入住重症加强护理病房或心脏病重症监护治疗病房（例） | 2.10 | 1.42~3.10 | |
| 中心静脉导管（例） | 1.85 | 1.18~2.90 | |
| 风湿性疾病（例） | 1.78 | 1.09~2.89 | |
| 癌症（例） | 1.78 | 1.20~2.63 | |
| 男性（例） | 1.48 | 1.10~1.99 | |

注：有 1 项 OR>3 或≥2 项 OR<3 的因素即为出血高危患者

# 四、肝素诱导的 HIT

HIT 是肝素类药物的一种严重不良反应，与免疫介导相关，表现为血小板减少（减少 30%以上）、动脉和（或）静脉血栓形成。其典型症状出现在应用 UFH 或 LMWH 后 5~10 天。UFH 导致 HIT 的发生率是 LMWH 的 10 倍。内科 HIT 患病率为 1%，外科为 1%~5%。新的血栓形成可发生在静脉或动脉中的任何部位，5%~10%的 HIT 患者因新发血栓栓塞死亡。

对于 HIT 高风险患者，建议在应用肝素类药物后第 4~14 天，每隔 2~3 天测定血小板计数。

当高度怀疑或确定 HIT 诊断时，应停用所有 UFH、LMWH 和 VKA，推荐给予非肝素抗凝血药，如凝血酶抑制药阿加曲班、水蛭素或达那肝素。

肾功能不全的 HIT 患者，建议首选凝血酶抑制药阿加曲班。

对于血小板显著降低的 HIT 患者，输血小板仅适用于出血患者或行有创性操作且具有高出血风险的患者。

需长期抗凝血时可以应用 VKA，但仅在血小板计数恢复至>100×10$^9$/L 或恢复到 HIT 前的水平后才能服用。初始预防剂量必须较低（华法林 3~5 mg，苯丙羟基香豆素 3~6 mg），并与阿加曲班、水蛭素或达那肝素合用至少 5 天。

# 五、内科患者 VTE 的治疗原则

## （一）VTE 的药物治疗

### 1. PTE 的溶栓治疗

（1）溶栓治疗适用于急性高危 PTE（出现休克与低血压者）且没有溶栓绝对禁忌证的患者，建议经外周静脉给药。

（2）常用的 3 种溶栓方案：①尿激酶 20 000 U/kg，持续静脉滴注 2 小时；②组织型纤溶酶原激活剂 50 mg，持续静脉滴注 2 小时；③链激酶 150 万 U，持续静脉滴注 2 小时。

（3）对于中、高危 PTE（同时合并右心室功能不全和心肌损伤），且没有溶栓禁忌证，应先进行抗凝血治疗，如病情恶化，可考虑溶栓。

**2. DVT 的溶栓治疗** ①急性下肢近端 DVT 患者，尤其是髂股静脉血栓患者，如出血风险较低，可考虑经导管溶栓治疗；②对于某些广泛的急性近端 DVT 患者，如出血风险较小，且不具备经导管溶栓的条件，可经外周静脉溶栓。

**3. VTE 的抗凝血治疗** ①抗凝血是 VTE 最基本的疗法。当疑诊 VTE 时，如无禁忌即应开始抗凝血治疗。②对于溶栓治疗的患者，溶栓结束后每 4~6 小时测定 APTT 1 次，当 APTT 降至正常值 2 倍以下时，开始抗凝血治疗。③UFH 80 U/kg 静脉注射，续以 18 U/（kg·h）静脉滴注，每 4~6 小时测定 1 次 APTT，使之达到并维持于正常值的 1.5~2.5 倍。④LMWH 应根据体质量给药，每日 1~2 次，皮下注射。如依诺肝素 1 mg/kg，每天 2 次；达肝素钠 100 U/kg，每天 2 次，或 200 U/kg，每天 1 次；那屈肝素 86 U/kg，每天 2 次或 0.01 ml/kg。⑤在 UFH/LMWH 开始应用后的 24 小时内加用口服抗凝血药华法林，初始剂量为 3~5 mg/d。由于华法林需要数天才能发挥全部作用，因此与 UFH 或 LMWH 需至少重叠应用 4~5 d，当连续 2 天测定的 INR>2.0 时，即可停用 UFH 或 LMWH，单独口服华法林治疗。应根据 INR 调节华法林的剂量。在达到治疗水平前，应每日测定 INR，其后 2 周每周监测 2~3 次，以后根据 INR 的稳定情况每周监测 1 次或更少。若考虑长期治疗，每 4~8 周测定 1 次 INR 并调整华法林剂量。⑥抗凝血治疗的持续时间因人而异。一般口服华法林的疗程至少为 3~6 个月。部分病例的危险因素短期可以消除，疗程可能为 3 个月即可；对于栓子来源不明的首发病例，需至少给予 6 个月的抗凝血治疗；对复发性 VTE 或危险因素长期存在者，如恶性肿瘤、抗磷脂抗体综合征、易栓症等患者，抗凝血治疗的时间应更为延长，达 12 个月或以上，甚至终生抗凝血治疗。血浆 D-二聚体持续升高为适当延长抗凝血治疗时间的指征之一。

## （二）非药物治疗

对于某些由于出血风险无法实施溶栓治疗或病情严重而不允许进行系统溶栓治疗的高危 PTE 患者，如技术条件允许，可行肺动脉导管介入治疗。

外科血栓切除术：对于大面积 PTE 有溶栓禁忌证或内科治疗无效者，可考虑行肺动脉栓子取出术；对于某些急性髂股静脉 DVT（症状<7 天，机体功能状态良好，预期生存时间>1 年），如技术水平等条件允许，可考虑行血栓切除术。

## 参考文献

［1］中华医学会骨科学分会. 预防骨科大手术深静脉血栓形成指南（草案）. 中华骨科杂志, 2007, 27（10）：790-792.

［2］李小鹰. 内科住院患者静脉血栓栓塞症预防的中国专家建议. 中华老年医学杂志, 2009, 28（1）：1-7.

［3］Sandier DA, Martin JF. Autopsy proven pulmonary embolism in hospital patients：are we detecting enough deep vein thrombosis. J R Soc Med, 1989, 82（4）：203-205.

［4］Lindblad B, Sternby NH, Bergqvist D. Incidence of venous thromboembolism verified by necropsy over 30 years. BMJ, 1991, 302（6778）：709-711.

［5］Samama MM, Cohen AT, Darmon JY, et al. A comparison of enoxaparin with placebo for the prevention of venous thromboembolism in acutely ill medical patients. N Engl J Med, 1999, 341（11）：793-800.

［6］Leizorovicz A, Mismetti P. Preventing venous thromboembolism in medical patients. Circulation, 2004, 110（Suppl 1）：13-19.

［7］Heit JA, Silverstein MD, Mohr DN, et al. Risk factors for deep vein thrombosis and pulmonary embolism：a population-based case-control study. Arch Intern Med, 2000, 160（6）：809-815.

［8］Cohen AT, Davidson BI, Gallus AS, et al. Efficacy and safety of fondaparinux for the prevention of venous thromboembolism in older acute medical patients: randomized placebo controlled trial. BMI, 2006, 332（7537）: 325-329.

［9］Fraisse F, Holzapfel L, Couland JM, et al. Nadroparin in the prevention of deep vein thrombosis in acute decompensated COPD. The association of non-university affiliated intensive care specialist physicians of France. Am J Respir Crit Care Med, 2000, 161（4 pt 1）: 1109-1114.

［10］Hirsch DR, Ingenito EP, Goldhaber SZ. Prevalence of deep venous thrombosis among patients in medical intensive care. JAMA, 1995, 274（4）: 335-337.

［11］Spyropoulos AC. Emerging strategies in the prevention of venous thromboembolism in hospitalized medical patients. Chest, 2005, 128（2）: 958-969.

［12］Cohen AT, Alikhan R, Arcelus JI, et al. Assessment of venous thromboembolism risk and the benefits of thromboprophylaxis in medical patients. Thromb Haemost, 2005, 94（4）: 750-759.

［13］Blom JW, Doggen CJ, Osanto S, et al. Malignancies, prothrombotic mutations, and the risk of venous thrombosis. JAMA, 2005, 293（6）: 715-722.

［14］Mandald M, Falanga A, Roila F, et al. Management of venous thromboembolism（VTE）in cancer patients: ESMO Clinical Practice Guidelines. Ann Oncol, 2011, 22（Suppl 6）: 85-92.

［15］Yu YB, Gau JP, Liu CY, et al. A nation-wide analysis of venous thromboembolism in 497 180 cancer patients with the development and validation of a risk-stratification scoring system. Thromb Haemost, 2012, 108（2）: 225-235.

［16］Lyman GH, Khorana AA, Falanga A, el al. American Society of Clinical Oncology guideline: recommendations for venous thromboembolism prophylaxis and treatment in patients with cancer. J Clin Oncol, 2007, 25（34）: 5490-5505.

［17］徐晓峰, 杨媛华, 王辰, 等. 内科重症监护病房

中深静脉血栓的发病情况及危险因素分析. 中华流行病学杂志, 2008, 29（10）: 1034-1037.

［18］孙葵葵, 王辰, 庞宝森, 等. 住院脑卒中患者下肢深静脉血栓形成发病情况分析. 中华医学杂志, 2004, 84（8）: 637-641.

［19］Liu LP, Zheng HG, Wang DZ, et al. Risk assessment of deep-vein thrombosis after acute stroke: a prospective study using clinical factors. CNS Neurosci & Ther, 2014, 20（5）: 403-410.

［20］张啸飞, 何建同, 程硅声, 等. 心力衰竭、脑卒中、肿瘤及骨伤病下肢深静脉血栓形成及肺栓塞发生率的临床流行病学调查. 中国慢性病预防与控制, 2001, 9（5）: 206-208.

［21］Duan SC, Yang YH, Li XY, et al. Prevalence of deep venous thrombosis in patients with acute exacerbation of chronic obstructive pulmonary disease. Chin Med J（Engl）, 2010, 123（12）: 1510-1514.

［22］Zhang YH, Yang YH, Chen WH, et al. Prevalence and associations of VTE in patients with newly diagnosed lung cancer. Chest, 2014, 146（3）: 650-658.

［23］Tapson VF, Decousus H, Piovella F, et al. Venous thromboembolism prophylaxis in acutely ill hospitalized medical patients: findings of the international medical prevention registry on venous thromboembolism（IMPROVE）. Chest, 2007, 132（3）: 936-945.

［24］Cohen AT, Tapson VF, Bergmann JF, et al. Venous thromboembolism risk and prophylaxis in the acute hospital care setting（ENDORSE study）: a multinational cross sectional study. Lancet, 2008, 371（9610）: 387-394.

［25］Ge J, Li Y, Jin X, et al. Venous thromboembolism risk assessment and thromboprophylaxis among hospitalized acute medical patients in China-the RAMP Study. Thromb Res, 2010, 126（4）: 270-275.

［26］梁立荣, 张竹, 王虹, 等. 北京地区慢性阻塞性肺疾病急性加重住院患者静脉血栓栓塞症的发生及预防情况. 中华医学杂志, 2013, 93（30）: 2337-2340.

［27］CLOTS Trial Collaboration. Thigh-length versus below-knee stockings for deep venous thrombosis prophylaxis after stroke: a randomized trial. Ann Intern Med, 2010, 153（9）: 553-562.

［28］Lacut K, Bressollette L, Le Gal G, et al. Prevention of venous thrombosis in patients with acute intracerebral hemorrhage. Neurology, 2005, 65（6）：865-869.

［29］Gallus AS, Hirsh J, Tutle RJ, et al. Small subcutaneous doses of heparin in prevention of venous thrombosis. N Engl J Med, 1973, 288（11）：545-551.

［30］Belch JJ, Lowe GD, Ward AG, et al. Prevention of deep vein thrombosis in medical patients by low dose heparin. Scott Med J, 1981, 26（2）：115-117.

［31］Cade JF. High risk of the critically ill for venous thromboembolism. Crit Care Med, 1982, 10（7）：448-450.

［32］Kapoor M, Kupfer YY, Tessler S. Subcutaneous heparin prophylaxis significantly reduces the incidence of venous thromboembolic events in the critically ill. Crit Care Med, 1999, 27（Suppl）：A69.

［33］Phung OJ, Kahn SR, Cook DJ. et al. Dosing frequency of unfractionated heparin thromboprophylaxis：a meta-analysis. Chest, 2011, 140（2）：374-381.

［34］King CS, Holley AB, Jackson JL, et al. Twice vs. three times daily heparin closing for thromboembolism prophylaxis in the general medical populations：a meta analysis. Chest, 2007, 131（2）：507-516.

［35］Kahn SR, Lim W, Dunn AS, et al, Prevention of VTE in nonsurgical patients：antithrombotic therapy and prevention of thrombosis, 9th ed：American College of Chest Physicians Evidence-Based Clinical Practice Guidelines. Chest, 2012, 141（Suppl）：5195-5226.

［36］Dentali F, Douketis JD, Gianni M, et al. Meta analysis：anticoagulant prophylaxis to prevent symptomatic venous thromboembolism in hospitalized medical patients. Ann Intern Med, 2007, 146（4）：278-288.

［37］Che DH, Cao JY, Shang LH. The efficacy and safety of low-molecular-weight heparin use for cancer treatment：a meta-analysis. Eur J Intern Med, 2013, 24（5）：433-439.

［38］郑虹，高雨农，燕鑫，等. 术后应用低分子肝素联合逐级加压弹力袜预防妇科恶性肿瘤患者静脉血栓栓塞性疾病. 中华肿瘤杂志, 2014, 36（1）：39-42.

［39］Turpie AG. Extended duration of thromboprophylaxis in acutely ill medical patients：optimizing therapy？J Thromb Haemost, 2007, 5（1）：5-11.

［40］Hull RD, Schellong SM, Tapson VF, et al. Extended-duration vencus thrombo lism prophylaxis in acutely ill medical patients with recent reduced mobility：a randomized trial. Ann Intern Med, 2010, 153（1）：8-18.

［41］Bergmann JF, Neuhart E. A multicenter randomized double-blind study of enoxaparin compared with unfractionated heparin in the prevention of venous thromboembolic disease in elderly in-patients bedridden for an acute medical illness. The Enoxaparin in Medicine Study Group. Thromb Haernost, 1996, 76（4）：529-534.

［42］Harenberg J, Roebruck P, Heene DL. Subcutaneous low-molecular-weight heparin versus standard heparin and the prevention of thromboembolism in medicol inpatients. The Heparin Study in Internal Medicine Group. Haemostasis, 1996, 26（3）：127-139.

［43］Lechler E, Schramm W, Flosbach CW, et al. The venous thrombotic risk in non-surgical patients：epidemiological data and efficacy/safety profile of a low-molecular weight heparin（enoxaparin）. The Prime Study Group. Haemostasis, 1996, 26（Suppl 2）：49-56.

［44］Kleber FX, Witt C, Vogel G, et al. Randomized comparison of enoxaparin with unfractionated heparin for the prevention of venous thromboembolism in medical patients with heart failure or severe respiratory disease. Am Heart J, 2003, 145（4）：614-621.

［45］Alikhan R, Cohen AT. A safety analysis of thromboprophylaxis in acute medical illness. Thromb Haemost, 2003, 89（3）：590-599.

［46］Mismetti P, Laporte-Simitsidis S, Tardy B, et al. Prevention of venous thromboembolism in internal medicine with unfractionated or low-molecular weight heparins：a meta-analysis of randomised clinical trials. Thromb Haemost, 2000, 83（1）：14-19.

［47］Sherman DG, Albers GW, Bladin C, et al. The efficacy and safety of enoxaparin versus unfractionated heparin for the prevention of venous thromboembolism after acute ischaemic stroke (PREVAIL Study): an open label randomized comparison. Lancet, 2007, 369 (9570): 1347−1355.

[48] Counseil C, Sandercock P. Low-molecular-weight heparins or heparinoids versus standard unfractionated heparin for acute ischemic stroke (Cochrane review). Stroke, 2002, 33 (7): 1925−1926.

[49] Goldhaber SZ, Leizoroviez A, Kakkar AK, et al. Apixaban versus enoxaparin for hromboprophylaxis in medically ill patients. N Engl J Med, 2011, 365 (23): 2167−2177.

[50] Levine MN, Gu C, Liebman HA, et al. A randomized phase Ⅱ trial of apixaban for the prevention of thromboembolism in patients with metastatic cancer. J Thromb Haemost, 2012, 10 (5): 807−814.

[51] Agnelli G, Buller HR, Cohen A, et al. Apixaban for extended treatment of venous thromboembolism. N Engl J Med, 2013, 368 (8): 699−708.

[52] Cohen AT, Spiro TE, Büller HR, et al. Rivaroxaban for thromboprophylaxis in acutely ill medical patients. N Engl J Med, 2013, 368 (6): 513−523.

[53] Levine M, Hirsh J, Gent M, et al, Double-blind randomised trial of a very-low-dose warfarin for prevention of thromboembolism in stage Ⅳ breast cancer. Lancet, 1994, 343 (8902): 886−889.

[54] Zhang J, Zhang YL, Ma KX. Efficacy and safety of adjunctive anticoagulation in patients with lung cancer without indication for anticoagulants: a systematic review and meta analysis. Thorax, 2013, 68 (5): 442−450.

[55] Spyropoulos AC, Anderson FA, Jr Fitzgerald G, et al. Predictive and associative models to identify hospitalized medical patients at risk for venous thromboembolism. Chest, 2011, 140 (3): 706−714.

[56] Langford NJ, Stansby G, Avital L. The management of venous thromboembolic diseases and the role of thrombophilia testing: summary of NICE Guideline CGl44. Acute Med, 2012, 11 (3): 138−142.

[57] Lloyd NS, Douketis JD, Moinuddin I, et al. Anticoagulant prophylaxis to prevent asymptomatic deep vein thrombosis in hospitalized medical patients: a systematic review and meta-analysis. J Thromb Haemost, 2008, 6 (3): 405−414.

[58] Deeousus H, Tapson VF, Bergmann JF, et al. IMPROVE Investigators. Factors at admission associated with bleeding risk in medical patients: findings from the IMPROVE investigators. Chest, 2011, 139 (1): 69−79.

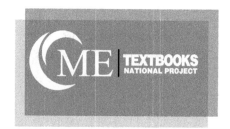

# 路易体痴呆诊治中国专家共识[①]

## 第7章

中国微循环学会神经变性病专业委员会[②]

路易体痴呆（dementia with Lewy body，DLB）是最常见的神经变性病之一，其主要的临床特点为波动性认知功能障碍、视幻觉和类似帕金森病（Parkinson's disease，PD）的运动症状，患者的认知障碍常在运动症状之前出现，主要病理特征为路易体（Lewy body，LB），其广泛分布于大脑皮质及脑干。

Frederick Lewy 于 1912 年首先在原发性 PD 患者的中脑黑质细胞内发现一种胞质内包涵体，随后其他学者也证实这种包涵体的存在，并被命名为 LB。20 世纪 60 年代有病理学家发现一些痴呆患者的新皮质内也存在 LB，当时认为这种痴呆患者相当少见。直到 20 世纪 80 年代新的组织化学染色技术出现，可以较容易发现 LB，因此，有越来越多的痴呆患者被发现与 LB 有关。

1961 年冈崎（Okazaki）等首先对这一类痴呆患者的病理及临床表现进行了详细描述，并提出 DLB 这个病名。此后，还出现其他一些与 DLB 相关的疾病名称，如弥漫性路易体病、皮质路易体病、老年痴呆路易体型、阿尔茨海默病（Alzheimer disease，AD）路易体变异型。1995 年第一届 Lewy 包涵体痴呆国际工作会议统一该病命名，称为 Lewy 包涵体痴呆，即 DLB 国际疾病分类 ID（ICD-10）和精神疾病诊断与统计手册第 5 版（the diagnostic and statistical manual of mental disorders-V，DSM-V）中还未将 DLB 列为独立的疾病单元。

近年来研究认为，DLB 占老年期痴呆的 15%~20%，仅次于 AD，占第 2 位。关于 DLB 患病率的流行病学调查很少。根据非基于人口的研究，DLB 的患病率在 65 岁以上老年人所有痴呆中占的比例为 3.0%~26.3%，与尸检的结果 15%~25% 类似。基于少量的人口学调查，在 65 岁以上老年人中，DLB 患病率为 0.1%~2.0%，在 75 岁以上老年人中为 5.0%。DLB 通常很少有家族遗传倾向。

DLB 病因及发病机制目前尚不清楚。有研究证实，DLB 患者的胆碱能及单胺能神经递质损伤可能与认知障碍和锥体外系运动障碍有关。遗传学研究发现，部分 DLB 患者和家族性 PD 患者存在 α-突触核蛋白基因突变，该基因产物 α-突触核蛋白既是 LB 的成分，也是老年斑的成分，推测

① 本文引自：中国微循环学会神经变性病专业委员会. 路易体痴呆诊治中国专家共识. 中华老年医学杂志，2015，34（4）：339-344.

② 通信作者：李延峰，邮箱：liyanfeng@pumch.cn

执笔组成员：李延峰，纪勇，李晓光，彭丹涛，秦斌，龚涛，葛芳芳

专家组成员姓名（单位）（以姓氏汉语拼音为序）：毕齐（北京安贞医院），陈海波（北京医院），陈加俊（吉林大学中日联谊医院），陈生弟（瑞金医院），冯逢（北京协和医院），龚涛（北京医院），黄光（北京复兴医院），纪勇（天津环湖医院），贾建军（解放军总医院），李晓光（北京协和医院），李延峰（北京协和医院），彭丹涛（中日友好医院），戚晓昆（海军总医院），秦斌（北京医院），屈秋民（西安交通大学第一附属医院），沈璐（湘雅医院），唐北沙（湘雅医院），肖卫忠（北京大学第三医院），邢岩（北京航空总医院），杨奎（兰州大学第一医院），游咏（南华大学附属第一医院），于普林（北京医院老年医学研究所），张巍（北京天坛医院），张振馨（北京协和医院），赵永波（上海第一人民医院）

可能与 DLB 的发病有关；此外，载脂蛋白 ε4 基因也可能是 DLB 的危险因素。

　　LB 广泛分布于 DLB 患者的大脑皮质及皮质下核团，它是一种胞质内的嗜伊红圆形小体。一般认为，LB 是 α-突触核蛋白由可溶性变为不溶性异常聚集而成，影响 α-突触核蛋白表达和代谢的因素可能与 DLB 发病有关。在部分 DLB 和家族性 PD 中有 α-突触核蛋白的基因突变，导致其第 5 位苏氨酸被丙氨酸替代，使 α-突触核蛋白从可溶性变为不溶性而异常聚集；神经丝主要为其三联体亚单位异常聚集，影响微管蛋白的功能，使神经元的功能受损。电镜下 LB 为嗜锇颗粒混有螺旋管或双螺旋丝。有文献报道，LB 对泛素化蛋白阳性，而 tau 蛋白、β-淀粉样蛋白为阴性，表明与 AD 的典型病理改变有明显不同。存在 LB 病理特征的疾病较多，其中原发性 α-突触核蛋白病主要包括 DLB、原发性 PD 及多系统萎缩；此外，AD 患者大脑中也可以发现 LB。尽管对该病的认识不断提高，但是关于 DLB 与 PD 和 AD 的关系仍有争议，尤其是 PD 在疾病进展过程中出现痴呆症状，许多研究人员认为存在着 LB 谱系疾病。40% 以上的 AD 患者脑内会发现 LB，这些患者有时也会称为 AD 的 LBD 变异型（LBV-AD），表明 AD 和 DLB 有重叠，使得该病的诊治困难。本共识参照 Mckeith 等执笔的第 3 次 DLB 共识和 DSM-5 发布的路易体认知功能障碍（NCDLB）的诊断标准，结合最新的研究文献，对 DLB 的临床特点、诊断和治疗进行系统阐述。

# 一、临床特点

**1. 临床症状**　近年来关于 AD 和 PD 的前驱期阶段的研究越来越多。有部分研究认为，在出现典型的 DLB 症状之前，会存在非遗忘性认知功能损害，波动性的认知损害相对较少见，快动眼睡眠行为障碍、视幻觉、抑郁、谵妄、帕金森综合征样表现、嗅觉减退、便秘和直立性低血压等前驱症状。随着疾病的进展，逐渐出现典型的 DLB 临床特征，其主要的特征性症状包括思维和推理能力的下降；一天至数天之内有多次意识模糊和清醒状态的交替；约 50% 的患者出现类似 PD 的运动症状包括躯干的弓形姿势、平衡障碍、肌肉强直；视幻觉；妄想；处理视觉信息困难；快动眼睡眠的梦境异常；睡眠障碍；自主神经功能异常；严重程度小于 AD 的记忆障碍等。

　　以下的临床症状有助于区别 DLB 与 AD：认知功能波动，伴有觉醒和注意变化，波动的证据为白天过度昏睡（有充分的夜间睡眠条件下），或者是白天的睡眠时间在 2 小时以上，长时间凝视远方，发作性的无序语言等，视幻觉。另外，顺行性遗忘是 AD 突出的症状和体征，在疾病的早期就会出现，而 DLB 顺行性遗忘并不突出。Mckeith 等的研究认为，DLB 在命名、短时或中时回忆、再认等认知测试中要好于 AD，而 AD 在语言流利性、视知觉及执行功能方面要优于 DLB。DLB 患者的执行功能及视空间功能受损要比 AD 重，如 Stroop 试验和数字广度试验。

　　其他提醒临床医师诊断 DLB 的症状（与 AD 相比）包括：视幻觉、妄想、无原因晕厥、快动眼睡眠障碍、精神类药物敏感。

**2. 查体和认知检查**　患者有类似 PD 的症状和体征，但达不到 PD 的诊断标准，有轻度的步态障碍，但不能用患者年迈和骨关节病来解释，静止性震颤较 PD 少见，在严重痴呆之前会有肌阵挛现象。直立性低血压在 DLB 患者中较为常见，即使是痴呆症状不严重时。

　　DLB 通常表现有与痴呆一致的认知损害。一项研究使用简易精神状态检查（MMSE）作为认知评分的结果显示，DLB：AD：（AD+DLB）为（15.6±8.7）分：（10.7±8.6）分：（10.6±8.6）分，DLB 的认知测试相对较好，而另一段时间内则变成意识模糊、缄默，这些波动是 DLB 的特征性表现。记忆提取相对于记忆储存损害要严重，命名检查较视空间检查（如画钟和数字抄写）相对要好。

**3. 实验室检查**　实验室检查不能提供诊断 DLB 的依据，但可以提示某些痴呆类型风险。常规的痴呆检查项目包括生化全套、血常规、甲状腺功能、维生素 B$_{12}$ 水平；如有必要，可进行梅毒、莱姆病或艾滋病相关的检测。脑脊液不做常规检测。近年来对 DLB 患者的脑脊液研究发现，AD 患者脑脊液 tau 高于 DLB，LBV-AD 介于两者之间，DLB、LBV-AD 和 AD 的脑脊液 Aβ 水平要高于正常，但三者之间无区别。APOE 等位基因测定能够提示 AD 的风险。

**4. 影像学检查**

（1）MRI 检查：颅脑 MRI 有助于鉴别血管性痴呆和 DLB，血管性痴呆患者常会有白质缺血性病变，DLB 则无。DLB 的内侧颞叶结构包括海马萎缩较 AD 轻，但是较正常对照重；DLB 的 Maynert 基底核和壳核萎缩较 AD 更显著；DLB 的扣带回中、后部，颞-枕叶上部及前额叶眶面的皮质萎缩，而 AD 则是在海马旁回、扣带回膝部、颞极。

（2）SPECT 或 PET 检查：DLB 患者 SPECT 或 PET 检查可以发现枕叶血流或代谢减低，而 AD 患者则无；用多巴胺转运分子作配体进行 SPECT 检查可用于辅助诊断 DLB，多巴胺转运异常对于 DLB 诊断的敏感度>78%且特异度>90%。Lim 等对 14 例临床诊断为 DLB 和 10 例临床诊断为 AD 的患者进行 SPECT 和 PET 检查，其中 SPECT 以 $^{123}$I-beta-CIT 为示踪剂，PET 以 $^{18}$F-氟代脱氧葡萄糖（fluorodeoxyglucose，FDG）为示踪剂，发现扣带回中、后部相对完整，称为扣带回岛症。其对 DLB 有 100% 的特异度。CIT-SPECT 和 FDG-PET 均可用来辅助诊断 DLB，但是 SPECT 的准确性更高。

以 Pit 复合物 B 为示踪剂进行 PET 检查临床诊断 DLB 患者，其淀粉样物分布与 AD 类似，DLB 的额叶、顶叶、楔前叶和扣带回后部可见淀粉样物沉积，而 PD 合并痴呆患者的淀粉样物沉积较少。这些研究表明，淀粉样物沉积可能加重 DLB 的痴呆，但对于其疾病性质影响甚微；如果没有针对 AD 和 DLB 的特异性治疗出现，以代谢影像的方法来提高诊断准确率并无必要。

**5. 病理学检查**　路易体痴呆的特征性病理学表现是 LB，常和 AD 样病理学表现并存。LB 主要存于脑干、边缘系统及新皮质。AD 样病理表现为不同部位存在不同程度的老年斑及神经原纤维缠结。

高度可能的 DLB 具有新皮质弥散的 LB 及低或中度的 AD 样病理表现，或边缘系统 LB 及低度 AD 病理表现。中度可能的 DLB 具有边缘系统为主的 LB 及中度 AD 样病理表现，或新皮质弥散的 LB 及高度 AD 样表现。低度可能的 DLB 具有脑干为主的 LB 及任一程度的 AD 样表现，或边缘系统为主的 LB 及高度 AD 样表现。

**6. 其他**　DLB 有脑电图检查的异常，通常早于 AD，但目前尚不能作为鉴别诊断之用。某些情况下，神经心理学检查可用于区别 DLB 和 AD 或作为以后评估的基线。

# 二、DLB 的诊断及诊断标准

1996 年 Mckeith 等首先提出 DLB 诊断标准，2005 年制定 DLB 的专家共识，见表 3-7-1。2013 年 DSM-5 发布 NCDLB 的诊断标准，见表 3-7-2。DSM-5 的标准将 NCDLB 分为轻度（mild）即轻度认知功能损害期及重度（major）即痴呆期。重度的诊断以渐进性认知功能障碍为必需，以波动性认知功能障碍、类似 PD 的运动障碍及视幻觉三大核心症状为临床特点。DLB 的认知功能障碍主要表现为复杂的注意力和执行力的早期改变，幻觉、抑郁症和妄想症以一种精神错乱式的模式发生波动，类似 PD 的运动障碍症状常出现在认知障碍前或后 1 年时间内。帕金森病需与神经安定剂所致的锥体外系症状进行区别。快速眼动期睡眠行为障碍及对神经安定剂异常敏感是 DLB 的提示特征，使用这些药物治疗精神症状时需要极其谨慎。NCDLB 的支持特点是患者经常出现反复跌倒和原因不明的知觉丧失，如晕厥和短暂的意识丧失发作，可能观察到自主神经功能紊乱，如直立性低血压和尿失禁。轻度的 NCDLB 诊断适用于以下患者，他们在某个阶段出现认知或功能障碍时，伴随的核心或支持要点不是足够充分，没达到重度神经认知障碍（neurocognitive disorders，NCD）标准。然而，对于所有轻度 NCD，经常没有足够的证据证明任何单一的病因，这时使用未指明的诊断是最合适的。

表 3-7-1　2005 年 Mckeith 等制定的 DLB 诊断标准

| 项　目 | 内　容 |
| --- | --- |
| 必要特征[a] | 痴呆，渐进性认知功能下降，影响到正常的社交和工作能力；认知障碍以注意力、执行功能和视空间缺陷最为突出，在疾病早期显著的或持续的记忆下降并非必需的，但通常出现在疾病的进展过程中 |
| 核心特征[b] | 波动性的认知功能障碍；主要表现为注意力和警觉性随时间显著变化；反复发作的形象生动的视幻觉；自发的帕金森综合征 |
| 提示特征[c] | 快速动眼期睡眠行为障碍；镇静药物高度敏感；SPECT 或 PET 显示基底核多巴胺转运体摄取减少 |
| 支持特征[d] | 反复摔倒或晕厥；短暂的、无法解释的意识丧失；严重的自主神经功能障碍，如直立性低血压、尿失禁；其他形式的幻觉；系统性妄想；抑郁；颅脑 CT 或 MRI 检查提示内侧颞叶结构相对正常；SPECT 或 PET 提示枕叶代谢普遍减低；心肌造影提示碘苄胍摄取减低；脑电图提示慢波，颞叶出现短暂尖波 |
| 不支持特征 | 出现脑血管病的局灶性神经系统体征或颅脑影像学证据；检查提示出现其他可导致类似临床症状的躯体疾病或脑部疾病；痴呆严重时才出现帕金森综合征样表现 |
| 症状发生的时间顺序 | DLB 的痴呆症状通常发生在类似 PD 的运动症状之间或同时发生，帕金森病痴呆应该是在 PD 的基础上发生痴呆。在临床实践中，应选择最适合的术语，有时可以使用总称如路易小体病，研究中区别 DLB 和帕金森病痴呆通常采用"1 年原则"，即帕金森综合征 1 年内出现痴呆为 DLB，1 年后为帕金森病痴呆，也有一些研究采用其他时间间隔，但这会使研究间的比较困难，有一些临床病理的研究或临床试验中，通常会纳入临床亚型，称为路易体病或 α-突触核蛋白病 |

注：a. 诊断可能或很可能 DLB 所必需的；b. 诊断很可能 DLB 需要 2 个核心特征，可能的 DLB 需要 1 个核心特征；c. 至少 1 个核心特征加上至少 1 个提示特征可诊断很可能的 DLB，缺乏核心特征，仅 1 个或以上的提示特征可考虑诊断可能的 DLB，无核心特征不能诊断很可能的 DLB；d. 通常存在，但并不提高诊断的特异度；DLB. 路易体痴呆；PD. 帕金森病

表 3-7-2　DSM-V 的路易体认知功能障碍诊断标准

| 项　目 | 内　容 |
| --- | --- |
| 核心特征 | 波动性认知功能障碍，以注意力和警觉性改变为主要特征；反复发作的内容形象生动的视幻觉；自发性帕金森征，继认知能力下降后出现 |
| 提示性特征 | 符合快速眼动期睡眠行为障碍标准；对神经安定剂异常敏感；上述损害不能用其他情况更好地解释，比如脑血管病、其他神经变性病、药物作用，或者其他的精神、神经或系统性疾病 |

注：该标准适用于重度或轻度神经认知障碍；该类型神经认知障碍以隐匿性起病、渐进性发展为特点；该类型神经认知障碍满足一个核心和提示性特征即可诊断为很可能或可能的路易体神经认知障碍；很可能的重度或轻度路易体神经认知障碍，具备两个核心特征，或一个提示性特征同时一个或多个核心特征；可能的重度或轻度路易体神经认知障碍，具备一个核心特征，或者一个或多个提示性特征

国际上对 DLB 与帕金森病痴呆（Parkinson disease dementia，PDD）的区别争议较大，有专家推荐将此两种类型作为不同的疾病分别进行诊断。既往的诊断常以 1 年的时间为期，认为帕金森病的运动症状出现 1 年后再有认知障碍者诊断 PDD 的可能性大。但也有学者认为，鉴于 DLB 与PDD 的病理一致，是与 α-突触核蛋白有关的同一类疾病的不同临床类型，临床诊断只能以运动障碍与认知损害的时间来界定，应为一个疾病的 2 种亚型。

# 三、鉴 别 诊 断

在 DLB 的诊断过程中，根据症状和体征的不同，需要与多种疾病鉴别，常见的有 AD、PDD、皮质基底核变性、额颞叶痴呆、血管性痴呆、脑积水、腔隙综合征、朊病毒病、进行性核上性麻痹和多系统萎缩等。DLB 临床上主要应与 AD、PDD 相鉴别。鉴别诊断主要依靠临床表现、病理学特征等。神经心理认知量表检测有助于 AD 与 DLB 的鉴别诊断。AD 主要从记忆、语言、注意力与执行功能方面进行检查，视空间功能影响较晚。而 DLB 则主要从注意力与执行功能、视空间功能方面检查进行；记忆力与语言功能影响不确定。DLB 与 PDD 诊断中"1 年原则"的时间分界点，完全是为了区分两者的人为设定，若不遵循"1 年原则"而根据临床表现则不能准确地区分两者。大多数 PDD 患者是在 PD 的中、晚期出现痴呆。分子影像学检查如 PET-CT 扫描对 AD、PDD、DLB 的鉴别有很大帮助，如 $^{11}$C-PIB PET-CT 标记淀粉样斑块分子显像提示 PDD 脑部淀粉样斑块负荷显著低于 DLB。

# 四、DLB 的治疗

DLB 作为神经变性疾病之一，迄今尚无方法能够治愈该病，但是有些药物经临床验证可以控制症状、改善患者的生活质量及延长寿命，所以 DLB 应早期识别和诊断，早期进行综合治疗，使病程得到科学的全程管理。全程管理包括有效的药物治疗和非药物治疗，后者还包括有氧功能锻炼、科学的膳食营养管理、患者和照料者的教育及关怀。

## （一）药物治疗

DLB 的药物治疗比较复杂，对于许多神经科、精神科、老年科和综合医院内科医师均是一个挑战。通常采用多种治疗模式或多个药理学治疗靶点。一般包括抗 PD 运动症状的治疗、抗痴呆治疗、抗精神症状和自主神经功能障碍等对症治疗。目前没有有效的药物能治愈 DLB，所以，我们现在应用的各种药物仅为对症治疗。

**1. 抗类似 PD 的运动症状治疗**  首选单一左旋多巴制剂治疗 DLB，约有 50% 的患者症状会有改善。该药应从小剂量开始，缓慢加量至最适剂量后维持治疗。由于此类药物易引起意识紊乱和精神症状，所以使用时应当小心，最好不用抗胆碱药。

**2. 抗精神症状药物治疗**  DLB 视幻觉最常见，也常伴有谵妄、焦虑、抑郁和行为异常。轻度患者无须治疗，如需要药物治疗时，一般应选用胆碱酯酶抑制药或非典型抗精神病药。开放药物研究证实，胆碱酯酶抑制药能改善 DLB 的精神症状。当需要应用非典型抗精神病药时，临床上一般选用喹硫平、氯氮平和阿里哌唑等，由于典型抗精神病药的药物不良反应较多，而且大多数患者对这类药物有超敏反应，可能明显加重患者的精神症状，因而禁用。应当注意，长期大量应用非典型抗精神病药也有潜在的严重不良反应，如增加心、脑卒中风险和病死率，加重认知损害，因此，临床上要慎用。在谨慎评估利弊后，可以应用小到中等剂量，但要在严密的监护下维持最短的疗程，并需要与照料者协商，甚至和患者本人商量用药。

**3. 抗痴呆药物治疗**  DLB 患者的脑内乙酰胆碱浓度下降，较之于 AD 患者，DLB 患者接受胆碱酯酶抑制药效果更好，患者的认知波动会减少、警觉性会提高、记忆也会改善。目前尚未有美国食品药品监督管理局批准用于治疗 DLB 患者的药物，但是临床研究证实某些胆碱酯酶抑制药有临床效果。随机安慰剂对照研究提示卡巴拉汀治疗 DLB 有一定疗效。系列开放试验表明多奈哌齐治疗 DLB 亦有效。加兰他敏仅有初步的开放试验结果。在 DLB 抗痴呆药物治疗中，如果治疗药物突然停止会出现神经、精神症状的反跳现象，所以建议应用胆碱酯酶抑制药治疗有效的 DLB 患者不要轻易停药或换用其他胆碱酯酶抑制药。治疗后患者的淡漠、焦虑、注意力差、幻觉、妄想、睡眠障碍和认知障碍均会不同程度的改善。治疗过程中部分患者类似 PD 的体征可能会一过性加重，一旦出现严重运动症状，应考虑停药。为避免胆碱酯酶抑制药的胆碱能样不良反应如恶心、呕吐、食欲减退、腹泻和嗜睡，建议采用药物剂量滴定法或与食物同服。胆碱酯酶抑制药还会增加直立性低血压、跌倒和晕厥的风险，应当注意并加以防范。

美金刚作为谷氨酸盐的拮抗药，已被美国 FDA 批准用于治疗中、重度 AD 患者，但尚未批准用于治疗 PDD 和 DLB。有研究认为美金刚能够改善 DLB 的认知功能和神经精神症状。但美金刚治疗 DLB 的临床资料相对较少。临床疗效有待于进一步研究和验证。

**4. 情绪异常及睡眠障碍治疗**　DLB 抑郁症状很常见，关于该症状的临床合理治疗方案比较缺乏。目前 5-羟色胺再摄取抑制药（selective serotonin reuptake inhibitor, SSRI）和 5-羟色胺-去甲肾上腺素再摄取抑制药（serotonin-norepinephrine reuptake inhibitors, SNRI）被推荐用于抑郁症的药物治疗，三环类抗抑郁药和抗胆碱作用的药物应避免使用。睡眠障碍如快速眼动相关睡眠行为异常者可以睡前服用氯硝西泮 0.25 mg 治疗，褪黑素 3 mg 和喹硫平 12.5 mg 等，应逐渐加量，并监测疗效和相关不良反应。还有文献报道，褪黑素睡前 3 mg 与氯硝西泮联用更有效。胆碱酯酶抑制药可能对睡眠障碍有帮助。DLB 患者也常有淡漠表现，一般推荐应用胆碱酯酶抑制药。

## （二）非药物支持

**1. 有氧功能锻炼**　有数据显示，认知刺激训练有助于轻到中度痴呆患者的记忆改善和生活质量的提高。物理治疗和有氧运动对于维持患者的活动能力很有帮助。有氧功能锻炼还可以预防和延缓认知下降。同时，要告诉家属鼓励 DLB 患者积极参加有氧功能锻炼，并注意安全。

**2. 营养管理**　DLB 患者早期能正常进食、饮水，饮食无特别规定，但晚期患者常存在吞咽困难和营养不良，此时应改变患者食谱，以软食或半流食为主，注意补充高蛋白。对有严重吞咽困难、误吸风险高的患者，可行胃造口术以保证足够营养。

**3. 患者及照料者教育**　要对患者、患者的配偶、家庭成员及看护人员进行 DLB 疾病知识普及教育，动员社会力量关爱 DLB 患者。

# 五、预　后

DLB 是一种不可逆转的进行性加重的神经变性疾病，进展的速度因人而异，一般认为要快于 AD 的病程。严重 DLB 患者可因吞咽困难致营养不良；因长期卧床，患者易于产生褥疮；吞咽困难和运动障碍导致肺部感染，患者最终死于瘫痪、营养不良及感染等并发症。

**参考文献**

[ 1 ] 中华医学会神经病学分会帕金森病及运动障碍学组，中华医学会神经病学分会神经心理学与行为神经病学组. 帕金森病痴呆的诊断与治疗指南. 中华神经科杂志，2011，44（9）：635-637.

[ 2 ] Chan SS, Chiu HF, Lam LC, et al. Prevalence of dementia with Lewy bodies in an inpatient

psychogeriatric population in Hong Kong Chinese. Int J Geriatr Psychiatry, 2002, 17（9）：847-850.

[ 3 ] Perry RH, Irving D, Tomlinson BE. Lewy body prevalence in the aging brain：relationship to neuropsychiatic disorders, Alzheimer type

pathology and catecholaminergic nuclei. J Neurol Sci, 1990, 100（1-2）：223-233.

［4］ Goedert M, Spillantini MG, Del Tredici K, et al. 100 years of Lewy pathology. Nat Re Neurol, 2012, 9（1）：13-24.

［5］ Mckeith IG, Dickson DW, Lowe J, et al. Diagnosis and management of dementia with Lewy bodies：third report of the DLB Consortium. Neurology, 2005, 65（12）：1863-1872.

［6］ Association AP. Diagnostic and statistical manual of mental disorders：fifth edition. Psychiatry Research, 2013, 189（1）：158-159.

［7］ Donaghy PC, Mckeith IG. The clinical characteristics of dementia with Lewy bodies and a consideration of prodromal diagnosis. Alzheimers Res Ther, 2014, 6（4）：46.

［8］ Mckeith IG, Rowan E, Askew K, et al. More severe functional impairment in dementia with lewy bodies than Alzheimer disease is related to extrapyramidal motor dysfunction. Am J Geriatr Psychiatry, 2006, 14（7）：582-588.

［9］ Clark CM, Xie S, Chittams J, et al. Cerebrospinal fluid tau and beta-amyloid：how well do these biomarkers reflect autopsy-confirmed dementia diagnoses? Arch Neurol, 2003, 60（12）：1696-1702.

［10］ Walker RW, Walker Z. Dopamine transporter single photon emission computerized tomography in the diagnosis of dementia with Lewy bodies. Mov Disord, 2009, 24（Suppl 2）：S754-S759.

［11］ Lim SM, Katsifis A, Villemagne VL, et al. The 18F-FDG PET cingulate island sign and comparison to [123]I-beta-CIT SPECT for diagnosis of dementia with Lewy bodies. J Nucl Med, 2009, 50（10）：1638-1645.

［12］ Brooks DJ. Imaging amyloid in Parkinson's disease dementia and dementia with Lewy bodies with positron emission tomography. Mov Disord, 2009, 24（Suppl 2）：S742-S747.

［13］ Villemagne VL, Okamura N, Pejoska S, et al. Differential diagnosis in Alzheimer's disease and dementia with Lewy bodies via VMAT2 and amyloid imaging. Neurodegener Dis, 2012, 10（1-4）：161-165.

［14］ Fujishiro H, Ferman TJ, Boeve BF, et al. Validation of the neuropathologic criteria of the third consortium for dementia with Lewy bodies for prospectively diagnosed cases. J Neuropath Exp Neurol, 2008, 67（7）：649-656.

［15］ Mckeith IG, Galasko D, Kosaka K, et al. Consensus guidelines for the clinical and pathologic diagnosis of dementia with Lewy bodies（DLB）：report of the consortium on DLB international workshop. Neurology, 1996, 47（5）：1113-1124.

［16］ Shea C, Macknight C, Rockwood K. Donepezil for treatment of dementia with Lewy bodies：a case series of nine patients. Int Psychogeriatr, 1998, 10（3）：229-238.

［17］ Minett TS, Thomas A, Wilkinson LM, et al. What happens when donepezil is suddenly withdrawn? An open label trial in dementia with Lewy bodies and Parkinson's disease with dementia. Int J Geriatr Psychiatry, 2003, 18（11）：988-993.

［18］ Aarsland D, Ballard C, Walker Z, et al. Memantine in patients with Parkinson's disease dementia or dementia with Lewy bodies：a double blind, placebo-controlled, multicentre trial. Lancet Neurol, 2009, 8（7）：613-618.

［19］ Ridha BH, Josephs KA, Rossor MN. Delusions and hallucinations in dementia with Lewy bodies：worsening with memantine. Neurology, 2005, 65（3）：481-482.

［20］ Sabbagh MN, Hake AM, Ahmed S, et al. The use of memantine in dementia with Lewy bodies. J Alzheimers Dis, 2005, 7（4）：285-289.

［21］ Boeve BF, Silber MH, Ferman TJ. Melatonin for treatment of REM sleep behavior disorder in neurologic disorders：results in 14 patients. Sleep Med, 2003, 4（4）：281-284.

［22］ Woods B, Aguirre E, Spector AE, et al. Cognitive stimulation to improve cognitive functioning in people with dementia. Cochrane Database Syst Rev, 2012, 2：CD005562.

［23］ Bossers WJ, van der Woude LH, Boersma F, et al. A 9-week aerobic and strength training program improves cognitive and motor function in patients with dementia：a randomized, controlled trial. Am J Geriatr Psychiatry, 2015, 23（11）：1106-1116.

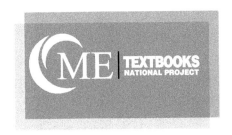

中国老年人认知障碍诊治流程专家建议[①]

# 第 8 章

中华医学会老年医学分会老年神经病学组[②]

老年人认知障碍诊治专家共识撰写组[②]

## 一、老年人认知功能障碍的概述

认知是大脑接收处理外界信息从而能动地认识世界的过程。认知功能涉及记忆、注意、语言、执行、推理、计算和定向力等多种区域。认知障碍指上述区域中的一项或多项功能受损，它可以不同程度地影响患者的社会功能和生活质量，严重时甚至导致患者死亡。

到 21 世纪中叶，我国老年人口将超过 4 亿，约占全国总人口的 30%，因此老年人认知功能障碍的患者也会增多。认知功能障碍不仅是单纯的医学问题，也是严峻的社会问题。中华医学会老年医学分会制订本共识的主要目的在于为临床医师提供简便易行的诊治策略，使老年科医师可以快速识别老年人群中的认知功能障碍，以期达到早期诊断、早期治疗的目的。

神经系统退行性疾病、心脑血管疾病、营养代谢障碍（特别是糖尿病）、感染、外伤、肿瘤、药物滥用等多种原因均可导致认知功能障碍。常见的认知障碍主要有轻度认知功能障碍（mild cognition impairment，MCI）和痴呆两类。MCI 是认知功能处于正常与痴呆间的一种过渡状态，65 岁以上的老年人群中患病率为 10%~20%，超过 50% 的 MCI 患者在 5 年内会进展为痴呆，只有少部分 MCI 患者认知功能可保持稳定，甚至恢复正常。研究结果表明，每年约有 10% 的 MCI 患者转化为阿尔茨海默病（Alzheimer's disease，AD），MCI 较健康老年人发生痴呆的比例高 10 倍。因此，MCI 的干预对延缓痴呆的发生、发展至关重要。

老年期痴呆是以认知障碍表现为核心，伴有精神行为症状，导致日常生活能力下降的一组疾病。按病因分为 AD、血管性痴呆（vascular dementia，VaD）、额颞叶痴呆（frontotemporal

① 本文引自：中华医学会老年医学分会老年神经病学组，老年人认知障碍诊治专家共识撰写组. 中国老年人认知障碍诊治流程专家建议. 中华老年医学杂志，2014，33（8）：817-825.

② 通信作者：贾建军，邮箱：jiajianjun301@126.com

执笔组专家：贾建军（解放军总医院），宁玉萍（广州脑科医院），章军建（武汉大学中南医院），徐俊（江苏省老年医学研究所，江苏省苏北人民医院），魏文石（上海华东医院），陈晓春（福建医科大学附属协和医院）

撰写组成员和指导专家（以姓氏汉语拼音为序）：陈晓春（福建医科大学附属协和医院），郭起浩（复旦大学华山医院），贾建军（解放军总医院），李小鹰（解放军总医院），罗本燕（浙江大学第一医院），马辛（首都医科大学附属北京安定医院），宁玉萍（广州脑科医院），彭丹涛（中日医院），沈璐（中南大学湘雅医院），孙璇（解放军总医院），唐北沙（中南大学湘雅医院），涂秋云（中南大学湘雅三院），汪凯（安徽医科大学第一医院），王鲁宁（解放军总医院），魏文石（上海华东医院），肖世富（上海市精神卫生中心），徐俊（江苏省老年医学研究所，江苏省苏北人民医院），徐运（南京大学鼓楼医院），于普林（北京医院，老年医学研究所），于欣（北京大学第六医院），张振馨（中国医学科学院北京协和医院），章军建（武汉大学中南医院科），周晓辉（新疆医科大学第一附属医院），周玉颖（天津环湖医院）

dementia，FTD）、路易体痴呆（dementia with Lewy bodies，DLB）和其他类型痴呆等，其中 AD 最为常见，约占所有痴呆类型的 60%。

本专家共识从老年人认知功能障碍的筛查与评估、痴呆诊断和分型、老年人常见疾病相关的认知功能障碍、认知功能障碍中的精神行为问题、认知功能障碍的药物治疗及痴呆患者的照料与康复等方面进行了系统的阐述，旨在为老年科医师提供基本的诊疗思路。

# 二、老年人认知功能障碍的筛查与诊断

## （一）老年人认知功能障碍的诊断与筛查原则

老年人认知功能障碍包括 MCI 和痴呆，痴呆的临床表现包括认知功能的下降、精神行为异常和社会功能的受损。

**1. 老年人认知功能障碍的筛查与评估流程**　见图 3-8-1。

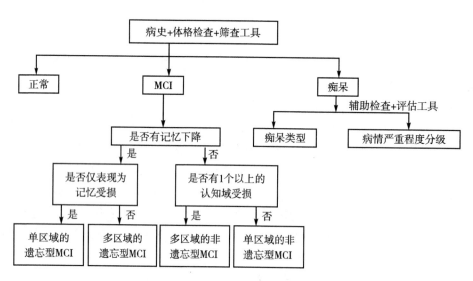

**图 3-8-1　老年人 MCI 的筛查和评估流程**

注：MCI. 轻度认知功能障碍

**2. 常用的评估工具**　神经心理检查是对患者认知功能的客观评价，有助于确立认知障碍的诊断，明确认知障碍的特征，监测认知功能的变化。单纯神经心理评估不能诊断认知功能障碍，应结合临床全面分析。根据评估目的、检测的功能、检查对象选择适宜量表，包括认知功能、精神行为症状、日常生活和社会功能等评估工具。

（1）认知功能评估

1）痴呆自评 8 项问卷（ascertain dementia 8 questionnaire，AD8）：识别早期痴呆的一种简单、敏感的筛查工具，常用作知情者评估，认知损害的界限分为≥2 分。

2）迷你认知评估量表（mini cognitive testing，mini-Cog）：简短的认知筛查工具，适合于门诊初筛使用，3 个单词学习后接着画钟、画钟后回忆 3 个单词，画钟 2 分、3 个单词回忆 3 分，满分5 分，≤3 分提示认知功能受损。

3）简明精神状态检查量表（mini-mental state examination，MMSE）：国内外应用最广的认知筛查量表，对 MCI 不够敏感，总分 30 分，识别痴呆的划界分为文盲组≤17 分、小学组≤20 分、中学或以上组≤24 分。

4）蒙特利尔认知评估量表（Montreal cognitive assessment scale，MoCA）：常用的认知筛查量表，对 MCI 和痴呆的敏感度和特异度较高，缺点是文盲与低教育老人的适用性差，总分 30 分，不同版本 MoCA 的痴呆划界分有差别，在 22~26 分。

5）记忆与执行筛查量表（memory and executive screening，MES）：优点为不受教育程度影响，满分 100 分，划界分为 75 分。

（2）精神行为症状

1）神经精神症状问卷（neuropsychiatric inventory，NPI）：NPI 是评估患者行为障碍的知情者问卷，对痴呆患者常见的 10 种异常行为的严重程度和频率进行评估。

2）老年抑郁量表（geriatric depression scale，GDS）：涵盖了老年人抑郁的特征，能够更敏感地检查老年抑郁患者的躯体症状，易于操作，满分 30 分，≤10 分无抑郁症状，11~20 分可能有抑郁症状，≥21 分为肯定有抑郁症状。

3）日常和社会功能：日常生活能力量表（activity of daily living，ADL）共有 14 项，包括日常性和工具性生活能力量表两部分，满分 64 分，<16 分为完全正常，>16 分有不同程度的功能下降。

**3. 辅助检查**

（1）常规体液检查：血液中血常规、红细胞沉降率、电解质、血糖、肝功能、肾功能、同型半胱氨酸、甲状腺功能、B 族维生素、叶酸、梅毒和人类免疫缺陷病毒（human immunodeficiency virus，HIV）等检测。有条件者可以进一步检测脑脊液常规、生化、细胞学、tau 蛋白、Aβ42 检测、基因检测、脑组织活检等。

（2）神经影像学：常规推荐头部 MRI 检查（包括冠状位海马扫描），若条件限制，可选择 CT 扫描。有条件者可进一步行正电子发射型断层成像（positron emission computed tomography，PET）、单光子放射计算机断层成像（single photon emission computed tomography，SPECT）检查。

## （二）MCI 的诊断和分型

MCI 是指正常认知功能与轻度痴呆患者间的过渡状态，重视 MCI 对认知障碍的早期识别和干预具有重要意义。

**1. MCI 的诊断流程**　MCI 的诊断流程分为 3 步：①根据病史和某些客观检查如神经心理评估筛查出 MCI 患者；②根据认知损害的特征区分 MCI 的临床亚型；③进一步寻找可能的病因。

**2. MCI 的诊断标准**　同时符合以下几项：①患者或知情者主观感觉有认知功能的下降；②客观检查有认知功能受损；③日常生活功能基本正常；④不符合痴呆的诊断标准。

**3. MCI 的临床分型**　认知损害可以是记忆力损害，也可以是记忆力以外的损害，如执行功能、注意力、语言能力等。根据是否存在记忆力下降可将 MCI 分为遗忘型 MCI（amnestic MCI，aMCI）和非遗忘型 MCI（non-amnestic MCI，naMCI）；根据损害区域可分为单区域型和多区域型，见表 3-8-1。

**4. 病因**　MCI 是一组临床综合征，在病因学上具有高度的异质性，因此确立诊断后，进一步分析可能的病因有助于预后的判断。不同原因的痴呆在 MCI 阶段的临床鉴别比较困难，医师需根据患者或知情者提供的病史、实验室和神经影像学检查等做出综合分析。变性疾病常隐袭起病、进行性加重；血管性疾病常突然起病，多伴有血管性危险因素、脑卒中或短暂性脑缺血发作病史；有精神疾病因素的患者常有焦虑或心境障碍病史；部分患者可继发于其他系统性疾病如心房颤动、充血性心力衰竭、糖尿病和肿瘤等。不同病因引起的认知损害区域有所差异，见表 3-8-1。单区域或多区域 aMCI 常被认为是 AD 的前驱状态，naMCI 进展为非阿尔茨海默痴呆的可能性更大，包括 FTD 或 DLB。

表 3-8-1　不同病因 MCI 认知表现特点

| 分型 | 范围 | 病因 | | |
| --- | --- | --- | --- | --- |
| | | 变性性 | 血管性 | 精神障碍性 |
| aMCI | 单区域 | AD | — | 抑郁 |
| | 多区域 | AD | VaD | 抑郁 |
| naMCI | 单区域 | FTD | — | — |
| | 多区域 | DLB | VaD | — |

注：MCI. 轻度认知功能障碍；aMCI. 遗忘型认知功能障碍；naMCI. 非遗忘型认知功能障碍；VaD. 血管性痴呆；FTD. 额颞叶痴呆；DLB. 路易体痴呆

**5. MCI 的筛查和诊断工具**

（1）神经心理学评估：用 MMSE、MoCA 等神经心理学检查确认患者有 MCI（与健康人比较，差异大于 1 个标准差）但未达到痴呆水平，GDS 可排除抑郁。神经心理测试受教育、年龄、文化背景及疾病状况等诸多因素的干扰，因此，临床医师诊断 MCI 需基于神经心理学客观检查结果，结合患者的上述因素和生活社会能力做出综合判断。

（2）生物标志物：由于 MCI 临床和病理的异质性，生物标志物可为区分 MCI 的不同亚型提供帮助。临床特征和生物标志物的联合应用有助于 MCI 预后的判断。如果患者脑脊液中 tau/Aβ42 比值上升、PET 示淀粉样斑块阳性、MRI 见海马萎缩，该患者很可能为 AD 源性 MCI。

## （三）痴呆的诊断和分型

痴呆是认知功能障碍的严重阶段，与 MCI 的区别是已经明显影响到对个体的社会功能、日常生活造成明显影响。从病因分型角度可分为：原发神经系统疾病导致的痴呆、神经系统以外疾病导致的痴呆和同时累及神经系统及其他脏器的疾病导致的痴呆。第一类包括神经变性性痴呆（AD 等）、血管性痴呆、炎症性痴呆、正常颅压脑积水、脑肿瘤、外伤、脱髓鞘病等；第二类包括系统性疾病导致的痴呆（如甲状腺功能低下、维生素缺乏等）和中毒性痴呆（如酒精中毒、药物慢性中毒等）；第三类包括艾滋病（艾滋病痴呆综合征）、梅毒、Wilson 病等。现对临床常见痴呆类型进行概述。

**1. AD 诊断标准**　AD 是老年期最常见的痴呆类型，包括无症状临床前期、MCI 和痴呆 3 个阶段。AD 多在老年期隐匿起病，缓慢进行性加重，女性相对多见。主要表现为记忆和其他认知功能障碍，早期出现情景记忆障碍（特别是近事遗忘），可伴有不同程度的精神行为症状（behavioral and psychological symptoms of dementia，BPSD），逐渐影响日常生活能力和社会功能。临床上对疑似 AD 痴呆的患者，应进一步检查排除其他原因导致的认知功能障碍。如果神经心理量表提示情景记忆明显下降，MRI（包括冠状位）证实内侧颞叶和（或）海马萎缩，脑脊液 Aβ42 下降、总 tau/磷酸化 tau 升高，PET 显示双侧颞顶叶葡萄糖代谢率降低和 Aβ 沉积证据，均支持 AD 痴呆的诊断。AD 的诊断标准推荐 2011 年美国国家衰老研究所和阿尔茨海默病学会（NIA-AA）标准。临床上对于不能明确原因的认知障碍人群，应及时推荐至专科医师处进一步诊断。

**2. 血管性认知障碍（vascular cognitive impairment，VCI）诊断标准**　VCI 是指血管因素导致的从 MCI 到痴呆的一大类综合征。包括血管性认知功能障碍非痴呆（vascular cognitive impairment no dementia，VC-IND）、VaD 和伴有 AD 病理改变的 VD，临床发病率仅次于 AD。通常表现为多发大血管性梗死、单个重要部位梗死、多发腔隙性梗死和广泛脑室旁白质损害等。

（1）VC-IND 的临床特征：①认知障碍，但未达到痴呆标准；②认知损害被认为血管因素导致，如突然起病、阶梯样病程、斑片状认知损害；③有脑血管病史和（或）影像学证据。

（2）VaD 的临床特征：包括以认知功能损害为核心表现的痴呆症状和脑血管病证据，且两者存在相关性。多发生于卒中后 3 个月内。

诊断要点：①有 1 个以上血管危险因素；②存在 1 个以上认知域的损害；③血管性事件和认知损害相关；④认知功能障碍多呈急剧恶化或波动性、阶梯式病程。

神经变性性痴呆除了 AD 外，其他神经变性疾病有 PDD 或 DLB、FTD、进行性核上性麻痹、皮质基底核变性和嗜银颗粒病等，后三者根据病理学和致病基因已被视作额颞叶变性疾病谱的特殊类型。

**3. PDD 和 DLB**　PDD 和 DLB 在临床上仅次于 AD、VCI 常见。临床共同特点是波动性认知障碍、反复发作的视幻觉和锥体外系症状为主，震颤相对少见，常规 PD 治疗药物效果不佳，临床上慎用地西泮、抗精神病药。既往临床上采用"1 年原则"进行区分：锥体外系症状出现 1 年后发生的痴呆，倾向于 PDD；而锥体外系症状出现 1 年以内甚至之前出现的痴呆，倾向于 DLB。诊断标准参考 DLB 国际专家组 2012 诊断标准。

**4. FTD 的诊断标准**　FTD 是以进行性精神行为异常、执行功能障碍和语言损害为特征的临床常见痴呆症候群。FTD 分为 2 种临床类型：行为变异型和原发性进行性失语，后者又可分为语义性痴呆和进行性非流利性失语症。此外，FTD 的特殊类型包括进行性核上性麻痹和皮质基底核综合征及 FTD 合并运动神经元病等。临床特征包括起病年龄相对较轻，行为异常或语言障碍为首发症状，影像学检查发现额颞叶为主的脑萎缩。诊断标准参考 2014 年额颞叶变性（frontotemporal lobe degeneration，FTLD）中国专家共识。

## （四）老年人常见疾病与痴呆

尽管由躯体疾病导致的痴呆所占比例很小，其中部分病因可以干预，因此，积极寻找导致痴呆的病因具有重要的临床意义。

**1. 心血管系统疾病**　①高血压与认知障碍相关，降血压治疗能减少认知障碍的发生，血管紧张素转换酶抑制药和钙通道阻滞药可以选用，利尿药、血管紧张素受体拮抗药、β-受体阻滞药和 α-受体阻滞药是否有减少认知障碍的作用尚不完全明确；②冠状动脉粥样硬化性心脏病（简称冠心病）中心绞痛和心肌梗死与 naMCI 可能相关，由于引起冠心病的危险因素可导致认知功能受损，因此，戒烟和积极控制血压、血糖与血脂等对防治认知功能障碍可能有一定帮助；③慢性充血性心力衰竭在临床上常伴有认知功能受损，特别是晚期心力衰竭患者更易出现，须加强对高龄心力衰竭患者的认知评估，以减少由于认知障碍所导致的其他风险；④心律失常疾病中心房颤动与认知障碍相关性最高，其他类型的心律失常与认知障碍的关系尚不明确。维持窦性心律对防治认知障碍可能获益，临床工作中需关注筛查心房颤动患者的认知功能。

**2. 糖尿病**　糖尿病人群中，痴呆患病率较健康人群升高 2.0~2.5 倍，与 AD 尤为相关。积极控制糖尿病、及时发现认知障碍并进行有效的干预具有重要的临床意义。

**3. 慢性阻塞性肺疾病、阻塞性睡眠呼吸暂停低通气综合征等呼吸系统疾病**　慢性阻塞性肺疾病、阻塞性睡眠呼吸暂停低通气综合征等呼吸系统疾病除了可以直接加重大动脉粥样硬化，还可以导致慢性脑缺氧。这两者均可以导致认知功能损害，造成痴呆的发病率上升，保持有效的气道通畅在这部分人群中对防治痴呆有重要意义。

**4. 甲状腺功能障碍** ①大多数甲状腺功能减退患者无明显认知功能损害，较严重的患者可出现精神运动迟缓、注意力不集中、淡漠、嗜睡及抑郁等，导致痴呆者少见。3%~5%的患者出现精神心理症状。②甲状腺功能亢进症患者常出现紧张、易激惹、坐立不安、多动、情绪不稳定和注意力不集中等。如同甲状腺功能减退症患者一样，当神经心理症状进展时几乎总伴有该病的系统性表现。神经系统体征经常见到，特别是震颤。

**5. 乙醇（酒精）** 酒精滥用与多种认知障碍有关，也可能因为营养缺乏（维生素 $B_1$、烟酸）导致。Korsokoff 综合征常出现顺行性遗忘、虚构、记忆广度受损。若伴有维生素 $B_1$，缺乏则被认为是 Wernicke 脑病的表现。有酒精滥用的糙皮病患者如出现认知损害，可能是烟酸缺乏所致。

**6. 维生素 $B_{12}$ 缺乏** 维生素 $B_{12}$ 缺乏可导致类似痴呆的神经精神综合征，但认知和行为障碍通常在其他神经系统症候之后出现，如周围神经病和亚急性脊髓联合变性。罕见情况下认知和行为紊乱可发生于血液或脊髓症状出现数年之前。肢体的麻木和针刺感（感觉异常）是最常见的神经症状，遗忘和易激惹则是最常见的神经精神表现，长期维生素 $B_{12}$ 缺乏可导致精神病症和严重痴呆。

**7. 感染** 中枢神经系统感染性疾病可导致痴呆。单纯疱疹病毒可引起内颞叶出血坏死性病变，早期抗病毒治疗可降低病死率并有助于减少认知障碍发生。真菌感染，特别是隐球菌感染，是造成认知功能损害的罕见原因，多见于免疫低下个体。寄生虫（如弓形体）也可导致痴呆，影像学检查和脑脊液病原学检测有助于鉴别诊断。

**8. 梅毒** 由梅毒导致的痴呆一般称为麻痹性痴呆，其典型表现为明显行为紊乱，包括幻觉、情绪不稳定、妄想和躁狂，一般发生在暴露性接触 15~30 年后。当血液中的梅毒标志物确定后，应进一步腰椎穿刺检查，但并非所有的脑脊液梅毒阳性者都可诊断为麻痹性痴呆，该阳性可持续终身。一般认为当脑脊液白细胞计数>$5×10^9$/L 时考虑静脉全程抗梅毒治疗。

**9. 人类免疫缺陷病毒（human immunodeficiency virus，HIV）感染** 大多数 HIV 感染患者会发生痴呆，其中<10%的患者仅表现为痴呆。精神运动迟缓、注意力不集中和执行功能障碍是 HIV 相关痴呆临床特征。该病局灶性神经体征较常见，如共济失调和震颤等，早期抗 HIV 治疗可延缓或阻止其发展为严重痴呆。HIV 阳性患者出现认知功能迅速恶化时要考虑合并颅内感染的可能，如弓形体和进行性多灶性白质脑病。

**10. Creutzfeld-Jakob 病** 传染性朊蛋白导致的 Creutzfeld-Jakob 病临床特征包括痴呆、肌阵挛和特征性的脑电周期性发放三联征。1/3 的患者早期出现易激惹和惊吓性肌阵挛等少见躯体症状，也可出现视觉功能障碍。Creutzfeld-Jakob 病的快速进展病程是区别于其他类型痴呆的显著特征，大多数患者做出诊断时已经不能活动和缄默，1 年内死亡。

**11. 抗精神病药与镇静催眠药** 抗精神病药可增加脑卒中和痴呆等脑部疾病的风险，典型抗精神病药包括氯丙嗪、奋乃静、氟哌丁醇等，非典型抗精神病药主要指氯氮平、利培酮、喹硫平、奥氮平和阿立哌唑等。临床上使用这类药物治疗痴呆相关的精神行为症状时应遵循低剂量、短疗程、慎观察的原则。

**12. 正常压力性脑积水** 正常压力性脑积水典型的临床三联症为步态障碍、尿失禁和痴呆。神经影像学检查中 Evans 指数>0.3 提示脑积水，MRI 特殊序列有助于区分交通性脑积水和非交通性脑积水。约 20%的患者经过手术治疗，认知功能可以得到改善。

**13. 颅内占位性病变** 老年人中慢性硬膜下血肿和特殊部位脑膜瘤导致认知功能下降者较常见，但多因起病隐匿、进展缓慢，临床上易漏诊。颅脑 CT、MRI 等影像学检查可帮助诊断，治疗上多以内科治疗为主，必要时外科手术介入。

**14. 副瘤综合征** 导致副瘤综合征常见的原因为肺癌、乳腺癌、卵巢癌和淋巴瘤等，可以有中枢神经系统和（或）周围神经系统损害。主要表现为共济失调、眩晕、眼球震颤、意识模糊和痴呆等，上述症状可以发生在原发肿瘤被发现之前，边缘性脑炎被认为是副瘤综合征所致的认知损害的原因之一，治疗以处理原发肿瘤为主。

# 三、认知障碍的药物治疗

认知障碍治疗包括药物治疗、心理或社会行为治疗和康复治疗等，药物治疗仍是当今治疗的主体。目前尚无有效药物逆转认知障碍的病理过程，治疗的主要目的是改善认知功能、延缓疾病进展、提高日常生活能力、延长生存期、减少看护者照料负担等。认知障碍患者的临床症状涉及认知损害、精神行为异常和日常生活能力下降等多个方面，治疗应遵循个体化和多方面原则。

## （一）MCI

目前尚无足够的证据表明药物干预（包括银杏和抗炎药）可改善 MCI 的预后，对于血压、血脂、血糖等危险因素的管理及预防性使用阿司匹林和维生素 E 等减少 MCI 发展为痴呆的风险需进一步证实。有一项研究发现多奈哌齐可以延缓有抑郁症状的 aMCI 向 AD 痴呆的进展过程。

## （二）痴呆的药物治疗

**1. AD**　应遵循早治疗、早干预的原则，早期治疗获益高于延迟治疗。胆碱酯酶抑制药（多奈哌齐、卡巴拉汀、加兰他敏等）作为 AD 治疗一线药物，对轻、中度 AD 患者认知和非认知症状均有效，其中，多奈哌齐是最早被美国食品药品监督管理局（FDA）批准用于轻、中、重度 AD 的治疗药物，起始剂量为 5 mg，每晚 1 次，4 周后可增加到 10 mg，每晚 1 次，若患者出现失眠等症状，可改为早餐前服用。诸多研究发现多奈哌齐（10 mg/d）对患者的认知、整体功能获益更大。卡巴拉汀和加兰他敏也应从小剂量开始，个体化逐渐加至合理剂量。胆碱酯酶抑制药治疗中若出现恶心、呕吐、腹痛、食欲减退或体质量下降等不良反应，应将剂量减少至能够耐受为止。

*N*-甲基-D-天冬氨酸受体拮抗药（美金刚）可用于治疗中、重度 AD，可单独使用，也可联合胆碱酯酶抑制药使用。起始剂量为 5 mg（每天 1 次），可增至 20 mg（每天 1 次）。美金刚常见不良反应有意识混沌、头晕、头痛和疲倦。临床上也可将脑代谢增强剂、抗氧化剂、中药等用于 AD 的治疗，如轻、中度 AD 患者常选用石杉碱甲、尼麦角林、吡拉西坦或奥拉西坦、维生素 E 或银杏叶制剂等作为协同治疗药物，但其有效性仍有待于进一步证实。

**2. VaD**　胆碱酯酶抑制药可用于治疗轻、中度 VaD 患者，对改善认知功能、日常生活能力有一定效果。多奈哌齐可有效改善 Binswanger 型 VaD 患者的认知功能和伴有皮质下梗死及白质脑病的常染色体显性遗传脑动脉病（cerebral autosomal dominant arteriopathy with subcortical infarcts and leukoencephalopathy，CADASIL）患者的执行功能。抗血小板聚集和控制血压、血脂、血糖等可减少 VaD 的发病风险。

**3. PDD 或 DLB**　胆碱酯酶抑制药可部分改善 PDD 或 DLB 患者的认知功能、精神行为异常及临床医师的整体印象的评估。美金刚对 DLB 患者的认知和情绪障碍也有一定的作用。

**4. FTD**　目前尚未批准任何药物用于治疗 FTD。临床常用的 FTD 治疗药物包括选择性 5-羟色胺再摄取抑制药、非典型抗精神病药、*N*-甲基-D-天冬氨酸受体拮抗药等。选择性 5-羟色胺再摄取抑制药可改善 FTD 患者的行为症状，对于 FTD 的脱抑制、淡漠、摄食异常等可能有效，但对认知功能改善不明显。小剂量非典型抗精神病药（如利培酮、奥氮平）可改善

FTD 的精神行为症状，但存在嗜睡、体质量增加、锥体外系症状等作用，而且可增加高龄患者的死亡风险。

# 四、痴呆患者的照料与康复

## （一）痴呆患者的照料原则

延缓疾病进展速度，提高患者的生存质量。

## （二）痴呆患者的照料评估

痴呆各期的临床表现会有不同，所以在首次诊断痴呆后要进行全面的护理评估，建议每 6 个月评估 1 次患者的痴呆严重程度，按照不同的阶段制订照料计划，实施分期照料。

## （三）痴呆患者的分级照料

**1. 轻度痴呆患者的照料** 使用小便条、日历等提示物帮助记忆。规律作息时间，每日按特定顺序安排日常生活。督促患者自己料理生活，鼓励患者参加社会活动、回忆往事，尤其是让患者有成就感的愉快的事情，如翻看老相片。鼓励患者进行躯体锻炼，提高肌力、平衡和协调性。对存在焦虑和抑郁情绪者，要引导和帮助患者倾诉内心感受，并给予心理疏导。

**2. 中度痴呆患者的照料** 可佩戴定位手表。照料者与患者的感情交流尤为重要。根据认知功能障碍的评估结果，如注意、语言、视觉感知、问题解决和执行能力等进行单项和综合整体性认知康复治疗。管理好厨房用具。在电源插座上加放电源封口。出现精神行为改变时，先寻找诱发因素，给予正确引导，不能控制时寻求医师帮助，家庭照料者应接受各种相关培训和指导以缓解心理上和身体上的压力，以便更好地照料患者。

**3. 重度痴呆患者的照料** 患者的日常生活能力明显下降，各种妄想、幻觉及夜间异常行为更加突出。因长期卧床、大小便失禁，容易引起许多并发症，如肺部感染、泌尿系感染、压疮、坠床等，应积极预防。

进食困难和吞咽障碍会导致患者出现营养不良，应给痴呆患者足够的用餐时间，严重进食障碍时可留置胃管或空肠营养管进食。卧床患者应定时进行肢体关节的被动活动，保持肢体于功能位，防止关节畸形和肌肉萎缩。要了解患者所服各种药物的不良反应，一旦发生应联系医师，给予及时处理。重症痴呆患者的姑息护理在国外已形成较完整的体系，在我国尚需要法律、法规、伦理和社会道德等层面的进一步完善。

# 五、认知障碍中 BPSD 的识别与处理

## （一）临床症状

MCI 和痴呆均可出现不同的 BPSD，但中、晚期更常见。BPSD 对认知障碍加重有一定影响，BPSD 早期、频发出现提示痴呆病情进展较快。BPSD 可分为神经症性人格改变、情感性人格改变、精神病性人格改变和谵妄几类症状群。

**1. 妄想** 被窃妄想如钱物被藏匿或嫉妒妄想如怀疑配偶不忠等常见。常伴有幻觉或虚构，妄想结构一般不系统，痴呆早期即可出现。

**2. 幻觉**　各种幻觉都可出现，视幻觉多见，如看见偷窃者或入侵者，看见死去的亲人、鬼神等。小矮人幻觉较有特征性。可有言语性幻听，嗅幻觉和味幻觉较少见，夜间多见。

**3. 情感障碍**　约 1/3 的患者伴有抑郁。早期主要是抑郁，但符合抑郁发作标准的患者较少。MCI 和轻度痴呆时，焦虑较常见，患者可能担心自己的工作和生活能力，还可能担心自己的钱财、健康、生命等。少数患者可见情绪不稳、易怒、激惹、欣快等情感障碍。痴呆严重时淡漠日趋明显。

**4. 攻击行为**　包括言语攻击和身体攻击两类。前者主要表现为骂人、不听从家人的意见；后者主要表现为对家属或熟悉的人进行咬、抓、踢等动作。造成严重伤害的事件极少见。

**5. 活动异常**　可表现为无目的或重复及刻板的活动，如反复搬移物品或收拾衣物，收集垃圾或废物；出现来回踱步的"徘徊症"或晚间要求外出等；有些患者表现为意志活动减退，如活动减少、呆坐；少数患者有尖叫、拉扯和怪异行为。

**6. 饮食障碍**　饮食减少、体质量减轻，大部分中、晚期患者有营养不良；部分患者饮食不知饱足，饮食过多，体质量增加；极少数患者出现嗜异食癖。

**7. 生物节律改变**　表现为晚上觉醒次数增加、眼快动睡眠减少、活动增多、白天睡眠增加等睡眠节律紊乱症状。有些患者的行为异常在傍晚时更明显，称为日落综合征。

**8. 性功能障碍**　部分患者早期即可有不适当的性欲亢进、性要求增多和性攻击伴羞耻感丧失。

**9. 谵妄**　谵妄在痴呆患者中很常见，常急性起病，表现为意识水平明显降低，有片段幻觉与妄想，伴有异常活动，夜间多见，可导致痴呆患者的病情突然出现无法解释的恶化。谵妄的病因多为感染或急性脑血管病变。

## （二）治疗原则

**1. 社会心理治疗**　对轻症患者应加强心理支持与行为指导，对重症患者应加强护理，保证适当的营养。主要是尽可能维持患者认知功能和日常生活能力，同时保证患者的安全和舒适。要开展社会心理治疗，必须与患者及其家属保持联系，随访过程中应对患者的痴呆严重程度、精神症状、躯体健康状况及药物治疗情况进行详细的评价。告知有关疾病的知识，包括病情的发展、治疗和预后转归等。家属或照料者应掌握基本的照料原则。

**2. 精神药物治疗**　BPSD 和认知功能损害有相关性，二者相互影响。临床研究提示促认知药物胆碱酯酶抑制药和 N-甲基-D-天冬氨酸受体拮抗药均可有效改善 BPSD 的症状和延缓疾病进展，所以，BPSD 的治疗应以促认知的药物作为基础用药。谵妄的处理原则以治疗原发疾病为主，如抗感染、治疗脑血管意外等。抗精神病药治疗老年人认知障碍的 BPSD 存在争议，因其可增加痴呆患者的心脑血管疾病、肺部感染等风险和病死率，加速认知功能的衰退，因此，仅在非药物干预和促认知药物治疗无效，且存在严重 BPSD 情况下，允许谨慎使用抗精神病药，建议首选非典型抗精神病药。用药前应明确告知患者和家属潜在的效益和风险，特别是死亡的风险，应遵循谨慎使用、个体化用药、低剂量起始、缓慢加量、非典型首选的原则，

尽可能选用心血管不良反应小，锥体外系反应少，镇静作用弱和无肝、肾毒性的药物。

（1）抗精神病药：对于严重妄想、幻觉、激越、攻击行为等精神症状，推荐非典型抗精神病药如利培酮（起始剂量为 0.25 mg，每晚 1 次，最大剂量为 2~3 mg/d）、奥氮平（起始剂量为 2.5 mg，每晚 1 次，最大剂量为 10 mg/d）、喹硫平（起始剂量为 12.5 mg，每天 3 次，最大剂量为 200 mg，每天 3 次）治疗。治疗过程中需注意心血管事件、锥体外系症状及过度镇静的风险。

（2）抗抑郁药：选择性 5-羟色胺再摄取抑制药较三环类抗抑郁药不良反应少、疗效肯定、服

用方便，适用于老年认知障碍患者抑郁症状的治疗。包括氟西汀（起始剂量为 10 mg，每天 1 次；最大剂量为20 mg，每天 1 次）、帕罗西汀（起始剂量为 10 mg，每天 1 次；最大剂量为 40 mg，每天 1 次）、舍曲林（起始剂量为 25～50 mg，每天 1 次；最大剂量为 200 mg，每天 1 次）、西酞普兰（起始剂量为 10 mg，每天 1 次；最大剂量为 40 mg，每天 1 次）等。不良反应主要有恶心、呕吐、激越、失眠、静坐不能、性功能障碍等。

（3）抗焦虑药：主要是苯二氮䓬类药物，适用于痴呆患者的焦虑、失眠和激惹治疗。半衰期较短的药物（如三唑仑）多用于入睡困难的治疗，半衰期较长的药物（如地西泮、氯硝西泮）适合焦虑、激惹和睡眠的维持治疗。若同时有精神病性症状和睡眠障碍，一般在睡前给予抗精神病药；如抑郁和睡眠障碍并存，可在睡前给予具有镇静作用的抗抑郁药，如三唑酮、米氮平等；如仅有睡眠障碍或焦虑激越，方考虑使用苯二氮䓬类药物。使用苯二氮䓬类药物时要注意患者对药物的耐受性，防止出现跌倒、睡行症、呼吸暂停等并发症。

# 六、认知障碍诊治中的伦理问题

对于无症状社区老年人群的认知筛查仍存有争议。在对个体进行认知障碍筛查前，应严格遵循充分告知、完全理解和自主选择的伦理原则。与受试者知情沟通应明确：①认知障碍的筛查并不能阻止和（或）延缓痴呆的发生；②早期识别和干预可能改善患者的生活质量，延缓疾病的进展，减轻照料者的负担。可能带来的问题包括：患者的焦虑和（或）抑郁，生活和（或）工作的改变，他人的歧视、保险政策的改变，驾照资质，药物治疗的不良反应等。

## （一）筛查前的告知

筛查人员应充分告知受试者及其家属痴呆诊疗的现状，AD 及其相关疾病仍无确切的治疗手段，无论是胆碱酯酶抑制药还是 $N$-甲基-$D$-天冬氨酸受体拮抗药只能改善症状而不能逆转病程，但早期识别有助于患者尽早接受规范治疗，改善和（或）维持生活质量。对于更专业的相关问题，可建议至神经和（或）精神专科医师处咨询。

## （二）患者和（或）照料者意愿

认知衰退将导致决策能力的损害和丧失，及时准确评估患者的认知功能和决策能力非常重要。早期尚存较好的决策能力时，应充分遵循患者本人的意愿，协助其制订今后的生活计划和相关法律事务。告知随疾病进展导致不能完全行使民事行为能力，及时建议患者以授权的方式指定委托代理人。

## （三）患者工作能力

MCI 个体工作能力受损不明显，而痴呆患者行为能力、法律能力的鉴定应遵循我国相关的法律、法规做出判定。

## （四）照料者的培训

痴呆患者的照料需要大量的体力和精神压力支出，社会和医疗机构应加强对痴呆照料者提供咨询和支持，包括指导和（或）培训、照料者的精神健康检查和心理疏导等。

（利益冲突说明：本专家建议编写过程得到卫材（中国）药业有限公司资助。）

# 参考文献

[ 1 ] Neisser U. Cognitive psychology. Englewood Cliffs, NJ: Prentice-Hall, 1967: 351.

[ 2 ] Petersen RC. Mild cognitive impairment. N Eng J Med, 2011, 364 (23): 2227-2234.

[ 3 ] Gauthier S, Reisberg B, Zaudig M, et al. Mild cognitive impairment. Lancet, 2006, 367 (9518): 1262-1270.

[ 4 ] Manly JJ, Tang MX, Schupf N, et al. Frequency and course of mild cognitive impairment in a multiethnic community. Ann Neurol, 2008, 63 (4): 494-506.

[ 5 ] Alzheimer's Association. 2014 Alzheimer's disease facts and figures. Alzheimer's Dement, 2014, 10 (2): 47-92.

[ 6 ] 李涛, 王华丽, 杨渊韩, 等. 中文版《AD8》信度与效度的初步研究. 中华内科杂志, 2012, 51 (10): 777-780.

[ 7 ] McCarten JR, Anderson P, Kuskowski MA, et al. Screening for cognitive impairment in an elderly veteran population: acceptability and results using different versions of the Mini-Cog. J Am Geriatr Soc, 2011, 59 (2): 309-313.

[ 8 ] Katzman RC, Zhang MY, Qu QY, et al. A Chinese version of the mini-mental state examination: impact of illiteracy in a Shanghai dementia survey. J Clin Epidemiol, 1988, 41 (10): 971-978.

[ 9 ] Nasreddine ZS, Phillips NA, Bedirian V, et al. The Montreal Cognitive Assessment, MoCA: a brief screening tool for mild cognitive impairment. J Am Geriatr Soc, 2005, 53 (4): 695-699.

[ 10 ] Guo QH, Zhou B, Zhao QH, et al. Memory and Executive Screening (MES): a brief cognitive test for detecting mild cognitive impairment. BMC Neurol, 2012, 12: 119.

[ 11 ] 郭起浩, 洪震. 神经心理评估. 上海: 上海科技出版社, 2013: 208-295.

[ 12 ] Khachaturian ZS. Revised criteria for diagnosis of Alzheimer's disease: National Institute on Aging-Alzheimer's Association diagnostic guidelines for Alzheimer's disease. Alzheimer's Dement, 2011, 7 (3): 253-256.

[ 13 ] MeKhann GM, Knopman DS, Chertkow H, et al. The diagnosis of dementia due to Alzheimer's disease: recommendations from the National Institution Aging-Alzheimer's Association workgroups on diagnostic guidelines for Alzheimer's disease. Alzheimers Dement, 2011, 7 (3): 263-269.

[ 14 ] Albert MS, DeKosky ST, Dickson D, et al. The diagnosis of mild cognitive impairment due to Alzheimer's disease: recommendations from the National Institute on Aging-Alzheimer's Association workgroups on diagnostic guidelines for Alzheimer's disease. Alzheimer's Dement, 2011, 7 (3): 270-279.

[ 15 ] Sperling RA, Aisen PS, Beckett LA, et al. Toward defining the preclinical stages of Alzheimer's disease: Recommendations from the National Institute on Aging-Alzheimer's Association workgroups on diagnostic guidelines for Alzheime's disease. Alzheimer's Dement, 2011, 7 (3): 280-292.

[ 16 ] 中华医学会神经病学分会痴呆与认知障碍学组写作组. 血管性认知障碍诊治指南. 中华神经科杂志, 2011, 44 (2): 142-147.

[ 17 ] 张少峰, 章军建. 混合型痴呆的临床进展. 中华行为医学与脑科学杂志, 2011, 20 (2): 190-192.

[ 18 ] Sachdev P, Kalaria R, O'Brien JDM, et al. Diagnostic criteria for vascular cognitive disorders: a VASCOG statement. Alzheimer Dis ASSOC Disord, 2014, 28 (3): 206-218.

[ 19 ] MeKeith IG. Consensus guidelines for the clinical and pathologic diagnosis of dementia with Lewy bodies (DLB): report of the Consortium on DLB International Workshop. J Alzheimers Dis, 2006, 9 (3 Suppl): 417-423.

[ 20 ] Hort J, O'Brien JT, Gainotti G, et al. EFNS guidelines for the diagnosis and management of Alzheimer's disease. Eur J Neurol, 2010, 17 (10): 1236-1248.

[ 21 ] Sorbi S, Hort J, Erkinjuntti T, et al. EFNS-ENS Guidelines on the diagnosis and management of

disorders associated with dementia. Eur J Neurol, 2012, 19 (9): 1159-1179.

[22] Rascovsky K, Hodges JR, Knopman D, et al. Sensitivity of revised diagnostic criteria for the behavioural variant of frontotemporal dementia. Brain, 2011, 134 (Pt 9): 2456-2477.

[23] Gorno Tempini MI, Hillis AE, Weintraub S, et al. Classification of primary progressive aphasia and its variants. Neurology, 2011, 76 (11): 1006-1114.

[24] Cairns NJ, Bigio EH, Mackenzie IR, et al. Neuropathologic diagnostic and nosologic criteria for frontotemporal lobar degeneration: consensus of the Consortium for Frontotemporal Lobar Degeneration. Acta Neuropathol, 2007, 114 (1): 5-22.

[25] 中华医学会老年医学分会老年神经病学组. 额颞叶变性专家共识撰写组. 中华神经杂志, 2014, 47 (5): 351-356.

[26] Lu PH, Edland SD, Etingus T, et al. Donepezil delays progression to AD in MCI subjects with depressive symptoms. Neurology, 2009, 72 (24): 2115-2121.

[27] 贾建平, 王荫华, 魏翠柏, 等. 中国痴呆与认知障碍诊治指南（五）: 痴呆治疗. 中华医学杂志, 2011, 91 (14): 940-945.

[28] Qaseem A, Snow V, Cross JT Jr, et al. Current pharmacologic treatment of dementia: a clinical practice guideline from the American College of Physicians and the American Academy of Family Physicians. Ann Intern Med, 2008, 148 (5): 370-378.

[29] Black S, Roman GC, Getdmacher DS, et al. Donepezil 307 vascularstudy group. Efficacy and tolerability dementia of donepezil in vasculardementia: positive results of a 24-week, multicenter, international, randomized, placebo-controlled clinical trial. Stroke, 2003, 34 (10): 2323-2332.

[30] Wilkinson D, Doody R, Helme R, et al. Donepezil 308 study group. Donepezil in vascular dementia: a randomized, placebo-controlled study. Neurology, 2003, 61 (4): 479-486.

[31] Erkinjuntti T, Romdn G, Gauthier S, et al. Emerging therapies for vascular dementia and vascular cognitive impairment. Stroke, 2004, 35 (4): 1010-1017.

[32] Rolinski M, Fox C, Maidment I. et al. Cholinesterase inhibitors for dementia with Lewy bodies, Parkinson's disease dementia and cognitiveimpairment in Parkinson's disease (Review). Cochrane Database Syst Rev, 2012, 143: CD006504.

[33] Sadowsky CH, Galvin JE. Guidelines for the management of cognitive and behavioral problems in dementia. JABFM, 2012, 25 (3): 350-366.

[34] Huey ED, Putnam KT, Grafman J. A systematic review of neurotransmitter deficits and treatments in frontotemporal dementia. Neurology, 2006, 66 (1): 17-22.

[35] Gitlin LN, Liebman J, Winter L. Are environmental interventions effective in the management of Alzheimer's disease and related disorders? Asynthesis of the evidence. Alzheimer's Care Quarterly, 2003, 4: 85-107.

[36] Vernooij-Dassen M, Draskovic I, McCleery J, et al. Cognitive reframing for carers of people with dementia. Cochrane Database Syst Rev, 2011, 11: CD005318.

[37] Adelman RD, Tmanova LL, Delgado D, et al. Caregiver burden: a clinical review. JAMA, 2014, 311 (10): 1052-1060.

[38] Aminoff BZ, Aduneky A. Their last 6 months: suffering and survival of end-stage dementia patients. Age Ageing, 2006, 35: 597-601.

[39] Petriwskyj A, Gibson A, Parker D, et a. Family involvement in decision making for people with dementia in residential aged care: a systematic reviewof quantitative literature. Int J Evid Based Healthc, 2014, 12: 64-86.

[40] Raymond M, Warner A, Davies N, et al. Palliative and end of lire care for people with dementia: lessons for clinical commissioners. Prim Health Care Res Dev, 2014, 15 (4): 406-417.

[41] Potter JM, Fernando R, Humpel N. Development and evaluation of the REACH (recognise end of life and care holistically) out in dementia toolkit. Australas J Ageing, 2013, 32 (4): 241-246.

[42] 田金洲. 中国痴呆诊疗指南. 北京: 人民卫生出版社, 2012: 139-148.

[43] APA Work Group on Alzheimer's Disease and other Dementias, Rabins PV, Blacker D, et al.

American Psychiatric Association: practice guideline for the treatment of patients with Alzheimer's disease and other dementia. Am J Psychiatry, 2007, 164 (12 Suppl): 5-56.

[ 44 ] Wang PS, Schneeweiss S, Avorn J, et al. Risk of death in elderly users of conventional vs atypical antipsychotic medications. N Engl J Med, 2005, 353 (22): 2335-2341.

[ 45 ] United States Preventive Services Task Force. Screening for dementia: recommendations and rationale. Ann Intern Med, 2004, 138: 925-926.

[ 46 ] Lafortune L, Khan A, Martin S, et al. A systematic review of COSTS and benefits of population screening for dementia. Lancet, 2013, 382 (9907): 56.

[ 47 ] Hawkes N. Systematic review finds no benefits to population screening for dementia. BMJ, 2013, 347: 4638.

[ 48 ] Moyer VA. Screening for cognitive impairment in older adults: US Preventive Services Task Force recommendation statement. Ann Intern Med, 2014, 160 (11): 791-797.

[ 49 ] Lin JS, O'Connor E, Rossom RC, et al. Screening for cognitive impairment in older adults: a systematic review for the US Preventive Services Task Force. Ann Intern Med, 2013, 159 (9): 601-612.

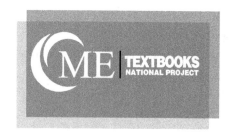

# 老年人高血压特点与临床诊治流程专家建议[①]

**第 9 章**

中华医学会老年医学分会[②]
中国医师协会高血压专业委员会[②]

## 一、老年人高血压的诊治原则

我国 60 岁及以上老年人高血压的患病率近 50%，是我国老年人群心脑血管病发病、死亡最重要的危险因素。老年人高血压在发病、临床表现及诊断治疗等方面与非老年人不同，如收缩压增高、脉压增大、血压波动大、昼夜节律异常等；常与多种疾病并存，如冠状动脉粥样硬化性心脏病（简称冠心病）、心力衰竭、脑血管疾病（特别是脑卒中发生率高于西方人群）、肾功能不全、糖尿病等并发症多；难治性高血压的比例高。目前，我国老年高血压人群的治疗率和血压控制达标率仅为 32.2% 和 7.6%。了解和掌握老年高血压的特点与临床诊治流程，有助于提高诊治和控制达标率水平。为此，中华医学会老年医学分会和中国医师协会高血压专业委员会根据我国老年人高血压现状与国内外相关诊治指南，共同制订了《老年人高血压特点与临床诊治流程专家建议》。

### （一）老年人高血压的临床特点与机制

**1. 收缩压增高、脉压增大** 老年人单纯收缩期高血压（isolated systolic hypertension，ISH）占老年高血压人群的 60% 以上，随年龄增长其发生率增加，同时脑卒中的发生率升高。老年人脉压与总病死率和心血管事件呈正相关。发病原因为主动脉弹性减退，舒张期主动脉回缩力减小，小动脉收缩以帮助在收缩期阻抗血流，因此收缩压升高、脉压增加。

**2. 血压波动大** 表现为清晨高血压增多、高血压合并直立性低血压和餐后低血压患者增多。年龄在 40~79 岁的清晨高血压发生率为 19.4%，≥80 岁为 21.8%。清晨时交感活性增加，儿茶酚胺类收缩血管物质水平升高；肾素-血管紧张素-醛固酮系统激活，且糖皮质激素分泌增加，这些因素共同导致了清晨高血压风险的增加。清晨是心脑血管事件的高发时间，而血压升高是促发心

① 本文引自：中华医学会老年医学分会，中国医师协会高血压专业委员会. 老年人高血压特点与临床诊治流程专家建议. 中华老年医学杂志，2014，33（7）：689-701.

② 通信作者：李小鹰，邮箱：xyli301@163.com

执笔（以姓氏汉语拼音为序）：陈鲁原（广东省人民医院），冯颖青（广东省人民医院），黄平（广东省人民医院），李小鹰（解放军总医院），林展翼（广东省老年医学研究所），孙宁玲（北京大学人民医院）

专家组成员（以姓氏汉语拼音为序）：陈鲁原（广东省人民医院），方宁远（上海交通大学医学院附属仁济医院），冯颖青（广东省人民医院），郭艺芳（河北省人民医院），黄平（广东省人民医院），塞在金（中南大学湘雅二医院），李南方（新疆维吾尔自治区人民医院），李小鹰（解放军总医院），林金秀（福建医科大学附属第一医院），林展翼（广东省老年医学研究所），刘蔚（北京医院），孙宁玲（北京大学人民医院），王林（天津医科大学第二医院），王继光（上海交通大学医学院附属瑞金医院，上海市高血压研究所），吴海英（中国医学科学院阜外医院），谢良地（福建医科大学附属第一医院）

脑血管事件的重要因素。

直立性低血压在年龄 65 岁及以上人群总体患病率可达 20%～50%，而老年人高血压合并直立性低血压的患者高于上述比例，其心脑血管事件也增高 2～3 倍。直立性血压变异的原因包括以下几种。①衰老导致心血管系统退行性改变：压力感受器敏感性减退、血管顺应性因动脉硬化而降低、心率反应减弱；②药物因素：常用的抗高血压药、抗精神病药、三环类抗抑郁药、抗肿瘤药物等；③疾病因素：致使血容量不足的系统性疾病、自主神经功能障碍疾病及周围神经病变。

餐后低血压在居家护理的老年人中患病率为 24%～36%，在我国住院老年患者中为 74.7%。其发病机制主要为餐后内脏血流量增加，回心血量和心排血量减少；压力感受器敏感性减低，交感神经代偿功能不全；餐后具有扩血管作用的血管活性肽分泌增多。

**3. 常见血压昼夜节律异常**　血压昼夜节律异常的发生率高，表现为夜间血压下降幅度<10%（非构形）或>20%（超构形），导致心、脑、肾等靶器官损害的危险增加。这与老年人动脉硬化、血管壁僵硬度增加和血压调节中枢功能减退有关。

**4. 白大衣高血压增多**　白大衣高血压的发生率约为 13%，发病原因和机制可能为患者在医疗环境中精神紧张，交感活性增强；基础疾病如血脂、血糖等代谢紊乱等。

**5. 假性高血压增多**　假性高血压多见于动脉严重钙化的老年人，也常见于糖尿病、尿毒症患者。患病率为 1.7%～50.0%，有随年龄增长而增加的趋势。假性高血压是动脉顺应性下降和动脉僵硬度增高的结果，周围肌性动脉由于动脉粥样硬化进展，袖带内必须有更高的压力压迫动脉，从而表现为袖带测压高于直接测量血压，出现血压测量值假性升高。

## （二）老年人高血压的诊治原则

### 1. 诊断

（1）老年人高血压：年龄 ≥65 岁、血压持续或 3 次以上非同日坐位收缩压 ≥140 mmHg（1 mmHg=0.133 kPa）和（或）舒张压 ≥90 mmHg。

（2）老年人 ISH：收缩压 ≥140 mmHg，舒张压<90 mmHg。

### 2. 血压测量

（1）方法：血压测量有 3 种方法，不同的测定方法结果诊断高血压的标准不同，见表 3-9-1。

表 3-9-1　不同测量血压的方法

| 测量方法 | 仪　器 | 血压（mmHg） | 临床意义 |
|---|---|---|---|
| 诊室血压 | 水银柱血压计、电子血压计 | ≥140/90 | 诊断高血压及其分级的标准方法主要依据 |
| 动态血压 | 动态血压监测仪 | 24 小时≥130/80 白天≥135/85 夜间≥120/70 | ①诊断、评估高血压；②诊断白大衣高血压；③发现隐匿性高血压；④查找难治性高血压原因；⑤评估高血压升高程度；⑥短时变异和昼夜节律 |
| 家庭自测血压 | 上臂式电子血压计 | ≥135/85 | ①长期监测日常血压；②避免白大衣效应；③辅助降血压疗效评价；④不建议用于精神高度焦虑患者 |

注：验证标准为英国高血压协会（BHS）A/A 等级认证、欧盟高血压协会（ESH）认证、美国医疗仪器促进协会（AAMI）认证

（2）老年人血压测量注意事项

1）自主神经功能衰退：可能显示出明显的血压变异性。

2）假性高血压：袖带内必须有更高的压力才能够测出动脉压，从而表现为袖带测压和直接测量压间有差异。

3）直立性低血压：常见于立位时明显血压下降，因此初次测量血压和调整用药后，应注意立位血压的测量。

**3. 处理**

（1）初诊老年高血压患者的处理：初诊老年人高血压须进行危险分层的评估，根据分层进行不同的处理，而生活方式的干预则需要贯穿整个治疗过程（图3-9-1）。危险分层的评估包括其他心血管危险因素、亚临床靶器官损害和临床疾病，具体内容解释见《中国高血压防治指南2010 修订版》。

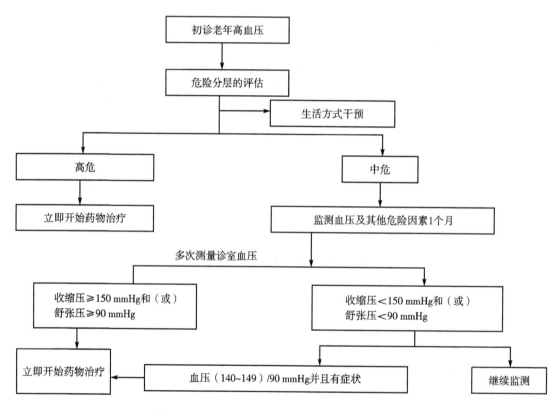

图3-9-1　初诊老年高血压患者的评估和监测程序

（2）老年高血压患者的治疗目标：最大限度地降低心血管并发症及发生死亡的危险。需要治疗所有可逆性心血管危险因素、亚临床靶器官损害及各种并存的临床疾病。

起始治疗血压值≥150/90 mmHg。

降血压目标值：①年龄≥65 岁的患者，血压应降至150/90 mmHg 以下，如能耐受可进一步降至140/90 mmHg 以下；②年龄≥80 岁的患者，一般情况下血压不宜低于130/60 mmHg；③老年人高血压合并糖尿病、冠心病、心力衰竭和肾功能不全患者降血压目标应<140/90 mmHg。

强调收缩压达标，同时避免过度降低血压；在患者能耐受降血压治疗的前提下，逐步降血压达标，避免过快降低血压。

（3）老年高血压患者的治疗方法：包括非药物治疗和药物治疗。

1）非药物治疗：生活方式干预措施贯穿整个治疗过程。

2）药物治疗：需要综合治疗所有高危因素、靶器官损伤及并存疾病。

降血压药物选择：老年人高血压的理想药物应符合以下条件。①平稳、有效；安全、不良反应少。②服药简单、依从性好。常用降血压药物包括钙通道阻滞药（calcium channel blockers，CCB）、血管紧张素转换酶抑制药（angiotensin converting enzyme inhibitor，ACEI）、血管紧张素受体拮抗药（angiotensin receptor blockers，ARB）、利尿药和β-受体阻滞药 5 类及由上述药物组成的固定配比复方制剂。此外，α-受体阻滞药亦可应用伴良性前列腺增生患者及难治高血压的辅助用药。

起始单药治疗适用于下列患者：①血压<160/100 mmHg；②收缩压 150～179 mmHg/舒张压<60 mmHg；③危险分层属于中危。

起始联合药物治疗适用于下列患者：①血压≥160/100 mmHg；②收缩压>180 mmHg/舒张压<60 mmHg；③血压高于目标值 20/10 mmHg；④危险分层属于高危。

根据起始治疗的疗效决定是否需要第 2 步、第 3 步治疗措施，高血压患者降血压药物选择流程见图 3-9-1。

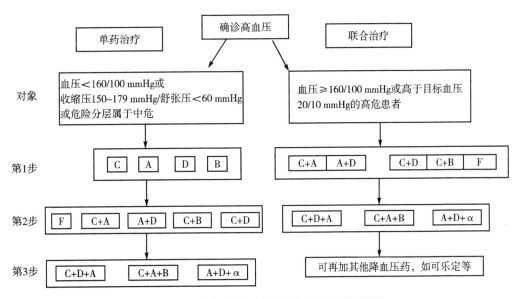

**图 3-9-2　老年高血压患者降血压药物选择流程**

注：A. 血管紧张素转换酶抑制药或血管紧张素受体拮抗药；B. β-受体阻滞药；C. 钙通道阻滞药；D. 噻嗪类利尿药；α. α-受体阻滞药；F. 低剂量固定复方制剂；第 1 步均为小剂量开始，药物治疗后血压未达标者，可在原药基础上加量或另加一种降血压药，如达标则持续用药；第 2 步如此

（4）老年高血压患者的随访与血压管理：老年高血压患者治疗开始后应注意随访与管理，具体流程见图 3-9-3。

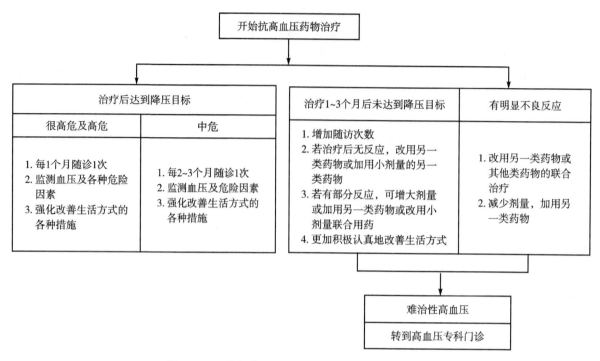

**图 3-9-3　老年高血压患者药物治疗开始后随诊流程**

# 二、老年人常见高血压类型

## （一）老年人 ISH

**1. 定义**　老年人收缩压升高超过正常范围而舒张压正常。

**2. 诊断标准与方法**　血压持续升高或 3 次以上非同日坐位收缩压 ≥140 mmHg，舒张压<90 mmHg，或袖带式电子血压计自测，收缩压≥135 mmHg，舒张压<85 mmHg，诊断为 ISH。

**3. 处理**　收缩压≥150 mmHg，舒张压 60~90 mmHg，可选用 1 种或联合药物治疗。而舒张压<60 mmHg 时，降血压治疗应以不加重舒张压进一步降低为前提。

舒张压<60 mmHg 时，若收缩压<150 mmHg，宜观察，可不用药物治疗；若收缩压 150~179 mmHg，可谨慎用单药、小剂量降血压药治疗；若收缩压≥180 mmHg，则用小剂量降血压药治疗，单药或联合用药；降血压药可用小剂量利尿药、CCB、ACEI 或 ARB 等，用药中应密切观察病情变化。老年人 ISH 的诊治流程见图 3-9-4。

## （二）老年人清晨高血压

**1. 定义**　老年人清晨高血压指老年患者清晨醒后 1 小时内的家庭自测血压或起床后 2 小时的动态血压记录≥135/85 mmHg，或上午 6：00~10：00 的诊室血压≥140/90 mmHg。

**2. 诊断标准与方法**　测量方法包括家庭自测血压、诊室血压和动态血压，具体测量的方法已有相关指南进行规范。

清晨高血压与血压晨峰的概念不同，后者指人体由睡眠状态转为清醒并开始活动时，血压从

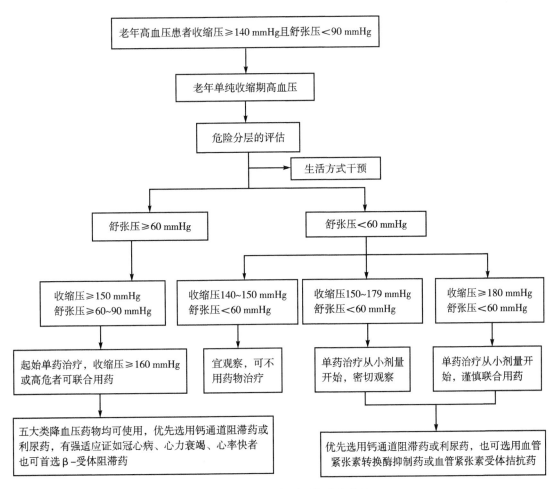

**图 3-9-4　老年人 ISH 的诊治流程**

相对较低水平迅速上升至较高水平，甚至达到 1 天内最高水平的现象。血压晨峰可以发生在健康人群或高血压患者，常需采用动态血压监测记录仪，而且必须记录起床时间或觉醒时间，临床大规模推广运用有一定难度。

**3. 处理**　患者一旦确定有异常的血压晨峰或清晨高血压的现象，有效的治疗方法有以下两种。①使用作用较强且持续时间较长、又平稳的降血压药：每天清晨给药 1 次，不仅能控制整个 24 小时血压的平均水平，而且能有效阻遏服药后 18~24 小时（最后 6 小时）血压上升的幅度，这是目前较佳的治疗途径。②睡前给药：适用于反杓形和非杓形的清晨高血压患者，既保证清晨降血压药的最大血药浓度，又不影响夜间睡眠血压。其缺点是可能会削弱 24 小时控制血压的能力。此给药方法应注意观察夜间血压，超杓形的清晨高血压患者应避免使用。

老年人清晨高血压诊治流程见图 3-9-5。

### （三）老年人高血压多病共存

**1. 定义**　老年人高血压常与多种疾病并存，如脑血管疾病（脑出血、缺血性脑卒中、短暂性脑缺血发作）、心脏疾病（心肌梗死史、心绞痛、冠状动脉血供重建史、慢性心力衰竭）及肾病（糖尿病肾病、肾功能受损）等。由于多疾病共存，年龄增长导致老年患者的主要脏器功能衰

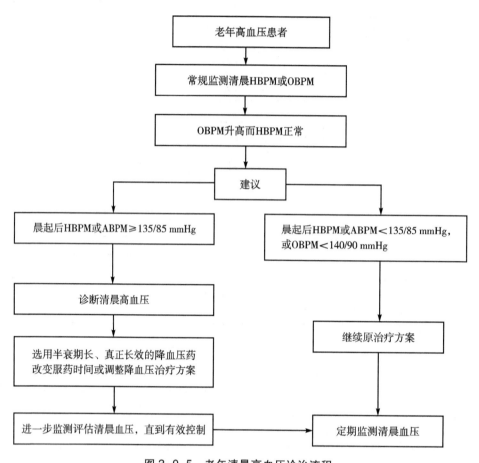

**图 3-9-5　老年清晨高血压诊治流程**

注：ABPM. 动态血压监测；HBPM. 家庭血压监测；OBPM. 诊室血压

退，使老年高血压患者的心脑血管事件风险和并发症发生率高于年轻患者，相应处理也变得复杂，须合理治疗。

**2. 诊断方法**　所有老年高血压患者均需要仔细询问病史、体检及做必需的辅助检查，评估心血管的危险因素和发生事件的风险，并确诊其有无并存疾病。

**3. 处理**　首先应针对并存的多种疾病进行综合防治；其次，应充分考虑到患者的特殊情况并确定个体化的降血压治疗方案；再次，治疗过程中需密切观察有无脑循环低灌注、心肌缺血相关症状、药物不良反应，以相应调整治疗方案。降血压治疗策略和药物的选择分别见表3-9-2。

**表 3-9-2　老年人高血压合并心脑血管疾病的降血压策略**

| 并存疾病 | 降压目标 | 推荐药物 |
| --- | --- | --- |
| 脑卒中 | 急性期血压持续升高≥200/110 mmHg，缓慢降血压（24 小时降血压幅度<25%）；慢性期血压目标为140/90 mmHg | 慢性期 ACEI 或 ARB、利尿药、长效 CCB |
| 冠心病 | 血压控制目标为<140/90 mmHg | β-受体阻滞药和 ACEI 或 ARB，血压难以控制或并发血管痉挛性心绞痛时联合 CCB |

（续　表）

| 并存疾病 | 降压目标 | 推荐药物 |
|---|---|---|
| 慢性心力衰竭 | 血压控制目标为<140/90 mmHg | 若无禁忌证，选择利尿药、β-受体阻滞药、ACEI、ARB及醛固酮拮抗药；血压不达标时联合氨氯地平或非洛地平 |
| 心房颤动 | | 首选ACEI或ARB，对持续性快速心房颤动可用β-受体阻滞药或非二氢吡啶类CCB控制心室率 |
| 肾功能不全 | 血压控制目标为<140/90mmHg，有蛋白尿且能耐受者可进一步降低 | 若无禁忌证首选ACEI或ARB；降血压未达标时可联合二氢吡啶类CCB；有液体潴留时可联用袢利尿药 |
| 糖尿病 | 血压控制目标为<140/90mmHg，若能耐受可进一步降低 | 首选ARB或ACEI，可联合长效二氢吡啶类CCB或噻嗪类利尿药 |

注：CCB.钙通道阻滞药；ACEI.血管紧张素转换酶抑制药；ARB.血管紧张素受体拮抗药

## （四）老年人难治性高血压

**1. 定义**　老年患者在改善生活方式的基础上，同时足量应用3种不同机制的降血压药（包括利尿药）后，血压仍在目标水平之上，或至少需要4种药物才能使血压达标，可定义为老年人难治性高血压。难治性高血压的发病率为5%～30%。高龄患者比中、青年患者发病率高，有更高的心脑血管事件风险，是降血压治疗中的棘手的问题。

**2. 诊断标准与方法**　难治性高血压的定义并不能替代其诊断标准，部分患者实际上是持续性诊室高血压。目前尚无公认的难治性高血压的诊断标准，如多药联合治疗不能控制血压的时间是多久，有学者认为3个月，也有认为4～6个月。

**3. 处理**　临床上遇到难治性高血压，必须首先对其原因进行筛查。①判断是否为假性难治性高血压：常见有测血压方法不当（如测量时姿势不正确、袖带对于受试者过大或过小）；单纯性诊室（白大衣）高血压，结合家庭自测血压、动态血压监测可使血压测定结果更接近真实。②寻找影响血压的原因和并存的疾病因素：包括与药物应用相关的原因，如患者依从性差（未坚持服药）、降血压药物选择使用不当（剂量偏低、联合用药不够合理）及仍在应用拮抗降血压的药物（如肾上腺类固醇类、非甾体抗炎药、环孢素、促红细胞生成素、可卡因、甘草、麻黄等）；未改变不良生活方式或改变失败（体质量增加或肥胖、吸烟、过度饮酒）；容量负荷过重（利尿药治疗不充分、高盐摄入、进展性肾功能不全）；失眠、前列腺增生（夜尿次数多而影响睡眠）、慢性疼痛和长期焦虑等。患者可能存在1种以上可纠正或难以纠正的原因。③排除继发性高血压（夜间呼吸睡眠暂停综合征、肾动脉狭窄等在老年患者中相对更常见）。

排除上述因素后，宜对原有3药联合方案进行优化。

（1）优化联合方案的原则与方法：在优化联合方案之前，与患者沟通，以期提高用药的依从性，并严格限制钠盐摄入。若受治疗水平制约则最好将患者转高血压专科治疗。

（2）优化联合方案：优先考虑ACEI或ARB+CCB+噻嗪类利尿药，也可考虑扩血管药、减慢心率药和噻嗪类利尿药组成的3药联合方案。难治性高血压常伴有容量潴留而导致血压难以控制，血压控制不仅需要利尿药，而且需要正确地使用利尿药。终末期肾病患者的难治性高血压，常需使用袢利尿药。

（3）3药联合降血压效果仍不理想者，可采用4药联合：经评估肾功能和潜在高血钾风险后可增加一种醛固酮拮抗药，对部分患者有效。作为第4种药物考虑的还有β-受体阻滞药、α-受体阻滞药或交感神经抑制药（可乐定）。

（4）4药联合降血压效果仍不好，可尝试5种药物联合或在严密观察下停用现有降血压药，重新启动另一种治疗方案。对已经联合降血压方案优化而仍失败的患者是否给予器械治疗，仍在研究之中，暂不给予推荐。

老年人难治性高血压的诊治流程见图3-9-6。

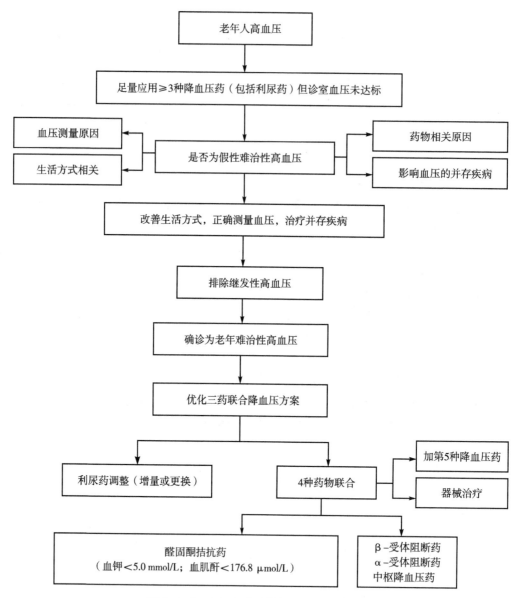

图3-9-6　老年人难治性高血压的诊治流程

# 三、老年人高血压的特殊问题

## （一）老年人高血压合并直立性血压变异

**1. 定义**　直立性低血压指在改变体位为直立位的 3 分钟内，收缩压和（或）舒张压明显下降，伴有或不伴有低灌注症状的现象。卧位高血压指立位血压正常，而卧位血压达到高血压标准的现象。

**2. 诊断标准和方法**　从卧位转为立位后 3 分钟内出现收缩压下降≥20 mmHg 和（或）舒张压下降≥10 mmHg，可伴有或不伴有低灌注症状。采用美国自主神经科学学会（American Autonomic Society，AAS）和美国神经病学会（American Academy of Neurology，AAN）1996 年诊断标准。

低灌注临床症状：在体位改变如由卧位、蹲位或久坐位突然立起时出现头晕、黑蒙、乏力、恶心、视物模糊、苍白、出冷汗等，持续时间多在 5~10 分钟，也有的长达 20 分钟，严重者可发生晕厥、癫痫样发作、跌伤骨折、短暂性脑缺血及心绞痛发作。部分患者无明显主诉，但同样可发生跌倒和晕厥。

注意有些直立性低血压患者表现为迟发性低血压，对于主诉症状明显的患者，若 3 分钟内血压下降不明显可适当延长测血压时间。对有晕厥史的患者，有条件时可做直立倾斜试验，即倾斜 60° 3 分钟内出现上述血压改变即可诊断。

在老年直立性低血压患者中，卧位时收缩压≥140 mmHg 和（或）舒张压≥90 mmHg，为卧位高血压。此类患者若伴有立位时低血压，称为卧位高血压-立位低血压综合征。常见于老年人、糖尿病患者，但有关的研究资料较少。

在诊断老年人直立性低血压过程中，首先应考虑有无可消除的诱发因素，如脱水或出血致使血容量不足；然后考虑有无药物作用，其中利尿药、α-受体阻滞药、血管扩张药、硝酸酯类、三环类抗抑郁药和 β-受体阻滞药报道较多；最后是患者基础疾病的诊断，需要进行心脑血管疾病和神经系统疾病的相关检查以明确病因诊断。

**3. 处理**　老年直立性血压变异患者首先应当采取非药物治疗，教育患者及其家人了解并正确掌握非药物治疗的方法，见表 3-9-3。据文献报道，有容量扩张药、血管收缩药及改善贫血药物。应注意这些药物对老年人的不良影响和在改善立位低血压时有增高卧位血压的作用，因此需要慎用。

表 3-9-3　老年直立性血压变异患者的非药物治疗

| 方　　法 | 评　　价 |
| --- | --- |
| 逐渐变换体位 | 使机体有时间调节自主神经 |
| 避免增加胸、腹腔内压的动作如过度用力、咳嗽等 | 这些动作可减少静脉回心血量，降低心排血量 |
| 避免卧位过久 | 将加剧直立时低血压 |
| 做物理对抗动作如腿交叉、弯腰及紧纵肌肉等 | 减少周围血液灌注，增加静脉回心血量 |
| 停用或减量降血压药物 | 可使卧位血压略高以维持直立位时的血压 |
| 穿弹力袜和用腹带 | 减少外周血量（下肢和内脏循环） |
| 抬高床头 10°~20°，白天坐斜靠椅 | 降低卧位高血压，减少压力性利尿 |

　　卧位高血压-立位低血压综合征患者的药物治疗应当限制在夜间，应用短效药物较好。因为所有的降血压药、甚至血管扩张药贴膜都有可能加重直立性低血压，所以这类患者起床和开始白天正常活动后血压不高时需要停用药物。

　　老年人高血压伴直立性血压变异的诊治流程见图3-9-7。

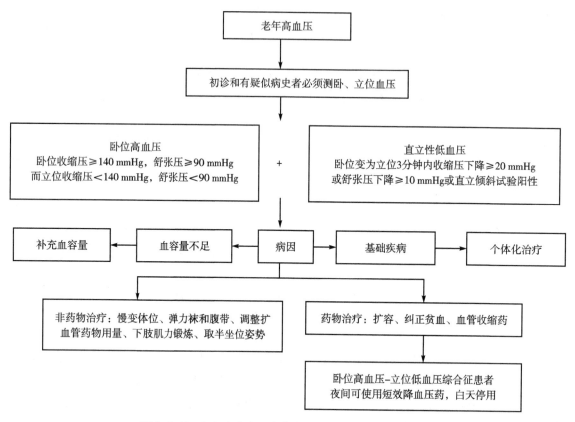

图3-9-7　老年人高血压合并直立性血压变异的诊治流程

## （二）老年人高血压合并餐后低血压

**1. 定义**　老年患者进食所引起低血压及相关症状（晕厥、衰弱、冠状动脉事件和脑卒中）的现象，主要发生于早餐后，中餐和晚餐后亦可发生。

　　餐后低血压和直立性低血压虽然不是同一种病变，但两者存在部分共同的病理基础，在同一患者可合并存在（即餐后直立性低血压）。

**2. 诊断标准与方法**

　　（1）诊断标准：符合3条标准之一者诊断为餐后低血压。①餐后2小时内收缩压比餐前下降20 mmHg以上；②餐前收缩压≥100 mmHg，而餐后<90 mmHg；③餐后血压下降未达到上述标准，但出现餐后心、脑缺血症状（心绞痛、乏力、晕厥、意识障碍）者。

　　（2）诊断步骤：首先确定是否合并餐后低血压，方法包括：①测定餐前血压和餐后2小时内血压（每15分钟测定1次）；②24小时动态血压监测（注意调整餐后血压测量时间间隔）。其次，要明确病因与诱因，基础病因包括糖尿病、帕金森病、高血压、肾衰竭、多器官功能衰竭等；诱因包括血容量不足、药物因素（新增利尿药、血管扩张药、降血压药物过量等）及与进餐有关的危险因素（高碳水化合物餐、一次进餐量过多和温度过热、长期卧床患者坐位进餐时间过久等）。

**3. 处理**　首先是基础疾病的治疗，并尽快纠正可能的诱因。目前尚无特异性治疗，但是非药物治疗比药物治疗更重要和简便可行。无症状者可用非药物治疗，有症状者常需加药物治疗。

（1）非药物治疗：①餐前饮水 350～480 ml；②减少碳水化合物摄入；③少量多餐；④餐后取坐、卧位；⑤进食时避免饮酒，血液透析患者避免血液透析时进食；⑥避免餐前服用降血压药，宜在两餐之间服用。

（2）药物治疗：减少内脏血流量、抑制葡萄糖吸收和增加外周血管阻力的药物（如咖啡因、阿卡波糖、古尔胶）是最常用的能够改善餐后低血压的药物，但临床研究尚缺乏循证医学证据。

老年人高血压伴餐后低血压的诊治流程，见图 3-9-8。

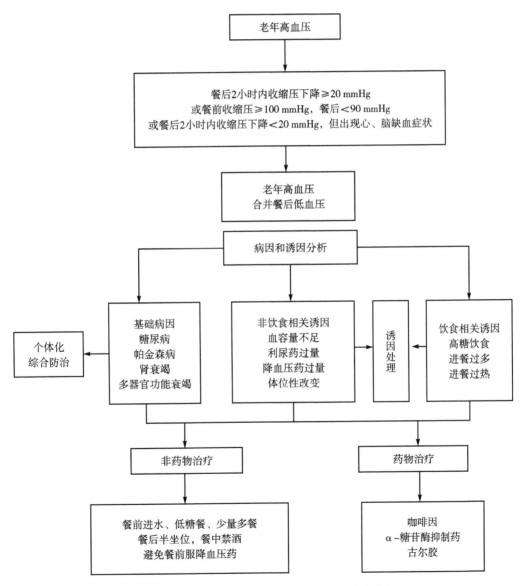

图 3-9-8　老年人高血压伴餐后低血压的诊治流程

### （三）白大衣高血压

**1. 定义** 白大衣高血压指患者仅在诊室内测得血压升高而诊室外血压正常的现象。

**2. 诊断标准与方法** 未经治疗的老年患者经过多次随访诊室血压≥140/90 mmHg，动态血压监测所测24小时平均血压<130/80 mmHg、白天平均血压<135/85 mmHg；或多次家庭血压监测血压均值<135/85 mmHg。

白大衣高血压与白大衣效应的概念不同，后者是量的概念，可发生在健康人群、白大衣高血压患者、高血压患者，意味着有白大衣效应的人群不仅局限于白大衣高血压患者。20%~30%的难治性高血压患者诊室外血压正常（白大衣效应）。

当接受降血压治疗的老年患者出现持续性诊室血压升高时，若缺乏高血压靶器官损害的表现，还需与假性高血压鉴别，有必要进行相关的检查。

**3. 处理** 应对白大衣高血压患者长期进行诊室外血压监测，避免发展为持续性高血压。应评估白大衣高血压患者的整体心血管风险。在无其他心血管危险因素的情况下，干预方式可仅限于生活方式的改变。在合并代谢紊乱危险因素的患者，需针对相应危险因素进行药物治疗（控制血糖、调节血脂治疗等）。白大衣高血压的药物降血压治疗存在争议。

白大衣高血压诊治流程，见图3-9-9。

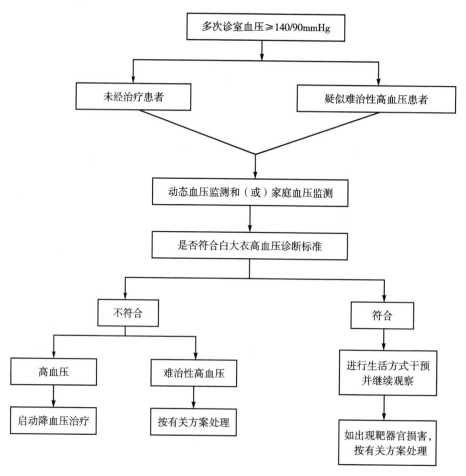

图 3-9-9 白大衣高血压诊治流程

### （四）老年人假性高血压

**1. 定义**　假性高血压是指用袖带测压法所测血压值高于经动脉穿刺直接测得的血压值。

假性高血压在临床上有几种类型：收缩期假性高血压、舒张期假性高血压、袖带充气高血压。袖带充气高血压指袖带充气时血压升高，是一种由神经介导的现象，仅在少数人中出现，具体机制不明。

**2. 诊断标准与方法**　当高血压患者出现降血压药物治疗无效，且长期或严重高血压而无靶器官损害时，要考虑存在假性高血压的可能。假性高血压标准为袖带法所测血压值高于动脉内测压值，收缩压高≥10 mmHg或舒张压高≥15 mmHg。检查方法有以下几种。

（1）O'sler手法：不能直接测得血压值，但对假性高血压的诊断有筛选的作用。O'sler手法是指袖带法测压时，当袖带加压超过患者收缩压（约20 mmHg）时，如能清楚扪及患者桡动脉或肱动脉搏动，则为O'sler征阳性，反之为阴性。但目前认为其敏感度和特异度均较差。

（2）血管造影：显示前臂动脉钙化有助于诊断。

（3）自动次声血压探测仪：通过分析人耳听不到的低频柯氏音振动的能量来探测血压，能较好地反映动脉内血压值。

（4）有创血压测量法（也称直接法）：将导管插入动脉内，通过顶端很小的压力探头直接测量动脉血压，是诊断假性高血压的金标准，可用于最终决定诊断。但由于其难度高而且有创伤，故不适合高血压患者的普查及长期血压监测。

**3. 处理**　假性高血压患者一旦诊断明确，无须降血压治疗。部分患者由于动脉僵硬度增加，脏器血管硬化而常伴有该脏器供血不足。因此，对于确诊假性高血压患者需针对动脉硬化的易患因素进行干预。

假性高血压的诊断和处理流程见图3-9-10。

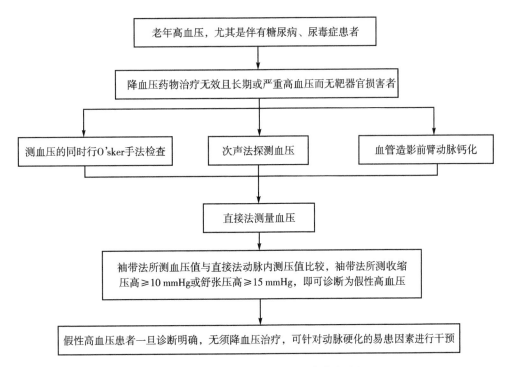

图3-9-10　老年人假性高血压的诊治流程

（利益冲突说明：共识编写得到中国健康促进基金会老年医学发展专项基金和赛诺非医药公司资助。）

## 参考文献

［ 1 ］Hiitola P, Enlund H, Kettunen R, et al. Postural changes in blood pressure and the prevalence of orthostatic hypotension among home dwelling elderly aged 75 years or older. J Hum Hypertens, 2009, 23：33-39.

［ 2 ］王国相，顾卫红. 关注中老年体位性低血压. 中华神经科杂志, 2008, 41：724-726.

［ 3 ］樊晓寒，吴海英，惠汝太. 体位性低血压与心脑血管疾病. 中华高血压杂志, 2009, 17：858-861.

［ 4 ］Fedorowski A, Stavenow L, Hedblad B, et al. Orthostatic hypotension predicts all-cause mortality and coronary events in middle aged individuals (The Malmo Preventive Project). Eur Hearl J, 2010, 31 (1)：85-91.

［ 5 ］Seyer-Hansen K. Postprandial hypotension. Br Med J, 1977, 2 (6097)：1262.

［ 6 ］官玉红，蹇在金，彭雯. 住院老年人餐后低血压的临床研究. 实用老年医学, 2002, 16 (6)：295-297.

［ 7 ］Kuwaiima I, Hoh E, Suzuki Y, et al. Pseudohypertension in the elderly. J Hypertens, 1990, 8 (5)：429-432.

［ 8 ］Spence JD, Sibbald WJ, Cape RD. Pseudohypertension in the elderly. Clin Sci Mol Med Suppl, 1978, 4：399s-402s.

［ 9 ］Ur A, Gordon M. Origin of Korotk off sounds. Am J Physiol, 1970, 218 (2)：524-529.

［10］Messerli FH, Ventura HO, Amodeo C. Osler's maneuver and pseudohypertension. N Engl J Med, 1985, 312 (24)：1548-1551.

［11］Mancia G, Fagard R, Narkiewicz K, et al. 2013 ESH/ESC guidelines for the management of arterial hypertension：the Task Force for the Management of Arterial Hypertension of the European Society of Hypertension (ESH) and of the European Society of Cardiology (ESC). Eur Heart J, 2013, 34 (28)：2159-2219.

［12］中国血压测量工作组. 中国血压测量指南. 中华高血压杂志, 2011, 19 (12)：1101-1115.

［13］中国高血压防治指南修订委员会. 中国高血压防治指南 2010. 中华高血压杂志, 2011, 39 (7)：579-616.

［14］James PA, Oparil S, Carter BL, et al. 2011 evidence based guideline for the management of high blood pressure in adults：report from the panel members appointed to the Eighth Joint National Committee (JNC8). JAMA, 2014, 311 (5)：507-520.

［15］Peterson ED, Gaziano JM, Greenland P. Recommendations for treating hypertension：what are the right goals and purposes? JAMA, 2014, 311 (5)：474-476.

［16］Sox HC. Assessing the trustworthiness of the guideline for management of high blood pressure in adults. JAMA, 2014, 311：172-174.

［17］Goff DC Jr, Lloyd-Jones DM, Bennett G, et al. 2013 ACC/AHA guideline on the assessment of cardiovascular risk：a report of the American College of Cardiology/American Heart. Association Task Force on Practice Guidelines. Circulation, 2014, 129 (25 Suppl 2)：S49-S73.

［18］JATOS Study Group. Principal results of the Japanese trial to assess optimal systolic blood pressure in elderly hypertensive patients (JATOS). Hypertens Res, 2008, 31 (12)：2115-2127.

［19］Ogihara T, Saruta T, Rakugi H, et al. Valsartan in Elderly Isolated Systolic Hypertension Study Group. Target blood pressure for treatment of isolated systolic hypertension in the elderly：valsartan in elderly isolated systolic hypertension study. Hypertension, 2010, 56 (2)：196-202.

［20］Becktett NS, Peters R, Fletcher AE, et al. HYVET Study Group. Treatment of hypertension in patients 80 years of age or older. N Engl J Med, 2008, 358 (18)：1887-1898.

［21］Bulpitt CJ, Beckett NS, Peters R, et al. Baseline characteristics of participants in the Hypertension in the Very Elderly Trial (HYVET). Blood Press, 2009, 18：17-22.

［22］ Aronow WS, Fleg JL, Pepine CJ, et al. ACCF/ AHA 2011 expert consensus document on hypertension in the elderly. J Am Coll Cardiol, 2011, 57：2037-2114.

［23］ Hypertension without compelling indications：2013 CHEP recommendations. （2013-10-30）. http:// www. hypertension. ca hypertension without compelling-indications.

［24］ Go AS, Mozaffarian D, Roger VL, et al. American Heart Association Statistics Committee and Stroke Statistics Subcommittee. Heart disease and stroke statistics-2013 update：a report from the American Heart Association. Circulation, 2013, 127（1）：6-245.

［25］ Chobanian AV, Bakris GI, Black HR, et al. The Seventh Report of the Joint National Committee on Prevention, Detection, Evaluation, and Treatment of High Blood Pressure：the JNC 7 report. JAMA, 2003, 289：2560-2572.

［26］ 中国老年学学会心脑血管病专业委员会, 中国医师协会循证医学专业委员会. 老年高血压的诊断与治疗中国专家共识（2011 版）. 中国心血管病研究, 2011, 9：801-808.

［27］《新型单片联合制剂治疗老年高血压中国专家共识》写作组. 新型单片联合制剂治疗老年高血压中国专家共识. 中华高血压杂志, 2012, 20：623-627.

［28］ Kario K. Morning surge in blood pressure and cardiovascular risk：evidence and perspectives. Hypertension, 2010, 56（5）：765-773.

［29］ Parati G, Stergiou GS, Asmar R, et al. ESH Working Group on Blood Pressure Monitoring. European Society of Hypertension guidelines for blood pressure monitoring at home：a summary report of the Second International Consensus Conference on Home Blood Pressure Monitoring. J Hypertens, 2008, 26（8）：1505-1526.

［30］ Lagi A, Spini S. Clinostatic hypertension and orthostatic hypotension. Clin Cardiol, 2010, 33（6）：E10-15.

［31］ 何秉贤. 体位性低血压诊治的现代概念. 中华高血压杂志, 2008, 16（2）：101-102.

［32］ 王品, 李文兵, 张清, 等. 老年住院病人餐后低血压及体位性低血压的临床观察与护理. 中华现代护理杂志, 2009, 15（10）：925-927.

［33］ 蹇在金. 餐后低血压——老年人常见而特有的疾病. 临床心血管病杂志, 2007, 23（9）：641-642.

［34］ 吴晓萍, 何方. 老年高血压患者体位性低血压的原因分析及护理对策. 护理与康复, 2007, 6（9）：614-615.

［35］ Lipsitz LA, Nyquist RP Jr, Wei JY, et al. Postprandial reduction in blood pressure in the elderly. N Engl J Med, 1983, 309（2）：81-83.

［36］ Deguchi K, Ikeda K, Sasaki I, et al. Effects of daily water drinking on orthostatic and postprandial hypotension in patients with multiple system atrophy. J Neurol, 2007, 254（6）：735-740.

［37］ Jan ZJ, Zhou BY. Efficacy and safety of acarbose in the treatment of elderly patients with postprandial hypotension. Chin Med J（Engl）, 2008, 121（20）：2054-2059.

［38］ Luciano GI, Brennan MJ, Rothberg MB. Postprandial hypotension. Am J Med, 2010, 123（3）：281：1-6.

［39］ 曾学寨, 刘德平. 老年人餐后低血压. 中华老年医学杂志, 2005, 24（6）：476-478.

［40］ 刘玉春. 老年人进餐后低血压的临床观察及护理. 解放军护理杂志, 2007, 24（2）：1-3.

［41］ Mancia G, Bombelli M, Facchetti R, et al. Long-term risk of sustained hypertension in white coat or masked hypertension. Hypertension, 2009, 54（2）：226-232.

［42］ 何秉贤, 苗文风. 对假性高血压的研究. 中华心血管病杂志, 1994, 22：93-95.

［43］ Hla KM, Feussner JR. Screening for pseudohypertension：a quantitative, noninvasive approach. Arch Intern Med, 1988, 148（3）：673-676.

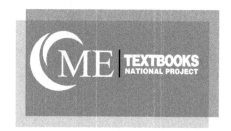

# 老年患者肠外肠内营养支持中国专家共识①

## 第 10 章

中华医学会肠外肠内营养学分会老年营养支持学组②

营养不良是影响老年患者结局的主要负面因素之一；未纠正的营养不良还是导致医疗费用上升的重要原因。同时亦有证据表明，针对无法正常进食的营养不良患者给予合理的肠外肠内营养支持，能够改善营养状况并最终降低病死率、缩短平均住院日、减少医疗经济耗费等。鉴于老年患者的病理、生理特点，2012 年中华医学会肠外肠内营养学分会（Chinese Society for Parenteral and Enteral Nutrition，CSPEN）老年营养支持学组（简称老年学组）组织的全国老年住院患者的营养调查结果显示，具有营养不良风险的老年患者比例达 49.70%，已发生营养不良的老年患者比例为 14.67%，高营养不良发生率及其带来的问题应引起我们的重视。

为了规范对老年患者的营养筛查与评估、肠外肠内营养支持的循证应用，以及针对老年疾病进行合理、有效的营养治疗，老年学组的专家们按循证医学要求，参阅国内外大量文献，根据我国目前的老年患者营养治疗情况，结合欧洲临床营养和代谢学会（The European Society for Clinical Nutrition and Metabolism，ESPEN）、美国肠外肠内营养学会（American Society for Parenteral and Enteral Nutrition，ASPEN）等最新的老年患者肠外肠内营养治疗指南的内容及证据，并广泛征求意见，多次组织讨论和修改，最终形成本专家共识。

本共识相关定义如下。①推荐意见：以牛津分类（Oxford evidence-based medicine，OCEBM）为基础，对照国际证据分级与推荐（The Grading of Recommendations Assessment，Development and Evaluation，GRADE）工作组的分级系统评价标准原则，确立推荐意见的 A、B、C、D 级分类标准。②营养支持：指经消化道或各种静脉途径为患者提供较全面的营养素。目前临床上包括肠内营养和肠外营养两种方式。③肠内营养：通过消化道途径为机体提供各种营养素。肠内营养制剂按氮源分为 3 类：氨基酸型、短肽型、整蛋白型。根据给予肠内营养方式的不同，分为口服和管饲。④经口营养补充剂：有别于普通膳食，是用于特殊医疗目的的经口摄入的营养补充剂。⑤肠外营养：经静脉途径为无法经消化道摄取或摄取营养物不能满足自身代谢需要的患者，提供包括氨基酸、脂肪、碳水化合物、维生素及矿物质等在内的营养素，以期维护器官功能，改善患者结局。所有营养素完全经肠外获得的营养支持方式称为全肠外营养。⑥老年患者：因急性和（或）慢性疾病（多种疾病）导致生理功能丧失，从而造成身体、精神、心理和（或）社会功能受限的

① 本文引自：中华医学会肠外肠内营养学分会老年营养支持学组. 老年患者肠外肠内营养支持中国专家共识. 中华老年医学杂志，2013，32（9）：913-929.

② 通信作者：韦军民，邮箱：weijunmin@263.net

执笔（编写顺序为序）：韦军民、陈伟、朱明炜、曹伟新、王新颖、石汉平、唐云、董碧蓉、孙建琴、陈怀红、周业平、张小田、周苏明

共识支持小组：韦军民、陈伟、朱明炜、宋京海、许静涌、王彦、崔红元

老年人群。这些人多数因此而损害、降低或丧失了其独立生活的能力。⑦营养不良：因能量、蛋白质及其他营养素缺乏或过度，导致机体功能乃至临床结局发生不良影响。临床上以营养不足常见，通常为蛋白质-能量营养不良症。⑧营养风险：因营养因素而对患者临床结局（感染相关并发症、住院日等）发生不良影响的风险。

# 一、营养支持团队的作用

肠外营养支持最初应用于临床为患者提供医学服务后，即诞生了团队管理为导向的营养支持小组。在老年患者的多学科营养支持团队组成中，老年病学专家发挥协助组建、管理营养支持团队的作用，营养（医）师、临床药师、物理康复师和护士作为团队的主要成员，外科、口腔科、神经科、心理医学科等临床专科医师为管理团队提供技术保障。营养支持小组的主要工作目标是为老年患者提供合理的营养支持，包括识别是否存在营养不良或营养风险、制订并完成合理的营养支持方案、监测及评价营养支持效果等。

## （一）证据

研究结果证实营养支持小组能提高营养支持的效价比，尤其在降低营养支持并发症、降低住院患者的医疗费用、减少住院时间等方面能发挥作用。针对老年患者设定个体化营养目标，在预定时间内，采用肠外营养及肠内营养支持，能够达到可评价的预期效果。Stanislawk 等对 203 例老年患者在营养支持小组指导下进行为期 1 年的家庭营养支持，最终减少了肺炎、呼吸衰竭、贫血、泌尿系感染的发生，并且平均每人医疗耗费从 764 美元下降到 142 美元。Lee 等对 401 例老年患者应用老年营养风险指数（geriatric nutritional risk index，GNRI）预测 28 d 病死率，发现由营养支持小组指导的营养支持，使患者病死率降低。Sriram 等对 600 余例患者研究了营养支持小组参与的肠外营养的合理性，结果发现有营养支持小组后肠外营养使用合理性从 71% 增至 83%。

因此，应逐步建立我国营养支持小组工作模式，并由老年科医师牵头，对患者进行综合评估，了解营养不良病因，组织营养师、护士等专业人员提供针对性的医疗服务。

## （二）推荐意见

1. 老年患者的营养支持应由老年医学专家为主体的营养支持小组完成（B）。
2. 营养支持小组能够增加营养支持处方的正确执行，减少并发症发生，获得经济学效应（B）。
3. 营养支持小组的工作范畴应包括如下内容。①规范营养支持工作流程，包括制订统一的营养支持指南和操作规范。②负责对全院患者的营养会诊。③营养支持质量控制工作，包括对接受营养支持的患者进行严格的实验室和临床监测，并及时调整营养支持方案，处理并发症。④承担营养支持知识的教育和培训。⑤执行家庭营养支持计划。⑥开设营养门诊，提供营养咨询和心理咨询。⑦营养随访（D）。

# 二、老年患者的营养筛查与评估

针对住院患者早期采用敏感、特异、易用的营养筛查及评估是开展规范化营养支持的起始依据。美国营养师协会对营养筛查的定义是寻找与营养相关问题的指标，以辨别有营养不良风险或已经存在营养不良的老年患者。建议将营养筛查及评估纳入国家慢性疾病管理中，从而有助于整体健康的改善。然而老年人生理原因导致的身高下降、摄入减少、体成分变化、肝肾功能下降等情况，使人体测量、实验室检查等客观指标均不能准确反映营养状况，因此采用综合评估方法为营养评定法简表（mini nutrition assessment short form，MNA-SF）、营养风险筛查（nutrition risk screening，NRS 2002）、老年营养风险指数（GNRI）等工具。

营养筛查工具应具备简单、易行、符合成本/效益原则的特点，其结果用于收集营养不良相关的危险因素，决定是否需要进一步的营养评定及营养干预。目前美国家庭医师协会推荐的营养健康确定量表由患者自行填写，根据结果判断是否有营养风险或需要寻求营养专业人员的帮助。2009 年欧洲肠外肠内营养学会推荐由专业人员问询的 MNA-SF。根据病史、体质量、进食状况及简单查体共 6 项简单问题来确定患者是否存在营养不良或风险，并提出低于 7 分即具有营养不良，应尽早进行营养干预，以期获得更佳的临床结局。2008 年中华医学会肠外肠内营养指南中推荐 NRS 2002 作为住院患者营养风险筛查的工具，将 NRS≥3 分定义为营养风险，同样也适用于老年住院患者。

营养评估是解释和扩展在营养筛查过程中得到的资料，由营养专业人员分析、评价临床信息，综合判断医疗和营养摄入史、消化和吸收能力、体格检查、人体测量和体成分分析、生化指标、临床表现等营养相关问题，从而得出疾病相关的营养诊断。根据结果确定液体和营养素需求、营养支持途径及营养监测指标，最终改善患者的临床结局。

## （一）证据

2012 年老年学组采用 MNA-SF 和 NRS 2002 组织中国 14 个大城市 30 家三级甲等医院对老年住院患者进行营养筛查，两种方法判断营养风险的比例均在 40% 以上。2011 年 Skipper 等采用循证方法分析 MNA-SF、NRS 2002、SGA 的敏感度和特异度，认为 MNA-SF 更有助于老年患者的评估。2010 年 Kaiser 等分析住院、社区、养老机构的 4500 例老年人营养不良和营养不良风险的比例，结果分别为 22.8% 和 46.2%；并发现 NRS 2002 更适合老年住院患者急性情况，而 MNA-SF 更适合老年的各种状况。

Zellipour 和 Stratton 根据汇总多项随机对照试验研究结果认为，老年患者营养不良更加隐蔽，需要定期接受营养筛查以预防营养不良的发生。美国卫生组织联合评审委员会要求所有住院患者 48 h 内进行营养筛查和评估。更多证据支持 MNA-SF 作为老年患者营养筛查的工具，并显示与不良临床结局相关，2009 年 ESPEN 推荐其适用于各种患者。

目前仍无一项单一检查能够完整地评估营养状态，通过综合评估，结合主观和客观指标，能够提高敏感度和特异度，如 GNRI 等工具，结合白蛋白、体质量等客观指标早期发现、诊断营养不良的发生，及时给予适宜的营养干预，最终能够预测 28 天病死率。微型营养评定法（mini nutrition assessment，MNA）也被推荐为老年患者营养综合评定的工具，同样能够预测临床结局。

## （二）推荐意见

1. 对老年患者应定期进行营养筛查和（或）评估（A）。
2. 推荐老年患者使用的营养筛查工具主要为 MNA-SF；住院患者可采用 NRS 2002（B）。
3. 有营养不良相关高危因素的老年患者应进行全面营养评估，并依此制订营养干预计划（B）。
4. 结合临床客观数据，进行营养综合评估，可了解老年患者治疗获益程度（D）。

# 三、老年患者肠内营养支持（管饲）

肠内营养是通过消化道途径进行营养支持的方法。肠内营养制剂按氮源分为 3 类：氨基酸型、短肽型、整蛋白型；上述 3 类又可各分为平衡型和疾病适用型；此外，尚有模块型制剂，如氨基酸、短肽、整蛋白模块，以及糖类制剂模块、长链和（或）中链脂肪制剂模块、维生素制剂模块等。肠内营养可口服和管饲给予，对于老年住院患者管饲是重要的肠内营养方法。肠内营养的管饲途径分为两类：一是无创置管技术，主要指经鼻胃途径放置导管，根据病情需要，导管远端可放置在胃、十二指肠或空肠中；二是有创置管技术，根据创伤大小，再分为微创内镜下胃造口术和外科手术下的各类造口技术。

## （一）证据

根据 CSPEN 指南，应用 NRS 2002 进行营养风险筛查，评分 ≥3 分为存在营养风险，并应制定营养支持计划，有证据表明 NRS 2002 也适用于老年患者。微型营养评定是联合的营养筛查方法和评定工具，ESPEN 推荐用于监测老年患者营养不良的状况和风险，包括在家庭、疗养院和医院实施治疗的患者。在对老年人用 MNA 筛查营养风险的随机试验中，接受肠内营养的患者体质量增加，但握力未随之增加，其他大样本研究结果亦证实其可行性较高。存在营养风险或营养不良风险均为老年患者营养干预的指征。老年患者在接受营养支持前，应纠正低血容量、酸中毒、低钠血症、低钾血症等水、电解质、酸碱平衡紊乱等情况，调理各器官功能。根据年龄、营养风险、是否禁食、原发病及同一疾病的不同病程，以及是否伴随其他心、肺、肾疾病，选择合适的营养支持途径、适量的能量和营养物质，制定个体化营养支持方案。在营养支持过程中应随时监测，评价营养支持效果和重要脏器的功能状态，及时调整营养支持方案。肠内营养是有胃肠道功能老年患者首选的营养支持手段，只有肠道不能耐受、无法进行或肠内营养不能到达到目标量时，才考虑选用肠外营养。对于老年患者，众多的研究结果得到相同的结论，肠内营养对比全肠外营养，可改善临床结局（减少感染并发症和缩短住院时间等）和节省医疗费用。

老年患者肠内营养支持的适用证、禁忌证和成年人一致。标准整蛋白配方适合大部分患者，氨基酸和短肽类的肠内营养制剂适合胃肠功能不全（如胰腺炎等）老年患者。由于老年患者乳糖酶的分泌量减少，易出现乳糖不耐受，造成腹泻，应选择不含乳糖的制剂；脂肪种类上，应尽量减少饱和脂肪酸的摄入量，增加中链脂肪酸、ω-3 和单不饱和脂肪酸等，选用优化脂肪酸配比的制剂，既可快速供能，又可减轻肝的代谢负担，减少脂质过氧化，长期应用有益于降低心血管疾病发生的风险。研究结果显示，膳食纤维可改善长期接受管饲肠内营养老年患者的结肠功能，减少腹泻的发生。

鉴于肠内营养实施过程中出现的困难，尤其对老年危重症患者合并的肠功能障碍，能够实现早期肠内营养的患者不足 50%，可耐受肠内营养的不足 20%。另一项 2946 例机械通气患者营养支持调查结果显示，入重症监护病房 48 小时内开始肠内营养的患者占 36%，达到目标喂养量的患者占 45.3%。研究结果显示，每天能量供给的 30%~60% 由肠内营养提供的患者，即可满足对维护肠黏膜屏障功能的需求，因此对各种原因导致的肠内营养不能满足其营养需求，联合肠外营养，是多数老年患者更宜接受的营养支持方式。目前多数学者认为，肠内营养无法满足老年患者能量需要（<60%）时，应考虑联合应用肠外营养。联合肠内营养和肠外营养，虽然增加感染风险（$OR=1.66$，$95\%CI\ 1.09~2.51$，$P=0.02$），但病死率下降（$OR=0.51$，$95\%CI\ 0.27~0.97$，$P=0.04$）。崔红元等总结接受胰十二指肠切除术的老年患者，联合营养支持组在降低术后内毒素水平、改善肝功能、减少感染并发症等方面具有优势。

管饲肠内营养可保证老年患者的能量和营养素的供给，改善营养状态。置管方式的选择原则包括以下几个方面：满足肠内营养需要；置管方式尽量简单、方便；尽量减少对患者的损害；舒适和有利于长期带管。鼻胃管是最常用的肠内营养管饲途径，具有无创、简便、经济等优点；其缺点是鼻咽部刺激、溃疡形成、易脱出和反流性肺炎等；对于仅需要 2~3 周的肠内营养，首选经鼻胃管饲；抬高患者头部 30°~45° 可减少吸入性肺炎的发生。对于接受腹部外科手术需进行肠内营养的患者，建议在术中留置空肠造口或鼻空肠管。对接受近端胃肠道吻合的患者，空肠造口管留置在吻合口远端能减少对胃肠吻合口的影响，有利于进行早期肠内营养。内镜下胃造口术近年来在国内发展较快，适用范围不断扩展，日益受到临床医师的重视。多项研究结果表明，在营养素获取量、营养状态改善、导管移位和重置等方面，内镜下胃造口优于鼻胃管。少数研究观察到内镜下胃造口的患者生存状态改善，但病死率较鼻胃管无差异。Mochizuki 等报道内镜下胃造口喂养患者吸入性肺炎的发生率低于鼻胃管。随机对照试验研究结果证实，在内镜下胃造口管置入后 3 小时或 24 小时开始营养治疗，耐受性和安全性都相同。因此，如果患者需要超过 4 周的肠内营养治疗，在无禁忌证的前提下，应考虑经内镜下胃造口给予肠内营养；熟练的内镜操作技术可减少内镜下胃造口并发症的发生。

## （二）推荐意见

1. 有营养不良或营养不良风险的老年患者是肠内营养的适应证（A）。

需营养支持且胃肠道功能正常或基本正常的老年患者，肠内营养首选（A）。

2. 管饲对虚弱的非疾病终末期老年患者是有益的，可改善其营养状态（B）。

3. 标准整蛋白配方适合多数老年患者的肠内营养（B）。

优化脂肪酸配方长期应用可降低心血管事件发生（B）。

膳食纤维有助于管饲患者肠功能恢复（A）。

4. 肠内营养无法满足老年患者的能量需要（少于 60% 且超过 7 d）时，应考虑联合应用肠外营养（B）。

5. 鼻胃管适用于较短时间（2~3 周）接受肠内营养的老年患者；管饲时，头部抬高 30°~45° 可减少吸入性肺炎的发生（C）。

6. 接受腹部手术且术后需要较长时间肠内营养的老年患者，建议术中留置空肠造口管（C）。

当施行了近端胃肠道的吻合后，通过放置在吻合口远端的空肠营养管进行肠内营养（B）。

7. 需要长期营养支持的老年患者，较留置鼻胃管更推荐使用内镜下胃造口（A）。

老年患者肠内营养应用超过 4 周，推荐放置内镜下胃造口（B）。

老年患者管饲可在内镜下胃造口留置 3 h 后开始（A）。

8. 高吸入性肺炎风险的患者，应选择经各种途径（如鼻空肠管、空肠造口术或内镜下肠造口）的空肠置管技术（C）。

# 四、老年患者肠内营养支持（口服补充）

研究结果显示，30 岁后每 10 年肌肉质量损失 3%~5%，年龄 ≥60 岁的人群中这种损失更为明显。随着年龄增长，将出现脏器功能衰退，包括肌肉消耗和功能受损、骨量减少、免疫功能低下、激素水平下降、体液电解质调节改变、手术后恢复延迟、慢性疾病、心理疾病和认知功能降低等；此外，还多伴慢性病药物治疗和活动量减少等。这些因素都可导致食欲减退、摄入量减少、营养不良（不足）或失衡，对机体组织、功能和临床结局造成不良影响。因此，随着老龄化进程的加快，采取简单、易行的措施保证老年人营养素的摄入、减少其营养风险和维持良好的生活质量，是维护老年人健康的重要问题。

## （一）证据

20 世纪 70 年代商业化经口营养补充制剂开始用于临床，该类产品主要是含有多种营养成分的液态、半固体或粉状的肠内营养剂，能提供完全的或模块式（组件）的宏量营养素和微量营养素，通常经口服补充，也可作为人体唯一的营养来源。

针对疾病或老年患者的经口营养补充剂的干预性研究结果表明，对已存在或可能发生营养不良或具有营养不良风险的老年患者，在饮食基础给予上经口营养补充剂，可增加其氮及能量摄入，有助减少肌肉流失、缓慢持续获得体质量、改善营养状况和提高生活质量。

一项包括 19 个病房 672 例 65 岁以上住院危重病患者的多中心研究中，营养干预组在饮食基础上，口服补充营养剂 836.0 kJ/d，每天 2 次，持续 15 d。结果显示低白蛋白血症患者发生压疮的风险较高；经口服营养干预后，其能量和蛋白质摄入量高于未干预的对照组，发生压疮的风险也低于对照组。

对于髋部骨折和接受骨科手术的老年患者，提供围术期经口营养补充剂可减少其营养风险、减少手术后并发症的发生。相对于饮食咨询和指导，经口营养补充剂更能改善老年痴呆患者的营养状况。对早期和中度痴呆患者可考虑给予经口营养补充剂，以确保足够的能量和营养素的供给，防止营养不良的发生。

近年有另一项包括 3790 例老年人、涉及 36 项随机对照试验的荟萃分析，在饮食基础上提供高蛋白（>20%总能量来自蛋白质）经口营养补充剂，这些经口营养补充剂包括营养成分完全或不完全的，提供部分或全部的日常需要量；对照组为标准饮食，或饮食基础上加饮食指导，或标准经口营养补充剂，结果表明补充高蛋白经口营养补充剂具有临床、营养和功能方面的益处，包括减少并发症、降低再住院率、提高握力和增加能量及蛋白质的摄入量。而且，由于经口营养补充剂多是在饮食摄入基础上添加，几乎不影响正常摄入量。

## （二）推荐意见

1. 老年人存在营养不良或营养风险时，在饮食基础上补充经口营养补充剂可改善营养状况，但不影响饮食摄入量（A）。

2. 经口营养补充剂可减少髋部骨折和骨科手术老年患者的营养风险和手术后并发症（A）。

3. 蛋白质含量高的经口营养补充剂，可减少老年患者发生压疮的风险（A）。

4. 经口营养补充剂改善老年痴呆患者营养状况的效果优于营养教育。对早期和中度痴呆的老年患者，可考虑经口营养补充剂，以保证足够的能量和营养素供给，促进体质量增加和防止营养不良的发生和发展（B）。

# 五、老年患者的肠外营养支持

老年患者的营养状况与病死率、感染或应激性溃疡的发生率、住院天数等呈负相关。建立周密的营养支持方案应成为老年患者整个治疗计划中的重要组成部分。当老年患者经口进食或肠内营养受限、处于饥饿状态 3 d 以上或营养摄入不足状态 7~10 d 时应及时给予肠外营养支持。严密监测下的肠外营养实施是安全、有效的。

## （一）证据

老年患者的营养素供给需要符合该年龄段的需求，如基础代谢率低，75 岁以上老年人较 30 岁青年人下降约 30%，应根据其疾病严重程度、代谢状态、生理特点及恢复时程的变化，在参考青年人剂量下适当调整肠外营养处方。

老年患者胰岛素敏感性降低 43%，患糖尿病的风险提高 16%，肺容量和肺活量逐渐减少，肺功能减退。肠外营养中过多地供给葡萄糖不仅会引起血糖紊乱，增加肺的负担，诱发呼吸衰竭，还易引起脂肪肝、淤胆的发生，导致肝功能障碍。由于老年患者的脂肪氧化能力与青年人相比无明显减退，因此，严格控制肠外营养中葡萄糖的含量，并适当提高脂肪供给对其可能是有益的。一项对 66 例 75 岁以上患者肠外营养的研究结果显示，每日非蛋白热量摄入在 46.0 ~ 125.5 kJ/（kg·d）［平均 75.3 kJ/（kg·d）］，其中葡萄糖用量控制在 2.5 g/（kg·d），占总热量的 50% ~ 55%，能满足其生理需要和额外消耗，且不引起血糖紊乱、呼吸衰竭和肝、肾功能的变化。Bruno 等观察了 304 例年龄>70 岁接受肠外营养的患者，显示其能量摄入控制在 104.5 ~ 125.4 kJ/（kg·d），10 年病死率和发病率低于超过或低于该摄入水平的对照组，每天蛋白摄入量在 0.8 ~ 1.2 g/kg 者，10 年发病率亦较<0.8 g/（kg·d）者低。

对 2066 例社区老年人群的研究结果提示，每天蛋白摄入量与维持老年患者机体肌肉含量呈高度相关。一项对健康老年人持续 3 小时静脉输注氨基酸液［1.35 ml/（kg·h），100 mg 氨基酸/ml］以观察肌肉蛋白合成变化的研究发现，输注氨基酸后蛋白分数合成率提高近 2.25 倍，表明高血氨基酸水平能有效刺激老年人肌肉蛋白合成，且这种效应在联合适当的耐力运动后更明显。建议肾功能正常的老年患者每天蛋白质供给可提高至 1.2 ~ 1.5 g/kg，并配合进行简单的体力活动。

ω-3 多不饱和脂肪酸具有独特的抗炎和免疫调节作用，多数学者认为富含 ω-3 多不饱和脂肪酸的肠外营养对老年患者的临床预后和康复进程有益。最近的一项前瞻、随机、双盲临床研究共纳入 57 例结肠癌切除术后接受全肠外营养的老年患者，与对照组［大豆油脂肪乳 1.2 g/（kg·d）］比较，添加鱼油 0.2 g/（kg·d）的肠外营养能降低老年患者术后白介素-6、肿瘤坏死因子-α 和 CD8 水平，老年患者的感染率、全身炎性反应综合征的发生率降低，住院时间减少。

老年患者维生素和矿物质的缺乏也应引起重视。20 世纪 90 年代对美国老年患者的调查结果显示，超过 40% 的≥65 岁患者存在多种维生素或矿物质（如维生素 C、维生素 $B_1$、维生素 $B_2$、镁、铁和锌等）的摄入不足。对老年患者进行肠外营养之初应考虑添加必要的维生素和矿物质。

"全合一"是国内外指南推荐的肠外营养输注模式。但是，全合一营养液在配制过程中易发生处方配伍禁忌或差错、污染和产生杂质、稳定性差等问题。一项调查结果显示，肠外营养混合过程配制差错率可高达 26% ~ 38%，而工业化多腔袋制剂发生差错或污染的概率低。美国一项针对 68 984 例患者的研究结果显示，肠外营养有导致血流感染的风险，医院配液中心配制的全合一营养液所致的血流感染发生率为 25.9%，工业化多腔袋为 19.6%，两者比较差异有统计学意义（$OR=1.54$，$P<0.01$）。另一项涉及 44 358 例接受肠外营养的成年住院患者的调查结果显示，多腔袋较自配袋（医院药房或外包配制）可减少血流感染发生和节省医疗费用。欧洲多国成人肠外营养使用的调查结果显示，多样化的工业化多腔袋在临床肠外营养中的应用比例超过 80%，医院配制不足 20%。国内一项类似调查结果显示，多数医院配制处方与工业化三腔袋配方相似，认为多腔袋可满足多数住院患者的营养需求。肠外营养输注可经中心静脉进行。随着导管材料和置管技术的不断改进和静脉输注泵的应用，选择周围静脉方式输注肠外营养的比例逐年递增，当肠外营养时间不足 10 ~ 14 d 时，可选择周围静脉，但应注意营养液的渗透压不宜超过 850 mOsm/L。相关研究结果亦证实，周围静脉或经外周中心静脉置管（peripherally inserted central catheterization，PICC）能有效减少导管相关性感染的发生。

## （二）推荐意见

1. 肠内营养是营养支持治疗的首选。当肠内营养不能满足患者总热量的 60% 或有肠内营养禁忌和不耐受时，应选用肠外营养（C）。

2. 一般建议每天非蛋白能量供给为 83.6~125.4 kJ/kg，蛋白质供给为 1.0~1.5 g/kg（B）。

3. 肠外营养处方建议糖脂双能源，脂肪比例可适当增加（不超过非蛋白热量的 50%）（C）。

4. 药理剂量的鱼油脂肪乳适用于外科术后患者，可改善临床结局（A）。

5. 危重症患者也应将鱼油脂肪乳作为肠外营养处方的一部分加以考虑（B）。

注重微营养素的补充。（B）

6. 老年患者肠外营养制剂的使用与成人制剂相同：对危重症或有特殊代谢需求的老年患者，建议根据个体化的肠外营养处方配制全合一制剂；对病情稳定特别是实施家庭肠外营养的老年患者，可考虑用工业化多腔袋制剂，减少血流感染风险（B）。

7. 不超过 1 周的肠外营养首选外周静脉输注；PICC 是较长时间肠外营养的输注途径（C）。

# 六、肠外肠内营养并发症的监测与处理

老年患者肠外营养和肠内营养并发症的种类与成人相仿，但是发生率相对较高。肠外营养并发症包括置管并发症、输注路径并发症、营养代谢并发症等。按时间可分为急性和慢性并发症。常见有血糖和电解质紊乱、相关性肝病、肠功能障碍、代谢性骨病、过度喂养等。尽管肠内营养对于多数患者有效且安全，但是仍然可能出现并发症，包括机械性、胃肠道、代谢性、感染性和精神心理等并发症。

## （一）证据

研究结果显示，肠外营养时葡萄糖输注速度大于 4~5 mg/(kg·min) 或每天给予能量高于 125.4 kJ/kg，超出了体内氧化速度，会引起高血糖、脂肪堆积及肝脂肪浸润。50% 的老年患者可耐受外周静输注全合一肠外营养混合液，但需将渗透压控制在 850 mOsm/L 以下，且输注时间为每天 10~14 小时，否则会出现血栓性静脉炎。因为存在发生感染和血栓并发症的风险，不推荐股静脉及颈内静脉置管。Siegman-Igra 等的荟萃分析结果表明，对于拔除的静脉导管不做常规细菌培养，只有在怀疑发生导管相关血源性感染时才进行。多项研究结果显示，局部或全身预防性应用抗生素在预防导管相关感染方面并无优势。荟萃分析结果显示，应用肝素盐水和生理盐水冲管在预防相关并发症方面无差异。

肠内营养管饲开始后，由于导管移位可能导致多种并发症，除固定牢靠，还应密切观察导管位置，如果高度怀疑导管移位，应行影像学检查以确诊。堵管是常见情况，原因包括高能量配方、含纤维配方、管道过细、不合适的导管给药、胃液反流导致整蛋白制剂变性凝固等。一项针对重症患者的前瞻性研究建议使用生理盐水 30 ml 冲管可有效防止堵管发生。内镜下胃造口后的内固定器植入综合征是较少见的并发症，一旦发生，应尽快移除。管饲时保持患者半坐位，或床头抬高 30~45°，可减少吸入性肺炎的发生。胃残余量的监测与吸入性肺炎的预防有相关性，研究发现，当喂养后 4 h 胃残余量大于 250 ml 合并有以上一项危险因素时，或大于 200 ml 有以上两项危险因素时，应当考虑调整肠内营养的方法，包括导管位置改变、输注速度下调、换用内镜下胃造口和（或）肠造瘘或停用肠内营养等。

有再喂养综合征风险的患者，常缺乏钾、磷、镁、维生素 $B_1$ 等，同时合并有水、钠潴留，给予肠内营养前需要纠正。给予营养时，应遵循循序渐进的原则，最初给予总需要量的 25%，3~5 d 后达到目标量。同时密切监测水、电解质变化。

### （二）推荐意见

1. 老年患者肠外营养首选外周静脉途径，但营养液渗透压不宜超过 850 mOsm/L，短期应用可减少静脉炎发生（B）。

2. 只有在怀疑发生导管相关血源性感染时才进行导管培养（B）。

预防性应用抗生素对预防导管相关感染并无益处（A）。

3. 常规监测肝肾功能、血脂、血糖等代谢相关指标（C）。

4. 输注肠内营养之前，应确认导管位置，使用过程中如疑有移位，应行影像学检查（B）。

5. 经胃管饲肠内营养最初 48 小时内，应每 4 小时监测 1 次胃残余量（B）。

管饲时抬高床头 30°~45°有益于降低误吸风险（A）。

6. 对于有再喂养综合征风险的老年患者，应常规监测患者电解质及代谢物水平，纠正水、电解质紊乱和补充维生素 $B_1$（B）。

## 七、特殊疾病的老年患者营养支持

### （一）围术期

年龄≥65 岁普外科住院患者营养不足的发生率为 29.8%。重度营养不足患者创伤愈合缓慢、免疫应答能力受损、手术耐受能力下降、术后并发症的发生率是无营养不足者的 20 倍，并且住院时间长、花费多、病死率高。合理营养支持能改善老年患者的营养状况、优化临床结局。围术期营养支持可分为 3 类。①术前就需要营养支持，并延续至手术后；②术前营养状况良好，术后发生并发症或者手术创伤大、术后不能经口进食的时间较长；③术后摄入的营养素量不足而需要营养支持。

**1. 证据** 对于无营养风险的老年患者，围术期接受肠外营养可能会导致感染和代谢并发症的增加，并增加不必要的医疗费用。存在营养风险的老年患者，无论是肠内营养还是肠外营养均可减少并发症的发生。

与肠外营养相比，肠内营养更符合生理、有利于维护肠屏障功能和减少肝损害，围术期营养支持首选肠内营养。蒋朱明等的随机对照试验（randomized controlled trial，RCT）研究结果显示，对接受消化道手术的患者，肠内营养组在维护肝功能、肠黏膜屏障功能和降低医疗费用等方面优于肠外营养。另一项针对老年手术后患者的 RCT 研究发现，肠内营养组在改善血浆前白蛋白和累积氮平衡、优化肠黏膜通透性和减少术后感染并发症等方面优于肠外营养组。

13 项术前肠外营养的前瞻性 RCT 系统评价结果显示，对中、重度营养不足患者，术前给予 7~10 天的肠外营养支持可减少 10% 的术后并发症；对轻度营养不足患者术前全肠外营养支持无益处，还可能增加感染并发症。目前多个 RCT 和系统评价结果显示，对大多数无营养风险的患者，围术期接受单纯糖和电解质输注已经足够，若使用肠外营养可能会导致感染和代谢性并发症的增加，并增加不必要的医疗费用。

择期手术患者只需术前禁水 2 h。手术前一日晚与术前 2 h 给予接受大手术的老年患者一定量的碳水化合物饮料，可减轻术后胰岛素抵抗，有助于减少骨骼肌分解。外科手术后 6~8 h，小肠即恢复肠蠕动和吸收功能，因此，胃肠道切除术后 12 h 多可耐受肠内营养。早期管饲是安全的，并不会增加胃肠不耐受和吸入性肺炎的风险，但营养液泵入的起始速度应慢（10~20 ml/h），5~7 d 内可逐渐升至目标速度。某些腹部大手术，如食管、胰腺切除术后，过早开始肠内营养，可能引起腹胀，导致肺功能异常，要注意患者的耐受性。老年患者术后营养支持的最佳方式是首选肠内营养或肠内营养为主、肠外营养作为补充的方式，老年消化道肿瘤患者可考虑术中放置空肠造口管或鼻空肠管作为术后肠内营养的通路，开腹或腔镜下行空肠穿刺造口术均较安全。

**2. 推荐意见**

（1）对于中重度营养不足的老年患者，大手术前应给予 7~10 d 的营养支持（A）。

（2）对于无营养风险的老年患者，围术期接受单纯糖和电解质输注已经足够（A）。

（3）无特殊误吸风险和胃排空障碍的老年患者，建议仅需麻醉前 2 h 禁水（A）。

（4）老年患者管饲肠内营养推荐使用输注泵，以较低的滴速（10~20 ml/h）开始，可能需要 5~7 d 才能达到目标喂养量（C）。

（5）对于有营养支持指征的老年围术期患者，经由肠内途径无法满足能量需要（<60% 的热量需要）时，可考虑补充肠外营养（C）。

（6）接受腹部手术的老年患者，如果术后需要营养支持，推荐关腹前放置较细的空肠造口管或鼻空肠管，术后早期给予肠内营养。

## （二）慢性阻塞性肺疾病

营养不良是慢性阻塞性肺疾病（chronic obstructive pulmonary diseases，COPD）的常见并发症，营养不良与 COPD 患者免疫功能低下、反复发生肺部感染、呼吸肌乏力、通气功能障碍密切相关。2007 年更新的中国 COPD 指南、2009 年 COPD 全球倡议都相继提出了营养支持在 COPD 治疗中的重要意义，2010 年英国国家卫生与临床优化研究所（National Institute for Health and Care Excellence，NICE）颁布的《在初级和二级医疗系统中稳定期 COPD 的管理指南》中，更是提出了对多维严重度评估的需求，而营养支持正是其中重要的一部分。因此，正确评估 COPD 患者的营养状况，加强 COPD 患者的营养支持是 COPD 防治过程中不容忽视的环节。

研究结果显示，30%~65%COPD 患者合并营养不良，门诊患者营养不良的比例约为 25%，住院患者高达 50% 以上，急性呼吸衰竭的患者营养不良的比例则超过 60%。我国情况更为严重，有报道 60%COPD 患者存在营养不良，呼吸衰竭时营养不良进一步加重，机械通气患者营养不良较为普遍，且程度多较为严重和复杂。值得提出的是，营养障碍甚至可以存在于正常体质量指数的患者，而肺气肿患者营养障碍重于单纯慢性支气管炎患者。

**1. 证据**　老年 COPD 患者营养支持的目标不应仅限于纠正存在的营养不良，更应着眼于预防营养不良的发生与发展。既往仅针对低体质量和失能患者（主要是住院患者）进行营养支持的策略，会使许多 COPD 患者的营养支持治疗时机延误。因此，COPD 的营养支持应坚持早发现、早预防、早治疗的原则。所有 COPD 患者均需评估并检测其营养状态，继而制定相应的营养支持方案。COPD 在老年人群中高发，因缺乏活动、性腺功能减退、使用糖皮质激素等，这类患者骨量减少和骨质疏松的风险增高，因此，骨密度测定是评估的必要手段。

COPD 患者接受营养支持时，其基础代谢率、氧耗随之增加，体内二氧化碳（$CO_2$）产生亦增加，不利于肺功能恢复，重症 COPD 患者则可能出现通气管理和脱机困难。此时，营养支持方案就尤显重要。碳水化合物呼吸商最高，如果以此作为能量的主要来源，会消耗氧气并产生大量 $CO_2$，增加通气负担。所以，降低营养素中的碳水化合物比例，可减少机体 $CO_2$ 产生。而脂肪具有较低的呼吸商，故主张 COPD 患者采取高单不饱和脂肪酸低碳水化合物营养制剂。

稳定期 COPD 患者需要加强膳食管理，提供足够的热量满足其基础能量消耗，少食多餐，摄入营养丰富且少烹饪程序的食物，饭前休息，补充适量维生素。

轻中度 COPD 患者，加强膳食管理的同时可增加营养干预。机械通气的 COPD 患者营养不良的发生率高于普通 COPD 患者，6 d 以上机械通气的患者中 88% 存在营养不良，需要机械通气的急性呼吸衰竭患者中 74% 存在营养不良，非机械通气患者中仅为 43%，因此其营养支持尤为重要。研究结果显示，机械通气患者的营养支持方案中，脂肪提供总热量的 20%~40% 较为合适，过高（>40%）则耐受性差，过低（<15%）增加 $CO_2$ 产生，且不能提供足够的必需脂肪酸，2 个系统评价显示补充 ω-3 多不饱和脂肪酸有益于机械通气患者肺功能的恢复，缩短重症监护病房停留时间。COPD 患者分解代谢活跃，需补充足够的蛋白质以满足合成代谢。多数 COPD 患者通过合理的营养干预均能增加体质量，改善生理功能。但年龄、食欲下降、全身炎症等因素影响着营养支持疗效。体质量不足或厌食的 COPD 患者，在增加热量摄入的同时，可用甲地孕酮改善患者食欲。一项 RCT 纳入 128 例体质量不足（<95% 理想体质量）的 COPD 患者，显示醋酸甲地孕酮治疗（800 mg 口服，1 次/天）与增加体质量和食欲有关。

理论上营养支持能为 COPD 患者带来益处，但目前尚无研究结果表明营养支持改善其临床结局，未来还需要更多针对不同疾病状态的患者的研究证据。

**2. 推荐意见**

（1）COPD 患者营养不良发生概率高，需监测其体质量及体质量指数变化，应用综合营养评价工具（如微型营养评定）评估其营养状况（B）。

（2）COPD 患者需行骨密度检查，应对骨量减少或骨质疏松患者，根据个体情况补充钙剂和维生素 D（B）。

（3）稳定期 COPD 患者应加强营养管理，建议高单不饱和脂肪酸和低碳水化合物饮食，根据个体情况给予经口营养补充剂（C）。

（4）缓解期 COPD 患者多存在营养风险，建议加强饮食指导，可给予经口营养补充剂（B）。

（5）接受机械通气的 COPD 患者，以肠内营养为主，必要时补充肠外营养，以保证足量的能量和氮供给。脂肪提供总热量的 20%~40% 较为合适（B）。

（6）体质量下降或食欲下降的 COPD 患者，在补充足够热量的同时，可给予甲地孕酮（B）。

## （三）肌肉减少症

老年肌肉减少症是指与老年有关的进行性骨骼肌质量与功能衰减的一种临床综合征，表现为骨骼肌量的逐渐减少、肌力逐年下降及随之而来的一系列功能受损的表现，包括活动能力降低、步速缓慢，行走、登高、坐立、举物等各种日常动作完成有困难，逐步发展到难以站起、下床困难、步履蹒跚、平衡障碍、极易跌倒和骨折等，增加了老年人残疾和丧失自理生活能力的风险，同时出现肌肉松弛、皮肤皱褶增多、体质量下降、身体虚弱、抵抗力下降，严重影响老年人的生活质量和健康寿命。因此应重视老年人的肌肉衰减和体质量低下的问题。老年肌肉减少症的主要原因为能量-蛋白质摄入缺乏、长期卧床或活动减少、急慢性并发症、合成代谢激素减少、炎症因子产生等。

营养干预结合运动是防治老年肌肉减少症的重要措施。

**1. 证据**　国外研究结果显示，15%~38% 的老年男性和 27%~41% 的老年女性摄入蛋白质少于每天推荐量，提示应提高老年人蛋白质摄入量。老年人的代谢效率下降，较年轻人需要摄入更多的蛋白质以进行蛋白质合成。Paddon Jones 和 Rosmussen 指出，每餐摄入 25~30 g 蛋白质可最大程度刺激老年人肌肉蛋白合成，每餐蛋白质少于约 20 g 时，老年人肌肉蛋白合成变缓。因此，推荐蛋白质摄入量为 1.0~1.5 g/（kg·d）。

Pennings 等一项 RCT 研究将 48 例老年男性分为 3 组，每餐分别给予苯丙氨酸标记的乳清蛋白、酪蛋白及水解酪蛋白 20 g，并评估膳食蛋白质在体内消化和吸收的动力学，结果显示乳清蛋白组的餐后蛋白分数合成率高于酪蛋白组和水解酪蛋白组，且血浆亮氨酸浓度和餐后蛋白分数合成率呈正相关，提示乳清蛋白比酪蛋白和酪蛋白水解产物能更有效地刺激老年人餐后肌蛋白增加，此效应归因于乳清蛋白被更快消化、吸收和其更高的亮氨酸含量。Katsanos 等研究结果表明，在必需氨基酸混合物中提高亮氨酸的比例（41%）可逆转老年人肌肉蛋白合成应答的减弱。

Solerte 等一项随机交叉试验对 41 例老年肌肉减少症患者进行 18 个月的口服氨基酸营养补充，作为加餐提供含 295.1 kJ 能量、8 g 必需氨基酸的氨基酸补充剂，每天分 2 次供给，并给予安慰剂进行对照，用双能 X 线吸收法（dual energy X-ray absorptiometry，DEXA）测量腿部、手臂、躯干的瘦组织质量，6 个月后观察到全身瘦组织质量增加并随着时间持续增加，同时血清肿瘤坏死因子-α 水平降低，β 胰岛素样生长因子-1 与肿瘤坏死因子-α 升高，而瘦组织质量的增加可能与胰岛素敏感性的升高及与胰岛素样生长因子-1 可得性有关的合成条件相关。

维生素 D 受体（vitamin D receptors，VDRs）位于肌肉细胞，低 25-羟基维生素 D 水平可通过减少肌肉合成和改变肌肉收缩特性使肌肉力量下降。Bischoff-Ferrari 等一项涉及 8 个 RCT 研究（2426 例）的 Meta 分析结果显示，维生素 D 补充剂量达到 700~1000 IU/d 可使老年人跌倒风险降低 19%，补充剂量低于 700 IU/d 或血清 25-羟基维生素 D 浓度低于 60 nmol/L 可能无法降低老年人摔倒风险。在维生素 D 严重缺乏和超体质量人群中，维生素 D 的需要量可能要达到 700~1000 IU/d 或以上。

Pennings 等研究发现，无论是老年人还是年轻人，摄入蛋白质之前进行运动，均可使源于膳食蛋白质的氨基酸得到更好地利用，以合成肌肉蛋白质。

**2. 推荐意见**

（1）平衡蛋白质和能量的补充作为综合治疗的一部分，可能对于预防和逆转肌肉减少症有效（A）。

（2）肾功能正常的老年人总蛋白推荐摄入量为 1.0~1.5 g/(kg·d)（B），蛋白质应均匀分配到每餐中（C）。

（3）高生物学效价的优质蛋白质至少占 1/2，补充富含亮氨酸的口服氨基酸营养补充剂有助于促进肌肉蛋白质的合成（B）。

（4）应将补充维生素 D 纳入辅助治疗，以减少跌倒和骨折的发生，维生素 D 补充剂量应为 700~1000 IU/d 或更高（A）。

（5）推荐进行抗阻和有氧运动，每周 3 次，每次 20~30 分钟（A）。

（6）短期抗阻运动可促进力量和步速（A）。

有氧运动可有效提高质量生命年（A）。

### （四）阿尔茨海默病

阿尔茨海默病（Alzheimer disease，AD）患者的营养状况存在摄入不足和能量消耗增加（难以控制的活动）两方面的问题，调查结果显示营养不良的发生率为 66.7%。营养不良和缺乏护理可使其病情恶化，并导致不必要的住院发生，从而增加了全社会的医疗费用开支。AD 早期，患者常因味觉减退、日常生活能力下降、忘记进餐及情绪等因素的影响，摄食有所减少；晚期 AD 患者，则由于吞咽困难、拒绝进食、意识下降等原因，通常需要肠内营养。AD 营养治疗的主要目的是减少并发症，提高生活质量，降低病死率。

**1. 证据**　Shatenstein 等分析了社区中早期 AD 患者和与之配对的对照组的饮食及营养状况，发现 AD 患者来源于饮食的营养成分摄入（包括碳水化合物、微量元素、脂肪酸等）明显较对照组低；另一项为期 12 个月的早期 AD 患者参与的开放性试验提示，应用维生素与营养素的复合物可改善患者的认知功能；然而同样的维生素与营养素的复合物在中、晚期 AD 患者中使用，仅能延缓病情进展，而不能改善患者的认知功能。Bragin 等对 35 例轻度痴呆伴抑郁患者常规给予抗抑郁药、胆碱酯酶抑制药及维生素的补充（包括复合维生素、维生素 E、α-硫辛酸），并鼓励改善饮食与生活习惯，结果发现不仅延缓了病情进展，甚至改善了认知功能，尤其是记忆及前额叶功能。体质量下降是 AD 常见的并发症，一项对社区 440 例 AD 患者历时 4 年的追踪调查发现，87 例患者在随访的第 1 年体质量下降超过 4%，而且这种体质量下降可作为预测患者认知功能衰退速度的重要因子。近年一项 RCT 研究将 91 例经微型营养评定认为存在营养不良风险的 AD 患者，随机分配到接受 3 个月的经口营养补充剂的干预组和仅接受常规处理的对照组。3 个月后干预组患者的体质量明显增加，这种营养状况的改善可持续至停止经口营养补充剂后 3 个月，然而对于认知功能的改善并不显著。

美国一项针对住院患者的调查结果显示，186 835 例严重痴呆患者中有 34% 使用留置鼻胃管或内镜下胃造口。以色列的一项为期 17 个月的前瞻性队列研究中，88 例认知障碍疾病住院患者中 62 例管饲喂养，26 例不予管饲。管饲的指征包括吞咽困难、拒绝进食、意识下降等。结果发现管饲组 21% 出现压疮，而非管饲组达到 42%；使用管饲组的平均存活时间是 250 d，而不使用管饲组的平均存活时间是 40 d。迄今已进行的队列研究对肠内营养在延长 AD 患者生命、提高生活质量、改善生理功能、降低压疮等并发症的发生率上结论并不一致。尽管如此，多数学者认为，每例被诊断为 AD 的患者，均应进行营养状况评估，监测体质量，预防脱水；对早期 AD 患者，若发现有营养不良风险，则需经口给予营养补充剂。晚期 AD 患者中，虽然肠内营养的益处尚不明确，但对于拒绝进食、吞咽困难的患者，仍不失为一种可行的常用措施。何时决定应用肠内营养，这个问题非常复杂，涉及医护人员的认识、临床的需要、伦理、下一步的目标与护理计划等。

**2. 推荐意见**

（1）AD 患者存在营养不良风险，应常规进行营养状况的评估，特别是体质量的监测（D）。

（2）积极饮食干预与改善生活习惯、补充多种维生素、联合应用抗抑郁药及胆碱酯酶抑制药可改善早期 AD 患者的认知功能（C）。

（3）早期 AD 患者若发现有营养不良风险，则应行经口补充营养（B）。

（4）晚期 AD 无法进食的患者，可考虑管饲，有条件者可采用内镜下胃造口（B）。

## （五）压疮

压疮的主要原因是体位活动受限造成局部的持续受压迫。营养不良可以导致肌肉和软组织萎缩，减少骨性隆起表面覆盖组织量，进一步增加发展为压迫性溃疡的危险。同时，由于营养不足，伤口愈合需要的营养物质缺乏也会加重压疮的程度。

老年患者由于多种因素影响，在体位受限时相对于成年人群更易发生局部的压疮。治疗手段除了常规的手段，包括体位的合理变换、减轻压迫和创面治疗（包括清洁、清创、控制炎症和感染、保持湿度平衡、局部促进愈合的多种措施），药物选择、手术方式和营养支持问题都很重要。如果老年患者的营养状态不佳，即使有完善的创口护理和治疗，也可能导致愈合不良。营养风险筛查和评估有助于评价由蛋白质、热量、矿物质、维生素缺乏引起愈合不良的可能性，对指导制订合理的营养支持计划有重要意义。

**1. 证据** 研究结果显示，对于老年体弱的患者，压疮和营养不良常同时存在，一些营养指标的改变与压疮愈合进程之间有相关性。但是，并不能推论出营养不良和压疮之间的因果关系，仅仅提示加强患者的营养状态对于预防和治愈压疮可能是有益的。研究发现入院时有营养不良的患者发生压疮的机会是正常营养状态患者的 2 倍。有研究结果显示严重营养不良的患者有 65% 发生了压疮，而营养状态良好或轻中度营养不良的患者未发生压疮。

压疮是多种因素造成的，可以发现有些营养因素在不同的压疮人群中反复出现，例如，营养摄入减少、膳食中蛋白质不足、进食能力下降和近期的体质量丢失，这些营养因素与压疮的发生具有相关性，因此，对于潜在的压疮患者改善营养状态可能有益。Bergstorm 和 Braden 的研究发现，膳食中蛋白质的含量变化与压疮的发生关系密切，但是，热量、维生素 A、维生素 C、铁、锌的含量不能作为压疮的预测指标。

研究发现肠内营养制剂配方中蛋白质含量 24% 的研究组，其压疮愈合要优于蛋白质含量 14% 的配方组，而热量、体质量和一些生化指标与愈合间无相关性。另一项肠内营养研究结果显示，接受含量为 1.8 g/kg 蛋白质喂养组的患者压疮面积比 1.2 g/kg 组缩小速度快。谷氨酰胺和精氨酸的喂养对于伤口愈合有益，但对于压疮的作用需要更多证据，无证据显示支链氨基酸有促进伤口愈合的作用。

膳食补充维生素 C 并不能加速创面的愈合，研究结果显示每天两次补充 10 mg 和 500 mg 维生素 C 两组，压疮的愈合率差异无统计学意义。曾经有报道补锌可以促进慢性伤口愈合，但是对那些不伴有锌缺乏的患者这一观点并无证据。在一组小样本的研究中也发现，补充锌的压疮患者与对照组相比伤口愈合速度差异无统计学意义。高浓度的锌水平对于伤口愈合反而有抑制作用。

预测和及时发现潜在的压疮患者在临床治疗中非常重要，营养风险筛查和通用的营养不良检测工具都有临床应用价值，营养风险筛查与判断患者结局相关，临床应用比较方便，检测结果与压疮的发生率有相关性。

**2. 推荐意见**

（1）营养不良是压疮发生的危险因素（A）。

（2）伴有营养不良的老年患者应该警惕压疮的发生（B）。

（3）改善老年患者的重度营养不良能帮助促进压疮愈合（A）。

（4）及时纠正营养不良对预防压疮发生有益（C）。

（5）适当增加肠内营养制剂配方中蛋白质的含量对压疮伤口愈合有利（C）。

## （六）恶性肿瘤

为了制订老年肿瘤患者治疗决策及评估预后，美国国立综合癌症网络（National Comprehensive Cancer Network，NCCN）老年肿瘤治疗指南推荐以老年综合评估体系为评估工具，其中包括营养状况。恶性肿瘤患者营养风险或营养不良的发生率达 32%，同时老年患者易合并肾功能不全、糖尿病、肺部疾病、心功能不全等疾病，均可干扰其营养素代谢及影响营养状况。恰当的综合评估与合理的营养支持直接决定着老年肿瘤患者的生活质量和临床结局。

**1. 证据**　在多数肿瘤患者中老年患者占多数，但临床研究却绝大多数来自于非老年人群，仅有一些小样本老年患者亚组分析。尽管老年肿瘤患者营养风险发生率高于一般人群，但营养支持及对结局的影响并无高级别循证依据。营养支持前需要先了解老年肿瘤患者的营养状态，一项应用微型营养评定方法的小样本调查显示，老年肺癌患者有 43.7% 存在营养不良危险或已经存在营养不良。老年肿瘤患者通常以围术期、非手术期及终末期进行简单划分，并基本遵循相应指南以制定治疗决策。单纯年龄并非化学治疗及放射治疗的禁忌证，但应避免应用明显影响生活质量、营养状况且无生存获益的治疗手段。Zalcberg 等在一项纳入雷替曲塞对比氟尿嘧啶治疗结直肠癌的随机对照研究中发现，439 例患者中，24% 为大于 70 岁的老年肿瘤患者；氟尿嘧啶导致的 3/4 级黏膜炎发生率随年龄增高，特别是在 70 岁以上老年患者中，治疗期间体质量丢失意味着不良预后的结局，建议进行营养干预及水化，必要时需要住院治疗。因此放、化疗过程中应随时监测老年肿瘤患者的营养状况，特别是合并黏膜炎和腹泻时。但仍然无需在放、化疗期间常规进行营养支持，只有在符合以下指征时方考虑营养支持：①已存在营养不良（营养不足），或预计患者不能进食时间长于 7 d；②如果预计口服摄入不足（小于预计能量消耗的 60%，且长于 10 d）；③营养摄入不足导致体质量下降的患者。

对于预计生存期不足 3 个月的终末期老年肿瘤患者，无抗肿瘤治疗的适应证，营养治疗的效价比及社会伦理学问题受社会背景、经济状况、教育文化水平及宗教信仰等影响而难以评价。在日本进行的一项 124 例老年肿瘤终末期患者的回顾性研究结果显示：终末期肿瘤患者在死亡前 1 个月，仍有较高比例的患者接受管饲、全肠外营养甚至静脉输注白蛋白（7%～10%）。对于接近生命终点的老年患者，目前认为仅需要极少量食物及水来减少渴感及饥饿感，保持营养状态不再重要，并且强化营养治疗会恶化即将死亡患者的状态，治疗应以提供舒适及缓解症状为目的。

老年恶性肿瘤患者的营养支持要兼顾其伴随疾病和用药情况，个体化的营养支持方案配合个体化的抗肿瘤治疗方案，使治疗更加符合老年人的期望目标。有证据显示适量 $\omega$-3 脂肪酸的摄入可增强患者机体免疫力，抑制肿瘤细胞增生；高脂、低糖和增加 $\omega$-3 脂肪酸的营养配方符合肿瘤患者代谢特点，可发挥减少体质量丢失和抑制肿瘤生长的作用。研究发现口服二十碳五烯酸（eicosapentaenoic acid，EPA）制剂可以改善接受化疗的肺癌患者的营养状况和生活质量。另一项随机双盲对照试验发现含有 $\omega$-3 脂肪酸的蛋白质-能量补充剂可以改善Ⅲ期非小细胞肺癌患者的营养状态。针对大肠癌的Ⅱ期临床试验表明，膳食干预及提供富含 EPA 的营养补充剂可以维持患者的营养状态，改善生活质量。

**2. 推荐意见**

（1）肿瘤患者的营养支持需兼顾其伴随疾病和用药情况，首选肠内营养（D）。

（2）老年肿瘤患者放化疗期间无需常规进行营养支持，但需密切监测营养状态（D）。

（3）老年肿瘤患者营养支持指征为：①已存在营养不良，或预计患者不能进食时间长于 7 d；②口服摄入不足（<60%，≥10 d）；③营养摄入不足导致的体质量下降（D）。

（4）老年肿瘤终末期患者，保持营养状态不再重要，应以提供舒适及缓解症状为目的（C）。

（5）添加 $\omega$-3 脂肪酸的肠内营养配方能改善肿瘤患者的营养状况和生活质量（B）。

## （七）终末期

**1. 背景**　人工营养作为不能正常进食患者的营养支持手段，已广泛用于生命末期、持续植物状态、严重认知损害、进展性痴呆、晚期肿瘤等终末期患者。但是，如何实施营养支持尚无定论，而营养支持的撤离更是存在着巨大的伦理上的争议。

**2. 证据**　由于衰老和疾病的影响，老年患者常出现进食困难、消化和吸收障碍或分解代谢增加，从而导致营养不良。终末期患者由于全身状况和疾病的恶化，上述问题进一步加剧，对人工营养的依赖更加严重。日本学者对一疗养型医院 2000 年和 2009 年住院患者的日常生活活动能力调查结果显示，接受管饲营养的老年患者中卧床不起或接近卧床不起的比例分别为 80% 和 85%。

临床上用于终末期患者人工营养的方式，肠外营养或肠内营养均较常用，各有利弊。目前尚无大规模临床研究支持何种方式更好。有文献报道，对终末期老年患者分别给予单纯周围静脉输液、肠外营养和管饲肠内营养，平均存活时间分别为 2 个月、8 个月和 14 个月。一项队列研究结果显示，对于生存期较短（数日或数周）的患者，肠外营养并未使其受益，因此无充分依据推荐使用。而对于肿瘤生长缓慢、预计生存期超过 3 个月、可能死于厌食或恶液质的患者，可考虑给予肠外营养。

管饲肠内营养可通过鼻胃管或经皮内镜下胃和（或）肠造口途径。由于内镜下胃造口操作简单、便于护理、喂养并发症少，越来越多地用于终末期患者。

处于生命最后阶段的患者常出现恶病质，且难以纠正。因此营养支持的目的不是满足患者的能量需求，而是缓解症状、减轻痛苦。研究结果显示，积极地营养支持并未改善进展性肿瘤合并营养不良患者的发病率和病死率，甚至降低患者的存活率。比利时的一项观察性研究结果显示，处于终末期的住院患者中有50%实施了人工营养支持，其中60%的患者是为控制症状而不是延长生命，这与姑息性治疗的目的一致。

在何种情况下不实施或撤除终末期患者（尤其是无行为能力者）的人工营养，无论在学术界、法律界还是社会上都存在争议。该问题涉及疾病本身的治疗、人权、家庭、医疗护理人员、费用、宗教、法律、伦理、道德等多方面因素。对某些疾病或状况，诊断本身存在疑问，如持续植物状态、广泛脑损害、痴呆等，而对预后或生存预期难以判断，很难做出何时撤除人工营养的决定。可考虑不实施或撤除人工营养，因为在肿瘤终末期患者最后1周实施人工营养或输液治疗，对患者舒适度、症状和生存时间的影响有限。国外的一些做法可以借鉴，对清醒、有行为能力的患者，当其患有不可逆的疾病，而这些疾病影响了正常食欲、消化或吸收功能，且患者判定人工营养不足以弥补其所承受的负担，患者要求终止人工营养，经审慎评估，可考虑终止人工营养；对于无行为能力的终末期患者，如果患者有事先的指令（或遗嘱）或事先指定了医疗代理人，可按照其事先的指令或医疗代理人的意见，终止人工营养。

**3. 推荐意见**

（1）进食困难或营养摄入不足的终末期患者应该接受营养支持（C）。

（2）终末期患者营养支持的方式推荐肠内营养（B）。

对于肿瘤生长缓慢、预计生存期超过3个月而无法给予肠内营养的患者，可考虑给予肠外营养（C）。

（3）管饲肠内营养可通过鼻胃管或内镜下胃造口途径（C）。

（4）终末期患者营养支持的能量供给以缓解症状、减轻痛苦为目的，以维持基本生理需求为宜（C）。

（5）对于终末期患者不实施或终止人工营养的问题，应在审慎评估的基础上，尊重患者本人（清醒、有行为能力者）或家属、法定监护人（无行为能力患者）的意见，作出不实施或终止人工营养的决定（D）。

## 参考文献

［1］蔡东联. 临床营养师与近代临床营养. 中国临床营养杂志，2005，13（4）：206-209.

［2］Force AT. The state of nutrition support teams and update on current models for providing nutrition support therapy to patients. Nutrition in Clinical Practice，2010，25（1）：76-84.

［3］Amaral TF, Matos LC, Tavares MM, et al. The economic impact of disease-related malnutrition at hospital admission. Clin Nutr，2007，26（6）：778-784.

［4］Sriram K, Stroger JH, Cyriac T, et al. Effect of nutritional support team restructuring on the use of

parenteral nutrition. Nutrition，2010，26（7-8）：735-739.

［5］Lee JS, Choi HS, Ko YG, et al. Performance of the geriatric nutritional risk index in predicting 28 day hospital mortality in older adult patients with sepsis. Clin Nutr，2013，32（5）：1-6.

［6］Stanislawk K, Piotr S, Marek S, et al. Commercial enteral formulas and nutrition support teams improve the outcome of home enteral tube feeding. JPEN，2011，35（3）：380-385.

［7］Lee MR, Berthelot ER. Community covariates of malnutrition based mortality among older adults.

Ann Epidemiol, 2010, 20 (5)：371-379.

[ 8 ] Tsutsumi R, Tsutsumi YM, Yousuke T. Decline in anthropometric evaluation predicts a poor prognosis in geriatric patients. Asia Pac J Clin Nutr, 2012, 21 (1)：44-51.

[ 9 ] Kondrup J, Rasmussen HH, Hamber O, et al. Nutritional risk screening method based on analysis Nutr, 2003, 22 (3)：321-336.

[ 10 ] 中华医学会肠外肠内营养学分会. 肠外肠内营养指南分册（2006）. 北京：人民卫生出版社，2008：55.

[ 11 ] Tanvir Ahmed NH. Assessment and management of nutrition：in older people and its importance to health. Clinical Interventions in Aging, 2010, 9：207-216.

[ 12 ] 韦军民. 老年临床营养学. 北京：人民卫生出版社，2011：237.

[ 13 ] Skipper A, Ferguson M, Thompson K, et al. Nutrition screening tools：an analysis of the evidence. JPEN, 2012, 36 (3)：292-298.

[ 14 ] Kaiser MJ, Bauer JM, Rämsch C, et al. Frequency of malnutrition in older adults：a multinational perspective using the mini nutritional assessment. J Am Geriatr Soc, 2010, 58 (9)：1734-1738.

[ 15 ] Elia M, Zellipour L, Stratton RJ. To screen or not to screen for adult malnutrition？ Clinical Nutrition, 2005, 24 (6)：867-884.

[ 16 ] Kaiser MJ, Bauer JM, Uter W, et al. Prospective validation of the modified mini nutritional assessment short-forms in the community, nursing home and rehabilitation setting. J Am Geriatr Soc, 2011, 59 (11)：2124-2128.

[ 17 ] Dent E, Visvanathan R, Piantadosi C. Use of the mini nutritional assessment to detect frailty in hospitalised older people. J Nutr Health Aging, 2012, 16 (9)：764-767.

[ 18 ] Ulger Z. Comprehensive assessment of malnutrition risk and related factors in a large group of community-dwelling older adults. Clin Nutr, 2010, 29 (4)：507-511.

[ 19 ] Landi F, Laviano A, Cruz-Jentoft AJ. The anorexia of aging：is it a geriatric syndrome？ J Am Med Dir ASSOC, 2010, 11 (3)：153-156.

[ 20 ] Raynaud-Simon A, Revel Delhome C, Hebuterne

X. Clinical practice guidelines from the French health high authority：nutritional support strategy in protein-energy malnutrition in the elderly. Clin Nutr, 2011, 30 (3)：312-319.

[ 21 ] Komlanvia K, Jollya D, Vanaeckea BC. Ability to predict six-month mortality and inter tool agreement between four nutritional assessment instruments in the SAFES cohort. European Geriatric Medicine, 2012, 3 (5)：285-289.

[ 22 ] 朱明炜. 肠内营养管饲途径的循证应用. 临床外科杂志, 2008, 16 (12)：806-808.

[ 23 ] Jiang ZM, Chen W, Zhan WH, et al. Parenteral and enteral nutrition application in west, middle and east of China：a multicentre investigation for 15 098 patients in 13 metropolitans using NRS tool. Clin Nutr, 2007, 2：133-134.

[ 24 ] 蒋朱明. 有营养风险患者首选肠内营养支持. 中华临床营养杂志, 2009, 17 (2)：65-66.

[ 25 ] Jie B, Jiang ZM, Nolan MT, et al. Impact of nutritional support on clinical outcome in patients at nutritional risk：a multicenter, prospective cohort study in Baltimore and Beijing teaching hospitals. Nutrition, 2010, 26 (11-12)：1088-1093.

[ 26 ] 朱明炜, 韦军民, 赵旭, 等. 肠内营养对老年术后患者营养代谢和肠黏膜屏障的影响. 中华老年医学杂志, 2002, 21 (1)：34-36.

[ 27 ] Lloyd-Wmiams F, O'Flaherty M, Mwatsama M, et al. Estimating the cardiovascular mortality burden attribute able to the European Common Agricultural Policy on dietary saturated fat. Bull World Health Organ, 2008, 86 (7)：535-541A.

[ 28 ] Gianotti L, Braga M, Vignali A, et al. Effect of route of delivery and formulation of postoperative nutritional support in patients undergoing major operations for malignant neoplasms. Arch Surg, 1997, 132 (11)：1222-1229.

[ 29 ] 周华, 杜斌, 柴文昭, 等. 我国危重症患者营养支持现状调查分析. 肠外与肠内营养, 2009, 16 (5)：259-268.

[ 30 ] Fulbrook P, Bongers A, Albarran JW. A European survey of enteral nutrition practices and procedures in adult intensive care units. J Clin Nurs, 2007, 16 (11)：2132-2141.

[ 31 ] Simpson F, Parenteral VS. Enteral nutrition in the critically ill patient：a meta-analysis of trials using the intention to treat principle. Intensive Care

Med, 2005, 31 (1): 12−23.

[ 32 ] 崔红元, 朱明炜, 韦军民, 等. 老年患者胰十二指肠切除术后不同营养支持方法对肝功能和临床结局的影响. 中华临床营养杂志, 2010, 18 (3): 153−157.

[ 33 ] Hausel J, Nygren J, Thorell A, et al. Randomized clinical trial of the effects of oral preoperative carbohydrates on postoperative nausea and vomiting after laparoscopiccholecystomy. Br J Surg, 2005, 92 (4): 415−421.

[ 34 ] Seven H, Calis AB, Turgut S. A randomized controlled trial of early oral feeding in laryngectomized patients. Laryngoscope, 2003, 113 (6): 1076−1079.

[ 35 ] Mochizuki H, Togo S, Tanaka K. Early enteral nutrition after hepatectomy to prevent postoperative infection. Hepatogastroenterlolgy, 2000, 47 (35): 1407−1410.

[ 36 ] Moore FA, Moore EE, Kudsk KA, et al. Clinical benefits of an immune-enhancing diet for early postinjury enteral feeding. J Trauma, 1994, 37 (4): 607−615.

[ 37 ] Hines S, Wilson J, McCrow J, et al. Oral liquid nutritional supplements for people with dementia in residential aged care facilities. Int J Evid Based Healthc, 2010, 8 (4): 248−251.

[ 38 ] Gariballa S, Forster S. Dietary supplementation and quality of life of older patients: a randomized, double-blind, placebo controlled trial. J Am Geriatr Soc, 2007, 55 (12): 2030−2034.

[ 39 ] Milne AC, Potter J, Vivanti A, et al. Protein and energy supplementation in elderly people at risk from malnutrition. Cochrane Database Syst Rev, 2009, 15 (2): CD003288.

[ 40 ] Bourdel-Marchasson I, Barateau M, Rondeau V, et al. A multi-center trial of the effects of oral nutritional supplementation in critically ill older inpatients. Nutrition, 2000, 16 (1): 1−5.

[ 41 ] Botella-Carretero JI, Iglesias B, Balsa JA, et al. Perioperative oral nutritional supplements in normally or mildly undernourished geriatric patients submitted to surgery for hip fracture: a randomized clinical trial. Clinical Nutrition, 2010, 29 (5): 574−579.

[ 42 ] Pivi GA, da Silva RV, Juliano Y, et al. A prospective study of nutrition education and oral nutritional supplementation in patients with Alzheimer's disease. Nutr J, 2011, 10: 98.

[ 43 ] Cawood AL, Ella M, Stratton RJ. Systematic review and meta analysis of the effects of high protein oral nutritional supplements. Ageing Res Rev, 2012, 11 (2): 278−296.

[ 44 ] Sobotka L, Schneider S, Berner Y, et al. ESPEN guidelines on parenteral nutrition: geriatrics. Clin Nutr, 2009, 28 (4): 461−466.

[ 45 ] Sullivan PW, Morrato EH, Ohushchyan V, et al. Obesity, inactivity, and the prevalence of diabetes and diabetes-related cardiovascular comorbidities in the US, 2000-2002. Diabetes Care, 2005, 28 (7): 1599−1603.

[ 46 ] 万燕萍, 沈婉蓉, 汤庆娅, 等. 肠外营养支持在老年病人中的临床应用. 肠外与肠内营养, 2000, 7 (3): 125−127.

[ 47 ] Bruno V, Williamc H, Linda J. Changes in nutrition status and patterns of morbidity among free-living elderly persons: a 10-year longitudinal study. Nutrition, 1997, 13 (6): 515−519.

[ 48 ] Houston DK, Nicklas BJ, Ding J, et al. Dietary protein intake is associated with lean mass change in older, community-dwelling adults: the Health, Aging, and Body Composition (Health ABC) Study. Ame J Clini Nutr, 2008, 87 (1): 150−155.

[ 49 ] Pasiakos SM, McClung HL, McClung JP, et al. Leucine-enriched essential amino acid supplementation during moderate steady state exercise enhances postexercise muscle protein synthesis. Am J Clin Nutr, 2011, 94 (3): 809−818.

[ 50 ] Evans WJ, Boccardi V, Paolisso G. Perspective: dietary protein needs of elderly people: protein supplementation as an effective strategy to counteract sarcopenia. JAMDA, 2013, 14 (1): 67−69.

[ 51 ] Zhu MW, Tang DN, Hou J, et al. Impact of fish oil enriched total parenteral nutrition on elderly patients after colorectal cancer surgery. Chin Med J, 2012, 125 (2): 178−181.

[ 52 ] FIynn EA, Pearson RE, Barker KN. Observational study of accumcy in compounding iv. admixtures at five hospitals. Am J Health Syst Pharm, 1997, 54: 904−912.

［53］Robin S, Rosenthal V, Liu XQ, et al. Bloodstream infections associated with parenteral nutrition preparation methods in the united states: a retrospective, large database analysis. JPEN, 2012, 36（2）: 169-176.

［54］Robin S, Todd T, Frank C, et al. Nutrition therapy cost analysis in the USPre-mixed multi-chamber bag vs compounded parenteral nutrition. Appl Health Econ Health Policy, 2011, 9（5）: 281-292.

［55］Maisonneuve N, Raguso CA, Paoloni-Giacobino A, et al. Parenteral nutrition practices in hospital pharmacies in Switzerland, France, and Belgium. Nutrition, 2004, 20（6）: 528-535.

［56］陈伟, 周春凌, 李海龙, 等. 肠外营养预混配方与全合一配液配方的临床应用调查. 中华普通外科杂志, 2011, 26（9）: 762-265.

［57］Giorgetti G, Gravante G, Pittiruti M. Peripherally inserted central catheters and midline catheters in artificial nutrition: indications and limits. Nutr Ther Metab, 2006, 24（4）: 164-167.

［58］Rosmarin DK, Wardlaw GM, Mirtallo J. Hyperglycemia associated with high continuous infusion rates of total parenteral nutrition dextrose. Nutr Clin Pract, 1996, 11（4）: 151-156.

［59］Pittiruti M, Migliorini I, Emoli A, et al. Preventing central venous catheter related infections: catheter site selection and insertion technique significantly affect the chances of adequate catheter site care, 20th Annual Congress European Society of Intensive Care Medicine, Berlin, 2007. Intensive Care Medicine, 2007: 9, 13.

［60］Siegman Igra Y, Anglim AM, Shapiro DE, et al. Diagnosis of vascular catheter-related blood stream infection: a meta analysis. Journal of Clinical Microbiology, 1997, 35（4）: 928-936.

［61］Ranson MR, Oppenheim BA, Jackson A, et al. Double-blind placebo controlled study of vancomycin prophylaxis for central venous catheter insertion in cancer patients. Journal of Hospital Infection, 1990, 15（1）: 95-102.

［62］Randolph AG, Cook DJ, Gonzales CA, et al. Benefit of heparin in peripheral venous and arterial catheters: systematic review and meta analysis of randomized controlled trials. BMJ, 1998, 316

（7136）: 969-975.

［63］Metheny NA, Schnelker R, McGinnis J, et al. Indicators of tube site during feedings. J Neurosc Nurs, 2005, 37（6）: 320-325.

［64］Schallom L, Stewart J, Nuetzel G, et al. Testing a protocol for measuring gastrointestinal residual volumes in tube-fed patients. Am J Crit Care, 2004, 13: 265-266.

［65］Sauer B, Staritz M. Buried bumper-a new method of nonsurgical removal. Z Gastroenterol, 2004, 42（3）: 227-232.

［66］Metheny NA, Clouse RE, Chang YH, et al. Tracheobronchial aspiration of gastric contents in critically ill tube-fed patients: frequency, outcomes, and risk factors. Crit Care Med, 2006, 34（4）: 1007-1015.

［67］Metheny NA, Schallom L, Oliver DA, et al. Gastric residualvolume and aspiration in critically ill patients receiving gastric feedings. Am J Crit Care, 2008, 17（6）: 512-519.

［68］Kraft MD, Btaiche IF, Sacks GS. Review of the refeeding syndrome. Nutr Clin Pract, 2005, 20（6）: 625-633.

［69］唐大年, 韦军民, 朱明炜, 等. 老年住院患者营养风险、营养不足发生率及营养支持应用状况的调查. 中华老年医学杂志, 2011, 30（11）: 974-976.

［70］黎介寿. 围术期营养支持的需要性. 肠外与肠内营养, 2006, 13（3）: 129-131.

［71］Jie B, Jiang ZM. Impact of nutritional support on clinical outcome in patients at nutritional risk. Nutrition, 2012, 28（10）: 1022-1027.

［72］蒋朱明, 曹金铎, 蔡东联, 等. 肠内或肠外营养对术后患者肝功能、肠通透性、血谷氨酰胺的影响及费用比较. 中国临床营养杂志, 2002, 10（1）: 6-9.

［73］朱明炜, 韦军民, 赵旭, 等. 肠内营养对老年术后患者营养代谢和肠黏膜屏障的影响. 中华老年医学杂志, 2002, 21（1）: 34-36.

［74］Heyland DK, Macdonald S, Keefe L, et al. Total parenteral nutrition in the critically ill patient: a meta-analysis. JAMA, 1998, 280（23）: 2013-2019.

［75］Kondrup J, Johansen N, Plum LM, et al. Incidence of nutritional risk and causes of inadequate nutritional care in hospitals. Clin Nutr,

2002, 21（6）：461-468.

[ 76 ] Wu GH, Liu ZH, Wu ZH, et al. Perioperative artificial nutrition in malnourished gastrointestinal cancer patients. World J Gastroenterol, 2006, 12（15）：2441-2444.

[ 77 ] 韦军民. 老年患者围术期营养支持. 中国实用外科杂志, 2009, 29：125-127.

[ 78 ] 唐云, 武现生, 卫勃, 等. 快速康复与营养支持在老年胃癌围术期联合应用的临床效果. 中华临床营养杂志, 2010, 18（3）：137-140.

[ 79 ] 全国肺心病协作组. 慢性肺原性心脏病诊断标准. 中华结核和呼吸系统疾病杂志, 1978, 1：56-57.

[ 80 ] O'Reilly J, Jones MM, Parnham J, et al. Management of stable chronic obstructive pulmonary disease in primary and secondary care：summary of updated NICE guidance. BMJ, 2010, 340：c31-34.

[ 81 ] Scichilone N, Paglino G, Battaglia S, et al. The mini nutritional assessment is associated with the perception of dyspnoeain older subjects with advanced COPD. Age Ageing, 2008, 37（2）：214-228.

[ 82 ] Koretz RL, Lipman TO, Klein S. American Gastroenterological Association. AGA technical review on parenteral nutrition. Gastroenterology, 2001, 121（4）：970-1001.

[ 83 ] Steiner MC, Barton RL, Singh SJ, et al. Nutritional enhancement of exercise performance in chronic obstructive pulmonary disease：a randomised controlled trial. Thorax, 2003, 58（9）：745.

[ 84 ] Alessandro PA, Stephen DM, Anand S, et al. The use of an inflammation-modulating diet in pay of patients with acute lung injury or acute respiratory distress syndrome：a meta analysis of outcome data. JPEN, 2008, 32（6）：596-605.

[ 85 ] 田宏亮, 田红岩, 韦丽娜, 等. ω-3 多不饱和脂肪酸治疗急性肺损伤的 Meta 分析. 肠外与肠内营养杂志, 2012, 19（6）：324-328.

[ 86 ] Ferreira IM, Brooks D, Lacasse Y, et al. Nutritional supplementation for stable chronic obstructive pulmonary disease. Cochrane Database Syst Rev, 2005, 18：CD000998.

[ 87 ] Muscaritoli M, Anker SD, Argilés J, et al. Consensus definition of sarcopenia, cachexia and pre-cachexia：joint document elaborated by Special Interest Groups（SIG）"cachexia-anorexia in chronic wasting diseases" and "nutrition in geriatrics". Clin Nutr, 2010, 29（2）：154-159.

[ 88 ] Morley JE, Argiles JM, Evans WJ, et al. Nutritional recommendations for the management of sarcopenia. J Am Med Dir Assoc, 2010, 11（6）：391-396.

[ 89 ] Paddon JD, Rasmussen BB. Dietary protein recommendations and the prevention of sarcopenia：protein, amino acid metabolism and therapy. Curt Opin Clin Nutr Metab Care, 2009, 12（1）：86-90.

[ 90 ] Pennings B, Boirie Y, Senden JM, et al. Whey protein stimulates postprandial muscle protein accretion more effectively than do casein and casein hydrolysate in older men. Am J Clin Nutr, 2011, 93（5）：997-1005.

[ 91 ] Katsanos CS, Kobayashi H, Sheffield-Moore M, et al. A high proportion of leucine is required for optimal stimulation of the rate of muscle protein synthesis by essential amino acids in the elderly. Am J Physiol Endocrinol Metab, 2006, 291（2）：381-387.

[ 92 ] Solerte SB, Gazzaruso C, Bonacasa R, et al. Nutritional supplements with oral amino acid mixtures increases whole-body lean mass and insulin sensitivity in elderly subjects with sarcopenia. Am J Cardi, 2008, 101（11A）：69E-77E.

[ 93 ] Bischoff-Ferrari HA, Dawson-Hughes B, Staehelin HB, et al. Fall prevention with supplemental and active forms of vitamin D：a meta-analysis of randomised controlled trials. BMJ, 2009, 339：b3692.

[ 94 ] Pennings B, Koopman R, Beelen M, et al. Exercising before protein intake allows for greater use of dietary protein-derived amino acids for de novo muscle protein synthesis in both young and elderly men. Am J Clin Nutr, 2011, 93（2）：322-331.

[ 95 ] Shatenstein B, Kergoat MJ, Reid I. Poor nutrient intakes during 1-year follow up with community dwelling older adults with early-stage Alzheimer dementia compared to cognitively intact matched controls. J Am Diet ASSOC, 2007, 107（12）：

2091-2099.

［96］Chan A, Paskavitz J, Remington R, et al. Efficacy of a vitamin/nutriceultical formulation for early-stage Alzheimer's disease：a 1-year, open-label pilot study with an 16-month caregiver extension. Am J Alzheimers Dis Other Demen, 2008, 23（6）：571-585.

［97］Bragin V, Chemodanova M, Dzhafarova N, et al. Integrated treatment approach improves cognitive function in demented and clinically depressed patients. Am J Alzheimers Dis Other Demen, 2005, 20（1）：21-26.

［98］Remington R, Chan A, Paskavitz J, et al. Efficacy of a vitamin/nutriceutical formulation for moderatestage to later stage Alzheimer's disease：a placebo-controlled pilot study. Am J Alzheimers Dis Other Demen, 2009, 24（1）：27-33.

［99］Soto ME, Secher M, Gillette-Guyonnet S, et al. Weight loss and rapid cognitive decline in community-dwelling patients with Alzheimer's disease. Am J Alzheimers Dis, 2012, 28（3）：647-654.

［100］Lauque S, Arnaud-Battandier F, Gillette S, et al. Improvement of weight and fat-free mass with oral nutritional supplementation in patients with Alzheimer's disease at risk of malnutrition：a prospective randomized study. J Am Geriatr Soc, 2004, 52（10）：1702-1707.

［101］Jaul E, Singer P, Calderon-Margalit R. Tube feeding in the demented elderly with severe disabilities. Isr Med Assoc J, 2006, 8（12）：870-874.

［102］Alvarez-Fernández B, García-Ordonez MA, Martínez-Manzanares C, et al. Survival of a cohort of elderly patients with advanced dementia：nasogastric tube feeding as a risk factor for mortality. Int J Geriatr Psychiatry, 2005, 20（4）：363-370.

［103］Shea TB, Rogers E, Remington R, et al. Nutrition and dementia：are we aking the right question? J Alzheirner Dis, 2012, 30：27-33.

［104］Thomas DR, Goode PS, Taquine PH, et al. Hospital acquired pressure ulcer and risk of death. J Am Geriatr Soc, 1996, 44（12）：1435-1440.

［105］Bergstorm N, Braden BA. A prospective study of pressure sore risk among institutionalized elderly, J Am Geriatr Soc, 1992, 40（8）：747-758.

［106］Breslow RA, Hallfrisch J, Guy DG, et al. The importance of dietary protein in healing pressure ulcers. J Am Geriatr Soc, 1993, 41（4）：357-362.

［107］王艳, 郑宁, 袁方, 等, 不同营养评价方法对高龄高危压疮患者营养评估的临床价值. 护理管理杂志, 2011, 11（10）：685-687.

［108］Bozzetti F. Mariani I, Lo Vullo S, et al. The nutritional risk in oncology：a study of 1453 cancer outpatients. Support Care Cancer, 2012, 20（8）：1919-1928.

［109］Kosaka Y, Nakagawa-Satoh T, Ohrui T, et al. Survival period after tube feeding jn bedridden older patients. Geriatr Gerontol Int, 2012, 12（2）：317-321.

［110］Flood KL, Brown CJ, Carroll MB, et al. Nutritional processes of care for older adults admitted to an oncology-acute care for elders unit. Crit Rev Oncol Hematol, 2011, 78（1）：73-78.

［111］Zhang L, Wang C, Sha SY, et al. Mini-nutrition assessment, malnutrition, and postoperative complications in elderly Chinese patients with lung cancer. BUON, 2012, 17（2）：323-326.

［112］Zalcberg J, Kerr D, Seymour L, et al. Haematological and non-haematological toxicity after 5-fluorouracil and leucovorin in patients with advanced colorectal cancer is significantly associated with gender, increasing age and cycle number. Tomudex International Study Group. Eur J Cancer, 1998, 34（12）：1871-1875.

［113］Vandewoude M. Nutritional assessment in geriatric cancer patients. Support Care Cancer, 2010, 18（Suppl 2）：S51-56.

［114］Sφrbye LW. Cancer in home care：unintended weight loss and ethical challenges：a cross-sectional study of older people at 11 sites in Europe. Arch Gerontol Geriatr, 2011, 53（1）：64-69.

［115］Koretz RL, Avenell A, Lipman TO, et al. Does enteral nutrition affect clinical outcome? A systematic review of the randomized trials. Am J Gastroenterol, 2007, 102（2）：412-429.

［116］原健二. 療藿型病院によはゐ终末期のぉつ方. 日老医志, 2009, 46：511-513.

［117］小坂防一, 佐藤琢磨, 藤井晶彦, 等. 高龄者终

末期医療への提言. 日老医志, 2008, 45: 398-400.

[118] Orrevall Y, Tishelman C, Permert J, et al. The use of artificial nutrition among cancer patients enrolled in palliative home care services. Palliat Med, 2009, 23 (6): 556-564.

[119] Dev R, Dalal S, Bruera E. Is there a role for parenteral nutrition or hydration at the end of life? Curr Opin Support Palliat Care, 2012, 6 (3): 365-370.

[120] Victor RP. Diet and nutrition in palliative care.

USA CRC Press Inc, Taylot & Francis Group, 2011: 1-464.

[121] Monturo C. The artificial nutrition debate: still an issue after all these years. Nutr Clin Pract, 2009, 24 (2): 206-213.

[122] Raijmakers NJ, van Zuylen L, Costantini M, et al. Artificial nutrition and hydration in the last week of life in cancer patients. a systematic literature review of practices and effects. Ann Oncol, 2011, 22 (7): 1478-1486.

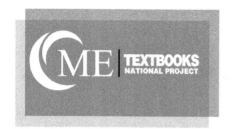

# 中国健康老年人标准①

**第 11 章**

中华医学会老年医学分会②
《中华老年医学杂志》编辑部②

## 一、中国健康老年人标准

中国健康老年人标准包括：①重要脏器的增龄性改变未导致功能异常；无重大疾病；相关高危因素控制在与其年龄相适应的达标范围内；具有一定的抗病能力。②认知功能基本正常；能适应环境；处事乐观积极；自我满意或自我评价好。③能恰当处理家庭和社会人际关系；积极参与家庭和社会活动。④日常生活活动正常，生活自理或基本自理。⑤营养状况良好，体质量适中，保持良好生活方式。

## 二、中国健康老年人标准注解

**1. 适用人群** 本标准适用于 ≥60 岁人群，老年人指 60～79 岁人群，高龄老年人指 ≥80 岁人群。

**2. 相关高危因素** 指心脑血管疾病的相关危险因素，主要有高血压、糖尿病、血脂紊乱。①老年人血压范围：血压正常为<140/90 mmHg，其中高龄老年人应不低于 120/60 mmHg；高血压（除年龄外无其他危险因素和病史）患者降压目标值<150/90 mmHg，其中高龄老年人应不低于 130/60 mmHg。②老年人糖化血红蛋白（Hemoglobin A1c，HbA1c）范围：血糖正常者 5.0%～6.5%；糖尿病（无糖尿病慢性并发症）患者 6.0%～7.0%。③老年人血脂范围：胆固醇（TC）3.1～6.2 mmol/L，低密度脂蛋白胆固醇（LDL-C）1.8～3.9 mmol/L，高密度脂蛋白胆固醇（HDL-

① 本文引自：中华医学会老年医学分会，《中华老年医学杂志》编辑部. 中国健康老年人标准（2013）. 中华老年医学杂志，2013，32（8）：801.

② 通信作者：李小鹰，邮箱：xyli301@163. com

编写组成员（单位）（以姓氏汉语拼音为序）：陈海波（北京医院），陈可冀（中国中医科学院西苑医院），陈生弟（上海第二医科大学附属瑞金医院），陈彤（北京医院），陈晓春（福建医科大附属协和医院），段春波（《中华老年医学杂志》编辑部），樊瑾（解放军总医院），顾东风（中国医学科学院阜外医院），何其扬（中国科学院药物研究所），何耀（解放军总医院），贺常梅（全国老龄工作委员会办公室），蹇在金（中南大学湘雅二医院），黎健（北京医院），李辉（北京协和医学院），李娟（中国科学院心理研究所），李小鹰（解放军总医院），林琳（中国健康教育中心），刘晓红（北京协和医院），孟丽（《中华老年医学杂志》编辑部），马辛（北京安定医院），汤哲（北京宣武医院），陶国枢（解放军总医院），拓西平（上海长海医院），王建业（北京医院），王维真（原卫生部疾病控制司），王林（天津医科大学第二医院），吴荣华（苏州市立医院），吴玉韶（全国老龄工作委员会办公室），徐浩（中国中医科学院西苑医院），徐勇（苏州大学医学部公共卫生学院），杨泽（北京医院），尹香君（中国疾病预防控制中心），于普林（北京医院），张铁梅（北京医院）

C）>1.0 mmol/L，三酰甘油（TG）0.8~2.3 mmol/L。

**3. 简易智能量表（mini-mental state examination，MMSE）** 总分 30 分，初中以上文化水平的老年人≥27 分为正常，高龄老年人≥25 分为正常。①注意事项：第 8 个问题，患者如非本地人，可改成问他熟悉的城市；第 11 个问题，评定者连续说出 3 种东西；第 17 个问题，需要连续说出 3 个动作指令，再看患者能否续贯完成，对于偏瘫患者，指令可以是健侧手；第 19 个问题，向患者强调句子要完整，对于患者说出的句子，主谓宾语齐全才能得分；第 20 个问题，患者所画出的图形有正确的空间关系才能得分；每一个空不正确扣 1 分，满分 30 分。②评分参考：≤22 分为痴呆，≤15 分为严重痴呆。按文化程度区分：文盲<17 分，小学<20 分，中学以上<24 分为痴呆。总分 27~30 分为正常，<27 分为认知功能障碍。

**4. 老年抑郁量表（geriatric depression scale，GDS）简表** 总分 15 分，<5 分为正常。

**5. 日常生活活动量表（activity of daily living scale，ADL）** 总分 100 分，达到 100 分为正常，高龄老年人达到 95 分为正常。

**6. 体质量适中** 体质量指数（body mass index，BMI）20~25 kg/m²。

**7. 良好生活方式** 不吸烟，慎饮酒，合理膳食搭配，坚持科学锻炼。

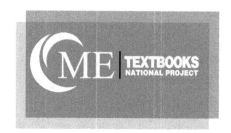

# 老年人周围动脉硬化性疾病的诊治中国专家建议

## 第12章

### 第1节　老年人颈动脉粥样硬化性疾病诊治中国专家建议[①]

*《老年人颈动脉粥样硬化性疾病诊治中国专家建议》写作组[②]*
*中华医学会老年医学分会[②]*
*《中华老年医学杂志》编辑委员会[②]*

老年人颈动脉粥样硬化性疾病（carotid atherosclerotic disease，CAD）是老年人缺血性卒中和短暂性脑缺血发作（transient ischemic attack，TIA）的重要原因，也是老年人全身动脉粥样硬化性疾病的重要组成部分。掌握其发病特点与防治原则对减少老年人缺血性心脑血管事件的发生至关重要。

## 一、CAD 的定义与颈动脉解剖学特点

### （一）定义

CAD 是指颈动脉由动脉粥样硬化造成的狭窄或闭塞性疾病。病变程度分 4 级：<50% 为轻度狭窄，50%～69% 为中度狭窄，70%～99% 为重度狭窄，100% 为闭塞。CAD 可由无创性影像学检查或有创性数字减影血管造影（digital subtraction angiography，DSA）证实。

### （二）颈动脉解剖学特点

通常主动脉弓从右向左发出头臂干、左颈总动脉和左锁骨下动脉，头臂干又分出右锁骨下动脉和右颈总动脉；双侧椎动脉一般发自锁骨下动脉。主动脉弓分支变异较多，分型标准也不一致。根据我国人群资料统计结果，主动脉弓分支类型主要分为 A、B、C 3 型：A 型即正常型占（84.3±

① 本文引自：《老年人颈动脉粥样硬化性疾病诊治中国专家建议》写作组，中华医学会老年医学分会，《中华老年医学杂志》编辑委员会. 老年人颈动脉粥样硬化性疾病诊治中国专家建议. 中华老年医学杂志，2013，32（2）：113-120.

② 通信作者：李小鹰，邮箱：xyli301@ 163. com

执笔：丁文惠，秦明照，林展翼，陈晓春，程友琴，李小鹰，华琦，张抒扬，刘鹏，樊瑾

专家组成员姓名（单位）（以姓氏笔画为序）：马晓东（解放军总医院），王玉堂（解放军总医院），王君（解放军总医院），王林（天津医科大学附属第二医院），华杨（北京宣武医院），李宝民（解放军总医院），吴卫平（解放军总医院），陈利锋（解放军总医院），杨庭树（解放军总医院），周定标（解放军总医院），洪华山（福建协和医院），崔华（解放军总医院）

0.9)%；B 型由主动脉弓发出 2 支，即头臂干与左颈总动脉共干和左锁骨下动脉，此型占（8.4±0.7)%；C 型由主动脉弓发出 4 支，从右向左为头臂干、左颈总动脉、左椎动脉和左锁骨下动脉，此型占（3.5±0.5)%。近年来应用多层螺旋 CT、MRI 或 DSA 技术进行的中国人主动脉弓分支类型较大规模的回顾性调查结果见表 3-12-1。中国人的 A、B、C 3 型所占比例与日本、英国、前苏联人的统计结果接近，美国人的 A 型偏低，B 型和 C 型偏高。

左颈总动脉长度约 12.5 cm，右颈总动脉长度约 9.5 cm，血管内径 4~8 mm。正常颈总动脉远端在甲状软骨水平（第 3、4 颈椎水平）分为颈内动脉和颈外动脉，但分叉水平存在一定变异，有些相对较高，在第 2、3 颈椎水平或更高。双侧颈内动脉经颈动脉管入颅，为颅内段。本建议不包括颈内动脉颅内段病变患者的诊治。

表 3-12-1　中国人主动脉弓分支类型调查结果

| 作者单位（发表年份） | 调查人数（例） | 年龄（中位数，岁） | A 型［例（%）］ | B 型［例（%）］ | C 型［例（%）］ |
| --- | --- | --- | --- | --- | --- |
| 重庆医科大学第一附属医院（2008） | 500 | 55.0（18.0~92.0） | 422（84.4） | 47（9.4） | 18（3.6） |
| 西安交通大学医学院第一附属医院（2009） | 534 | 57.8 | 492（92.2） | 8（1.5） | 9（1.7） |
| 解放军总医院（2009） | 448 | 54.0（18.0~86.0） | 376（83.9） | 43（9.5） | 24（5.4） |
| 河南省人民医院（2010） | 340 | 54.0（4.0~85.0） | 288（84.7） | 18（5.3） | 13（3.8） |
| 山东省聊城市人民医院（2011） | 1300 | 54.0（22.0~91.0） | 1208（92.9） | 43（3.3） | 29（2.2） |

# 二、CAD 的发病特点和临床表现

## （一）流行病学特点

脑卒中是我国国民的第三大死亡原因，也是长期致残的主要原因和最常见的需要住院的神经科疾病。CAD 是脑卒中和 TIA 的重要原因，占全部缺血性卒中的 15%~20%，其最常见的病因是动脉粥样硬化。CAD 患者心肌梗死、外周动脉疾病及死亡的风险均增加。

## （二）病理生理特点

CAD 的病理表现与其他部位血管粥样硬化相似，粥样斑块病变早期呈正性重构（外向增生），逐渐进展为负性重构（内向增生）侵犯动脉管腔、引起狭窄。斑块通常易形成于颈总动脉分叉处。斑块的体积增大、斑块破裂引发血栓形成或血栓脱落与 TIA 及脑卒中的发生密切相关。

## （三）临床表现

CAD 临床表现复杂多样，如果侧支循环代偿良好，可无症状；若侧支循环不良，可引起 TIA 或发生脑卒中。

**1. TIA**　多发生于 50~70 岁人群，男性多于女性。约 90% 的 TIA 病变发生在颈动脉供血区，7% 在椎基底动脉供血区，3% 二者均有。临床特征：起病突然；迅速出现对侧肢体无力或偏身感觉障碍，同侧黑矇；持续时间短暂，一般 10~15 min，多在 1 h 内恢复，最长不超过 24 h；恢复完全，不遗留神经功能缺损体征；常反复发作，每次发作时症状基本相似。

**2. 缺血性卒中** 表现为大脑中动脉和（或）大脑前动脉缺血症状，或分水岭梗死（位于大脑前、中动脉或大脑中、后动脉之间）。可有同侧 Horner 征、对侧偏瘫、偏身感觉障碍，双眼同向性偏盲伴双眼向病灶侧凝视，优势半球受累可出现失语；严重者甚至出现意识障碍；当眼动脉受累时，可有单眼一过性失明。

**3. 眼部缺血综合征** 由颈内动脉狭窄或闭塞所致的眼前、后节缺血综合征。一过性黑矇是同侧颈动脉狭窄的特征性表现，眼部缺血综合征主要发生在老年患者，平均年龄 65 岁，男女比例 2∶1，病变可累及任意一只眼，双眼受累约占 20%。当颈内动脉狭窄>90%，患者才会有明显症状。根据颈动脉狭窄的严重程度不同，将眼部缺血综合征的临床表现分为 3 种：①一过性黑矇：为眼部缺血综合征最常见的临床表现，占颈动脉狭窄的 30%~40%。临床特点是突发无痛性单眼视力丧失，可持续数秒或数分钟，发作后视力可恢复正常。除眼部症状外，患者还可伴有 TIA 等脑部症状。②低灌注视网膜病变：眼部长期慢性灌注不足引起的视网膜病变。患者自觉视力下降。眼底改变包括：视网膜动脉变窄，视网膜静脉扩张但不迂曲（与中央静脉阻塞鉴别）。视网膜中周部点状出血和微血管瘤形成，黄斑区樱桃红点，也可见视网膜动脉自发性搏动，视盘或视网膜新生血管形成棉絮斑；严重时可出现视网膜脱离或玻璃体出血等。③眼前节缺血综合征：临床可见角膜上皮水肿，当发生缺血性色素膜炎时可见前房浮游细胞、闪光阳性，房角新生血管形成；晚期可出现晶状体混浊。

**4. 体征** CAD 患者可在颈部闻及血管杂音，但严重狭窄的患者检测不到杂音。听诊部位：锁骨上窝、下颌角水平胸锁乳头肌内缘。由于 CAD 常与其他心血管疾病并存，应注意相关体征以免遗漏。

**5. 辅助检查**

（1）实验室检查：主要目的是对患者动脉粥样硬化的危险因素和预后进行评估，同时也是预防性治疗的观察指标。包括血糖、糖化血红蛋白、血脂、同型半胱氨酸、尿酸和肌酐等血液生化检查，以及血常规、尿常规、心电图等。

（2）影像学检查：①超声检查。包括颈动脉彩色多普勒血流成像（color Doppler flow imaging，CDFI）及经颅多普勒超声（transcranial doppler，TCD）。CDFI 检查可检测无名动脉、双侧颈总动脉、颈内动脉、颈外动脉、椎动脉和锁骨下动脉，检测模式包括二维灰阶成像、彩色多普勒血流成像与能量多普勒血流成像和脉冲多普勒频谱分析。可以根据斑块表面的纤维帽完整性及血流信号充盈缺损来判断是否存在溃疡性斑块。超声检查结果的准确性依赖于操作者的经验和技巧。与血管造影相比，超声检查的敏感度和特异度可达到 85%~90%。无论是对于可疑缺血性 CAD 患者或高风险的无症状患者的初始检查，还是评估已知狭窄的严重程度，其他任何影像学检查均不能替代颈动脉超声检查。TCD 可提供血流动力学变化和侧支循环是否建立的客观信息，有助于帮助选择治疗方法（特别是拟行颈动脉内膜剥脱术治疗的患者）和判断病变预后等。TCD 联合颈动脉超声检查可较全面、客观、重复地评价颅内外血流动力学变化，是重要的临床检查方法。超声检查适用于下列人群：脑卒中高危人群；冠状动脉粥样硬化性心脏病（简称冠心病）或周围动脉粥样硬化患者的脑卒中风险评估；头晕患者；发作性黑矇患者；大脑半球性 TIA 患者；颈动脉有杂音的患者；CAD 随访的患者；进行 CAD 血管重建术评估的患者。我国在 2009 年 4 月统一了血管超声规范化操作指南，并根据 2003 年美国放射年会超声会议公布的标准提出评价颈动脉狭窄程度分类标准，见表 3-12-2。②CT 或 MRI。颈动脉高分辨 MRI 可用于评估颈动脉粥样硬化斑块的组成、易损性、管壁厚度、管腔狭窄程度及药物疗效等。颅脑 CT 或 MRI 可检测散在的小梗死灶或大面积梗死，根据梗死部位可推测评估责任血管。③磁共振血管成像（magnetic resonance angiography，MRA）或 CT 血管造影（CT angiography，CTA）。MRA 可提供主动脉弓、颈动脉和颅内动脉的解剖学影像，也可用于血管重建术的术前检查。与 DSA 相比，高质量 MRA 的敏感度可达 97%～100%，特异度为 82%～96%。CTA 也可提供主动脉弓至 Willis 环的解剖图像，多层重建后可用来评价每条迂曲的血管。对于 CAD 患者的评估，CTA 的敏感度可达 100%，而特异度为 60% 左右；对颈动脉狭窄小于 70%，CTA 的阴性预测值也达 100%。④DSA。DSA 是对 CAD 患者进行临床和影像学评估的金标准。该检查可进行弓上血管、颈段血管及全脑血管造影，准确提示不同部位血管的狭窄长度、程度、形态、数目及狭窄远端脑实质供血情况，并估计脑缺血程度、确诊有无夹层动脉瘤或并发其他血管性病变情况。但血管造影不能判断斑块成分，更不能直视观察斑块处纤维帽是否完整。由于 DSA 有创、费用高及存在一定风险，不推荐用于 CAD 的筛查。

表 3-12-2　颈动脉狭窄和闭塞的超声诊断标准

| 狭窄程度 | PSV（cm/s） | EDV（cm/s） | $PSV_{ICA}/PSV_{CCA}$ |
|---|---|---|---|
| 无或<50% | <125 | <40 | <2 |
| 50%～69% | 125～230 | 40～100 | 2～4 |
| 70%～99% | ≥230 | ≥100 | ≥4 |
| 闭塞 | 无血流信号 | 无血流信号 | 无血流信号 |

注：PSV. 峰值流速；EDV. 舒张末期流速；$PSV_{ICA}/PSV_{CCA}$. 颈内动脉与颈总动脉峰值流速的比值

## 三、CAD 的诊断

### （一）临床诊断

临床上出现与 CAD 相关的 TIA 或缺血性卒中的症状或体征；影像学检查结果提示 CAD。

### （二）高危因素评估

CAD 的危险因素包括不可干预的危险因素（如性别、年龄、遗传因素）和可干预的危险因素（如高血压、糖尿病、血脂异常、吸烟、代谢综合征、肥胖、高同型半胱氨酸血症等）。

### （三）冠心病评估

颈动脉狭窄>50% 被视为冠心病的等危症，因此对于影像学检查有明显颈动脉狭窄的患者，应同时评估是否患有冠心病。

### （四）鉴别诊断

CAD 需要与大动脉炎、颈动脉肌纤维发育不良、颈动脉自发和继发夹层、先天性颈动脉闭塞、烟雾病等相鉴别。

## 四、CAD 的治疗

### （一）治疗原则

CAD 的治疗包括基础病因治疗和针对局部病变的治疗。

基础病因治疗又分为非药物治疗和药物治疗。非药物治疗主要有戒烟、运动和合理膳食。药物治疗包括抗血小板、控制血压、控制血脂、控制血糖、治疗高同型半胱氨酸血症等。药物治疗贯穿 CAD 治疗的全过程，用于早期患者，目的是延缓病变的进展；用于准备接受手术和介入治疗的患者可降低围术期的血栓形成发生率；用于已接受手术和介入治疗的患者可巩固和维持手术效果，避免或延缓复发。

针对局部病变的治疗包括手术治疗和介入治疗。手术治疗通常指颈动脉内膜剥脱术（carotid endarterectomy，CEA）。20 世纪 90 年代初，欧洲颈动脉手术试验协作组等经过大规模多中心的临床试验，客观评价并确认 CEA 治疗颈动脉狭窄明显优于单纯药物治疗，直至今日仍被视为治疗的金标准。但是，CEA 可出现并发症，而且对位于第 2 颈椎椎体水平以上部位的狭窄和主动脉弓起始部病变手术难以进行；还有些患者因较严重的心肺疾病和糖尿病等不能耐受手术，所以近年来发展迅速的介入治疗得到人们的肯定。血管内介入治疗指颈动脉支架成形术（carotid angioplasty stenting，CAS），是经皮血管成形并植入支架的手术，在一定程度上解决了经皮血管成形术后血管弹性回缩和再狭窄的问题，明显改善了颈动脉狭窄介入治疗的效果，同时比较安全。

CAD 治疗方法选择的建议：①最佳内科治疗。贯穿治疗全过程，应给予每位 CAD 患者最佳内科治疗。②狭窄≥50%有症状或狭窄≥70%无症状且围术期风险低的患者推荐 CEA。③有以下高危因素之一者不建议行 CEA，可选择 CAS 作为潜在替代 CEA 的治疗手段。年龄≥80 岁、Ⅲ级或Ⅳ级心力衰竭（根据纽约心脏协会标准）、慢性阻塞性肺疾病、已行颈动脉内膜剥脱术或颈动脉支架置入术、既往行冠状动脉旁路移植术。

## （二）非药物治疗

包括戒烟、运动、合理膳食。

吸烟与颅外颈动脉内膜中层厚度（intima-media thickness，IMT）和颈动脉狭窄的严重程度相关。吸烟使缺血性脑卒中的相对风险升高 25%～50%。戒烟 5 年内脑卒中风险即显著下降。

缺乏运动是脑卒中的危险因素，但改善运动后是否有效还未知。然而 Meta 分析和观察性研究结果显示，中等至积极体育运动的人群，其脑卒中风险较低。

本建议推荐：吸烟的 CAD 患者应给予戒烟指导并努力戒烟；提倡适量和有规律的体育运动；饮食上应控制热量、低脂、低糖、低盐，注意补充纤维素和饮水。

## （三）高危因素的处理

**1. 控制血压** 无症状 CAD 合并高血压的患者，推荐降压治疗的靶目标在 140/90 mmHg（1 mmHg＝0.133 kPa）以下；重度狭窄或有相关缺血症状且合并高血压的患者，初始降压目标值应不低于 150/90 mmHg，降压靶目标要以改善或不加重相关脑缺血症状为前提；在 CAD 血管重建术围术期，收缩压>180 mmHg 禁忌手术，建议术前将收缩压控制在 160 mmHg 以下，以减少颅内出血风险和过度灌注综合征，术后 7 d 内血压较术前下降 25%～30%为宜，但以不发生低血压相关的脑缺血症状为前提；CAD 患者发生急性脑卒中时的降压原则参照急性脑卒中诊治指南进行。

**2. 控制血脂** 缺血性脑卒中的 CAD 患者目标低密度脂蛋白胆固醇（low density lipoprotein cholesterol，LDL-C）为≤70 mg/dl（1.8 mmol/L）或较治疗前下降 50%；其他 CAD 患者目标 LDL-C≤100 mg/dl（2.6 mmol/L）；未达标者，建议口服调脂药物，首选他汀类药物；如服用高剂量他汀类药物患者 LDL-C 仍不达标，或不耐受他汀类药物治疗者，加用或换用胆酸结合剂、烟酸或胆固醇吸收抑制剂可能有效，但合用期间建议密切监测肝功能与肌酸激酶。

**3. 对合并糖尿病患者的建议** 目标糖化血红蛋白≤7.5%，建议积极饮食控制、运动、应用降糖药物控制血糖；目标 LDL-C：接近或低于 70 mg/dl，建议无禁忌证的患者服用他汀类药物调脂治疗；在有效控制血糖过程中应避免大幅度血糖波动，特别应尽量避免低血糖，尤其在围术期。

**4. 控制其他危险因素**　如高同型半胱氨酸血症，建议适当补充叶酸。

## （四）抗血栓治疗

**1. 抗血小板治疗**　诊断明确且无禁忌证的 CAD 患者，建议服用阿司匹林 75~150 mg/d 或氯吡格雷 75 mg/d 用于预防缺血性心脑血管事件。对于有频发的脑缺血或 TIA 症状的 CAD 患者，建议服用阿司匹林 75~300 mg/d 或氯吡格雷 75 mg/d。对于已经单用一种抗血小板药物频发缺血性症状的 CAD 患者，建议短期行双联抗血小板药物治疗，如阿司匹林 75~150 mg/d 加氯吡格雷 75 mg/d，病情稳定后改为单药。最近 3 个月内有脑梗死的患者，不建议氯吡格雷与阿司匹林联用。抗血小板药物的选择应遵循个体化治疗原则，除按上述建议外，还需要考虑患者的危险因素、耐受性、药物费用及其他临床特征。

**2. 抗凝治疗**　不论是否伴有症状均不建议抗凝治疗。合并急性缺血性脑卒中者，建议按照脑卒中相关指南治疗，早期不建议使用抗凝药治疗缺血性脑卒中。确需抗凝的患者建议有条件时行脑 MRI 磁敏感成像检查。若有抗凝治疗适应证如心房颤动、人工心脏瓣膜植入术后等，建议服用维生素 K 拮抗剂华法林，目标国际标准化比值（international normalized ratio，INR）<75 岁者为 2.0~3.0，≥75 岁者为 1.6~2.5，预防血栓形成。CAD 伴有急性冠状动脉综合征或经皮冠状动脉介入治疗围术期患者，建议按照相关指南在抗凝（普通肝素或低分子肝素）基础上加用抗血小板药物阿司匹林和（或）氯吡格雷，并严密监控出血不良反应。正在口服抗凝药（如华法林）的 CAD 患者，如有频发脑缺血或 TIA 症状，建议加用一种抗血小板药物（阿司匹林或氯吡格雷），并将 INR 调至 1.5~2.0，严密监控出血不良反应。

## （五）血管重建术

血管重建术包括 CEA 和 CAS。20 世纪 90 年代以后，有关 CEA 治疗的 3 项具有里程碑意义的随机对照研究对临床实践产生了巨大影响，即欧洲颈动脉外科试验（European carotid surgery trial，ECST）、北美症状性颈动脉内膜剥脱术试验（North American symptomatic carotid endarterectomy trial，NASCET）和无症状颈动脉粥样硬化研究（asymptomatic carotid atherosclerosis study，ACAS）。结果提示在随访 3 年时手术组发生脑卒中的危险比药物组低 5 倍，手术组的 5 年内脑卒中发生率比药物组低一半（手术组 5.1%，药物组为 11.0%）。总之，这 3 项试验进一步明确了 CEA 对于症状性 CAD 的疗效，证实了 CEA 可有效降低症状性或无症状性颈动脉重度狭窄患者的脑卒中风险。基于这些试验，尽管对于无症状的高度狭窄患者 CEA 治疗还存在争议，但 CEA 已经成为标准的治疗方法。

**1. CEA**

（1）适应证：围术期手术风险低的中重度狭窄（>50%）且有症状的患者，或无症状的重度狭窄（≥70%）患者均推荐考虑行 CEA 治疗。

（2）禁忌证：合并严重的心、肺、肝、肾功能障碍难以承受手术和（或）麻醉；急性期脑卒中；重度脑卒中，伴有意识障碍；颈动脉闭塞>24 h，颈动脉颅内段闭塞；颈动脉轻度狭窄（<50%）；不能控制的高血压、糖尿病等。需要注意如下问题。①有症状指 6 个月内发生过颈动脉供血区的 TIA 或非致残性脑卒中。②围术期内科高风险患者指心血管并发症。Ⅲ、Ⅳ级充血性心力衰竭；Ⅲ、Ⅳ级心绞痛；近期心肌梗死史（<30 d）；左主干和（或）≥2 支血管冠心病；左心室射血分数≤30%；透析依赖性肾衰竭；氧或类固醇依赖性肺病；年龄≥80 岁。③解剖高风险指既

往 CEA 后再发狭窄；同侧颈部放疗后遗留永久性损伤；既往根治性颈部手术史；颈动脉分叉位置高（第 2 颈椎水平以上）和（或）锁骨水平以下的颈总动脉狭窄；对侧喉返神经麻痹；气管切开术后；对侧颈动脉闭塞。

（3）围术期处理：CEA 相关并发症包括脑缺血、高灌注综合征、血流动力学不稳定、脑神经损伤、术区血肿形成和感染、再狭窄等。围术期治疗建议：①应控制患者可能存在的危险因素，如高血压、糖尿病、高脂血症等，心肺功能评估、戒烟；②已行抗血小板或抗凝治疗者，继续用药；③最晚在 CEA 术前 1 d 开始服用阿司匹林（100 mg/d），不能耐受者可用氯吡格雷（75 mg/d）替代；④做好术中监测的相关准备；⑤术后可考虑丙泊酚镇静 6 小时，密切监测血压、心率情况，观察言语、肢体功能情况；⑥控制高血压和低血压、防治心率过快或过慢，必要时药物干预，控制血压 110~130 mmHg 或 60~80 mmHg，心率 60~80 次/分；⑦密切注意心功能，防治心肌缺血、心律失常等，必要时请心内科协助治疗；⑧术后控制液体量约 2500 ml/d；⑨改善循环，术后 7 天内应用右旋糖酐 40 葡萄糖注射液（低分子右旋糖酐）静脉滴注，每天 1 次；⑩抗凝、抗血小板治疗，术后 24 小时内应用肝素 2500 U 静脉滴注，每 6 个小时 1 次，共 4 次；术后第 2 天开始长期口服应用一种抗血小板药物；⑪切口处盐袋压迫，观察切口引流和渗出情况；⑫观察有无声嘶、饮水呛咳、伸舌偏向等；⑬控制高血压、糖尿病、高脂血症、高同型半胱氨酸血症，戒烟限酒、适当运动、控制体质量；⑭术后 3 个月、6 个月、1 年行颈动脉无创检查（超声、CTA 或 MRA）评估颈动脉情况，若随访颈动脉情况稳定，在严格控制危险因素情况下可延长随访间隔时间；⑮双侧颈动脉狭窄需要行 CEA，在同侧 CEA 术后 6~8 周耳鼻喉科医师评估无声带麻痹、血流动脉学稳定时可考虑对侧行 CEA。

（4）CEA 后再狭窄的防治建议：CEA 后严格控制高血压、糖尿病、高脂血症、高同型半胱氨酸血症，戒烟限酒、适当运动、控制体质量；按要求随访，发现再狭窄，优先考虑行 CAS 治疗（见 CAS 手术适应证）。

**2. CAS**

（1）适应证：有症状、血管狭窄≥50%，内科治疗无效且介入治疗并发症风险为中低度的患者；有症状、血管狭窄≥50%，CEA 围术期内科风险较高的患者；无症状、血管狭窄程度≥80% 且因颈部解剖高风险不适宜行 CEA 的患者；急性动脉溶栓后残余狭窄者。

（2）禁忌证：神经系统中严重神经功能障碍、显著认知功能障碍、4 周内大脑卒中；临床因素中预期寿命<5 年、肝素和阿司匹林及噻氯吡啶类禁忌、肾功能不全不能安全使用造影剂、造影剂过敏；解剖因素中无安全血管径路、主动脉弓严重迂曲、颈总动脉或颈内动脉严重迂曲、需要治疗的颅内动脉瘤或动静脉畸形、病变部位严重钙化或血栓形成、完全闭塞。

（3）围术期的处理：CAS 相关并发症包括神经系统病变、血管损伤（包括导管进入血管过程中对血管的损伤、对狭窄部位动脉的损伤及对病变远端血管的损伤）、支架装置失灵、内科疾病并发症、穿刺部位并发症、再狭窄、死亡等。CAS 围术期治疗建议：①患者在 CAS 前和术后 90 天或至少 30 天联合服用阿司匹林（75~300 mg/d）及氯吡格雷（75 mg/d）。术后长期应用 1 种抗血小板药物，但氯吡格雷至少应用半年。若患者对氯吡格雷不耐受，可选用其他抗血小板药物；②高血压患者 CAS 术前、术后采用降压药物控制血压，收缩压不高于 150 mmHg。收缩压≥180 mmHg 不能进行 CAS 手术；③CAS 术前、术后 24 小时内进行神经系统相关检查并详细记录结果；④当血管损伤风险较低且有条件时，在行 CAS 时采用栓塞预防保护装置以降低脑卒中风险；⑤CAS 中常发生压力反射效应（如低血压、心动过缓、血管迷走神经反射、血管减压反射等），除应常规进行持续心电和血压监测外，常需要使用药物来纠正血流动力学异常，例如术中给予阿托品 0.5~1.0 mg 静脉注射（在血管成形术或用球囊预扩张之前），使心率提高至 80 次/分以上，可避免或减少心动过缓的发生。根据临床需要可经静脉临时心脏起搏器治疗。持续的低血压并非少见，在手术操作前应充分水化、仔细调节降压药物的用量以避免该情况发生。当出现持续性低血压时，可静脉注射去甲肾上腺素 ［1~10 mg/（kg·min）］ 或采用多巴胺 ［5~15 mg/（kg·min）］ 治疗。高血压可在术前、术中或术后出现，将收缩压控制在患者平时可耐受的血压低限水平可减少颅内出血风险和过度灌注综合征；持续低血压但神经系统功能正常者，应在术后继续住院观察一段时间。口服麻黄碱片 25~50 mg，3~4 次/天或静脉滴注多巴胺可有效治疗持续性低血压；⑥CAS 术后 1 个月、6 个月及术后每年行无创影像学检查，主要目的是评估颅外段颈动脉通畅情况，并了解是否有支架内再狭窄或对侧是否有病变。经过长期随访，若患者病情稳定，可适当延长复查的间隔时间。

（4）CAS 支架后再狭窄的防治建议：①在 CAS 术中避免多次、高压力的球囊扩张以便有效降低再狭窄的发生率，尤其是对于动脉钙化严重的病例；②预防支架术后再狭窄同样需要控制血压、血脂、血糖、血同型半胱氨酸等动脉粥样硬化的危险因素；③抗血栓治疗、戒烟、适量运动、减肥、代谢综合征的治疗等，与动脉粥样硬化的二级预防措施相同；④对于因内膜增生或动脉粥样硬化所导致的有症状的脑缺血和颈动脉狭窄复发的患者，可再次行 CAS（与初次手术的标准相同）；⑤当超声检查或其他具有确诊意义的影像学检查发现颈动脉再狭窄发展迅速并可能完全闭塞时，可再次行 CAS；⑥对于无症状、颈动脉狭窄<70% 并且病情长时间较为稳定的患者，可继续观察。

## 参考文献

［1］黄瀛，吴晋宝，党瑞山. 中国人解剖学数值. 北京：人民卫生出版社，2002：60-80.

［2］李琦，吴景全，黄兴涛. 主动脉弓分支变异螺旋 CT 三维成像解剖学研究. 中国临床解剖学杂志，2008，26（1）：52-55.

［3］田红燕，刘亚，刘亚民，等. 主动脉弓分支的数字减影血管造影解剖学变异及其意义. 解剖学杂志，2009，32（1）：99-102.

［4］张敏宏，郭伟，刘小平，等. 国人升主动脉及主动脉弓的 CT 解剖研究. 中华普通外科杂志，2009，24（1）：42-44.

［5］薛绛宇，李天晓，翟水亭，等. 主动脉弓类型及主动脉弓分支变异对神经介入的影响——附340例主动脉弓 DSA 分析. 当代医学，2010，16（11）：136-138.

［6］李淑华，狄玉进，徐金法，等. 主动脉弓分支变异的 MRA 解剖学分析及其临床意义. 医学影像学杂志，2011，21（1）：48-51.

［7］Centers for Disease Control and Prevention. Prevalence of disabilities and associated healthconditions among adults：United States，1999. MMWP，2001，50：120-125.

［8］Wolf PA, Clagett GP, Easton JD, et al. Preventing isehemic stroke in patients with prior stroke and transient ischemic attack：a statement for health care professionals from the Stroke Council of the American Heart Association. Stroke，1999，30（9）：1991-1994.

［9］Sacco RL, Kargman D, Gu Q, et al. Race-ethnicity and determinants of intracranial atherosclerotic cerebral infarction：the Northern Manhattan Stroke Study. Stroke，1995，26（1）：14-20.

［10］Wityk R, Lehman D, Klag M, et al. Race and sex differences in the distribution of cerebral atherosclerosis. Stroke，1996，27（11）：1974-1980.

［11］Brott TG, Halperin JL, Abbara S, et al. 2011 AsA/ACCF/AHA/AANN/AANS/ACR/ASNR/CNS/SAIP/SCAI/SIR/SNIS/SVM/SVS Guideline on the management of patients with extracranial carotid and vertebral artery disease. J Am Coil Cardiol，2011，57：e16-94.

［12］饶明利. 中国脑血管病防治指南. 北京：人民卫生出版社，2007：40-60.

［13］吴江. 神经病学. 北京：人民卫生出版社，2005：100-150.

［14］高山，黄家星. 经颅多普勒超声（TCD）的诊断技术与临床应用. 北京：中国协和医科大学出版社，2004：90-120.

［15］杨琼，魏文斌. 眼缺血综合症. 实用防盲技术. 2006：2：30-50.

［16］Mosso M, Baumgartner R. Transient ischemic attacks and prolonged reversible ischemic neurologic deficit. Diagnosis, differential diagnosis and treatment. Praxis（Bern 1994）, 2000, 89（13）：542-548.

［17］Utter GH, Hollingworth W, Hallam DK, et al. Sixteen-slice CT angiography in patients with suspected blunt carotid and vertebral artery injuries. J Am Coll Surg, 2006, 203（16）：838-848.

［18］Jahromi AS, Cino CS, Liu Y, et al. Sensitivity and specificity of color duplex ultrasound measurement in the estimation of internal carotid artery stenosis：a systematic review and meta-analysis. J Vasc Surg, 2005, 41（6）：962-972.

［19］Nederkoorn PJ, vander Graaf Y, Hunink MGM. Duplex ultrasound and magnetic resonance angiography compared with digital subtraction angiography in carotid artery stenosis. Stroke, 2003, 34（5）：324-333.

［20］中国医师协会超声医师分会. 血管超声检查指南. 中华超声影像学杂志, 2009, 18（10）：911-920.

［21］Wutke R, Lang W, Fellner C, et al. High resolution, contrast-enhanced magnetic resonance angiography with elliptical centric k-space ordering of supra-aortic arteries compared with selective X-ray angiography. Stroke, 2002, 33（6）：1522-1529.

［22］Remonda L, Senn P, Barth A, et al. Contrast-enhanced 3D MR angiography of the carotid artery：comparison with conventional digital subtraction angiography. Am J Neuroradiol, 2002, 23（2）：213-219.

［23］Cosottini M, Pingitore A, Puglioli M, et al. Contrast-enhanced three-dimensional magnetic resonance angiography of atherosclerotic internal carotid stenosis as the noninvasive imaging modality in revascularization decision making. Stroke, 2003, 34（3）：660-664.

［24］Yuan C, Mitsumori LM, Ferguson MS, et al. In vivo accuracy of multispectral magnetic resonance imaging for identifying lipid-rich necrotic cores and intraplaque hemorrhage in advanced human carotid plaques. Circulation, 2001, 104（17）：2051-2056.

［25］Alvarez-Linera J, Benito-León J, Escribano J, et al. Prospective evaluation of carotid artery stenosis：elliptic centric contrast-enhanced MR angiography and spiral CT angiography compared with digital subtraction angiography. Am J Neuroradiol, 2003, 24（5）：1012-1019.

［26］Fayed AM, White CJ, Ramee SR, et al. Carotid and cerebral angiography performed by cardiologists：cerebrovascular complications. Catheter Cardiovasc Interv, 2002, 55（3）：277-280.

［27］ESC Guidelines on the diagnosis and treatment of peripheral artery diseases：document covering atherosclerotic disease of extracranial carotid and vertebral, mesenteric, renal, upper and lower extremity arteries. The Task Force on the Diagnosis and Treatment of Peripheral Artery Diseases of the European Society of Cardiology（ESC）. Eur Heart J, 2011, 32（22）：2851-2906.

［28］Dobs AS, Nieto FJ, Szkio M, et al. Risk factors for popliteal and carotid wall thicknesses in the Atherosclerosis Risk in Communities（ARIC）Study. Am J Epidemiol, 1999, 150（10）：1055-1067.

［29］OLeary DH, Polak JF, Kronmal RA, et al. Thickening of the carotid wall：a marker for atherosclerosis in the elderly? Stroke, 1996, 27（2）：224-231.

［30］Sharrett AR, Ding J, Criqui MH, et al. Smoking, diabetes and blood cholesterol differ in their associations with subclinical atherosclerosis：the Multiethnic Study of Atherosclerosis（MESA）. Atherosclerosis, 2006, 186（2）：441-447.

［31］Djoussé L, Myers RH, Province MA, et al. Influence of apolipoprotein E, smoking, and alcohol intake on carotid atherosclerosis. Stroke, 2002, 33（5）：1357-1361.

［32］Fine-Edelstein J, Woil P, O'Leary D, et al. Precursors of extracranial carotid atherosclerosis in the Framingham Study. Neurology, 1994, 44（6）：1046-1050.

［33］Shinton R, Beevers G. Meta-analysis of relation between cigarette smoking and stroke. BMJ, 1989, 298（6676）：789-794.

［34］Kawaehi I, Colditz GA, Stampfer MJ, et al.

Smoking cessation and decreased risk of stroke in women. JAMA, 1993, 269 (2): 232-236.

[ 35 ] Robbins AS, Manson JAE, Lee IM, et al. Cigarette smoking and stroke in a cohort of US male physicians. Ann Intern Med, 1994, 120 (6): 458-462.

[ 36 ] Wannamethee SG. Shaper AG, PH W. Smoking cessation and the risk of stroke in middle-aged man. JAMA, 1995, 274 (2): 155-160.

[ 37 ] Rohr J, Kittner S, Feeser B, et al. Traditional risk factors and isehemic stroke in young adults: the Baltimore-Washington Cooperative Young Stroke Study. Archives of neurology, 1996, 53 (7): 603-607.

[ 38 ] Howard G, Wagenknecht LE, Cai J, et al. Cigarette smoking and other risk factors for silent cerebral infarction in the general population. Stroke, 1998, 29 (5): 913-917.

[ 39 ] Lu M, Ye W, Adami HO, et al. Stroke incidence in women under 60 years of age related to alcohol intake and smoking habit. Cerebrovasc Dis, 2008, 25 (6): 517-525.

[ 40 ] Goldstein LB, Adams R, Alberts MJ, et al. Primary prevention of ischemic stroke: a guideline from the American Heart Association/American Stroke Association Stroke Council: cosponsored by the Atherosclerotic Peripheral Vascular Disease Interdisciplinary Working Group; Cardiovascular Nursing Council; Clinical Cardiology Council; Nutrition, Physical Activity, and Metabolism Council; and the Quality of Care and Outcomes Research Interdisciplinary Working Group: The American Academy of Neurology affirms the value of this guideline. Stroke, 2006, 37 (6): 1583-1633.

[ 41 ] Sacco RL, Gan R, Boden-Albala B, et al. Leisuretime physieal activity and ischemic stroke risk: the Northern Manhattan Stroke Study. Stroke, 1998, 29 (2): 380-387.

[ 42 ] Hankey GJ. Potential new risk factors for ischemic stroke what is their potential? Stroke, 2006, 37 (8): 2181-2188.

[ 43 ] 中华医学会内分泌学会. 中国成人2型糖尿病 HbAlc 控制目标专家共识. 中华内分泌代谢杂志, 2011, 27: 371-374.

[ 44 ] Adams RJ, Albers G, Alberts MJ, et al. Update to the AHA/ASA recommendations for the prevention of stroke in patients with stroke and transient ischemic attack. Stroke, 2008, 39 (5): 1647-1652.

[ 45 ] Diener HC, Bogousslavsky J, Brass LM, et al. Aspirin and clopidogrel compared with clopidogrel alone after recent ischaemic stroke or transientischaemic attack in high-risk patients (MATCH): randomised, double-blind, placebo-controlled trial. Lancet, 2004, 364 (9421): 331-337.

[ 46 ] Adams HP Jr, del Zoppo G, Alberts MJ, et al. Guidelines for the early management of adults with ischemic stroke: a guideline from the American Heart Association/American Stroke Association Stroke Council, Clinical Cardiology Council, Cardiovascular Radiology and Intervention Council, and the Atherosclerotic Peripheral Vascular Disease and Quality of Care Outcomes in Research Interdisciplinary Working Groups: the American Academy of Neurology affirms the value of this guideline as an educational tool for neurologists. Stroke, 2007, 38: 1655-1711.

[ 47 ] Liapis C, Bell SPRF, Mikhailidis D, et al. ESVS guidelines. Invasive treatment for carotid stenosis: indications, techniques. Eur J Vasc Endovasc, 2009, 37 (4 Suppl): 1-19.

[ 48 ] Hobson RW, Maekey WC, Ascher E, et al. Management of atherosclerotic carotid artery disease: clinical practice guidelines of the Society for Vascular Surgery. J Vase Surg, 2008, 48 (2): 480-486.

[ 49 ] 中华医学会外科学分会血管外科学组. 颅外段颈动脉狭窄治疗指南. 中国实用外科杂志, 2008, 28 (11): 913-915.

[ 50 ] Bates ER, Babb JD, Casey Jr DE, et al. ACCF/SCAI/SVMB/SIR/ASITN 2007 Clinical Expert Consensus Document on Carotid Stenting: a report ofthe American College of Cardiology Foundation Task Force on clinical expert consensus documents (ACCF/SCAI/SVMB/S1R/ASITN Clinical Expert Consensus Document Committee on Carotid Stenting). J Am Coil Cardiol, 2007, 49 (1): 126.

[ 51 ] 周定标. 颈动脉内膜切除. 北京: 人民军医出版社, 2005.

［52］赵继宗. 神经外科手术精要与并发症. 北京：北京医科大学出版社，2004.

［53］中华医学会神经外科分会，中国医师协会神经外科分会，中国医师协会神经内科分会. 介入神经放射诊断治疗规范. 中国脑血管病杂志，2005，2（8）：476-480.

［54］Mas JL, Chatellier G, Beyssen B, et al. Endarterectomy versus stenting in patients with symptomatic severe carotid stenosis. N Engl J Med, 2006, 355 (16): 1660-1671,

［55］Garg N, Karagiorgos N, Pisimisis GT, et al.

Cerebral protection devices reduce periprocedural strokes during carotid angioplasty and stenting: asystematic review of the current literature. J Endovasc Ther, 2009, 16 (4): 412-427.

［56］Eckstein HH, Ringleb P, Allenberg JR, et al. Results of the Stent-Protected Angioplasty versus Carotid Endarterectomy (SPACE) study to treat symptomatic stenoses at 2 years: a multinational, prospective, randomised trial. Lancet Neurol, 2008, 7 (10): 893-902.

# 第2节 老年人四肢动脉粥样硬化性疾病诊治中国专家建议[①]

《老年人四肢动脉粥样硬化性疾病诊治中国专家建议2012》写作组[②]

中华医学会老年医学分会[②]

中华医学会外科学分会血管外科专业组[②]

《中华老年医学杂志》编辑委员会[②]

四肢动脉粥样硬化性疾病（extremity atherosclerotic disease）是指四肢动脉粥样硬化导致动脉狭窄甚至闭塞，使四肢组织出现慢性或急性缺血症状的疾病。本建议旨在介绍老年人四肢动脉粥样硬化性疾病的临床特点、诊断标准、治疗原则与方法，为临床医师提供诊断和防治的基本原则。本建议是在《下肢动脉粥样硬化性疾病诊治中国专家建议（2007）》的基础上进行修订并加入上肢动脉粥样硬化性疾病内容。

建议中常用名词的定义如下。①周围动脉疾病（peripheral arterial disease，PAD）：指除冠状动脉和颅内动脉以外的动脉疾病，包括动脉狭窄、闭塞及动脉瘤；②下肢动脉粥样硬化性疾病（lower extremity atherosclerotic disease，LEAD）；③上肢动脉粥样硬化性疾病（upper extremity atherosclerotic disease，UEAD）。

本建议中所使用的建议分类（Ⅰ、Ⅱ、Ⅲ）和证据级别（A、B、C）沿用美国心脏病学会/

① 本文引自：《老年人四肢动脉粥样硬化性疾病诊治中国专家建议2012》写作组，中华医学会老年医学分会，中华医学会外科学分会血管外科专业组，等. 老年人四肢动脉粥样硬化性疾病诊治中国专家建议（2012）. 中华老年医学杂志，2013，32（2）：121-131.

② 通信作者：李小鹰，邮箱：xyli301@163. com

执笔组成员：李小鹰、管珩、杨庭树、郭伟、王曙霞

专家组成员姓名（单位）（按姓氏笔画排序）：于普林（北京医院），王玉堂（解放军总医院），王节（解放军总医院），王林（天津医科大学附属第二医院），王曙霞（解放军总医院），华琦（首都医科大学宣武医院），庄百溪（中国中医科学院西苑医院），李小鹰（解放军总医院），李茹香（山西医科大学第一附属医院），杨锐英（宁夏医学院附属医院），吴庆华（首都医科大学附属北京安贞医院），谷涌泉（首都医科大学宣武医院），陆惠华（上海交通大学医学院附属仁济医院），陈书艳（上海交通大学医学院附属新华医院），陈忠（首都医科大学附属北京安贞医院），范利（解放军总医院）林展翼（广东省老年医学研究所），秦明照（北京同仁医院），贾鑫（解放军总医院），高学文（内蒙古自治区医院），高海青（山东大学齐鲁医院），郭伟（解放军总医院），黄平（广东省人民医院），常光其（中山大学附属第一医院），程友琴（解放军总医院），蹇在金（中南大学湘雅二医院）

美国心脏协会（ACC/AHA）的一贯方式表达。①建议分类：Ⅰ类，已经证实和（或）一致公认有益的、有用的和有效的操作或治疗；Ⅱ类，有用性或有效性的证据有相互矛盾和（或）存在观点分歧的操作或治疗，其中Ⅱa类指有关证据或观点倾向于有用或有效，Ⅱb类指有关证据或观点不能充分说明有用或有效；Ⅲ类，已经证实和一致公认无用或无效，并在有些病例可能是有害的操作或治疗。②证据级别：A，资料来源于多中心随机临床试验和 Meta 分析；B，资料来源于单中心试验或非随机化的研究；C，专家的一致意见、病例研究或标准治疗。

# 一、LEAD 的诊治

## （一）LEAD 的流行病学特点

**1. 患病率**　LEAD 是中老年人常见的临床综合征，许多流行病学研究对其患病率进行了调查，所采用的诊断方法包括间歇性跛行问卷表、踝肱指数（ankle brachial index，ABI）及脉搏波传导速度（pulse wave velocity，PWV）等无创方法。结果显示，LEAD 的患病率取决于被调查对象的年龄、危险因素及基础疾病。国外的流行病学调查结果显示，LEAD 的患病率在不同人群中有较大差异，为 3.6%~29.0%。国内 LEAD 的有关流行病学调查结果见表 3-12-3，表 3-12-3 中 LEAD 的诊断方法均为 ABI<0.90。

**2. LEAD 的危险因素**　LEAD 的发生和严重程度与年龄、吸烟、糖尿病病程、血糖稳定程度、高收缩压、高胆固醇水平及高低密度脂蛋白胆固醇（LDL-C）水平呈正相关。30.0% 的脑血管病患者和 25.0% 的缺血性心脏病患者并存 LEAD。因此，LEAD 是动脉硬化全身性疾病的重要窗口，其早期检出与有效干预对全身性动脉硬化对靶器官的防治有重要价值。

**3. 预后**　LEAD 患者年病死率较低，心肌梗死、脑卒中、血管性死亡的联合事件发生率为每年 4.0%~5.0%，如果将血运重建包括在内则可增加至每年 6.0%。LEAD 患者中严重肢体缺血（critical limb ischemia，CLI）患者的 1 年病死率约为 25.0%，截肢者可达 45.0%。28.8% 的 LEAD 患者一旦出现症状会有持续的疼痛，8.2% 的患者需要行血运重建或截肢，1.4% 的患者进展为缺血性溃疡。LEAD 患者心肌梗死、脑卒中、心血管性死亡危险性增加，心肌梗死的危险增加 20.0%~60.0%，冠状动脉粥样硬化性心脏病（简称冠心病）事件导致的死亡危险增加 2~6 倍，脑卒中的危险增加约 40.0%。

表 3-12-3　我国 LEAD 患病率的流行病学调查结果

| 文　献 | 人　群 | 时　间 | 例数（例） | 年龄（岁） | 患病率（%） |
|---|---|---|---|---|---|
| 刘成国和阮连生 | 浙江舟山渔民 | 2005 | 2668 | ≥35 | 2.1 |
| 李贤和武阳丰 | MUCA 研究人群 | 2007 | 18 140 | ≥35 | 6.0 |
| 李小鹰，等；王洁，等 | 北京万寿路地区老年居民 | 2003 | 2124 | 60~95 | 16.4 |
| 管珩，等 | 糖尿病 | 2007 | 1347 | >50 | 19.4 |
| 魏毅东，等 | 代谢综合征 | 2006 | 2115 | 32~91 | 22.5 |
| 李觉 | 高血压 | 2004 | 3047 | >50 | 27.5 |
| 王勇，等 | 社区自然人群 | 2009 | 21 152 | ≥18 | 3.0 |
| Wang L, et al | 武汉市老年糖尿病人群 | 2010 | 2010 | ≥60 | 24.1 |

注：MUCA. 中国心血管病流行病学多中心合作研究

## （二）LEAD 的临床特点

下列人群需要进行下肢动脉功能检查：年龄<50 岁的糖尿病患者，伴有下列一项或多项动脉粥样硬化危险因素，如吸烟、高血压、血脂异常和高凝状态（B）；年龄 50~64 岁，有心血管危险因素，尤其是吸烟或糖尿病（B）；年龄≥65 岁（B）；已知有冠状动脉、颈动脉或肾动脉粥样硬化疾病者，或所有10 年冠心病风险达 10%~20% 的人群（C）；运动后有下肢疲劳症状或有难以愈合的伤口（B）。

### 1. 典型症状类型

（1）无症状型 LEAD：部分下肢周围动脉闭塞症患者无下肢局部缺血或跛行症状，称非典型症状或无症状，但是存在下肢运动功能受损的表现：①站立平衡能力减弱；②由坐姿起立的时间延长；③步行速度减缓，步行距离缩短。

（2）间歇性跛行：下肢疼痛的发生特点如下。①步行一段距离时发生一侧或双侧下肢疼痛，疼痛总是累及一个功能肌肉单位（如小腿、臀部、大腿等），其中以腓肠肌、小腿肌群疼痛最常见；②疼痛持续存在，直到患者站立休息一段时间，表现为典型的"行走-疼痛-休息-缓解"的重复规律，每次疼痛出现前行走的距离亦大致相当；③病变越重，每次疼痛出现前行走的距离越短。

（3）严重肢体缺血：由于动脉闭塞引起的慢性缺血性疼痛（静息疼痛）、溃疡或坏疽，可伴局部蜂窝织炎、骨髓炎甚至败血症。如不进行有效治疗，6 个月内常需进行截肢手术。①静息疼痛：休息时疼痛提示严重的动脉阻塞，常是肢体丧失运动功能的先兆；疼痛常发生于夜间，与平卧位丧失了重力性血流灌注作用有关；患者常于入睡后数小时因严重烧灼痛而疼醒，肢体下垂后疼痛可能减轻；病程晚期，休息时疼痛可持续存在，肢体下垂亦不能缓解。②溃疡或坏疽。

（4）急性肢体缺血：在动脉硬化狭窄的基础上合并血栓形成所导致，表现为急性疼痛（可因感觉神经缺失而导致疼痛感缺失或减弱）、瘫痪、感觉异常、皮肤苍白、趾端凉。动脉栓塞的临床诊断为患肢症状突然加剧或恶化，可伴有其他周围动脉栓塞的表现，对侧肢体收缩压或动脉搏动正常。

### 2. 主要体征

（1）一般体征：常表现为四肢血压不一致；下肢皮肤和趾甲颜色改变、水肿、皮温降低、肌肉萎缩；长期缺血伴有萎缩性改变（如皮肤干燥变薄、毛发脱落及趾甲变厚等），晚期足趾和角质突出部位可见缺血性溃疡。

（2）患肢体位改变试验：将患肢上抬与水平成 60°，在 60 s 内出现苍白提示动脉闭塞；再将肢体下垂，如肢体转红的时间>1 s，表浅静脉充盈的时间>15 s，亦提示有动脉闭塞，且延长的时间与缺血程度相关。

（3）股部、腘部、足背部及胫后动脉搏动情况：如果股动脉、足背动脉或胫后动脉搏动显著减弱或消失，特别是两侧肢体的搏动有差别时，提示有动脉闭塞；部分下肢近端或远端间歇性跛行的患者可能由于侧支循环供血存在，上述局部动脉搏动可接近正常。

（4）病变血管近端杂音：颈动脉、股动脉、腘动脉常可闻及杂音，收缩期杂音提示动脉狭窄，伴有震颤提示动脉狭窄严重；未听到杂音并不代表无病变。

## （三）辅助检查

### 1. ABI

（1）方法：用袖带血压计分别测定双侧肱动脉和双侧踝动脉收缩压，并将二者进行比较，正常时踝动脉收缩压≥肱动脉收缩压。踝动脉收缩压的测定方法：将袖带置于踝骨上方，将听诊器耳件或多普勒血流仪探头置于足背动脉或胫后动脉，充气至动脉搏动消失后缓慢放气，以听到或测到的第 1 次搏动为踝动脉收缩压。右侧 ABI＝右踝收缩压高值/双上肢收缩压高值，左侧 ABI＝左踝收缩压高值/双上肢收缩压高值，见图 3-12-1。

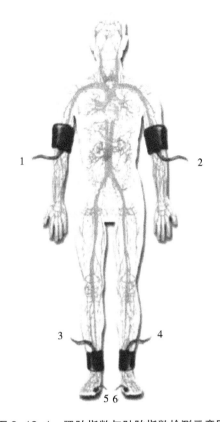

**图 3-12-1　踝肱指数与趾肱指数检测示意图**

注：1. 右臂收缩压；2. 左臂收缩压；3. 右踝收缩压；4. 左踝收缩压；
5. 右趾收缩压；6. 左趾收缩压

（2）测定 ABI 的意义：①判断从心脏到踝部之间是否存在严重循环阻塞性疾病；②对阻塞严重程度提供初步评估的依据；③有助于鉴别诊断，如患者存在其他原因引起的下肢疼痛，ABI 可以正常或踝部动脉压力与症状不符；④可用于预测肢体存活程度、伤口愈合情况和患者的生存率；⑤可用于检测无症状肢体的血管病变。

（3）ABI 的诊断标准：ABI 定义的正常值为 1.00～1.40，ABI≤0.90 定义为异常，ABI 0.91～0.99 为临界，ABI>1.40 表明血管严重钙化或弹性减低（Ⅰ，B）。

（4）ABI 运动试验。①6 分钟步行试验：可以合理地对跛行的功能缺陷、老年患者的治疗反应及不适宜作平板运动试验的人群提供客观的评估标准（Ⅱb，B）。②平板运动试验：用于静息 ABI 为正常值或临界值的 LEAD 患者的诊断，帮助鉴别真、假间歇性跛行（Ⅰ，B）；评估 LEAD 患者的下肢血流动力学变化，为病变程度提供客观证据和对治疗的反应（Ⅰ，B）；评估运动安全性和个体化运动治疗方案（Ⅰ，B）。结果判断：静息 ABI 为 0.90 以上，运动后 1 min ABI 下降 20% 可诊断 LEAD。

**2. 趾肱指数**　趾肱指数（toe branchial index，TBI）是快速、有效的确诊方法，或对于存在小动脉阻塞性疾病患者是定量测量血流灌注的方法，可用于胫后动脉、足背动脉严重硬化的患者，需用专用袖带。右侧 TBI=右趾收缩压高值/双上肢收缩压高值；左侧 TBI=左趾收缩压高值/双上肢收缩压高值，见图 3-12-2。TBI<0.60 属于异常，TBI<0.15（趾动脉压<20 mmHg）见于静息痛患者。TBI 可

用于诊断血管弹性差、ABI 可信度低（通常是因为长期糖尿病或高龄）的可疑 LEAD 患者（I，B）。

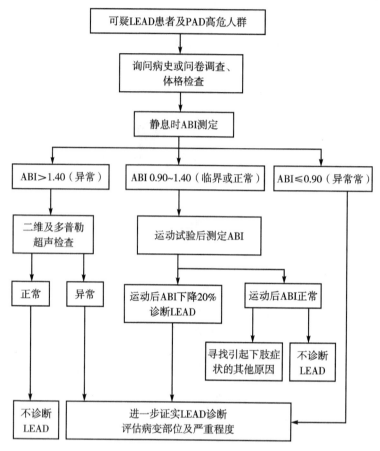

图 3-12-2　LEAD 的诊断流程

### 3. 影像学检查

（1）二维及多普勒超声检查：简单、经济、可重复性好，对诊断 LEAD 的解剖定位和狭窄的严重程度很有帮助（I，A）；常规监测静脉旁路行股-腘动脉和股-胫-足动脉旁路移植术后的患者（I，A），对股浅动脉阻塞检测的准确度比腹主动脉和髂动脉高；用于选择适合进行血管内介入治疗的患者和适合进行外科旁路手术的患者，并可以帮助选择外科手术吻合部位（IIa，B）；可用于评估经皮血管内成形术后的血管通畅情况（IIb，B）。

（2）CT 血管成像（CT angiography，CTA）：目前较为先进的无创性检查方法，可诊断 LEAD 患者的病变部位和明显的狭窄（IIb，B）。对磁共振血管成像（MR angiography，MRA）有禁忌的患者（如安装起搏器、除颤器），CTA 可代替 MRA（IIb，B），且扫描速度明显快于 MRA。因需要用含碘造影剂，肾功能不全或高龄的患者使用受限。

（3）MRA：可以诊断 LEAD 病变部位和狭窄程度（I，A）；对血管内介入治疗的病例选择有帮助（I，A）；可用来选择适合外科旁路手术的 LEAD 患者和外科吻合部位（B）；可以用于 LEAD 患者血运重建术（介入治疗或外科旁路手术）后的监测（IIb，B）。但 MRA 需要钆增强来完成（I，B），可能高估血管狭窄程度，且不可用于对磁共振有禁忌（如体内有起搏器、除颤器、颅内金属支架、夹子、线圈和其他的金属装置）的患者。

（4）动脉血管数字减影造影（digital subtraction angiography，DSA）：考虑行血运重建术的

LEAD 患者需进行主动脉及其分支的 DSA 检查（Ⅰ，B）。对于 CTA 仍未能明确诊断而临床上有明显动脉缺血症状的患者，可考虑行动脉造影。

**4. 血管功能检查**　包括脉搏波速度、脉搏容积描记及血管内皮功能检查，最新的研究技术包括动脉内膜追踪技术、速度向量成像技术及血管内超声，均有助于确定血管闭塞的部位、程度。

**5. 实验室检查**　患者初诊时需进行血常规、尿常规、空腹血糖和（或）糖化血红蛋白、血肌酐、血尿素、肌酐清除率、血脂、凝血功能、同型半胱氨酸水平等检查，以便检出可治疗的危险因素及诊断相关疾病。

## （四）LEAD 的诊断标准与临床分期

**1. 临床诊断标准及鉴别诊断**

（1）诊断标准：①LEAD。有下肢缺血症状或体征（间歇性跛行、下肢静息痛、足温低、毛发少或足部皮肤发绀）、股动脉闻及杂音、足背动脉或胫后动脉搏动减弱或消失；静息 ABI≤0.90，或 TBI<0.60，或运动后 ABI 下降 20%；超声多普勒检查和其他影像学检查（CTA、MRA、血管造影）显示下肢动脉硬化狭窄或闭塞性病变。②ALI。在动脉硬化狭窄的基础上合并血栓形成导致，有提示肢体缺血的"5P"表现——疼痛、麻痹、感觉异常、无脉和苍白。

（2）鉴别诊断：①急性动脉栓塞。急性发病，多见于心源性或动脉源性血栓栓塞，如心房颤动合并心脏附壁血栓、主动脉夹层动脉瘤血栓、动脉导管操作相关血栓、主动脉内球囊反搏及心脏辅助装置血栓等。②血栓闭塞性脉管炎。多见于青壮年男性，是一种慢性、周期性加重的全身中小型动、静脉的阻塞性疾病；约 40% 患者在发病早期或发病过程中，小腿及足部反复发生游走性血栓性浅静脉炎，脉管炎患者一般无高血压、糖尿病、冠心病病史等。③多发性大动脉炎。多见于青年女性，主要侵犯主动脉及其分支的起始部，如颈动脉、锁骨下动脉、肾动脉等。病变引起动脉狭窄或阻塞，出现脑部、上肢或下肢缺血症状，肾动脉狭窄可出现肾性高血压，如并存双侧锁骨下动脉狭窄，可有上肢低血压、下肢高血压；胸腹主动脉狭窄则出现上肢高血压、下肢低血压。病变活动期有发热和血沉增快等现象。④结节性多动脉炎。皮肤常有散在的紫斑、缺血或坏死，常有发热、乏力、体质量减轻、红细胞沉降率增快等，并常伴有内脏器官病变，很少引起较大的动脉闭塞或动脉搏动消失，要确诊本病需行活检。⑤特发性动脉血栓形成。发病较急，多并发于其他疾病如结缔组织病（系统性红斑狼疮、结节性动脉周围炎、类风湿关节炎等）和红细胞增多症，也可发生于手术或动脉损伤后。⑥其他疾病。需与可引起假性间歇性跛行（非血管性间歇性跛行）的其他疾病，包括神经根压迫、椎管狭窄、有症状的贝克囊肿、慢性肌筋膜综合征、神经性疼痛、髋关节炎等进行鉴别。

**2. 严重程度临床分期**　国内外临床常用的分期方法有两种，即 Fontaine 法和 Rutherford 法，我们推荐使用 Fontaine 法，见表 3-12-4。

表 3-12-4　LEAD 严重程度临床分期 Fontaine 法和 Rutherford 法

| Fontaine 法 | | Rutherford 法 | | |
|---|---|---|---|---|
| 分期 | 临床表现 | 分期 | 类别 | 临床表现 |
| Ⅰ | 无症状 | 0 | 0 | 无症状 |
| Ⅱa | 轻微跛行 | Ⅰ | 1 | 轻微跛行 |
| Ⅱb | 中至重度跛行 | Ⅰ | 2 | 中度跛行 |
| | | Ⅰ | 3 | 重度跛行 |

（续　表）

| Fontaine 法 | | Rutherford 法 | | |
|---|---|---|---|---|
| 分期 | 临床表现 | 分期 | 类别 | 临床表现 |
| Ⅲ | 缺血性静息痛 | Ⅱ | 4 | 缺血性静息痛 |
| Ⅳ | 溃疡或坏疽 | Ⅲ | 5 | 轻度组织丧失 |
| | | Ⅳ | 6 | 溃疡或坏疽 |

**3. 临床诊断流程**　临床诊断流程详见图 3-12-2。

## （五）LEAD 的治疗

**1. 处理原则**

（1）无症状性 LEAD：治疗目标是控制危险因素、密切追随观察、综合抗动脉硬化治疗。依据现有相关指南，根据患者的危险因素有针对性地予以戒烟、调脂、治疗糖尿病和高血压（Ⅰ，B）；有指征者应用抗血小板治疗，降低发生心血管缺血事件的危险（Ⅰ，C）。

（2）间歇性跛行：治疗目标是缓解症状、提高运动能力。应首先考虑药物治疗和运动锻炼，对药物治疗无效的严重间歇性跛行患者可考虑血运重建治疗。

（3）CLI：治疗目标是减轻缺血疼痛、治疗神经缺血性溃疡及并发症、保存肢体、提高生活质量、延长寿命。主要疗效指标是无截肢生存率。

（4）ALI：首要治疗目标是阻止血栓蔓延和恶化性缺血。需进行紧急处理，方法包括血管内抗凝治疗和血运重建，必要时考虑截肢手术。

**2. 非药物治疗**

（1）患者教育：①向患者讲授有关 LEAD 的基本知识；②向患者解释治疗目标、控制危险因素的重要性，告知患者怎样通过步行训练改善症状，以及如何改善生活质量；③告知患者，LEAD 患者冠心病和脑血管疾病死亡的风险（每年 5%～10%）大于进展为 CLI 和截肢的风险（每年<1%），因此，应采取改善生活方式等综合治疗措施。

（2）改善生活方式：①戒烟。每次随诊时，均应询问吸烟患者或有吸烟史患者的吸烟情况（Ⅰ，A）；应帮助患者制定包括药物治疗在内的戒烟方案及计划（Ⅰ，A）；对于吸烟或使用其他形式烟草的下肢动脉疾病患者，应当指导其戒烟，并提供生活方式调整及药物治疗方法（Ⅰ，C）。②控制体质量。患者的体质量与出现跛行疼痛的距离直接相关，超重患者减肥后可延长行走距离。目标体质量指数：18.5～23.9 kg/m²。③调节血脂。

（3）步行锻炼：是最有效的治疗方法之一，可以增加步行距离、改善生活质量。有计划的辅导性锻炼是治疗间歇性跛行的基础（Ⅰ，A）。最有效的运动为平板运动或走步，强度达到引发间歇性跛行休息，每次 30～60 分钟，每周 3 次，连续 3 个月后需进行 1 次疗效评估（Ⅰ，A）。

（4）足部保健：教育患者及其家属，应保持患足干燥，注意保暖和预防外伤；选择合适、宽松的鞋，足部畸形的患者需要穿加肥、加深或特制的鞋；袜子要软，每日更换，保持干燥、清洁；每天用温水和无刺激性的肥皂洗脚后擦干，并涂护肤油；切忌洗脚水水温过高造成烫伤。

**3. 药物治疗**

（1）控制危险因素

1）控制血压：①为降低患者发生心肌梗死、脑卒中、充血性心力衰竭和心血管事件死亡的危险性，LEAD 患者血压应控制至≤140/90 mmHg（1 mmHg=0.133 kPa，2010 年中国高血压指南）（Ⅰ，A）；对老年患者，血压应控制于≤150/90 mmHg，如能耐受可进一步降至≤140/90 mmHg

（2010年中国高血压指南）；②LEAD患者可应用高选择性β-受体阻滞药，而非绝对禁忌（Ⅰ，A）；③LEAD患者应用血管紧张素转换酶抑制药（ACEI）可降低心血管事件的风险（Ⅱa，B）；④若药物造成收缩压迅速下降可引起部分LEAD患者的症状恶化。

2）调节血脂：①所有LEAD患者血脂控制的基本目标均为LDL-C≤2.0 mmol/L，在饮食控制的同时口服他汀类药物治疗（Ⅰ，A）；②并存代谢综合征的LEAD患者应控制体质量，增加运动量，治疗其他血脂异常（Ⅰ，B）。

3）控制糖尿病：①并存糖尿病的LEAD患者可进行适当上述的足部护理，皮肤破损和溃疡必须立即治疗（Ⅰ，B）；②并存糖尿病的LEAD患者应严格控制血糖，基本目标为血糖<6.1 mmol/L、糖化血红蛋白<7.5%，可有效降低微血管并发症，并可能减少心血管事件的发生（Ⅱa，C）。老年（>65岁）患者可酌情放宽控制目标。

（2）抗血小板药物：①能够减少症状性LEAD（包括间歇性跛行、CLI、既往下肢动脉重建或因缺血截肢）患者心肌梗死、脑卒中、血管性疾病死亡的风险（Ⅰ，A）；②阿司匹林75～300 mg/d或氯吡格雷75 mg/d可以减少症状性LEAD患者的心肌梗死、脑卒中、血管性疾病死亡的风险，疗效确切安全（Ⅰ，B）；③在无症状ABI≤0.90的患者中，抗血小板治疗可减少心肌梗死、脑卒中、血管性疾病死亡的风险（Ⅱa，C）。

（3）改善肢体缺血的药物：①西洛他唑（cilostazol），50～100 mg口服，每天2次，可使无心力衰竭的间歇性跛行患者症状改善并增加行走距离（Ⅰ，A）；无心力衰竭但活动受限的跛行患者，应采用西洛他唑治疗（Ⅰ，A），该药兼有抗血小板的作用。②沙格雷酯，100 mg，每天3次，也可改善患者症状。③己酮可可碱（pentoxifylline），能够改善CLI患者症状，增加间歇性跛行患者最大行走距离。④凝血酶抑制剂阿加曲班（argatroban），适用于改善四肢溃疡、静息痛及冷感症状，尚需要更多的临床证据。⑤草酸萘呋胺（naftidrofuryl），可以增加间歇性跛行患者无痛行走距离并改善生活质量。⑥静脉应用前列腺素E（PGE-1）或伊洛前列素（iloprost），7～28天可减轻缺血性疼痛，并有助于CLI患者溃疡的愈合，但仅对部分患者有效（Ⅱb，A）。口服前列环素类似物，如前列环素（PGI-2）衍生物贝前列素钠也可改善患者症状。⑦尿激酶、链激酶、阿替普酶等可用于ALI的经导管溶栓治疗，14天之内的ALI经导管溶栓治疗有效、有益，且较手术治疗风险低（Ⅰ，A）。⑧活血化瘀中药也有改善缺血症状的作用。

**4. LEAD的血运重建治疗原则**

（1）指征与方法

1）血运重建术的指征：①严重间歇性跛行影响患者的生活质量，药物治疗无效；②有静息痛；③皮肤溃疡及坏疽。

2）血运重建术的方法：①经皮腔内血管成形术，包括经导管血管内溶栓术、经皮血栓去除术、经皮球囊血管成形术、支架植入术、支架-移植物植入术和斑块消蚀术等；②外科手术治疗，包括自体或异体血管旁路移植术、动脉内膜剥脱术或联合治疗等。

（2）LEAD病变分型与干预策略：跨大西洋外周动脉诊疗的多学会专家共识（inter-society consensus for the management of peripheral arterial disease，TASC）分型是国际通用的用于决定干预策略的分型原则。TASCⅡ分型是近年来根据LEAD诊治进展而修订的分型，其依据是临床和影像学检查所确定的病变解剖部位，分为A、B、C、D 4型。TASCⅡA型首选介入治疗，B型选择介入治疗，C型选择外科治疗，D型首选外科手术治疗（C）。但在选择B型、C型病变的治疗方式时应充分考虑患者的个体化情况，如并存疾病、患者意愿、术者的技术和远期成功率等（C）。下肢动脉解剖示意图见图3-12-3。主-髂动脉病变的分型与干预策略、股-腘动脉病变的分型与干预策略、腘动脉以下病变的分型与干预策略见表3-12-5。

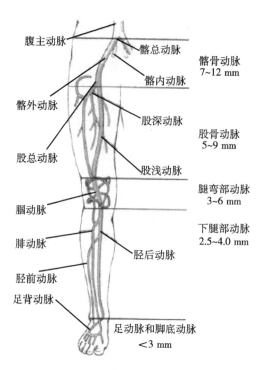

图 3-12-3　下肢动脉解剖示意图

表 3-12-5　主-髂动脉、股-腘动脉、腘动脉以下病变的分型

| 分型 | 主髂动脉 | 股-腘动脉 | 腘动脉以下 |
|---|---|---|---|
| A 型 | ①单侧或双侧髂总动脉狭窄；②单处髂外动脉病变≤3 cm（单侧或双侧） | ①单侧股动脉狭窄≤10 cm；②单处股动脉闭塞≤5 cm，未累及股浅动脉起始部或腘动脉远端 | ①胫前动脉单处局灶病变≤1 cm；②腓动脉单处局灶病变≤1 cm |
| B 型 | ①肾动脉以下的腹主动脉狭窄≤3 cm；②单侧髂总动脉闭塞<3 cm；③单处或多处髂外动脉狭窄总长3～10 cm，未累及股总动脉；④单处髂外动脉闭塞<3 cm，未累及髂内动脉起始部或股总动脉 | ①多处狭窄或闭塞，每处均<3 cm；②单处股动脉狭窄或闭塞≤15 cm，未累及膝下腘动脉；③单处或多处病变，远端缺乏胫动脉持续血流供应；④重度钙化闭塞≤5 cm | ①胫前动脉或腓动脉多处局灶病变≤1 cm；②胫前动脉三叉口1处或2处局灶病变≤1 cm；③股动脉与腘动脉旁路移植术后胫前动脉或腓动脉狭窄 |
| C 型 | ①双侧髂总动脉闭塞<3 cm；②双侧髂外动脉闭塞3～10 cm，未累及股总动脉；③单侧髂外动脉闭塞3～10 cm，累及股总动脉；④单侧髂外动脉闭塞<3 cm，累及髂内动脉起始部或股总动脉；⑤髂外动脉严重钙化单侧闭塞，伴或不伴髂内动脉起始部和（或）股总动脉受累 | ①单处狭窄或闭塞>15 cm，伴或不伴重度钙化；②单处病变≤15 cm，累及膝下腘动脉；③多处病变，每处均3～5 cm，伴钙化；④需要治疗的再狭窄或闭塞，2次血管介入治疗后 | ①胫前动脉或腓动脉狭窄1～4 cm，或闭塞1～2 cm；②胫前动脉三叉口部位广泛的狭窄病变 |
| D 型 | ①肾动脉以下的腹主动脉与髂内动脉闭塞；②弥漫性病变>10 cm，累及主动脉和双侧髂动脉；③弥漫性多处狭窄>10 cm，累及单侧髂总动脉、髂外动脉和股总动脉；④单侧髂总动脉闭塞累及髂外动脉；⑤双侧髂外动脉闭塞；⑥髂动脉狭窄伴动脉瘤，或存在需要手术治疗的其他主动脉或髂动脉病变 | ①股总动脉全程和（或）股浅动脉慢性闭塞>2 cm，累及腘动脉；②完全的腘动脉及三叉血管近端慢性闭塞；③多处严重的弥漫性病变，没有正常血管段 | ①胫前动脉或腓动脉闭塞>2 cm；②胫前动脉或腓动脉弥漫性病变 |

（3）LEAD中流入道、流出道及远端病变的概念。流入道病变：腹股沟韧带以上血管狭窄或闭塞，通常是肾下主动脉和髂动脉；流出道病变：腹股沟韧带以下的动脉，从股动脉到腘动脉以下三叉分支的狭窄或闭塞；远端病变：三叉分支血管（胫前动脉、胫后动脉和腓动脉）到踝的足动脉间的血管狭窄或闭塞。

### 5. LEAD 的血运重建方法

（1）间歇性跛行的血运重建治疗。间歇性跛行的介入治疗指征：①症状限制了工作和生活、中度以上跛行，锻炼与药物治疗无效，临床表现提示介入干预可能会改善症状，对锻炼及药物治疗反应不佳和（或）有较理想的风险与获益比（Ⅰ，A）；②有临床意义的髂动脉狭窄性病变，髂动脉狭窄≥70%（Ⅰ，A）。

支架置入术是治疗髂总、髂外动脉狭窄或闭塞的首选方法（Ⅰ，B），球囊扩张治疗股动脉、腘动脉和胫动脉病变效果不满意或失败时，如压力差持续存在、残余狭窄>50%，或发生影响血流的夹层，可置入支架（Ⅱa，B）。裸支架、斑块去除、切割球囊、热能装置和激光治疗腘动脉以下病变的疗效不确定，除非是球囊扩张失败后的补救治疗（Ⅱb，C），药物洗脱支架和球囊的疗效正在评价中。器材的不断改进，包括导管、球囊、导引导丝、支架和扩张技术等，使得医师能够处理一些复杂病变，如髂动脉、股动脉-腘动脉及下肢较低位置动脉的慢性、长病变等，相对扩大了外周介入操作的适应证。越来越多的证据提示，TSACⅡ C类和D类病变可以进行介入干预，以挽救远端肢体组织的血流灌注。

下肢动脉疾病介入治疗可能发生的并发症如下。①与导管操作有关的并发症：穿刺部位血肿、股动-静脉瘘、假性动脉瘤。②与血管成形术有关的并发症：血管撕裂、血管穿孔。发生动脉撕裂时，可置入支架；血管穿孔则应先以球囊封堵破口，后置入带膜血管支架或外科手术治疗。

间歇性跛行的外科手术治疗。适应证：间歇性跛行患者有明显症状影响工作和生活、中度以上跛行，对锻炼及药物治疗效果有限，外科干预可能改善症状（Ⅰ，B）；但对于动脉粥样硬化性闭塞进展迅速、50岁前出现间歇性跛行患者治疗效果差（Ⅱb，B）。外科手术治疗建议：①单侧髂动脉闭塞而主动脉血流尚可的患者可行髂动脉内膜剥离术和主-髂动脉或髂-股动脉旁路术。双侧髂动脉闭塞可行主动脉-双股动脉旁路术，对于不适于接受主动脉-双侧股动脉旁路术的患者可行主动脉单位髂骨动脉旁路联合股-股动脉旁路术（Ⅰ，B）。严重间歇性跛行、慢性肾下腹主动脉闭塞且不适于行主动脉-双侧股动脉旁路术的患者，可以考虑腋-股动脉旁路术（Ⅱb，B）。②膝上腘动脉旁路术尽可能使用自体静脉（Ⅰ，A），不能使用自体静脉时可选择人工血管旁路术（Ⅱa，A），膝下腘动脉旁路术尽可能使用自体静脉（Ⅰ，B）。③少数患者可应用自体静脉行股-胫动脉旁路术（Ⅱb，B），不提倡应用人工血管进行股-胫动脉旁路术治疗间歇性跛行（Ⅲ，C）。

（2）CLI 的治疗

1）血管内介入治疗：①对于同时有流入道和流出道病变的CLI患者，应当先强调流入道病变的治疗（Ⅰ，C）；如果在流入道血运重建后症状或感染仍持续存在，应进行流出道血运重建（Ⅰ，B）。如果不明确流入道病变是否引起血流动力学改变，应在使用血管扩张剂前后测定跨病变的压力差（Ⅰ，C）。②对于预期寿命≤2年或自身静脉桥不可用的威胁肢体的下肢缺血，应首先选择腔内治疗（Ⅱa，B）；对于预期寿命>2年且自身静脉桥可用的威胁肢体的下肢缺血，应首先选择旁路手术以改善远端血流（Ⅱa，B）。③CLI患者若并存严重心、脑血管疾病，如心肌缺血、心肌病、充血性心力衰竭、严重肺部疾病或肾衰竭，则选择手术时并发症的风险增高。应首选腔内介入治疗而非外科手术，并应首先控制严重的并存疾病。

2）CLI 的手术治疗：①同时合并流入道和流出道病变的CLI患者，应首先解决流入道问题（Ⅰ，B）；同时合并流入道和流出道疾病的CLI患者，如患者情况允许，应同时处理流入道和流出道病变（Ⅰ，B）。②对于预期寿命≥2 年及自身静脉桥可用，并适合外科治疗的威胁肢体的下肢缺血，应首先选择开放手术治疗（Ⅱa，B）。③下述情况可考虑截肢：存在严重足部承重部分血管狭窄（非卧床患者），肢体出现持续弯曲挛缩，严重麻痹；难治性缺血性静息痛、肢体组织坏死合并败血症；由于并存疾病影响生存率时（Ⅰ，C）。

3）术后治疗：①除非有禁忌证，否则所有行血运重建术的 CLI 患者均应接受抗血小板治疗，并终生服药（Ⅰ，A），必须有效控制危险因素。②行主-股动脉旁路术的患者，应定期评估缺血症状情况、股动脉搏动情况和 ABI 测定（Ⅰ，B）。③若纠正流入道病变后，感染、缺血性溃疡或坏疽仍持续存在，则应对所有远端流出道动脉的狭窄和闭塞进行旁路术（Ⅰ，A）。④行远端肢体自体静脉旁路术或人工血管旁路术的患者，术后至少在 2 年内定期评估缺血性症状情况；检查血管近端和远端、旁路血管搏动情况；多普勒超声检查旁路血管全程，以评价峰收缩压和所有病变处与峰收缩压的比值（Ⅰ，A）。

（3）ALI 的治疗。ALI 的经导管腔内治疗：①14 d 之内的 ALI 患者经导管溶栓治疗是有效、有益的（Ⅰ，A）；②机械去除血栓设备可作为一种辅助手段治疗 ALI（Ⅱa，B）；③14 d 以上的 ALI 患者可考虑应用经导管取栓术（Ⅱb，B）。药物溶栓治疗还需考虑禁忌证，见表 3-12-6。

表 3-12-6　急性肢体缺血溶栓治疗的禁忌证

| 禁忌级别 | 指　标 |
| --- | --- |
| 绝对 | 确诊的脑血管疾病（2 个月内的短暂性脑缺血发作除外） |
| | 活动性出血体质 |
| | 近期的胃肠道出血（10 天内） |
| | 3 个月内的神经外科手术（颅内、脊髓） |
| | 3 个月内的颅脑外伤 |
| 相对 | 10 天内的心肺复苏 |
| | 10 天内的大的肺血管手术或外伤 |
| | 未控制的高血压（收缩压>180 mmHg 或舒张压>110 mmHg） |
| | 无法压迫的血管刺破 |
| | 颅脑肿瘤 |
| | 近期的眼部手术 |
| 次要 | 肝功能衰竭，尤其是合并凝血功能障碍 |
| | 细菌性心内膜炎 |
| | 活动性糖尿病视网膜增殖病 |

ALI 手术治疗建议如下。①适应证：ALI 的临床分类见表 3-12-7，其中处于危险边缘、立即威胁和不可逆损伤的病变应尽快手术（Ⅱb）；较短时间（数小时）内出现感知和运动障碍严重症状的患者应及时血运重建，避免出现神经、肌肉损伤。②腹股沟以上的闭塞病变（无股动脉搏动）首选外科手术。桥血管闭塞也应采用手术治疗。髂总动脉近端或主动脉远端大的栓子，经导管取栓术是有效的治疗；股动脉近端病变（通常为血栓）介入治疗不可行。③腹股沟以下的 ALI（如栓子或血栓）可以采用血管腔内治疗或外科手术治疗，对于易损动脉粥样硬化斑块造成的急性血栓或晚发的旁路移植失败，应考虑经导管的溶栓或取栓术治疗，并应采用恰当的辅助疗法治疗潜在的闭塞性疾病。④远端血栓常采取与手术同时进行的溶栓治疗，短时间内滴注高剂量的溶栓剂，接着灌洗或采用另外的球囊导管来治疗；术后经临床和多普勒检查后，还需重复血管造影检查以明确疗效。⑤ALI 患者的截肢手术：若出现威胁生命的严重感染、不能控制的静息痛或广泛肢体

组织坏死时应选择截肢手术；因为伴有抗凝治疗，ALI 截肢可能会发生出血。

**表 3-12-7 ALI 临床分类（血管外科学会/国际心血管外科学会）**

| 分类 | 预后 | 感觉丧失 | 肌肉无力 | 动脉多普勒信号 | 静脉多普勒信号 |
| --- | --- | --- | --- | --- | --- |
| 可逆 | 对功能无即刻威胁 | 无 | 无 | 可探及 | 可探及 |
| 危险边缘 | 迅速治疗可挽救肢体 | 小（趾）或无 | 无 | 通常不可探及 | 可探及 |
| 立即威胁 | 立即血运重建治疗可挽救肢体 | 超过趾部，静息痛 | 轻中度 | 通常不可探及 | 可探及 |
| 不可逆 | 组织坏死或永久性神经损伤 | 永久性神经损伤 | 深度麻痹 | 不可探及 | 不可探及 |

ALI 术后的即刻再灌注损伤：①骨筋膜室综合征。ALI 术后随着末梢的再灌注，毛细血管的渗透性增加，导致局部水肿和骨筋膜室高压。建议对临床怀疑出现骨筋膜室综合征的患者，行 4 个骨筋膜室的筋膜切开术（C）。②横纹肌溶解。临床特征包括茶色尿、血清肌酸激酶升高、尿肌红蛋白检测阳性。治疗首先是水化和碱化尿液，清除肌红蛋白的来源；甘露醇和血浆透析疗效不确定。

# 二、UEAD 的诊治

## （一）UEAD 的流行病学特点

UEAD 最常见的部位为锁骨下动脉，其流行病学资料较少，美国的研究数据显示，锁骨下动脉狭窄在总体人群中的患病率为 1.9%，并随增龄而增加，<50 岁人群的患病率为 1.4%，而>70 岁人群的患病率为 2.7%。

## （二）UEAD 的临床表现

UEAD 最常见的部位是左锁骨下动脉，临床上患者常常因为无脉症和锁骨下动脉窃血征而就诊发现此病。由于动脉闭塞和侧支循环发生的过程比较长，因此，症状明显的患者不多，约占全部无名动脉或左锁骨下动脉闭塞患者的 15%。一般认为，左锁骨下动脉闭塞后，从无症状到出现较为明显的椎基底动脉供血不足症状的疾病进展时间大多为 2~5 年。

锁骨下动脉窃血的临床表现：①上肢动脉缺血的表现，包括无脉征、双上肢动脉血压相差>15 mmHg、上肢间歇性疼痛、不全性麻痹、上肢末梢动脉栓塞性缺血表现；②椎基底动脉供血不足的表现，包括运动失调、复视、晕厥、乏力、头晕、恶心、呕吐等症状；③其他少见症状，如冠状动脉窃血综合征，其发生原因是位于内乳动脉-冠状动脉桥血管近心端的左锁骨下动脉闭塞后，严重影响内乳动脉向冠状动脉的血液供应，从而引发冠心病心肌缺血的临床表现。由于近年来使用左内乳动脉进行冠状动脉旁路及需要长期血液透析的老年患者逐年增加，因此，对无症状性左锁骨下动脉闭塞的患者现在也常需要积极治疗。

无名动脉硬化性闭塞的情况虽然相对少见，但一旦发生，临床症状大多数比较明显和严重，且常以脑部缺血性表现为主，包括运动失调、复视、晕厥、乏力、头晕、恶心、呕吐等，有些患者还同时伴有患侧上肢动脉缺血和末梢动脉栓塞的表现。

## （三）UEAD 的诊断

除了仔细询问病史以外，详细的体检是发现和诊断 UEAD 最为实用的临床手段之一。通过对颈部和上肢血管的触诊、听诊可以明确病变血管的杂音、外周脉搏减弱或无脉、血压明显降低或双侧肢体血压明显不对称等。

影像学检查是确诊 UEAD 非常重要的无创性手段。采用多普勒超声检查肱动脉和头臂动脉血流可以发现来自对侧椎动脉的逆行血流，进而确诊锁骨下动脉窃血。MRI 和 CT 检查可以直接显示狭窄或闭塞的血管段。尽管如此，目前临床上确诊 UEAD 的金标准仍然是直接动脉造影。

### （四）UEAD 的治疗原则

**1. 药物治疗原则** 可参照 LEAD 的药物治疗，主要是控制危险因素，预防疾病的发展。

**2. UEAD 的介入及手术治疗原则** ①对于有症状的 UEAD，可采取血运重建（Ⅰ，C）；②对于考虑行血运重建的上肢动脉粥样硬化疾病，血管内介入治疗应作为首选治疗方法（Ⅰ，C）；对于完全性右侧锁骨下动脉闭塞性病变，在选择介入治疗时应慎重；③对于血管内介入治疗失败，且手术风险较低的患者，可考虑外科手术（Ⅱa，C）。

新的外科技术倾向于微创动脉重建，腔内介入治疗联合手术可能促进微创治疗的发展。采用半闭式动脉内膜剥脱术进行腹股沟韧带以下血运重建已引起关注，该技术明显降低了术后并发症和不良反应的发生率，采用血管内镜进行血管检查和（或）治疗的研究也在进行中。新的辅助治疗的重要性在于积极开展经皮介入治疗，使其可方便地应用于范围较大病变的治疗。对动脉粥样硬化病变应注意局部治疗和全身治疗相结合，正在进行中的介入治疗临床研究有药物洗脱支架（西罗莫司涂层自膨式镍钛合金支架、聚四氟乙烯涂层支架）和镍钛合金裸支架治疗股-腘动脉病变疗效的随机研究；对股-腘动脉闭塞患者进行血管腔内近距离照射（brachytherapy，BT）的对照研究（采用 $^{192}$Ir 等 γ 放射源进行治疗）显示，BT 可能会降低内膜增生和再狭窄的发生率；LEAD 的基因治疗和干细胞治疗正在研究中，改善跛行和严重缺血症状的新药物也在研究中，结果尚待观察。

### 参考文献

［1］中华医学会老年医学分会，中华医学会心血管病学分会，中华医学会外科学分会血管外科学组. 下肢动脉粥样硬化性疾病诊治中国专家建议（2007）. 中华老年医学杂志，2007，26：725-740.

［2］Hirsch AT, Haskal ZJ, Hertzer NR, et al. ACC/AHA 2005 Practice Guidelines for the management of patients with peripheral arterial disease（lower extremity, renal, mesenteric, and abdominal aortic）: a collaborative report from the American Association for Vascular Surgery/Society for Vascular Surgery, Society for Cardiovascular Angiography and Interventions, Society for Vascular Medicine and Biology, Society of Interventional Radiology, and the ACC/AHA Task Force Oil Practice Guidelines（Writing Committee to Develop Guidelines for the Management of Patients With Peripheral Arterial Disease）; endorsed by the American Association of Cardiovascular and Pulmonary Rehabilitation; National Heart, Lung, and Blood Institute; Society for Vascular Nursing; Trans Atlantic Inter-Society Consensus; and Vascular Disease Foundation. Circulation, 2006, 1（13）: 463-654.

［3］Norgren I, Hiatt WR, Dormandy JA, et al. Inter-Society Consensus for the Management of Peripheral Arterial Disease（TASC Ⅱ）. Eur J Vasc Endovasc Surg, 2007, 33（Suppl 1）: S1-75.

［4］Murabito JM, Evans JC, Nieto K, et al. Prevalence and elinical correlates of peripheral arterial disease in the Framingham Offspring Study. Am Heart J, 2002, 143（6）: 961-965.

［5］Hirsch AT, Criqui MH, Treat-Jacobson D, et al. Peripheral arterial disease detection, awareness, and treatment in primary care. JAMA, 2001, 286 (11): 1317-1324.

［ 6 ］ Newman AB, Siscovick DS, Manolio TA, et al. Ankle-arm index as a marker of atherosclerosis in the Cardiovascular Health Study. Cardiovascular Heart Study (CHS) Collaborative Research Group. Circulation, 1993, 88 (8): 837-845.

［ 7 ］ 刘成国，阮连生. 浙江省舟山渔区外周动脉病患病率调查. 中华老年医学杂志，2005，24 (11): 863-865

［ 8 ］ 李贤，武阳丰. 我国中老年人中踝臂指数 (ABI) 的分布及周围动脉硬化疾病 (PAD) 的患病率//中华医学会老年医学分会. 全国老年周围动脉硬化疾病防治专题研讨会论文汇编，2007: 99.

［ 9 ］ 李小鹰，王洁，何耀，等. 老年周围动脉硬化闭塞病与心血管疾病的关系——北京万寿路地区老年人群横断面调查. 中华医学杂志，2003，83 (2): 1847-1851.

［ 10 ］ 王洁，李小鹰，何耀，等. 北京市万寿路地区老年人群周围动脉硬化闭塞病横断面调查. 中华流行病学杂志，2004，25 (3): 221-224.

［ 11 ］ 管珩，刘志民，李光伟，等. 50 岁以上糖尿病人群周围动脉闭塞性疾病相关因素分析. 中华医学杂志，2007，87 (1): 23-27.

［ 12 ］ 魏毅东，胡大一，张润峰，等. 代谢综合征患者合并外周动脉疾病的临床研究. 中华医学杂志，2006，86 (30): 2114-2116.

［ 13 ］ 李觉. 中国下肢动脉疾病研究系列报道——高危人群下肢动脉疾病的全因及心血管病病死率和危险比. 中国实用内科杂志，2006，26 (11): 1685-1687.

［ 14 ］ 王勇，李觉，徐亚伟，等. 中国自然人群下肢外周动脉疾病患病率及相关危险因素. 中华心血管病杂志，2009，37 (12): 1127-1131.

［ 15 ］ Wang L, DU F, Mao H, et al. Prevalence and related risk factors of peripheral arterial disease in elderly patients with type 2 diabetes in Wuhan, Central China. Chin Med J (Engl), 2011, 124 (24): 4264-4268.

［ 16 ］ 李小鹰，王洁，王全义，等. 周围动脉硬化闭塞症在老年血脂异常人群中的现患率调查. 中华老年心脑血管病杂志，2005，7 (1): 3-6.

［ 17 ］ Yusuf S, Dagenais G, Pogue J, et al. Vitamin E supplementation and cardiovascular events in high risk patients. The Heart Outcomes Prevention Evaluation Study Investigators. N Engl J Med, 2000, 342 (3): 154-160.

［ 18 ］ Kazmers A, Perkins AJ, Jacobs LA. Major lower extremity amputation in Veterans Aflairs medical centers. Ann Vasc Surg, 2000, 14 (3): 216-222.

［ 19 ］ Leng GC, Fowkes FG. The Edinburgh Claudieation Questionnaire: an improved version of the WHO/Rose Questionnaire for use in epidemiological surveys. J Clin Epidemiol, 1992, 45 (10): 1101-1109.

［ 20 ］ Criqui MH, Langer RD, Fronek A, et al. Mortality over a period of 10 years in patients with peripheral arterial disease. N Engl J Med, 1992, 326 (6): 381-386.

［ 21 ］ Rooke TW, Hirsch AT, Misra S, et al. 2011 ACCF/AHA focused update of the guideline for the management of patients with peripheral artery disease (updating the 2005 guideline). Vasc Med, 2011, 16 (6): 452-476.

［ 22 ］ Carter SA, Tate RB. The value of toe pulse waves in determination of risks for limb amputation and death in patients with peripheral arterial disease and skin ulcers or gangrene. J Vabe Surg, 2001, 33 (4): 708-714.

［ 23 ］ Dormandy JA, Rutherford RB. Management of peripheral arterial disease (PAD). TASC Working Group. TransAtlantic Inter-Society Consensus (TASC). J Vasc Surg, 2000, 31 (1 Pt 2): 1-296.

［ 24 ］ Miyazaki M, Higashi Y, Goto C, et al. Sarpogrelate hydrochloride, a selective 5-HT2A antagonist, improves vascular function in patients with peripheral arterial disease. J Cardiovasc Pharmacol, 2007, 49 (4): 221-227.

［ 25 ］ Kokubu N, Tsuchihashi K, Yuda S, et al. Persistent insulin-sensitizing effects of sarpogrelate hydrochloride, a serotonin 2A receptor antagonist, in patients with peripheral arterial disease. Circ J, 2006, 70 (11): 1451-1456.

［ 26 ］ Lièvre M, Morand S, Besse B, et al. Oral Beraprost sodium, a prostaglandin I (2) analogue, for intermittent claudication: a double-blind, randomized, multicenter controlled trial. Circulation, 2000, 102 (4): 426-431.

［ 27 ］ Origasa H, Ikeda Y, Shimada K, et al. Oral

beraprost sodium as a prostaglandin I（2）analogue for vascular events in patients with peripheral arterial disease: meta-analysis of two placebo-controlled randomized trials. Jpn J Pharmacoepidemiol，2004，9：45-51.

[28] Shigematsu H, Nishibe T, Obitsu Y, et al. Three-year cardiovascular events and disease progress in patients with peripheral arterial disease: results from the Japan Medication Therapy for Peripheral Arterial. Int Angiol，2010，29（2 Suppl）：2-13.

[29] European Stoke Organisation, Tendera M,

Aboyans V，et al. ESC Guidelines on the diagnosis and treatment of peripheral artery diseases: document covering atheroselerotic disease of extracranial carotid and vertebral, mesenteric, renal, upper and lower extremity arteries: the Task Force on the Diagnosis and Treatment of Peripheral Artery Diseases of the European Society of Cardiology（ESC）. Eur Heart J，2011，32（22）：2851-2906.

[30] Aboyans V, Criqui MH, McDermott MM, et al. The vital prognosis of subclavian stenosis. J Am Coll Cardiol，2007，49（14）：1540-1545.

# 第3节　老年人缺血性肠病诊治中国专家建议[①]

缺血性肠病诊治中国专家建议（2011）写作组[②]
中华医学会老年医学分会[②]
《中华老年医学杂志》编辑委员会[②]

缺血性肠病分为急性肠系膜缺血（acute mesenteric ischemia，AMI）、慢性肠系膜缺血（chronic mesenteric ischemia，CMI）和缺血性结肠炎（ischemic colitis，IC）。老年人缺血性肠病诊治中国专家建议拟通过介绍缺血性肠病的临床特点、诊断标准、治疗原则，为临床医师提供诊断和防治依据。本建议不包括门静脉高压所致肠系膜静脉血栓形成引起的肠缺血。

# 一、流 行 病 学

## （一）患病率

随着人口老龄化、动脉硬化相关疾病发病率增加，缺血性肠病的患病率也有所增加，但目前有关缺血性肠病患病率的流行病学资料尚不多见。国外研究表明，急诊监护病房每1000例患者中就有1例AMI患者；我国90%IC患者为老年患者（≥60岁）。

---

① 本文引自：缺血性肠病诊治中国专家建议（2011）写作组，中华医学会老年医学分会，《中华老年医学杂志》编辑委员会.老年人缺血性肠病诊治中国专家建议（2011）.中华老年医学杂志，2011，30（1）：1-6.

② 通信作者：李小鹰，邮箱：xyli301@163.com
执笔：吴本俨、王茂强、王春喜、严祥、樊瑾、李小鹰
专家组成员（以姓氏汉语拼音为序）：陈忠（北京安贞医院），程留芳（解放军总医院），丁文惠（北京大学第一医院），段春波（北京医院），樊代明（第四军医大学西京医院），顾卓云（解放军总医院），侯晓华（武汉协和医院），华琦（首都医科大学宣武医院），姜泊（广州南方医院），李小鹰（解放军总医院），李选（北京人学第三医院），李岩（中国医科大学附属第二医院），林三仁（北京大学第三医院），陆星华（北京协和医院），钱家鸣（北京协和医院），秦明照（北京同仁医院），王彬（北京大学第一医院），王春喜（解放军总医院），王建业（北京医院），王杰（解放军总医院），王茂强（解放军总医院），吴本俨（解放军总医院），项平（上海华东医院），徐肇敏（南京鼓楼医院），许乐（北京医院），严祥（兰州大学第一医院），杨庭树（解放军总医院），杨云生（解放军总医院），于普林（北京医院），张枚（首都医科大学宣武医院），张抒扬（北京协和医院），张子其（解放军总医院），郑松柏（上海华东医院）

## （二）危险因素

静息状态下胃肠道动脉血流量占心排血量的 10%，而运动或进餐后消化道血流量变化较大。引起本病的主要病理基础是局部血管病变、血流量不足或血液的高凝状态。危险因素主要有：心力衰竭、心律失常、心房颤动、各种原因所致的休克、动脉血栓形成、机械性肠梗阻等。医源性因素有动脉瘤切除术、主动脉手术、冠状动脉旁路移植术、肠切除术、肠镜检查、钡剂灌肠、妇科手术等；药物因素有可卡因、达那唑、地高辛、雌激素、苯异丙胺、利尿药、非甾体抗炎药等，均可导致老年人缺血性肠病的发生。

## （三）预后

缺血性肠病常无特有的临床表现，误诊、漏诊率较高。因此早期症状和体征特别重要。年龄大于 70 岁，诊断延迟超过 24 小时，伴休克、酸中毒的患者预后差。国外报道，AMI 患者 90 天、1 年和 3 年累积生存率分别为 59%、43% 和 32%。

IC 轻症多为一过性，通常在 1~3 个月内恢复，并不留后遗症。重症患者经积极处理，约半数可在 24~48 小时内缓解，1~2 周病变愈合，严重者 3~7 个月愈合。少数患者发生不可逆损害，如急性期快速发展为肠坏疽，甚至腹膜炎或广泛中毒性结肠炎，或溃疡延迟不愈进入慢性期，导致肠管严重狭窄，均需手术治疗。

# 二、临 床 特 点

## （一）临床表现

**1. AMI**　AMI 的三联征：剧烈上腹痛或脐周痛而无相应的体征，器质性心脏病合并心房颤动，胃肠道排空障碍。AMI 常以突发剧烈腹痛，伴频繁呕吐和腹泻为主要症状。约 75% 的患者大便潜血阳性，15% 的患者可伴有血便；部分患者可出现肠梗阻；部分重症患者可出现溃疡及穿孔。本病起病急，早期无特异表现，病死率高。约 80% 的肠系膜动脉阻塞是由动脉粥样硬化和风湿性心脏病引起的，其次是血管造影后动脉粥样硬化斑块脱落所致，该病不同类型具有各自的临床特点。

**2. CMI**　典型症状为餐后腹痛、畏食和体质量减轻。主要表现为反复发生的与进食有关的腹痛，腹痛可为持续性钝痛，程度不一，定位不明确，以脐周或左下腹多见（与缺血的肠段有关），多发生于餐后 15~30 分钟，1~2 小时达高峰，随后腹痛逐渐减轻，蹲坐位或卧位可使部分患者腹痛缓解。

**3. CI**　典型症状为腹痛，多位于左下腹，为突发性绞痛，轻重不一，进食后加重。腹痛时多伴有便意。部分患者可在 24 小时内排出与粪便相混合的鲜红色或暗红色血便。其他症状有厌食、恶心、呕吐、低热等，体检可发现腹部轻中度压痛、低热、心率加快；发生肠梗死时可有腹部压痛、反跳痛、腹肌紧张、肠鸣音逐渐减弱甚至消失等腹膜炎的体征。

## （二）辅助检查

**1. 实验室检查**　外周血白细胞增多，常 $> 10 \times 10^9/L$。大便潜血常阳性。血清肌酸激酶（creatine kinase，CK）、乳酸脱氢酶（lactate dehydrogenase，LDH）、碱性磷酸酶（alkaline phosphatase，ALP）水平也可增高。但血清酶和生化指标的测定对 AMI 诊断缺乏特异性。有学者提出D-二聚体升高对本病诊断有一定意义，但其升高程度与病情严重程度的关系仍需进一步研究。

**2. 腹部X线检查** 腹部X线检查是AMI最基本的检查。最典型的征象是"指压痕"征，为增厚的肠壁黏膜下水肿所致。部分患者因肠痉挛致肠腔内气体减少，亦有部分患者因梗阻范围较广致肠腔内充满气体。钡剂灌肠检查可见受累肠段痉挛、激惹；病变发展后期，可由于黏膜下水肿、皱襞增厚等原因致使肠管僵硬似栅栏样；同时肠腔内钡剂充盈形成扇形边缘。溃疡形成后，可见黏膜粗糙，呈齿状缺损。钡剂检查可能加重肠缺血甚至引起肠穿孔，腹膜刺激征阳性患者禁忌钡剂检查。

**3. 超声检查** 超声检查为无创性影像学检查，操作简便、迅速而有效。B型超声能显示腹腔动脉、肠系膜上动脉、肠系膜下动脉和肠系膜上静脉的狭窄和闭塞；脉冲多普勒超声能测定血流速度，对血管狭窄有较高的诊断价值。超声检查的其他征象有：肠壁增厚、腹水、膈下积气、门静脉-肠系膜静脉内积气。

**4. 计算机体层摄影术（CT）检查** CT增强扫描和CT血管成像（CT angiography，CTA）可观察肠系膜动脉主干及其二级分支的解剖情况，但对观察三级以下分支不可靠。AMI的直接征象为肠系膜上动脉不显影、腔内充盈缺损、平扫可为高密度（亚急性血栓）；间接征象有肠系膜上动脉钙化、肠腔扩张、积气、积液；门静脉-肠系膜静脉内积气、肠系膜水肿、肠壁增厚。肠壁积气、腹水等则提示肠管坏死。CMI的直接征象为动脉狭窄、动脉不显影、腔内充盈缺损等；间接征象有血管壁钙化、侧支循环形成、肠腔扩张、肠系膜水肿、肠壁增厚。

**5. 磁共振成像（MRI）检查** MRI一般不作为急诊检查方法。MRI可显示肠系膜动、静脉主干及主要分支的解剖，但对判断狭窄程度有一定假阳性率。MRI对判断血栓的新旧、鉴别可逆性和不可逆性肠缺血有很高的价值。

**6. 肠镜检查** 肠镜检查是缺血性结肠炎的主要诊断方法。镜下表现为肠黏膜充血、水肿、淤斑，黏膜下出血，黏膜呈暗红色，血管网消失，可有部分黏膜坏死，继之黏膜脱落、溃疡形成。病变部与正常肠段之间界限清晰，一旦缺血改善，其症状消失快，病变恢复快，是与其他肠炎相鉴别的关键之一。镜下所见出血结节是IC的特征性表现，由黏膜下出血或水肿形成所致。病理组织学可见黏膜下层有大量纤维素血栓和含铁血黄素细胞，为此病特征。AMI如累及结肠，内镜改变与IC大致相同。CMI内镜检查无确切意义，但可排除其他疾病。

**7. 选择性血管造影** 选择性血管造影是AMI诊断的金标准，并可在诊断的同时直接进行血管内药物灌注治疗和介入治疗。但对于选择性血管造影正常者，不能除外非闭塞性血管缺血。

# 三、诊断和鉴别诊断

## （一）诊断

**1. AMI** AMI表现为急性严重腹痛，症状和体征严重程度不成比例，体征常不明显，诊断较困难。临床观察中如出现腹部压痛逐渐加重、反跳痛及肌紧张等，则为肠缺血进行性加重的表现，强烈提示已发生肠坏死。腹部X线检查可见"指压痕"征、黏膜下肌层或浆膜下气囊征。CT检查可见肠系膜上动脉不显影、腔内充盈缺损。动脉造影有助于鉴别诊断。肠黏膜组织病理学检查以缺血性改变为主要特点，如伴有血管炎、血栓形成及血管栓塞病变者即可确诊。

**2. CMI** CMI诊断主要依据临床症状和先进的影像学检查。临床症状为反复发作性腹痛，少数患者可出现脂肪泻；患者呈慢性病容，消瘦，腹软无压痛，叩诊呈鼓音，上腹部常可闻及血管杂音。动脉造影、CT 血管成像、磁共振血管成像、超声等影像学检查有助于诊断 CMI。

**3. CI** 老年人出现不明原因的腹痛、血便、腹泻或腹部急腹症表现者应警惕结肠缺血的可能。根据病情选择肠镜检查，必要时行血管造影。

### （二）鉴别诊断

**1. 胆囊炎和胆石症** 胆囊炎和胆石症常有胆绞痛病史，疼痛位于右上腹，常放射到右肩部，莫菲（Murphy）征阳性，血及尿淀粉酶水平轻度升高。B 型超声、CT、MRI 或 X 线胆道造影可鉴别。

**2. 消化性溃疡急性穿孔** 消化性溃疡急性穿孔有典型的溃疡病史，腹痛突然加剧，腹肌紧张，肝浊音界消失，X 线透视下见膈下有游离气体等。

**3. 溃疡性结肠炎** 腹泻，多伴脓血便。内镜检查溃疡浅，充血，出血明显，可有假息肉，病变分布连续，绝大多数直肠受累。

**4. 急性胰腺炎** 表现为急性上腹痛、恶心、呕吐、发热，血清和尿淀粉酶水平显著升高，CT 检查有助于鉴别。

**5. 慢性胰腺炎** 反复发作或持续性腹痛、腹泻，或脂肪泻、消瘦、黄疸、腹部包块和糖尿病等，行逆行性胰胆管造影和 CT 有助于鉴别。

**6. 胰腺癌** 临床表现为上腹痛、进行性消瘦和黄疸。上腹部可扪及肿块，影像学检查可见胰腺占位性病变。

# 四、治　疗

### （一）一般治疗原则

对怀疑肠系膜缺血的患者应立即禁食，必要时胃肠减压、静脉营养支持。应密切监测血压、脉搏、每小时尿量，必要时测中心静脉压或肺毛细血管楔压。积极治疗原发病。纠正水、电解质平衡紊乱。早期使用广谱抗生素预防菌血症。

### （二）老年人缺血性肠病诊治流程

老年人缺血性肠病诊治流程见图 3-12-4。

### （三）药物治疗

**1. AMI 的治疗** ①初期处理：复苏，包括减轻急性充血性心力衰竭，纠正低血压、低血容量和心律失常。②早期应用广谱抗生素：AMI 患者血培养阳性的比例高，应用抗生素以防肠缺血症状加重、诱发或加速肠管坏死；慎用肾上腺糖皮质激素，以免坏死毒素扩散，抗菌谱应该覆盖需氧及厌氧菌，尤其注意使用抗革兰阴性菌抗生素，常用喹诺酮类和甲硝唑，严重感染者可用第三代头孢菌素。③应用血管扩张剂：AMI 一经诊断应立即用罂粟碱 30 mg 肌内注射，继以 30 mg/h 的速率经泵静脉输注，每日 1~2 次，疗程 3~7 天，少数患者可用至 2 周。同时尽可能避免使用血管收缩药、洋地黄类药物以防肠穿孔。④抗栓治疗：急性期抗血小板治疗，可用阿司匹林 200~300 mg/d 或氯吡格雷 150~300 mg/d，应密切观察，防治出血。抗凝及溶栓治疗主要适用于肠系膜静脉血栓形成，确诊后尽早使用尿激酶 50 万 U，静脉滴注，每日 1 次，溶栓治疗；并给予肝素 20 mg，静脉滴注，6 小时 1 次，抗凝治疗，疗程 2 周。抗凝治疗不能溶解已形成的血栓，但能抑制

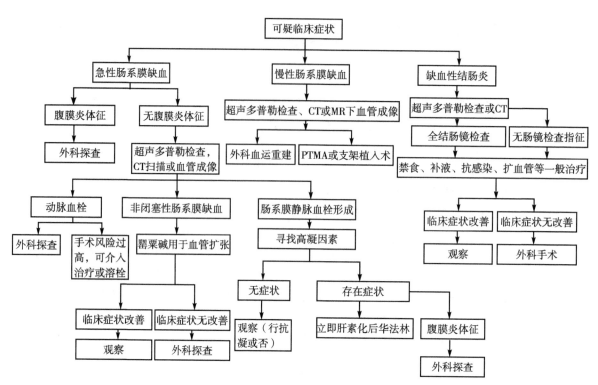

图 3-12-4　老年人缺血性肠病诊治流程图

注：PTMA. 经皮肠系膜动脉成形术

血栓蔓延，配合机体自身的纤溶系统溶解血栓。对于急性肠系膜动脉血栓，一旦诊断，对有适应证者应尽早进行介入治疗。

**2. CMI 的治疗**　①轻症患者，应重新调整饮食，少食多餐。避免进食过多或进食不易消化的食物。②餐后腹痛症状明显的患者，亦可禁食，给予肠外营养。③应用血管扩张药，如丹参 30 ~ 60 ml 加入 250 ~ 500 ml 葡萄糖注射液中，静脉滴注，1 ~ 2 次/天，可减轻症状，或右旋糖酐 40 葡萄糖注射液（低分子右旋糖酐）500 ml，每 6 ~ 8 小时静脉滴注 1 次，促进侧支循环的形成。

**3. CI 的治疗**　①禁食。②静脉营养。③应用广谱抗生素。④积极治疗心血管系统原发病，停用血管收缩药（肾上腺素、多巴胺等）。⑤应用肛管排气缓解结肠扩张。⑥应用血管扩张药：如罂粟碱 30 mg，肌内注射，每 8 小时 1 次，必要时可静脉滴注；前列地尔 10 μg，静脉滴注，每天 1 次；或丹参 30 ~ 60 ml 加入 250 ~ 500 ml 葡萄糖注射液，静脉滴注，每天 1 ~ 2 次。疗程都为 3 ~ 7 天，少数患者需 2 周。⑦持续进行血常规和血生化监测，直到病情稳定。⑧若患者腹部触痛加重，出现肌紧张、反跳痛、体温升高及肠麻痹，表明有肠梗死，需立即行手术治疗。

## （四）缺血性肠病的介入治疗

### 1. AMI 的介入治疗

（1）适应证：①肠系膜上动脉主干阻塞、无明确肠管坏死证据、血管造影能够找到肠系膜上动脉开口者，可考虑首先采用介入技术开通阻塞，如果治疗技术成功（完全或大部分清除栓塞）、临床症状缓解，可继续保留导管溶栓、严密观察，不必急于手术。如果经介入治疗后症状无缓解，即使开通了肠系膜上动脉阻塞，亦应考虑手术治疗。②存在外科治疗的高风险因素（如心脏病、慢性阻塞性肺气肿、动脉夹层等）、确诊时无肠坏死证据，可以选择介入治疗。③外科治疗后再发血栓、无再次手术机会者，有进一步治疗价值者。

（2）禁忌证：①就诊时已有肠坏死的临床表现。②导管不能找到肠系膜上动脉开口者。③存在不利血管解剖因素，如严重动脉迂曲、合并腹主动脉瘤-肠系膜上动脉瘤，预期操作难度大、风险高、技术成功率低。④存在肾功能不全，不是绝对禁忌证，但介入治疗后预后较差。

（3）方法。①溶栓治疗：可经导管选择性注入尿激酶 20 万 U、罂粟碱 30~120 mg，同时配合全身抗凝及血管扩张药的应用。②机械性清除栓子：可用导管抽吸栓子和血栓或者用器械清除栓子和血栓。③其他：术中给予解痉药、用血管内保护器、置入支架等。

**2. CMI 的介入治疗**

（1）适应证：治疗慢性肠系膜动脉狭窄的目的是解除腹痛、改善营养不良、预防突发肠梗死。适应证包括：①腹腔动脉或肠系膜上动脉狭窄>70%，且有症状者。②2 支及 2 支以上系膜动脉（腹腔动脉、肠系膜上动脉、肠系膜下动脉）病变，狭窄程度>50%者。③肠系膜动脉狭窄或阻塞，外科治疗后发生再狭窄。④无症状的腹腔动脉或肠系膜上动脉狭窄，存在胰十二指肠动脉瘤或瘤样扩张者。⑤肠系膜上动脉主干夹层造成管腔狭窄，具有血流动力学意义，无外科治疗指征者。⑥主动脉夹层内膜片或假腔累及肠系膜动脉开口，有肠缺血症状者。⑦对无症状的腹腔动脉、肠系膜上动脉狭窄患者是否需要治疗，目前存在争议。一般认为，对无症状的腹腔动脉狭窄多无须处理，而对无症状的肠系膜上动脉狭窄，特别是狭窄程度>50%，则应给予积极治疗，因为肠系膜上动脉狭窄是急性血栓形成的基础，最终有 15%~20%患者发生急性血栓形成。

（2）禁忌证：①存在肠管坏死或腹腔炎症。②肠系膜动脉主干狭窄合并多发末梢分支病变。③肠系膜动脉狭窄，病变同时累及多支空、回肠动脉开口。④大动脉炎引起的肠系膜动脉狭窄，动脉炎处于活动期。⑤存在其他不适宜做血管造影和介入治疗的情况。

（3）方法：①单纯球囊扩张术疗效有限，术后 6 个月内复发狭窄率达 60%~70%。②置入支架治疗腹腔动脉、肠系膜上动脉开口处狭窄宜首选球囊扩张式支架。

（4）成功率及影响因素：介入治疗肠系膜动脉狭窄的技术成功率为 90%~95%，临床有效率为 80%~95%，并发症发生率为 0~10%，随访 3 年以上的通畅率为 82%~89%。

确认 CMI 腹痛是一个复杂的问题，因为导致慢性腹痛的病因较多，即使存在重度腹腔动脉、肠系膜上动脉、肠系膜下动脉狭窄也不一定产生腹痛症状。一般认为，典型餐后腹痛、发病后体质量明显下降、影像学显示血管狭窄程度>70%者，治疗效果优良。当肠系膜动脉狭窄为多支病变且累及末梢分支时，单纯开通主干狭窄的疗效有限；糖尿病合并肠系膜末梢血管病变，也是影响疗效的因素。另外，肠系膜动脉缺血同时存在其他可能导致腹痛的原因（如有腹部手术史、早期胰腺癌、系膜根部淋巴结转移等）时，开通系膜动脉狭窄后症状可以持续存在。

## （五）缺血性肠病的手术治疗

轻度肠系膜动脉狭窄性疾病的内科治疗能够取得较好的疗效，但对于中重度肠系膜上动脉狭窄或闭塞疗效较差，往往需要借助外科手术的方法才能取得较好的效果。

**1. 手术适应证**　①急性肠系膜动脉栓塞。②急性肠系膜动脉血栓形成。③慢性肠系膜动脉闭塞性疾病，内科保守治疗无效。④任何形式的肠系膜动脉缺血性疾病，并出现剧烈腹痛、压痛、腹肌紧张、腹腔抽出血性液体者均应急诊手术。⑤具有典型的症状和动脉造影确定肠系膜上动脉或腹腔干显著狭窄或闭塞者。⑥主动脉造影明确肾动脉和肠系膜上动脉狭窄同时存在，而施行肾动脉重建时，为预防肠梗死的发生，可考虑预防性主动脉-肠系膜上动脉旁路术。

**2. 手术禁忌证**　①年老体弱合并严重的心、脑、肺、血管疾病及重要脏器的功能障碍不能耐受手术、同时未发现肠坏死迹象者。②动脉造影显示主动脉、肠系膜上动脉和腹腔干动脉病变广泛，预计手术效果差者。

**3. 手术方法** ①肠系膜上动脉切开取栓术：腹部正中切口入腹，动脉栓塞的部位通常发生在动脉分叉处，根据受累肠管范围初步推测栓塞部位，在控制出血的情况下，横行切开肠系膜动脉，利用 Fogarty 导管取出血栓，反复拖拉几次，至近端动脉喷血、远端明显返血为止，然后向动脉远端注入尿激酶 10 万 U，6-0 血管缝合线缝合切口。肠管血运恢复后，应仔细而耐心地观察肠管的血运情况，对有生命的肠管保留。对血管重建后肠管血运难以恢复、动脉无搏动、肠壁无弹性、多种迹象显示肠坏死者，应行肠切除手术。②肠系膜上动脉远端与右髂总动脉侧侧吻合术：多作为一种辅助手术。③动脉移位手术：肠系膜上动脉病变远端横断，再重新与腹主动脉吻合，主要用于慢性肠系膜上动脉开口处狭窄或开口处闭塞。④血管移植动脉旁路移植手术：对血栓范围较广、高度狭窄段较长、预计切开取栓效果较差者，常用肠系膜上动脉-腹主动脉旁路移植手术，通常选择大隐静脉作为转流血管，也可选用人工血管，但远期通畅率不如自体血管。

## 参考文献

［1］Pepersack T. Colopathies of the old adults. Acta Gastroenterol Belg, 2006, 69（3）：287-295.

［2］Schoots IG, Levi MM, Reekers JA, et al. Thrombolytic therapy for acute superior mesenteric artery occlusion. J Vasc Interv Radiol, 2005, 16（3）：317-329.

［3］吴本俨. 老年人急性缺血性肠病的诊治. 中华老年医学杂志, 2009, 28（4）：268-269.

［4］Pescatori M, Milito G, Fiorino M, et al. Complications and reinterventions after surgery for obstructed defecation. Int J Colorectal Dis, 2009, 24（8）：951-959.

［5］Assar AN. Zarins CK. Acute mesenteric ischaemia：facts and perspectives. Br J Hosp Med（Lond）, 2008, 69（12）：686-691.

［6］TheodoropouIou A, Koutroubakis IE. Ischemic colitis：clinical practice in diagnosis and treatment. World J Gastroenterol, 2008, 14（48）：7302-7308.

［7］Cangemi JR, Picco MF. Intestinal ischemia in the Elderly. Gastroenterol Clin North Am, 2009, 38（3）：527-540.

［8］Park WM, Gloviczki P, Cherry KJ, et al. Contemporary management of acute mesenteric ischemia：Factors associated with survival. J Vase Surg, 2002, 35（3）：445-452.

［9］Stamatakos M, Douzinas E, Stefanaki, et al. Ischemie colitis：surging waves update. Tohoku J Exp Med, 2009, 218（2）：83-92.

［10］Brandt L, Boley S, Goldberg L, et al. Colitis in the elderly. A reappraisal. Am J Gastroenterol, 1981, 76（3）：239-245.

［11］Bergan JJ, Dean RH, Conn J, et al. Revascularization in treatment of mesenteric infarction. Ann Surg, 1975, 182（4）：430-438.

［12］Safioleas MC, Moulakakis KG, Papavassiliou VG, et al. Acute mesenteric ischaemia, a highly lethal disease with a devastating outcome. Vasa, 2006, 35（2）：106-110.

［13］Greenwald DA, Brandt LJ, Reinus JF. Ischemic bowel disease in the elderly. Gastroenterol Clin Nor Am, 2001, 30（2）：445-473.

［14］Moawad J, Gewertz BL. Chronic mesenteric ischemia：clinical presentation and diagnosis. Surg Clin North Am, 1997, 77（2）：357.

［15］Midian-Singh R, Polen A, Durishin C, et al. Ischemic colitis revisited：a prospective study identifying hypercoagulability as a risk factor. SouthMed J, 2004, 97（2）：120-123.

［16］Mosele M, Cardin F, Inelmen EM, et al. Ischemic colitis in the elderly：predictors of the disease and prognostic factors to negative outcome. Scand J Gastroenterol, 2010, 45（4）：428-433.

［17］Acosta S, Nilsson TK, Björck M. Preliminary study of D-dimer as a possible marker of acute bowel ischaemia. Br J Surg, 2001, 88（3）：385-388.

［18］Resch T，Lindh M，Dias N，et al. Endovascular recanalisation in occlusive mesenteric ischemia-feasibility and early results. Eur J Vasc Endovasc Surg，2005，29（2）：199-203.

［19］Furukawa A，Kanasaki S，Kono N，et al. CT diagnosis of acute mesenteric ischemia from various causes. AJR Am J Roentgenol，2009，192（2）：408-416.

［20］Shih MC，Hagspiel KD. CTA and MRA in mesenteric ischemia. Part 1：role in diagnosis and differential diagnosis. AJR J Roentgenol，2007，188（2）：452-461.

［21］Polk JD，Rael LT，Craun ML，et al. Clinical utility of the cobalt-albumin binding assay in the diagnosis of intestinal ischemia. J Trauma，2008，64（1）：42-45.

［22］Theodoropoulou A，Koutroubakis IE. Ischemic colitis：clinical practice in diagnosis and treatment. World J Gastroenterol，2008，14：7302-7308.

［23］Maruyama Y. Yamauchi S，Imura H，et al. Nonocclusive mesenteric ischemia after aortic surgery in a hemodialysis patient. Aan Thorac Cardiovasc Surg，2008，14（48）：129-132.

［24］Stamatakos M，Stefanaki C，Mastrokalos D，et al. Mesenteric ischemia：still a deadly puzzle for the medical community. Tohoku J Exp Med，2008，216（3）：197-204.

［25］王茂强，王志军，刘风永，等. 腹腔动脉和肠系膜上动脉狭窄的介入治疗. 中华外科杂志，2005，43（17）：1132-1136.

［26］Oldenburg WA，Lau LL，Rodenberg TJ. et al. Acute mesenteric ischemia：a clinical review Areh Intern Med，2004，164（10）：1054-1062.

［27］Gartenschlaeger S，Bender S，Maeurer J，et al. Successful percutaneous transluminal angioplasty and stenting in acute mesenteric ischemia. Cardiovasc Intervent Radiol，2008，31（2）：398-400.

［28］Schaefer PJ，Schaefer FK，Hinrichsen H，et al. Stent placement with the monorail technique for treatment of mesenteric artery stenosis. J Vasc Interv Radiol，2006，17（4）：637-643.

# 第4节　动脉粥样硬化性肾动脉狭窄诊治中国专家建议[①]

动脉粥样硬化性肾动脉狭窄诊治中国专家建议（2010）写作组[②]
中华医学会老年医学分会[②]
《中华老年医学杂志》编辑委员会[②]

　　动脉粥样硬化性肾动脉狭窄（atherosclerotic renal arterial stenosis，ARAS）是指由动脉粥样硬化引起的肾动脉管腔狭窄。目前学者们普遍认为，当局限性管腔狭窄程度≥50%时，才是有临床意义的肾动脉狭窄。ARAS可进展至严重的肾动脉狭窄乃至肾动脉闭塞，是缺血性肾病、顽固性心绞痛和心力衰竭的主要病因之一。研究结果表明，ARAS是近年来老年患者终末期肾病（end stage

　　① 本文引自：动脉粥样硬化性肾动脉狭窄诊治中国专家建议（2010）写作组，中华医学会老年医学分会，《中华老年医学杂志》编辑委员会. 动脉粥样硬化性肾动脉狭窄诊治中国专家建议（2010）. 中华老年医学杂志，2010，29（4）：265-270.

　　② 通信作者：李小鹰，邮箱：xyli301@163.com

　　执笔：程庆砾、蒋雄京、陈兵、李小鹰

　　专家组成员（按姓氏笔画顺序排列）：丁文惠（北京大学第一医院），王海燕（北京大学第一医院），王梅（北京大学人民医院），王焱（厦门大学厦门心脏中心），毛利民（北京医院），叶慧义（解放军总医院），李小鹰（解放军总医院），李建初（北京协和医院），李选（北京大学第三医院），向定成（广州军区广州总医院），华琦（首都医科大学宣武医院），刘昌伟（北京协和医院），吴华（北京医院），杨庭树（解放军总医院），陈兵（首都医科大学宣武医院），陈忠（北京安贞医院），陈香美（解放军总医院），佟小强（北京大学第一医院），邹英华（北京大学第一医院），张抒扬（北京协和医院），张训（广州南方医院），秦卫（北京大学第一医院），秦明照（北京同仁医院），谌贻璞（北京安贞医院），盖鲁粤（解放军总医院），蒋雄京（中国医学科学院阜外医院），程庆砾（解放军总医院），颜红兵（北京安贞医院）

renal disease，ESRD）病因中增长最快的病变。ARAS 所致的 ESRD 患者预后较差，ARAS 也是心血管疾病全因死亡的独立预测因子。ARAS 患者预后与狭窄的严重程度和肾功能的恶化程度具有相关性。

# 一、ARAS 的患病率

目前尚无整个人群 ARAS 患病率的流行病学资料，现有的研究结果均以高危人群为研究对象。在年龄 65 岁以上老年人群中，ARAS 患病率至少为 7%。在疑为冠状动脉粥样硬化性心脏病（简称冠心病）患者中，ARAS 的患病率为 14%～17%；在确诊的冠心病患者中，ARAS 患病率为 12.7%～27.9%。危险因素为年龄、体质量指数、血肌酐、高血压病史、糖尿病病史、缺血性脑血管病病史与顽固性高血压，其中年龄、高血压和冠状动脉多支血管病变为 ARAS 的独立危险因素。在脑血管疾病患者中，ARAS 的检出率为 30%；在周围血管疾病患者中，ARAS 检出率最高，下肢血管血栓栓塞性疾病患者中检出率为 40%。尸检资料发现，糖尿病合并 ARAS 的比例为 8.3%，其中 43.0% 为双侧病变。并存高血压的糖尿病患者中，ARAS 发生率为 10.1%。在并存下肢血管病变的糖尿病患者中，ARAS 的检出率高达 50.0%。另外，研究发现 ARAS 患者合并颈动脉狭窄的比例也较高。

临床研究结果显示，在我国肾动脉狭窄病因中，动脉粥样硬化所致比例从 1990 年以前的 28.9% 增至 1990 年以后的 64.0%～71.1%，成为目前肾动脉狭窄的首要病因。

# 二、病变部位和特点

ARAS 与引起肾动脉狭窄的另外 2 种常见病变——大动脉炎和纤维肌性发育不良不同，ARAS 的血管狭窄病变多累及肾动脉开口和近段 1/3 部位，病变进展可致肾动脉完全闭塞和肾内动脉弥漫性硬化，可出现缺血性肾病。

# 三、临床诊断线索

出现下列临床线索时高度提示有 ARAS 的可能：①年龄 55 岁以后开始出现高血压，且无高血压家族史者；②发生急进性高血压、顽固性高血压和恶性高血压者，或既往得以控制良好的高血压突然加重并持续恶化者；③经血管紧张素转化酶抑制药（angiotensin converting enzyme inhibitor，ACEI）或血管紧张素受体拮抗药（angiotensin receptor blocker，ARB）治疗后，发生肾功能恶化（特别是血肌酐升高幅度大于 30%）者；④出现无法解释的肾萎缩或双肾长径差异超过 1.5 cm 者；⑤出现无法解释的突然加重和（或）难治性肺水肿者；⑥伴有冠状动脉多支血管病变、脑血管病变或周围动脉粥样硬化性疾病者。

# 四、ARAS 的诊断方法

目前临床诊断 ARAS 常用彩色多普勒超声、磁共振血管成像（MR angiography，MRA）、螺旋 CT 血管造影（CT angiography，CTA）、肾动脉造影等方法。卡托普利肾闪烁成像术、选择性的肾血管肾素检测、血浆肾素活性及卡托普利试验等方法，由于其诊断的可靠性较差，目前已不推荐作为诊断 ARAS 的方法。

## （一）彩色多普勒超声

彩色多普勒超声检查是目前临床广泛应用的 ARAS 筛查方法。其主要根据肾动脉血流动力学的改变，采用肾动脉收缩期峰值流速（peak systolic velocity，PSV）、肾动脉峰值流速与肾动脉水平腹主动脉峰值流速比值（renal-aortic ratio，RAR）及肾内动脉收缩早期加速时间（acceleration time，AT）相结合的方法判断肾动脉狭窄程度。当 PSV≥180 cm/s、RAR≥3.0~3.5，表明肾动脉狭窄程度大于 60%。AT≥0.07 s 常提示肾动脉狭窄程度已超过 70%，敏感度可达 93%，特异度可达 100%。另外，通过测量肾内动脉的阻力指数，能够预测血管重建术的临床效果。但彩色多普勒超声对副肾动脉和侧支循环的显示较差，检查耗时，诊断准确性受肾动脉狭窄程度、患者肥胖、肠道气体干扰、呼吸配合及操作者的经验、仪器品质等主、客观方面的多种因素影响。

## （二）MRA

MRA 诊断 ARAS 的敏感度和特异度均较高，使用含钆对比剂进行动态增强扫描，诊断的敏感度和特异度可分别提高至 97% 和 93%，有助于显示肾动脉分支的狭窄和副肾动脉、侧支循环的状况，并有助于评估肾实质损伤情况。但 MRA 检查费用昂贵，不能应用于体内已植入心脏起搏器及金属大支架的患者（其他支架能否进行 MRA 检查需严格参照供应商的说明书）。此外，在肾小球滤过率（glomerular filtration rate，GFR）<30 ml/min 的慢性肾病患者中，尤其是在透析患者中，含钆对比剂有可能导致致残性的肾源性系统性纤维化，故一般不推荐使用。如果必须使用，则尽可能采用低剂量（如<0.2 ml/kg）。另外，MRA 可能会放大肾动脉狭窄的程度。

## （三）CTA

CTA 诊断 ARAS 的敏感度和特异度较高，易判断血管钙化的情况，还能使金属支架显像，可检测支架处再狭窄的情况。其不利之处在于患者接受的放射性剂量较高，需要应用较大剂量的碘对比剂，导致对比剂肾病的危险性较大且不能应用于碘过敏者。此外，CTA 与 MRA 均只提供解剖方面的信息，难以预测血管重建的临床效果。

## （四）肾动脉血管造影

肾动脉血管造影是诊断 ARAS 的金标准，其不仅能确定是否存在狭窄和阻塞，而且可判断血管狭窄的程度和部分病因，评估血运重建术的可行性。但是含碘对比剂有肾毒性，检查操作有诱发胆固醇结晶栓塞的可能，因此，只有在考虑患者需要行介入治疗的情况下，才推荐肾动脉血管造影术作为诊断 ARAS 的检查方法。在操作过程中，应充分考虑患者的肾功能、有效血容量及是否伴有糖尿病等并存疾病的情况，在纠正相关危险因素后，结合患者肾功能情况选择合适的对比剂种类和剂量，尽可能减少对比剂的使用剂量；对于已有肾功能不全的患者，两次造影（包括CTA 增强扫描检查）间隔时间最好大于 2 周。临床上对于明确诊断冠心病伴有下列特征的患者，在冠状动脉造影后可考虑行肾动脉造影检查，以便早期发现 ARAS：①伴有周围血管粥样硬化性疾病及脑血管病并存高血压者；②冠状动脉多支血管病变者；③冠状动脉单支血管病变合并有严重高血压者；④年龄>60 岁、有顽固性高血压及轻度肾功能不全，临床高度怀疑有 ARAS 者。

对临床上高度怀疑、具有明显临床特征线索的患者应进行 ARAS 的筛查，筛查首选肾动脉多普勒超声等非创伤性检查，同时依据患者具体情况考虑行 MRA 或 CTA 检查，如仍不能明确，可考虑进一步行肾动脉血管造影或腹主动脉造影等有创性检查明确诊断，并同时做好植入支架的准备，但对有创性检查应严格掌握适应证。

# 五、ARAS 的治疗

ARAS 治疗的主要目标是保护肾功能，其次是控制血压，最终目标是降低心血管事件的病死率。目前主要治疗方法是药物治疗和介入治疗，但仍保留有需外科手术治疗的病例，如肾动脉分支病变、狭窄的肾动脉发自腹主动脉瘤及介入治疗失败者。目前，对于老年 ARAS 患者的介入治疗在安全性、能否保护肾功能、能否有效降低血压等方面尚存在较大争议，因此，药物治疗和介入治疗的有效性和安全性是临床研究的主要方向。

## （一）药物治疗

主要目的是控制血压，稳定斑块，防止肾功能恶化，降低心、脑血管终点事件的发生。药物治疗对血管严重狭窄或闭塞无明显疗效。

**1. 控制血压**　治疗目标是将血压控制在 140/90 mmHg（1 mmHg = 0.133 kPa）以下，如果患者伴糖尿病、蛋白尿或心、脑血管病变，血压应控制在 130/80 mmHg 以内。老年患者的血压控制达标，应特别注意要保证重要脏器的血液灌注及患者的耐受程度。对于单侧 ARAS 患者，ACEI、ARB、长效二氢吡啶类钙拮抗药、β-受体阻滞药和小剂量利尿药等均可以使用或联合使用。ACEI、ARB 类药物对降低 ARAS 患者病死率有益，可以作为一线治疗药物，但是对于估算肾小球滤过率（estimated glomerular filtration rate，eGFR）<60 ml/（min·1.73 m²）及伴有高钾血症的患者应慎用。在用药过程中，严密监测患者血清钾和血清肌酐水平的变化，有条件时，可行分侧 GFR 测定，并在用药后 3 个月复查。对双侧 ARAS、孤立肾 ARAS 或伴有失代偿性充血性心力衰竭的患者，使用 ACEI 或 ARB 类药物有可能会导致急性肾损伤，此时采用长效二氢吡啶类钙拮抗药更为安全、有效。

**2. 降低心脑血管终点事件的发生**　可应用他汀类药物纠正脂质代谢紊乱，稳定斑块，治疗目标是将低密度脂蛋白胆固醇（low density lipoprotein cholesterol，LDL-C）控制在 2.6 mmol/L 以内，对并存冠心病等高危因素者，LDL-C 应更加严格地控制在 2.1 mmol/L 以内；严格控制血糖，糖化血红蛋白应<7.0%；采用阿司匹林、氯吡格雷等药物抗血小板聚集治疗；劝诚患者控烟或戒烟。研究结果表明，心、脑血管并发症是 ARAS 患者死亡的主要原因，因此，即使在进行成功的肾动脉血管成形术后，患者仍需继续应用 ACEI 或 ARB、他汀类药物及抗血小板聚集等综合治疗。

**3. 防止肾功能恶化**　ARAS 患者肾功能恶化的病因是多方面的，除了采用以上治疗措施外，在 ARAS 诊治过程中还应尽量避免损伤肾功能，如不使用肾毒性药物、避免发生对比剂肾病、及时纠正有效血容量不足和血压水平过低等因素，以及积极纠正心力衰竭等。

## （二）介入治疗

肾动脉血运重建的目的是通过解除肾动脉狭窄，恢复肾血流量。主要目标是改善高血压、保护肾功能或治疗严重肾动脉狭窄的病理生理效应，包括充血性心力衰竭、反复发作的急性肺水肿及心绞痛等；次要目的是减少降压药物的使用，保障慢性心力衰竭或心肌病患者可更安全地使用 ACEI 类药物等。近年来，接受经皮介入治疗的 ARAS 患者迅速增多，在许多医院已基本取代了开放式的外科手术治疗。但介入治疗仅能使部分患者的血压得到改善，最近有几个临床随机对照研究对经皮介入治疗的有效性和安全性提出了质疑。

**1. 介入治疗的适应证**　一般认为，当血管直径狭窄 ≥70%、跨狭窄收缩压差>20 mmHg 时有血运重建指征，尤其是双侧或单侧功能肾的肾动脉血管直径狭窄 ≥70% 为血运重建的强力指征。

但是，在作经皮肾动脉介入重建血运之前，最重要的步骤是评估肾动脉狭窄与临床症状之间是否存在因果关系，即除了有血流动力学异常的肾动脉狭窄外，还需要伴有以下 1 项以上的临床情况，才考虑行介入治疗。①高血压 3 级；②突发或进行性的肾功能恶化，无法用其他原因解释；③短期内患侧肾出现萎缩；④使用降压药，尤其是应用 ACEI 或 ARB 类药物后肾功能出现恶化；⑤伴有不稳定心绞痛；⑥反复发作的急性肺水肿与左心室收缩功能不匹配。

当患者有下列情况时，一般较难以从血管介入治疗中获益，通常不建议进行介入治疗。①患侧肾已明显萎缩，长径<7.0 cm 和（或）肾内段动脉阻力指数>0.8；②患者已有明确的对比剂过敏史或胆固醇栓塞病史；③伴随严重疾病，预期寿命有限或无法耐受经皮介入治疗；④病变肾动脉的解剖结构不适合经皮介入治疗；⑤病变肾动脉的解剖结构虽然适合经皮介入治疗，但支架置入后可能会严重影响其他重要的后续治疗。

**2. 介入治疗方法的选择**　经皮肾动脉球囊扩张成形术（percutaneous transluminal renal angioplasty，PTRA）和支架置入术（percutaneous transluminal renal angioplasty with stent，PTRAS）是目前最常用的肾动脉血运重建方法。临床随机试验和荟萃分析结果显示，ARAS 患者要获得满意的血运重建和减少再狭窄率应常规使用支架置入，但对于不适合支架置入的病变仍可采用 PTRA 治疗。对于肾动脉开口部病变，PTRA 效果不理想，多主张直接行血管内支架置入；对于病变部位粥样硬化斑块负荷大，而且肾动脉解剖条件适合的肾功能不全高危患者，采用远端栓塞防护装置（distal protection devices，DPD）可能有助于防止远端栓塞。

**3. 介入治疗的主要并发症及防治**　肾动脉介入除了导管介入的一般风险外，操作相关的肾的严重并发症有：①肾动脉栓塞；②肾动脉破裂；③肾动脉穿孔；④肾动脉夹层。在肾动脉介入治疗病例数多且有经验的医学中心，与肾动脉 PRTA 或 PTRAS 相关的总并发症发生率<10%，严重并发症的发生率<3%。

肾动脉血运重建成功后，肾功能损害加重的主要原因有对比剂肾病、胆固醇结晶栓塞及血容量不足等因素，这些潜在的并发症，尤其对于已存在肾功能不全的患者明显有害。因此，严格把握肾动脉介入适应证，防范介入治疗对肾的直接损害，提高手术成功率，是保证肾动脉支架置入术疗效的核心。

对比剂肾病是介入治疗后肾功能损害加重的常见原因，在肾功能正常者，对比剂肾病的发生率仅为 0~5%，而在已有肾功能不全的高危患者中，对比剂肾病的发生率可高达 12%~27%。虽然多数患者在 2 周内能恢复，但少数患者可能发生永久性肾损害，因此，预防对比剂肾病的发生至关重要。造影前应认真评估患者的肾功能，充分了解患者有无相关危险因素。对比剂肾病的主要危险因素有肾功能不全、糖尿病、充血性心力衰竭、有效血容量不足、应用大剂量对比剂等，高龄、并存高血压、蛋白尿等为次要危险因素，其中原有肾功能不全并存糖尿病是最重要的危险因素。对伴有危险因素的患者，应严格掌握使用对比剂的适应证，并在造影前积极纠正各种相关危险因素。目前比较公认的预防对比剂肾病的措施是水化治疗和应用低渗或等渗、低黏滞度的非离子型对比剂，并尽量减少对比剂的用量，其他药物（如 N-乙酰半胱氨酸、碳酸氢钠、非诺多泮、前列腺素 E1 等）或血液净化方法的有效性仍需要更大规模的随机对照试验来验证。

**4. 介入治疗术后常规用药及监护**　抗血小板治疗及抗凝治疗对经皮肾动脉介入的影响，目前尚无循证医学的研究资料，主要来自经皮冠状动脉介入的经验。临床上常在术前 1 周开始服用阿司匹林（100 mg，每日 1 次）和氯吡格雷（75 mg，每日 1 次），术后再联合用药维持 1~3 个月，此后长期应用阿司匹林；术中可经动脉使用普通肝素 50~75 mg。肾动脉血运重建成功后，应密切监测患者血压变化，根据血压变化调整降压药物。根据术中及患者情况决定是否需要预防性使用抗生素。术后第 1、2、3 天复查血、尿常规及肾功能，密切监测尿量及肾功能变化，术后第 1、2、

3 周随访复查尿常规及肾功能，以后每个月随访并复查 1 次尿常规及肾功能。

**5. 介入治疗后再狭窄** 有研究报道，肾动脉支架置入后 1 年的血管平均再狭窄率为 16% 和 17%，在一些有经验的医疗中心，再狭窄率可低于 15%。支架术后血管再狭窄主要与支架置入部位所能获得的最大直径及晚期管腔丢失有关，支架置入后最小腔径越大，则再狭窄可能性越小；短支架的再狭窄率明显低于长支架。对于支架内再狭窄的优化治疗，目前尚无统一的意见，临床上多采用再次球囊成形或再置入支架处理，也有报道用切割球囊或放射治疗，但未见明显益处。肾动脉介入治疗后血管再狭窄的判定标准：①术后血压显著下降，但逐步回升，舒张压上升>15 mmHg，或至术前水平；②肾动脉彩色多普勒或 CTA 检查提示介入部位管腔直径狭窄大于 50%；③肾动脉造影证实介入部位管腔直径狭窄程度大于 50%。以上除第一项外，后两项均为确诊标准。

## （三）外科手术治疗

外科开放式手术治疗肾动脉狭窄已有 50 余年的历史，因存在手术创伤相对较大、术后恢复慢、并发症多等不利情况，且对患者心、脑血管及其他重要脏器功能要求较高，目前已非 ARAS 治疗的首选。但开放式手术可以改变解剖形态、挽救创伤性损害，临床上仍然不可缺少。ARAS 的开放式外科手术治疗主要分为两类：动脉重建手术和肾切除手术。自体或人工血管旁路移植、肾动脉直接再植、肾动脉内膜剥脱、肾自体移植等均属于肾动脉重建手术。手术方式应根据患者肾动脉病变的具体情况、腹主动脉是否并存动脉粥样硬化病变、患者全身状况等情况进行选择。

**1. 适应证** ①肾动脉狭窄病变严重但肾动脉解剖学特征不适合行血管介入治疗者；②介入治疗失败或发生严重并发症者；③肾动脉狭窄伴发的腹主动脉病变需行开放手术治疗者。

**2. 术前准备** ①调整降压药物，平稳控制血压，以保障麻醉和手术的安全；②充分评价心、肺功能及脑血管病变，并进行相应的调整准备；③充分评估双侧分肾功能，特别是对于可能行肾切除术者；④如拟采取自体静脉为旁路血管，应明确目标静脉的通畅性、口径、走行等。

**3. 手术方式的选择** ①主动脉-肾动脉旁路重建术（aortorenal bypass）：直接将肾动脉同腹主动脉进行旁路手术，所应用的旁路血管材料以自体静脉为主，也可使用人工血管。应用自体静脉应注意静脉吻合方向，旁路血管长度应适中，避免过长弯曲或过短张力过高。如存在肾动脉水平腹主动脉瘤、腹主动脉严重狭窄时，需要行腹主动脉置换手术的同时行肾动脉重建。②肾动脉再植术（renal artery replacement）：仅适用于动脉硬化病变局限在肾动脉与腹主动脉交界处，肾动脉和腹主动脉其他部位的血管壁无明显病变者。肾动脉同主动脉再植吻合口不应离原来肾动脉的开口处太远。分离患肾周围，肾游离后可以下移 3～4 cm 而不能超过 5 cm，必须防止肾动脉过度向上成角，如缺损过多，可采用人工血管或自体血管间置移植。③非解剖位动脉重建手术（nonanatomic bypass）：主要应用于腹主动脉壁有严重的动脉粥样硬化病变，但没有或不适宜腹主动脉置换，可以采用一些特殊的非解剖动脉重建。如右侧肾动脉可以利用肝动脉、胃十二指肠动脉进行重建，而左侧可以利用脾动脉进行重建。应注意吻合前对目标血管进行测压，如压力低于肾动脉压力，不宜吻合。④自体肾移植术：适用于肾动脉近端和腹主动脉有明显病变的病例，将肾切除，冷却灌注后移植于髂窝内，以髂内动脉作为供血动脉。对一些细小或分支肾动脉狭窄病例，可切除肾后，体外在低温灌注下进行显微修复整形，再移植至髂窝内，最大限度保留肾和肾组织。⑤肾动脉内膜剥脱术（endarterectomy）：主要用于治疗肾动脉近端动脉粥样硬化病变，如病变位于血管远端或分叉处时，需进行补片成形，防止血管狭窄。应注意内膜剥脱后以肝素冰盐水仔细冲洗管腔，如肾动脉回血不佳，应注意对远端内膜进行缝合固定。⑥肾切除手术（nephrectomy）：适合于病变肾已无功能或几乎没有功能，但由此引起的高血压却难以控制的患者。肾切除的前提条件是对侧肾正常或可以成功重建并维持功能。采用腹腔镜技术进行肾切除或部分肾切除，可明显减少创伤，降低并发症出现概率。

**4. 手术后处理**　①手术完毕时需观察双肾色泽是否较术前红润、张力是否增加，肾动脉远端搏动有力、测压应高于术前则视为手术成功；②术后监测肾功能情况，避免使用可能的肾毒性药物；③术后 12～24 h 应开始应用肝素，后期可改为口服抗凝或抗血小板治疗。

总之，目前由于 ARAS 相关的临床随机对照研究结果较少，部分研究结果尚有矛盾。临床上需要医师对每例 ARAS 患者的病情进行积极、慎重地评价，根据患者的年龄、伴随疾病、肾功能状况、患肾长径、血压水平、对降压药的反应及血管重建的利弊等因素进行综合考虑，采取个体化治疗原则。

## 参考文献

[ 1 ] Hansen KJ, Edwards MS, Craven TE, et al. Prevalence of renovascular disease in the elderly: a population based study. J Vasc Surg, 2002, 36 (3): 443-451.

[ 2 ] 崔炜，温沁竹，孙宝贵，等. 冠心病患者肾动脉狭窄及其相关因素分析. 中华心血管病杂志, 1999, 27 (5): 343-345.

[ 3 ] 杨进刚，胡大一，刘坤申，等. 冠状动脉造影患者中肾动脉狭窄的发生率. 中华内科杂志, 2002, 41 (1): 24-27.

[ 4 ] 王芳，王梅，王海燕. 动脉粥样硬化患者肾动脉狭窄患病率的调查. 中华肾脏病杂志, 2005, 21 (3): 139-142.

[ 5 ] 隋准，王梅，霍勇，等. 冠心病患者动脉粥样硬化性肾动脉狭窄的临床筛选方法研究. 中华肾脏病杂志, 2007, 23 (9): 555-559.

[ 6 ] 朱小玲，李庆祥，徐方兴，等. 冠心病患者肾动脉狭窄及危险因素分析. 心肺血管病杂志, 2006, 25 (4): 204-206.

[ 7 ] 张丽伟，黄党生，罗北捷，等. 冠心病患者肾动脉狭窄的发生率及相关因素. 中国动脉硬化杂志, 2008, 16 (1): 57-60.

[ 8 ] Sawicki PT, Kaiser L, Heinemann L, et al. Prevalence of renal artery stenosis in diabetes mellitus-an autopsy study. J Intern Med, 1991, 229 (6): 489-492.

[ 9 ] Olin JW, Melia M, Young JR, et al. Prevalence of atherosclerotic renal artery stenosis in patients with atherosclerosis elsewhere. Am J Med, 1990, 88: (1N): 46N-51N.

[ 10 ] 蒋雄京，吴海英，明广华，等. 支架置入重建血运治疗肾动脉狭窄中期临床结果. 中华心血管病杂志, 2005, 33 (3): 224-227.

[ 11 ] 李丽，盖鲁粤，杨庭树，等. 肾动脉狭窄患者的临床特征及介入诊治变迁. 中华内科杂志, 2005, 44 (11): 811-813.

[ 12 ] 李建初，姜玉新，秦卫，等. Tardus-Parvus 波形在肾动脉狭窄诊断中的应用研究. 中华超声影像学杂志, 2006, 15 (9): 677-680.

[ 13 ] 陈利民，贺军，季晓君，等. 肾动脉狭窄的彩色多普勒超声诊断. 心脑血管病防治, 2004, 4 (1): 46-47.

[ 14 ] 尹彦玲，常毅湘，刘梅玲，等. 肾动脉狭窄的彩色多普勒超声诊断及量化分析. 中华超声影像学杂志, 2003, 12 (8): 489-491

[ 15 ] 李晓斌，盖鲁粤，任艺虹，等. 国内冠心病患者中动脉粥样硬化性肾动脉狭窄发生危险性的 Meta 分析. 中华肾脏病杂志, 2006, 22 (6): 341-342.

[ 16 ] 程虹，谌贻璞. 与含钆对比剂相关的肾源性系统性硬化. 中国医师进修杂志, 2008, 31: 1-3.

[ 17 ] Perazella MA. Current status of gadolinium toxicity in patients with kidney disease. Clin J Am Nephrol, 2009, 4 (2): 461-469.

[ 18 ] 李涛，林佑锺. 114 例动脉粥样硬化性肾动脉狭窄的彩色多普勒超声诊断. 当代医学, 2008, 14 (23): 110-111.

[ 19 ] 徐敏雯，韦凡平，袁高辉. 冠脉造影患者中动脉粥样硬化性肾动脉狭窄的临床研究. 浙江医学, 2008, 30 (5): 444-446.

[ 20 ] 李建初. 肾动脉狭窄的超声诊断. 中国超声诊断杂志, 2004, 5 (11): 892-894.

[ 21 ] 赵佳慧，程庆砾，马媛，等. 肾动脉支架置入术治疗老年粥样硬化性肾动脉狭窄的研究. 中国介入心脏病学杂志, 2008, 16 (2): 87-90.

[ 22 ] The ASTRAL Investigators. Revascularization

versus medical therapy for renal-artery stenosis. N Engl J Med, 2009, 361 (20)：1953-1962.

[23] 徐红，李学旺，沈珠军，等.132 例动脉粥样硬化性肾动脉狭窄临床分析. 中华肾脏病杂志，2006，22 (6)：323-327.

[24] 王焱，巩燕，叶涛，等. 肾动脉狭窄患者肾动脉支架置入术后再狭窄及肾功能和血压的改变. 中华肾脏病杂志，2006，22 (6)：332-335.

[25] 谭秀娟，张帆，郭静萱，等. 肾动脉狭窄支架植入术的临床疗效观察. 中国微创外科杂志，2005，5 (12)：1055-1057.

[26] 沈珠军，张抒扬，范中杰，等. 肾动脉粥样硬化性狭窄介入治疗的长期效果. 中华内科杂志，2006，45 (10)：804-806.

[27] 张欣，王梅，王海燕. 血管紧张素转换酶抑制剂对单侧动脉粥样硬化性肾动脉狭窄患者肾功能的影响. 中华肾脏病杂志，2005，21 (8)：433-437.

[28] Gamvic V, Textor SC. Renovascular hypertension：current concepts. Semin Nephrol, 2005, 25 (4)：261-271.

[29] White CJ. Catheter-based therapy for atherosclerotic renal artery stenosis. Circulation, 2006, 113 (11)：1464-1473.

[30] Rundback JH, Sacks D, Kent KC, et al. Guidelines for the reporting of renal clinical trials. Circulation, 2002, 106：1572-1585.

[31] Isles CG, Robertson S, Hill D. Management of artery revascularization disease：a review of renal artery stenting in ten studies. QJM, 1999, 92 (3)：159-167.

[32] Leertouwer TC, Gussenhoven EJ, Bosch JL, et al. Stent placement for renal arterial stenosis：Where do we stand? A meta-analysis. Radiology, 2000, 216 (1)：78-85.

[33] Safian RD, Textor SC. Renal artery stenosis. N Engl J Med, 2001, 344 (6)：431-442.

[34] Pannu N, Wiebe N, Tonelli M. Alberta Kidney Disease Network. Prophylaxis strategies for contrast induced nephropathy. JAMA, 2006, 295 (23)：2765-2779.

[35] Lederman RJ, Mendelsohn FO, Santos R, et al. Primary renal artery stenting：characteristics and outcomes after 363 procedures. Am Heart J, 2001, 142 (2)：314-323.

[36] Blum U, Krumme B, Flügel P, et al. Treatment of ostial renal-artery stenoses with vascular endoprostheses after unsuccessful balloon angioplasty. N Engl J Med, 1997, 336 (7)：459-465.

[37] Zeller T, Frank U, Müller C, et al. Predictors of improved renal function after percutaneous stent-supported angioplasty of severe atheroscleroticostial renal artery stenosis. Circulation, 2003, 108 (18)：2244-2249.

[38] White CJ, Ramee SR, Collins TJ, et al. Renal artery stent placement：utility in lesions difficult to treat with balloon angioplasty. J Am Coll Cardiol, 1997, 30 (6)：1445-1450.

[39] Rees CR, Palmaz JC, Becker GJ, et al. Palmaz stent in atherosclerotic stenosis involving the ostia of the renal arteries：preliminary report of a multicenter study. Radiology, 1991, 181 (2)，507-514.

[40] Zeller T, Rastan A, Schwarzwälder U, et al. Treatment of instent restenosis following stent-supported renal artery angioplasty. Catheter Cardiovasc Interv, 2007, 70 (3)：454-459.

[41] Bax L, Mali WP, Van PJ, et al. Repeated intervention for in-stent restenosis of the renal arteries. J Vasc Interv Radiol, 2002, 13 (12)：1219-1224.

[42] Munneke GJ, Engelke C, Morgan RA, et al. Cutting balloon angioplasty for resistant renal artery in-stent restenosis. J Vasc Interv Radiol, 2002, 13 (3)：327-331.

[43] Ellis K, Murtagh B, Loghin C, et al. The use of brachytherapy to treat renal artery in-stent restenosis. J Interv Cardiol, 2005, 18 (1)：49-54.

[44] Novick AC. Surgical correction of renovascular hypertension. Surg Clin North Am, 1988, 68 (5)：1007-1025.

[45] Sevmis S, Karakayali H, Boyvat F, et al. Renal autotransplantation for the treatment of complex renovascular hypertension. Transplant Proc, 2006, 38 (10)：3412-3415.

[46] Karagiannis A, Tziomalos K, Anagnostis P, et al. Atherosclerotic renal artery stenosis：medical therapy alone or in combination with evascularization? Angiology, 2009, 60 (4)：397-402.

[ 47 ] Lacombe M, Ricco JB. Surgical revascularization of renal artery after complicated or failed percutaneous transluminal renal angioplasty. J Vasc Surg, 2006, 44 (3): 537-544.

[ 48 ] Corriere MA, Edwards MS. Revascularization for atherosclerotic renal artery stenosis: the treatment of choice? J Cardiovasc Surg, 2008, 49 (5): 591-608.

[ 49 ] de Donato G, Setacci C, Chisci E, et al. Renovascular hypertension. 8 years experience of a vascular surgery centre. J Cardiovasc Surg, 2007, 48 (4): 403-409.

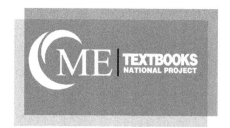

老年人心房颤动的诊治中国
专家共识

# 第 13 章

## 第 1 节　老年人心房颤动诊治中国专家建议[①]

*《老年人心房颤动诊治中国专家建议》写作组[②]*
*中华医学会老年医学分会[②]*
*《中华老年医学杂志》编辑委员会[②]*

心房颤动（以下简称房颤）的临床特点是心悸、脉律绝对不整；心电图示 P 波消失，代之以 f 波，R-R 间距绝对不等。根据临床发作特点房颤分类如下。①初发房颤：特指首次明确诊断的房颤，包括房颤发作时无症状或症状轻微，难以确定房颤的发作时间、持续时间和既往发作史者。②阵发性房颤：指持续时间<7 d，常<48 h，多为自限性，但反复发作。③持续性房颤：指持续时间>7 d，常不能自行复律，药物复律的成功率较低，常需电复律。④长期持续性房颤：指持续时间>1 年，药物复律的成功率低，用射频消融等方法仍可转复。⑤永久性房颤：指复律失败，不能维持窦性心律或无复律适应证的房颤。

同一患者可有多种房颤类型，如多次阵发性和偶尔发作的持续性房颤。年龄是导致房颤发生的独立危险因素，年龄 60 岁及以上房颤患者特称为老年人房颤。

---

① 本文引自：《老年人心房颤动诊治中国专家建议》写作组，中华医学会老年医学分会，《中华老年医学杂志》编辑委员会. 老年人心房颤动诊治中国专家建议（2011）. 中华老年医学杂志，2011，30（11）：894-908.
② 通信作者：李小鹰，邮箱：xyli301@163.com
　　执笔：李小鹰，丁文惠，华琦，王玉堂，秦明照，樊瑾
　　专家组成员（按姓氏笔画顺序排列）：丁文惠（北京大学第一医院），马长生（北京安贞医院），于普林（北京医院），方全（北京协和医院），王拥军（北京天坛医院），王玉堂（解放军总医院），华琦（首都医科大学宣武医院），华伟（中国医学科学院阜外医院），史旭波（北京同仁医院），刘旭（上海胸科医院），朱俊（中国医学科学院阜外医院），李为民（哈尔滨医科大学第一医院），李小鹰（解放军总医院），孙艺红（北京大学人民医院），张澍（中国医学科学院阜外医院），秦明照（北京同仁医院），戚文航（上海瑞金医院），樊瑾（解放军总医院），杨杰孚（北京医院），徐安定（广州暨南大学附属第一医院），郭继鸿（北京大学人民医院），杨延宗（大连医科大学第一医院），黄从新（武汉大学人民医院），曾进胜（中山大学附属第一医院）

# 一、老年人房颤的临床特点与治疗现状

## （一）老年人房颤的发病特点

房颤是老年人最常见的心律失常之一。欧美国家年龄 65 岁及以上人群患病率约为 7.2%，80 岁及以上者达到 5.0%~15.0%，而在 40~50 岁人群只有 0.5%。男性患病率高于女性。流行病学调查结果显示，在中国，房颤的患病率为 0.6%，其中年龄 50~59 岁人群为 0.5%，80 岁及以上人群为 7.5%，男性略高于女性（分别为 0.9% 与 0.7%，$P = 0.013$），据此估计全国约有房颤患者 800 万例。

老年人房颤多发生于器质性心脏病患者。房颤的病因和危险因素有增龄、高血压、冠状动脉粥样硬化性心脏病（简称冠心病）、瓣膜病、心肌病、缩窄性心包炎、肺原性心脏病、心力衰竭、肥胖、糖尿病等。此外，饮酒、电击、外科手术、急性心肌梗死、肺栓塞及电解质紊乱等亦可引发一过性房颤。中国部分地区房颤住院病例调查结果表明，房颤患者中老年人占 58.1%、高血压患者占 40.3%、冠心病患者占 34.8%、心力衰竭患者占 33.1%、风湿性瓣膜病患者占 23.9%。房颤患者中，瓣膜性、非瓣膜性和孤立性房颤患者比例分别为 12.9%、65.2% 和 21.9%。

老年人房颤可造成患者不适及血流动力学障碍，尤其伴有明显器质性心脏病时可使心脏功能恶化，出现低血压、休克或心力衰竭加重。

脑栓塞是房颤引发的主要栓塞性事件，也是房颤致死及致残的主要原因。老年人房颤并发脑卒中的 30 d 病死率达 24%，且存活者多遗留身体残疾。有研究结果显示，非瓣膜性房颤患者栓塞事件的年发生率约 5%，是非房颤患者的 2 倍，占所有脑栓塞事件的 15%~20%。老年人房颤并发栓塞的比例更高，其导致的缺血性脑卒中发生率是非房颤患者的 5 倍。50~59 岁房颤患者脑卒中的年发生率为 1.5%，80~89 岁为 23.5%。在我国，平均年龄 70 岁的房颤患者，缺血性脑卒中患病率为 5.3%，住院房颤患者中脑卒中患病率 24.8%，80 岁及以上达 32.9%。

冠状动脉外科研究（coronary artery surgery study，CASS）结果表明，房颤是冠心病患者死亡的独立预测因素，合并房颤的冠心病患者死亡风险较无房颤的冠心病患者增加 1 倍。左心室功能不全研究（studies of left ventricular dysfunction，SOLVD）结果提示，合并房颤的心力衰竭患者病死率高于窦性心律的心力衰竭患者（$RR = 1.34$），合并房颤的心力衰竭患者 4 年内死亡风险增加 52%。另有研究结果显示，合并心力衰竭的房颤患者病死率高于无心力衰竭的房颤患者（$HR = 3.4$）。

## （二）老年人房颤治疗获益和风险评价

**1. 节律与心室率控制**　可分为药物和非药物治疗。非药物治疗包括电复律、心房和（或）房室结消融、起搏器和外科手术治疗。

多项研究结果显示，控制心室率和控制节律相比全因死亡、心血管致死率和致残率、脑卒中、心力衰竭进展及生活质量间差异均无统计学意义。SOLVD 研究结果显示，宽松与严格的心室率控制（休息时心室率<110 次/分与<80 次/分）相比，两组患者的症状、不良反应和生活质量相似。

普罗帕酮、多非利特、索他洛尔或胺碘酮均可减少房颤再发，但常因药物不良反应而终止治疗（每 9~27 例终止 1 例）。除胺碘酮和普罗帕酮外，其他抗心律失常药物均增加致心律失常作用。胺碘酮优于 I 类抗心律失常药物及索他洛尔，可安全用于器质性心脏病（包括心力衰竭）的患者，但转复较慢，24 小时转复率为 80%~90%。新型抗心律失常药决奈达隆维持窦性心律的作用低于胺碘酮，在无器质性心脏病的稳定患者中应用较安全。但中重度心力衰竭患者应用决奈达隆后心力衰竭恶化，进而增加了死亡。决奈达隆对房颤患者心血管事件影响的研究（ATHENA）入选了4628例阵发或持续性房颤、心房扑动且有心血管危险因素的患者，服用决奈达隆400 mg，2次/天或安慰剂，结果显示决奈达隆未明显减少死亡，但心血管病死率降低，脑卒中减少且独立于抗凝治疗；在心力衰竭和冠心病亚组中结果一致。因此，欧洲心脏病协会（The European Society of Cardiology，ESC）2010年指南建议，为减少因心血管事件住院，决奈达隆可用于非持续性房颤并有心血管危险因素的患者（Ⅱa B），不推荐用于美国纽约心脏病协会（The New York Heart Association，NYHA）心功能分级Ⅲ~Ⅴ级或近期不稳定的Ⅱ级心力衰竭的患者（ⅡB）。普罗帕酮转复近期再发房颤患者心律有效，静脉应用转复时间在用药后30 min至2 h转复率为41%~91%；口服为2~6 h，但对持续性房颤和心房扑动的转复率不高。在一项中等规模的研究中，院外患者口服普罗帕酮（450~600 mg）可安全、有效地转复窦性心律。普罗帕酮无效后再用伊布利特转复心房扑动和房颤，转复率高于单用普罗帕酮（71%与49%比较），但伊布利特治疗组10%的患者发生非持续性室性心动过速。伊布利特对近期发生房颤的患者90分钟内转复成功率约为50%。开始转复的时间为用药后30分钟，对心房扑动的转复比房颤更有效。

电复律转复窦性心律更有效，主要风险和并发症是血栓栓塞事件（1%~2%），电复律前应用抗心律失常药物能增加转复成功率。

导管消融是治疗房颤的重要手段，对阵发性房颤成功率为70%~80%，慢性房颤为50%~60%，再次手术可提高一定的成功率。单次消融成功率约为57%，在有经验的电生理中心单次消融成功率可达90%左右，并发症发生率为6%。药物控制心室率无效和（或）消融失败的患者行房室结消融起搏治疗能改善生存质量。

心脏起搏器置入治疗应该根据房颤类型、心脏基础疾病及其严重性、左室射血分数（left ventricular ejection fraction，LVEF）、心力衰竭或室性心律失常及其严重程度等选择合适的起搏器，如心室按需型起搏器、双腔起搏器、双腔除颤起搏器、双心室同步化起搏自动除颤复律器，目前有关心房起搏对房颤影响的研究结论并不一致。

与导管消融相比，外科手术消融获得的肺静脉电隔离更确切，并可切除左心耳。迷宫术不仅用于肺静脉隔离，也用于二尖瓣环、右心耳和左心耳及冠状静脉窦隔离；术后15年内约75%~95%患者不再发生房颤。目前正在探索通过微创开胸手术的方法进行心外膜射频消融治疗房颤。

**2. 抗栓治疗的疗效与出血风险** 血栓栓塞是老年人房颤严重的并发症之一，也是预防重点。房颤患者的抗栓治疗包括抗凝和抗血小板治疗，治疗方案的选择应基于对脑卒中风险和出血风险的利弊权衡。

（1）抗凝治疗：华法林可减少约50%的房颤患者的脑卒中复发率和血管事件，同时增加出血风险，但颅内出血无增加，脑卒中绝对风险的下降超过颅外出血的风险。华法林与阿司匹林预防年龄80~89岁患者脑卒中的对比研究（WASPO）和伯明翰老年人房颤治疗（BAFTA）研究结果证实了华法林对老年房颤患者预防脑卒中的有效性和安全性。口服华法林将国际标准化比值（international normalized ratio，INR）控制在2.0~3.0，与对照组比较可使脑卒中总风险减少64%，其中缺血性脑卒中减少67%，总死亡风险减少20%（包括一级预防和二级预防）。

华法林治疗窗较窄，治疗强度控制不当会导致出血或无效抗凝。国内外房颤诊治指南推荐目标INR为2.0~3.0，在此范围内华法林可发挥预防脑卒中的最大疗效，也能避免出血性并发症。INR在1.6~2.5可发挥80%的最大疗效，<1.5几乎无效，>3.0时出血事件增加，>5.0时出血事件急剧增加。对老年房颤患者的目标INR的推荐各指南不尽相同，如ESC 2010指南不推荐老年患者INR<2.0，研究结果提示INR 1.5~2.0脑卒中风险增加2倍。2011年美国心脏病学基金会、美

国心脏病协会和美国心律学会（ACCF/AHA/HRS）房颤指南建议年龄≥75岁人群应用华法林预防脑卒中和体循环栓塞的一级预防目标 INR 为 1.6~2.5（ⅡbC）。

达比加群：新型口服Ⅱ因子抑制剂。研究结果证实，110 mg，每天 2 次，疗效不亚于华法林，且颅内出血及大出血发生率降低；150 mg，每天 2 次的疗效优于华法林，两者严重出血发生率相似。因此，ESC 2010 建议当适宜口服抗凝药时，达比加群可作为华法林的替代药物；2011 年 ACCF/AHA/HRS 房颤指南推荐，对于无人工心脏瓣膜、无血流动力学改变的瓣膜性心脏病、无严重肝肾损害的阵发性和永久性房颤及伴有脑卒中和体循环栓塞风险的患者，达比加群可替代华法林（ⅠB）。

阿哌沙班：新型口服Ⅹa因子抑制剂。全球 5599 例非瓣膜性房颤患者应用阿哌沙班与阿司匹林预防脑卒中的比较研究（AVERROES）结果证实，不能耐受或不适宜华法林的患者服用阿哌沙班 5 mg，每天 2 次，减少脑卒中和体循环栓塞风险的效果优于阿司匹林 81~324 mg/d，相对风险降低 55%（风险比为 0.45，95%CI 0.32~0.62，P<0.01），两者主要出血和颅内出血的风险相似。

而 ARISTOTLE 研究在全球入选 18 201 例非瓣膜性房颤患者，服用阿哌沙班（5 mg，每天 2 次）其预防脑卒中或体循环栓塞的疗效显著优于华法林，相对风险降低 21%，大出血风险降低 31%，全因死亡风险降低 11%，颅内出血风险降低 58%。年龄、肾功能与地区等亚组分析结果与整体结果一致。

利伐沙班：新型口服Ⅹa因子抑制剂。新近揭晓的利伐沙班房颤脑卒中预防研究（ROCKET-AF）结果证实，在 14 264 例非瓣膜性房颤受试者中（CHADS$_2$ 评分>2），利伐沙班 20 mg、1 次/天预防房颤患者脑卒中及非中枢神经系统全身性栓塞的疗效不劣于剂量调整的华法林。主要出血两组比较差异无统计学意义，但利伐沙班组颅内出血、致命性出血事件的发生率低于华法林。肾功能不全房颤患者亚组分析结果显示，与剂量调整的华法林组比较，中度肾功能不全的房颤患者服用利伐沙班 15 mg，每天 1 次，与肾功能正常患者服用利伐沙班 20 mg，每天 1 次，疗效相当；利伐沙班 15 mg，每天 1 次，与剂量调整的华法林比较，大出血事件发生率相当，且利伐沙班组肾功能不全患者致命性出血事件的发生率较华法林组低。

（2）抗血小板治疗：抗血小板治疗可使房颤患者脑卒中风险降低 22%（95% CI 6%~35%）。低剂量阿司匹林（75~100 mg）能有效抑制血小板且安全性优于大剂量。阿司匹林可降低脑卒中风险 19%（95% CI 18%~36%），降低缺血性脑卒中风险 21%（95% CI 6%~53%），降低非致残性脑卒中风险 29%（95% CI 6%~53%）。

抗凝与抗血小板治疗对比：9 项华法林与阿司匹林疗效的对比研究结果显示，华法林优于阿司匹林，相对危险度降低 39 %。BAFTA 研究结果证实华法林（目标 INR 2.0~3.0）优于阿司匹林（75 mg/d），动脉血栓风险下降 52%，出血发生率相似。

（3）联合抗血小板治疗：氯吡格雷合用厄贝沙坦预防房颤血管事件研究的华法林部分（ACTIVE-W）结果证实，阿司匹林与氯吡格雷联用的疗效不如华法林，华法林组脑卒中风险低 40%，而出血率相似。但该研究的阿司匹林部分（ACTIVE-A）结果证实在不适宜华法林的患者中阿司匹林与氯吡格雷联用较单用阿司匹林血管事件和脑卒中风险降低 28%，但大出血增加。

**3. 房颤的预防**　炎症可能是房颤发病的重要机制，在流行病和观察性研究中发现，新发或复发性房颤患者 C 反应蛋白和炎症因子水平增高。ESC 2010 指南推荐他汀类药物应作为房颤一级预防用药，建议用于冠状动脉旁路移植术或联合瓣膜介入后（ⅡaB）及心脏病患者，特别心力衰竭患者新发房颤的一级预防（ⅡbB）。血管紧张素转化酶抑制药（ACEI）和血管紧张素Ⅱ受体拮抗药（ARB）抑制血管紧张素Ⅱ（AgⅡ）的致心律失常作用，包括致心房纤维化、肥厚、离子通道（钙通道）重构及激活氧化应激等。心力衰竭患者服用 ACEI 和 ARB 与安慰剂比较可减少 30%~

48%的新发房颤，在高血压患者中可减少25%的新发房颤。在房颤的二级预防中，ACEI和ARB可减少房颤复发风险45%~50%。ESC 2010指南推荐ACEI和ARB用于心力衰竭和LVEF降低患者（Ⅱa A）、高血压特别是左心室肥厚患者新发房颤的一级预防（Ⅱa B）；用于下述复发房颤患者的二级预防：接受抗心律失常药物治疗（Ⅱb B）或无明显心脏结构异常、已转复的阵发性或持续性房颤（Ⅱb B）。不建议将ACEI、ARB和他汀类药用于无心脏病房颤的一级预防（Ⅲ C）。

# 二、老年人房颤继发脑卒中的危险分层

## （一）房颤患者继发脑卒中的风险评估

2008年美国胸科医师协会（American College of Chest Physicians，ACCP）推荐的房颤导致脑卒中的危险分层：高危患者指脑卒中和（或）短暂性脑出血史、二尖瓣狭窄和（或）人工心脏瓣膜、体循环血栓栓塞史或有2项危险因素；中危患者指有1项危险因素；低危患者指无危险因素。危险因素为年龄≥75岁、高血压、糖尿病、中重度心脏收缩功能不全或心力衰竭。

ACC/AHA/ESC推荐采用CHADS$_2$评分对房颤患者脑卒中进行危险分层：其中心力衰竭、高血压、年龄>75岁、糖尿病各1分，脑血管意外或短暂性脑缺血发病史2分。评分0分为低危，1分为中危，≥2分为高危。未予抗凝治疗的房颤患者，CHADS$_2$评分为0~6分者年卒中发病率分别为1.9%、2.8%、4.0%、5.9%、8.5%、12.5%、18.2%。

因CHADS$_2$未包括所有已知的脑卒中危险因素，ESC 2010更新的房颤指南推荐采用新的CHA$_2$DS$_2$-VASc评分对房颤患者进行危险分层，并根据积分来选择抗栓治疗策略，新评分系统将CHADS$_2$评分中的5项因素归为主要危险因素，并将年龄≥75岁由1分改为2分；同时增加了血管疾病（心肌梗死病史、外周动脉疾病或主动脉斑块）、年龄（65~74岁）、性别（女性）等3个危险因素作为临床相关的非主要危险因素，每项1分，最高9分；CHA$_2$DS$_2$-VASc评分为0分者年卒中发病率为0%，2分为1.3%，4分为4.0%，6分为9.8%。

老年人出血风险高，入选抗凝治疗的患者应严格，且CHADS$_2$具有简单易行、操作性强的优点，本建议推荐在老年房颤患者中应用CHADS$_2$评分方法对其继发的脑卒中风险进行评估。

## （二）房颤患者出血风险评估

高龄是房颤患者发生缺血性脑卒中的危险因素，也是应用华法林抗凝治疗并发出血的独立危险因素。出血性并发症常出现在治疗前3个月内，严重出血的独立危险因素有：年龄>65岁、脑卒中史、消化道出血史、肾功能不全（血肌酐>132.6 μmol/L）和严重贫血（红细胞压积<30%）。无危险因素（低危）的患者12个月内大出血的发生率为1%，≥3分的高危患者出血发生率为30%。

ESC 2010房颤治疗指南推荐应用HAS-BLED评分对房颤患者进行出血风险评估，高血压（收缩压>160 mmHg）1分，肝功能异常（肝酶水平高于正常值上限3倍、胆红素水平高于正常值上限2倍以上）、肾功能异常（肌酐≥200 μmol/L）各1分，脑卒中史1分，出血史（包括出血体质、贫血等）1分，不稳定INR（过高或不稳定，不达标占60%）1分，65岁以上1分，药物（抗血小板药物联用，或服用非甾类抗炎药）或酗酒各1分，总计9分，≥3分为出血高危。

# 三、老年人房颤的治疗

房颤的治疗目标是缓解症状、保护心功能和预防栓塞，治疗主要包括心室率与节律控制（药物和非药物）及抗栓治疗。其中心室率控制和抗栓治疗贯穿房颤治疗的全程。

## （一）控制心率和节律的药物治疗

**1. 慢心室率（心室率<60 次/分）房颤**　房颤合并慢心室率并有症状时，非紧急情况下可口服茶碱缓释片。紧急情况下可给予阿托品 0.5~1.0 mg 静脉注射；或异丙肾上腺素（急性冠状动脉综合征患者禁用）1 mg 溶于 5% 葡萄糖溶液 500 ml 缓慢静脉滴注，同时准备安装临时起搏器。

**2. 快心室率（心室率>100 次/分）房颤**　除血流动力学不稳定的快速房颤建议尽快行电转复外，其他快速房颤患者的心室率与节律控制药物治疗如下。

（1）控制心率：症状轻微的老年房颤患者首选控制心室率，常用的控制心室率药物有 β-受体阻滞药、非二氢吡啶类钙离子拮抗药（non dihydropyridines calcium channel blockers，NDHP-CCB）、洋地黄类及胺碘酮等（表 3-13-1、表 3-13-2）。β-受体阻滞药是无禁忌证患者的首选药物；NDHP-CCB 是慢性阻塞性肺疾病、哮喘患者的首选；洋地黄类适用于心力衰竭或低血压的患者；胺碘酮可用于严重左心功能不全患者的心室率控制，长期维持仅用于其他药物禁忌或治疗无效时。静脉给药用于急性期心室率控制，口服药则用于长期维持治疗。用药剂量建议个体化，避免发生心动过缓。

表 3-13-1　老年房颤患者常用的心室率控制药物使用方法[a]

| 药物种类 | 药物名称 | 静脉制剂（急性期心室率控制） | 口服药物（长期控制心室率） |
|---|---|---|---|
| β-受体阻滞药[b] | 酒石酸美托洛尔 | 国内目前无药 | 6.25~100 mg，2 次/天 |
| | 比索洛尔 | 国内目前无药 | 1.25~10 mg，1 次/天 |
| | 阿替洛尔 | 国内目前无药 | 3.125~25 mg，1~2 次/天国内目前无药 |
| | 艾司洛尔 | 0.25~0.5 mg/kg 静注 1 min，静脉滴注维持剂量 0.05 mg/(kg·min)，静脉滴注最高剂量 0.2 mg/(kg·min) | |
| NDHP-CCB | 维拉帕米 | 5~10 mg 加入 5% 葡萄糖注射液 20 ml 中，缓慢静脉注射 3 min，效果不理想者 10 min 后可再重复上述给药 1 次 | 40~160 mg，3~4 次/天 |
| | 地尔硫䓬 | 10 mg（0.15~0.25 mg/kg）用生理盐水或葡萄糖注射液稀释成 10 ml，缓慢静脉注射 3 min；效果不满意 15 min 后可重复；5~15 μg/(kg·min) 静脉滴注维持治疗 | 15~60 mg，3~4 次/天 |
| 洋地黄类 | 地高辛 | 国内目前无药，0.125~0.25 mg，每天 1 次 | |
| | 去乙酰毛花苷 C | 0.2~0.4 mg，5% 葡萄糖注射液稀释后缓慢静脉注射 10 min；2~4 h 后可重复上述给药 1 次 | 国内目前无药 |
| 其他 | 胺碘酮 | 5 mg/kg 稀释后静脉滴注 60 min，1 mg/min 静脉滴注维持 6 h 后，给予 0.5 mg/min 静脉滴注维持 18 h | 200 mg，3 次/天，连续 3~7 天；200 mg，2 次/天，连续 7 d；100~200 mg，1 次/d，维持治疗 |

注：a. 老年患者常伴有肝、肾功能不全，请根据肝、肾功能调整用药剂量；b. 合并心力衰竭的房颤患者服用 β-受体阻滞药时建议小剂量开始，2 周剂量递增法给药

表 3-13-2 老年房颤患者长期治疗中常用的室率控制药物

| 药 物 | 适应证 | 禁忌证[a] | 药物过量的心血管表现 | 注意事项[b] |
|---|---|---|---|---|
| β-受体阻滞药 | 无禁忌证患者首选；偶有转复作用 | 支气管哮喘；急性肺水肿；低血压（收缩压<90 mmHg）；预激旁路前传伴房颤 | 房室传导阻滞、窦性停搏、心力衰竭、低血压 | 合并 LVEF 下降或心力衰竭的患者用药方法参照心力衰竭治疗原则 |
| NDHP-CCB | 慢性阻塞性肺疾病患者首选；单用转复窦性心律者少 | 充血性心力衰竭、心原性休克；重度低血压（收缩压<90 mmHg）；预激综合征伴房颤；严重心肌病；室性心动过速；急性心肌梗死 | 房室传导阻滞、窦性停搏、心力衰竭、低血压 | 与β-受体阻滞药或洋地黄类合用时应密切观察心室率、血压、心功能变化 |
| 地高辛 | 心功能不全患者 | 强心苷中毒；室性心动过速；心室颤动；梗阻性肥厚型心肌病；预激综合征伴房颤；与钙注射剂合用 | 室性期前收缩、房室传导阻滞、阵发性或加速性交界性心动过速、阵发性房性心动过速伴房室传导阻滞、室性心动过速、窦性停搏、心室颤动等 | 动态监测血药浓度，注意药物间相互作用，疑有中毒时建议行血药浓度测定 |
| 胺碘酮 | 用于上述药物无效或使用有禁忌证者 | 与可导致尖端扭转型室性心动过速的药物合用；甲状腺功能亢进；循环衰竭；严重低血压 | 较其他抗心律失常药对心血管的不良反应少，主要有窦性心动过缓、窦性停搏或窦房阻滞、房室传导阻滞、偶有 Q-T 间期延长伴扭转型室性心动过速、低血压 | ①心脏不良反应与剂量相关，严重时可停药，用升压药、异丙肾上腺素、碳酸氢钠或起搏器治疗；②室性心动过速用直流电转复；③治疗不良反应需 5～10 天，停药后换其他抗心律失常药应注意相互作用；④心室律<50 次/分需减量或停用 |

注：a. 无起搏器保护的缓慢性心律失常如二度或三度房室传导阻滞或病态窦房结综合征禁用；已知对相应药物过敏者禁用；b. 老年患者易并存肝、肾功能减退，药物起始剂量和维持剂量较正常低；用药期间维持内环境稳定，尤其保持血钾及血镁水平正常

　　血流动力学稳定的房颤患者急性期控制心室率建议：①目标心室率<110 次/分，达标后症状控制不满意者，建议进行更加严格的控制，将心室率目标下调至 80～100 次/分；②无预激综合征的房颤患者，无应用β-受体阻滞药或 NDHP-CCB 禁忌证（表 3-13-2），可静脉注射艾司洛尔或地尔硫䓬控制心室率；房颤伴心力衰竭或左心室功能下降的患者，可静脉注射毛花苷 C 或胺碘酮控制心室率；失代偿性心力衰竭患者慎用β-受体阻滞药；心力衰竭患者不主张应用 NDHP-CCB；③预激综合征合并房颤的患者控制心室率首选胺碘酮或普罗帕酮；禁用洋地黄类、NDHP-CCB 和β-受体阻滞药。

　　急性期静脉给药后多需口服药物长期维持。长期控制心室率的建议：①β-受体阻滞剂是无用药禁忌的老年房颤患者的首选；②合并心力衰竭的患者可服用地高辛及β-受体阻滞药；③心室率控制不满意的患者可用地高辛与β-受体阻滞药和（或）NDHP-CCB 联合治疗，用药剂量根据心室

率逐渐调整，联合药物治疗期间建议监测心室率、血压及心功能变化；④地高辛不单独用于非心力衰竭阵发性房颤患者的心室率控制；⑤预激综合征伴房颤或有房颤病史者可应用普罗帕酮或胺碘酮控制心室率；⑥胺碘酮仅用于其他药物无效或有禁忌证者。

（2）快速房颤的药物复律：48 小时内新发房颤转复流程见图 3-13-1。对心室率过快致心力衰竭加重、心绞痛加重或血流动力学不稳定的患者需尽快电复律。持续性房颤患者在心室率控制后仍有症状或患者期望转复窦性心律可考虑复律治疗。复律时应充分控制心室率。鉴于房颤易复发，因此在复律治疗前应评估转复窦性心律和长期服用抗心律失常药物对患者的获益风险比。

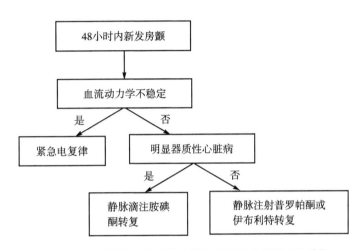

图 3-13-1　48 小时内新发房颤转复窦性心律的方法选择

药物复律的成功率低于电复律。常用的房颤复律药物有胺碘酮、普罗帕酮和伊布利特，其适应证与禁忌证见表 3-13-3。

表 3-13-3　常用的房颤复律药物

| 药 物 | 适应证 | 用法和用量 | 禁忌证[a] | 常见和（或）严重的心血管不良反应 | 注意事项[b] |
|---|---|---|---|---|---|
| 胺碘酮 | 器质性心脏病的首选 | 第 1 个 24 h 用药 5 mg/kg，静脉滴注 60 min，1.0 mg/min 维持 6 h，0.5 mg/min 维持 18 h | 与可导致尖端扭转型室性心动过速的药物合用；甲状腺功能亢进；循环衰竭；严重低血压 | 静脉炎；低血压；心动过缓；窦房传导阻滞等 | ①以 5% 葡萄糖注射液稀释至 1~6 mg/ml，>2 mg/ml 时需经中心静脉给药；②治疗期间密切监护，避免给药速度过快；③转复时间相对较长，24 h 内最高达 80%~90%；④出现心动过缓时需减慢注射速度或停用。 |
| 普罗帕酮 | 无明显器质性心脏病的房颤 | 2 mg/kg 静脉注射 10~20 min | 急性冠状动脉综合征；心力衰竭；心原性休克；严重低血压 | 常见一度房室传导阻滞、室内传导阻滞等 | ①转复持续性房颤效果有限；②转复时间在用药后 30~120 min；④如出现窦房性或房室性高度传导阻滞时，可静脉注射乳酸钠、阿托品、异丙肾上腺素或间羟肾上腺素等解救 |

（续　表）

| 药　物 | 适应证 | 用法和用量 | 禁忌证[a] | 常见和（或）严重的心血管不良反应 | 注意事项[b] |
|---|---|---|---|---|---|
| 伊布利特 | 无器质性心脏病的心房扑动或房颤；持续时间<90 d的房颤 | 体质量＞60 kg：1 mg；体质量＜60 kg：0.01 mg/kg；静脉注射10 min以上。心律失常停止后立即停药；无效者在间隔≥10 min重复给药1次 | QTc＞440 ms；多形室性心动过速史；失代偿性心力衰竭；LVEF＜40%且正在服用Ⅰ/Ⅲ类抗心律失常药物；1个月内急性冠状动脉综合征；严重肝、肾功能障碍；正在服用可延长QT间期的药物 | 多形室性心动过速（危险因素有老年、女性、体质量低、心力衰竭、QTc延长及心室率慢）；低血压；缓慢性心律失常 | ①持续心电监护至少4 h，肝功能障碍者需适当延长，监测QTc、12导联心电图，直至QTc恢复到基线水平；开放静脉通路，准备抢救药物、除颤器和临时心脏起搏。②转复时间约在用药后30 min。③停药指征：转复窦性心律；收缩压＜90 mmHg，心室率＜50次/分，二度以上房室传导阻滞，持续室性心动过速，QTc间期延长＞60 ms，支气管痉挛，QRS波时限延长超过50%，束支传导阻滞，其他严重影响患者健康的情况。④血流动力学稳定的室性心动过速通过补钾、镁和异丙肾上腺素治疗常能终止，血流动力学不稳定的室性心动过速应电复律，同时补钾、镁。⑤原先应用Ⅰa类或Ⅲ类抗心律失常药物的患者，在用药5个半衰期后方可用伊布利特，用伊布利特4 h后方可用其他抗心律失常药物 |

注：a. 无起搏器保护的缓慢性心律失常，如病态窦房结综合征、二度或三度房室阻滞等禁用；已知对相应药物过敏者禁用；b. 窦性心动过缓或二度以上房室传导阻滞病史的患者需备用临时起搏器方可用药；老年患者易发生肝、肾功能损害，药物起始剂量和维持剂量较正常低；用药期间维持内环境稳定，尤其保持血钾和血镁水平正常

药物转复建议：①转复前血电解质和QTc间期必须在正常范围，转复前后需心电监护观察用药过程中可能出现的心律失常，如室性期前收缩、室性心动过速、窦性停搏或房室结阻滞等；②无器质性心脏病的房颤可静脉注射普罗帕酮或伊布利特转复；③器质性心脏病的房颤患者建议用胺碘酮转复；④器质性心脏病的房颤患者在无低血压或充血性心力衰竭时还可用伊布利特转复；⑤预激综合征并发房颤且血流动力学稳定的患者首选胺碘酮，还可酌情选用普罗帕酮或伊布利特静脉注射转复。

（3）维持窦性心律的长期治疗：维持窦性心律是为了缓解房颤相关症状，减缓病程进展。常用的维持窦性心律的药物有β-受体阻滞药、胺碘酮、普罗帕酮及索他洛尔，其适应证与禁忌证见表3-13-4。不同基础心脏病和心功能状态的老年房颤患者用药建议见表3-13-5。

表3-13-4　老年人房颤患者常用的维持窦性心律药物

| 药　物 | 适应证 | 禁忌证 | 用　法 | 常见不良反应 | 注意事项[a] |
|---|---|---|---|---|---|
| 胺碘酮 | 器质性心脏病首选；进行电复律的药物准备 | 见表3-13-3 | 见表3-13-1中的口服药物 | 心动过缓、传导阻滞；甲状腺功能减退或亢进、肺纤维化、肝功能异常 | 维持窦性心律较索他洛尔和普罗帕酮更有效，用于其他药物治疗无效或有禁忌证时 |

（续　表）

| 药　物 | 适应证 | 禁忌证 | 用　法 | 常见不良反应 | 注意事项[a] |
|---|---|---|---|---|---|
| 普罗帕酮 | 无明显器质性心脏病患者 | 见表 3-13-3 | 150 ～ 300 mg，3 次/天口服 | 见表 3-13-3 | ①QRS 间期延长 25% 以上减量或停用；②地高辛血药浓度升高，建议减少地高辛剂量并监测；③降低胺碘酮代谢速度，两者不宜合用；④增加华法林血药浓度，密切监测 INR，调整华法林剂量 |
| 索他洛尔 | 预防房颤复发 | 清醒状态心室率 <50 次/分；二度或三度房室传导阻滞；病态窦房结综合征；心原性休克；未控制的心力衰竭；QT 间期 > 450 ms；支气管哮喘；血钾 < 4 mmol/L；内生肌酐清除率 < 40 ml/min | 初始剂量为每次 80 mg 口服，5 ~6 次后可增至每次 120 mg，最大剂量为每次 160 mg。每天 2 次（内生肌酐清除率 > 60 ml/min）或每天 1 次（内生肌酐清除率 40~60 ml/min）给药 | 尖端扭转型室性心动过速；心动过缓；QT 间期延长；乏力；呼吸困难 | ①起始治疗应在有监护和抢救条件的病房进行，每次给药心电监护 2~4 h，每天查心电图；②避免与能延长 QT 间期的药物合用，停用其他影响 QT 间期的药物 2~3 个半衰期后开始服用本药；③长期服药期间需监测肾功能和 QT 间期，QT 间期 > 500 ms 应减量维持在 520 ms 以内；④与钙拮抗剂合用应谨慎；⑤心功能不全患者在用洋地黄类和（或）利尿药控制心功能不全后方可用；⑥高龄、心力衰竭患者要减量 |
| β-受体阻滞药 | 预防甲状腺功能亢进或运动诱发房颤患者复发 | 见表 3-13-2 | 见表 3-13-1 | 见表 3-13-2 | 见表 3-13-2 |

注：a. 转为永久性房颤后，建议停用胺碘酮、普罗帕酮和索他洛尔，如其他药物不理想或禁用可继续服用胺碘酮控制心室率

表 3-13-5　不同基础心脏病和心功能状态的老年房颤患者控制心率和心律的用药选择

| 药　物 | 无或轻度心脏病 | 高血压伴左心室肥厚 | 冠心病 稳定 | 冠心病 ACS | 预激综合征旁路前向传导 | 肥厚性心肌病 非梗阻型 | 肥厚性心肌病 梗阻型 | 心力衰竭 NYHA I / II | 心力衰竭 NYHA III/IV | 心力衰竭 失代偿 |
|---|---|---|---|---|---|---|---|---|---|---|
| 维持窦性心律 | | | | | | | | | | |
| 　胺碘酮 | + | ++ | ++ | ++ | ++ | ++ | ++ | ++ | ++ | ++ |
| 　普罗帕酮 | ++ | | − | − | + | | | − | − | − |
| 　索他洛尔 | ++ | − | ++ | | | | | + | | + |
| 室率控制 | | | | | | | | | | |
| 　β-受体阻滞药 | ++ | ++ | ++ | ++ | − | ++ | ++ | | | |
| 　洋地黄类 | + | | | | − | | | + | + | ++ |
| 　NDHP-CCB | ++ | | | | − | ++ | ++ | + | | |

注：ACS. 急性冠状动脉综合征；NYHA. 美国纽约心脏病协会心功能分级；++. 首选；+. 次选；−. 禁用或慎用

维持窦性心律的长期治疗建议：①发作减少即为治疗有效；②一种药物无效可换用其他药物；③抗心律失常药物的促心律失常作用多见；④药物安全性比有效性更重要；⑤症状不明显或控制心室率后无症状的患者不需常规服用抗心律失常药物；⑥建议永久性房颤患者停用节律控制药物；⑦除预防甲状腺功能亢进和运动诱发的房颤外，β-受体阻滞药对预防房颤复发仅中度有效；⑧普罗帕酮可预防无明显器质性心脏病的房颤患者复发，避免用于冠心病或心力衰竭患者；⑨胺碘酮在维持窦性心律方面较普罗帕酮和索他洛尔更有效，一般用于其他药物治疗无效或禁忌时；⑩索他洛尔预防房颤作用较胺碘酮弱，其致心律失常作用主要原因是 QT 间期延长和心动过缓。

### （二）非药物心室率和节律控制治疗

**1. 房颤电复律**　采用直流同步电复律，能量在 150~200 J，可重复进行。电复律前后的抗凝治疗见"（三）老年房颤患者的抗栓治疗"。

电复律的适应证：①房颤病史 1 年内，心脏无显著扩大；②甲状腺功能亢进、肺炎、肺梗死等病因或诱因已控制或去除，但房颤仍持续；③有反复栓塞病史，但距最近 1 次栓塞事件已超过 3 个月；④房颤引起或加重心力衰竭和（或）心绞痛，药物难以控制或由于心室率快而感到心悸、焦虑者。

电复律的禁忌证：①洋地黄过量；②电解质紊乱，特别是低钾血症；③伴有病态窦房结综合征或高度房室传导阻滞；④3 个月内有栓塞史；⑤甲状腺功能亢进引起的心律失常，原发病尚未控制或伴有急性感染；⑥心房血栓。

**2. 房颤的心脏起搏治疗**

（1）适应证：①阵发性房颤，当房颤终止后出现严重窦性停搏、窦性心动过缓或窦房传导阻滞，即所谓的快慢综合征，症状性的窦性停搏 R-R 间期大于 3 s；②持续性房颤伴慢心室率（长 R-R 间期），且患者有慢心室率所引起的乏力、胸闷、气短或黑矇等症状；③顽固性阵发性房颤的发作间歇期或持续性房颤复律后，需要应用胺碘酮或索他洛尔等抗心律失常药物维持窦性心律，但在治疗过程中出现药物所致的缓慢性心律失常伴明显症状；④持续性房颤伴心功能不全患者需应用对房室结有抑制作用的药物（如 β-受体阻滞药、地高辛）治疗，而在服药过程中由于慢心室率使心力衰竭加重者。

（2）禁忌证：①心房血栓；②出血性疾病活动期；③慢性消耗性疾病晚期，预期寿命不超过 1 年。

（3）起搏器类型的选择：慢性持续性房颤选择单腔起搏器。阵发性房颤应选择双腔起搏器，如果条件允许，可考虑选择具有抗房颤功能的起搏器。房颤合并心力衰竭、心脏扩大、LVEF<35%、QRS>120 ms 的患者可考虑选择房室结消融加三腔起搏器置入。如房颤合并心力衰竭且有猝死风险的患者可考虑三腔起搏器加双腔除颤起搏器。

**3. 房颤射频消融**

（1）适应证：①阵发性房颤，心电图表现为典型的频发房性期前收缩、短阵房性心动过速、心房扑动、房颤，并反复发作、症状明显，2 种以上的抗心律失常药物治疗无效；②持续性房颤有成功转复史，在房颤转复前后有阵发性房颤史；③年龄小于 75 岁；④排除瓣膜性心脏病、扩张型心肌病、心力衰竭、心肌梗死等器质性心脏病，排除其他原因引起的房颤，如甲状腺功能亢进、酒精或药物中毒等；⑤阵发性房颤合并高血压、高血压心脏病和冠心病心绞痛患者，在高血压和心绞痛得到控制后也是射频消融的指征；⑥预激综合征合并房颤的患者可进行旁路消融；⑦快-慢综合征合并房颤患者可选择安装起搏器加药物治疗或行房颤消融治疗；⑧特发性房颤患者即房颤阵发和（或）持续发作，药物治疗无效或不能接受或不愿意进行药物治疗者可选择房颤消融治疗。

（2）禁忌证：①绝对禁忌证为左心房血栓；②相对禁忌证包括出血性疾病活动期、穿刺部位或全身性感染、脏器功能衰竭、慢性消耗性疾病晚期。

**4. 房颤外科手术**　房颤外科手术治疗最为常用的是改良迷宫手术和微创消融手术两种。直视下消融手术效果更好，缺点是需要开胸，在其他开胸手术治疗的同时进行射频消融治疗是较好的选择。

### （三）老年房颤患者的抗栓治疗

**1. 房颤患者抗栓治疗方法的选择**　见表3-13-6。老年房颤患者应根据脑卒中风险分层和出血风险分层权衡利弊选择抗栓治疗方案，口服华法林时本建议推荐目标：年龄<75岁 INR 2.0~3.0，≥75岁 INR 1.6~2.5（INR正常值0.9~1.3）。

表3-13-6　老年房颤患者抗栓治疗方法

| 危险分层 | CHADS$_2$ | 推荐治疗 |
| --- | --- | --- |
| 高危 | ≥2分 | 口服华法林 |
| 中危 | 1分 | 口服华法林；或阿司匹林100 mg/d；HAS-BLED评分≥3分，75 mg/d |
| 低危 | 0分 | 阿司匹林100 mg/d；HAS-BLED评分≥3分，75 mg/d；或不用药 |

**2. 华法林的起始用药方法和注意事项**

（1）华法林每天1片（每片2.5 mg或3.0 mg），起效时间2~4 d，5~7 d血药浓度达峰。

（2）用药前测定基础INR值，用药后第3、6、9天复查，根据INR调整华法林剂量，若连续2次INR达2.0~3.0（年龄≥75岁，1.6~2.5），可每周测定2次，稳定1~2周后可每个月测1次。

（3）华法林疗效受到多种药物、食物、酒精等影响，须长期随访，观察患者出血不良反应，定期监测INR并调整用药剂量。

（4）有条件者，年龄≥75岁房颤患者首次服用华法林最好住院观察。

**3. 转复窦性心律期间的抗凝治疗**

（1）复律前抗凝治疗：①房颤持续≥48 h，血流动力学不稳定（心绞痛、心肌梗死、休克、肺水肿）或因患者要求需紧急复律，静脉给予普通肝素或皮下低分子肝素注射后行电复律；②房颤持续时间<48 h，可静脉给予普通肝素负荷量80 U/kg后，以18 U/kg维持（或低分子肝素按体质量静脉或皮下给药），同时行复律治疗；③房颤持续时间≥48 h或持续时间不详、拟择期行药物或电复律的患者，复律前应常规口服抗凝药物3周，再行复律治疗；④房颤持续≥48 h或持续时间不详、拟择期行药物或电复律的患者，有条件时可先行食管超声检查，若未发现心房血栓，抗凝及复律同②，超声提示心房或心耳有血栓者，抗凝及复律同③。

（2）复律后的抗凝治疗：复律后开始口服华法林，并持续4周，复律前应用肝素类药物者在INR达2.0时停用肝素类药物。以下患者应长期口服抗凝药物：脑卒中高危（CHADS$_2$评分≥2分）；复律前抗凝治疗3周后经食管超声复查血栓仍未消失。

华法林用法及目标INR同上。

# 四、老年房颤特殊患者的治疗原则

## （一）老年人房颤合并慢性心力衰竭的治疗

房颤与心力衰竭常有共同的基础疾病，互为因果，使患者心功能恶化，增加血栓事件的风险并影响长期预后。约有 2/3 年龄≥65 岁的心力衰竭患者合并房颤，因此房颤合并心力衰竭应给予积极治疗。首先要明确并去除引起房颤的潜在及继发因素，其次是优化心力衰竭的基础治疗。治疗目标是控制心室率和预防血栓栓塞并发症，如房颤由心力衰竭所致或心室率控制仍有症状可考虑节律控制。

**1. 控制心室率**　β-受体阻滞药可降低心力衰竭患者的病死率，减少新发房颤，控制安静和活动状态下的心室率，是老年心力衰竭或 LVEF 减低患者控制心室率的一线用药，但须用于血流动力学稳定的患者，具体用药方法参照心力衰竭诊断治疗指南推荐的指征、剂量，遵循剂量递增原则。如效果不佳可加用洋地黄类药物，对控制安静状态的心室率有效，且可用于症状性心力衰竭患者。老年患者应根据肾功能调整用药剂量，并注意监测洋地黄中毒表现和药物浓度。胺碘酮可用于血流动力学不稳定患者的心室率控制。NDHP-CCB 如地尔硫䓬也可减慢心力衰竭伴快速房颤患者的心室率，但由于有负性肌力作用从而加重心力衰竭的风险，临床应慎用。地尔硫䓬可单独或联合地高辛用于 LVEF 正常的心力衰竭患者。

**2. 节律控制**　对于房颤心室率快伴有心肌缺血、症状性低血压或有肺淤血症状的患者，药物治疗无反应可考虑直流电转复。NYHA 心功能Ⅲ、Ⅳ级或近 1 个月内出现过失代偿心力衰竭的患者，只限于用胺碘酮，不建议用Ⅰ类抗心律失常药。对于难治性症状性房颤合并心力衰竭的患者可考虑导管消融治疗。

老年人房颤合并慢性心力衰竭多为血栓栓塞的高危人群，应使用华法林维持治疗（用法及目标 INR 见本建议老年人房颤治疗部分）。即使在房颤复律后仍要抗凝，防止房颤特别是无症状房颤引起的血栓栓塞。

## （二）老年人房颤合并冠心病抗栓药物长期联合应用的原则

**1. 房颤合并冠心病的抗栓治疗**

（1）单用阿司匹林：脑卒中低中危风险（CHADS$_2$ 评分<2 分）或不宜用华法林治疗的患者，可单用阿司匹林 100 mg/d，出血高危患者（HAD-BLED 评分≥3 分）推荐剂量 75 mg/d。

（2）单用华法林：老年稳定性冠心病伴房颤患者，单用华法林抗血栓治疗。

（3）联合用药。① ACS 患者，不论是否行经皮冠状动脉介入（percutaneous coronary intervention，PCI）都应短期（1~3 个月）应用三联抗栓药（华法林、阿司匹林、氯吡格雷），须密切观察出血情况，病情稳定后可单用华法林；②应用三联药物期间：目标 INR 同上，阿司匹林须并用胃黏膜保护药（质子泵抑制药、H$_2$ 受体拮抗药或其他抗酸药），出血高危者（HAD-BLED 评分≥3 分）可用 75 mg/d；若 INR>2.0，尽量不加用血小板糖蛋白Ⅱb/Ⅲa 受体拮抗药。

**2. 房颤行 PCI 治疗后的抗栓治疗**

（1）术前措施：应用华法林的脑卒中高危患者可不停用华法林（目标 INR 2.0~3.0，年龄≥75 岁 INR 1.6~2.5）；加用阿司匹林和氯吡格雷；建议首选桡动脉径路行 PCI。

（2）应根据血栓和出血风险评估选择支架：老年人房颤合并稳定冠心病行择期 PCI 时，应选择金属裸支架以减少术后抗栓药物联用时间；药物洗脱支架仅限于可能临床获益的情况，如长病变、小血管、糖尿病等。房颤伴 ACS 患者如为出血高危（HAS-BLED 评分≥3 分）也应选金属裸支架，低中危出血（HAS-BLED 评分 0~2 分）患者可选金属裸支架或药物洗脱支架。

（3）PCI 术后的抗栓方案：根据患者的出血风险、PCI 类型（择期或急诊）及置入支架类型选用不同的抗栓方案。冠心病房颤需要华法林治疗的脑卒中高危患者，PCI 术后抗栓治疗方案见表 3-13-7。注意老年患者华法林 INR 范围应严格限定如前述。

表 3-13-7　冠心病房颤且脑卒中高危患者 PCI 术后抗栓治疗

| 术前出血风险评估 | PCI 类型 | 支架类型 | 第 1 步：华法林和双联抗血小板药物[a] | 第 2 步：华法林和 1 种抗血小板药物[b] | 第 3 步：单用华法林维持 |
|---|---|---|---|---|---|
| 高出血风险 | 急诊 | 金属裸支架 | 1 个月 | 第 2 个月起至 1 年 | 长期 |
| | 择期 | 金属裸支架 | 2~4 周 | 不需要 | 长期 |
| 低-中出血风险 | 择期 | 金属裸支架 | 1 个月 | 不需要 | 长期 |
| | 择期 | 药物洗脱支架 | 3 个月（西罗莫司），6 个月（紫杉醇） | 1 年 | 长期 |
| | 急诊 | 两种均可选 | 6 个月 | 1 年 | 长期 |

注：出血风险评估采用 HAS-BLED 评分，≥3 分为高出血风险，≤2 分为低-中出血风险；a. 双联抗血小板治疗：阿司匹林 75~100 mg/d 和氯吡格雷 75 mg/d；b. 单一抗血小板治疗：阿司匹林 75~100 mg/d 或氯吡格雷 75 mg/d

### （三）房颤合并缺血性脑血管病的抗栓治疗

**1. 缺血性脑卒中急性期的抗栓治疗**

（1）抗血小板治疗：两项大规模随机对照研究发现阿司匹林（160~325 mg/d）明显减少缺血性脑卒中（包括房颤患者）的早期复发和死亡。因此，所有指南均推荐对非溶栓的急性缺血性脑卒中患者，应尽早使用阿司匹林；而接受溶栓的患者，为避免严重出血风险，应在溶栓后 24 小时开始使用阿司匹林。对不能耐受阿司匹林的患者可用氯吡格雷。对近期缺血性脑卒中患者不推荐阿司匹林和氯吡格雷联用，除非合并不稳定型心绞痛、心肌梗死或近期支架治疗。

（2）抗凝治疗：抗凝在所有急性缺血性脑卒中（包括心原性脑栓塞）中的应用已被否定。针对房颤的急性栓塞性脑卒中肝素试验（HAEST）结果未能显示低分子肝素优于阿司匹林。对 7 个研究 4624 例心原性脑栓塞患者急性期抗凝的荟萃分析结果显示，与其他治疗比较，抗凝可稍降低 7~14 天的缺血性脑卒中复发（3.0% 与 4.9% 比较，$P = 0.09$），但可增加症状性颅内出血（2.5% 与 0.7% 比较，$P = 0.02$），研究终点无改善。因此，对于老年人房颤导致的急性缺血性脑卒中，早期不推荐任何形式的抗凝治疗。

缺血性脑卒中患者从早期使用阿司匹林转为抗凝的时机应根据不同患者的实际情况决定，总的原则是安全而尽早转为口服抗凝药物。对于有严重神经功能缺损或出血风险较高的患者，应在脑卒中发生 2 周后转为抗凝较为合适；小卒中则可提前，甚至在发病后 2~3 天病情稳定后即可开始抗凝。抗凝治疗前需控制血压，并经影像学检查除外颅内出血。

房颤合并短暂性脑缺血发作患者在除外出血的情况下，应尽早或立即开始抗凝治疗。

**2. 脑卒中后长期抗栓治疗**　参照栓塞高危患者的治疗。

### （四）老年人房颤围术期的处理

**1. 老年人围术期新发房颤的治疗**　围术期新发房颤虽然多数为良性，但亦应注意有无潜在的心肺血管疾病、药物中毒或代谢紊乱等。处理目标是控制心室率，血流动力学稳定的房颤多于术后24小时自动转复。

非心脏手术中β-受体阻滞药和NDHP-CCB是控制房颤心室率的主要药物。洋地黄类药物仅对有慢性心力衰竭的患者作为一线用药。

心脏外科围术期应用β-受体阻滞药、胺碘酮预防和（或）治疗术后房颤效果明确。索他洛尔虽可减少术后房颤发生，但对缓慢性心律失常、尖端扭转型室性心动过速高危人群，特别是存在电解质紊乱的患者应限制应用。地高辛、维拉帕米、地尔硫革在心脏术后房颤治疗中的效果有争议。在症状明显或心室率很难控制的房颤患者中需要房颤复律，可直流电转复，亦可应用胺碘酮或伊布利特进行药物转复。心脏手术增加了脑卒中的风险，术后发生的房颤若持续48小时以上，最好应用肝素类或华法林抗凝治疗。

围术期还应注意纠正可能引起房颤的诱因，如有效镇痛、稳定血流动力学、减少正性肌力药物的使用，以及纠正水、电解质、酸碱平衡失调（如低钾、低镁血症）、治疗贫血、纠正低氧血症等。

**2. 老年人房颤围术期抗栓治疗** 包括正在口服华法林和抗血小板药物患者的围术期处理和老年房颤患者围术期的长期抗栓治疗。

（1）口服华法林患者的围术期处理：手术或有创操作前应暂停华法林，非心脏外科术前华法林停药5天，术前INR应<1.3，术前紧急情况下如INR>1.5可小剂量应用维生素$K_1$（$VitK_1$）1~2 mg，使INR正常。肝素桥接治疗前需权衡出血和脑卒中、血栓栓塞的风险。对低血栓栓塞风险患者，外科手术或操作前可不用肝素，在充分止血的情况下，手术日当晚或次日晨恢复常规剂量华法林。机械瓣置换术后、房颤等长期服用华法林的患者，如血栓风险为高危或中危，建议用肝素桥接治疗，治疗剂量低分子肝素皮下注射或静脉应用普通肝素，术前24 h给予最后一次低分子肝素，静脉应用普通肝素的患者，术前4 h停用。正在服用华法林需要紧急手术和介入治疗时，建议静脉或口服低剂量$VitK_1$ 2.5~5.0 mg。输注冰冻血浆或凝血酶原浓缩物能加速逆转华法林的抗凝疗效。

（2）口服抗血小板药物患者的围术期处理：非心脏手术围术期应权衡患者发生缺血性心脏事件的风险以决定抗血小板药物的应用。发生心脏事件低危的患者，术前7 d停用阿司匹林和氯吡格雷，术后24 h充分止血后重新用药；高危患者，建议不停用阿司匹林，而氯吡格雷停用5~10 d。冠状动脉旁路移植手术患者术前可不停用阿司匹林，但需停用氯吡格雷5~10 d。若术前停用阿司匹林，建议冠状动脉旁路移植术后6~48 h重新开始用药。

**3. 老年人房颤围术期后的长期抗栓治疗** 见"老年房颤患者的抗栓治疗"的相关内容。

## （五）严重出血和INR过高患者的处理

严重出血指颅内、脊髓或腹膜后出血，或可直接导致死亡或需手术治疗，或需要输注浓缩红细胞≥2个单位，或血红蛋白下降≥50 g/L的出血。

严重出血或INR明显升高，需急诊手术时应快速逆转抗凝作用，除停服华法林外，立即给予$VitK_1$ 2.5~5.0 mg口服或缓慢静脉注射，6 h左右可终止抗凝作用，并依据情况的紧急程度补充新鲜冰冻血浆和（或）凝血酶原浓缩物，必要时根据INR值重复使用，每12 h给予1次$VitK_1$。对凝血功能障碍的患者静脉注射凝血酶原浓缩物、Ⅶa浓缩物，可在15 min左右使INR恢复正常，但应注意有致血栓风险。INR处理见表3-13-8。

应用大剂量$VitK_1$后如需重新应用华法林，应给予低分子肝素或普通肝素桥接，直到INR达标。

表 3-13-8　INR 过高及严重出血的处理

| INR | 出血 | 处理 |
|---|---|---|
| 轻微延长,存在暂时性影响因素 | 无 | 华法林可不减量 |
| <5 | 无 | 减量或停用 1 次,检测 INR 至治疗水平,继续应用适合的剂量 |
| 5~9 | 无明显出血 | 停用 1~2 次,直至 INR 达 2.0~3.0 |
| | 出血高风险 | 停用 1 次,VitK$_1$ 1.0~2.5 mg 口服;若需尽快逆转 INR 延长,VitK$_1$ ≤5.0 mg 口服,24 h INR 仍延长,可给予 VitK$_1$ 1.0~2.0 mg口服 |
| ≥9 | 无明显出血 | 停药,VitK$_1$ 2.0~5.0 mg 口服,24~48 h INR 降至期望值,如需要加用 1 次 VitK$_1$,INR 降至治疗范围重新开始治疗 |
| 不论升高值 | 严重出血 | 停药,VitK$_1$ 10 mg 缓慢静脉注射,根据紧急程度加用新鲜冰冻血浆、凝血酶原浓缩物或Ⅶa 浓缩物。如 INR 持续升高,每 12 h 用 1 次 VitK$_1$ |
| | 威胁生命的出血,如颅内出血 | 停药,用新鲜冰冻血浆、凝血酶原浓缩物或Ⅶa 浓缩物,加用 VitK$_1$ 10 mg 缓慢静脉注射,如有需要,根据 INR 重复应用上述药物 |

# 参考文献

[ 1 ] Hobbs F, Fitzmaurice D, Mant J, et al. A randomised controlled trial and cost-effectiveness study of systematic screening (targeted and total population screening) versus routine practice for the detection of atrial fibrillation in people aged 65 and over. The SAFE study. Health Technol Assess, 2005, 9 (40): 1-74.

[ 2 ] Stewart S, Hart CL, Hole D, et al. Population prevalence, incidence, and predictors of atrial fibrillation in the Renfrew/Paisley study. Heart, 2001, 86 (5): 516-521.

[ 3 ] Go A, Hylek E, Phillips K, et al. Prevalence of diagnosed atrial fibrillation in adults: national implications for rhythm management and stroke prevention: the An Ticoagulation and Risk Factors in atrial fibrillation (ATRIA) Study. JAMA, 2001, 285 (18): 2370-2375.

[ 4 ] Miyasaka Y, Barnes M, Gersh B, et al. Secular trends in incidence of atrial fibrillation in Olmsted County, Minnesota, 1980 to 2000, and implications on the projections for future prevalence. Circulation, 2006, 114 (2): 119-125.

[ 5 ] Heeringa J, van der Kuip DA, Hofman A, et al. Prevalence, incidence and lifetime risk of atrial fibrillation: the Rotterdam study. Eur Heart J, 2006, 27 (8): 949-953.

[ 6 ] Naccarelli G, Varker H, Lin J, et al. Increasing prevalence of atrial fibrillation and flutter in the United States. Am J Cardiol, 2009, 104 (11): 1534-1539.

[ 7 ] 戚文航. 中国部分地区心房颤动住院病例回顾性调查. 中华心血管病杂志, 2003, 31 (12): 913-916.

[ 8 ] 周自强, 胡大一, 陈捷, 等, 中国心房颤动现状的流行病学研究. 中华内科杂志, 2004, 43 (7): 491-494.

[ 9 ] Hylek E, Go A, Chang Y, et al. Effect of intensity of oral anticoagulation on stroke severity and mortality in atrial fibrillation. N Eng J Med, 2003, 349 (11): 1019-1026.

[ 10 ] Kannel W, Abbott R, Savage D, et al. Epidemiologic features of chronic atrial fibrillation. N Engl J Med, 1982, 306 (17): 1018-1022.

[ 11 ] Flegel K, Shipley M, Rose G. Risk of stroke in non-rheumatic atrial fibrillation. Lancet, 1987, 329 (8532): 526-529.

[ 12 ] Wolf P, Abbott R, Kannel W. Atrial fibrillation as an independent risk factor for stroke: the Framingham Study. Stroke, 1991, 22 (8): 983-988.

[ 13 ] 马长生, 周玉杰, 马煜, 等. 北京地区非瓣膜病心房颤动患者缺血性脑卒中发生率及影响因素

的随访研究. 中华心血管病杂志, 2002, 30（3）：165-167.

［14］胡大一, 孙艺红, 周自强, 等. 中国人非瓣膜性心房颤动脑卒中危险因素的病例对照研究. 中华内科杂志, 2003, 42（s1）：157-161.

［15］Cameron A, Schwartz M, Kronmal R, et al. Prevalence and significance of atrial fibrillation in coronary artery disease（CASS Registry）. Am J Cardiol, 1988, 61（10）：714-717.

［16］Dries D, Exner D, Gersh B, et al. Atrial fibrillation is associated with an increased risk for mortality and heart failure progression in patients with asymptomatic and symptomatic left ventricular systolic dysfunction：a retrospective analysis of the SOLVD trials. J Am Coil Cardiol, 1998, 32（3）：695-703.

［17］Miyasaka Y, Barnes M, Gersh B, et al. Incidence and mortality risk of congestive heart failure in atrial fibrillation patients：a community-based study over two decades. Eur Heart J, 2006, 27（8）：936-941.

［18］Roy D, Talajic M, Nattel S, et al. Rhythm control versus rate control for atrial fibrillation and heart failure. N EngI J Med, 2008, 358（25）：2667-2677,

［19］Hohnloser S, Kuck K, Lilienthal J. Rhythm or rate control in atrial fibrillation-Pharmacological Intervention in Atrial Fibrillation（PIAF）：a randomised trial. Lancet, 2000, 356（3）：1789-1794.

［20］Wyse D, Waldo A, Di Marco J, et al. A comparison of rate control and rhythm control in patients with atrial fibrillation N Engl J Med, 2002, 347（23）：1825-1833.

［21］Van Gelderl, Hagens V, Bosker H, et al. A comparison of rate control and rhythm control in patients with recurrent persistent atrial fibrillation. N Engl J Med, 2002, 347（23）：1834-1840.

［22］Carlsson J, Miketic S, Windeler J, et al. Randomized trial of rate-control versus rhythm-control in persistent atrial fibrillation：the Strategies of Treatment of Atrial Fibrillation（STAF）study. J Am Coll Cardiol, 2003, 41（10）：1690-1696.

［23］Van Gelder IC, Groenveld HF, Crijns HJ, et al. Lenient versus strict rate control in patients with atrial fibrillation. N Engl J Med, 2010, 362（15）：1363-1373.

［24］Lafuente- Lafuente C, Mouly S, Longas-Tejero M, et al. Antiarrhythmics for maintaining sinus rhythm after cardioversion of atrial fibrillation. Cochrane Database Syst Rev, 2007, 5（4）：CD005049.

［25］Chevalier P, Durand-Dubief A, Burri H, et al. Amiodarone versus placebo and class Ⅰc drugs for cardioversion of recent-onset atrial fibrillation：A meta-analysis. J Am Coll Cardiol, 2003, 41（2）：255-262.

［26］Bianconi L, Castro A, Dinelli M, et al. Comparison of intravenously administered dofetilide versus amiodarone in the acute termination of atrial fibrillation and flutter. A multicentre, randomized, double-blind, placebo-controlled study. Eur Heart J, 2000, 21（15）：1265-1273.

［27］Vardas P, Kochiadakis G, Igoumenidis N, et al. Amiodarone as a first-choice drug for restoring sinus rhythm in patients with atrial fibrillation. Chest, 2000, 117（6）：1538-1545.

［28］Naccarelli G, Wolbrette D, Khan M, et al. Old and new antiarrhythmic drugs for converting and maintaining sinus rhythm in atrial fibrillation：comparative efficacy and results of trials. Am J Cardiol, 2003, 91（6）：15-26.

［29］Maund E, McKenna C, Sarowar M, et al. Dronedarone for the treatment of atrial fibrillation and atrial flutter. Health Technol Assess, 2010, 14（Suppl 2）：55-62.

［30］Le Heuzeyj, De Ferrari G, Radzik D, et al, A short-term, randomized, double-blind, parallel-group study to evaluate the efficacy and safety of dronedarone versus amiodarone in patients with persistent atrial fibrillation：the DIONYSOS study. J Cardiovasc Electrophysiol, 2010, 21（6）：597-605.

［31］Kber L, Torp-Pedersen C, McMurray J, et al. Increased mortality after dronedarone therapy for severe heart failure. N Engl J Med, 2008, 358（25）：2678-2687.

［32］Hohnloser SH, Crijns HJGM, van Eickels M, et al. Effect of dronedarone on cardiovascular events in atrial fibrillation. N Eng J Med, 2009, 360（7）：668-678.

［33］ Khan L. Single oral loading dose of propafenone for pharmacological cardioversion of recent-onset atrial fibrillation. J Am Coll Cardiol, 2001, 37（2）: 542-547.

［34］ Alboru P, Botto G, Baldi N, et al. Outpatient treatment of recent-onset atrial fibrillation with the "pill-in-the-pocket" approach. N Engl J Med, 2004, 351（23）: 2384-2391.

［35］ Chiladakis J, Kalogeropoulos A, Patsouras N, et al. Ibutilide added to propafenone for the conversion of atrial fibrillation and atrial flutter. J Am Coll Cardiol, 2004, 44（4）: 859-863.

［36］ Reisinger J, Gatterer E, Lang W, et al. Flecainide versus ibutilide for immediate cardioversion of atrial fibrillation of recent onset. Eur Heart J, 2004, 25（15）: 1318-1324.

［37］ Stambler B, Wood M, Ellenbogen K. Antiarrhythmic actions of intravenous ibutilide compared with procainamide during human atrial flutter and fibrillation: electrophysiological determinants of enhanced conversion efficacy. Circulation, 1997, 96（12）: 4298-4306.

［38］ Kirchhof P, Eckardt L, Loh P, et al. Antergior-posterior versus anterior-lateral electrode positions for external cardioversion of atrial fibrillation: a randomised trial. Lancet, 2002, 360（9342）: 1275-1279.

［39］ Oral H, Souza J, Michaud G, et al. Facilitating transthoracic cardioversion of atrial fibrillation with ibutilide pretreatment. N Engl J Med, 1999, 340（24）: 1849-1854.

［40］ Calkins H, Reynolds M, Spector P, et al. Treatment of atrial fibrillation with antiarrhythmic drugs or radiofrequency ablation. Circ Arrhythm Electrophysiol, 2009, 2（4）: 349-361.

［41］ Ozcan C, Jahangir A, Friedman P, et al. Long-term survival after ablation of the atrioventricular node and implantation of a permanent pacemaker in patients with atrial fibrillation. N Engl J Med, 2001, 344（14）: 1043-1051.

［42］ Upadhyay G, Choudhry N, Auricchio A, et al. Cardiac resynchronization in patients with atrial fibrillation: a meta-analysis of prospective cohort studies. J Am Coll Cardiol, 2008, 52（15）: 1239-1246.

［43］ Dong K, Shen W, Powell B, et al. Atrioventricular nodal ablation predicts survival benefit in patients with atrial fibrillation receiving cardiac resynchronization therapy. Heart Rhythm, 2010, 7（9）: 1240-1245.

［44］ Weerasooriya R, Davis M, Powell A, et al. The Australian intervention randomized control of rate in atrial fibrillation trial（AIRCRAFT）. J Am Coll Cardiol, 2003, 41（10）: 1697-1702.

［45］ Gaita F, Riccardi R, Gallotti R. Surgical approaches to atrial fibrillation. Cardiac Electrophysiol Rev, 2002, 6（4）: 401-405.

［46］ Sivenius J, Skvortsova V, Nottingham U, et al. Guidelines for management of ischaemic stroke and transient ischaemic attack 2008. Cerebrovasc Dis, 2008, 25（5）: 457-507.

［47］ Saxena R, Koudstaal P. Anticoagulants for preventing stroke in patients with nonrheumatic altrial fibrillation and a history of stroke or transient ischaemia. Cochrane Database Syst Rev, 2004, 18（4）: CD000185.

［48］ Rash A, Downes T, Portner R, et al. A randomised controlled trial of warfarin versus aspirin for stroke prevention in octogenarians with atrial fibrillation（WASPO）. Age and Ageing, 2007, 36（2）: 151-156.

［49］ Mantj, Hobbs F, Fletcher K, et al. Warfarin versus aspirin for stroke prevention in an elderly community population with atrial fibrillation（the Birmingham Atrial Fibrillation Treatment of the Aged Study, BAFTA）: a randomised controlled trial. Lancet, 2007, 370（9586）: 493-503.

［50］ Hart R, Benavente O, McBride R, et al. Antithrombotic therapy to prevent stroke in patients with atrial fibrillation. Ann Intern Med, 1999, 131（7）: 492-501.

［51］ Hart R, Pearce L, Aguilar M. Meta-analysis: antithrombotic therapy to prevent stroke in patients who have nonvalvular atrial fibrillation. Ann Intern Med, 2007, 146（12）: 857-867.

［52］ Connolly S, Ezekowitz M, Yusuf S, et al. Dabigatran versus warfarin in patients with atrial fibrillation. N Engl J Med, 2009, 361（12）: 1139-1151.

［53］ Connonlly SJ, Eikelboom J, Joyner C, et al. Apixaban in patients with atrial fibrillation. N Engl J Med, 2011, 364: 806-817,

［54］Granger CB, Alexander JH, McMurray JJ, et al. Apixaban versus warfarin in patients with atrial fibrillation. N Engl J Med, 2011, 365（12）: 981-992.

［55］ROCKET AF Study Investigators. Rivaroxabanonce daily, oral, direct factor Ⅹa inhibition compared with vitamin K antagonism for prevention of stroke and Embolism Trial rn Atrial Fibrillation: rationale and design of the ROCKET AF study. Am Heart J, 2010, 159（3）: 340-347.

［56］Patel MP, Mahaffey KW, Garg J, et al. Rivaroxaban versus warfarin in nonvalvular atrial fibrillation. N Engl J Med, 2011, 365（10）: 883-891.

［57］Fox KA, Piccini JP, Wojdyla D, et al. Prevention of stroke and systemic embolism with rivaroxaban compared with warfarin in patients with non valvular atrial fibrillation and moderate renal impairment. Eur Heart J, 2011, 32（19）: 2387-2394.

［58］Schneider MP, Hua TA, Bohm M, et al. Prevention of atrial fibrillation by renin-angiotensin system inhibition: a meta-analysis. JACC, 2010, 55（21）: 2299-2307.

［59］Jibrini MB, Molnarj, Arora RR. Prevention of atrial fibrillation by way of abrogation of the renin-angiotensin system: a systematic review and meta analysis. Am J Ther, 2008, 15（1）: 36.

［60］Healeyj S, Baranchuk A, Crystal E, et al. Prevention of atrial fibrillation with angiotensin-converting enzyme inhibitors and angiotensin receptor blockers: a meta-analysis. JACC, 2005, 45（11）: 1832-1839.

［61］Singer D, Albers G, Dalen J, et al. Antithrombotic therapy in atrial fibrillation: American College of Chest Physicians evidence-based clinical practice guidelines（8th Edition）. Chest, 2008, 133（suppl）: 546S-592S.

［62］Fuster V, Ryden L, Cannom D, et al. ACC/AHA/ESC, 2006 guidelines for the management of patients with atrial fibrillation. Circulation, 2006, 114: e257-e354.

［63］Segai J, McNamara R, Miller M, et al. The evidence regarding the drugs used for ventricular rate control. J Fam Practice, 2000, 49（1）: 47-59.

［64］AFFIRM Investigators. A comparison of rate control and rhythm control in patients with atrial fibrillation. N Engl J Med, 2002, 347（23）: 1825-1833.

［65］Hou ZY, Chang MS, Chen CY, et al. Acute treatment of recent-onset atrial fibrillation and flutter with a tailored dosing regimen of intravenous amiodarone. Eur Heart J, 1995, 16（4）: 521.

［66］Murgatroyd FD, Gibson SM, Baiyan X, et al. Double-blind placebo-controlled trial of digoxin in symptomatic paroxysmal atrial fibrillation. Circulation, 1999, 99（21）: 2765.

［67］Hsu L, Jaïs P, Sanders P, et al. Catheter ablation for atrial fibrillation in congestive heart failure. N Engl J Med, 2004, 351（23）: 2373-2383.

［68］Khan M, Jais P, Cummings J, et al. Pulmonary vein isolation for atrial fibrillation in patients with heart failure. N Engl J Med, 2008, 359（17）: 1778-1785.

［69］Talajic M, Khairy P, Levesque S, et al. Maintenance of sinus rhythm and survival in patients with heart failure and atrial fibrillation. J Am Coll Cardiol, 2010, 55（17）: 1796-1802.

［70］Singh B, Singh S, Reda D, et al. Amiodarone versus sotalol for atrial fibrillation. N Engl J Med, 2005, 352（18）: 1861-1872.

［71］Kirchhof P, Auricchio A, Bax J, et al. Outcome parameters for trials in atrial fibrillation: executive summary. Eur Heart J, 2007, 28（22）: 2803-2817.

［72］Martinez- Marcos F, Garcia-Garmendia J, Ortega-Carpio A, et al. Comparison of intravenous flecainide, propafenone, and amiodarone for conversion of acute atrial fibrillation to sinus rhythm. Am J Cardiol, 2000, 86（9）: 950-953.

［73］Petri H, Kafka W, Rudolph W. Discrepant effects of oral and intravenous verapamil on AV conduction in patients with ventricular preexcitation and atrial fibrillation. Herz, 1983, 8（3）: 144.

［74］Roy D, Talajic M, Dorian P, et al. Amiodarone to prevent recurrence of atrial fibrillation. N Engl J Med, 2000, 342（13）: 913.

［75］Fetsch T, Bauer P, Engberding R, et al. Prevention of atrial fibrillation after cardioversion: results of the PAFAC trial. Eur Heart J, 2004, 13（11）: 1385.

［76］Piccinij, Hasselblad V, Peterson E, et al Comparative efficacy of dronedarone and amiodarone for the maintenance of sinus rhythm in patients with atrial fibrillation. J Am Coll Cardiol, 2009, 54 (12): 1089.

[77] 中国生物医学工程学会心律分会, 中国医药生物技术协会心电学技术分会, 中国医师协会心血管内科医师分会. 伊布利特临床应用中国专家共识 (2010). 中国心脏起搏与心电生理杂志, 2011, 25 (1): 1-11.

[78] Prystowsky EN, Benson DW Jr, Fuster V, et al. Management of patients with atrial fibrillation: a statement for healthcare professionals from the subcommittee on electrocardiography and electrophysiology. Circulation, 1996, 93 (6): 1262.

[79] Gasparini M, Auricchio A, Metra M, et al. Long-term survival in patients undergoing cardiac resynchronization therapy: the importance of performing atrio-ventricular junction ablation in patients with permanent atrial fibrillation. Eur Heart J, 2008, 29 (17): 1644-1652.

[80] Cappato R, Calkins H, Chen SA, et al. Worldwide survey on the methods, efficacy, and safety of catheter ablation for human atrial fibrillation. Circulation, 2005, 111 (9): 1100-1105.

[81] Wann LS, Curtis AB, January CT, et al. 2011 ACCF/AHA/HRS focused update on the management of patients with atrial fibrillation (Updating the 2006 Guideline): a report of the American College of Cardiology Foundation/American Heart Association Task Force on Practice Guidelines. J Am Coll Cardiol, 2011, 57 (2): 223-242.

[82] Rubboli A, Camm A, Heidbuchel H, et al. Management of antithrombotic therapy in atrial fibrillation patients presenting with acute coronary syndrome and/or undergoing percutaneous coronary intervention/stenting. Thromb and Haemost, 2010, 103 (1): 13-28.

[83] Dickstein K, Cohen-Solal A, Filippatos G, et al. ESC guidelines for the diagnosis and treatment of acute and chronic heart failure 2008. Eur Heart J, 2008, 29 (19): 2388-2442.

[84] Benjamin E, Levy D, Vaziri S. et al. Independent risk factors for atrial fibrillation in a population-based cohort: the Framingham Heart Study. JAMA, 1994, 271 (11): 840-844.

[85] Nasr IA, Bouzamondo A, Hulot J, et al.

Prevention of atrial fibrillation onset by beta-blocker treatment in heart failure: a meta-analysis. Eur Heart J, 2007, 28 (4): 457-462.

[86] 中华医学会心血管病学分会, 中华心血管病杂志编辑委员会. 慢性心力衰竭诊断和治疗建议. 中华心血管病杂志, 2007, 35 (12): 1076-1095.

[87] Group ISTC. The International Stroke Trial (IST): a randomised trial of aspirin, subcutaneous heparin, both, or neither among 19, 435 patients with acute ischaemic stroke. Lancet, 1997, 349 (9065): 1569-1581.

[88] Group CC. Chinese Acute Stroke Trial (Cast): randomized placebo-controlled trial of early aspirin use in 20, 000 patients with acute ischemic stroke. Lancet, 1997 (9066): 164-169.

[89] Adams HP Jr, del Zoppo G, Alberts MJ, et al. Guidelines for the early management of adults with ischemic stroke: a guideline from the American Heart Association/American Stroke Association Stroke Council, Clinical Cardiology Council, Cardiovascular Radiology and Intervention Council, and the Atherosclerotic Peripheral Vascular Disease and Quality of Care Outcomes in Research Interdisciplinary Working Groups: the American Academy of Neurology affirms the value of this guideline as an educational tool for neurologists. Stroke, 2007, 38 (4): 1655-1711.

[90] Ringleb P, Bousser M, Ford G. European Stroke Organisation (ESO) Executive Committee, ESO Writing Committee. Guidelines for Management of Ischaemic Stroke and Transient Ischaemic Attack 2008. Cerebrovasc Dis, 2008, 25 (5): 457-507.

[91] 中华医学会神经病学分会脑血管病学组, 缺血性脑卒中急性期干预指南撰写组. 中国急性缺血性脑卒中诊治指南 2010. 中华神经科杂志, 2010, 43 (2): 146-153.

[92] 中华神经病学脑血管病血组, 缺血性脑卒中和短暂性脑缺血发作二级预防指南撰写组. 中国缺血性脑卒中和短暂性脑缺血发作二级预防指南 2010. 中华神经科杂志, 2010, 43 (2): 154-160.

[93] Berge E, Abdelnoor M, Nakstad P, et al. Low molecular-weight heparin versus aspirin in patients with acute ischaemic stroke and atrial fibrillation:

a double-blind randomised study. Lancet, 2000, 355 (9211): 1205-1210.

[94] Paciaroni M, Agnelli G, Micheli S, et al. Efficacy and safety of anticoagulant treatment in acute cardioembolic stroke: a meta-analysis of randonuzed controlled trials. Stroke, 2007, 38 (2): 423-430.

[95] Cairns JA, Connolly S, McMurtry S, et al. Canadian Cardiovascular Society atrial fibrillation guidelines 2010: prevention of stroke and systemic thromboembolism in atrial fibrillation and flutter. Canadian J Cardiol, 2011, 27 (1): 74-90.

[96] Fleisher L, Beckman J, Brown K, et al. 2009 ACCF/ AHA focused update on perioperative beta blockade incorporated into the ACC/AHA 2007 guidelines on perioperative cardiovascular evaluation and care for noncardiac surgery: a report of the American College of Cardiology Foundation/American Heart Association task force on practice guidelines. Circulation, 2009, 120 (21): e169-e276.

[97] Burgess D, Kilbom M, Keech A. Interventions for prevention of post-operative atrial fibrillation and its complications after cardiac surgery: a meta-analysis. Eur Heart J, 2006, 27 (23):

2846-2857.

[98] Bagshaw S, Galbraith P, Mitchell L, et al. Prophylactic amiodarone for prevention of atrial fibrillation after cardiac surgery: a meta-analysis. Ann Thorac Surg, 2006, 82 (5): 1927-1937.

[99] Dunning J, Treasure T, Versteegh M, et al. Guidelines on the prevention and management of de novo atrial fibrillation after cardiac and thoracic surgery. Eur J Cardiothorac Surg, 2006, 30 (6): 852.

[100] Schulman S, Beyth R, Kearon C, et al. Hemorrhagic complications of anticoagulant and thrombolytic treatment: American College of Chest Physicians Evidence-Based Clinical Practice Guidelines. Chest, 2008, 133 (6 Suppl): 257S-298S.

[101] Aguilar M, Hart R, Kase C, et al. Treatment of warfarin-associated intracerebral hemorrhage: literature review and expert opinion. Mayo Clinic Proc, 2007, 82 (1): 82-92.

[102] AnseII J, Hirsh J, Hylek E, et al. Pharmacology and management of the vitamin K antagonists: American College of Chest Physicians Evidence-Based Clinical Practice Guidelines (8th Edition). Chest, 2008, 133 (6 suppl): 160S-198S

# 第2节　老年人非瓣膜心房颤动诊治中国专家建议[①]

《老年人心房颤动诊治中国专家建议》写作组[②]

中华医学会老年医学分会[②]

《中华老年医学杂志》编辑委员会[②]

心房颤动（以下简称房颤）是一种以快速、无序心房电活动为特征的室上性快速性心律失常。

① 本文引自：《老年人心房颤动诊治中国专家建议》写作组，中华医学会老年医学分会，《中华老年医学杂志》编辑委员会. 老年人非瓣膜心房颤动诊治中国专家建议（2016）. 中华老年医学杂志, 2016, 35 (9): 915-928.

② 通信作者：李小鹰，邮箱：xyli301@163.com

执笔：秦明照、张新军、张迎怡、郭豫涛、李小鹰

专家组成员（按姓氏笔画顺序排列）：王玉堂（解放军总医院），王振福（解放军总医院），王晓明（第四军医大学西京医院），王朝晖（华中科技大学同济医学院协和医院），丛洪良（天津胸科医院），司良毅（西南医院），刘宏斌（解放军总医院），何青（北京医院），周晓辉（新疆医科大学第一附属医院），杨杰孚（北京医院），张澍（中国医学科学院阜外医院），唐北沙（中南大学湘雅医院），韩辉（哈尔滨医科大学附属第一医院），彭丹涛（中日友好医院），塞在金（中南大学湘雅二医院），樊瑾（解放军总医院）

房颤在心电图上主要表现为 P 波消失，代之以不规则的心房颤动波（f 波）；RR 间期绝对不规则。临床特点为心悸、脉律绝对不整。年龄是导致房颤发生的独立危险因素，65 岁及以上人群的房颤患者特称为老年房颤。根据患者房颤基础病情况，分为瓣膜性房颤和非瓣膜性房颤。非瓣膜性房颤是指无风湿性二尖瓣狭窄、机械/生物瓣膜、二尖瓣修复情况下发生的房颤。此专家建议只针对老年非瓣膜性房颤。

　　根据临床发作特点，房颤分类如下。①初发房颤：指首次明确诊断的心房颤动，包括房颤发作时无症状或症状轻微，难以确定房颤的发作时间、持续时间和既往发作史。②阵发性房颤：指持续时间小于 7 d 的房颤，一般小于 48 h，多为自限性但反复发作。③持续性房颤：指持续时间大于 7 d 的房颤，一般不能自行复律，药物复律的成功率较低，常需电复律。④长期持续性房颤：持续大于 1 年，经导管消融等方法可以转复窦律。⑤永久性房颤：指复律失败不能维持窦性心律、无复律适应证或无复律意愿的房颤。同一患者可能存在多种房颤的类型，如多次阵发性房颤和偶尔发作的持续性房颤。

# 一、老年房颤的临床特点

## （一）老年房颤的流行病学与发病特点

　　房颤是老年人最常见的心律失常，随着人口老龄化，房颤已成为老年人的常见病。《2010 年全球疾病负担研究》显示，世界范围内房颤患者人数达 3300 万；其中 80 岁以上人群可高达 13% 以上，男女比例约为 1.2：1。中国房颤及其相关卒中负担增加显著，近 11 年房颤患病率增加 20 倍，房颤卒中增加 13 倍。与较年轻（51~60 岁）的人群相比，71~80 岁的人群房颤患病率增加了 5 倍，80 岁以上的高龄老年房颤患病率增加了 6 倍。估计全国约有近千万房颤患者，瓣膜性、非瓣膜性和孤立性房颤的比例分别为 12.9%、65.2% 和 21.9%。风湿性心脏病、扩张型心肌病、心力衰竭、甲状腺功能亢进、冠状动脉粥样硬化性心脏病（冠心病）、慢性阻塞性肺疾病（chronic obstructive pulmonary disease，COPD）、糖尿病、高血压及高龄是导致中国人群房颤的独立风险因子，其中老年人占住院房颤患者半数以上。

　　老年房颤患者多存在血栓或出血倾向疾病，使之成为血栓及出血的高危人群。85 岁的高龄老年患者，约 27% 合并血栓倾向疾病，21% 合并出血倾向疾病，8.6% 同时合并血栓及出血倾向疾病。老年房颤患者的血栓事件表现为"复杂血栓"，即多系统、多部位的血栓事件，可能同时存在或反复发生静脉系统血栓及动脉系统血栓，患者可能发生下肢深静脉血栓、心房血栓与冠状动脉血栓等。

　　缺血性脑卒中是房颤引发的主要栓塞性事件，也是房颤患者致残的主要原因。老年房颤脑卒中患者 30 d 病死率高达 24%；老年房颤栓塞发生率更高，80~89 岁房颤患者卒中发生率高达 23.5%；平均年龄 70 岁的房颤患者缺血性脑卒中发生率为 5.3%，住院房颤患者脑卒中发生率 24.8%，80 岁以上高达 32.9%。

## （二）病因与共病

　　心肌纤维化、心房扩大促使房颤发生，所有心脏疾病（特别是缺血性、瓣膜性或者高血压性心脏改变）都可能伴发房颤，尤其是在疾病进展阶段。主要的心血管危险因素也是房颤的危险因素，其中年龄和高血压为主要的危险因素。此外，一些心脏以外因素如支气管肺炎、慢性阻塞性肺疾病、肺栓塞、低钾血症、甲状腺功能亢进症、肥胖和睡眠呼吸暂停综合征等也是房颤发生的危险因素。老年人群常同时罹患 2 种以上的疾病（共病）即共病状态可能既是房颤发作的诱因，也可能是房颤发作的结果。因此，对老年人群进行共病管理是房颤治疗的目标之一。

# 二、老年房颤的评估

## （一）房颤导致脑卒中的风险评估方法

2006 年美国心脏病学会/美国心脏学会/欧洲心脏病学会（ACC/AHA/ESC）推荐采用 CHADS$_2$ 评分作为依据对非瓣膜性房颤患者进行脑卒中危险分层，见表 3-13-9。未予抗凝治疗的心房颤动患者，CHADS$_2$ 评分为 0 分者卒中年发病率为 1.9%，2 分者为 4.0%，6 分者为 18.2%。CHADS$_2$ 评分未能包括所有已知的卒中危险因素，因此 2010 年 ESC 更新房颤指南，推荐采用新的 CHA$_2$DS$_2$-VASc 评分对房颤患者进行危险分层，见表 3-13-9。CHA$_2$DS$_2$-VASc 评分为 0 分者年卒中发生率为 0%，2 分者为 1.3%，4 分者为 4.0%，6 分者为 9.8%。来自真实世界的研究证实 CHA$_2$DS$_2$-VASc 评分较 CHADS$_2$ 评分能更准确地识别低危患者，使那些真正需要抗凝的患者进行抗凝治疗。由于 CHA$_2$DS$_2$-VASc 评分增加了年龄项的权重，增加了老年人常见的外周动脉疾病，更有利于老年患者的分层，因此本建议推荐 CHA$_2$DS$_2$-VASc 评分法。

表 3-13-9　CHADS$_2$ 和 CHA$_2$DS$_2$-VASc 评分

| 项　目 | CHADS$_2$ 评分 | CHA$_2$DS$_2$-VASc 评分 |
| --- | --- | --- |
| 年龄≥75 岁 | 1 | 2 |
| 年龄 65~74 岁 | 0 | 1 |
| 高血压 | 1 | 1 |
| 糖尿病 | 1 | 1 |
| 心力衰竭或左心室功能障碍 | 1 | 1 |
| 既往脑卒中或短暂性脑缺血发作 | 2 | 2 |
| 女性 | — | 1 |
| 血管疾病（既往心肌梗死、外周动脉疾病、主动脉斑块） | — | 1 |

## （二）房颤患者出血的风险评估方法

房颤患者出血风险评分方法包括 mOBRI、HEMORR2 HAGES、HAS-BLED、Shireman's schema 和 ATRIA 等。最新的一项针对≥75 岁（4124 例）和 <75 岁（4838 例）老年房颤患者出血风险评价的研究显示，3 种评分（HAS-BLED、HEMORR2 HAGES 和 ATRIA）进行出血事件分层，HAS-BLED 预测价值优于其他两种（但总体 3 种评分预测老年患者的效能均较低）。目前尚无针对中国房颤患者的出血风险评分工具，根据目前中国的诊疗水平，本共识推荐 HAS-BLED 评分。HAS-BLED 评分评估房颤患者出血风险见表 3-13-10。

表 3-13-10　HAS-BLED 评分及相应出血风险

| 项　目 | 评　分 |
| --- | --- |
| 高血压（收缩压>160 mmHg）（H） | 1 |
| 肝、肾功能不全（A） | 各 1 分 |
| 卒中（S） | 1 |
| 出血史（B） | 1 |
| 异常 INR 值（L） | 1 |
| 年龄>65 岁（E） | 1 |
| 药物或饮酒（D） | 各 1 分 |

注：HAS-BLED 评分中，H. 高血压；A. 肝功能异常（肝酶水平高于正常值上限 3 倍、胆红素水平高于正常值上限 2 倍以上）、肾功能异常（肌酐≥200 μmol/L）；S. 卒中史；B. 出血史（既往出血、出血倾向、贫血等）；L. 不稳定凝血国际标准化比值（INR）（过高或不稳定、不达标占 60%）；E. 65 岁；D. 药物（抗血小板药物联用、非甾体抗炎药）或酗酒；总计 9 分，HAS-BLED≥3 分为出血高危患者

## （三）老年房颤患者的综合评估

老年房颤管理应该包含老年综合评估（comprehensive geriatric assessment，CGA）。主要评估以下方面。

**1. 失能评估**　见表 3-13-11。

**2. 衰弱筛查**　衰弱与老年患者的预后密切相关，如住院时间延长、30 d 再入院率和病死率升高、抗凝治疗的风险增加。FRAIL（Fatigue、Resistance、Ambulation、Illness、Loss of Weight）量表简便易行，适合在临床应用，见表 3-13-12。

表 3-13-11　日常生活活动能力（ADL）评估表

| 项　目 | | 评　分 |
| --- | --- | --- |
| 如厕 | 能完全独立上厕所，无失禁 | 1 |
| | 需要提醒如厕，或需要帮助清洁，或有失禁 | 0 |
| 进食 | 能独立吃饭 | 1 |
| | 进餐需要帮助 | 0 |
| 穿衣 | 能自己穿衣、脱衣，并能从衣橱自己挑选衣服 | 1 |
| | 穿脱衣服或选衣服需要帮助 | 0 |
| 梳洗（整洁、头发、指甲、手、脸、衣服） | 能独立保持整洁和穿着得体 | 1 |
| | 需要帮助 | 0 |
| 躯体活动 | 能在各种地面和城市中随意走动 | 1 |
| | 能在住处附近活动、行走需要帮助、超过多半时间卧床 | 0 |
| 洗澡 | 能独立洗澡 | 1 |
| | 能自己洗澡，但出入浴缸需要帮助；不能洗澡 | 0 |

注：总分 6 分；评价标准：6 分为完全独立，3~5 分为部分功能依赖，≤2 分为严重功能依赖

表 3-13-12 FRAIL 量表

| 项　目 | | 评　分 |
|---|---|---|
| 乏力 | 近 4 周有多长时间感到疲乏？ | 大部分时间或全部时间得 1 分 |
| 抗阻力 | 不需要帮助连续上 10 个台阶是否感到困难？ | 回答"是"得 1 分 |
| 活动能力 | 不需要帮助独立步行几百米是否感到困难？ | 回答"是"得 1 分 |
| 疾病 | 有 5 种或以上疾病 | 1 分 |
| 体质量下降 | 近 1 年内体质量下降≥5% | 1 分 |

注：评分标准：0~5 分，其中 1~2 分为衰弱前期，3~5 分为衰弱

**3. 步态异常与跌倒风险评估** 跌倒增加抗凝治疗的出血风险。对于老年房颤患者，就诊时应询问有无跌倒史，观察有无步态异常和运动受限情况，可采用起立行走试验（Time Up and Go Test，TUGT）表进行评估，见表 3-13-13。有跌倒风险者应进行用药筛查、视力检查、神经系统检查、足部检查、步态和平衡功能检查、卧立位血压测量。

表 3-13-13 起立行走试验（TUGT）

| 步　骤 | 检测指令 |
|---|---|
| 1 | 从椅子上站起来（如可能，尽量不使用扶手） |
| 2 | 走到地面的标记线前面（3 m） |
| 3 | 转身 |
| 4 | 回到椅子处 |

注：检测时患者应坐在标准带扶手的椅子上，椅子距前方标线的距离为 3 m；应穿合脚鞋子和使用行走辅助器具，除此之外不应接受其他帮助。TUGT≥15 s 被认为有功能减弱

**4. 认知功能评估** 老年房颤患者进行认知功能评估十分重要，关系到提供病史的可靠性、对医嘱的理解力、对疗效观察的可能性和治疗的依从性，尤其是抗栓治疗。可以应用简易智力状态评估（Mini-Cog）量表进行筛查，见表 3-13-14，筛查阳性者可由神经内科进一步专业化评估认知功能。

表 3-13-14 简易智力状态评估（Mini-Cog）量表

| 提　问 | 具体操作 |
|---|---|
| 1 | 提醒患者注意后说："我说出 3 个单词，要求你记住：香蕉、日出、椅子，现在请复述。"给患者 3 次机会重复这些单词，如果 3 次尝试均失败则进入下一提问 |
| 2 | 告诉患者按以下顺序画个钟表："请在下面空白处画一个钟表。首先画一个大的圆圈，沿着圆圈标上数字，然后画出时针和分针表示出 11 点 10 分。"如果患者在 3 min 内不能按指令画出钟表，则停止然后进行再回忆单词 |
| 3 | 问："我刚才要求你记住的 3 个单词是什么？" |

注：正确的钟表应包括以下内容：写出 1~12 所有的数字，每个数字只能出现 1 次，排列顺序和方向正确，顺时针写在圆圈内；画出时针和分针，时针指向 11，分针指向 2；缺乏以上任何 1 条均记为不能正确画出钟表，拒绝画也记为不能正确画出钟表。评分说明：重复 3 个单词（0~3 分）：每正确答出一个计 1 分；画钟表（0 分或 2 分）：不能正确画出钟表计 0 分，正确画出钟表计 2 分。评分标准：总分为 0、1 或 2 分表示可能存在认知减弱；总分为 3、4 或 5 分表示没有认知障碍

**5. 其他方面的评估**  建议对肾功能、多重用药、营养状态、情绪障碍、生活环境同时进行评估。老年患者使用肾小球滤过率（estimated glomerular filtration rate，eGFR）进行肾功能评价，CKD-EPI 公式可较为准确地估测肾功能。老年患者共病情况明显，多重用药比例较高，进行抗凝治疗前应进行药物核查，了解有无不合理用药，筛查是否应用与抗凝药物有相互作用的药物，需要监测体质量，询问患者是否 1 个月内体质量下降 5% 以上或 6 个月内下降 10% 以上，进一步可应用简易营养风险筛查量表。老年患者的抑郁状态与心血管预后不良和治疗的依从性差相关，患者就诊时询问有无近 2 周情绪低落、兴趣减退或焦虑，可应用老年抑郁量表筛查。生活环境评估有助于明确治疗的依从性。同时对患者及家属进行教育和告知也十分必要，可确保治疗的实施和对并发症的认识。老年房颤患者可通过老年多学科团队进行综合评估，根据患者的整体状况包括获益风险比、预期寿命、个人治疗目标等情况进行诊疗策略的优化。

综上所述，老年房颤患者的评估建议：①所有患者均应进行脑卒中风险评估：推荐 $CHA_2DS_2$-VASc 评分法，因为 $CHA_2DS_2$-VASc 评分增加了年龄项的权重，增加了老年人常见的外周动脉疾病，更有利于老年患者的分层；≥3 分为卒中高危患者。②所有患者抗栓治疗前均应进行出血风险评估：推荐 HAS-BLED 评分法；≥3 分为出血高危患者。③老年患者的综合评估是指导治疗和预后判断的重要指标，主要包括失能评估（ADL 量表）、衰弱筛查（FRAIL 量表）、步态异常与跌倒风险评估（TUGT 表）、认知功能评估（Mini-Cog 量表）、肾功能（eGFR、CKD-EPI 公式）、营养状态、共病及多重用药评估。

# 三、老年房颤患者的治疗

房颤的治疗目标是缓解症状、保护心功能和预防栓塞，治疗主要包括室率与节律控制（药物及非药物）及抗栓治疗，其中室率控制和抗栓治疗贯穿房颤治疗的全程。

## （一）室率和节律控制的药物治疗

**1. 慢室率房颤（心室率<60 次/分）**  房颤合并慢室率患者有症状时，非紧急情况可口服缓释茶碱治疗。紧急情况下可给阿托品 0.5~1.0 mg 静脉注射，或异丙肾上腺素（急性冠状动脉综合征患者禁用）1 mg 溶于 5% 葡萄糖溶液 500 ml 缓慢静脉滴注，同时准备安装临时起搏器。

**2. 快室率房颤（心室率>100 次/分）**  除血流动力学不稳定的快速房颤建议尽快行电转复外，其他类型房颤的室率与节律控制药物治疗如下。

（1）室率控制：症状轻微的老年房颤患者首选室率控制，常用的室率控制药物有 β-受体阻滞药、非二氢吡啶类钙离子拮抗药（non dihydropyridines calcium channel blockers，NDHP-CCB）、洋地黄类药物及胺碘酮等，见表 3-13-15。β-受体阻滞药是无禁忌证患者的首选药物，也是心力衰竭、冠心病和高血压等疾病控制心室率的一线治疗用药；NDHB-CCB 是慢性阻塞性肺疾病、哮喘患者的首选；洋地黄类适用于心力衰竭或低血压的患者；胺碘酮可用于合并左心功能不全患者的室率控制，长期维持仅用于其他药物禁忌或治疗无效时。静脉给药用于急性期室率控制，给药后多需口服药物长期维持。控制心室率的药物在老年房颤患者中容易引起心动过缓和房室阻滞，用药剂量须个体化以避免不良反应发生。

表 3-13-15　老年房颤患者常用的心率控制药物

| 药　物 | 口　服 | 静　脉 | 禁忌证[a] |
|---|---|---|---|
| β-受体阻滞药 | | | 支气管哮喘、急性肺水肿 |
| 酒石酸美托洛尔 | 12.5~100 mg，2 次/天 | 2.5~5.0 mg，2 min，可重复给药 3 次 | |
| 琥珀酸美托洛尔 | 23.75~380 mg，1 次/天 | — | |
| 比索洛尔 | 2.5~10 mg，1 次/天 | — | |
| 阿替洛尔 | 2.5~10 mg，1 次/天 | — | |
| 艾司洛尔 | 25~100 mg，1 次/天 | 0.25~0.5 mg/kg，1 min，维持 0.05~0.3 mg/(kg·min) | |
| 卡维地洛 | — | 3.125~25 mg，2 次/天 | |
| 非二氢吡啶类钙拮抗剂 | | | 充血性心力衰竭、心源性休克、重度低血压、预激综合征伴房颤、严重心肌病、室性心动过速 |
| 维拉帕米 | 40~80 mg，3 次/天或 4 次/天 | 0.075~0.150 mg/kg，2 min，30 min 后无效可追加 10 mg，继以 0.005 mg/kg 维持 | |
| 地尔硫䓬 | 30~60 mg，3 次/天或 4 次/天 | 0.25 mg/kg，2 min，继以 5~15 mg/h 维持 | |
| 洋地黄类 | | | 洋地黄中毒、室性心动过速、心室颤动、梗阻性肥厚型心肌病、预激综合征伴房颤、与钙注射剂合用 |
| 地高辛 | 0.125~0.25 mg，1 次/天 | 0.25 mg，可重复剂量，每日不超过 1.5 mg | |
| 毛花苷 C | — | 0.2~0.6 mg，可重复剂量，每日不超过 1.4 mg | |
| 胺碘酮 | 100~200 mg，1 次/天 | 75~150 mg 稀释后静脉注射 10 min，1 mg/min 维持 6 h，0.5 mg/min 维持 18 h | 心源性休克、与可导致尖端扭转型室性心动过速的药物合用 |

注：a. 无起搏器保护的缓慢性心律失常如病态窦房结综合征、二度和三度房室传导阻滞禁用，已知对相应药物过敏者禁用

　　老年房颤急性期心室率控制的建议：①目标心室率<110 次/分，达标后症状控制不满意者，建议进行更加严格的控制，将室率目标下调至 80~100 次/分。②无预激综合征的房颤患者，无应用 β-受体阻滞药或 NDHP-CCB 禁忌时，可给静脉注射艾司洛尔或地尔硫䓬控制心室率；房颤伴心力衰竭或左室功能下降的患者，可静脉注射毛花苷 C 或胺碘酮控制心室率；失代偿性心力衰竭的患者慎用 β-受体阻滞药；有心力衰竭的房颤患者不主张应用 NDHP-CCB。③预激综合征合并房颤的患者心室率控制可选普罗帕酮；β-受体阻滞药、洋地黄、非二氢吡啶类钙离子拮抗药可加重快心室率反应，甚或诱发室颤，不建议使用。

　　老年房颤长期心室率控制的建议：①β-受体阻滞药是无用药禁忌的老年房颤患者的首选。②合并心力衰竭的患者可服用地高辛及 β-受体阻滞药。③室率控制不满意的患者可用地高辛与 β-受体阻滞药/NDHP-CCB 联合治疗；用药剂量根据室率逐渐调整，联合药物治疗期间建议监测室率、血压及心功能变化。④地高辛不单独用于非心力衰竭的阵发性房颤患者的室率控制。⑤胺碘

酮仅用于其他药物无效或有禁忌时。

（2）节律控制——快速房颤的药物复律：新发房颤（<48 h）的转复流程详见图 3-13-2。对心室率过快致心力衰竭加重、心绞痛加重或血流动力学不稳定的患者需尽快电复律；持续数周的房颤患者在室率控制后仍有症状、心室率不易控制或年轻患者、心动过速相关心肌病、初发房颤、急性疾病或一过性诱因导致的房颤等情况或者患者期望转复窦性心律者可考虑复律治疗；复律时应进行充分的心室率控制，以确保房颤复发时的心室率控制。鉴于房颤很容易复发，因此在复律治疗前应仔细评估转复窦性心律及长期服用抗心律失常药物对患者的获益风险比。药物复律的成功率低于电复律，优点是不需要镇静治疗。常用的房颤复律药物有胺碘酮、普罗帕酮和伊布利特，见表 3-13-16。

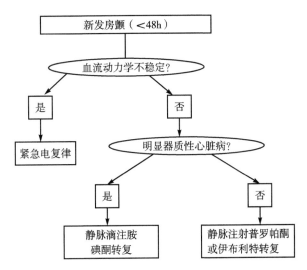

图 3-13-2　新发房颤转复窦律的方法选择

表 3-13-16　老年房颤患者急性期常用复律药物

| 药　物 | 用法和用量 | 禁忌证[a] |
|---|---|---|
| 胺碘酮 | 口服：0.6～0.8 mg/d，分次给药，达到 10 g 的总负荷量，然后 0.2 g/d 维持；静脉：150 mg 稀释后静脉注射 10 min，1 mg/min 维持 6 h，0.5 mg/min 维持 18 h 或改为口服 | 心源性休克、与可导致尖端扭转型室性心动过速的药物合用 |
| 普罗帕酮 | 口服：150～200 mg，3 次/天；静脉：2 mg/kg 静脉注射 10～20 min | 心力衰竭、心源性休克、低血压、严重阻塞性肺疾病 |
| 伊布利特 | 静脉：体质量>60 kg，1 mg；体质量<60 kg，0.01 mg/kg；静脉注射 10 min 以上；用药结束 10 min 后如仍未转复，重复 1 次，剂量用法同上 | QTc>440 ms、多形性室性心动过速病史、近期失代偿期的心力衰竭、左心室射血分数<40% 且正在服药 I/Ⅲ 类抗心律失常药物、1 个月内急性冠状动脉综合征（ACS）、严重肝肾功能障碍；正在服用可延长 QT 间期的药物，如三环类抗抑郁药、四环类抗抑郁药、H₁ 受体阻滞药等 |

注：a. 无起搏器保护的缓慢性心律失常如病态窦房结综合征、二度或三度房室传导阻滞等禁用，已知对相应药物过敏者禁用

老年快速房颤的药物转复建议：①转复前血电解质和 QTc 间期必须在正常范围，转复前后需心电监护，观察用药过程中可能出现的心律失常如室性早搏、室性心动过速、窦性停搏或房室结阻滞等。②无器质性心脏病的房颤患者可静脉注射普罗帕酮或伊布利特转复。③器质性心脏病的房颤患者建议用胺碘酮转复。④器质性心脏病的房颤患者在无低血压或充血性心力衰竭时还可用伊布利特转复。⑤伴有预激综合征的房颤患者，目前尚无安全、有效的终止这类心律失常的药物。血流动力学不稳定患者应首选同步电复律，血流动力学稳定者可静脉使用普罗帕酮、伊布利特转律或控制心室率。对于预激综合征伴房颤患者，静脉应用胺碘酮可加速心室率导致心室颤动，故不建议使用。

（3）节律控制——维持窦律的长期治疗：长期维持窦律的主要目的是为缓解房颤相关症状，减慢病程进展。国内常用的维持窦律药物有 β-受体阻滞药、胺碘酮、普罗帕酮及索他洛尔、决奈达隆和多非利特。此外，有研究显示中药参松养心胶囊和稳心颗粒对维持窦律有一定效果，见表 3-13-17。

表 3-13-17　老年房颤患者常用维持窦性心律的药物

| 药　物 | 用　法 | 禁忌证 |
| --- | --- | --- |
| β-受体阻滞药 | 见表 3-13-15 | 见表 3-13-15 |
| 胺碘酮 | 0.2 g，3 次/天，口服 3~7 d；2 次/天，口服 3~7 d 后，以 0.1~0.2 g，1 次/天维持 | 见表 3-13-16 |
| 普罗帕酮 | 150~300 mg，3 次/天 | 见表 3-13-16 |
| 索他洛尔 | 初始剂量每次 80 mg，服药 5~6 次后可增至每次 120 mg，最大剂量为每次 160 mg。2 次/天〔内生肌酐清除率（Ccr）> 60 ml/min〕或 1 次/天（Ccr：40~60 ml/min）用药 | 清醒状态心率<50 次/分、二度或三度房室传导阻滞、病窦综合征、心源性休克、未控制的心力衰竭、QT 间期>450 ms、支气管哮喘、血钾<4 mmol/L、Ccr<40 ml/min、该药成分过敏 |
| 多非利特 | 125~500 mg，1 次/12 h | 长 QT 间期、肾功能不全、低钾血症、利尿治疗、避免与其他延长 QT 间期的药物合用 |
| 决奈达隆 | 400 mg，1 次/12 h | 心动过缓、心力衰竭、长期持续房颤/房扑、肝病、长 QT 间期 |
| 参松养心胶囊 | 0.8~1.6 g（2~4 粒），3 次/天 | |
| 稳心颗粒 | 1 袋，3 次/天 | |

注：胺碘酮在维持窦性心律方面较索他洛尔和普罗帕酮更有效，但由于其不良反应较多，可用于其他药物治疗无效或禁忌时；转为永久性房颤后，建议停用胺碘酮、普罗帕酮、索他洛尔和决奈达隆

维持窦律的药物长期治疗建议：①房颤发作减少即为治疗有效；药物安全性比有效性更重要，需要关注抗心律失常药物的促心律失常作用。②症状不明显或控制室率后无症状的患者不需常规服用抗心律失常药物，转为永久性房颤后建议停用节律控制药物。③β-受体阻滞药维持窦律的疗效弱于 I 类或 III 类抗心律失常药，但长期应用不良反应明显少于后者；β-受体阻滞药是心力衰竭、冠心病和高血压的一线用药，并存房颤的患者可优先选用。④普罗帕酮能有效预防房颤复发，增加剂量维持窦律的作用更佳，但不良反应也较多；应用普罗帕酮预防阵发性房颤或房扑时，可增加房室结 1：1 下传的可能性，此时可联用 β-受体阻滞药或非二氢吡啶类钙离子拮抗药等抑制房室结内传导的药物；普罗帕酮不应用于缺血性心脏病、心功能下降和明显左心室肥厚等器质性心脏病患者。⑤胺碘酮在维持窦性心律方面较普罗帕酮和索他洛尔更有效，对伴有明显左心室肥大、心力衰竭、冠心病的患者，胺碘酮为首选药物，其致心律失常的风险较低；但因其心外不良反应发生较多，在很多情况下将其列为二线用药。⑥索他洛尔转复房颤的疗效差，预防房颤复发的作用与普罗帕酮相当，对合并哮喘、心力衰竭、肾功能不良或 QT 间期延长的患者应避免使用。⑦多非利特是强效的选择性 Ikr 抑制剂，用药后扭转型室性心动过速的发生率约为 0.8%，大多发生在

用药前 3 d 之内，因此初始治疗或剂量增加时患者应住院治疗，进行心电监测，根据 QT 间期延长的情况和肾功能调整用药，不增加心力衰竭和心肌梗死后患者的病死率，但不推荐应用于左心室肥厚的患者。⑧决奈达隆是不含碘的部分胺碘酮，能降低心血管疾病病死率，尤其是对 75 岁以上的阵发或持续性房颤患者；但不能应用于纽约心脏病协会（NYHA）分级Ⅲ~Ⅳ级或 4 周内发作失代偿心力衰竭的房颤患者；对永久性房颤患者，其增加脑卒中、心血管死亡和住院的联合终点，故不用于未恢复窦律的患者；同样也能延长 Q-T 间期，但发生尖端扭转型室性心动过速的风险非常低。应由专科医师使用并监护，如果房颤复发应考虑停药，应用过程中应定期监测肺、肝功能和心律，开始使用数周内更应密切监测肝功能。

### （二）非药物的心率和节律控制

**1. 房颤电复律** 心脏电复律为房颤患者转复窦性心律的一种方法，采用体外直流同步电复律，能量在 150~200 J，可重复进行。电复律在老年人群可能会导致严重的不良反应。电复律法需要基础麻醉，可能出现不良事件，尤其对有左心室功能障碍或心力衰竭的患者。

**2. 房颤心脏起搏治疗** 适应证、禁忌证及起搏器选择见参考文献 13。

**3. 经导管消融治疗房颤** 经导管消融治疗在房颤治疗中发挥着越来越重要的作用，尤其是在症状非常明显的患者中可作为主要治疗方法，高龄患者由于心肌穿孔和血栓栓塞并发症发生率明显升高和左心房明显扩大，可致成功率降低，故在老年患者中应用时需评价风险及获益。影响患者适应证选择和导管消融结果的因素包括年龄、左心房大小、房颤类型、房颤持续时间、有无二尖瓣反流及其程度、有无基础心血管疾病及其严重程度、术者经验等。适应证及禁忌证见参考文献 12。

**4. 房颤外科手术** 目前房颤外科手术治疗最为常用的是微创消融手术和心脏直视下消融手术（迷宫手术）。微创消融是在胸腔镜下对相应区域消融，同时还可微创切除血栓最主要来源的左心耳。心脏直视下消融手术效果更好，但需要开胸，主要适用于合并需要外科手术治疗的房颤患者，如冠心病或瓣膜病患者，在冠脉旁路移植术或换瓣手术同时行迷宫手术。

### （三）老年房颤患者的抗栓治疗

预防脑卒中和血栓栓塞是老年房颤抗栓治疗的主要目标。目前在我国维生素 K 拮抗剂华法林或新型口服抗凝药（NOACs）达比加群、利伐沙班是预防房颤血栓性并发症的主要药物。其他 2 个 NOACs（阿哌沙班及依度沙班）尚未在中国获批房颤适应证。

房颤抗栓治疗策略为识别真正需要抗栓治疗的患者（男性 $CHA_2DS_2-VASc \geqslant 1$ 分、女性 $CHA_2DS_2-VASc \geqslant 2$ 分），予以控制良好的华法林或达比加群、利伐沙班。对血栓风险低危的患者（男性 $CHA_2DS_2-VASc = 0$ 分、女性 $CHA_2DS_2VASc = 1$ 分），不需要抗栓治疗。值得注意的是，$CHADS_2$ 评分 = 0 分的患者并不是真正血栓低危的患者，其年卒中事件发生率与 $CHA_2DS_2-VASc$ 评分为 0~3 分者相当。

**1. 抗栓治疗的策略** 推荐根据患者血栓危险分层进行抗栓治疗，优先选择控制良好的华法林或达比加群、利伐沙班；如果患者不愿或不能接受抗凝治疗，可视患者意愿，考虑阿司匹林联合氯吡格雷或阿司匹林单药抗血小板治疗。需要根据血栓和出血风险分层选择抗栓治疗策略。

老年房颤抗栓治疗策略选择的建议：血栓高危者，建议口服抗凝药物治疗。①华法林，维持 INR 2.0~3.0，或 1.6~2.5（≥75 岁或 HAS-BLED 评分≥3 分的出血风险高危者）。②达比加群或利伐沙班。血栓中危者，建议：①口服抗凝治疗。华法林，维持 INR 2.0~3.0，或 1.6~2.5（≥75 岁或出血风险高危者）；达比加群或利伐沙班。②抗血小板治疗：不愿意口服抗凝药物或者抗凝药物禁忌患者，评估出血风险后，视患者意愿可选用阿司匹林联合氯吡格雷，或者阿司匹林。血栓低危者：$CHA_2DS_2-VASc$ 评分低危患者不用抗栓药物，$CHADS_2$ 评分低危患者视风险情况及患者意愿选择相应药物。

**2. 华法林** 老年房颤患者应用华法林减少卒中风险的获益明确。对血栓风险高危的老年患者，华法林相比阿司匹林显著减少卒中和系统性栓塞风险，80 岁以上患者依然获益。

（1）华法林的适应证及用法：血栓风险中高危的老年房颤患者推荐使用华法林。国内外房颤诊治指南推荐 INR 值维持于 2.0～3.0，在此范围内可以发挥预防脑卒中的最大疗效，同时出血性并发症风险较低。高龄（≥75 岁）、肝肾功能减退等因素是华法林抗凝出血的独立危险因素，高龄患者平衡血栓及出血风险后 INR 可维持在有效值的低限。本共识结合国际/国内房颤抗凝治疗指南建议和老年患者血栓及出血风险特征，建议非高龄老年患者 INR 值 2.0～3.0，高龄或出血高危患者 INR 值 1.6～2.5，延续《老年人心房颤动诊治中国专家建议（2011）》的相关建议。

华法林起始剂量每日 1 片（每片 2.5 mg 或 3.0 mg），用药前须测定基础 INR 值，用药后第 3、6、9 d 复查，根据 INR 调整华法林剂量。对华法林反应敏感的患者可酌情减少起始阶段剂量并加强监测。若连续 2 次 INR 达 2.0～3.0（≥75 岁者，1.6～2.5），可每周测定 1 次，稳定 1～2 周后可每月测 1 次。治疗稳定后某一次监测 INR 轻度增高或降低可以不急于改变华法林剂量，但需分析原因，并于短期内复查。如连续 2 次 INR 位于目标范围之外应调整剂量，并加强监测。

鉴于华法林的治疗窗较窄，治疗强度控制不当可能导致出血或无效抗凝，因此定期评估抗凝治疗强度和稳定性至关重要。治疗目标范围内时间（time in therapeutic range，TTR）可用于评估华法林治疗的有效性和稳定性，在血栓高危患者中 TTR>70% 才能有效预防血栓。亚洲人群华法林大出血或颅内出血的风险高于其他人种，其原因可能与治疗者 TTR 较低或 INR 波动有关，因此个体化检测调整 INR 尤其重要。

（2）华法林使用注意事项。关注出血风险：使用华法林的主要风险是出血，尤其是危及生命的大出血，多发生于用法不当或未及时监测导致 INR 过高时。服药前须向患者和家属沟通治疗的必要性、出血风险和严密监测的重要性，鼓励患者准备治疗日记以记录 INR 值。华法林的抗凝作用受到多种药物（如抗生素、抗真菌药、胺碘酮、他汀类、贝特类、非甾体抗炎药、组胺再摄取抑制剂、某些中草药等）、食物或酒精影响，因此用药期间必须坚持长期随访，密切观察出血不良反应，根据 INR 值调整用药剂量。不推荐常规限制富含维生素 K 类食物的摄入。

高龄或出血高风险的老年房颤患者首次使用华法林可考虑住院观察。存在下列情况时暂不宜进行华法林治疗：围术期（包括眼科和口腔手术）或外伤；高血压未获控制（血压 ≥160/100 mmHg）（1 mmHg=0.133 kPa）；严重肝、肾功能损害；活动性消化性溃疡；两周内大面积脑梗死；凝血功能障碍、出血性疾病或出血倾向。

（3）华法林严重出血及高 INR 的处理。抗凝相关严重出血的定义：颅内、脊髓或腹膜后出血；可直接导致死亡或需手术治疗；需要输注浓缩红细胞 ≥2 个单位；血红蛋白浓度下降 ≥50 g/L。处理严重出血建议有血液专科医师参与，高 INR 处理见表 3-13-18。

表 3-13-18 INR 升高或发生出血性并发症的处理

| 分　类 | 处　理 |
| --- | --- |
| 3<INR≤5（无出血性并发症） | 适当降低华法林剂量或停服 1 次；1～2 天后复查 INR；当 INR 恢复到目标值以内后调整华法林剂量并重新开始治疗 |
| 5<INR≤9（无出血性并发症） | 停用华法林；肌内注射 VitK$_1$（1～2.5 mg）；6～12 h 后复查 INR；INR<3 后重新以小剂量华法林开始治疗 |
| INR≥9（无出血性并发症） | 停用华法林，肌内注射 VitK$_1$（5 mg），6～12 h 后复查 INR；INR<3 后重新小剂量华法林开始治疗；若患者具有出血高危因素，可考虑输注凝血因子 |
| 严重出血（无论 INR 水平如何） | 停用华法林，肌内注射 VitK$_1$（5 mg），输注凝血因子；随时监测 INR；病情稳定后需要重新评估华法林治疗的必要性 |

**3. 新型口服抗凝药**　目前获得我国食品药品监督管理局批准用于非瓣膜病房颤血栓栓塞预防的 NOAC 包括达比加群和利伐沙班。本共识依据近年相关研究证据及国内外指南建议推荐：在老年房颤患者中应用 NOAC，尤其是不能或不愿接受华法林治疗、以往使用华法林发生出血或 INR 不稳定的老年患者可优先考虑使用。

（1）NOAC 的适应证及用法：NOAC 推荐用于 $CHA_2DS_2$-VASc 评分≥1 分（或 $CHADS_2$ 评分≥1 分）、适于抗凝治疗的老年房颤患者。应用前需要评估患者的出血风险、肾功能、认知功能、合并用药和治疗依从性，并根据患者特点选择适当剂量。对 HAS-BLED 评分≥3 分、高龄、肾功能不全［经 Cockcroft 公式计算内生肌酐清除率（creatinine clearance，CrCl）30～50 ml/min］的患者可选择低剂量治疗。

老年房颤患者 NOAC 应用剂量建议如下。达比加群：①年龄<75 岁、出血低风险（HAS-BLED 评分<3 分）的老年患者建议剂量 150 mg，2 次/天；②年龄≥75 岁、出血风险较高（HAS-BLED 评分≥3 分）、低体质量<50 kg）、中度肾功能不全（CrCl 30～50 ml/min）、需联用存在相互作用药物（如维拉帕米）的患者建议剂量 110 mg，2 次/天；重度肾功能不全（CrCl<30 ml/min）者禁用。利伐沙班：①一般老年患者可考虑 20 mg，1 次/天；②年龄≥75 岁、出血风险较高、中度肾功能不全患者建议使用剂量 15 mg，1 次/天；严重肾功能不全（CrCl<15 ml/min）者禁用。

（2）NOAC 使用注意事项：NOAC 较华法林更少导致出血性卒中，但在实际应用中仍应密切注意疗效和不良反应。①由于 NOAC 半衰期较短，停用后 12～24 h 抗凝作用即可消失，因此减少服药遗漏至关重要；治疗前需评估老年患者认知功能，加强相关知识教育以提高长期治疗依从性。②如发现药物漏服，6 h 以内（2 次/天的药物）或 12 h 以内（1 次/天的药物）可补服 1 次，超出时限者不再补服。③如不慎超量服用，需严密观察出血反应；误服双倍剂量者，如服用 1 次/天的药物，可在 24 h 后继续服用原剂量，2 次/天的药物则需要停用 1 次，24 h 后恢复原剂量。④使用 NOAC 者不需常规监测凝血指标，但在下述情况应及时检测：发生严重出血或血栓栓塞事件；需进行手术操作；发现肝、肾功能异常；出现可疑药物相互作用或过量用药。⑤服用达比加群者可测定活化部分凝血酶原时间（activated partial thromboplastin time，APTT）或蝰蛇抗栓酶直接凝血酶时间，服用利伐沙班者可测定凝血酶原时间（prothrombin time，PT），高于正常上限 2 倍以上者出血风险增加。⑥治疗过程中应加强门诊随访，至少每 3 个月 1 次。⑦ NOAC 治疗中需注意评估患者肾功能状况，肾功能正常者每年 1 次、肾功能减退者每 3～6 个月 1 次进行血常规和肝、肾功能检查，据此调整剂量，必要时应停用 NOAC 或换为华法林。

（3）NOAC 出血性并发症的处理：目前达比加群特异性拮抗剂 idarucizumab 已完成Ⅲ期临床试验，证实可即时逆转达比加群的抗凝作用；针对 Xa 因子的拮抗剂 Andexanet Alfa 已完成Ⅲ期临床试验。目前上述拮抗剂尚未在中国获批。

NOAC 出血的处理应根据临床情况进行。此外，NOAC 半衰期短，停药后 12～24 h 抗凝作用基本消失，因此需要了解患者最后一次服药的时间和剂量，对合并用药情况进行评估。发生出血后是否恢复抗凝治疗需审慎权衡患者的血栓和出血风险后决定。

NOAC 出血性并发症的处理建议：①对非致命性出血，及时停药、给予压迫止血或外科手术止血。②血流动力学不稳定的患者可给予扩充容量，必要时输注红细胞、血小板和新鲜血浆。③达比加群所致出血采用利尿、血液透析等措施有效，必要时可以采用。④一旦发生致命性出血，有条件时应立即组织相关多学科联合会诊商讨治疗决策，同时积极止血、扩容并稳定血流动力学参数和生命体征，可考虑输注浓缩凝血酶原复合物（剂量 20～30 U/kg，可重复 1～2 次）或活化的凝血酶原复合物；抗纤溶药和去氨加压素也可考虑。⑤新鲜冰冻血浆对逆转抗凝作用不大，但可用于扩容；维生素 K 和鱼精蛋白对治疗 NOAC 出血无益。

**4. 抗凝药物的转换** 不同抗凝药物之间的转换需遵循不中断治疗和尽量减少出血风险的原则，具体用药方法见表 3-13-19。

表 3-13-19 抗凝药物的转换

| 原用药 | 换用药 | 换用方法及注意事项 |
| --- | --- | --- |
| 华法林 | NOAC | 停用华法林后若 INR<2.0，可立即换用 NOAC；如 INR 2.0~2.5，可次日换用；如 INR>2.5，需待 INR<2.5 后再使用 |
| NOAC | 华法林 | 两药联用直至 INR 达到目标范围后停用 NOAC；联用期间监测 INR 的时间应在下次 NOAC 服药之前；停用 NOAC 后 24 h 应检测 INR 以确保华法林达到治疗强度；换药后 1 个月内需密切监测 INR，以保证 INR 稳定 |
| 注射用抗凝药 | NOAC | 普通肝素：停药后立即开始服用 NOAC；低分子肝素：下次注射低分子肝素之时开始服用 NOAC |
| NOAC | 注射用抗凝药 | 下次服用 NOAC 之时开始注射抗凝药 |
| 阿司匹林或氯吡格雷 | NOAC | 阿司匹林或氯吡格雷停用后立即开始服用 NOAC |
| NOAC | NOAC | 下次服用原 NOAC 之时开始服用新 NOAC；需注意药物浓度可能升高的情况（如肾功能不全） |

**5. 房颤/房扑转复窦性心律时的抗凝治疗** 房扑或房颤≥48 h 或持续时间不清者，当血流动力学不稳定时需立即复律，同时应尽快启动抗凝治疗并至少持续至复律后 4 周；血流动力学稳定时，无论 $CHA_2DS_2$-VASc 评分和使用何种复律方法（电复律或药物复律），至少在复律前 3 周和复律后 4 周推荐用华法林抗凝（INR 2.0~3.0），或者用达比加群、利伐沙班抗凝治疗。若复律之前 3 周未进行抗凝治疗，建议复律前进行经食管超声检查（transesophageal echocardiography，TEE），如果左心房无血栓（包括左心耳），只要抗凝治疗达标就可以进行复律，复律后至少维持 4 周。

房扑或房颤<48 h 的患者，若为脑卒中高危者，建议复律前尽快或复律后立即静脉给予肝素或低分子肝素，或使用 NOAC 继而长期抗凝治疗；对房扑或房颤<48 h 且血栓栓塞低危的患者，复律前可考虑抗凝治疗（静脉应用肝素、低分子肝素或 NOAC）或不抗凝治疗，复律后无需口服抗凝治疗。

所有房颤患者复律后抗凝治疗策略均应根据血栓栓塞风险评估结果而定。

**6. 抗血小板药物** 目前的证据证实，阿司匹林预防房颤卒中风险的作用有限，且在高龄老年患者中的安全性并不优于华法林，因此不推荐阿司匹林用于针对房颤相关卒中的抗栓治疗，尤其是老年房颤患者。由于缺乏相关研究证据，目前也不推荐房颤患者应用氯吡格雷单药治疗。对于房颤合并冠心病患者，视合并动脉血栓的风险决定是否合用抗血小板药物（见本节老年房颤合并冠心病抗栓治疗的相关内容）。

应用抗血小板药物的建议：在血栓风险较低的老年房颤患者，抗凝治疗禁忌或不愿接受华法林或 NOAC 抗凝治疗者，视患者意愿，考虑使用抗血小板药物。阿司匹林推荐剂量为 75~100 mg/d；如应用氯吡格雷，剂量为 75 mg/d。阿司匹林 75~100 mg/d 与氯吡格雷 75 mg/d 双联治疗可考虑用于不能或不愿接受抗凝治疗且 $CHA_2DS_2$-VASc 评分 1 分的老年患者。

**7. 非药物抗栓治疗** 主要有经皮左心耳封堵和外科封闭/切除左心耳手术两种方式。近年的相关研究显示，左心耳封堵治疗预防卒中或体循环栓塞事件不劣于华法林长期抗凝治疗。但由于非药物抗栓治疗在老年房颤患者中的研究证据尚不足，因此不推荐作为常规手段用于老年房颤患者。对于 $CHA_2DS_2$-VASc 评分 ≥2 分的非瓣膜性房颤，且不适合长期抗凝治疗或长期规范抗凝治疗基础上仍发生卒中或栓塞事件、HAS-BLED 评分 ≥3 分的患者，可考虑经皮左心耳封堵术。

**8. 老年房颤抗栓治疗流程**　见图 3-13-3。

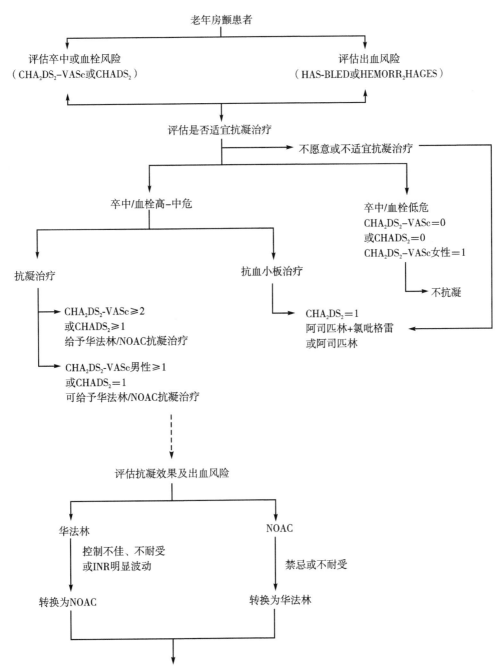

图 3-13-3　老年房颤抗栓治疗流程

# 三、老年房颤特殊人群的治疗原则

## （一）老年房颤合并慢性心力衰竭的治疗

房颤是心力衰竭的独立危险因素。老年房颤患者合并射血分数下降性心力衰竭（heart failure with reduced ejection fraction，HFrEF）较为常见，但射血分数保留性心力衰竭（heart failure with preserved ejection fraction，HFpEF）与房颤之间也有密切关联。

**1. 治疗原则** 合并慢性心力衰竭（chronic heart failure，CHF）的房颤患者的治疗原则是通过控制房颤心室率（室率控制）或转复窦性心律（节律控制）改善心力衰竭症状，同时预防血栓栓塞事件。首先需要明确并尽量去除引起房颤和心力衰竭的潜在及继发因素，并优化 CHF 的基础治疗。具体治疗措施可参考 CHF 的诊治指南和本建议中老年房颤的室率与节律控制和抗栓治疗等相关内容。

**2. 室率控制** 过快的心室率导致房颤患者心脏泵功能衰退和心力衰竭症状恶化，减慢心室率可有效缓解症状和改善心功能，降低发生心律失常性心肌病的风险。

老年房颤合并 CHF 室率控制药物选择建议如下。①β-受体阻滞药：β-受体阻滞药可降低心力衰竭患者的病死率，减少新发房颤，对控制静息及活动状态下的心室率均有效，在老年快室率房颤伴心力衰竭或射血分数降低患者中为控制室率的一线用药，但须注意适用于血流动力学稳定的患者。具体用药方法可参照心力衰竭诊断治疗指南推荐的剂量、指征，遵循小剂量起始、剂量递增原则。②洋地黄类：如β-受体阻滞药效果不佳可加用洋地黄类药物，地高辛对控制静息状态的心室率有效。老年患者应根据肾功能情况调整剂量，并注意监测洋地黄中毒表现及药物浓度。③胺碘酮：可用于血流动力学不稳定患者的室率控制，也可用于心力衰竭患者维持窦律。④非二氢吡啶类钙拮抗药：地尔硫䓬可控制快室率房颤伴心力衰竭患者的心室率，尤其是心力衰竭症状主要由过快心室率所诱发的患者，应用中须注意其负性肌力作用可能存在加重心力衰竭症状的风险。β-受体阻滞药、地尔硫䓬可单独或联合地高辛用于 HFpEF 患者。⑤静脉使用β-受体阻滞药或地尔硫䓬：排除预激综合征的情况下，如房颤急性发作伴过快室率或患者存在 HFpEF 伴过快室率，可给予静脉制剂以控制心室率，静脉制剂禁用于失代偿性心力衰竭患者。⑥药物治疗效果不佳或不能耐受的患者，可考虑房室结消融联合心室起搏以控制心室率、改善心功能。不建议在未经控制室率药物治疗的情况下直接进行房室结消融治疗。

**3. 节律控制** 合并心力衰竭的老年房颤患者，节律控制的总体效果并不优于室率控制；但合并慢性心力衰竭的患者如经室率控制治疗后仍存在与房颤相关的症状，可考虑进行恢复窦性节律的治疗。对于房颤心室率快伴有心肌缺血、症状性低血压或有肺淤血症状的患者，药物治疗无反应者可考虑直流电转复。转复和维持窦性心律的治疗药物中，胺碘酮适用于严重心力衰竭（NYHA Ⅲ/Ⅳ级）或近 1 个月内出现过心力衰竭失代偿的患者，该类患者不建议使用 Ⅰ 类抗心律失常药。对于难治性症状性房颤合并心力衰竭的患者可考虑导管消融治疗。

**4. 抗栓治疗** 预防卒中和血栓栓塞事件是老年房颤治疗的主要原则和目标之一。合并心力衰竭的老年房颤患者发生卒中和血栓风险更高，应积极给予华法林或 NOAC 治疗，可参考本共识抗栓治疗的相关内容。

## （二）老年房颤合并冠心病抗栓治疗应用原则

老年房颤合并冠心病患者抗栓治疗的原则应是在平衡冠状动脉血栓、房颤相关脑卒中/血栓风险及抗栓治疗出血风险的基础上进行。老年房颤合并冠心病患者均是房颤卒中高危患者，而冠状动脉血栓风险随冠状动脉事件的发生动态变化，可划分为急性冠状动脉综合征（acute coronary syndrome，ACS）"急性期"、"慢性期"（出院至 1 年、裸支架置入<1 个月、药物支架置入<6 个月）及稳定的冠心病（ACS 1 年以上、裸支架置入≥1 个月、药物支架置入≥6 个月）。冠状动脉血栓发生的风险在 ACS "急性期"最高，"慢性期"次之，在稳定的冠心病患者中冠状动脉血栓风险相对稳定。老年房颤合并冠心病抗栓策略按冠状动脉血栓风险演变及出血风险分层确定。

**1. 老年房颤合并冠心病患者的抗血栓治疗**

（1）ACS "急性期"：按 HAS-BLED 评分将患者分为出血低中危（HAS-BLED 评分 0~2 分）及出血高危（HAS-BLED≥3 分）。出血低中危患者，停口服抗凝药，予以双联抗血小板及肠外抗凝治疗；出血高危患者，停口服抗凝药，予以单抗血小板及肠外抗凝治疗；视出血风险延迟给予双联抗血小板，待出血风险控制后予以双联抗血小板及肠外抗凝治疗。

（2）ACS "慢性期"：单抗血小板及口服抗凝治疗。单抗血小板包括氯吡格雷和阿司匹林；口服抗凝治疗包括华法林、达比加群或利伐沙班。

（3）稳定的冠心病：口服抗凝治疗，包括控制良好的华法林、达比加群或利伐沙班。对于某些特殊复杂的冠状动脉病变，冠状动脉血栓风险仍然较高，如左主干支架、近端分叉病变或再发心肌梗死患者，予以口服抗凝药物加单抗血小板治疗。

**2. 老年房颤接受冠状动脉介入治疗后的抗栓方案**　老年房颤接受冠状动脉介入（percutaneous coronary intervention，PCI）治疗患者的抗栓治疗策略原则应尽量减少三重抗栓（双联抗血小板及抗凝治疗）时间，并选择患者最大获益的支架类型。

使用 HAS-BLED 评分进行出血风险评估。出血高危（HAS-BLED≥3 分）老年患者应选择金属裸支架治疗，出血低中危（HAS-BLE≤2 分）患者可选择金属裸支架或药物洗脱支架，见表 3-13-20。

表 3-13-20　老年房颤患者行冠状动脉介入治疗后的抗栓治疗方案

| 出血风险 | PCI 类型 | 支架类型 | 口服抗凝药物[a]+双联抗血小板[b] | 口服抗凝药物+单抗血小板[c] | 口服抗凝药物 |
|---|---|---|---|---|---|
| 高出血风险 | PCIP 急诊或择期 PCI | 裸支架 | 1 个月 | 11 个月 | 长期 |
| 低、中出血风险 | 择期 PCI | 裸支架 | 1 个月 | 11 个月 | 长期 |
| | PCIP 急诊或择期 PCI | 择期（涂层）；急诊（任意种类） | 6 个月 | 6 个月 | 长期 |

注：a. 口服抗凝药物：包括控制良好的华法林，达比加群 110 mg、2 次/天，或利伐沙班 15 mg、1 次/天；b. 双联抗血小板治疗：阿司匹林 100 mg/d 及氯吡格雷 75 mg/d；c. 单抗血小板治疗：阿司匹林 100 mg/d，氯吡格雷 75 mg/d；华法林与抗血小板药物联合治疗时，INR 控制在达标值低限

## （三）老年房颤合并缺血性脑卒中的治疗

**1. 急性期治疗**　缺血性脑卒中发作 6~8 h 内，有适应证且有条件的患者可行动脉内取栓术，但老年患者应用的安全性及有效性尚需临床验证。

溶栓治疗：心源性急性缺血性脑卒中老年患者不建议溶栓治疗，因心源性栓子多为机化血栓所至，溶栓疗效较差而出血风险较大。抗凝治疗：抗凝治疗的主要目的是进行二级预防，防止复发，因此开始抗凝的时间根据病灶大小和严重程度而定；原则上缺血性脑卒中急性期不用抗凝药（包括静脉及口服），抗凝治疗在发病 2 周后除外出血的情况下开始，大面积梗死的脑卒中患者应该延迟到数周（如 4 周）后再用，并应征求神经内科医师意见；房颤合并短暂性脑缺血发作

（transient ischemic attack，TIA）的患者在除外出血的情况下应立即或尽快开始抗凝治疗。

**2. 卒中后长期抗栓治疗**　参见图 2-13-3。

## （四）老年房颤患者围术期

**1. 老年围术期新发房颤的治疗**　围术期新发房颤多数为良性，需注意有无潜在的心肺血管疾病、药物中毒或代谢紊乱等。处理目标是控制心室率，血流动力学稳定的房颤大多数于术后 24 h 自动转复。

（1）非心脏手术：β-受体阻滞药和 NDHP-CCB 是控制房颤心室率的主要药物，洋地黄类药物仅作为慢性心力衰竭患者的一线用药。

（2）心脏外科围术期：β-受体阻滞药、胺碘酮预防和（或）治疗术后房颤效果确定。索他洛尔虽可减少术后房颤发生，但对缓慢减少心律失常、尖端扭转型室性心动过速高危人群，尤其是存在电解质紊乱者应限制应用。地高辛、维拉帕米、地尔硫草对心脏术后房颤的治疗效果有争议。在症状明显或心室率很难控制的房颤患者中需要房颤复律，可直流电转复，亦可应用胺碘酮或伊布利特进行药物转复。心脏手术增加了脑卒中的风险，心脏术后发生的房颤若持续 48 h 以上，最好应用肝素或华法林抗凝治疗。

（3）围术期还应注意纠正可能引起房颤的诱因，如有效镇痛、稳定血流动力学、治疗贫血、纠正低氧血症、减少正性肌力药物的使用，以及纠正水、电解质、酸碱平衡失调（如低钾、低镁血症）等。

**2. 老年房颤患者围术期抗栓治疗**

（1）非心脏手术：老年房颤患者多为房颤血栓高危，服用华法林抗凝的患者接受手术治疗时常需肝素桥接。近年国外研究显示，华法林抗凝的房颤患者围术期不接受低分子肝素桥接治疗并不增加血栓栓塞事件且出血性并发症减少。我国老年房颤患者是否应桥接抗凝尚需临床验证。NOAC 因其半衰期较短及可预见的抗栓作用，不需肝素桥接。

手术相关出血风险依据手术大小分为不需中断抗凝治疗的手术、小出血风险及大出血风险手术。手术分为择期手术、急诊手术（24~48 h）及紧急手术（数小时内）。①择期手术。使用华法林治疗的患者：一般术前 5 d 停华法林，术后 12~24 h 恢复华法林。使用 NOAC 治疗的患者：择期手术术前停药时间见表 2-13-21；术后严密监测出血情况，术后 6~8 h 确认止血后重新开始给药；如果因手术制动导致下肢深静脉血栓风险增加，术后 6~8 h 考虑予以小剂量低分子肝素，术后 48~72 h 根据患者出血风险、再次手术的可能决定恢复 NOAC。②急诊或紧急手术。使用华法林治疗的患者：如 INR>1.5，建议静脉或口服低剂量维生素 $K_1$（2.5~5 mg），或输注冰冻血浆或凝血酶原浓缩物以加速逆转华法林的抗凝疗效，使 INR 正常后手术。使用 NOAC 治疗的患者：NOAC 最后一剂至少 12~24 h 后手术。

表 3-13-21　NOAC 择期手术术前停药时间

| CrCl 值（ml/min） | 达比加群 | | 利伐沙班 | |
| --- | --- | --- | --- | --- |
| | 较高风险 | 高风险 | 较高风险 | 高风险 |
| ≥80 | ≥24 h | ≥48 h | ≥24 h | ≥48 h |
| 50~80 | ≥36 h | ≥72 h | ≥24 h | ≥48 h |
| 30~50[a] | ≥48 h | ≥96 h | ≥24 h | ≥48 h |
| 15~30[a] | 未显示 | 未显示 | ≥36 h | ≥48 h |
| <15 | 禁用 | 禁用 | 禁用 | 禁用 |

注：a. 需减少药物剂量；达比加群 110 mg，2 次/天，利伐沙班 15 mg/d；手术相关出血风险：无重大出血风险和比较容易进行局部出血，在波谷水平进行（即上次服药≥12 h 后或 24 h 后）

（2）心脏手术。①术前使用 NOAC 的患者：接受电生理检查、经导管消融、起搏器植入术的老年患者，术前至少停 NOAC 24 h，并根据患者肾功能状态评估停药时间，如止血充分，术后 6 ~ 8 h 重新开始应用 NOAC，或手术完成拔除动脉鞘管后当晚或次日恢复 NOAC。目前一些证据支持不中断 NOAC 下行电生理检查、经导管消融、起搏器置入术，但尚缺乏中国老年人群的验证资料，故本共识不予推荐。②术前使用华法林的患者。接受机械瓣置换术、冠状动脉旁路移植术的血栓高危老年患者，原则上建议肝素桥接治疗，术前 24 h 给予最后一剂低分子肝素，普通肝素术前 4 h 停用。③术前口服抗血小板药物的患者：非心脏手术围术期发生心脏事件低危的患者，术前 7 d 停用阿司匹林和氯吡格雷，术后 24 h 充分止血后重新用药；心脏事件高危的患者，建议不停用阿司匹林，停氯吡格雷 5 ~ 10 d；冠状动脉旁路移植手术患者术前可以不停阿司匹林，停氯吡格雷 5 ~ 10 d，若术前停用阿司匹林，建议术后 6 ~ 48 h 重新开始用药。

**3. 老年房颤患者围术期后长期抗栓治疗**　参见本节内 "老年房颤患者的抗栓治疗" 的相关内容。

## 参考文献

［ 1 ］《老年人心房颤动诊治中国专家建议》写作组，中华医学会老年医学分会，中华老年医学杂志编辑委员会. 老年人心房颤动诊治中国专家建议（2011）. 中华老年医学杂志，2011，30（11）：894-908.

［ 2 ］Chugh SS, Havmoeller R, Narayanan K, et al. Worldwide epidemiology of atrial fibrillation：a Global Burden of Disease 2010 Study. Circulation, 2014, 129（8）：837-847.

［ 3 ］Guo Y, Tian Y, Wang H, et al. Prevalence, incidence, and lifetime risk of atrial fibrillation in China：new insights into the global burden of atrial fibrillation. Chest, 2015, 147（1）：109-119.

［ 4 ］Guo Y, Wu Q, Zhang L, et al. Antithrombotic therapy in very elderly patients with atrial fibrillation：is it enough to assess thromboembolic risk? Clin Interv Aging, 2010, 5：157-162.

［ 5 ］Camm AJ, Kirchhof P, Lip GY, et al. Guidelines for the management of atrial fibrillation：the Task Force for the Management of Atrial Fibrillation of the European Society of Cardiology（ESC）. Eur Heart J, 2010, 31（19）：2369-2429.

［ 6 ］January CT, Wann LS, Alpert JS, et al. 2014 AHA/ACC/HRS guideline for the management of patients with atrial fibrillation：a report of the American College of Cardiology/American Heart Association Task Force on practice guidelines and the Heart Rhythm Society Circulation. JACC,

2014, 130（23）：e199-267.

［ 7 ］National Clinical Guideline Centre（UK）. Atrial fibrillation：the management of atrial fibrillation. London：National Institute for Health and Care Excellence（UK）, 2014.

［ 8 ］Guo Y, Apostolakis S, Blann AD, et al. Validation of contemporary stroke and bleeding risk stratification scores in non-anticoagulated Chinese patients with atrial fibrillation. Int J Cardiol, 2013, 168（2）：904-909.

［ 9 ］Pisters R, Lane DA, Nieuwlaat R, et al. A novel user-friendly score（HAS-BLED）to assess l-year risk of major bleeding in patients with atrial fibrillation：the Euro Heart Survey. Chest, 2010, 138（5）：1093-1100.

［10］Apostolakis S, Lane DA, Guo Y, et al. Performance of the HEMORR（2）HAGES, ATRIA, and HAS-BLED bleeding risk-prediction scores in patients with atrial fibrillation undergoing anticoagulation：the AMADEUS（evaluating the use of SR34006 compared to warfarin or acenocoumarol in patients with atrial fibrillation）study. J Am Coll Cardiol, 2012, 60（9）：861-867.

［11］Apostolakis S, Lane DA, Guo Y, et al. Performance of the HEMORR（2）HAGES, ATRIA, and HAS-BLED bleeding risk-prediction scores in nonwarfarin anticoagulated atrial fibrillation patients. J Am Coll Cardiol, 2013,

61（3）：386-387.

［12］中华医学会心电生理和起搏分会. 心房颤动：目前的认识和治疗建议 2015. 中华心律失常杂志，2015, 19（5）：321-384.

［13］中华医学会心电生理和起搏分会. 植入性心脏起搏器治疗：目前的认识和治疗建议（2010 年修订版）. 中华心律失常杂志，2010, 14（4）：245-259.

［14］Olesen JB, Torp-Pedersen C, Hansen ML, et al. The value of the $CHA_2DS_2$-VASe score for refining stroke risk stratification in patients with atrial fibrillation with a $CHADS_2$ score 0 ~ 1：a nationwide cohort study. Thromb Haemost, 2012, 107（6）：1172-1179.

［15］Guo Y, Lip GY, Apostolakis S. Bleeding risk assessment and management in atrial fibrillation patients. Key messages for clinical practice from the European Heart Rhythm Association position statement. Pol Arch Med Wewn, 2012, 122（5）：235-242.

［16］Hanon O, Assayag P, Belmin J, et al. Expert consensus of the French Society of Geriatrics and Gerontology and the French Society of Cardiology on the management of atrial fibrillation in elderly people. Arch Cardiovase Dis, 2013, 106（5），30-323.

［17］Andreotti F, Rocca B, Husted S, et al. Antithrombotic therapy in the elderly：expert position paper of the European Society of Cardiology Working Group on Thrombosis. Eur Heart J, 2015, 36（46）：3238-3249.

［18］中华心血管病杂志血栓循证工作组. 非瓣膜病心房颤动患者应用新型口服抗凝药物中国专家建议. 中华心血管病杂志，2014, 42（5）：362-369.

［19］Pollack CV Jr, Reilly PA, Eikelboom J, et al. Idarucizumab for dabigatran reversal. N Engl J Med, 2015, 373（6）：511-520.

［20］Lee S, Shafe AC, Cowie MR. UK stroke incidence, mortality and cardiovascular risk management 1999—2008：time-trend analysis from the General Practice Research Database. BMJ Open, 2011, 1（2）：e000269.

［21］Guo Y, Pisters R, Apostolakis S, et al. Stroke risk and suboptimal thromboprophylaxis in Chinese patients with atrial fibrillation：would the novel oral anticoagulants have an impact? Int J Cardiol, 2013, 168（1）：515-522.

［22］Guo Y, Lip GY, Apostolakis S. The challenge of antiplatelet therapy in patients with atrial fibrillation and heart failure. J Cardiovasc Transl Res, 2013, 6（3）：388-397.

［23］Lip GY, Windecker S, Huber K, et al. Management of antithrombotic therapy in atrial fibrillation patients presenting with acute coronary syndrome and/or undergoing percutaneous coronary or valve interventions：a joint consensus document of the European Society of Cardiology Working Group on Thrombosis, European Heart Rhythm Association（EHRA）, European Association of Percutaneous Cardiovascular Interventions（EAPCI）and European Association of Acute Cardiac Care（ACCA）endorsed by the Heart Rhythm Society（HRS）and Asia-Pacific Heart Rhythm Society（APHRS）. Eur Heart J, 2014, 35（45）：3155-3179.

［24］Heidbuchel H, Verhamme P, Alings M, et al Updated European Heart Rhythm Association Practical Guide on the use of non-vitamin K antagonist anticoagulants in patients with non-valvular atrial fibrillation. Europace, 2015, 17（10）：1467-1507.

［25］中华医学会神经病学分会，中华医学会神经病学分会脑血管病学组. 中国缺血性脑卒中和短暂性脑缺血发作二级预防指南 2014. 中华神经科学杂志，2015, 48（4）：258-273.

［26］Douketis JD, Spyropoulos AC, Kaatz S. et al. Perioperative bridging anticoagulation in patients with atrial fibrillation. N Engl J Med, 2015, 373（9）：823-833.

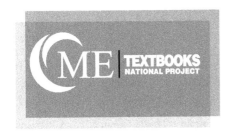

# 新型单片联合制剂治疗老年高血压中国专家共识[①]

《新型单片联合制剂治疗老年高血压中国专家共识》
　写作组[②]
中华医学会老年医学分会[②]
《中华老年医学杂志》编辑委员会[②]
《中华高血压杂志》编辑委员会[②]

**第 14 章**

　　随着社会经济发展和人口老龄化进程加速，我国老年患者（≥65 岁）高血压发病率逐年上升，但血压的控制率仍然很低。针对这一特殊人群，合理、优化和简化的治疗方案显得尤为重要。鉴于大部分老年高血压患者需要两种或以上降压药物联合治疗方能降压达标，临床实践中通常采用自由联合或单片联合制剂（single-pill combination，SPC）的方式治疗。临床研究表明，SPC 药物降压达标率高于自由联合，且由于减少了服药数量和次数，有利于提高患者长期治疗的依从性，降压达标率高于自由联合。我国传统的固定剂量复方制剂降压成分复杂，循证证据及安全性缺乏评估。而近年来应用于临床的新型 SPC 药物降压成分明确，临床研究证据日益丰富。但目前新型 SPC 在老年高血压患者中的应用仍未普及，对其临床治疗地位的认识还有待加强。为此。中华医学会老年医学分会组织国内部分专家参照《中国高血压防治指南 2010》相关内容及诊治建议，针对老年高血压的特点和常用 SPC 药物在老年高血压患者治疗中的临床价值，共同讨论制订本共识，规范 SPC 的临床应用，以期实现优化、简化老年高血压治疗药物的应用，达到更好控制血压、保护靶器官的目的。

## 一、老年高血压的病理生理特点及治疗的特殊性

　　流行病学研究显示，65 岁及以上的高血压患者 80% 以上为单纯收缩期高血压（isolated systolic

　　① 本文引自：《新型单片联合制剂治疗老年高血压中国专家共识》写作组，中华医学会老年医学分会，《中华老年医学杂志》编辑委员会，等. 新型单片联合制剂治疗老年高血压中国专家共识. 中华老年医学杂志，2012，31（4）：272-278.

　　② 通信作者：李小鹰，邮箱：xyli301@163.com
　　执笔组专家：张新军、孙宁玲、李小鹰
　　共识专家组成员（以姓氏汉语拼音为序）：安丰双（山东大学齐鲁医院），陈鲁原（广东省人民医院），陈庆伟（重庆医科大学附属第二医院），丛洪良（天津市胸科医院），范利（解放军总医院），方宁远（上海交通大学医学院附属仁济医院），冯颖青（广东省人民医院），高海青（山东大学齐鲁医院），郭艺芳（河北省人民医院），华琦（首都医科大学宣武医院），姜一农（大连医科大学附属第一医院），李小鹰（解放军总医院），李勇（复旦大学附属华山医院），刘丰（广州市第一人民医院），鲁翔（南京医科大学第二附属医院），苗懿德（北京大学人民医院），牟建军（西安交通大学医学院第一附属医院），孙宁玲（北京大学人民医院），王林（天津医科大学第二医院），王朝晖（华中科技大学同济医学院附属协和医院），魏盟（上海交通大学附属第六人民医院），吴海英（中国医学科学院阜外医院），吴平生（南方医科大学附属南方医院），谢良地（福建医科大学附属第一医院），徐标（南京大学医学院附属鼓楼医院），张抒扬（北京协和医院），张新军（四川大学华西医院），张源明（新疆医科大学第一附属医院），周晓芳（四川省人民医院），周颖玲（广东省人民医院）

hypertension，ISH），而这种特殊的血压类型通常伴随更高的心血管事件和死亡风险。老年高血压的临床特点包括：①收缩压增高、脉压增大；②血压波动大；③常见血压昼夜节律异常；④白大衣性高血压和假性高血压增多等。老年高血压的临床特点与其升压和血压维持机制的特殊性有关，主要的病理生理改变包括：①大动脉弹性减退和全身性动脉硬化导致总外周血管阻力上升；②全身和局部神经内分泌调节异常，肾血管阻力增大，有效肾血浆流量减少导致局部肾素-血管紧张素系统（renin-angiotensin system，RAS）激活，近端肾小管钠重吸收增加，导致容量负荷增高和盐敏感性高血压；③肾滤过降低、利钠物质生成减少及肾内钠-钾-ATP酶活性降低可减少钠排出，加重全身性钠负荷，导致总外周阻力进一步增大；④动脉压力感受器敏感性减退，维持短时血压和血流动力学稳定的能力降低，血压变异性增大，在部分患者中可能促发或加重体位性血压波动。

我国现行高血压防治指南建议老年患者的血压应降至150/90 mmHg（1 mmHg = 0.133 kPa）以下，如能耐受可降至140/90 mmHg以下。但是，目前尚不清楚老年高血压患者血压降至140/90 mmHg以下是否有更大获益。针对老年高血压的病理生理特点，适宜的降压策略应立足于改善患者外周血管顺应性、保护血管内皮功能及心、脑、肾靶器官，从而最大限度地降低心脑血管事件风险；同时应着眼于改善全身及局部神经内分泌调节机制，尤其是抑制心、肾血管局部RAS激活，改善肾对水盐平衡和容量调节的作用，降低外周阻力。老年患者血压自身调节能力减退，波动性增大，降压治疗过程中尤应关注血压的稳定性。平稳、和缓、持久地控制血压，避免不适当的治疗方式增大血压波动是老年高血压治疗的基本策略。降压方案的确立和药物选择除了参考临床研究结果和循证医学证据，还应遵循药物作用机制契合老年患者病理生理和升压机制特点的基本原则。对老年高血压患者而言，优化治疗方案是实现降压达标和改善心血管预后的基本途径。

# 二、针对老年高血压特点的优化联合治疗方案

近年来，在老年高血压人群中完成的大规模临床研究所用的降压药物大多是二氢吡啶类钙拮抗药（calcium channel blocker，CCB）、血管紧张素转换酶抑制药（angiotensin-converting enzyme inhibitor，ACEI）、血管紧张素Ⅱ（angiotensin Ⅱ，Ang Ⅱ）受体拮抗剂（angiotensin Ⅱ receptor blocker，ARB）和利尿药，或以上药物组成的联合方案。目前被多数高血压指南推荐的优化联合方案包括以下几种。

## （一）ARB或ACEI与噻嗪类利尿药联合方案

ARB或ACEI与噻嗪类利尿药联合治疗可干预神经内分泌和容量两种血压调节机制，产生协同降压作用并减少不良反应，在老年患者中的降压效果和临床获益明显。

流行病学研究显示，我国人群普遍存在钠盐摄入过多，而老年高血压患者多为盐敏感者，合理的利尿药治疗方案对我国老年高血压人群而言具有重要意义。临床研究表明，老年高血压患者对利尿药的降压反应良好。低剂量噻嗪类利尿药短期作用可通过促进水钠排出产生降压效应；长期效应则主要与持续抑制肾小管钠的重吸收、增加钠的排出从而降低全身和血管平滑肌钠负荷有关。因此，噻嗪类利尿剂的降压机制主要是改善动脉顺应性和降低外周阻力，这一作用机制契合老年高血压发生机制的特点。Ang Ⅱ通过血管紧张素1型受体介导发挥血管收缩及钠重吸收增加和水钠潴留等促高血压形成机制，RAS阻断剂（renin angiotensin system inhibitors，RASI）包括ARB和ACEI，可抑制Ang Ⅱ的上述作用。研究表明，RASI可减低动脉血管平滑肌张力、减少动脉壁胶原纤维生成和沉积从而抑制血管重构，改善动脉弹性功能。因此，RASI的作用机制亦契合

老年高血压的主要病理生理特点。ARB 或 ACEI 与噻嗪类利尿药联合是众多指南推荐的优化方案之一，在老年高血压患者中，这一联合方案的降压效应显著。老老年高血压研究（hypertension in the very elderly trial，HYVET）结果显示，以噻嗪类利尿药为基础联合 ACEI 的治疗方案在高龄老年患者中逐渐降低血压的同时，还可降低致死性卒中、全因死亡和心力衰竭等主要心血管终点事件风险；收缩期高血压患者联合治疗避免心血管事件研究（avoiding cardiovascular events in combination therapy in patients living with systolic hypertension，ACCOMPLISH）结果表明，ACEI 与噻嗪类利尿药起始联合可明显提高降压达标率；荟萃分析结果显示，小剂量氢氯噻嗪（hydrochlorothiazide，HCTZ）能显著提高 ARB 的降压疗效。两者联合可干预 RAS 激活和容量负荷增加两大主要升压机制，亦可协同改善血管顺应性和降低总外周血管阻力，在老年高血压患者中发挥显著的降压作用。除老年高血压或 ISH 外，这一联合方案在并存糖尿病、肥胖或代谢综合征、心房颤动、容量负荷增高或慢性心功能不全的高血压患者中也有良好的降压效应和获益优势。另有研究显示，RASI 与利尿药联合方案对恢复高血压患者的血压昼夜节律具有优势。

有关 RASI 与噻嗪类利尿药联合的安全性在许多临床研究中均证实：两者的联合应用有利于减轻甚至抵消不良反应。利尿药相关性糖脂代谢异常与用药后导致的低钾血症相关。低剂量利尿药（如氢氯噻嗪 12.5 mg/d）导致低钾血症（<3.5 mmol/L）的发生率低于 5%。RASI 可抑制醛固酮分泌、减少尿钾排出，与低剂量利尿药联合应用可部分抵消利尿药引起的血钾下降，平衡体内钠、钾分布。因此，RASI 联合小剂量利尿药具有更高的安全性。在一项比较不同联合方案对糖代谢影响的研究中，RASI 与噻嗪类利尿药联合与其他降压方案相比，新发糖尿病的风险最小。

### （二）ARB 或 ACEI 与 CCB 联合方案

研究显示，二氢吡啶类 CCB 在老年患者中的降压效果较好，且同时有抗动脉粥样硬化作用。研究表明，在并存动脉粥样硬化病变的高血压患者中，CCB 与 RASI 可以产生协同抗动脉粥样硬化作用，其机制涉及增加一氧化氮合成与生物利用、降低氧化应激张力、抑制炎性反应、降低中心动脉压等。在一项比较氨氯地平联合缬沙坦与缬沙坦单药治疗的研究中，联合治疗显著降低脉搏波传导速度（pulse wave velocity，PWV）。部分研究显示，CCB 治疗亦可改善动脉压力感受器的敏感性和降低血压变异性。对老年高血压患者而言，上述针对改善动脉结构与功能和调节神经内分泌两个环节的降压策略是可以起到协同降压和保护靶器官的作用；而平稳降压、减少血压波动对老年高血压具有特殊意义。

CCB 与 RASI 联合具有协同降压的优势。中国高血压综合防治研究（Chinese hypertension intervention efficacy study，CHIEF）表明，小剂量长效 CCB 与 ARB 起始联合可明显提高血压控制率；ACCOMPLISH 研究结果显示，长效 CCB 与 ACEI 起始联合在并存动脉粥样硬化性疾病为主的高血压患者中有良好的降压达标率。这一联合方案的安全性结果显示，RASI 可消减 CCB 常见的踝部水肿，也可部分阻断 CCB 所致的反射性交感神经张力增加和心率加快的不良反应。

# 三、常用的 SPC 种类及其临床应用

### （一）常用新型 SPC 降压药

目前应用于临床的新型 SPC 主要是 RASI/噻嗪类利尿药和 RASI/CCB 联合制剂。常用的新型 SPC 药物的剂量、服用方法、不良反应以及禁忌证，见表 3-14-1。

表 3-14-1  常用新型 SPC 制剂剂量、服用方法、不良反应及禁忌证

| 药物种类、名称及剂量 | 日用量（片） | 每日服药次数 | 主要不良反应 | 禁忌证 |
|---|---|---|---|---|
| ARB/噻嗪类利尿药 | | | 偶见血管神经性水肿、血钾异常 | 双侧肾动脉狭窄、妊娠、痛风 |
| 厄贝沙坦/氢氯噻嗪 | | | | |
| （厄贝沙坦 150 mg/氢氯噻嗪 12.5 mg） | 1 | 1 | | |
| （厄贝沙坦 300 mg/氢氯噻嗪 12.5 mg） | 1 | 1 | | |
| 氯沙坦钾/氢氯噻嗪 | | | | |
| （氯沙坦钾 50 mg/氢氯噻嗪 12.5 mg） | 1 | 1 | | |
| （氯沙坦钾 100 mg/氢氯噻嗪 12.5 mg） | 1 | 1 | | |
| 缬沙坦/氢氯噻嗪 | | | | |
| （缬沙坦 80 mg/氢氯噻嗪 12.5 mg） | 1~2 | 1 | | |
| 替米沙坦/氢氯噻嗪 | | | | |
| （替米沙坦 40 mg/氢氯噻嗪 12.5 mg） | 1 | 1 | | |
| （替米沙坦 80 mg/氢氯噻嗪 12.5 mg） | 1 | 1 | | |
| ACEI/利尿药 | | | 咳嗽、偶见血管神经性水肿、血钾异常 | 双侧肾动脉狭窄、妊娠、痛风 |
| 培哚普利/吲达帕胺 | | | | |
| （培哚普利 4 mg/吲达帕胺 1.25 mg） | 1 | 1 | | |
| 卡托普利/氢氯噻嗪 | | | | |
| （卡托普利 10 mg/氢氯噻嗪 6 mg） | 1~2 | 1~2 | | |
| 贝那普利/氢氯噻嗪 | | | | |
| （贝那普利 10 mg/氢氯噻嗪 12.5 mg） | 1 | 1 | | |
| CCB/RAS 阻断药 | | | 头痛、踝部水肿、偶见血管神经性水肿 | 双侧肾动脉狭窄、妊娠、高钾血症 |
| 氨氯地平/缬沙坦 | | | | |
| （氨氯地平 5 mg/缬沙坦 80 mg） | 1 | 1 | | |
| 氨氯地平/贝那普利 | | | | |
| （氨氯地平 5 mg/贝那普利 10 mg） | 1 | 1 | | |

注：SPC. 单片联合制剂；ARB. 血管紧张素受体拮抗药；ACEI. 血管紧张素转换酶抑制药；CCB. 钙拮抗药；RAS. 肾素-血管紧张素系统；降压药使用方法详见国家食品药品监督管理局（SFDA）批准的有关药物的说明书

## （二）SPC 在老年高血压治疗中的应用及其临床优势

针对老年患者而言，SPC 的重要意义在于改变了用药数量和次数，简化了治疗方式，有助于记忆力和理解力减退的老年患者减少发生药物漏服或遗忘的现象。药物组分和剂量配伍合理的 SPC 在老年高血压治疗中具有突出的临床优势，主要表现为增强降压效应、提高血压达标率、改善治疗的依从性和安全性。

**1. SPC 增强降压疗效**  目前常用的 SPC 药物对老年高血压患者的降压效果良好，且降压作用起效平缓、强效持久。厄贝沙坦/HCTZ 在不同患者群中的降压治疗研究（irbesartan/HCTZ blood pressure reductions in diverse patient populations，INCLUSIVE）老年高血压亚组研究显示，厄贝沙坦/HCTZ 治疗总体血压达标率为 73%，治疗 18 周后血压较基线平均降低 23.0/10.9 mmHg，若以舒张压达标<90 mmHg 为目标血压，则有 96% 的老年患者可以达标；中国老年高血压患者随机对照研究显示，厄贝沙坦/HCTZ 治疗 1 周后，血压与基线相比降低 12.8/7.2 mmHg，4 周时降低 25.5/13.3 mmHg，以收缩压<150 mmHg 为目标血压达标率高达 90.6%；由于其降压谷峰比值和平滑指数较高，24 h 降压作用平稳。在一项随机双盲研究中，氯沙坦 100 mg/HCTZ 25 mg 治疗 ISH 患者 12 周时，坐位收缩压谷值较基线平均下降 19.2 mmHg，且降压幅度与基线血压水平正相关。在一项研究的老年亚组中，接受氨氯地平 10 mg/缬沙坦 160 mg 联合治疗 8 周后的患者，血压下降值可达到 25.2/15.7 mmHg。

**2. SPC 起始联合提高血压达标率**　临床研究显示，起始联合降压达标率显著优于单药倍增剂量或序贯治疗、阶梯治疗方案，而 SPC 是起始联合治疗的便捷方式。在一项比较上述 3 种治疗方式的研究中，培哚普利/吲哒帕胺 SPC 组血压达标率（62%）明显高于阿替洛尔、氯沙坦或氨氯地平单药序贯治疗组（49%）和缬沙坦联合 HCTZ 阶梯治疗组（47%）。简化治疗方案控制高血压（simplified treatment intervention to control hypertension，STITCH）研究显示，接受 ACEI 或 ARB/噻嗪类利尿药 SPC 起始治疗（简化治疗组）的患者经 6 个月治疗后，血压下降程度明显大于遵循指南建议的自由联合治疗组，血压达标者比例亦明显高于自由联合组；多变量分析显示，简化治疗可使患者血压达标率增加 20%。联合阿利吉仑及钙通道阻滞药作为初始治疗策略控制高血压研究（Aliskiren and the calcium channel blocker Amlodipine as an initial treatment strategy for hypertension control，ACCELERATE）结果显示，起始联合治疗组（阿利吉仑/氨氯地平）与起始单药（阿利吉仑或氨氯地平）再逐步阶梯联合组相比，收缩压平均多降低 6.5 mmHg；24 周后起始联合的降压优势依然保持，而药物不良反应发生率较低。

**3. SPC 提高依从性和安全性**　SPC 的另一优势是减少了用药数量，有利于提高患者长期治疗的依从性。研究显示，SPC 与相同药物和剂量的自由联合相比具有明显的依从性优势。荟萃分析显示，SPC 的治疗依从性和持续性均优于自由联合，而不良反应发生率较低。INCL USIVE 老年亚组及在中国高血压患者中均显示厄贝沙坦/HCTZ 的安全性良好，低血压、低钾血症发生率与安慰剂相当。

此外，需要强调的是不论何种 SPC，其药物组成设计一般是参照当前相关临床研究和循证医学证据确定的优化方案，因此相对于自由联合而言，更能体现现代高血压治疗的优化降压理念。与以往传统的固定剂量复方制剂不同，SPC 组分药物的剂量配伍已经反复验证筛选，最终确定的是降压效应相对最大而不良反应相对最小的组合。目前也开发出了多种剂量组合的 SPC 药物，以满足临床个体化治疗的需要。

# 四、治 疗 建 议

老年高血压患者在使用 SPC 药物之前应进行必要的心血管风险评估，对靶器官损害和并存心、脑、肾血管并发症情况进行筛检，根据患者的血压状况和临床特征确定适宜的治疗策略。

## （一）推荐起始治疗使用 SPC 的老年患者

依据现行高血压防治指南的推荐，SPC 可作为 2 级或以上高血压、高于靶目标值 20/10 mmHg 和（或）伴有多种危险因素、靶器官损害或临床疾病的高危患者的起始和维持治疗药物。由于 SPC 符合老年患者的生理特点，服用简便、依从性好，因此较适用于老年患者的降压治疗。通常情况下对无禁忌证的老年高血压患者可优先推荐。鉴于老年患者的病理生理和临床状况的复杂性，建议以较低剂量的 SPC 药物起始治疗。

### （二）推荐加用或换用 SPC 的老年患者

此类患者包括：①正在接受降压药物治疗，包括单药或联合治疗的老年患者，如血压未能达标，在对进一步降压可能带来的临床获益进行充分评估的基础上可加用 SPC 药物治疗；②已使用 1 种降压药物治疗且血压未达标的老年患者，可换用 SPC 药物治疗；③已使用 2 种降压药物且血压达标的老年患者，从提高患者依从性、简化治疗的角度出发，可换用 SPC 药物治疗；④需要 3 种或以上降压药物才能控制血压的老年患者，如无禁忌证，其药物治疗方案一般应包含 1 种利尿药；依据现行指南建议，RASI/噻嗪类利尿药 SPC 可作为其药物方案的组成部分。

### （三）SPC 药物种类的选择

对 SPC 药物种类的选择主要依据患者的病理生理特点、靶器官损害、并发症情况、血压特征、既往降压药物使用及不良反应发生情况、禁忌证等因素进行综合评估。具体表现：①RASI/噻嗪类利尿药可用于各级无禁忌证的老年高血压患者，尤其适用于盐摄入较多或盐敏感性、并存糖尿病、肥胖或代谢综合征、心房颤动、高容量负荷或慢性心力衰竭及难治性老年高血压等患者；②RASI/CCB 可优先推荐用于并存动脉粥样硬化性疾病的老年高血压患者，如稳定性冠状动脉性心脏病（冠心病）、冠状动脉或颈动脉粥样硬化及周围血管病等患者。

### （四）SPC 在特殊老年高血压患者中的应用及注意事项

在部分特殊的老年高血压患者中，应对 SPC 药物的适用性进行仔细评估（包括血压形态及重要器官的灌注状况）。①对部分血压形态特殊的老年高血压患者，如短时血压波动性较大、伴直立性低血压或餐后低血压、夜间血压较低者，应根据患者情况谨慎采用单药或 SPC 治疗，选择适宜的药物种类、剂量和给药时间。治疗中应严密监测患者的治疗反应。②对舒张压<60 mmHg 的 ISH 患者，降压药物和剂量选择应参照收缩压情况确定。依据现行指南的建议，收缩压<150 mmHg 宜观察，可不用药物治疗；如收缩压为 150~179 mmHg，可谨慎给予小剂量降压药治疗；如收缩压≥180 mmHg，则给予小剂量降压药治疗。降压治疗中应严密监测临床症状和舒张压下降的影响，如有必要或患者可以耐受可选择 SPC 药物治疗。③依据现行指南建议，80 岁以上高龄老年高血压患者的降压目标值为<150/90 mmHg。有心、脑、肾血管疾病的高龄患者，降压治疗应注意个体化，并密切关注降压后的临床表现。80 岁以上老年患者目前无明确证据支持 SPC 起始治疗；但如无禁忌证，且经单药治疗血压未达标的患者可应用 SPC 治疗。④对 SPC 中的任一成分存在禁忌证的患者不应使用。此外，并存严重冠心病、双侧中重度颈动脉狭窄或有脑缺血症状的老年患者应谨慎降压，由于对降压速度、降压目标值有特殊要求，不建议采用 SPC 起始治疗。重度肾功能减退［如估计肾小球滤过率<30 ml/(min·1.73 m$^2$)］的老年患者不建议采用含噻嗪类利尿药的 SPC 治疗。

## 五、SPC 药物的安全性

SPC 在老年高血压患者中的应用有效、安全。与其他类降压药物相似，SPC 在老年高血压患者中的治疗也需注意不良反应、药物相互作用和禁忌证。

老年高血压的病理生理和临床表现具有特殊性，良好的血压控制是减少心脑血管事件的基本途径。选择有效、安全和简便的降压治疗方案，实现平稳、持久地控制血压，对老年高血压患者具有重要意义。新型 SPC 是优化起始联合治疗的便捷方式，对提高老年高血压患者降压达标率、改善长期治疗的依从性和持续性、减少药物不良反应具有积极意义。本共识对新型常用 SPC 在老年高血压治疗中的应用提出建议，为临床实践提供参考。

## 参考文献

［1］Aronow WS, Fleg JL, Pepine CJ, et al. ACCF/AHA 2011 expert consensus document on hypertension in the elderly. J Am Coll Cardiol, 2011, 57（20）：2037-2114.

［2］Gupta AK, Arshad S, Poulter NR. Compliance, safety, and effectiveness of fixed-dose combinations of antihypertensive agents：a meta analysis. Hypertension, 2010, 55（2）：399-407.

［3］中国高血压防治指南修订委员会. 中国高血压防治指南 2010. 中华高血压杂志, 2011, 19（8）：701-743.

［4］Chobanian AV. Clinical practice. Isolated systolic hypertension in the elderly. N Engl J Med, 2007, 357（8）：789-796.

［5］Vogel T, Lepretre PM, Brechat PH, et al. A decrease in diastolic blood pressure combined with an increase in systolic blood pressure is associated with a higher cardiovascular mortality in men. J Am Coll Cardiol, 2000, 35（3）：673-680.

［6］Eliser D, Ritz E. Relationship between hypertension and renal function and its therapeutic implications in the elderly. Gerontology, 1998, 44（3）：123-131.

［7］Kobori H, Nanqaku M, Navar LG, et al. The intrarenal rennin angiotensin system：from physiology to the pathobiology of hypertension and kidney disease. Pharmacol Rev, 2007, 59（3）：251-287.

［8］Banday AA, Lokhandwala MF. Loss of biphasic：effect on Na/K-ATPase activity by angiotensin Ⅱ involves defective angiotensin type 1 receptor nitric oxide signaling. Hypertension, 2008, 52（6）：1099-1105.

［9］Fliser D, Franek E, Joest M, et al. Renal function in the elderly：impact of hypertension and cardiac function. Kidney Int, 1997, 51（4）：1196-1204.

［10］Zemel MB, Sowers JR. Salt sensitivity and systemic hypertension in the elderly. Am J Cardiol, 1988, 61（16）：7H-12H.

［11］James MA, Robinson TG, Panerai RB, et al. Arterial baroreceptor cardiac reflex sensitivity in the elderly. Hypertension, 1996, 28（6）：953-960.

［12］Mancia G, Parati G, Poraidossi G, et al. Arterial baroreflexes and blood pressure and heart rate variabilities in humans. Hypertension, 1986, 8（2）：147-153.

［13］AI Badarin FJ, Abuannadi MA, Lavie CJ, et al. Evidence-based diuretic therapy for improving cardiovascular prognosis in systemic hypertension. Am J Cardiol, 2011, 107（8）：1178-1184.

［14］Ernst ME, Moser M. Use of diuretics in patients with hypertension. N Engl J Med, 2009, 361（22）：2153-2164.

［15］Probstfield JL, O'Brien KD. Progression of cardiovascular damage：the role of rennin-angiotensin system blockade. Am J Cardiol, 2010, 105（Suppl 1）：10A-20A.

［16］Kass DA. Ventricular arterial stiffening：integrating the pathophysiology. Hypertension, 2005, 46（1）：185-193.

［17］Mortsell D, Malmqvist K, Held C, et al. Irbesartan reduces common carotid artery intima-media thickness in hypertensive patients when compared with atenolol：the Swedish Irbesartan Left Ventricular Hypertrophy Investigation versus Atenolol（SILVHIA）study. J Inter Med, 2007, 261（5）：472-479.

［18］Ichihara A, Hayashi M, Kaneshiro M, et al. Low doses of losarlan and trandolapril improve arterial stiffness in hemodialysis patients. Am J Kidney Dis, 2005, 45（5）：866-874.

［19］Beckett NS, Peters R, Fletcher AE, et al. Treatment of hypertension in patients 80 years of age or older. N Engl J Med, 2008, 358（18）：

1887-1898.

［20］Jamerson K, Weber MA, Bakris GI, et al. Bcnaztpril plus amlodipine or hydrochlorothlazide for hypertension in high-risk patients. N Eng J Med, 2008, 359（23）: 2417-2428.

［21］Conlin PR, Spence JD, Williams B, et al. Angiotensin Ⅱ antagonists for hypertension: are there differences in efficacy? Am J Hypertens, 2000, 13（4 Pt 1）: 418-426.

［22］Neutel JM, Sounders E, Bakris GL, et al. The efficacy and safety of low-and high-dose fixed combinations of irbesartan/hydrochlorothiazide in patients with uncontrolled systolic blood pressure on monotherapy: the INCLUSIVE trial. J Clin Hypertens（Greenwich）, 2005, 7（10）: 578-586.

［23］Oparil S, Abate N, Chen E, et al. A double-blind, randomized study evaluating losartan potassium monotherapy or in combination with hydrochlorothiazide versus placebo in obese patients with hypertension. Curr Med Res Opin, 2008, 24（4）: 1101-1114.

［24］邱原刚, 姚雪艳, 陶谦民, 等. 高血压患者治疗后血压昼夜节律及影响因素的调查. 中华流行病学杂志, 2004, 25（8）: 710-714.

［25］Zillich AJ, Garg J, Basu S, et al. Thiazide diuretics, potassium, and the development of diabetes: a quantitative review. Hypertension, 2006, 48（2）: 219-224.

［26］Franse LV, Pahor M, Di Bari M, et al. Serum uric acid, diuretic treatment and risk of cardiovascular events in the Systolic Hypertension in the Elderly Program（SHEP）. J Hypertens, 2000, 18（8）: 1149-1154.

［27］Burke TA, Sturkenboom MC, Ohman-Strickland PA, et al. The effect of antihypertensive drugs and drug combinations on the incidence of new-onset type-2 diabetes mellitus. Pharmacoepidemiol Drug Saf, 2007, 16（9）: 979-987.

［28］Leenen FH, Nwachuku CE, Black HR, et al. Clinical events in high-risk hypertensive patients randomly assigned to calcium channel blocker versus angiotensin-converting enzyme inhibitor in the antihypertensive and lipid lowering treatment to prevent heart attack trial. Hypertension, 2006, 48（3）: 374-384.

［29］Pitt B, Byington RP, Furberg CD, et al. Effect of amlodipine on the progression of atherosclerosis and the occurrence of clinical events. PREVENT Investigators. Circulation, 2000, 102（13）: 1503-1510.

［30］Nissen SE, Tuzcu EM, Libby P, et al. Effect of antihypertensive agents on cardiovascular events in patients with coronary disease and normal blood pressure: the CAMELOT study: a randomized controlled trial. JAMA, 2004, 292（18）: 2217-2225.

［31］Mizuno Y, Jacob RF, Mason RP. Effects of calcium channel and renin angiotensin system blockade on intravascular and neurohormonal mechanisms of hypertensive vascular disease. Am J Hypertens, 2008, 21（10）: 1076-1085.

［32］Ichihara A, Kaneshiro Y, Sakoda M, et al. Add on amlodipine improves arterial function and structure in hypertensive patients treated with all angiotensin receptor blocker. J Cardiovasc Pharmacol, 2007, 49（3）: 161-166.

［33］James MA, Rakicka TT, Panerai RB, et al. Baroreflex sensitivity changes with calcium antagonist therapy in elderly subjects with isolated systolic hypertension. J Human Hypertens, 1999, 13（2）: 87-95.

［34］Webb AJ, Fischer U, Mehta Z, et al. Effects of antihypertensive-drug class on interindividual variation in blood pressure and risk of stroke: asystematic review and meta-analysis. Lancet, 2010, 375（9718）: 906-915.

［35］王文. 马丽媛, 刘明波. 等. 初始低剂量氨氯地平加替米沙坦或复方阿米洛利联合治疗对高血压患者血压控制率影响的阶段报告. 中华心血管病杂志, 2009, 37（8）: 701-707.

［36］Gustafsson D. Microvascular mechanisms involved in calcium antagonist edema formation. J Cardiovasc Pharmaeol, 1987, 10（Suppl 1）: S121-131.

［37］White WB, Viadero JJ, Lane TJ, et al. Effects of combination therapy with captopril and nifedipine in severe or resistant hypertension. Clin Pharmacol Ther, 1986, 39（1）: 43-48.

［38］Cushman WC, Ncutel JM, Saunders E, et al. Efficacy and safety of fixed combinations of irbesartan/hydrochlorothiazide in older vs younger patients with hypertension uncontrolled with monotherapy. Am J Geriatr Cardiol, 2008, 17 (1): 27-36.

[ 39 ] 孙宁玲, 荆珊, 陈捷. 厄贝沙坦/氢氯噻嗪复方片剂治疗中国高血压病患者的达标率分析. 中华心血管病杂志, 2005, 33 (7): 618-621.

[ 40 ] Cushman WC, Brady WE, Gazdick LP, et al. The effect of a losartan based treatment regimen on isolated systolic hypertension. J Clin Hypertens (Greenwich), 2002, 4 (2): 101-107.

[ 41 ] Smith TR, Philipp T, Vaisse B, et al. Amlodipine and alsartan combined and as monotherapy in stage 2, elderly, and black hypertensive patients: subgroup analyses of 2 randomized, placebo-controlled studies. J Clin Hypertens (Greenwich), 2007, 9 (5): 355-364.

[ 42 ] Mourad JJ, Wacber B, Zannad F, et al. Comparison of different therapeutic strategies in hypertension: a low-dose combination of perindopril/indapamide versus a sequential monotherapy or a stepped-care approach. J Hypertens, 2004, 22 (12): 2379-2386.

[ 43 ] Feldman RD, Zou GY, Vandervoort MK, et al. A simplified approach to the treatment of uncomplicated hypertension. Hypertension, 2009, 53 (4): 646-653.

[ 44 ] Brown MJ, Mclnnes GT, Papst CC, et al. Aliskiren and the calcium channel blocker amlodipine combination as an initial treatment strategy for hypertension control (ACCELERATE): a randomized, parallel-group trial. Lancet, 2011, 377 (9762): 312-320.

[ 45 ] Munger MA, Van Tassell BW, LaFleur J. Medication nonadherence: an unrecognized cardiovascular risk factor. Med Gen Med, 2007, 9 (3): 58.

[ 46 ] Bangalore S, Kamalakkannan G, Parkar S, et al. Fixed dose combinations improve medication compliance: a meta analysis. Am J Med, 2007, 120 (8): 713-719.

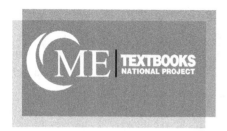

# 钙离子通道阻断药抗动脉粥样硬化中国专家共识[①]

## 第15章

《钙离子通道阻断药抗动脉粥样硬化中国专家共识（2011）》写作组[②]

　　钙离子通道阻断药（calcium channel blocker, CCB）是治疗心血管疾病的药物，它不仅用于高血压患者降低血压、预防心脑血管并发症，还可用于稳定性冠状动脉粥样硬化性心脏病（冠心病）患者控制心绞痛症状；非二氢吡啶类 CCB 还用于治疗快速性心律失常。在 CCB 诞生不久，有动物实验研究结果显示，CCB 可能具有预防、控制和逆转动脉粥样硬化斑块的作用。随着近年来动脉粥样硬化发病机制研究的不断深入，许多细胞和分子生物学研究还进一步探讨了 CCB 对抗动脉粥样硬化的作用机制，包括内皮功能紊乱、氧化应激、炎症反应、低密度脂蛋白胆固醇氧化、胆固醇酯化等。这些基础研究的结果尽管并不完全一致，但还是推动了临床研究的广泛开展。

　　近年来，动脉粥样硬化检测技术迅速发展，为研究 CCB 的抗动脉粥样硬化作用创造了条件，见表 3-15-1。使用定量冠状动脉造影（quantitative coronary angiography, QCA）、冠状动脉内血管超声（intravascular ultrasound, IVUS）等检测方法，可观察用药前、后冠状动脉斑块体积的变化。而使用高频血管超声，则可通过检测表浅动脉的粥样硬化斑块形成情况及内中膜厚度（intima-media thickness, IMT），观察药物的抗动脉粥样硬化作用。无论是冠状动脉斑块检测技术，还是表浅动脉血管检测技术，都有一定的先进性，但同时也具有明显的复杂性。采用这些检测技术，开展了若干使用 CCB 的较大样本且随访时间较长的临床试验，如采用 IVUS 技术的氨氯地平和依那普利降低血栓发生率研究（Comparison of Amlodipine vs Enalapril to Limit Occurrences of Thrombosis, CAMELOT）、硝苯地平对冠状动脉内皮功能的评价（Evaluation of Nifedipine on Coronary Endothelial Function, ENCORE）试验、采用颈动脉超声技术的欧洲拉西地平动脉粥样硬化研究（European Lacidipine Study on Atherosclerosis, ELSA）试验等。这些研究的结果差别很大。众多学者对这些结果的分析、认识和解释也存在较大分歧，对 CCB 的抗动脉粥样硬化作用仍缺乏一致意见。

　　制订本共识文件的目的是通过深入分析、研究、讨论这些临床试验研究的结果，探讨 CCB 是否具有抗动脉粥样硬化作用，是否具有独立于其降压作用的抗动脉粥样硬化作用。结合有代表性的动物实验与细胞和分子生物学机制的研究结果，探讨 CCB 抗动脉粥样硬化的可能机制和合理性。

　　① 本文引自：《钙离子通道阻断剂抗动脉粥样硬化中国专家共识（2011）》写作组. 钙离子通道阻断剂抗动脉粥样硬化中国专家共识（2011）. 中华老年医学杂志，2011，30（10）：793-799.

　　② 通信作者：王继光，邮箱：jiguangw@ gmail. com
　　专家组成员：陈良龙（福建医科大学附属协和医院），陈鲁原（广东省人民医院），高平进（上海交通大学医学院附属瑞金医院），戚文航（上海交通大学医学院附属瑞金医院），姜一农（大连医科大学附属第一医院），李勇（复旦大学附属华山医院），李南方（新疆人民医院），刘德平（北京医院），孙宁玲（北京大学人民医院），陶军（中山大学附属第一医院），王继光（上海交通大学医学院附属瑞金医院），王宁夫（杭州市第一人民医院），吴学思（北京首都科大学附属安贞医院），吴宗贵（第二军医大学附属长征医院），于普林（北京医院），周颖玲（广东省人民医院）

表 3-15-1　常用动脉粥样硬化影像学检查方法

| 检查方法 | 主要特点 |
|---|---|
| 无创 | |
| 　表浅动脉超声成像 | 检测颈动脉、肱动脉等外周动脉的表浅部位；检测内中膜厚度和斑块大小与性状 |
| 　CT 血管成像 | 检测任何大动脉，包括冠状动脉与颅内动脉等；检测狭窄与钙化 |
| 　磁共振血管成像 | 检测任何大动脉；检测到较小的尚未导致狭窄的斑块；检测斑块的性状 |
| 有创 | |
| 　动脉造影 | 检测任何大动脉；检测狭窄 |
| 　血管内超声 | 检测任何大动脉；检测斑块大小、性状等 |

# 一、CCB 抗动脉粥样硬化的临床试验证据

CCB 是一类被较早研究用于治疗抗动脉粥样硬化的心血管治疗药物。早在 1990 年，第一个使用二氢吡啶类 CCB 的硝苯地平治疗冠状动脉疾病的临床试验即已公开发表。该项研究是一项随机、双盲、安慰剂对照的临床试验，425 例冠状动脉造影证实患有冠状动脉疾病的男性，随机进入硝苯地平 80 mg/d 治疗组或相应的安慰剂组。348 例（硝苯地平组 173 例，安慰剂组 175 例）（81.9%）患者 3 年随访后再次进行了冠状动脉造影检查，其中 282 例（硝苯地平组 134 例，安慰剂组 148 例）在整个随访期间服用研究药物或安慰剂，两组分别有 39 例和 27 例在平均随访 354 d 和 467 d 后停止服用研究药物或安慰剂。与安慰剂组比较，使用硝苯地平治疗 3 年后，入选试验时已经存在的冠状动脉粥样硬化病变的数量和严重程度差异均无统计学意义，表明 CCB 治疗对已有病变既无预防进展的作用，亦无逆转作用。但硝苯地平组平均每例患者新生病变的数量显著低于安慰剂组（平均 0.59 与 0.82 个病变，相对风险下降 28%）。

尽管上述研究的结果不尽如人意，人们对 CCB 抗动脉粥样硬化的探索并未停止，并于近 20 年来进行了大量 CCB 治疗或预防动脉粥样硬化的临床试验。这些试验选择不同种类的 CCB，以安慰剂或其他种类的降压药物为对照，选择冠状动脉或包括颈动脉、股动脉等在内的周围血管，使用 QCA、IVUS 或表浅动脉血管超声等检查方法。为了减少研究设计本身对研究结果的影响，纳入我们讨论的临床试验满足以下条件：①在使用他汀类药物治疗和冠状动脉介入治疗时进行的临床试验；②使用长效（1 次/天）或中长效（2 次/天）CCB，以安慰剂或活性降压药物为对照的随机双盲或盲终点设计；③样本量 100 例以上，随访时间 1 年以上；④以已有动脉粥样硬化斑块病变为主要治疗、观察目标，包括 QCA 检测的最小管腔直径（minimal lumen diameter，MLD）、IVUS 检测的斑块体积、表浅动脉血管超声检测的周围血管斑块病变或一段血管的最大 IMT。在单一固定切面测量 IMT 或测量一段血管的平均 IMT 反映动脉壁特别是中膜的增厚情况，不能充分反映粥样硬化斑块形成情况，此类研究不纳入。

根据上述条件，研究人员在包括世界医学文献数据库（PubMed）、科学引文索引（Science Citation Index，SCI）等在内的主要电子文献数据库中进行了系统文献检索（包括英文、法文、日文、中文等主要文献语言的科学文献），共有 9 项研究符合条件，见表 3-15-2。因为观察时间不到 1 年，排除了 3 项较重要的冠状动脉病变研究。

CAMELOT 试验是在血压得到有效控制的冠状动脉疾病（至少 1 处狭窄在 20% 以上，但排除左主干狭窄在 50% 以上）患者中进行的 3 组对比临床试验，分别为安慰剂组、氨氯地平组和依那普

利组，3 组基线血压水平相似，为 129/77 mmHg。随访期间，安慰剂组血压无明显变化（增加 0.7/0.6 mmHg），而氨氯地平组与依那普利组收缩压与舒张压均有明显下降，分别下降为 4.8/2.5 mmHg 和 4.9/2.4 mmHg。入选的 1997 例患者中，38 个临床中心的 274 例患者进行了 IVUS 子课题研究。安慰剂组（95 例）、氨氯地平组（91 例）与依那普利组（88 例）的基线斑块体积分别为 42 mm³、40 mm³、42 mm³。治疗 2 年后随访，236 例患者再次进行了 IVUS 检查。安慰剂组斑块体积显著增大，治疗前后的相对差别为 1.3%（$P<0.01$），氨氯地平组与依那普利组也有增大，分别为 0.5%（$P>0.05$）与 0.8%（$P>0.05$）。组间比较，斑块体积的变化差异无统计学意义（$P>0.05$）。根据预先设定的分析计划，进一步分析基线收缩压水平在平均值（129 mmHg）以上的 136 例患者斑块体积的变化，安慰剂组（49 例）斑块增大明显，达 2.8%（$P<0.01$），氨氯地平组（47 例）与依那普利组（40 例）无显著增大，分别为 0.226%（$P>0.05$）与 0.8%（$P>0.05$）；氨氯地平组斑块增大程度低于安慰剂组（$P<0.05$），依那普利组与安慰剂组比较差异无统计学意义（$P=0.12$）。

表 3-15-2　CCB 抗动脉粥样硬化随机对照临床试验

| 部位 | 试验名称 | 例数 | 平均年龄（岁） | 平均血压（mmHg） | 对照治疗 | CCB | 主要终点 | 平均随访时间（年） | 结果 |
|---|---|---|---|---|---|---|---|---|---|
| 冠状动脉 | CAMELOT | 274 | 57 | 129/77 | 安慰剂；依那普利 | 氨氯地平 | IVUS，斑块体积 | 2.0 | NS；血压高者，CCB 较好 |
|  | ENCORE Ⅱ | 226 | 58 | 133/78 | 安慰剂 | 硝苯地平控释片 | IVUS，斑块体积 | 2.0 | NS |
|  | JMIC-B | 183 | 64 | 146/82 | ACEIs | 硝苯地平缓释片 | QCA，最小管径 | 3.0 | CCB 较好 |
| 颈总动脉 | NICOLE | 819 | 60 | NR | 安慰剂 | 尼索地平缓释片 | QCA，最小管径 | 3.0 | NS |
|  | ELSA | 2334 | 56 | 164/101 | 阿替洛尔 | 拉西地平 | IMT，颈总、分叉处最大 | 3.8 | CCB 较好 |
|  | ELVERA | 166 | 67 | 175/93 | 赖诺普利 | 氨氯地平 | IMT，颈总、分叉处、颈内、股总、股浅最大 | 2.0 | NS |
|  | MIDAS | 883 | 59 | 150/97 | 氢氯噻嗪 | 伊拉地平 | IMT，颈总、分叉处、颈内最大 | 3.0 | CCB 较好 |
|  | VHAS | 498 | 54 | 168/102 | 氯噻酮 | 维拉帕米缓释片 | IMT，颈总、分叉处、颈内最大 | 4.0 | NS；有斑块者，CCB 较好 |
| 冠状动脉与颈总动脉 | PREVENT | 825（377） | 57 | 129/79 | 安慰剂 | 氨氯地平 | QCA（IMT，颈总、分叉处、颈内最大） | 3.0 | NS（CCB 较好） |

注：1 mmHg=0.133 kPa；NS. 差异无统计学意义；ACEIs. 血管紧张素转化酶抑制药

ENCORE Ⅱ 试验的研究对象同样是造影证实的冠状动脉疾病（左主干狭窄≤40%）患者，分为安慰剂组（112 例）和硝苯地平控释片组（114 例）；两组基线血压水平相似，为 132/77 mmHg。随访期间，安慰剂组血压略有升高（2.3/3.6 mmHg），硝苯地平组收缩压略有下降，但舒张压略有升高（收缩压下降 3.5 mmHg，舒张压升高 1.5 mmHg），组间相差 5.8/2.1 mmHg。两组基线斑块体积分别为 157 $mm^3$（96 例）与 140 $mm^3$（97 例）。治疗 18~24 个月后，安慰剂组与硝苯地平组斑块体积均有增大，分别为 3.2% 与 5.0%，组间差异无统计学意义（$P>0.05$）。该试验还对比了冠状动脉内输注乙酰胆碱后冠状动脉内径的变化：与基线时比较，随访造影显示输注最大剂量乙酰胆碱后的平均管腔直径显著增大，安慰剂组为 7.7%，硝苯地平组为 13.9%，组间比较差异有统计学意义（$P<0.01$）。

JMIC-B 是在日本冠心病患者中进行的硝苯地平缓释片和血管紧张素转化酶抑制药（angiotensin converting enzyme inhibitors，ACEI）的对比临床试验。在入选试验的 1650 例患者中，210 例患者参加了 QCA 子课题，其中 12 例未能进行随访，15 例基线质量差，不能进行分析，因此纳入分析的患者为 183 例，其中 ACEI 组 88 例，硝苯地平组 95 例。为了排除硝苯地平扩张血管所导致的冠状动脉管腔直径的影响，每次造影前在冠状动脉内注射 5 mg 二硝酸异山梨酯。两组基线血压分别为 144/80 mmHg 与 145/81 mmHg，3 年治疗随访期间分别为 135/74 mmHg 与 136/76 mmHg，组间血压变化差异（0/1 mmHg）不显著。治疗 3 年后，ACEI 组冠状动脉 MLD 从基线的 2.24 mm 降到 2.13 mm，下降 0.12 mm（$P<0.01$），而硝苯地平组与基线（2.14 mm）比较无显著变化（2.16 mm）。两组间治疗前后的变化差异有统计学意义（$P<0.01$）。在狭窄程度≥20% 的病变血管，ACEI 组（70 例）MLD 无显著变化（减少 0.01 mm，$P>0.05$），而硝苯地平组（78 例）显著增大（增加 0.12 mm，$P<0.01$），组间差异有统计学意义（$P<0.05$）。

NICOLE 是在冠状动脉成形术（percutaneous transluminal coronary angioplasty，PTCA）后、但未放置支架的冠心病患者中进行的安慰剂对照临床试验，治疗组给予尼索地平缓释片 20 mg/d，如果能够耐受，可将剂量增加到 40 mg/d。在入选试验的 826 例患者中，7 例未服用研究药物，因而未纳入分析。在纳入分析的 819 例患者中，411 例进入安慰剂组，408 例进入尼索地平组。随访 6 个月及 3 年后重复进行 QCA，试验结束时安慰剂组与尼索地平组分别有 303 例与 292 例患者进行了有效的 QCA 检查。两组患者的 MLD 均显著下降（$P<0.01$），分别为减少 0.16 mm 与 0.15 mm，两组间差异无统计学意义。但在整个治疗随访期间，不论冠状动脉旁路移植术（coronary artery bypass graft，CABG，5.1% 与 10.0%，$P<0.01$）还是重复进行 PTCA（30.6% 与 37.7%，$P=0.03$）的比例，尼索地平组均低于安慰剂组。NICOLE 研究者随后将 7 项在 PTCA 术后患者中进行的安慰剂对照的 CCB 治疗试验进行了荟萃分析，尽管其他 6 项研究样本较小，随访时间均在 1 年内，7 项试验的总样本量达 2380 例。研究者并未分析 MLD 的变化，但与安慰剂比较，CCB 组再狭窄的发生率（42% 与 36%，$P<0.05$）及死亡、CABG、重复 PTCA 及心肌梗死所组成的复合心血管终点事件的发生率（29% 与 20%，$P<0.01$）均明显下降。

PREVENT 是较早在冠状动脉造影证实的冠心病患者中进行的安慰剂对照的 CCB 治疗试验，试验组中给予氨氯地平 5~10 mg/d。试验共入选 825 例，入选者至少有 1 处冠状动脉的狭窄≥30%，但无≥60% 以上狭窄的冠心病患者，其中 678 例（82.2%）患者在治疗 3 年后进行了有效的 QCA。基线时，安慰剂组与氨氯地平组的收缩压与舒张压分别为 130/79 mmHg 与 129/79 mmHg，治疗 4 个月后安慰剂组血压无显著变化（130/79 mmHg），但氨氯地平组则显著下降（122/75 mmHg）。3 年随访期间，两组 MLD 均显著下降（$P<0.01$），所有病变血管的平均下降值分别为 0.064 mm 与 0.063 mm，两组差异无统计学意义。但氨氯地平组各种心血管事件的风险均呈下降趋势，CABG 与 PTCA 等血管重建手术的数量减少 43%（$P<0.01$）。该试验还对 377 例患者进行了

颈动脉 IMT 研究，主要终点是左右颈总动脉、分叉处、颈内动脉近侧与远侧共 12 处最大 IMT 的平均值在治疗前、后的变化。基线时两组 IMT 均为 1.26 mm，治疗 3 年后，安慰剂组各动脉节段的最大 IMT 的平均值均增大（平均 33 μm，$P<0.01$），而氨氯地平组则呈下降趋势（平均 13 μm），两组间比较差异有统计学意义（$P<0.01$）。尽管颈总动脉、分叉处、颈内动脉均有不同程度的差别，但是颈总动脉的差别最大，分叉处的差别最小。

MIDAS 是最早进行的以 IMT 为主要研究目标的较大样本的降压治疗临床试验。883 例至少一处颈动脉 IMT 为 1.3~3.5 mm，但无斑块钙化或出血的高血压（舒张压 90~115 mmHg）患者，随机接受氢氯噻嗪（12.5~25.0 mg，2 次/天，441 例）和伊拉地平（2.5~5.0 mg，2 次/天，442 例）治疗。主要研究终点是左右颈总动脉、分叉处、颈内动脉近侧与远侧共 12 处最大 IMT 平均值在治疗前、后的变化。氢氯噻嗪组与伊拉地平组基线时的平均收缩压与舒张压分别为 149/96 mmHg 与 151/97 mmHg，随访期间平均下降 19.5/13.0 mmHg 与 16.0/13.0 mmHg，收缩压相差 3.5 mmHg（$P<0.01$）。基线时两组 IMT 均为 1.17 mm。在 3 年随访结束时，95% 的患者进行了 IMT 检查，两组 IMT 均显著增厚（$P<0.01$），氢氯噻嗪组平均增加为 149 μm，伊拉地平组增加 121 μm，伊拉地平组较氢氯噻嗪少增加 28 μm，两组间差异有统计学意义（$P<0.05$）。在 3 个节段血管中，分叉处差异最大，达 54 μm。

ELSA 是迄今为止最大规模的以 IMT 为主要研究目标的降压治疗临床试验。2334 例高血压（收缩压 150~210 mmHg 或舒张压 90~115 mmHg）患者，随机接受阿替洛尔（50~100 mg/d，1157 例）和拉西地平（2~6 mg/d，1177 例）治疗，1502 例（64.4%）患者基线时有至少 1 处斑块。主要研究终点是左右颈总动脉、分叉处远侧壁共 4 处最大 IMT 的平均值在治疗前、后的变化。阿替洛尔组与拉西地平组基线时的平均收缩压与舒张压分别为 163/101 mmHg 与 164/101 mmHg，随访期间平均下降 21.6/15.6 mmHg 与 21.8/15.5 mmHg，差异无统计学意义；但 24 小时动态血压差异有统计学意义，分别为 10.3/8.7 mmHg 与 6.8/4.9 mmHg（$P<0.01$）。基线时两组 IMT 分别为 1.17 mm 与 1.16 mm。在 3.8 年随访结束时，阿替洛尔组与拉西地平组分别有 764 例与 755 例患者进行了完整的 IMT 检测。两组 IMT 均显著增厚（$P<0.01$），阿替洛尔组平均增加 58 μm，拉西地平组增加 36 μm，拉西地平组比阿替洛尔组少增加 22 μm，两组间差异有统计学意义（$P<0.05$）。因研究样本量较大，而且基线时包括较多含有斑块的患者，因此在本研究中进一步分析了斑块数量的变化；拉西地平组斑块减少的比例高于阿替洛尔组（20.4% 与 14.8%），而斑块增加的比例则低于后者（25.3% 与 31.3%），组间比较差异有统计学意义（$P<0.01$）。

ELVERA 试验是在高血压患者中（收缩压 160~220 mmHg 或舒张压 95~115 mmHg）进行的以 IMT 为主要研究目标的降压治疗临床试验，但样本量较少（166 例），随访时间也较短（2 年）。入选试验的患者随机接受赖诺普利（10~20 mg/d，85 例）和氨氯地平（5~10 mg/d，81 例）治疗。主要研究终点是左右颈总动脉、分叉处、颈内动脉、股总动脉、股浅动脉远侧壁共 10 处最大 IMT 的平均值在治疗前、后的变化。赖诺普利组与氨氯地平组基线时平均收缩压与舒张压分别为 175/93 mmHg 与 175/92 mmHg，随访结束时平均下降 25.7/6.5 mmHg 与 26.5/8.4 mmHg，两组相差 0.8/1.9 mmHg（$P>0.05$）。基线时赖诺普利组与氨氯地平组 IMT 分别为 1.19 mm 与 1.21 mm。2 年随访结束时，两组各有 63 例患者进行了 IMT 检查，IMT 均显著下降（$P<0.01$），赖诺普利组平均下降 65 μm，氨氯地平组下降 44 μm，两组间差异无统计学意义（$P>0.05$）。如果将颈动脉与股动脉分别进行分析则发现，赖诺普利对股动脉作用明显（IMT 减少 108 μm），与基线比较差异有统计学意义（$P<0.05$），对颈动脉无作用（0 μm）；而氨氯地平则相反，对股动脉无作用（增加 53 μm），与基线及赖诺普利组比较差异无统计学意义（$P>0.05$），但对颈动脉作用明显（减少 33 μm），与基线比较差异有统计学意义（$P<0.05$），与赖诺普利比较差异有统计学意义（$P<$

0.05）。

VHAS 试验是对比维拉帕米缓释片与氯噻酮的一项降压治疗临床试验。在入选试验的 1414 例高血压（收缩压≥160 mmHg 或舒张压≥95 mmHg）患者中，对 498 例患者进行了以 IMT 为主要研究目标的研究，其中 42 例缺乏足够的血管检测数据，仅 456 例患者纳入分析，随机接受氯噻酮（25~50 mg/d，232 例）和维拉帕米缓释片（240 mg/d，224 例）治疗。主要研究终点是左右颈总动脉、分叉处、颈内动脉远侧共 6 处最大 IMT 的平均值在治疗前、后的变化。氯噻酮组与维拉帕米组基线时平均收缩压与舒张压分别为 167/102 mmHg 与 168/102 mmHg，随访结束时平均下降 27.3/15.9 mmHg 与 25.3/15.5 mmHg，差异无统计学意义（$P>0.05$）。基线时氯噻酮组与维拉帕米组 IMT 分别为 0.90 mm 与 0.86 mm。在 4 年随访结束时，377 例患者进行了至少 3 次 IMT 检查，氯噻酮组 191 例，维拉帕米组 186 例。两组 IMT 均显著增厚（$P<0.01$），氯噻酮组平均增加 16 μm，维拉帕米组增加 15 μm，两组间差异无统计学意义（$P>0.05$）。但在基线已经有斑块的 154 例患者中，氯噻酮组（83 例）平均增加为 11 μm，而维拉帕米组（71 例）减少 6 μm，两组间差异为 17 μm，差异无统计学意义（$P>0.05$）。

2006 年，我们进行了以颈动脉 IMT 为主要研究目标的降压治疗临床试验的荟萃分析，探讨不同种类的降压药物对颈动脉 IMT 的作用。共 22 项 IMT 研究纳入分析，包括上述 5 项 IMT 研究在内的 10 项试验，探讨了 CCB 对颈动脉 IMT 的作用。5 项试验未纳入，主要原因是这些试验的终点评估指标主要反映颈动脉壁增厚情况的平均 IMT，而非反映动脉粥样硬化斑块形成情况的最大 IMT。当然，这些研究中除了国际硝苯地平控释片干预目标在高血压治疗（International Nifedipine GITS Study：Intervention as a Goal in Hypertension Treatment，INSIGHT）的研究外，样本量均较少。该荟萃分析的主要结论是 CCB 与安慰剂、利尿药、β-受体阻断药及 ACEI 比较均有差异，优势明显。

## 二、CCB 抗动脉粥样硬化的机制

尽管动脉粥样硬化斑块越大，动脉管腔的狭窄会越严重，但是心脑血管并发症风险和斑块的大小并不是严格的正比关系。这表明斑块的危害不仅取决于斑块的大小，也取决于斑块的性质，即是否稳定、容易破裂；取决于斑块对血管的收缩与舒张特性的影响，是否更易发生痉挛，从而导致动脉管腔关闭，是否会导致动脉血管机械性运动失调，但研究斑块的性质及机械特性有一定的困难。我们介绍的临床试验研究中，有关斑块的检测指标仍主要是斑块的大小，QCA 检测的 MLD 和动脉功能有关，但仍主要反映斑块的大小。血压对斑块的影响贯穿始终，和斑块的形成、发展密切相关，也会影响斑块的稳定性，影响斑块的机械特性。

尽管目前仍没有彻底清除动脉粥样硬化斑块的药物或治疗方法，但动脉粥样硬化的发生、发展机制已经比较明确。在整个病变过程中，内皮的结构损伤与功能紊乱、氧化应激及炎症反应是 3 个最重要的细胞与分子生物学机制。内皮的完整性与坚韧性是保证内皮正常发挥其保护作用的基本条件。如果在高血压等危险因素的作用下，内皮细胞的凋亡速度加快，或因内皮祖细胞数量下降或功能障碍导致内皮的修复能力降低或丧失，内皮会丧失其完整性，导致内皮的通透性增加。微量白蛋白尿是目前综合反映内皮功能的一项最佳指标。当清蛋白更多地从尿液排出时，低密度脂蛋白胆固醇（low-density lipoprotein cholesterol，LDL-C）可更多地进入血管壁，到达中膜；通透性增加也会导致血液中更多的单核细胞进入血管壁，转化成巨噬细胞，吞噬氧化的 LDL-C 后，形成泡沫细胞，为动脉粥样硬化斑块的形成奠定基础。氧自由基与 LDL-C 相互作用，形成氧化的 LDL-C，一方面可被巨噬细胞吞噬直接参与斑块的形成；另一方面也会在局部激活炎症反应，增加黏附分子、肿瘤坏死因子、白介素 1 等炎症因子的表达，参与斑块的形成与发展过程。动脉壁内激活巨噬细胞还可分泌基质金属蛋白酶，特别是基质金属蛋白酶9升高时，会降低斑块的稳定性，使之更易破损。

CCB是最有效的降压药物之一，而高血压是动脉粥样硬化斑块形成的重要危险因素之一。血压升高时，既可诱发或加重内皮的结构与功能病变，也会诱发炎症反应，并通过多种机制参与动脉粥样硬化的病理、生理学过程。因此，CCB阻断平滑肌细胞的钙离子通道、扩张平滑肌、降低血压，仍应是其影响动脉粥样硬化斑块形成、发展和稳定的主要机制。另外，CCB在阻断平滑肌细胞的钙离子通道后，还可抑制平滑肌细胞的增生、迁移，预防和逆转中膜增厚，抑制平滑肌细胞到达内膜；抑制平滑肌细胞从收缩型向分泌型转化，抑制平滑肌细胞分泌胶原蛋白，降低动脉粥样硬化斑块形成的风险。CCB也可通过阻断成纤维细胞上的离子通道，抑制成纤维细胞的增生、迁移及胶原蛋白的分泌，改善细胞外基质状态。

尽管降压作用可能是CCB预防或逆转动脉粥样硬化的核心机制，但CCB作为一类药物或某个（些）特定的化合物，特别是近年来研究较多的血管选择性较高、具有亲脂特性或特定化学结构的CCB，仍有可能通过影响动脉粥样硬化的细胞与分子生物学机制发挥作用。有研究结果显示，氨氯地平与拉西地平等可抑制LDL-C转化为氧化LDL-C，抑制胆固醇的吞噬、乙酰化及泡沫细胞的形成，调节平滑肌细胞膜上胆固醇的水平；抑制各种炎症因子引起的内皮细胞凋亡，降低血液中内皮素的水平；抑制基质金属蛋白酶的产生等。显然，我们需要进行更多的研究工作，对比不同种类的CCB对这些细胞与分子机制的影响，探讨这些细胞与分子生物学机制的临床意义。

# 三、结论与建议

有证据显示，长期应用CCB可预防动脉粥样硬化斑块形成，控制斑块的进展，甚至逆转已经形成的斑块。但临床试验的结果差别较大，可能受到试验药物、对照药物、目标血管、疾病状态及动脉粥样硬化测量方法等因素的影响。与安慰剂比较，硝苯地平可预防冠状动脉斑块的形成，但对已经形成的冠状动脉斑块无显著影响；与ACEI比较，可改善冠状动脉管腔狭窄，但不能排除CCB对血管的扩张作用等功能因素的影响。与安慰剂比较，氨氯地平可预防血压较高患者的冠状动脉斑块进展，预防颈动脉斑块的形成与进展；与ACEI比较，可预防颈动脉斑块的形成与进展，但对股动脉斑块无显著影响。与β-受体阻断药或利尿药比较，拉西地平、伊拉地平及维拉帕米缓释片可预防颈动脉斑块的形成、进展或使斑块逆转。

必须认识到动脉粥样硬化斑块的形态学研究中存在重大局限性，即斑块病变严重的高危患者常会在试验过程中发生心脑血管并发症而离开试验，最终无法进行斑块检查，治疗药物即便有些获益也无法从斑块的对比分析中显示出来。另外，尽管许多细胞与分子机制研究支持CCB可能具有抗动脉粥样硬化作用，而且不同药物可能还会因其特定的化学结构、亲脂特性及血管选择性而有所不同，但这些机制的研究结果不能作为CCB抗动脉粥样硬化作用的直接证据，仍需进行相应的临床试验研究。

冠状动脉或颈动脉影像学检查发现已有斑块形成或动脉粥样硬化风险较高的高血压患者应考虑优先选择CCB进行降压治疗，以控制已有斑块的进展，预防新斑块的形成。已有斑块或形成斑块风险较高，但血压水平未达到高血压诊断标准者，CCB也可能具有预防斑块形成与进展的作用。无论如何，必须选择能够平稳控制血压的长效CCB。动脉粥样硬化或动脉硬化患者，较高的血压、过低的血压或较大的血压波动都会增加心血管风险，因此，应尽可能降低血压、降低血压的变异性或波动性。需要进行更多设计合理、有创新性的随机对照临床试验研究，探讨CCB的抗动脉粥样硬化作用，特别是其独立于血压的作用。

（利益冲突说明：本文研究得到中国国际医学交流基金会的协调与协助及葛兰素-史克中国公司的支持。）

## 参考文献

[ 1 ] Henry PD, Bentley KI. Suppression of atherogenesis in cholesterol-fed rabbit treated with nifedipine. J Clin Invest, 1981, 68 （5）：1366-1369.

[ 2 ] Haller H, Cosentino F, Luscher TF. Endothelial dysfunction, hypertension and atherosclerosis：a review of the effects of lacidipine. Drugs R D, 2002, 3 （5）：311-323.

[ 3 ] Nissen SE, Tuzcu EM, Libby P, et al. Effect of antihypertensive agents on cardiovascular events in patients with coronary disease and normal blood pressure：the CAMELOT study：a randomized controlled trial. JAMA, 2004, 292 （18）：2217-2225.

[ 4 ] LüscherTF, Pieper M, Tendera M, et al. A randomized placebo-controlled study on the effect of nifedipine on coronary endothelial function and plaque formation in patients with coronary artery disease：the ENCORE Ⅱ study. Eur Heart J, 2009, 30 （13）：1590-1597.

[ 5 ] Zanchetti A, Bond MG, Hennig M, et al. European Lacidipine Study on Atherosclerosis Investigators. Calcium antagonist lacidipine slows down progression of asymptomatic carotid atherosclerosis：principal results of the European Lacidipine Study on Atherosclerosis （ELSA）, a randomized, double-blind, long-term trial. Circulation, 2002, 106 （19）：2422-24 27.

[ 6 ] Lichtlen PR, Hugenholtz PG, Rafflenbeul W, et al. Retardation of angiographic progression of coronary artery disease by nifedipine. Results of the International Nifedipine Trial on Antiatherosclerotic Therapy （INTACT）. Lancet, 1990, 335 （8698）：1109-1113.

[ 7 ] Shinoda E, Yui Y, Kodama K, et al. Japan Multicenter Investigation for Cardiovascular Diseases-B Study Group. Quantitative coronary angiogram analysis：nifedipine retard versus angiotensin-converting enzyme inhibitors （JMIC-B side arm study）. Hypertension, 2005, 45 （6）：1153-1158,

[ 8 ] Dens JA, Desmet WJ, Coussement P, et al. Long term effects of nisoldipine on the progression of coronary atherosclerosis and the occurrence of clinical events：the NICOLE study. Heart, 2003, 89 （8）：887-892.

[ 9 ] Terpstra WF, May JF, Smit AJ, et al. Effects of amlodipine and lisinopril on intima-media thickness in previously untreated, elderly hypertensive patients （the EILVERA trial）. J Hypertens, 2004, 22 （7）：1309-1316.

[ 10 ] Borhani NO, Mercuri M, Borhani PA, et al. Final outcome results of the Multicenter Isradipine Diuretic Atherosclerosis Study （MIDAS）. A randomized controlled trial. JAMA, 1996, 276 （10）：785-791.

[ 11 ] Zanchetti A, Rosei EA, Palù CD, et al. The Verapamil in Hypertension and Atherosclerosis Study （VHAS）：results of long-term randomized treatment with either verapamil or chlorthalidone on carotid intima-media thickness. J Hypertens, 1998, 16 （11）：1667-1676.

[ 12 ] Pitt B, Byington RP, Furberg CD, et al. Effect of amlodipine on the progression of atherosclerosis and the occurrence of clinical events. Circulation, 2000, 102 （13）：1503-1510.

[ 13 ] JфrgensenB, Simonsen S, Endresen K, et al. Restenosis and clinical outcome in patients treated with amlodipine after angioplasty：results from the Coronary Angioplasty Amlodipine REStenosis Study （CAPARES）. J Am Coll Cardiol, 2000, 35 （3）：592-599.

[ 14 ] Bestehorn HP, Neumann FJ, Buttner HJ, et al. Evaluation of the effect of oral verapamil on clinical outcome and angiographic restenosis after percutaneous coronary intervention：the randomized, double-blind, placebo-controlled, multicenter Verapamil Slow-Release for Prevention of Cardiovascular Events After Angioplasty （VESPA） Trial. J Am Coll Cardiol, 2004,

43 （12）：2160-2165.

[ 15 ] Yamazaki T, Taniguchil, Kurusu T, et al. Effect of amlodipine on vascular responses after coronary stenting compared with an angiotensin-converting enzyme inhibitor. Circulation, 2004, 68 （4）：328-333.

[ 16 ] Wang JG, Staessen JA, Li Y, et al. Carotid intima-media thickness and anti-hypertensive treatment：a meta-analysis of randomized controlled trials. Stroke, 2006, 37 （7）：1933-1940.

[ 17 ] Simon A, Gariepy J, Moyse D, et al. Differential effects of nifedipine and co-amilozide on the progression of early carotid wall changes.

Circulation, 2001, 103 （24）：2949-2954.

[ 18 ] Papafaklis MI, Koskinas KC, Chatzizisis YS, et al. In-vivo assessment of the natural history of coronary atherosclerosis：vascular remodeling and endothelial shear stress determine the complexity of atherosclerotic disease progression. Curr Opin Cardiol, 2010, 25 （6）：627-638.

[ 19 ] Vogiatzi G, Tousoulis D, Stefanadis C. The role of oxidative stress in atherosclerosis. Hellenic J Cardiol, 2009, 50 （5）：402-409.

[ 20 ] Fitzgerald ML, Mujawar Z, Tamehiro N. ABC transporters, atherosclerosis and inflammation. Atherosclerosis, 2010, 211 （2）：361-370.

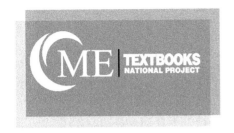

# 老年人良性前列腺增生/下尿路症状药物治疗共识[①]

**第 16 章**

朱　刚　王建业　王东文　董碧蓉　蹇在金　张祥华
于普林　陈晓春　刘幼硕　郑松柏　钱芸娟

良性前列腺增生（benign prostatic hyperplasia，BPH）是导致老年男性排尿障碍最常见的一种良性疾病。组织学表现为前列腺间质和腺体成分增生；解剖学表现为前列腺体积增大；临床症状以下尿路症状（lower urinary tract symptoms，LUTS）为主和尿动力学上的膀胱出口梗阻（bladder outlet obstruction，BOO）。

BPH 的发生率随增龄而增加，组织学改变通常发生在年龄 40 岁以后，60 岁时大于 50%，80 岁时高达 83%。与组织学表现相类似，老年男性随增龄排尿困难等症状亦增加，约 50% 组织学诊断 BPH 的男性患者有中度到重度 LUTS。

LUTS 主要表现为储尿期、排尿期、排尿后症状及相关并发症。膀胱过度活动症（overactive bladder，OAB）指以尿急为特征的症候群，常伴有尿频和夜尿症状，可伴或不伴有急迫性尿失禁。

导致老年男性 LUTS 最常见的原因是 BPH，其他原因还有膀胱疾病引起的逼尿肌无力或肾病引起的夜间多尿等。根据 LUTS 的新观念，我们将 BPH 导致的 LUTS 定义为 BPH/LUTS，以区别其他原因导致的 LUTS。

随着我国人口老龄化日趋严重，将会有更多的老年 BPH/LUTS 患者需要治疗。这些老年患者除患 BPH/LUTS，还并存其他疾病，如心血管、肾、内分泌、呼吸和神经等系统疾病，需要同时接受相应治疗。在治疗 BPH/LUTS 的同时，我们亦需考虑这些并存疾病，注意药物间的相互作用，不进一步损害、不增加患者已有患病器官的负担。

参考中华医学会泌尿外科学分会"诊断和治疗指南"及其他国际指南，中华医学会老年医学分会组织全国各地的泌尿外科专家、老年医学专家共同参与制定"老年 BPH/LUTS 药物治疗共识"。

本共识旨在为临床老年医学科医师提供简捷、实用的 BPH/LUTS 药物治疗指导，以提高我国老年医学科医师诊治 BPH/LUTS 患者的能力。

老年 BPH/LUTS 患者药物治疗的短期目标是缓解下尿路症状，长期目标是延缓疾病的临床进展，预防并发症的发生，总体目标是在减少药物治疗不良反应的同时保持患者较高的生活质量。

---

① 本文引自：朱刚，王建业，王东文，等. 老年人良性前列腺增生/下尿路症状药物治疗共识. 中华老年医学杂志，2011，30（11）：889-893.

通信作者：王建业，邮箱：wjy@bjhmoh.com

专家组成员（以姓氏汉语拼音为序）：陈彤（北京医院），高海青（山东大学齐鲁医院），郝文科（广东省人民医院），齐隽（上海新华医院），张存泰（华中科技大学同济医学院附属同济医院），祝世法（浙江医院）

# 一、$\alpha_1$ 受体阻滞药

## （一）作用机制

$\alpha_1$ 受体阻滞药通过抑制位于前列腺和膀胱颈部平滑肌表面的肾上腺素能受体（主要是 $\alpha_{1A}$ 和 $\alpha_{1D}$ 亚型），减轻前列腺张力和膀胱出口动力学梗阻，达到减轻患者症状的目的。而分布在前列腺外如血管和中枢神经系统的 $\alpha_1$ 受体，特别是 $\alpha_{1B}$ 亚型，是 $\alpha_1$ 受体阻滞药治疗不良反应的中介物。

## （二）常用药物

根据尿路选择性可将 $\alpha$ 受体阻滞药分为非选择性 $\alpha$ 受体阻滞药（酚苄明）、选择性 $\alpha_1$ 受体阻滞药（多沙唑嗪、阿夫唑嗪、特拉唑嗪）和高选择性 $\alpha_{1A}$ 受体阻滞药（坦索罗辛）。

早期曾应用酚苄明治疗 BPH/LUTS，但由于其较高的不良反应，现已不推荐应用这种药物治疗 BPH/LUTS。

目前主要有 4 种 $\alpha_1$ 受体阻滞剂应用于临床：①坦索罗辛；②多沙唑嗪；③特拉唑嗪；④阿夫唑嗪。

## （三）疗效

剂量适当的各种 $\alpha_1$ 受体阻滞药取得的疗效相似，经过一定的起效期，$\alpha_1$ 受体阻滞药可使国际前列腺症状评分（international prostate symptom score，IPSS）降低 35%～40%，最大尿流率（maximum urinary flow rate，Qmax）提高 20%～25%。开放性研究中，$\alpha_1$ 受体阻滞药改善 IPSS 评分可达 50%，最大尿流率可提高达 40%。

患者的前列腺体积和年龄不影响 $\alpha_1$ 受体阻滞药的疗效。中长期疗效研究结果表明，$\alpha_1$ 受体阻滞药可维持至少 4 年以上的疗效。

$\alpha_1$ 受体阻滞药的治疗优势在于数小时到数天后症状即有改善。$\alpha_1$ 受体阻滞药不影响前列腺体积和血清前列腺特异性抗原（prostate specific antigen，PSA）水平。

## （四）耐受性和安全性

不良反应包括眩晕、头痛、乏力、困倦、直立性低血压、逆行射精等。直立性低血压更易发生于老年人，特别是伴高血压的老年患者。乏力和眩晕等不良反应的发生同样与血管扩张和血压降低有关。

荟萃分析结果显示，与安慰剂比较，其他 $\alpha_1$ 受体阻滞药会显著增加血管不良事件，而坦索罗辛在血管不良事件方面与安慰剂无差异。伴有心血管疾病和（或）正在使用扩血管药物的患者，对 $\alpha_1$ 受体阻滞药导致的血管扩张作用反应更为敏感。这些药物包括降压药物，如 $\beta$-受体阻滞药、利尿药、$Ca^{2+}$ 通道阻滞药、血管紧张素转化酶抑制药、血管紧张素 II 受体拮抗药等，以及用于治疗男性勃起功能障碍的磷酸二酯酶-5（PDE-5）抑制药等。

接受 $\alpha_1$ 受体阻滞药治疗的患者在行白内障手术时有可能出现虹膜失张力综合征（intra-operative floppy iris syndrome，IFIS），建议咨询眼科医师，进行手术风险评估。

$\alpha_1$ 受体阻滞药对性欲无负面影响。

## （五）应用建议

$\alpha_1$ 受体阻滞药可快速缓解 BPH/LUTS。应用不同 $\alpha_1$ 受体阻滞药时建议摸索最佳个体化剂量。

### （六）老年患者应用注意事项

**1. 心血管系统**　直立性低血压是老年人应用 $\alpha_1$ 受体阻滞药最常见的药物不良反应。但坦索罗辛是高选择性 $\alpha_1$ 受体阻滞药，对血压影响相对较小。已有直立性低血压或血压过低的老年人应禁用 $\alpha_1$ 受体阻滞药。降压和降脂治疗预防心脏病发作研究（ALL-HAT）结果显示，多沙唑嗪有增加心力衰竭的可能，心力衰竭者慎用。BPH/LUTS 合并冠心病患者服用阿夫唑嗪有增加心绞痛的风险；如新近出现心绞痛或加重，应停用阿夫唑嗪。

在药物相互作用方面，$\alpha_1$ 受体阻滞药与其他降压药合用，降压作用增强，需要调整剂量，进行个体化治疗。但坦索罗辛属于高选择性 $\alpha_{1A}$ 受体阻滞药，不与其他降压药产生相互作用。多沙唑嗪和坦索罗辛不能与西咪替丁合用，因后者抑制此类药物代谢，升高血药浓度，有增加药物不良反应的风险。阿夫唑嗪不能与强效细胞色素 P450（CYC）3A4 酶抑制药（如酮康唑、依曲康唑、利托那韦）合用，因其可升高阿夫唑嗪的血药浓度。

直立性低血压的防治方法：①小剂量开始，缓慢增加剂量（坦索罗辛和阿夫唑嗪除外），特拉唑嗪 1 mg 每晚 1 次，1~2 周后增至 2 mg 每晚 1 次。停药后需重新用药的患者亦需从小剂量开始。②开始用药和增加药物剂量时应避免突然改变体位，不宜从事危险作业（如驾驶、机械操作等）。③用药期间建议监测立卧位血压，尤其是衰弱的老年人；④用药期间如出现直立性低血压，应立即减量、停药或更换药物。轻者平卧位、头低位，补充液体，多数能缓解。重症者需药用炭洗胃和使用缩血管药物。

**2. 肾**　$\alpha_1$ 受体阻滞药无造成肾损伤的不良反应。在肾功能不全时，多沙唑嗪和特拉唑嗪无需调整剂量，坦索罗辛不宜增加用量。当肌酐清除率<30 ml/min 时禁用阿夫唑嗪。

**3. 内分泌系统**　血容量不足、低钠血症和糖尿病并发心血管自主神经病变时，服用该类药物更易引起直立性低血压，应慎用并加强监测。

**4. 呼吸系统**　呼吸系统不良反应不常见，偶有流涕、胸痛、咽痛、咽炎、鼻窦炎、呼吸困难、气促及咳嗽加重。

如出现上述不良反应，其他因素不能解释时，建议暂停该类药物治疗并密切观察。

**5. 神经系统**　$\alpha$ 受体阻滞药引起的眩晕、头痛、乏力、嗜睡等神经系统不良反应多与直立性低血压有关。

需注意以下问题：①并存帕金森病或帕金森叠加综合征（如多系统萎缩）、脑干卒中、脊髓病变的老年患者均存在自主神经功能障碍，直立性低血压是其重要临床症状，$\alpha$ 受体阻滞药会加重低血压，应慎用；②血流动力学障碍引起的缺血性脑卒中及脑卒中急性期，非选择性 $\alpha$ 受体阻滞药可加剧脑血流低灌注的发生，导致脑梗死加重，此类患者用药时应先评估或咨询神经专科医师，并分阶段、有计划、个体化地进行。

**6. 消化系统**　可出现恶心、呕吐、腹痛、腹泻等消化系统症状，但较少见，且多数患者能够耐受和适应，无需停药。肝功能异常者慎用。

# 二、5-$\alpha$ 还原酶抑制药

### （一）作用机制

雄激素对前列腺的作用由双氢睾酮介导。在前列腺基底细胞核内 5-$\alpha$ 还原酶的作用下，睾酮转变为双氢睾酮。5-$\alpha$ 还原酶有 2 种亚型。①Ⅰ型 5-$\alpha$ 还原酶：主要分布在皮肤和肝，少量分布在

前列腺；②Ⅱ型 5-α 还原酶：主要分布在前列腺。

非那雄胺特异性抑制Ⅱ型 5-α 还原酶，而度他雄胺同时抑制Ⅰ型和Ⅱ型 5-α 还原酶。长期持续治疗后，非那雄胺可使血清双氢睾酮浓度降低约 70%，而度他雄胺可使其降低 95%。两种药物均可使前列腺双氢睾酮水平显著降低到一个相似水平（85%~90%）。

## （二）常用药物

有非那雄胺和度他雄胺。这两种 5-α 还原酶抑制药通过肝代谢后经粪便排出。

5-α 还原酶抑制药治疗 6~12 个月后，可诱导前列腺上皮细胞的凋亡，使前列腺体积缩小 15%~25%、血清 PSA 水平降低约 50%。

## （三）疗效

在经过 6~12 个月治疗后，可观察到 BPH/LUTS 缓解。治疗 2~4 年后，5-α 还原酶抑制药使 BPH/LUTS 患者的 LUTS 缓解（IPSS 评分变化）15%~30%，前列腺体积缩小 18%~28%，最大尿流率提高 1.5~2.0 ml/s。

5α-还原酶抑制药适用于伴前列腺体积增大的 BPH 患者，可降低 IPSS、缩小前列腺体积和减少急性尿潴留发生的风险。

与 α₁ 受体阻滞药比较，5-α 还原酶抑制药在缓解症状方面起效较慢。

5-α 还原酶抑制药可有效减缓前列腺体积较大患者的疾病进展，降低急性尿潴留和需行手术治疗的风险。关于 5-α 还原酶抑制药减缓疾病进展的机制尚不明确，可能是缓解了膀胱出口梗阻。

## （四）耐受性和安全性

不良反应包括性欲降低、勃起功能减退、射精障碍等。其他不良反应的发生率较低。在治疗第 1 年后，其不良反应发生率与安慰剂组比较，差异无统计学意义，甚至逐渐下降。1%~2% 的患者发生男性乳房发育（乳房增大）和乳房、乳头触痛。

## （五）应用建议

5-α 还原酶抑制药适用于伴前列腺增大的 BPH/LUTS 患者。因其起效缓慢，5-α 还原酶抑制药适用于长期治疗。在前列腺癌的筛查中，需注意 5-α 还原酶抑制药对血清 PSA 水平的影响。5-α 还原酶抑制药（非那雄胺）可减少经尿道前列腺电切术的术中出血，可能原因是其对前列腺新生血管的影响。

## （六）老年患者应用注意事项

**1. 心血管系统** 非那雄胺对 P450 酶系无明显影响，与常用心血管疾病用药和其他药物无明显相互作用。年龄>70 岁老年人半衰期稍延长、清除率降低，但不良反应轻微、短暂，具有良好的耐受性，无需减量。

**2. 肾** 5-α 还原酶抑制药对老年人和肾功能不全患者无需调整剂量。

**3. 内分泌系统** 见上述"耐受性和安全性"内容。

**4. 呼吸系统** 尚无呼吸道不良反应报道。

**5. 神经系统** 并存帕金森病或帕金森叠加综合征（如多系统萎缩）的患者常伴有自主神经功能紊乱，引起性功能障碍，5-α 还原酶抑制药应慎用。

**6. 消化系统** 目前尚无特殊建议。

# 三、植 物 制 剂

植物制剂可由单一植物的根、种子、花粉、皮或果实制成，此类药物也可由两种或多种植物提取物混合制成。最常见的为瓜子、非洲星草、非洲臀果木皮、黑麦花粉、锯叶棕榈和大荨麻等。

普适泰适用于 BPH/LUTS 的治疗。有文献报道，普适泰的疗效和 5-α 还原酶抑制药及 α 受体阻滞药相当。

但植物制剂作用机制复杂，难以判断其成分的生物活性和疗效的相关性。由于植物制剂的异质性和荟萃分析的方法学问题，我们需要以循证医学原理为基础的大规模随机对照临床研究，以进一步推动植物制剂在 BPH/LUTS 治疗中的临床应用。

# 四、中　药

目前应用于 BPH/LUTS 临床治疗的中药种类较多，请参照中医或中西医结合学会的推荐意见开展治疗。

# 五、联 合 治 疗

## （一）α₁ 受体阻滞药和 5-α 还原酶抑制药联合应用

**1. 作用机制**　$α_1$ 受体阻滞药与 5-α 还原酶抑制药联合治疗的目标是联合两种药物的不同效应以产生协同作用，从而改善症状，预防疾病进展。

**2. 常用药物**　该联合治疗包括一种 $α_1$ 受体阻滞药（多沙唑嗪、坦索罗辛、特拉唑嗪或阿夫唑嗪）和一种 5-α 还原酶抑制药（非那雄胺或度他雄胺）。两类药物组合均显示各类药的效应和不良反应。联合用药并不影响各药物在药代动力学及药效学方面的特性。

**3. 疗效**　长期研究数据结果证实，联合治疗在改善症状、增加 Qmax 方面优于二者中任一单药治疗，而联合治疗在降低急性尿潴留风险、需要手术治疗风险方面优于 $α_1$ 受体阻滞药单药治疗。

在防止疾病临床进展方面，联合治疗优于单药治疗。临床进展定义为 IPSS 评分增加 4 分以上、急性尿潴留、泌尿系感染、尿失禁、血肌酐水平比基线水平升高 ≥50%。

5-α 还原酶抑制药单药治疗在降低急性尿潴留与需手术治疗风险方面与联合治疗同样有效，而联合治疗的预防效果更为明显。

**4. 耐受性和安全性**　联合治疗的药物相关不良反应事件多于单药治疗。而联合治疗期间观察到的典型不良反应均与 $α_1$ 受体阻滞药和 5-α 还原酶抑制药相关。

**5. 联合应用的风险与获益**　与 $α_1$ 受体阻滞药或 5-α 还原酶抑制药单药治疗比较，联合治疗在改善 LUTS、增加 Qmax、预防疾病进展方面效果更为显著。然而，联合治疗的不良反应事件也相应较多。因此，联合治疗应主要用于中、重度 LUTS 和疾病进展风险较高（年龄较大、前列腺体积较大、PSA 水平较高）的患者。只有长期（超过 12 个月）联合应用治疗，才能显示其联合治疗的效应。

**6. 老年患者应用的注意事项**　两药合用无药物相互作用，注意事项参见前述相应药物。

### （二）α₁ 受体阻滞药和 M 受体拮抗药联合应用

**1. 作用机制** α₁ 受体阻滞药与 M 受体拮抗药联合治疗的作用机制是同时拮抗下尿路的 α₁ 肾上腺素能受体与胆碱能受体（主要是 M₂ 受体、M₃ 受体），从而使两种药物的效果达到协同作用。

M 受体拮抗药用于治疗表现为伴发 OAB 的 BPH 患者。

**2. 常用药物** M 受体拮抗药包括托特罗定、索利那新、奥昔布宁和丙哌维林。

联合治疗包括一种 α₁ 受体阻滞药（坦索罗辛、多沙唑嗪、特拉唑嗪、阿夫唑嗪）和一种 M 受体拮抗药（托特罗定、索利那新、奥昔布宁、丙哌维林）。与单一药物治疗比较，联合药物治疗在药代动力学和药效学特性方面未显示出不同。

**3. 疗效** 对接受 α₁ 受体阻滞药单药治疗，BPH/LUTS 储尿期中 OAB 症状改善不明显的中到重度 BPH/LUTS 患者，可考虑加用 M 受体拮抗药。

联合治疗在降低排尿频率、减少夜尿、改善 IPSS 评分方面优于单用 α₁ 受体阻滞药或安慰剂。此外，联合治疗可显著减少急迫性尿失禁次数，减轻尿急，提高患者的生活质量。

在改善症状方面，联合治疗组均显著优于安慰剂组，与患者的 PSA 水平无关。联合治疗可显著提高患者的生活质量。

**4. 耐受性和安全性** 联合 α₁ 受体阻滞药与 M 受体拮抗药治疗期间会发生两类药物的不良反应，如直立性低血压、口干等。联合用药不提高急性尿潴留的发生率。

对于有明显残余尿的 BPH/LUTS 患者，应谨慎应用这种联合治疗。建议咨询泌尿外科医师。

尿潴留、严重胃肠动力障碍疾病（包括中毒性巨结肠和胃潴留）、重症肌无力、正在使用酮康唑等强力 CYP3A4 抑制药的重度肾功能障碍和（或）中度肝功能障碍及闭角型青光眼患者禁用 M 受体拮抗药，便秘患者慎用 M 受体拮抗药。

**5. 联合应用的风险与获益** α₁ 受体阻滞药与 M 受体拮抗药联合治疗可提高疗效、改善患者的生活质量。

推荐在联合治疗期间监测残余尿量，评估其是否有增加或出现尿潴留的风险。

**6. 老年患者应用的注意事项**

（1）心血管系统：冠心病、高血压、心力衰竭、心律失常患者慎用奥昔布宁。Q-T 延长者慎用索非那新。严重心脏病者慎用丙哌维林。托特罗定与华法林合用，可使国际标准化比值（INR）增高，增加出血风险。

（2）肾：M 受体拮抗药在肾功能不全患者慎用。在严重肾损害（肌酐清除率<30 ml/min）的患者，索利那新的最大剂量不超过 5 mg/d；肾功能减退的患者，托特罗定的最大剂量不超过2 mg/d。

（3）内分泌系统：无特殊建议。

（4）呼吸系统：无特殊建议。

（5）神经系统：α₁ 受体阻滞药在神经系统应用的注意事项同前。用于 BPH/LUTS 的 M 受体拮抗剂（托特罗定、索利那新、奥昔布宁、丙哌维林）属外周型、器官选择性（膀胱）、亚型特异性（主要拮抗 M₂ 受体、M₃ 受体），其中枢神经系统的不良反应不常见，偶有头晕，少见嗜睡、失眠、意识模糊。有报道奥昔布宁、索利那新引起认知障碍，建议已有认知功能障碍的老年患者慎用 M 受体拮抗药。

（6）消化系统：联用的 M 受体拮抗药作用于胃肠道平滑肌 M 受体，抑制平滑肌收缩，可引起腹胀、便秘，老年便秘患者慎用。M 受体拮抗药主要通过 CYP2D6 和 CYP3A4 代谢，高龄老年人 CYP 活性降低，应用 M 受体拮抗药时宜酌情减量，并且避免与 CYP2D6 抑制药（如氟西汀等）和

CYP3A4 抑制药（如大环内酯类抗生素、酮康唑等）合用。

志谢：感谢中华医学会老年医学分会和《中华老年医学杂志》编辑委员会组织了多次审稿会，为本共识的制订提供了重要帮助。

## 参考文献

［1］张祥华，王行环，王刚，等，良性前列腺增生诊断治疗指南//那彦群，孙光，叶章群，等. 中国泌尿外科疾病诊断治疗指南（2009 版）. 北京：人民卫生出版社，2009：103-119.

［2］Oelke M, Bachmann A, Descazeaud A, et al. Guidelines on conservative treatment of non-neurogenic male LUTS. European Association of Urology, 2010：1-38.

［3］McVary KT, Roehrborn CG, Avins AL, et al. American Urological Association Guideline：Management of benign prostatic hyperplasia（BPH）, revised, 2010. American Urological Association, 2010：1-34.

［4］Chang DF, Campbell JR. Intraoperative floppy iris syndrome associated with tamsulosin. J Cataract Refract Surg, 2005, 31（4）：664-673.

［5］Furbery CD, Wright JT, Davis BR, et al. Major outcomes in high-risk hypertensive patients randomized to angiotensin-converting enzyme inhibitor or calciun channel blocker vs diuretic：the antihypertensive and lipid-lowering treatment to prevent heart attack trial（ALLHAT）. JAMA, 2002, 288（23）：2981-2997.

［6］Lowe FC. Coadministration of tamsulosin and three antihypertensive agents in patients with benign prostatic hyperplasia：pharmacodynamic effect. Clin Ther, 1997, 19（4）：730-742,

［7］Fick DM, Cooper JW, Wade WE, et al. Updating the Beers criteria for potentially inappropriate medication use in older adults：results of a US consensus panel of experts. Arch Intern Med, 2003, 163（22）：2716-2724.

［8］卫生部合理用药专家委员会. 中国医师药师临床用药指南. 重庆：重庆出版社，2009：486-487，1064-1067.

［9］孙绘，唐围明，孙友明. 特拉唑嗪佐治慢性肾功能不全高血压的疗效观察. 中国医药导报，2010, 7（2）：63-66.

［10］中华医学会神经病学分会脑血管病学组，急性缺血性脑卒中诊治指南撰写组. 中国急性缺血性脑卒中诊治指南 2010. 中华神经科杂志，2010, 43（2）：146-153.

［11］Roehrborn CG, Siami P, Barkin J, et al. The effects of combination therapy with dutasteride and tamsulosin on clinical outcomes in men with symptomatic benign prostatic hyperplasia：4-year results from the CombAT Study. European Urology, 2010, 57（1）：123-131.

［12］Christopher C. Antimuscarinics in men with lower urinary tract symptoms suggestive of bladder outlet obstruction due to benign prostatic hyperplasia. Current Opinion in Urology, 2010, 20（1）：43-48.

［13］Paquette A, Gou P, Tannenbaum C. Systematic review and meta-analysis：do clinical trials testing antimuscarinic agents for overactive bladder adequately measure central nervous system adverse events? J Am Geriatr Soc, 2011, 59（7）：1332-1339.

［14］Pagoria D, O'Connor RC, Guralnick ML. Antimuscarinic drugs：review of the cognitive impact when used to treat overactive bladder in elderly patients. Curr Urol Rep, 2011, 12（5）：351-357.

# 附表 1　老年医学研究专著和译著目录

| 序号 | 书名 | 主编或主译 | 副主编 | 出版社 | 字数 | 出版时间和地点 |
|---|---|---|---|---|---|---|
| 1 | 《老年周围动脉硬化性疾病》 | 李小鹰 | 郭伟、杨庭树、李宝民、樊瑾、王曙霞 | 人民卫生出版社 | 900 千字 | 2012 年 2 月，北京 |
| 2 | 《老年病诊疗手册》 | 陈峥 | | 中国协和医科大学出版社 | 450 千字 | 2012 年 5 月，北京 |
| 3 | 《老年医学诊疗常规》 | 北京协和医院 | | 人民卫生出版社 | 228 千字 | 2012 年 6 月，北京 |
| 4 | 《全科医学老年心血管病学进展》 | 刘德林 | 无 | 人民军医出版社 | 206 千字 | 2012 年 8 月，北京 |
| 5 | 《老年保健医学培训教程》 | 郭明华、李小鹰 | 王鲁宁、于启林、马良、陈黎明 | 人民军医出版社 | 483 千字 | 2012 年 8 月，北京 |
| 6 | 《老年心脑血管疾病诊断与治疗》 | 陈庆伟 | 无 | 四川科学技术出版社 | 400 千字 | 2012 年 9 月，成都 |
| 7 | 《老年病例教程》（译著） | 张存泰（主译） | | 人民卫生出版社 | 450 千字 | 2012 年 10 月，北京 |
| 8 | 《老年心血管急重症诊治策略（修订版）》 | 李小鹰、程友琴 | 杨庭树、刘宏伟 | 人民军医出版社 | 450 千字 | 2012 年 10 月，北京 |
| 9 | 《老年医学高级教程》 | 刘梅林 | 武剑、林江涛、金杰、鄂晓慧、谢鹏雁 | 人民军医出版社 | 1128 千字 | 2012 年 10 月，北京 |
| 10 | 《衰老、痴呆与预防医学新进展》 | 马永兴、俞卓伟 | | 科学技术文献出版社 | 1102 千字 | 2013 年 6 月，北京 |
| 11 | 《老年医学与保健（内科卷）》 | 李小鹰、郑秋甫 | 范利、俞森洋 | 人民军医出版社 | 2459 千字 | 2013 年 6 月，北京 |
| 12 | 《老年医学与保健（外科卷）》 | 顾悼云 | | 人民军医出版社 | 2273 千字 | 2013 年 6 月，北京 |
| 13 | 《现代临床老年病疗学》 | 高建苑 | | 陕西科学技术出版社 | | 2013 年 9 月，西安 |
| 14 | 《老年医学进展（2013）》 | 李小鹰 | 徐浩、张存泰、张新军 | 人民卫生出版社 | 973 千字 | 2013 年 9 月，北京 |
| 15 | 《老年心血管病学》 | 刘梅林 | 成蓓、方宁远、高海青、鲁翔、乔树宾、王继光、严晓光、严晓伟、叶平、袁洪、周玉杰 | 中华医学电子音像出版社 | 510 千字 | 2013 年 9 月，北京 |
| 16 | 《老年呼吸病诊疗手册》 | 魏声泓、刘晓晴 | | 陕西科学出版社 | | 2013 年 10 月，西安 |
| 17 | 《老年疾病诊疗指南（第 2 版）》 | 张存泰 | 刘建、涂玲 | 科学出版社 | 572 千字 | 2013 年 11 月，北京 |
| 18 | 《围手术期危重症急救与防治》 | 高德伟 | | 人民军医出版社 | 129 千字 | 2014 年 5 月，北京 |

（续表）

| 序号 | 书名 | 主编或主译 | 副主编 | 出版社 | 字数 | 出版时间和地点 |
|---|---|---|---|---|---|---|
| 19 | 《老年医学速查手册》 | 刘晓红，朱鸣雷 | 闫雪莲 | 人民卫生出版社 | 297千字 | 2014年5月，北京 |
| 20 | 《老年医学（第2版）》 | 张建，范利 | 华琦，李为民，杨云梅 | 人民卫生出版社 | 847千字 | 2014年8月，北京 |
| 21 | 《老年医学进展（2014）》 | 李小鹰，樊瑾 | 李锐，彭丹涛，吴健，吴锦晖，金铁敏，陈新宇 | 人民卫生出版社 | 449千字 | 2014年8月，北京 |
| 22 | 《社区老年人疾病预防及健康管理手册》 | 刘晓红，葛楠 | 曲璇 | 知识产权出版社 | 100千字 | 2014年10月，北京 |
| 23 | 《老年高血压诊治进展》 | 刘梅林 | 袁洪，温绍君，武剑 | 北京大学医学出版社 | 568千字 | 2014年10月，北京 |
| 24 | 《老年内科诊疗手册》 | 朱鹏立 | 郑铭，林帆 | 化学工业出版社 | 248千字 | 2014年10月，北京 |
| 25 | 《老年科医生和您一起关注健康——老年人健康知识库》 | 黄春，杨明，施晓云，洪华山 |  | 福建科学技术出版社 |  | 2014年12月，福州 |
| 26 | 《循证老年病学》 | 董碧蓉 | 无 | 四川大学出版社 | 600千字 | 2014年12月，成都 |
| 27 | 《临床药物治疗学丛书》之《老年性疾病》 | 王秀兰，胡世莲（主译） | 王惠君，张淑文等 | 人民卫生出版社 | 200千字 | 2014年，北京 |
| 28 | 《哈兹德老年医学（第6版）》（译著） | 李小鹰，王建业（主译） | 王林，于普林，甄在金，拓西平，徐浩 | 人民卫生出版社 | 3108千字 | 2015年1月，北京 |
| 29 | 《实用老年中风康复治疗学》 | 谢瑞满 |  | 上海科学技术文献出版社 |  | 2015年1月，上海 |
| 30 | 《新概念老年医学》 | 董碧蓉 | 无 | 北京大学医学出版社 | 565千字 | 2015年2月，北京 |
| 31 | 《病人的十万个为什么（老年病）》 | 王晓明 |  | 第四军医大学出版社 | 240千字 | 2015年2月，西安 |
| 32 | 《老年痴呆症就医指南》 | 彭丹涛 |  | 科学技术文献出版社 | 467千字 | 2015年3月，北京 |
| 33 | 《中西医结合神经病学临床新进展》 | 胡学强 |  | 人民军医出版社 |  | 2015年5月，北京 |
| 34 | 《现代老年肾病诊治重点与难点》 | 郑丰，蔡广研，陈建 |  | 人民军医出版社 |  | 2015年7月，北京 |
| 35 | 《住院医师规范化培训教材：老年医学》 | 李小鹰 | 王林，拓西平，林展翼，陈彤，陈生弟，刘晓红 | 人民卫生出版社 | 413千字 | 2015年7月，北京 |
| 36 | 《老年医学专科医师培训教材》 | 李小鹰 | 王建业，于普林，鲁翔，白小涓，马辛，陈峥 | 人民卫生出版社 | 1183千字 | 2015年8月，北京 |
| 37 | 《居家老人照护者手册》 | 刘晓红，郭欣颖 | 康琳，高秋云 | 人民卫生出版社 | 125千字 | 2015年12月，北京 |

（续 表）

| 序号 | 书 名 | 主编或主译 | 副主编 | 出版社 | 字 数 | 出版时间和地点 |
|---|---|---|---|---|---|---|
| 38 | 《临床老年医学经典问答1000问》 | 李小鹰，王建业 | | 人民卫生出版社 | 794千字 | 2015年12月，北京 |
| 39 | 全国高等教育医学数字化规划教材《老年医学》 | 李小鹰 | 王晓明，成蓓，司良毅，董碧蓉 | 人民军医出版社 | 1380千字 | 2016年1月，北京 |
| 40 | 《中华老年医学》 | 李小鹰 | 蹇在金，陈晓春，高海青，徐浩，张存泰，朱岳涛 | 人民卫生出版社 | 1022千字 | 2016年2月，北京 |
| 41 | 《中华老年医学》 | 陈可冀，曾尔亢，于普林，张存泰，成蓓 | 何琪杨，韩布新，蹇在金，李春生，曾繁典，顾新，孙红，刘建，彭雯，刘烈刚 | 江苏凤凰科学技术出版社 | 2230千字 | 2016年5月，南京 |
| 42 | 《老年照护者手册》 | 董碧蓉 | | 四川大学出版社 | | 2016年6月，成都 |
| 43 | 《协和老年医学》 | 刘晓红，康琳 | 吴疆，曲璇 | 人民卫生出版社 | 314千字 | 2016年7月，北京 |
| 44 | 《医养结合下的老年护理适宜性技术》 | 董碧蓉 | | 四川大学出版社 | | 2017年3月，成都 |

# 附表 2　老年医学中文论文目录

| 编号 | 文　章 | 论文推荐人 | 发表单位 |
|---|---|---|---|
| 1 | 刘晓红, 朱鸣雷. 老年人疾病特点与老年医学的干预策略. 中华临床医师杂志 (电子版), 2013, 7 (2): 2-3. | 刘晓红 | 北京协和医院 |
| 2 | 曾平, 朱鸣雷, 葛楠, 刘晓红. 我国老年医学继续教育需求的初步调查. 中华老年多器官疾病杂志, 2013, 12 (7): 515-518. | 刘晓红 | 北京协和医院 |
| 3 | 康琳, 刘晓红, 张波. 1 例老年患者多重用药致腹泻、震颤. 临床药物治疗杂志, 2013, (2): 30-31. | 刘晓红 | 北京协和医院 |
| 4 | 曾平, 刘晓红. 成功老龄化. 中华老年医学杂志, 2013, 32 (4): 462-464. | 刘晓红 | 北京协和医院 |
| 5 | 康琳, 张抒扬. 他汀类药物在系统性红斑狼疮早发动脉粥样硬化治疗中的应用. 中华临床医师杂志 (电子版), 2013, 7 (16): 7547-7550. | 刘晓红 | 北京协和医院 |
| 6 | 康琳, 程燕, 刘晓红. 原发性双癌老年患者手术前评估及处理. 中华老年医学杂志, 2013, 32 (4): 456-458. | 刘晓红 | 北京协和医院 |
| 7 | 曾平, 朱鸣雷, 曲璇, 刘晓红. 治疗老年共病患者的重要模式: 多学科整合团队. 中华老年多器官疾病杂志, 2013, 12 (5): 336-338. | 刘晓红 | 北京协和医院 |
| 8 | 朱鸣雷, 孙孝芹, 唐丽丽, 刘晓红. 多病共存的治疗策略——附 1 例报告. 中国实用内科杂志, 2013, 33 (03): 246-248. | 刘晓红 | 北京协和医院 |
| 9 | 谢海雁, 刘晓红, 钟华, 沈悌. 反复消化道大出血合并静脉血栓老年患者 1 例: 诊治探讨及文献复习. 中华老年多器官疾病杂志, 2014, 13 (3): 219-221. | 刘晓红 | 北京协和医院 |
| 10 | 闫雪莲, 刘晓红. 解读评价老年人不适当用药的标准: 2012 修订版 Beers 标准. 临床药物治疗杂志, 2013, 11 (02): 44-47. | 刘晓红 | 北京协和医院 |
| 11 | 王秋梅, 陈伟, 宋长城, 张悦, 李巍, 朱鸣雷, 刘晓红. MNA 和 NRS2002 对老年住院患者营养评估的比较. 中华老年多器官疾病杂志, 2014, (7): 528-531. | 刘晓红 | 北京协和医院 |
| 12 | 王秋梅, 朱鸣雷, 曾平, 康琳, 曲璇, 葛楠, 诸葛海燕. 老年住院患者营养风险和营养治疗情况分析. 中华老年医学杂志, 2014, 33 (4): 404-406. | 刘晓红 | 北京协和医院 |
| 13 | 曾平, 孟波, 洪霞, 刘晓红. 综合医院老年住院患者情感障碍的识别. 中华老年多器官疾病杂志, 2014, (9): 697-701. | 刘晓红 | 北京协和医院 |
| 14 | 朱鸣雷, 王秋梅, 康琳, 高秋云, 刘晓红. 高龄老年患者住院治疗中的转诊问题分析. 中华老年多器官疾病杂志, 2015, (2): 89-92. | 刘晓红 | 北京协和医院 |
| 15 | 王秋梅, 朱鸣雷, 曾平, 康琳, 葛楠, 曲璇, 刘晓红. 住院糖尿病患者的老年综合征调查. 中华老年多器官疾病杂志, 2015, (2): 93-97. | 刘晓红 | 北京协和医院 |
| 16 | 康琳, 朱鸣雷, 刘晓红, 王秋梅, 曾平, 谢海雁. 住院患者老年综合评估规范及初步效果分析. 中华老年多器官疾病杂志, 2015, (2): 84-88. | 刘晓红 | 北京协和医院 |
| 17 | 王绯, 张悦, 王平. 多烯磷脂酰胆碱注射液与盐酸昂丹司琼注射液存在配伍禁忌. 中国实用护理杂志, 2014, 30 (3): 33. | 刘晓红 | 北京协和医院 |
| 18 | 闫雪莲, 康琳, 曾平, 曲璇, 洪霞, 刘晓红. 老年科住院患者抗抑郁药物应用 77 例分析. 中国实用内科杂志, 2014, 34 (08): 805-807. | 刘晓红 | 北京协和医院 |
| 19 | 郭欣颖, 郭爱敏. 尖锐湿疣患者生活质量的研究进展. 中华现代护理杂志, 2014, 20 (9): 1106-1109. | 刘晓红 | 北京协和医院 |
| 20 | 张宁, 朱鸣雷, 刘晓红. 美国老年医学会发布防治老年患者术后谵妄临床指南解读. 中华老年医学杂志, 2015, 34 (1): 1-2. | 刘晓红 | 北京协和医院 |

（续　表）

| 编号 | 文　章 | 论文推荐人 | 发表单位 |
|---|---|---|---|
| 21 | 康琳，赵晶，赵飞帆，王大勇. 临床数据库软件在临床病例诊治中的应用. 中华老年医学杂志，2015，34（7）：809-811. | 刘晓红 | 北京协和医院 |
| 22 | 康琳，朱鸣雷，刘晓红，刘永太，庞海玉，张抒扬，朱文玲. 衰弱与老年人冠状动脉粥样硬化性心脏病的相关性研究. 中华老年医学杂志，2015，34（9）：951-955. | 刘晓红 | 北京协和医院 |
| 23 | 刘晓红，朱鸣雷. 老年住院患者的综合管理. 中华老年多器官疾病杂志，2015，14（2）：81-83. | 刘晓红 | 北京协和医院 |
| 24 | 朱鸣雷，周晓磊，刘晓红. 北京社区高龄老年人老年综合征的状况调查. 中华老年医学杂志，2015，34（2）：207-209. | 刘晓红 | 北京协和医院 |
| 25 | 康琳，朱鸣雷，刘晓红，王秋梅，曾平，谢海雁. 住院患者老年综合评估规范及初步效果分析. 中华老年多器官疾病杂志，2015，（2）：84-88. | 刘晓红 | 北京协和医院 |
| 26 | 朱鸣雷，王秋梅，康琳，高秋云，刘晓红. 高龄老年患者住院治疗中的转诊问题分析. 中华老年多器官疾病杂志，2015，（2）：89-92. | 刘晓红 | 北京协和医院 |
| 27 | 王秋梅，朱鸣雷，曾平，康琳，葛楠，曲璇，刘晓红. 住院糖尿病患者的老年综合征调查. 中华老年多器官疾病杂志，2015，（2）：93-97. | 刘晓红 | 北京协和医院 |
| 28 | 张宁，朱鸣雷，王秋梅. 老年医学团队处理高龄术后谵妄患者1例. 中华老年多器官疾病杂志，2015，14（2）：108-109. | 刘晓红 | 北京协和医院 |
| 29 | 朱鸣雷，王秋梅，刘晓红. 老年人综合评估. 中华老年医学杂志，2015，34（7）：709-710. | 刘晓红 | 北京协和医院 |
| 30 | 张宁，刘晓红. 痴呆、谵妄、抑郁重叠的诊治策略. 中华老年医学杂志，2015，34（8）：833-835. | 刘晓红 | 北京协和医院 |
| 31 | 张宁，姜珊，刘晓红，康琳，朱鸣雷，王秋梅. 老年患者痴呆、抑郁、谵妄、重叠临床分析. 中华老年医学杂志，2015，34（9）：984-987. | 刘晓红 | 北京协和医院 |
| 32 | 闫雪莲，刘晓红. 如何避免老年人不适当用药. 中华老年医学杂志，2015，34（4）：353-354. | 刘晓红 | 北京协和医院 |
| 33 | 曾平，朱鸣雷，康琳，刘晓红. 中国老年医学继续教育亟待发展--协和-霍普金斯老年医学论坛2012~2014年调查结果. 中华老年多器官疾病杂志，2015，14（11）：849-853. | 刘晓红 | 北京协和医院 |
| 34 | 彭丹涛. 中华医学会老年医学分会老年神经病学组，记忆门诊操作规程撰写专家组. 记忆门诊标准操作规程指南. 中华老年医学杂志，2015，34（8）：819-828. | 彭丹涛 | 北京医院 |
| 35 | 张筱，袁欣瑞，朱瑞，崔艺耀，彭丹涛. 简易智能精神状态量表和蒙特利尔认知评估量表差值在老年期痴呆鉴别诊断中的价值. 中华老年医学杂志，2015，34（5）：494-497. | 彭丹涛 | 北京医院 |
| 36 | 彭丹涛. 结合国际AD治疗指南分析痴呆的临床不合理用药. 临床合理用药杂志，2013，6（8）：25-28. | 彭丹涛 | 北京医院 |
| 37 | 彭丹涛. 血管性认知障碍的诊治进展. 中国卒中杂志，2014，（6）：463-465. | 彭丹涛 | 北京医院 |
| 38 | 彭丹涛，袁欣瑞，张筱，朱瑞. 常见几种老年期痴呆的神经递质变化及意义. 中华老年医学杂志，2013，32（8）：810-812. | 彭丹涛 | 北京医院 |
| 39 | 于雪，王欣越，邹彤，唐国栋，蓝明，王薇，施红，刘德平. 老年人服用小剂量阿司匹林与糜烂性食管道炎的关系. 中华老年医学杂志，2013，32（6）：595-597. | 刘德平 | 北京医院 |

| 编号 | 文　章 | 论文推荐人 | 发表单位 |
|---|---|---|---|
| 40 | 李辉，刘德平. 高龄老年人心率状况及变异性特点. 中国心血管杂志，2013，18（4）：253-255. | 刘德平 | 北京医院 |
| 41 | 张妮，刘德平. 高龄老人低钠血症病因分析及临床处理对策. 中华保健医学杂志，2013，15（5）：391-392. | 刘德平 | 北京医院 |
| 42 | 刘德平. 老年人高血压降压治疗应注意的一些问题. 中国心血管杂志，2014，19（5）：341-344. | 刘德平 | 北京医院 |
| 43 | 曾学寨，刘德平. 老年高血压的临床特点与治疗对策. 临床荟萃，2015，30（11）：1215-1219. | 刘德平 | 北京医院 |
| 44 | 孟磊，王洁，丁文惠，杨颖，齐丽彤，霍勇. 急性心肌梗死患者血浆骨桥蛋白变化与左心室重构. 北京大学学报（医学版），2013，45（4）：630-633. | 丁文惠 | 北京大学第一医院 |
| 45 | 褚松筠，彭芬，赵静，李甚煜，崔晓静，刘琳，丁文惠. 慢性心力衰竭患者性别差异对预后的影响因素研究. 中华老年心脑血管病杂志，2014，10：1028-1031. | 丁文惠 | 北京大学第一医院 |
| 46 | 彭芬，丁文惠. 女性绝经后雌激素与动脉粥样硬化. 中华心血管病杂志，2015，43（2）：130-133. | 丁文惠 | 北京大学第一医院 |
| 47 | 王洁，韩晓宁，孟磊，丁文惠. 蛋白尿 2 年、腹胀、便秘、气短半年、发作性意识丧失 3 个月. 中国医刊，2016，51（2）：20-23. | 丁文惠 | 北京大学第一医院 |
| 48 | 路丹，丁文惠. 外膜炎症在血管重构中的作用. 生理科学进展，2015，46（2）：126-128. | 丁文惠 | 北京大学第一医院 |
| 49 | 李军，丁文惠，唐朝枢. 血管外膜与血管稳态和重构. 中国循环杂志，2016，31（1）：101-103. | 丁文惠 | 北京大学第一医院 |
| 50 | 王宏，王晓丽，王术芳，张晶淼. 老年高血压患者静息心率与动态血压参数和左心室肥厚的关系. 中华老年心脑血管病杂志，2013，15（8）：810-812. | 王晓丽 | 锦州医科大学附属第一医院 |
| 51 | 张肇倩，王晓丽，刘玉华，张淑颜，颜小妍. 老年高血压患者体位性低血压与左心室结构和功能关系的研究. 中华老年心脑血管病杂志，2015，17（3）：313-314. | 王晓丽 | 锦州医科大学附属第一医院 |
| 52 | 张静，郭闻师，田步先，王晓梅，李慧，史洪茹. 依那普利联合丹参川芎嗪治疗老年脑血栓患者的疗效及对血浆超氧化物歧化酶和内皮素 1 的影响. 中国老年学杂志，2014，（2）：526-527. | 王晓丽 | 锦州医科大学附属第一医院 |
| 53 | 李芳. 头痛、认知障碍、癫痫、脑皮质强化的老年脑皮层静脉血栓 1 例. 中国老年学杂志，2012，32（21）：4751-4753. | 王晓丽 | 锦州医科大学附属第一医院 |
| 54 | 单海燕，张四杨，赵心，李婉，于凯，白小涓. shc 相关磷酸化酪氨酸适配蛋白在大鼠血管衰老中的调控作用. 中华老年多器官疾病杂志，2013，12（5）：343-346. | 白小涓 | 中国医科大学附属盛京医院 |
| 55 | 梁冬科，白小涓. 不同性别骨密度和动脉硬化评估指标随增龄的变化. 中华老年多器官疾病杂志，2013，12（5）：325-329. | 白小涓 | 中国医科大学附属盛京医院 |
| 56 | 周瀛，白小涓，王勃. 骨髓基质干细胞移植对扩张型心肌病心衰大鼠心功能改善作用机制的研究. 生物化学与生物物理进展. 2013，40（9）：859-865. | 白小涓 | 中国医科大学附属盛京医院 |
| 57 | 韩璐璐，白小涓，于凯，任飞，陈香美. 健康人群衰老相关心血管亚临床指标与肾功能的相关性. 中华老年多器官疾病杂志，2013，12（5）：330-335. | 白小涓 | 中国医科大学附属盛京医院 |
| 58 | 王晓楠，白小涓，王春雷. 老年 2 型糖尿病患者伴高同型半胱氨酸血症与轻度认知功能障碍的关系. 中华老年心脑血管病杂志，2013，15（5）：485-487. | 白小涓 | 中国医科大学附属盛京医院 |

（续 表）

| 编号 | 文　章 | 论文推荐人 | 发表单位 |
|---|---|---|---|
| 59 | 王晓楠，白小涓，齐国先，王春雷，单海燕．老年 h 型高血压与认知功能障碍的关系．中国动脉硬化杂志，2013，21（10）：894-898． | 白小涓 | 中国医科大学附属盛京医院 |
| 60 | 赵心，王嫘，李婉，于凯，白小涓．老年高血压合并糖尿病患者的心肾功能改变．中华老年多器官疾病杂志，2013，12（6）：442-446． | 白小涓 | 中国医科大学附属盛京医院 |
| 61 | 王鹤智，周公哺，单海燕，韩璐璐，白小涓．老年冠心病患者 B 型利钠肽水平的临床分析．中华老年心脑血管病杂志，2013，15（5）：481-484． | 白小涓 | 中国医科大学附属盛京医院 |
| 62 | 徐旺达，白小涓，林树无．老年急性心肌梗死患者各类口腔疾病症状表现及患病率调查．中国实用医药，2014，0（14）：63-64． | 白小涓 | 中国医科大学附属盛京医院 |
| 63 | 王晓楠，白小涓，刘静，韩露露，陈香美．心血管危险因素与认知功能的相关性．中华医学杂志，2013，93（26）：2048-2051． | 白小涓 | 中国医科大学附属盛京医院 |
| 64 | 祁慧萌，白小涓，周红瑜，王晓楠，吴兵，韩璐璐．血管弹性随年龄进行性减低 310 例的自身对照分析．中华老年多器官疾病杂志，2013，12（9）：701-704． | 白小涓 | 中国医科大学附属盛京医院 |
| 65 | 白小涓．老年共病——老年医学的机遇和挑战．中华老年多器官疾病杂志．2013，12（5）：321-324． | 白小涓 | 中国医科大学附属盛京医院 |
| 66 | 梁冬科，白小涓．骨质疏松和动脉硬化共同机制的研究进展．中华老年多器官疾病杂志，2013，12（5）：350-353． | 白小涓 | 中国医科大学附属盛京医院 |
| 67 | 何杨梅，刘岩，刘揆亮，吴静，王沧海，林香春．青少年垂体功能减退并发成年后隐源性肝硬化 1 例．世界华人消化杂志，2015，23（26）：4293-4296． | 刘世雄 | 浙江医院 |
| 68 | 刘揆亮，吴静，林香春．结肠镜教学中提高学员腺瘤检出率的经验体会．继续医学教育，2015，（9）：58-59． | 刘世雄 | 浙江医院 |
| 69 | 刘揆亮，余瑞金，封国生，吴静．胰岛素样生长因子-1 在结直肠癌中的表达及其与血管生成的关系．世界华人消化杂志，2015，23（21）：3384-3389． | 刘世雄 | 浙江医院 |
| 70 | 王鹏飞，王涛，黄晓俊，王祥，张德奎，樊红，冯彦虎，王伟，吴静．大肠癌中 pokemon 的表达及与前哨淋巴结微转移的关系．肿瘤防治研究．2015，42（6）：587-590． | 刘世雄 | 浙江医院 |
| 71 | 刘红，吴静，林香春，刘揆亮，马艳会，余瑞金．结肠息肉癌变过程中内镜微血管特征与 MVD IGF-1 STAT3 表达相关性研究．中国肿瘤临床，2015，42（10）：499-503． | 刘世雄 | 浙江医院 |
| 72 | 刘揆亮，吴静．胃肠道肿瘤早期诊断分子标志物研究进展．中国实用内科杂志，2015，35（03）：199-201． | 刘世雄 | 浙江医院 |
| 73 | 刘红，吴静，林香春，蔺武，魏南，宿慧，刘揆亮．放大电子色素内镜下急慢性胃炎特点及与幽门螺杆菌感染相关性分析．中国内镜杂志，2015，21（02）：117-120． | 刘世雄 | 浙江医院 |
| 74 | 刘揆亮，吴静，姜国俊，宿慧，林香春，葛慧．固态高分辨测压及其芝加哥分类在食管动力检测中的应用价值．胃肠病学和肝病学杂志，2015，24（01）：88-91． | 刘世雄 | 浙江医院 |
| 75 | 周跃，刘揆亮，吴静．细胞外基质蛋白 SRPX2 对结肠癌 SW480 细胞生物学行为的影响．中华实验外科杂志，2014，31（12）：2748-2750． | 刘世雄 | 浙江医院 |
| 76 | 刘揆亮，吴静．尿激酶型纤溶酶原激活物受体及可溶性尿激酶型纤溶酶原激活物受体与炎症相关的研究进展．临床与病理杂志，2014，34（4）：425-430． | 刘世雄 | 浙江医院 |

| 编号 | 文　章 | 论文推荐人 | 发表单位 |
|---|---|---|---|
| 77 | 刘揆亮, 周跃, 吴静. SRPX2 真核表达载体的构建及其在 SW480 细胞中的表达. 世界华人消化杂志, 2014, 18: 2553-2558. | 刘世雄 | 浙江医院 |
| 78 | 吴静, 刘红. PBL 教学法结合多媒体教学在消化科教学的应用. 中国医药导报, 2014, 11 (10): 118-120. | 刘世雄 | 浙江医院 |
| 79 | 刘揆亮, 孙宇光, 夏松, 沈文彬, 吴静, 林香春. 肝硬化合并乳糜性腹水 34 例临床特点分析. 中华消化杂志, 2014, 34 (2): 96-99. | 刘世雄 | 浙江医院 |
| 80 | 刘揆亮, 余瑞金, 吴静. 硫酸软骨素蛋白聚糖 srpx2 在胃肠道肿瘤中的作用. 胃肠病学, 2014, 19 (2): 124-126. | 刘世雄 | 浙江医院 |
| 81 | 刘红, 吴静, 林香春. PBL 教学法对消化科实习学生临床思维能力培养的评价. 中国现代医学杂志, 2014, 24 (6): 61-64. | 刘世雄 | 浙江医院 |
| 82 | 刘揆亮, 司空银河, 林香春, 吴静, 刘红. 高清晰结肠镜下锯齿状腺瘤的形态学特点. 世界华人消化杂志, 2013, 21 (36): 4140-4145. | 刘世雄 | 浙江医院 |
| 83 | 刘揆亮, 吴静, 林香春, 王沧海, 刘红, 宿慧. 肝硬化合并乳糜性腹水 3 例报告并文献复习. 北京医学, 2013, 35 (9): 784-786. | 刘世雄 | 浙江医院 |
| 84 | 刘揆亮, 林香春, 吴静, 魏南, 王沧海, 刘红. 结肠镜下结直肠息肉漏诊危险因素分析. 中国内镜杂志, 2013, 19 (9): 914-918. | 刘世雄 | 浙江医院 |
| 85 | 刘揆亮, 余瑞金, 吴静, 林香春. 白介素 17α 在结直肠癌及腺瘤组织中的表达及其意义. 世界华人消化杂志, 2013, (25): 2522-2529. | 刘世雄 | 浙江医院 |
| 86 | 刘芳勋, 孙宇光, 夏松, 林香春, 沈文彬, 吴静. 小肠淋巴管扩张症合并门静脉高压症七例分析. 中华消化杂志, 2013, 33 (4): 244-247. | 刘世雄 | 浙江医院 |
| 87 | 徐伶玲, 马莹, 范慧娟, 吴静, 安广宇. 血浆 miR-206 在结直肠癌中的表达及意义. 中华实验外科杂志, 2013, 30 (3): 444-447. | 刘世雄 | 浙江医院 |
| 88 | 刘芳勋, 吴静, 林香春, 蔺武, 张继新. 小肠结节性淋巴滤泡增生症一例. 中华临床医师杂志（电子版）, 2013, 7 (2): 210-211. | 刘世雄 | 浙江医院 |
| 89 | 周嘉莉, 郑晓铸, 卢星, 杨溯威, 罗妙妙, 夏燕飞. 老年患者体外循环与非体外循环冠脉搭桥术对机体损伤的观察比较. 中华全科医学, 2015, 13 (3): 495-497. | 刘世雄 | 浙江医院 |
| 90 | 陈晓佩, 吴天凤, 郑和昕, 袁放, 文晓林, 谢海宝. 骨折风险评估工具（FRAX）对中老年 2 型糖尿病患者骨折风险的预测价值. 中华老年医学杂志, 2015, 34 (2): 168-170. | 刘世雄 | 浙江医院 |
| 91 | 阮园, 吴天凤, 袁放. 老年 2 型糖尿病患者甲状腺激素水平与血浆 n 末端原脑钠肽的相关性分析. 中华老年医学杂志, 2015, 34 (2): 150-154. | 刘世雄 | 浙江医院 |
| 92 | 沈莉, 陈旭娇, 卢星. 老年患者经皮椎体成形术后肺部感染的临床分析. 中华医院感染学杂志, 2015, 25 (11): 2537-2539. | 刘世雄 | 浙江医院 |
| 93 | 杨丽, 徐小玲, 严静, 俞蔚, 章一丰, 罗建勇, 刘庆敏. 老年高血压患者社区综合防治管理效果分析. 中华全科医师杂志, 2014, 13 (11): 923-925. | 刘世雄 | 浙江医院 |
| 94 | 俞蔚, 严静, 章一丰, 方顺源, 罗建勇, 杨丽, 徐小玲, 丁芳, 唐新华. 浙江三市社区老年人高血压前期和高血压患病及心血管病危险因素调查. 中华老年医学杂志, 2014, 33 (6): 668-671. | 刘世雄 | 浙江医院 |
| 95 | 汤小芳, 柴栖晨, 陈旭娇, 吕晶, 汪强, 孙爱华. HIF-1α 在老年重度 COPD 稳定期患者中的变化及意义. 中华全科医学, 2014, 12 (4): 504-506. | 刘世雄 | 浙江医院 |

（续　表）

| 编号 | 文　章 | 论文推荐人 | 发表单位 |
|---|---|---|---|
| 96 | 汤小芳，陈旭娇，柴栖晨，程磊. 老年 COPD 患者 CD4$^+$ Foxp3$^+$ T 细胞、PCT、NF-κB 的检测及临床应用. 中华全科医学，2014，12（2）：241-243，333. | 刘世雄 | 浙江医院 |
| 97 | 程磊，柴栖晨，张学峰. 老年冠心病患者医院获得性肺炎临床分析. 中华医院感染学杂志，2013，23（11）：2557-2558. | 刘世雄 | 浙江医院 |
| 98 | 程磊，汤小芳，张学锋. 老年冠心病患者的危险因素分析. 中华全科医学，2013，11（11）：1721-1741. | 刘世雄 | 浙江医院 |
| 99 | 诸剑芳，王国军，金肖青，俞迈红，陈益丹. 电针对老年膝关节骨关节炎血清 MMP-3 的影响. 中华中医药学刊，2014，32（2）：363-364. | 刘世雄 | 浙江医院 |
| 100 | 徐晓斌，楼丹萍，张建军，葛焕祥，吴伟峰. 能谱 CT 碘基物质成像对老年肺炎合并肺栓塞的诊断价值. 中华医院感染学杂志，2014，24（18）：4671-4673. | 刘世雄 | 浙江医院 |
| 101 | 王卫峰，郑培奋，陈益丹，杨继东. 加斯清联合针灸治疗老年餐后不适综合征的疗效观察. 中华中医药学刊，2014，32（2）：349-351. | 刘世雄 | 浙江医院 |
| 102 | 饶远权，刘杏娥，江皓，王廷祥. 贝伐珠单抗治疗老年胃肠肿瘤患者的疗效观察. 中华老年医学杂志，2013，32（6）：633-635. | 刘世雄 | 浙江医院 |
| 103 | 忻尚平，任爱华，严静. 通心络对老年高血压病肾损害患者血清 TGF-β1 和 PDGF 的影响. 中华中医药学刊，2013，31（8）：1712-1714. | 刘世雄 | 浙江医院 |
| 104 | 颜默磊，严静，陈进，虞意华，蔡国龙. 老年严重脓毒症及脓毒性休克微循环变化的观察. 中华医学杂志，2013，93（25）：1965-1969. | 刘世雄 | 浙江医院 |
| 105 | 郑和昕，江缨，黄虹，袁放，吴天凤. 老年男性 2 型糖尿病并存骨质疏松症患者血浆脑钠肽的变化. 中华老年医学杂志，2013，32（3）：263-266. | 刘世雄 | 浙江医院 |
| 106 | 诸剑芳，王国军，金肖青，俞迈红，陈益丹. 电针治疗早、中期老年性膝关节炎的临床疗效观察. 中华中医药杂志，2013，28（7）：2085-2087. | 刘世雄 | 浙江医院 |
| 107 | 陈佳，刘小利，陈旭娇. 血压和同型半胱氨酸对 80 岁及以上脑白质疏松症患者严重程度的影响分析. 中华老年医学杂志，2014，33（8）：903-904. | 陈旭娇 | 浙江医院 |
| 108 | 陈晓春. 关注非阿尔茨海默病痴呆的临床诊断. 中华神经科杂志，2014，（5）：289-292. | 陈晓春 | 福建医科大学附属协和医院 |
| 109 | 张静，杨璐萌，陈晓春. 老化相关的自发荧光可作为细胞衰老的标志物. 解剖学报，2014，45（1）：1-6. | 陈晓春 | 福建医科大学附属协和医院 |
| 110 | 王永坚，叶钦勇，陈晓春，王晖，季仲友，蒋日烽，张立万，段青. 帕金森病痴呆患者的神经心理测试与 18 氟-氟代脱氧葡萄糖正电子发射断层摄影术脑显像分析. 中华神经科杂志，2013，46（4）：247-251. | 陈晓春 | 福建医科大学附属协和医院 |
| 111 | 张静，杨璐萌，潘晓东，陈晓春. 雌性小鼠下丘脑生殖功能相关基因 MMA 表达水平的增龄性变化. 中华医学杂志，2013，93（47）：3791-3795. | 陈晓春 | 福建医科大学附属协和医院 |
| 112 | 薛婉婉，洪华山，林晓红，林军华，方美琴. 自发性高血压大鼠左室心肌壁内小动脉平滑肌瞬时受体电位通道的表达. 中国临床药理学与治疗学，2013，18（8）：879-884. | 洪华山 | 福建医科大学附属协和医院 |
| 113 | 黄春，杨明，施晓芸，陈晓春. 晚期糖基化终末产物受体介导急性缺氧诱导的早期生长反应因子-1 表达上调. 中华老年医学杂志，2013，32（4）：444-447. | 洪华山 | 福建医科大学附属协和医院 |
| 114 | 韩英，刘楠，黄慧玲，徐春平，晏泽辉. 帕金森病患者伴发抑郁对认知障碍和运动障碍的影响. 福建医科大学学报，2013，47（4）：232-235. | 洪华山 | 福建医科大学附属协和医院 |

（续　表）

| 编号 | 文　章 | 论文推荐人 | 发表单位 |
|---|---|---|---|
| 115 | 韩英，刘楠，黄慧玲，徐春平，晏泽辉.康复训练对帕金森病小鼠运动能力的影响.河北医科大学学报，2013，（5）：559-561. | 洪华山 | 福建医科大学附属协和医院 |
| 116 | 陈鑫，洪华山，陈良龙，陈丽华.冠心病患者血浆 D 型利钠肽水平变化.中国临床药理学与治疗学，2015，50（11）：1239-1244. | 洪华山 | 福建医科大学附属协和医院 |
| 117 | 李鹏程，刘飞，张明昌，王秋芬，刘木根.一个 Usher 综合征家系 USH2A 基因的突变分析.中华医学遗传学杂志，2015，32（4）：468-471. | 王朝晖 | 华中科技大学同济医学院附属协和医院 |
| 118 | 王朝晖，李文珠.冠状动脉微血管病变与心肌梗死后不良心室重构.临床心血管病杂志，2015，31（7）：693-695. | 王朝晖 | 华中科技大学同济医学院附属协和医院 |
| 119 | 唐世凡，王朝晖，董晓雁，张艳霞，王艳芳.代谢综合征与臂踝脉搏波速度的关系.中国全科医学，2015，18（17）：2005-2009. | 王朝晖 | 华中科技大学同济医学院附属协和医院 |
| 120 | 王朝晖.血管重构及其临床意义.医学新知杂志，2015，25（3）：147-148. | 王朝晖 | 华中科技大学同济医学院附属协和医院 |
| 121 | 何晓晓，刘承云.高密度脂蛋白修复内皮损伤及促进血管新生的研究进展.会议名称：第十五次全省老年医学学术会议.时间：2015 年 5 月. | 王朝晖 | 华中科技大学同济医学院附属协和医院 |
| 122 | 张榕，刘雨薇，何晓晓，刘承云.内皮祖细胞与衰老相关研究的进展.会议名称：第十五次全省老年医学学术会议.时间：2015 年 5 月. | 王朝晖 | 华中科技大学同济医学院附属协和医院 |
| 123 | 聂斌，管思明，张韶英，方欣，周韶琼.破骨样细胞中骨保护素和 NF-κB 配体受体的表达及其意义.中国老年学杂志，2015，35（19）：5400-5403. | 王朝晖 | 华中科技大学同济医学院附属协和医院 |
| 124 | 聂斌，管思明，张韶英，周韶琼，方欣.他汀的抑动脉钙化作用及对骨保护素/NF-κB 配体受体的影响.临床心血管病杂志，2015，31（8）：903-905. | 王朝晖 | 华中科技大学同济医学院附属协和医院 |
| 125 | 王朝晖.冠状动脉斑块与微血管病变——2013 ESC-SCAD 指南的启示.临床心血管病杂志，2014，30（07）：557-559. | 王朝晖 | 华中科技大学同济医学院附属协和医院 |
| 126 | 陈洪流，谭庆丰，陈振勇.手术应激对肠上皮细胞胰岛素信号的影响.中华实验外科杂志，2014，31（3）：547-549. | 王朝晖 | 华中科技大学同济医学院附属协和医院 |
| 127 | 吴霁，杜以梅，田莉，朱元洲，柯琴梅.慢性缺氧对大鼠肺动脉平滑肌细胞电压门控钾通道电流的影响.临床心血管病杂志，2014，30（3）：204-206. | 王朝晖 | 华中科技大学同济医学院附属协和医院 |
| 128 | 陈颖茜，翟飞，李论，张建文，李婷，柯琴梅.老年腹股沟疝合并肠破裂手术治疗的对比研究.中华疝和腹壁外科杂志（电子版），2014，8（5）：29-32. | 王朝晖 | 华中科技大学同济医学院附属协和医院 |

（续　表）

| 编号 | 文　章 | 论文推荐人 | 发表单位 |
|---|---|---|---|
| 129 | 徐秋梅，龚非力，王秋芬. 急性心肌梗死患者 HLA-DRB1 基因与抗心肌肌球蛋白重链抗体相关性的研究. 中国免疫学杂志，2014，30（9）：1233-1235. | 王朝晖 | 华中科技大学同济医学院附属协和医院 |
| 130 | 张纯桃，蔡春燕，赵文雅，徐秋梅. 1 例隐匿性交界性早搏引起假性房室传导阻滞患者的护理. 中国实用护理杂志，2014，30（24）：42-43. | 王朝晖 | 华中科技大学同济医学院附属协和医院 |
| 131 | 徐秋梅，文晖，杨彬，成蓓. 炎性衰老——炎性体与自噬交互作用的失衡. 中华老年医学杂志，2014，33（11）：1251-1253. | 王朝晖 | 华中科技大学同济医学院附属协和医院 |
| 132 | 李云桥，胡艳珂，陈春平，霍瑞. 利用信息化手段搭建临床医生院感上报平台. 中国数字医学，2014，（3）：73-75. | 王朝晖 | 华中科技大学同济医学院附属协和医院 |
| 133 | 周彬，胡艳珂，李云桥. 药事信息化应用与实践. 中国数字医学，2014，2：11-14. | 王朝晖 | 华中科技大学同济医学院附属协和医院 |
| 134 | 刘雨薇，左培媛，刘承云. 衰老与血管新生的相关性及机制研究进展. 中华老年医学杂志，2015，34（4）：457-459. | 王朝晖 | 华中科技大学同济医学院附属协和医院 |
| 135 | 刘承云，邹敏. 从近期新指南看老年高血压治疗的新趋势. 临床心血管病杂志，2014，30（8）：651-653. | 王朝晖 | 华中科技大学同济医学院附属协和医院 |
| 136 | 葛晶，成蓓，彭雯，李云桥，翟伟. THP-1 单核细胞不同转染方法的比较. 中国组织工程研究，2014，18（38）：6105-6109. | 王朝晖 | 华中科技大学同济医学院附属协和医院 |
| 137 | 管思明，辛花平，方欣，王志敏. 血管中骨髓间充质干细胞在不同钙化环境中的分化研究. 中华老年医学杂志，2014，33（8）：916-919. | 王朝晖 | 华中科技大学同济医学院附属协和医院 |
| 138 | 陈振勇，代红梅，涂志刚，杨鹏，蒋春舫，冯贤松. 阻塞性黄疸术后胰岛素抵抗与肠黏膜屏障破坏间的相关性. 中国病理生理杂志，2013，29（1）：165-168，173. | 王朝晖 | 华中科技大学同济医学院附属协和医院 |
| 139 | 陈洪流，陈振勇. Survivin 和第 10 号染色体缺失的磷酸酶及张力蛋白同源物基因基因在肝癌组织中的表达及其相关性. 中华实验外科杂志，2013，30（6）：1283-1285. | 王朝晖 | 华中科技大学同济医学院附属协和医院 |
| 140 | 谭庆峰，陈振勇. 添加 ω-3 鱼油脂肪乳对腹部手术后肠黏膜通透性的影响. 临床外科杂志，2013，6：444-446. | 王朝晖 | 华中科技大学同济医学院附属协和医院 |
| 141 | 龙蕊，王朝晖. 冠脉缺血再灌注损伤中固有免疫的研究进展. 微循环学杂志，2013，23（2）：73-78. | 王朝晖 | 华中科技大学同济医学院附属协和医院 |
| 142 | 王朝晖，苏冠华. 关注冠状动脉旁路移植术相关的心肌梗死. 临床心血管病杂志，2013，29（7）：481-483. | 王朝晖 | 华中科技大学同济医学院附属协和医院 |

（续　表）

| 编号 | 文　章 | 论文推荐人 | 发表单位 |
|---|---|---|---|
| 143 | 刘艺，徐卫娟，柯丽，李云桥，彭雯. 磷酸肌酸减少大鼠缺血再灌注心肌细胞凋亡及自噬泡的数量. 基础医学与临床，2013，33（7）：864-867. | 王朝晖 | 华中科技大学同济医学院附属协和医院 |
| 144 | 彭雯. 磷酸肌酸钠治疗慢性心力衰竭的临床效果. 中国医药，2013，8（9）：1209-1210. | 王朝晖 | 华中科技大学同济医学院附属协和医院 |
| 145 | 刘艺，徐卫娟，柯丽，李云桥，彭雯. 自噬在缺血预适应减少急性心肌缺血-再灌注损伤中的作用. 微循环学杂志，2013，23（3）：16-18，22，封2. | 王朝晖 | 华中科技大学同济医学院附属协和医院 |
| 146 | 徐卫娟，刘艺，彭雯. 胸腺素 β4 对大鼠急性心肌梗死后心功能的影响. 中华老年心脑血管病杂志，2013，15（9）：965-968. | 王朝晖 | 华中科技大学同济医学院附属协和医院 |
| 147 | 魏声泓，孙莉，任小平，任亚娟，徐灵彬. 变态反应性支气管肺曲霉病21例临床分析. 陕西医学杂志，2013，10：1372-1373. | 孙莉 | 陕西省人民医院 |
| 148 | 田应选，余敏，孙莉，任小平，任亚娟，温红侠，魏声泓，尚文丽，霍树芬. 高龄老年患者炎性胸腔积液的临床特征及治疗. 陕西医学杂志，2014，10：1372-1373. | 孙莉 | 陕西省人民医院 |
| 149 | 王彩荣，孙莉，徐灵彬，温红侠. APACHE Ⅳ 评分系统在老年呼吸危重症监护室的应用评价. 陕西医学杂志，2014，3：323-325. | 孙莉 | 陕西省人民医院 |
| 150 | 田应选，余敏，孙莉，尚文丽，霍树芬，温红侠，任小平，任亚娟. 五种血清肿瘤标志物检测对非小细胞肺癌术后复发诊断研究. 现代检验医学杂志，2014，29（3）：37-39. | 孙莉 | 陕西省人民医院 |
| 151 | 孙安志，温红侠，王晓辉. 红霉素对生物膜内铜绿假单胞菌药敏的影响. 陕西医学杂志，2014，8：1036-1038. | 孙莉 | 陕西省人民医院 |
| 152 | 余敏，田应选，尚文丽，霍树芬，刘凌华，王媛，姚淑莲，宁亚利. 内质网应激蛋白 Bip 在肺腺癌 A549 细胞系侵袭及转移作用机制研究. 现代检验医学杂志，2014，1：25-28. | 孙莉 | 陕西省人民医院 |
| 153 | 刘栋，宋宏庆，田应选. 血清生存素水平及结缔组织生长因子对慢性乙型肝炎纤维化进展的临床意义. 昆明医科大学学报，2014，35（10）：96-99. | 孙莉 | 陕西省人民医院 |
| 154 | 刘凌华，刘雯. 糖尿病患者系统化健康教育效果观察. 基层医学论坛，2014，18（27）：3687-3688. | 孙莉 | 陕西省人民医院 |
| 155 | 魏声泓，孙莉，任小平. 原发性气管淀粉样变一例. 中华老年医学杂志，2015，34（1）：104-105. | 孙莉 | 陕西省人民医院 |
| 156 | 詹颉，李小侠，胡淑玲，李亚娥，孙莉，杨淑梅，张利侠. 咽部菌群在呼吸道感染治疗中的临床应用. 现代检验医学杂志，2015，4：84-86. | 孙莉 | 陕西省人民医院 |
| 157 | 徐灵彬，马苗，孙莉. 老年慢性阻塞性肺疾病患者稳定期健康相关生活质量评价. 中华老年医学杂志，2015，34（9）：972-975. | 孙莉 | 陕西省人民医院 |
| 158 | 巩晓峰，田应选. 社区获得性肺炎金黄色葡萄球菌表型及耐药性. 临床肺科杂志，2015，20（11）：2020-2023. | 孙莉 | 陕西省人民医院 |
| 159 | 贺小玉，田应选. 慢性阻塞性肺疾病患者 SAA 及 IP-10 与炎性因子水平相关性分析. 昆明医科大学学报，2015，36（4）：64-66. | 孙莉 | 陕西省人民医院 |

（续　表）

| 编号 | 文　章 | 论文推荐人 | 发表单位 |
|---|---|---|---|
| 160 | 贺小玉，田应选. TGF-β1、CTGF 对判断慢性阻塞性肺疾病合并纤维化的临床意义. 昆明医科大学学报，2015，36（3）：120-122. | 孙莉 | 陕西省人民医院 |
| 161 | 贺小玉，田应选. 血清高半胱氨酸蛋白 61 及结缔组织生长因子水平与肺癌的进展关系. 昆明医科大学学报，2015，36（9）：122-124. | 孙莉 | 陕西省人民医院 |
| 162 | 刘凌华，惠珂. 正压留置针和安全留置针在临床应用中的对比分析. 当代护士：专科版（下旬刊），2015，6：133-135. | 孙莉 | 陕西省人民医院 |
| 163 | 温红侠，马苗，孙莉. 慢性阻塞性肺疾病不同临床表型的诊治进展. 中华老年病研究电子杂志，2015，2（1）：9-12. | 孙莉 | 陕西省人民医院 |
| 164 | 韩冬，王贵佐，李满祥. 腺苷酸活化蛋白激酶在肺部疾病中的作用. 中国药理学通报，2013，29（4）：460-463. | 孙莉 | 陕西省人民医院 |
| 165 | 韩冬，王贵佐，谢新明，张永红，李少军，朱燕亭，李满祥. 布地奈德雾化吸入治疗慢性阻塞性肺疾病急性加重的疗效与安全性 Meta 分析. 中华内科杂志，2013，52（11）：975-977. | 孙莉 | 陕西省人民医院 |
| 166 | 李少军，韩冬，李满祥. 肺部固有免疫力相关指标与 COPD 急性加重关系的研究进展. 国际呼吸杂志，2014，34（15）：1189-1192. | 孙莉 | 陕西省人民医院 |
| 167 | 李少军，张永红，韩冬，刘璐，朱燕亭，冯维，李凤娟，李满祥. COPD 急性加重期血浆 Ang-2 的变化及临床意义. 中华肺部疾病杂志（电子版），2015，8（3）：5-9. | 孙莉 | 陕西省人民医院 |
| 168 | 刘璐，王贵佐，韩冬，李满祥. 阿奇霉素治疗支气管哮喘疗效及安全性的系统评价. 南方医科大学学报，2015，1：83-87. | 孙莉 | 陕西省人民医院 |
| 169 | 吴媛媛，谢新明，韩冬，李少军，刘璐，李满祥. 舌下免疫治疗变应性支气管哮喘疗效与安全性的 Meta 分析. 中华内科杂志，2013，52（10）：844-848. | 孙莉 | 陕西省人民医院 |
| 170 | 党珊，陈谱，张冰斐，周健，史丽萍. 叉头样转录因子 3 的表达及其甲基化状态在肝细胞性肝癌患者中的研究. 中华肝脏病杂志，2014，22（8）：616-619. | 史丽萍 | 陕西省人民医院 |
| 171 | 党珊，陈谱，张冰斐，张健，周健，史丽萍. 乙肝相关性肝癌患者中 Foxp3 启动子区甲基化及其表达的研究. 陕西医学杂志，2014，2：131-133. | 史丽萍 | 陕西省人民医院 |
| 172 | 党珊，王瑞，史丽萍. 糖尿病与非糖尿病患者急性胰腺炎的临床特点对比分析. 陕西医学杂志，2014，8：1000-1001. | 史丽萍 | 陕西省人民医院 |
| 173 | 高敬龙，陈航，史丽萍，周洁，张恩科. 保健对象健康信息全程管理平台的研究及应用. 中国卫生质量管理，2013，20（2）：61-64. | 史丽萍 | 陕西省人民医院 |
| 174 | 何小勤，李颖，史丽萍，雷琳娜，周健，吕飒美，吴友伟. 非酒精性脂肪性肝病患者血清脂联素、瘦素水平的变化及相关危险因素分析. 陕西医学杂志，2013，10：1354-1355，1389. | 史丽萍 | 陕西省人民医院 |
| 175 | 何小勤，李颖，史丽萍，王宗艳. 抗抑郁焦虑药物辅助治疗胃食管反流病的临床研究. 湖南师范大学学报（医学版），2015，5：17-19. | 史丽萍 | 陕西省人民医院 |
| 176 | 李敏，颜虹，史丽萍，周健. 干部脂肪肝相关代谢性因素调查. 陕西医学杂志，2013，42（4）：499-500. | 史丽萍 | 陕西省人民医院 |
| 177 | 吕飒美，吴友伟，周健，史丽萍. 血红素氧合酶-1 对大鼠肝脏缺血再灌注 NF-κB p65 和细胞凋亡的影响. 中国临床保健杂志，2015，5：506-508. | 史丽萍 | 陕西省人民医院 |
| 178 | 吕飒美，张健，吴友伟，周健，史丽萍. 大肠癌患者垂体肿瘤转化基因、碱性成纤维细胞生长因子及血管内皮生长因子-C 水平检测意义. 中国老年学杂志，2015，11：3016-3018. | 史丽萍 | 陕西省人民医院 |

（续　表）

| 编号 | 文　章 | 论文推荐人 | 发表单位 |
|---|---|---|---|
| 179 | 吕飒美. 肠易激综合征及其亚型与幽门螺杆菌感染的关系分析. 医学综述, 2015, 21（9）: 1695-1696. | 史丽萍 | 陕西省人民医院 |
| 180 | 史丽萍, 吴友伟, 邢坤, 张健, 周健. 阿仑膦酸钠引发食管炎的探讨. 中国临床保健杂志, 2013, 16（2）: 131-132, | 史丽萍 | 陕西省人民医院 |
| 181 | 肖建德, 阎德文, 吴清平, 李卓成, 吴建龙, 孙月玲. 阿仑膦酸钠治疗绝经后骨质疏松症的临床观察. 中国骨质疏松杂志, 2000, 6（2）: 32-34, 21. | 史丽萍 | 陕西省人民医院 |
| 182 | 吴友伟, 史丽萍, 张健, 周健. 甲胎蛋白与 α-L-岩藻糖苷酶联合诊断原发性肝癌. 中国临床保健杂志, 2013, 1: 25-28. | 史丽萍 | 陕西省人民医院 |
| 183 | 吴友伟, 史丽萍, 张健. 阿仑膦酸钠对卵巢切除大鼠骨质量的影响. 中华骨质疏松和骨矿盐疾病杂志, 2013, 1: 60-63. | 史丽萍 | 陕西省人民医院 |
| 184 | 易默, 周健, 吴友伟, 张健, 史丽萍. 老年 2 型糖尿病合并非酒精性脂肪肝相关危险因素分析. 河北医学, 2015, 21（8）: 1397-1399. | 史丽萍 | 陕西省人民医院 |
| 185 | 张健, 侯亚莉, 吴友伟, 易默, 周健, 史丽萍. 探讨幽门螺杆菌根除前后对胃溃疡 hsCRP 及基质金属蛋白酶-9 体内变化的意义. 现代消化及介入诊疗, 2014, 19（3）: 180-182. | 史丽萍 | 陕西省人民医院 |
| 186 | 张健, 蔺淑梅, 杨雪亮, 孔颖, 唐甜甜, 张曦, 叶峰, 刘小静. 肝功能失代偿期的乙型肝炎相关肝癌抗病毒治疗的生存分析. 中华实验和临床感染病杂志（电子版）, 2014, 8（2）: 13-16. | 史丽萍 | 陕西省人民医院 |
| 187 | 张健, 吴友伟, 吕飒美, 史丽萍, 周健. 血清 IP-10 MIG IL-8 及 RANTES 水平变化与肝癌进展关系分析. 西部医学, 2015, 27（9）: 1328-1331. | 史丽萍 | 陕西省人民医院 |
| 188 | 张健, 吴友伟, 史丽萍. 奥曲肽联合奥美拉唑治疗肝硬化并上消化道出血的疗效评价. 实用临床医药杂志, 2013, 17（19）: 97-99. | 史丽萍 | 陕西省人民医院 |
| 189 | 张健, 周健, 史丽萍. 老年 Dieulafoy 病所致上消化道大出血 1 例. 中国临床保健杂志, 2014, 17（2）: 191. | 史丽萍 | 陕西省人民医院 |
| 190 | 赵素平, 张健, 吕飒美, 陈倩, 吴友伟, 史丽萍. 不同方法腹腔穿刺放腹水 102 例临床观察. 陕西医学杂志, 2014, 11: 1522-1524. | 史丽萍 | 陕西省人民医院 |
| 191 | 周健, 李敏, 史丽萍, 李宝侠, 杜文婷. 老年干部群体脂肪肝生活行为因素. 中国老年学杂志, 2013, 33（23）: 5969-5971. | 史丽萍 | 陕西省人民医院 |
| 192 | 中华医学会老年医学分会, 《中华老年医学杂志》编辑委员会. 老年人质子泵抑制剂合理应用专家共识. 中华老年医学杂志, 2015, 34（10）: 1045-1052. | — | — |
| 193 | 高学文, 邹艳慧, 云雅лин, 郭润珍. 小肠型脂肪酸结合蛋白基因多态性与老年冠心病人群发病风险的研究. 中华老年心脑血管病杂志, 2014,（2）: 116-119. | 高学文 | 内蒙古自治区医院 |
| 194 | 梅莘苓, 陈力, 周景春. 老年慢性心力衰竭患者红细胞分布宽度的变化及临床意义. 实用老年医学, 2014, 28（3）: 208-210. | 高学文 | 内蒙古自治区医院 |
| 195 | 海荣, 张垒, 高学文. 少肌症相关表型单变量与双变量 GWAS 分析比较. 中国免疫学杂志, 2014, 30（10）: 1396-1400. | 高学文 | 内蒙古自治区医院 |
| 196 | 海荣, 郭润珍, 高学文, 王舒一, 阿拉腾塔娜, 贾晓燕. 老年人高血压患病率与血脂和血糖及心率的相关性研究. 中华老年心脑血管病杂志, 2013, 15（9）: 920-922. | 高学文 | 内蒙古自治区医院 |
| 197 | 武建军, 张晓峰. 70 岁及以上老年人逆行胰胆管造影特点和结果分析. 中华老年医学杂志, 2014, 33（9）: 1000-1001. | 高学文 | 内蒙古自治区医院 |

（续　表）

| 编号 | 文　章 | 论文推荐人 | 发表单位 |
|---|---|---|---|
| 198 | 海荣，高学文，董云鹏. 呼和浩特市地区干部保健对象高血压患病率与血脂和血糖及心率的相关性. 中华保健医学杂志，2014，16（2）：136-137. | 高学文 | 内蒙古自治区医院 |
| 199 | 白原. 老年人代谢综合征的相关代谢指标和脂联素水平的临床观察. 中国心血管病研究杂志，2014，9：793-795. | 高学文 | 内蒙古自治区医院 |
| 200 | 周海娟，顾磊，张玉. 氯吡格雷对乙酸诱导大鼠胃溃疡愈合的影响及机制. 复旦学报：医学版，2013，40（1）：50-54. | 张玉 | 复旦大学附属上海华山医院 |
| 201 | 郁琼，张玉. 质子泵抑制剂与氯吡格雷联用对大鼠颈动脉血栓形成及血小板活性的影响. 中国老年学杂志，2013，33（20）：5068-5070. | 张玉 | 复旦大学附属上海华山医院 |
| 202 | 林佳瑶，张玉. 2007-2011年我国药物性肝损伤临床文献分析. 中华全科医师杂志，2013，12（5）：361-365. | 张玉 | 复旦大学附属上海华山医院 |
| 203 | 林佳瑶，张玉. 老年人药物性肝损伤的临床特点及发病机制. 中国老年学杂志，2013，33（16）：4098-4101. | 张玉 | 复旦大学附属上海华山医院 |
| 204 | 张玉. 重视老年胃酸相关疾病. 中国医学论坛报（全科医学周刊），2013，3（4）：5-6. | 张玉 | 复旦大学附属上海华山医院 |
| 205 | 吴征瑜，朱志栋，董漪，丁宏岩，韩翔，曹文杰，方堃，程忻，董强. 急性非心源性缺血性脑卒中的病因分型与ESSEN卒中风险评分. 中华脑血管病杂志（电子版），2013，7（1）：361-366. | 张玉 | 复旦大学附属上海华山医院 |
| 206 | 吴晓琰，施小梅，陆怡. 重组Exendin-4类似物EW的制备及其体内降糖活性分析. 中国临床医学，2013，20（3）：263-266. | 张玉 | 复旦大学附属上海华山医院 |
| 207 | 李珊珊，吴征瑜，黄延焱. 老年男性血尿酸水平与动脉硬化相关疾病的关系研究. 中国全科医学，2013，16（20）：2319-2322. | 张玉 | 复旦大学附属上海华山医院 |
| 208 | 宋静，朱敏. 老年2型糖尿病合并高血压患者糖化血红蛋白水平与左心室功能的相关性研究. 中国全科医学，2013，16（36）：4253-4257. | 张玉 | 复旦大学附属上海华山医院 |
| 209 | 喻萍，朱敏. 老年2型糖尿病患者尿微量清蛋白/尿肌酐与脂蛋白（a）的相关性研究. 中国全科医学，2014，17（6）：619-622. | 张玉 | 复旦大学附属上海华山医院 |
| 210 | 卢晓喆，黄延焱. 帕金森病的治疗. 中华老年心脑血管病杂志，2014，16（9）：1007-1008. | 张玉 | 复旦大学附属上海华山医院 |
| 211 | 卢晓喆，黄延焱. 急性缺血性脑卒中溶栓治疗. 中华老年心脑血管病杂志，2014，16（11）：1230-1232. | 张玉 | 复旦大学附属上海华山医院 |
| 212 | 王彦梅，黄延焱. 老年患者多重用药合理方案的制定. 上海医药，2014，35（19）：61-63. | 张玉 | 复旦大学附属上海华山医院 |
| 213 | 周厚广，管竹飞，胡仁明，董强，张玉，黄延焱，张烁，王宣春. HCDC14a在体外糖尿病环境下人脑血管内皮细胞损伤中的作用. 中华内分泌代谢杂志，2015，31（1）：59-65. | 张玉 | 复旦大学附属上海华山医院 |
| 214 | 马洁，刘洪亚，张佳明. 高龄独居老人抑郁症状综合心理干预初步分析. 中华全科医师杂志，2014，（4）：314-315. | 张玉 | 复旦大学附属上海华山医院 |
| 215 | 唐婷，黄延焱. 慢性间歇性缺氧对海马区相关学习记忆能力的影响. 中华老年心脑血管病杂志，2015，17（7）：752-755. | 张玉 | 复旦大学附属上海华山医院 |
| 216 | 赵兰兰，张玉. 药物性肝损伤的风险评估及诊治进展. 国际消化病杂志，2015，35（2）：119-121. | 张玉 | 复旦大学附属上海华山医院 |

（续　表）

| 编号 | 文　章 | 论文推荐人 | 发表单位 |
|---|---|---|---|
| 217 | 尹曲华，占明，康冬梅，梁军，宋怀东. 中国汉族人群高 TSH 水平与血压、空腹血糖及血脂的相关性研究. 中华内分泌代谢杂志，2015，31（9）：781-783. | 胡世莲 | 安徽省立医院 |
| 218 | 王璐，沈国栋，陈尹，程民，徐婷娟，沈干，胡世莲. 替吉奥或卡培他滨联合奥沙利铂治疗亚洲人群胃癌随机对照研究的 meta 分析. 中华肿瘤防治杂志，2014，21（21）：1731-1738. | 胡世莲 | 安徽省立医院 |
| 219 | 方向，胡世莲，吴蕾，陈尹，徐维平，唐杨琛，沈干. 阿利吉仑在联合降压治疗中安全性的系统评价. 中华高血压杂志，2014，22（7）：639-645. | 胡世莲 | 安徽省立医院 |
| 220 | 王冬青，丁西平，殷实. 实验性胆汁反流性胃炎大鼠胃黏膜改变及亮菌口服液的干预作用. 世界华人消化杂志，2014，22（20）：2875-2880. | 胡世莲 | 安徽省立医院 |
| 221 | 唐杨琛，沈干，胡世莲，唐海沁，徐维平，徐婷娟，王海，杨雯雯，方中良，黄毕林. 中国基层临床指南现状分析及评价. 中华高血压杂志，2013，（1）：48-52. | 胡世莲 | 安徽省立医院 |
| 222 | 孙琳，王涛，韩慧琴，程艳，肖世富. 骨形态发生蛋白 6 在 aβ 致大鼠神经元损害中抗凋亡作用的研究. 中国神经免疫学和神经病学杂志，2013，20（6）：415-419. | 肖世富 | 上海精神卫生中心 |
| 223 | 岳玲，李冠军，王继军，王静华. 低频重复经颅磁刺激治疗老年精神分裂症患者顽固性幻听的疗效及安全性研究. 上海交通大学学报：医学版，2013，33（2）：177-180. | 肖世富 | 上海精神卫生中心 |
| 224 | 唐秋碧，周英，杨芷. 阿尔茨海默病淡漠症状研究进展. 中华老年医学杂志，2016，35（10）：1126-1130. | 肖世富 | 上海精神卫生中心 |
| 225 | 杨策策，肖世富. 阿尔茨海默病分子诊断的研究进展. 中华老年医学杂志，2013，32（8）：804-809. | 肖世富 | 上海精神卫生中心 |
| 226 | 班春霞，高红艳，吴会敏，张静，杨海波，李霞. 精神病院医护人员对死亡的态度及其影响因素. 中国健康心理学杂志，2013，21（09）：1320-1322. | 肖世富 | 上海精神卫生中心 |
| 227 | 胡卫红，肖世富，张盛宇，房圆，禹顺英，李霞. 慢性应激模型大鼠脑内 5-HT1A 受体表达分析. 神经疾病与精神卫生，2013，（2）：128-131. | 肖世富 | 上海精神卫生中心 |
| 228 | 鞠康，李霞，郑贤杰，董晓蔚，彭素芳，白丽，李华芳. 急性应激大鼠脑源性神经营养因子水平与表达. 临床心身疾病杂志，2013，19（3）：193-196. | 肖世富 | 上海精神卫生中心 |
| 229 | 严峰，姚培芬，陆峥，武春艳，沈婷，李清伟. 喹硫平与丙戊酸钠治疗双相情感障碍躁狂急性发作的对照研究. 世界临床药物，2013，34（10）：597-600. | 肖世富 | 上海精神卫生中心 |
| 230 | 严峰，陆峥，周卉. 精神分裂症与认知功能障碍及其生物学基础研究. 世界临床药物，2013，34（11）：693-697. | 肖世富 | 上海精神卫生中心 |
| 231 | 杨策策，王涛，肖世富. 阿尔茨海默病免疫治疗的临床研究进展. 生命科学，2014，26（01）：50-58. | 肖世富 | 上海精神卫生中心 |
| 232 | 程艳，肖世富. 老年抑郁症与老年痴呆的相关性研究进展. 临床精神医学杂志，2014，24（04）：274-276. | 肖世富 | 上海精神卫生中心 |
| 233 | 程艳，孙琳，林翔，王涛，李冠军，肖世富. 晚发型抑郁障碍与轻度认知功能损害患者的认知功能差异研究. 神经疾病与精神卫生，2014，（1）：5-8. | 肖世富 | 上海精神卫生中心 |
| 234 | 程艳，王静华，朱敏捷，王涛，李霞，肖世富. 上海社区抑郁老人认知功能损害的特点. 中华医学杂志，2014，94（19）：1476-1478. | 肖世富 | 上海精神卫生中心 |

（续 表）

| 编号 | 文 章 | 论文推荐人 | 发表单位 |
|---|---|---|---|
| 235 | 程艳，王静华，朱敏捷，王涛，李霞，肖世富. 上海社区老年抑郁障碍与遗忘型轻度认知功能损害患者的认知功能对照研究. 临床精神医学杂志，2014，（3）：149-151. | 肖世富 | 上海精神卫生中心 |
| 236 | 朱敏捷，肖世富，张盛宇，房圆，禹顺英，董晓蔚，李霞. 慢性应激大鼠中枢5-羟色胺含量及色氨酸羟化酶-2 的表达变化. 神经疾病与精神卫生，2014，14（1）：19-23. | 肖世富 | 上海精神卫生中心 |
| 237 | 朱敏捷，肖世富，季曹珺，方文莉，林翔，李霞. 痴呆知识宣传对社区居民的效果评价. 中国老年学杂志，2014，34（1）：170-172. | 肖世富 | 上海精神卫生中心 |
| 238 | 杨策策，朱敏捷，王静华，王涛，刘园园，苏宁，戴婧，胡明星，肖世富. 遗忘型轻度认知损害的神经影像与神经心理特点. 神经疾病与精神卫生，2014，14（4）：344-348. | 肖世富 | 上海精神卫生中心 |
| 239 | 洪波，李冠军，岳玲，安娜，王静华. 老年期双相抑郁与单相抑郁患者临床特点的对照研究. 上海交通大学学报：医学版，2015，35（10）：1508-1511. | 肖世富 | 上海精神卫生中心 |
| 240 | 李伟，肖世富. 多肽脯氨酰顺反异构酶与阿尔茨海默病发病机制研究进展. 中国现代神经疾病杂志，2015，15（8）：606-609. | 肖世富 | 上海精神卫生中心 |
| 241 | 李伟，肖世富. 阿尔茨海默病诊断标准的演变及评价. 中华诊断学电子杂志，2015，（2）：114-117. | 肖世富 | 上海精神卫生中心 |
| 242 | 岳玲，陈珏，亢清，蒋文晖，王振，刘强，陈涵，范青，张明岛. 神经性厌食症患者抑制控制功能研究. 中华行为医学与脑科学杂志，2014，23（5）：423-426. | 肖世富 | 上海精神卫生中心 |
| 243 | 高承霞，严祥，韩俭，王琼. E-test 法检测幽门螺杆菌对 3 种抗生素的耐药性. 国际消化病杂志，2013，33（1）：61-63. | 乔成栋 | 兰州大学第一医院 |
| 244 | 程亚男，严祥，孙洁，刘世雄，李璐. 糖尿病大鼠胃血管病变和平滑肌收缩功能与胃动力变化的研究. 国际消化病杂志，2013，33（5）：350-352，356. | 乔成栋 | 兰州大学第一医院 |
| 245 | 刘秋月，严祥. 功能性消化不良胃肠动力研究进展. 国际消化病杂志，2013，33（5）：319-321. | 乔成栋 | 兰州大学第一医院 |
| 246 | 包海荣，杨洁，郭超，刘晓菊，张艺，谭恩丽，曾晓丽. 甘肃省不同级别医院哮喘患者的控制现状及对疾病认知程度的基线调查. 中国呼吸与危重监护杂志，2013，12（5）：446-450. | 乔成栋 | 兰州大学第一医院 |
| 247 | 王小虎，刘晓菊，曾晓丽，包海荣，张艺. Toll 样受体 4 在慢性阻塞性肺疾病急性加重患者外周血单核细胞源性巨噬细胞的表达. 中华内科杂志，2013，52（10）：853-855. | 乔成栋 | 兰州大学第一医院 |
| 248 | 李汛，严俊，孟文勃，张磊，周文策，朱克祥，朱晓亮，何雯婷，白仲添. 胆管癌患者血清癌抗原19-9 水平检测及其临床意义. 中华肝脏外科手术学电子杂志，2013，2（3）：19-22. | 乔成栋 | 兰州大学第一医院 |
| 249 | 李汛，严俊，孟文勃，张磊，周文策，朱克祥，朱晓亮，何雯婷，白仲添. 胆管癌患者血清、胆汁中的 CA19-9 水平 ROC 曲线分析及临床参考价值评估. 中华消化内镜杂志，2013，30（7）：369-371. | 乔成栋 | 兰州大学第一医院 |
| 250 | 白仲添，严俊，孟文勃，张磊，周文策，李汛. 胚胎发育早期神经上皮的显微移植技巧及应用. 中国比较医学杂志，2013，23（8）：48-51. | 乔成栋 | 兰州大学第一医院 |
| 251 | 刘世雄，刘世宝，赵丽，严祥，王晶. 糖尿病大鼠胃肠排空与心房利钠多肽的相关性. 中国老年学杂志，2013，33（23）：5916-5918. | 乔成栋 | 兰州大学第一医院 |

（续　表）

| 编号 | 文　章 | 论文推荐人 | 发表单位 |
|---|---|---|---|
| 252 | 史平平，吴宏梓，乔成栋. 六君子汤治疗糖尿病胃轻瘫疗效及安全性的系统评价. 世界中西医结合杂志，2014，9（2）：117-121. | 乔成栋 | 兰州大学第一医院 |
| 253 | 史平平，刘永铭，乔成栋. 高血压患者不同血压昼夜节律对心功能的影响. 中国循环杂志，2014，29（8）：602-606. | 乔成栋 | 兰州大学第一医院 |
| 254 | 史平平，傅松波，韦性丽，乔成栋. 糖尿病神经病变的诊断方法. 中国老年学杂志，2014，0（18）：5327-5329. | 乔成栋 | 兰州大学第一医院 |
| 255 | 李维辛，刘蓉，彭珍珍，严祥，马志远. 葛根素对早期 2 型糖尿病大鼠糖脂代谢及胃动力的影响. 中国中医药信息杂志，2014，21（9）：58-60. | 乔成栋 | 兰州大学第一医院 |
| 256 | 刘世雄，陈敏娟，严祥，王晶，马志远，周芸. 改善睡眠对老年高血压患者血压的影响. 中国老年学杂志，2014，34（24）：6897-6898. | 乔成栋 | 兰州大学第一医院 |
| 257 | 庞琪，刘晓菊，施凯，曾晓丽，包海荣. 香烟烟雾对慢性阻塞性肺疾病患者单核细胞源性巨噬细胞吞噬功能的影响. 中华医学杂志，2014，（12）：895-898. | 乔成栋 | 兰州大学第一医院 |
| 258 | 施凯，刘晓菊，庞琪，曾晓丽，包海荣. 大气细颗粒物对慢性阻塞性肺疾病患者外周血巨噬细胞吞噬功能的影响. 中华结核和呼吸杂志，2014，（4）：299-301. | 乔成栋 | 兰州大学第一医院 |
| 259 | 王小虎，刘晓菊，包海荣，曾晓丽. 慢性阻塞性肺疾病肺泡巨噬细胞吞噬功能低下机制的研究进展. 中国老年学杂志，2014，（18）：5300-5303. | 乔成栋 | 兰州大学第一医院 |
| 260 | 曾晓丽，刘晓菊，包海荣，张艺，王小虎，施凯，庞琪. 萝卜硫素对慢性阻塞性肺疾病患者巨噬细胞 Toll 样受体 4/髓样分化因子 88 信号通路的影响. 中华结核和呼吸杂志，2014，（4）：250-254. | 乔成栋 | 兰州大学第一医院 |
| 261 | 包海荣，杨洁，郭超，刘晓菊，张艺，谭恩丽，曾晓丽. 甘肃省不同级别医院呼吸科医师哮喘认知度调查. 中华全科医师杂志，2014，（3）：211-213. | 乔成栋 | 兰州大学第一医院 |
| 262 | 马晓峰，刘晓菊，曾晓丽. 维生素 D 对慢性阻塞性肺疾病的影响. 中国老年学杂志，2014，（11）：3207-3210. | 乔成栋 | 兰州大学第一医院 |
| 263 | 庞琪，刘晓菊，曾晓丽. 姜黄素在呼吸系统疾病中的研究进展. 国际呼吸杂志，2014，34（6）：451-454. | 乔成栋 | 兰州大学第一医院 |
| 264 | 王金凤，刘晓菊，曾晓丽. NLRP3 炎症小体与肺部疾病. 国际呼吸杂志，2014，34（2）：115-118. | 乔成栋 | 兰州大学第一医院 |
| 265 | 张奇煜，张磊，李汛，周文策，孟文勃，朱晓亮，徐红霞，王亚晋，徐冬霞. 医源性胆道损伤的内镜治疗选择. 中华消化内镜杂志，2014，31（12）：690-694. | 乔成栋 | 兰州大学第一医院 |
| 266 | 程钧，张磊，李汛. 老年患者胃癌根治术后腹腔淋巴瘘 1 例. 中国普通外科杂志，2014，23（4）：565-566. | 乔成栋 | 兰州大学第一医院 |
| 267 | 李汛，严俊，孟文勃，张磊，周文策，朱克祥，朱晓亮，何雯婷，白仲添. 血清 CA19-9 在胆道系统良恶性疾病鉴别诊断中的临床价值. 中华肝脏外科手术学电子杂志，2014，3（4）：26-30. | 乔成栋 | 兰州大学第一医院 |
| 268 | 张磊，宋晓静，周文策，朱克祥，朱晓亮，孟文博，李汛. 十二指肠镜、电子胆道镜和腹腔镜序贯治疗胆总管结石合并胆囊结石 834 例临床观察. 临床肝胆病杂志，2014，30（5）：428-430. | 乔成栋 | 兰州大学第一医院 |
| 269 | 任曼，吴济萌，马志远，张瑜. 阿托伐他汀联合西地那非治疗 COPD 合并肺动脉高压的临床疗效. 中国高血压杂志. 2015，23（1）：400-401 | 乔成栋 | 兰州大学第一医院 |

（续　表）

| 编号 | 文　章 | 论文推荐人 | 发表单位 |
|---|---|---|---|
| 270 | 薛丽丽，刘永铭，马苏美，邹全，杨琳，王琳，乔成栋. 射血分数正常心力衰竭心脏结构和功能变化的特点. 中国超声医学杂志，2015，31（9）：792-794. | 乔成栋 | 兰州大学第一医院 |
| 271 | 许婷，严祥. 苦豆子生物碱对消化系统炎性疾病的影响. 国际消化病杂志，2015，35（1）：52-54. | 乔成栋 | 兰州大学第一医院 |
| 272 | 刘蓉. 老年衰弱症的高炎症状态和免疫功能失调. 中国卫生标准管理，2015，6（17）：31-33. | 乔成栋 | 兰州大学第一医院 |
| 273 | 李维辛，周芸，孙晓玮，王芳，严祥. 葛根素对 2 型糖尿病大鼠胃血管病变影响及与胃动力的关系. 中国中医基础医学杂志，2015，21（11）：1392-1395. | 乔成栋 | 兰州大学第一医院 |
| 274 | 温稳，张保平，白仲添，严俊，吴永娜，胡进静，王记增，李汛. 杨氏模量及细胞骨架重塑对肝癌细胞侵袭的影响. 中华消化杂志，2015，35（6）：371-376. | 乔成栋 | 兰州大学第一医院 |
| 275 | 高增法，吴永娜，李汛. ARID1A 在恶性肿瘤中的研究进展. 基础医学与临床，2015，35（9）：1267-1270. | 乔成栋 | 兰州大学第一医院 |
| 276 | 周文策，王芳红，李营. 肝纤维化诊疗方法的研究进展. 中国普通外科杂志，2015，24（7）：1032-1037. | 乔成栋 | 兰州大学第一医院 |
| 277 | 田明，白仲添，张辉，胡进静，周文策. 胰腺癌发生发展诱因及相关机制的研究进展. 基础医学与临床，2015，35（8）：1122-1125. | 乔成栋 | 兰州大学第一医院 |
| 278 | 田明，孟文勃，张磊，张辉，王正峰，朱晓亮，朱克祥，李汛，周文策. 胰腺癌预后的影响因素分析（附71例报道）. 中国普外基础与临床杂志，2015，22（9）：1057-1061. | 乔成栋 | 兰州大学第一医院 |
| 279 | 张磊，岳平，宋晓静，岳伟，李汛，袁宏，邓婉蓉. 肝硬化门静脉高压患者行脾切除断流术后再出血危险因素分析. 临床肝胆病杂志，2015，31（3）：396-399. | 乔成栋 | 兰州大学第一医院 |
| 280 | 李雯. 系统化健康教育对 2 型糖尿病患者空腹血糖及生存质量的影响. 中华高血压杂志，2015，23（3）：706-707. | 陈琼 | 中南大学湘雅医院 |
| 281 | 欧迪鹏，伍德福，杨浩，华东，杨连粤. Ras-相互作用蛋白 1 在肝细胞癌中的表达及其侵袭抑制作用. 中华肝胆外科杂志，2014，20（5）：342-345. | 陈琼 | 中南大学湘雅医院 |
| 282 | 唐义信，孙权，朱灵萍，童霄羽，罗瑛. 冠心病患者血浆中 microRNA-145 表达与冠状动脉侧支循环形成的相关性研究. 中国心血管杂志，2015，20（4）：262-266. | 陈琼 | 中南大学湘雅医院 |
| 283 | 唐义信，朱灵萍，孙权，裴志芳，童霄羽，罗瑛. 地尔硫䓬对冠心病患者经皮冠状动脉介入治疗术后近期主要不良心血管事件的影响. 中华老年医学杂志，2015，34（9）：959-961. | 陈琼 | 中南大学湘雅医院 |
| 284 | 易芳，许宏伟. 他汀类药物治疗脑出血的研究进展. 中华脑科疾病与康复杂志（电子版），2015，5（5）：40-42. | 陈琼 | 中南大学湘雅医院 |
| 285 | 易芳，许宏伟. 应高度重视进展性高血压脑出血. 中华脑科疾病与康复杂志（电子版），2015，5（1）：1-4. | 陈琼 | 中南大学湘雅医院 |
| 286 | 张付峰，卢晓琴，周亚芳，沈璐，江泓，严新翔，唐北沙. 表达人类小分子热休克蛋白 22 转基因小鼠模型的建立. 中华老年医学杂志，2013，32（3）：333-337. | 陈琼 | 中南大学湘雅医院 |

（续　表）

| 编号 | 文　章 | 论文推荐人 | 发表单位 |
|---|---|---|---|
| 287 | 钟广伟，王东生，陈琼，方霞，李云辉，刘维. 益气温阳活血化痰方药治疗慢性阻塞性肺疾病合并肺动脉高压的临床疗效研究. 中华中医药杂志，2015，30（10）：3771-3774. | 陈琼 | 中南大学湘雅医院 |
| 288 | 胡雅岑，徐倩，郭纪峰，艾三喜，宋承远，孙启英，翁翎，周琳，江泓，沈璐，严新翔，唐北沙. MPTP 诱导的帕金森病小鼠模型黑质脑组织 DNA 甲基化研究. 生物化学与生物物理进展，2015，42（3）：277-285. | 唐北沙 | 中南大学湘雅医院 |
| 289 | 王雅琴，袁毅，唐北沙. 9 号染色体开放阅读框 72 基因六核苷酸 GGGGCC 致病性重复扩增在神经系统变性病中的研究进展. 中华神经科杂志，2014，（8）：568-571. | 唐北沙 | 中南大学湘雅医院 |
| 290 | 何丹，高琪乐，柳四新，唐北沙. 湖南汉族帕金森病患者血清 DJ-1 蛋白表达水平检测及分析. 中国医师杂志，2014，16（7）：934-936. | 唐北沙 | 中南大学湘雅医院 |
| 291 | 刘振华，唐北沙，何丹，王磊，肖智权，严新翔，郭纪峰. 野生型 DJ-1 与 A39S 突变型 DJ-1 表达的单克隆细胞株基因表达谱分析（英文）. 中南大学学报：医学版，2014，（4）：325-332. | 唐北沙 | 中南大学湘雅医院 |
| 292 | 刘振华，唐北沙，严新翔，郭纪峰. 野生型与 l10p 突变型 DJ-1 蛋白稳定表达单克隆细胞株的基因表达谱分析. 中国现代神经疾病杂志，2013，（7）：587-595. | 唐北沙 | 中南大学湘雅医院 |
| 293 | 李倩，吴珊，田锦勇，郭纪峰，唐北沙. 脑内铁沉积神经变性病临床特点及 PLA2G6 基因突变研究. 中风与神经疾病杂志，2013，30（4）：292-294. | 唐北沙 | 中南大学湘雅医院 |
| 294 | 宋承远，郭纪峰，唐北沙. 表观遗传学在中枢神经系统退行性疾病中的研究进展. 中国现代神经疾病杂志，2013，13（7）：555-560. | 唐北沙 | 中南大学湘雅医院 |
| 295 | 秦明照. 血管紧张素转换酶抑制剂的心血管获益. 临床合理用药杂志，2013，7（1）：13-15. | 秦明照 | 首都医科大学附属北京同仁医院 |
| 296 | 崔瑶，王云，秦明照，郑辉，张瑞华，李敏. 老年慢性阻塞性肺疾病合并下呼吸道真菌感染的临床特点分析. 中华医院感染学杂志，2014，24（06）：1397-1399. | 秦明照 | 首都医科大学附属北京同仁医院 |
| 297 | 刘欣，秦明照，史旭波，刘谦. TEG 评价 AMI 患者接受抗血小板治疗风险的研究. 中国医药导刊，2014，（11）：1373-1374，1376. | 秦明照 | 首都医科大学附属北京同仁医院 |
| 298 | 孙瑜，侯银静，梁颖慧，秦明照. 医患沟通障碍中医务人员因素分析及可行性对策. 中国医药导刊，2014，（11）：1426-1427. | 秦明照 | 首都医科大学附属北京同仁医院 |
| 299 | 梁大伟，毛羽，秦明照，刘谦，陈一文. 办公室人群中汇总列队公式与国人十年缺血性心血管病风险评估方法的对比研究. 北京医学，2014，36（11）：947-950. | 秦明照 | 首都医科大学附属北京同仁医院 |
| 300 | 王宁，秦明照，崔晶. 女性心血管疾病风险. 临床荟萃，2015，30（12）：1322-1325. | 秦明照 | 首都医科大学附属北京同仁医院 |
| 301 | 侯银静，秦明照. 代谢综合征与良性前列腺增生症临床进展的关系. 中华老年病研究电子杂志，2015，（4）：21-23. | 秦明照 | 首都医科大学附属北京同仁医院 |
| 302 | 刘欣，秦明照. 心房颤动患者口服新型抗凝药的获益与风险. 心血管病学进展，2013，（1）：31-35. | 秦明照 | 首都医科大学附属北京同仁医院 |
| 303 | 王宁，秦明照. 选择性环氧化酶-2 抑制剂与心血管事件风险. 心血管病学进展，2013，（2）：170-173. | 秦明照 | 首都医科大学附属北京同仁医院 |

（续 表）

| 编号 | 文　章 | 论文推荐人 | 发表单位 |
|---|---|---|---|
| 304 | 张雪松，秦明照. GLP-1 受体激动剂和 DPP-4 抑制剂对心血管系统的保护作用. 临床药物治疗杂志，2013，11（4）：42-46. | 秦明照 | 首都医科大学附属北京同仁医院 |
| 305 | 侯银静，秦明照. D-二聚体检测在肺栓塞诊断中的正确评价. 中华临床医师杂志（电子版），2013，7（17）：114-116. | 秦明照 | 首都医科大学附属北京同仁医院 |
| 306 | 梁颖慧，秦明照，陈一文，葛维莹. 老年 2 型糖尿病患者血清尿酸与外周动脉疾病的相关性研究. 中国医刊，2013，（10）：23-26. | 秦明照 | 首都医科大学附属北京同仁医院 |
| 307 | 陈莹，秦明照，郑洁，颜虹，李眉，崔瑶，张瑞华，赵薇，郭英. 老年人慢性肾脏病分期的研究. 中华老年医学杂志，2013，32（6）：602-604. | 秦明照 | 首都医科大学附属北京同仁医院 |
| 308 | 郑辉，陈晓燕，刘谦，秦明照. 老年抑郁症者 5-羟色胺再摄取抑制剂撤药反应（附 3 例报告）. 北京医学，2013，35（4）：267-269. | 秦明照 | 首都医科大学附属北京同仁医院 |
| 309 | 秦明照，袁申元，傅汉菁，万钢，朱良湘，张鸣晓，卜祥雷，张建东，杜雪平，李玉玲，季宇，谷晓宁，李月，潘素芳，崔学利，白薇，陈玉洁，王自明，程淑艳，高迎，柳德元. 北京市 15 个社区 2 型糖尿病患者合并高血压率及血压达标的调查. 中华全科医师杂志，2013，12（7）：537-540. | 秦明照 | 首都医科大学附属北京同仁医院 |
| 310 | 秦明照，王宁. 老年心房颤动患者围术期抗凝管理. 中华临床医师杂志（电子版），2013，7（24）：21-24. | 秦明照 | 首都医科大学附属北京同仁医院 |
| 311 | 洪霓，赵倩，刘腾，张辉，刘琦，王云，王雯. GLP-1 受体激动剂 Exenatide 改善糖尿病大鼠心血管功能. 基础医学与临床，2013，33（9）：1171-1175. | 秦明照 | 首都医科大学附属北京同仁医院 |
| 312 | 李梅. 综合护理干预对老年冠心病合并慢性肾脏病患者疗效的影响. 中华现代护理杂志，2013，（19）：2260-2263. | 秦明照 | 首都医科大学附属北京同仁医院 |
| 313 | 沈琦. 预见性护理对老年心肌梗死患者便秘及生活质量的影响. 国际护理学杂志，2013，（10）：2322-2324. | 秦明照 | 首都医科大学附属北京同仁医院 |
| 314 | 叶辉，刘伟萍，陈一文，李梅. 共情护理对老年患者肠镜检查前肠道准备的影响. 中华现代护理杂志，2013，（26）：3191-3193. | 秦明照 | 首都医科大学附属北京同仁医院 |
| 315 | 刘志红，刘伟萍，李爱军，王冬梅. 心理护理干预对高血压围术期病人的影响. 护理研究：下旬版，2013，27（24）：2626-2628. | 秦明照 | 首都医科大学附属北京同仁医院 |
| 316 | 刘金平. 与老年性聋患者沟通技巧的探讨. 中国耳鼻咽喉头颈外科，2013，20（7）：379-380. | 秦明照 | 首都医科大学附属北京同仁医院 |
| 317 | 王宁，秦明照. 糖尿病患者血压控制目标的争论. 心血管病学进展，2014，35（2）：153-156. | 秦明照 | 首都医科大学附属北京同仁医院 |
| 318 | 赵森，秦明照. 慢性肾脏病合并血脂异常的他汀类药物干预. 中国医药导刊，2014，（3）：461-462. | 秦明照 | 首都医科大学附属北京同仁医院 |
| 319 | 刘欣，秦明照，史旭波，刘谦. TEG 评价 AMI 患者接受抗血小板治疗风险的研究. 中国医药导刊，2014，（11）：1373-1374. | 秦明照 | 首都医科大学附属北京同仁医院 |
| 320 | 马金宝，秦明照. 老年和非老年肺栓塞患者的临床特点比较. 中华全科医师杂志，2014，（3）：221-223. | 秦明照 | 首都医科大学附属北京同仁医院 |
| 321 | 崔瑶，秦明照，陈一文，陈莹. 老年冠心病合并慢性肾脏病三期患者的动脉粥样硬化相关指标分析. 中国医刊，2014，（4）：29-31. | 秦明照 | 首都医科大学附属北京同仁医院 |
| 322 | 崔瑶，秦明照，陈莹. 老年 2 型糖尿病合并慢性肾脏病患者的临床特点及相关因素分析. 中华全科医师杂志，2014，（7）：554-557. | 秦明照 | 首都医科大学附属北京同仁医院 |

（续　表）

| 编号 | 文　章 | 论文推荐人 | 发表单位 |
| --- | --- | --- | --- |
| 323 | 高璐，秦明照，陈晓燕，常志文. 视黄醇结合蛋白 4 与动脉粥样硬化关系的研究. 中国医刊，2014，(5)：39-41. | 秦明照 | 首都医科大学附属北京同仁医院 |
| 324 | 高璐，秦明照. 高尿酸、高胰岛素血症与前列腺增生相关性的研究. 中国医刊，2014，(6)：21-23. | 秦明照 | 首都医科大学附属北京同仁医院 |
| 325 | 秦明照. 老年高血压患者的降压管理. 北京医学，2014，36（10）：783-784. | 秦明照 | 首都医科大学附属北京同仁医院 |
| 326 | 王云，刘琦，秦明照，刘谦. 老年高血压患者不同肾功能分期与血压变异性的临床观察. 中华老年医学杂志，2014，33（3）：225-228. | 秦明照 | 首都医科大学附属北京同仁医院 |
| 327 | 陈一文，梁颖慧，王宁. 肠促胰素类药物治疗糖尿病的潜在风险. 临床药物治疗杂志，2014，(2)：25-29. | 秦明照 | 首都医科大学附属北京同仁医院 |
| 328 | 刘蕊，刘金平. 老年突发性聋患者的心理干预. 中国耳鼻咽喉头颈外科，2014，21（11）：581-582. | 秦明照 | 首都医科大学附属北京同仁医院 |
| 329 | 刘敬伟，刘伟萍. 老年糖尿病患者胰岛素注射的自我管理现状与护理教育措施. 中国医药导刊，2014，(7)：1173-1174. | 秦明照 | 首都医科大学附属北京同仁医院 |
| 330 | 王宁，秦明照，周丹. 择期眼科手术围术期抗栓管理. 国际眼科纵览，2015，39（5）：289-296. | 秦明照 | 首都医科大学附属北京同仁医院 |
| 331 | 张瑞华，秦明照，陈一文. 506 例单位管理层人员心血管危险因素调查与干预. 中国临床医生杂志，2015，43（5）：18-20. | 秦明照 | 首都医科大学附属北京同仁医院 |
| 332 | 刘谦，秦明照，王云. 老年慢性阻塞性肺病急性加重患者的中期照护模式探讨. 中国医药导刊，2015，(7)：674-675. | 秦明照 | 首都医科大学附属北京同仁医院 |
| 333 | 赵薇，秦明照，高璐，陈一文，刘谦. 肥胖人群内脂素变化及其与 2 型糖尿病关系的探讨. 中国医药导刊，2015，17（11）：1083-1084. | 秦明照 | 首都医科大学附属北京同仁医院 |
| 334 | 顾华丽，秦明照，陈一文，刘谦. 南京江北地区 440 例围绝经期女性血脂调查. 重庆医学，2015，44（12）：1679-1681. | 秦明照 | 首都医科大学附属北京同仁医院 |
| 335 | 王云，秦明照，王雯，刘谦，刘琦. 老年高血压合并糖尿病患者血压变异性的临床观察. 中华老年心脑血管病杂志，2015，17（7）：697-700. | 秦明照 | 首都医科大学附属北京同仁医院 |
| 336 | 沈琦，刘伟萍，张蕾. 中医饮食及情志护理对糖尿病患者血糖控制和生活质量的影响. 实用临床医药杂志，2015，19（14）：132-134. | 秦明照 | 首都医科大学附属北京同仁医院 |
| 337 | 胡晓美，于美丽，徐浩. "冬病夏治"三伏贴防治冠心病心绞痛的满意度调查及疗效自评研究. 中西医结合心脑血管病杂志，2015，13（12）：1409-1411. | 徐浩 | 中国中医科学院西苑医院 |
| 338 | 陈卓，王安璐，车方远，于美丽，徐浩. 基于关联规则和熵聚类算法的徐浩教授治疗心悸用药规律研究. 中华中医药杂志，2015，30（9）：3290-3293. | 徐浩 | 中国中医科学院西苑医院 |
| 339 | 王安璐，徐浩. 徐浩教授辨体质从肝、脾、肾治疗高脂血症经验. 中华中医药杂志，2015，30（6）：1999-2001. | 徐浩 | 中国中医科学院西苑医院 |
| 340 | 于美丽，胡晓美，徐浩. "冬病夏治"三伏贴防治冠心病心绞痛的前瞻性队列研究. 中西医结合心脑血管病杂志，2015，13（9）：1086-1089. | 徐浩 | 中国中医科学院西苑医院 |
| 341 | 罗静，王安璐，赵维，车方远，冯倩，易丹辉，徐浩，陈可冀. 实用血瘀证诊断标准及其可靠性与真实性评价. 中国中西医结合杂志，2015，35（8）：950-956. | 徐浩 | 中国中医科学院西苑医院 |
| 342 | 罗静，付长庚，徐浩. 定性访谈法在名老中医传承研究中的应用：思路与体会. 中国中西医结合杂志，2015，35（4）：492-496. | 徐浩 | 中国中医科学院西苑医院 |

（续　表）

| 编号 | 文　章 | 论文推荐人 | 发表单位 |
|---|---|---|---|
| 343 | 李思铭, 徐浩, 陈可冀. 2013冠心病中西医结合年度学术盘点. 中国中西医结合杂志, 2014, 34（9）: 1029-1034. | 徐浩 | 中国中医科学院西苑医院 |
| 344 | 罗静, 徐浩, 周雪忠, 陈可冀, 高蕊. 基于复杂网络的不稳定型心绞痛中药配伍应用规律研究. 中国中西医结合杂志, 2014, 34（12）: 1420-1424. | 徐浩 | 中国中医科学院西苑医院 |
| 345 | 曲丹, 高铸烨, 徐浩, 李四维, 尚青华. 稳定期冠心病患者中医证候演变规律的研究. 中西医结合心脑血管病杂志, 2014, 12（8）: 905-907. | 徐浩 | 中国中医科学院西苑医院 |
| 346 | 于美丽, 李思铭, 罗静, 徐浩. 针刺治疗高血压病的研究现状与展望. 中西医结合心脑血管病杂志, 2014, 12（6）: 741-744. | 徐浩 | 中国中医科学院西苑医院 |
| 347 | 曲丹, 刘洋, 孟一, 尚青华, 徐浩. 冠心病稳定期再发心血管事件预警模型的建立与效能评估. 中西医结合心脑血管病杂志, 2014, 12（7）: 777-779. | 徐浩 | 中国中医科学院西苑医院 |
| 348 | 徐浩, 邱禹, 李小鹰. 我国老年医学专业医师准入制度亟待建立. 中华老年医学杂志, 2014, 33（6）: 577-579. | 徐浩 | 中国中医科学院西苑医院 |
| 349 | 罗静, 焦阳, 于美丽, 徐浩. 冠心病中西医结合真实世界研究的实践与思考. 北京中医药, 2013, 32（11）: 806-810. | 徐浩 | 中国中医科学院西苑医院 |
| 350 | 冯妍, 徐浩, 刘凯, 周雪忠, 陈可冀. 基于POMDP的不稳定心绞痛中西医结合治疗方案优化研究. 中国中西医结合杂志, 2013, 33（7）: 878-882. | 徐浩 | 中国中医科学院西苑医院 |
| 351 | 焦阳, 李思铭, 高铸烨, 徐浩. 丹参酮Ⅱa磺酸钠注射液与冠心病炎症因子的研究进展. 世界中医药, 2013,（12）: 1404-1406. | 徐浩 | 中国中医科学院西苑医院 |
| 352 | 赵迎盼, 王凤云, 杨俭勤, 苏敏, 唐旭东. 基于脑-肠互动异常的肠易激综合征发病机制的研究进展. 中华医学杂志, 2015, 95（8）: 637-640. | 唐旭东 | 中国中医科学院西苑医院 |
| 353 | 吕林, 王静, 唐旭东, 黄穗平, 王凤云, 康楠, 陈婷, 朱恩林, 王晓鸽. 功能性消化不良餐后不适综合征患者52例胃中液体食物分布特点. 中华消化杂志, 2015, 35（7）: 455-459. | 唐旭东 | 中国中医科学院西苑医院 |
| 354 | 康楠, 王凤云, 陈婷, 王晓鸽, 朱恩林, 唐旭东. 脾虚四号方干预大鼠腹泻模型后结肠黏膜微观结构的变化. 中国中西医结合消化杂志, 2015, 23（1）: 1-4. | 唐旭东 | 中国中医科学院西苑医院 |
| 355 | 王晓鸽, 唐旭东, 王凤云. 甘草泻心汤"异病同治"应用机理探讨. 中医杂志, 2015, 56（3）: 189-192. | 唐旭东 | 中国中医科学院西苑医院 |
| 356 | 卜立群, 陈婷, 唐旭东, 李振华, 李保双, 张引强, 王萍. 肠易激综合征中医药治疗模式分析. 环球中医药, 2015, 8（1）: 119-123. | 唐旭东 | 中国中医科学院西苑医院 |
| 357 | 胡建华, 李敬华, 唐旭东. 脾胃升降理论的传承、创新、应用与展望. 广州中医药大学学报, 2015, 32（1）: 171-173. | 唐旭东 | 中国中医科学院西苑医院 |
| 358 | 苏敏, 王凤云, 唐旭东. 唐旭东教授应用肠安Ⅰ号方治疗腹泻型肠易激综合征的临床经验. 中华中医药杂志, 2015, 30（3）: 764-766. | 唐旭东 | 中国中医科学院西苑医院 |
| 359 | 吕林, 黄穗平, 唐旭东, 王静, 张海燕, 康楠, 张望. 四君子汤对脾虚证大鼠血清生长激素释放肽及胃窦肥大细胞的影响. 中华中医药杂志, 2015, 30（2）: 390-394. | 唐旭东 | 中国中医科学院西苑医院 |
| 360 | 陈婷, 唐旭东, 王凤云, 康楠, 王晓鸽. 肠易激综合征细胞因子失衡与肠黏膜屏障损伤的相关性. 世界华人消化杂志, 2015, 23（10）: 1597-1602. | 唐旭东 | 中国中医科学院西苑医院 |
| 361 | 康楠, 王凤云, 张北华, 陈婷, 朱恩林, 王晓鸽, 唐旭东. 功能性消化不良以及病证结合动物模型造模方法研究进展. 北京中医药, 2015, 34（3）: 249-252. | 唐旭东 | 中国中医科学院西苑医院 |

（续　表）

| 编号 | 文　章 | 论文推荐人 | 发表单位 |
|---|---|---|---|
| 362 | 张娇，王凤云，王安璐，程正义，李保双，唐旭东. 胃食管反流病的常用方剂及药对规律. 中医杂志，2015，56（10）：881-883. | 唐旭东 | 中国中医科学院西苑医院 |
| 363 | 康楠，王凤云，陈婷，王晓鸽，朱恩林，唐旭东. 参苓白术散加减方对结肠黏膜组织水通道蛋白 4、水通道蛋白 8 表达的影响. 环球中医药，2015，8（6）：683-687. | 唐旭东 | 中国中医科学院西苑医院 |
| 364 | 王萍，唐旭东. 胃癌前病变中医药疗效评价的问题与对策. 中医杂志，2015，56（23）：2013-2016. | 唐旭东 | 中国中医科学院西苑医院 |
| 365 | 钟民. 葛文津从"脾胃肝"治疗胃食管反流病经验总结. 环球中医药，2015，8（10）：1225-1227. | 唐旭东 | 中国中医科学院西苑医院 |
| 366 | 吕林，王凤云，唐旭东，王静，黄穗平，康楠，陈婷，王晓鸽，朱恩林. 基于内质网功能探讨"脾主运化""脾主统血"的科学内涵. 中医杂志，2015，56（14）：1174-1177. | 唐旭东 | 中国中医科学院西苑医院 |
| 367 | 高素，王捷虹，刘力，唐旭东，于勇，展笑丽，李玄丽. 温阳止泻汤治疗腹泻型肠易激综合征 36 例. 江西中医药，2015，（6）：28-30. | 唐旭东 | 中国中医科学院西苑医院 |
| 368 | 朱恩林，张北华，康楠，唐旭东. 中医药治疗功能性消化不良现状述评. 世界中医药，2015，（7）：969-972. | 唐旭东 | 中国中医科学院西苑医院 |
| 369 | 薛红，张北华，王凤云，唐旭东. 中药复方改善腹泻型肠易激综合征内脏高敏感作用机制探讨. 世界中医药，2015，（7）：973-976. | 唐旭东 | 中国中医科学院西苑医院 |
| 370 | 马祥雪，王凤云，张北华，朱恩林，程正义，田亚欣，唐旭东. 痛泻要方治疗腹泻型肠易激综合征的作用机制研究现状与思考. 世界中医药，2015，（7）：977-981. | 唐旭东 | 中国中医科学院西苑医院 |
| 371 | 王晓鸽，唐旭东，王凤云. 痛泻要方治疗肠易激综合征相关研究的文献计量学分析. 世界中医药，2015，（7）：982-985. | 唐旭东 | 中国中医科学院西苑医院 |
| 372 | 吕林，唐旭东，王静，黄穗平，王凤云，陈婷，马祥雪. 中医药治疗功能性消化不良疗效评价指标分析. 世界中医药，2015，（7）：986-990. | 唐旭东 | 中国中医科学院西苑医院 |
| 373 | 田亚欣，唐旭东，王凤云，张北华，程正义. 针灸治疗肠易激综合征的作用机制研究进展. 世界中医药，2015，（7）：994-997. | 唐旭东 | 中国中医科学院西苑医院 |
| 374 | 康楠，李家立，王凤云，陈婷，唐旭东. 中医药治疗功能性腹泻的研究进展. 世界中医药，2015，（7）：998-1001. | 唐旭东 | 中国中医科学院西苑医院 |
| 375 | 陈婷，唐旭东，王凤云，张北华. 中医药调控感染后肠易激综合征细胞因子失衡机制探析. 世界中医药，2015，（7）：991-993. | 唐旭东 | 中国中医科学院西苑医院 |
| 376 | 卞立群，张引强，王萍，唐旭东. 张子和《儒门事亲》治法理论基础及应用探析. 北京中医药，2015，34（6）：456-458. | 唐旭东 | 中国中医科学院西苑医院 |
| 377 | 陈婷，唐旭东，王凤云，康楠. 腹泻型肠易激综合征中医辨证的源流及发展趋势. 中华中医药杂志，2015，30（8）：2671-2674. | 唐旭东 | 中国中医科学院西苑医院 |
| 378 | 陶源，唐旭东，李振华，张丽颖，张北华，杜娜. 中药散剂在消化系统疾病中的临床应用研究概况. 中国中医药信息杂志，2015，22（9）：128-130. | 唐旭东 | 中国中医科学院西苑医院 |
| 379 | 康楠，王凤云，陈婷，王晓鸽，朱恩林，唐旭东. 脾虚四号方干预对功能性腹泻脾虚证模型大鼠肠上皮细胞微绒毛形态的影响. 中国实验方剂学杂志，2015，21（17）：79-83. | 唐旭东 | 中国中医科学院西苑医院 |
| 380 | 康楠，唐旭东，王凤云，王萍，卞立群. 中医药治疗胃癌前病变疗效评价方法探讨. 中华中医药杂志，2015，30（9）：3195-3198. | 唐旭东 | 中国中医科学院西苑医院 |

（续　表）

| 编号 | 文　章 | 论文推荐人 | 发表单位 |
|---|---|---|---|
| 381 | 卞立群，唐旭东，李振华，李保双，卞兆祥，王萍，张引强，王凤云，赵迎盼. 慢性胃炎中医循证临床实践指南制作实例介绍. 中华中医药杂志，2015，30（9）：3070-3074. | 唐旭东 | 中国中医科学院西苑医院 |
| 382 | 赵迎盼，苏敏，王凤云，卞兆祥，杨俭勤，王微，唐旭东. 肠安Ⅰ号方对肠易激综合征内脏高敏感大鼠 5-HT 信号系统及海马 BDNF mRNA 表达的影响. 中国中西医结合杂志，2015，35（10）：1228-1235. | 唐旭东 | 中国中医科学院西苑医院 |
| 383 | 唐旭东，王凤云，卞立群. 功能性胃肠病胃肠症状重叠与患者报告临床结局量表的研制. 中医杂志，2015，56（21）：1826-1830. | 唐旭东 | 中国中医科学院西苑医院 |
| 384 | 王晓鸽，王凤云，唐旭东. 胃食管反流病常见症状的审症求因. 中华中医药杂志，2015，30（11）：3840-3843. | 唐旭东 | 中国中医科学院西苑医院 |
| 385 | 王微，张北华，王凤云，唐旭东. 肠安合剂对腹泻型肠易激综合征大鼠血清中 5-羟色胺表达的影响. 中华中医药杂志，2015，30（11）：3905-3909. | 唐旭东 | 中国中医科学院西苑医院 |
| 386 | 卞立群，唐旭东，李保双. 腹泻型肠易激综合征中医药临床疗效评价关键技术分析. 中医杂志，2015，56（22）：1923-1926. | 唐旭东 | 中国中医科学院西苑医院 |
| 387 | 陈婷，王凤云，卞立群，康楠，王晓鸽，朱恩林. 唐旭东教授香苏饮辅用 H2 受体拮抗剂治疗胃食管反流病经验. 环球中医药，2015，8（4）：469-471. | 唐旭东 | 中国中医科学院西苑医院 |
| 388 | 王春燕，王萍，王凤云，唐旭东. 唐旭东运用失笑散治疗慢性萎缩性胃炎血瘀证经验. 中国中医药信息杂志，2014，21（3）：96-97. | 唐旭东 | 中国中医科学院西苑医院 |
| 389 | 吕林，黄穗平，唐旭东，王凤云，王静，罗仕娟，康楠. 功能性消化不良从脾论治理论探讨. 中医杂志，2014，55（5）：383-385. | 唐旭东 | 中国中医科学院西苑医院 |
| 390 | 苏敏，张丽颖，王凤云，李振华，李保双，唐旭东. 幽门螺杆菌基因分型的研究进展. 辽宁中医杂志，2014，41（2）：369-372. | 唐旭东 | 中国中医科学院西苑医院 |
| 391 | 苏敏，李振华，李保双，唐旭东. 唐旭东运用通降法治疗慢性胃病思路探析. 中国中医药信息杂志，2014，21（4）：110-111. | 唐旭东 | 中国中医科学院西苑医院 |
| 392 | 王凤云，卞兆祥，康楠，苏敏，卞立群，张北华，王晓鸽，朱恩林，唐旭东. 从脾论治功能性胃肠病从脾论治功能性胃肠病. 中医杂志，2014，55（11）：920-923. | 唐旭东 | 中国中医科学院西苑医院 |
| 393 | 吕林，黄穗平，唐旭东. 生长激素释放肽在功能性消化不良中的研究进展. 医学研究生学报，2014，27（7）：755-759. | 唐旭东 | 中国中医科学院西苑医院 |
| 394 | 王晓鸽，唐旭东，王萍，王凤云. 科学健康教育指导提高慢性胃炎临床防治效果的方法及意义. 世界华人消化杂志，2014，22（22）：3214-3218. | 唐旭东 | 中国中医科学院西苑医院 |
| 395 | 朱振红，郭朋，唐旭东，郭瑞. 肠易激综合征从肝论治探讨. 中医杂志，2014，55（23）：2061-2062. | 唐旭东 | 中国中医科学院西苑医院 |
| 396 | 任顺平，辛凯明，唐旭东. 健脾温肾法治疗功能性腹泻探讨. 山西中医，2014，30（11）：1-3. | 唐旭东 | 中国中医科学院西苑医院 |
| 397 | 朱振红，郭朋，唐旭东，郭瑞. 脂肪肝从毒论治. 辽宁中医杂志，2014，41（12）：2568-2570. | 唐旭东 | 中国中医科学院西苑医院 |
| 398 | 王微，王春燕，王凤云，唐旭东. 唐旭东应用痛泻要方改善 IBS-D"痛"、"泻"症状的临床经验汇要. 辽宁中医杂志，2013，40（8）：1537-1538. | 唐旭东 | 中国中医科学院西苑医院 |
| 399 | 张引强，唐旭东，王凤云，刘燕玲，郭朋，卞立群. 清利活血健脾法治疗慢性乙型肝炎. 辽宁中医杂志，2013，40（8）：1563-1565. | 唐旭东 | 中国中医科学院西苑医院 |

| 编号 | 文　章 | 论文推荐人 | 发表单位 |
|---|---|---|---|
| 400 | 朱振红，唐旭东，王凤云，郭朋. 幽门螺杆菌免疫根除的研究与治疗. 世界华人消化杂志，2013，（26）：2674-2678. | 唐旭东 | 中国中医科学院西苑医院 |
| 401 | 王春燕，王微，李娟，唐旭东，李振华. 情志因素对消化系统疾病的影响. 河南中医，2013，33（10）：1623-1624. | 唐旭东 | 中国中医科学院西苑医院 |
| 402 | 李保双，张丽颖，彭珍婷，林仰英，唐旭东. 通降颗粒干预非糜烂性反流病肝胃不和证疗效观察. 中国中西医结合杂志，2013，33（7）：915-919. | 唐旭东 | 中国中医科学院西苑医院 |
| 403 | 赵迎盼，唐旭东，卞兆祥，王凤云，杨俭勤，苏敏，王微. IBS-D 肝郁脾虚型病证症结合大鼠模型的建立与评价的初步研究. 中国中西医结合杂志，2013，33（11）：1507-1514. | 唐旭东 | 中国中医科学院西苑医院 |
| 404 | 王萍，唐旭东. 胃癌前病变的逆转与中医药治疗探讨. 中国中西医结合杂志，2013，33（10）：1305-1308. | 唐旭东 | 中国中医科学院西苑医院 |
| 405 | 张引强，唐旭东，王凤云，杨斌，刘燕玲，郭朋，王萍，卞立群，赵迎盼. 荣肝合剂对 Cona 诱导急性免疫性肝损伤小鼠免疫调节及肝细胞凋亡相关因子的影响. 中国中西医结合杂志，2013，33（11）：1500-1506. | 唐旭东 | 中国中医科学院西苑医院 |
| 406 | 王萍，唐旭东. 关于构建胃黏膜异型增生病证结合风险预测模型的设想. 环球中医药，2013，6（9）：665-667. | 唐旭东 | 中国中医科学院西苑医院 |
| 407 | 张丽颖，李振华，王凤云，唐旭东. 评价 $^{13}$C-尿素呼气试验对慢性胃炎患者幽门螺杆菌感染的诊断价值. 检验医学与临床，2013，10（19）：2573-2574. | 唐旭东 | 中国中医科学院西苑医院 |
| 408 | 杜娜，唐旭东，李振华，李保双. 辛开苦降法治疗胃食管反流病 60 例. 河南中医，2013，33（12）：2133-2134. | 唐旭东 | 中国中医科学院西苑医院 |
| 409 | 苏敏，王凤云，卞兆祥，唐旭东. 中西医结合治疗 IBS-D 临床观察文献分析. 北京中医药，2013，32（11）：816-819. | 唐旭东 | 中国中医科学院西苑医院 |
| 410 | 张丽颖，李振华，李保双，蔡毅东，唐旭东. 13C-尿素呼气试验定量值与胃黏膜病变程度的相关性. 世界华人消化杂志，2013，（2）：177-181. | 唐旭东 | 中国中医科学院西苑医院 |
| 411 | 李敬华，胡建华，王凤云，张引强，唐旭东. 慢性胃炎的中医文献评价与数据挖掘进展. 中华中医药学刊，2013，31（3）：488-490. | 唐旭东 | 中国中医科学院西苑医院 |
| 412 | 王萍，唐旭东. 唐旭东教授治疗慢性萎缩性胃炎用药经验数据挖掘分析. 北京中医药大学学报：中医临床版，2013，（1）：25-30. | 唐旭东 | 中国中医科学院西苑医院 |
| 413 | 王捷虹，刘力，汶明琦，唐旭东，杜晓泉，许永攀，李毅，袁敏惠，郝思杨. 连朴饮加味治疗幽门螺杆菌相关性胃炎. 实用中医内科杂志，2013，（3）：114-115. | 唐旭东 | 中国中医科学院西苑医院 |
| 414 | 胡建华，李晓东，姚乃礼，钱英，唐旭东. 中医药诊治慢性重型肝炎研究进展述评. 中西医结合肝病杂志，2013，（2）：125-128. | 唐旭东 | 中国中医科学院西苑医院 |
| 415 | 王春燕，唐旭东，李振华，王微. 功能性消化不良分型转变及其病证结合治疗. 四川中医，2013，31（5）：29-31. | 唐旭东 | 中国中医科学院西苑医院 |
| 416 | 张丽颖，唐旭东. 非甾体抗炎药消化道黏膜损伤的中医药治疗探讨. 北京中医药，2013，32（5）：355-357. | 唐旭东 | 中国中医科学院西苑医院 |
| 417 | 朱振红，王凤云，郭朋，唐旭东. 胃食管反流病哕证论治. 中医杂志，2013，54（13）：1108-1109. | 唐旭东 | 中国中医科学院西苑医院 |
| 418 | 张北华，高蕊，李振华，李保双，王凤云，唐旭东. 中医药治疗慢性胃炎的专家经验数据挖掘分析. 中医杂志，2015，56（8）：704-708. | 唐旭东 | 中国中医科学院西苑医院 |

（续 表）

| 编号 | 文 章 | 论文推荐人 | 发表单位 |
|---|---|---|---|
| 419 | 张北华，高蕊，李振华，李保双，王凤云，唐旭东. 中医药治疗肠易激综合征的专家经验挖掘分析. 中国中西医结合杂志，2013，33（6）：757-760. | 唐旭东 | 中国中医科学院西苑医院 |
| 420 | 朱振红，唐旭东（指导）. 唐旭东教授慢性胃炎从肝论治经验举隅. 世界中医药，2013，（6）：647-648. | 唐旭东 | 中国中医科学院西苑医院 |
| 421 | 王凤云，刘果，张引强，苏敏，唐旭东. 清利活血健脾中药复方对慢性免疫性肝损伤模型小鼠细胞免疫功能的影响. 中华中医药杂志，2013，28（7）：2129-2131. | 唐旭东 | 中国中医科学院西苑医院 |
| 422 | 张北华，唐旭东，王凤云，李振华，李保双. 中药抗幽门螺杆菌作用机制研究进展. 中华中医药学刊，2015，33（3）：555-557. | 唐旭东 | 中国中医科学院西苑医院 |
| 423 | 康楠，唐旭东，王凤云，王萍，张丽颖，张北华. 急性胃痛中医药诊疗现状. 中华中医药杂志，2015，30（3）：800-802. | 唐旭东 | 中国中医科学院西苑医院 |
| 424 | 张建荣. 关注老年慢性肾脏病-矿物质和骨代谢异常的诊治. 临床肾脏病杂志，2013，（1）：41-42. | 张建荣 | 武警总医院 |
| 425 | 张建荣，耿燕秋，张承英，丁韬. 老年血液透析患者颈动脉粥样硬化及钙化的发生及影响因素分析. 中华保健医学杂志，2013，15（3）：221-223. | 张建荣 | 武警总医院 |
| 426 | 邵健娜，张建荣. 来氟米特用于治疗慢性肾脏病的进展. 武警医学，2013，（1）：67-70. | 张建荣 | 武警总医院 |
| 427 | 张建荣. 慢性肾衰竭继发性甲状旁腺功能亢进患者微炎性反应状态研究进展. 武警医学，2013，24（5）：435-438. | 张建荣 | 武警总医院 |
| 428 | 张建荣，孙振学，邵素荣，耿燕秋. 成纤维细胞生长因子受体-1与Klotho蛋白在慢性肾衰竭继发性甲状旁腺功能亢进症甲状旁腺组织中的表达. 武警医学，2013，24（12）：1043-1046. | 张建荣 | 武警总医院 |
| 429 | 张建荣，孙振学，孙长丽. Klotho蛋白在甲状旁腺细胞弥漫性增生与结节性增生中的不同表达探讨. 中国血液净化，2013，12（12）：686-689. | 张建荣 | 武警总医院 |
| 430 | 张建荣，孙振学，耿燕秋，邵素荣. 慢性肾衰继发性甲旁亢甲状旁腺细胞对FGF-23抵抗性的研究. 中国急救复苏与灾害医学杂志，2013，（12）：1094-1097. | 张建荣 | 武警总医院 |
| 431 | 张建荣，孙振学，耿燕秋，孙长丽. FGF-23通路下调在尿毒症继发性甲旁亢发病机制中的作用. 武警后勤学院学报：医学版，2013，（12）：1079-1081. | 张建荣 | 武警总医院 |
| 432 | 张建荣，耿燕秋，孙长丽. 慢性肾衰竭继发性甲状旁腺功能亢进合并退缩人综合征的临床分析. 中华临床医师杂志（电子版），2013，7（23）：139-141. | 张建荣 | 武警总医院 |
| 433 | 孙长丽，张建荣. ERK1/2磷酸化异常在慢性肾衰竭继发性甲状旁腺功能亢进发病机制中的作用. 中华临床医师杂志（电子版），2013，7（17）：45-48. | 张建荣 | 武警总医院 |
| 434 | 张建荣，耿燕秋，张承英，孙长丽. 70例尿毒症继发性甲状旁腺亢进症行甲状旁腺全切术的疗效分析. 中国血液净化，2014，13（9）：617-619. | 张建荣 | 武警总医院 |
| 435 | 孙长丽，张建荣. FGF23-Klotho及下游信号通路在继发性甲状旁腺功能亢进发病中的作用. 中国血液净化，2014，（5）：394-396. | 张建荣 | 武警总医院 |
| 436 | 张建荣. 血液净化治疗在心脏外科手术后急性肾损伤中的应用及进展. 中华临床医师杂志（电子版），2015，9（23）：5-8. | 张建荣 | 武警总医院 |
| 437 | 邢云利，孙颖，王翠英，唐梅，黄樱硕，马清. 高龄老年患者轻度认知功能障碍的危险因素分析. 临床和实验医学杂志，2015，14（3）：196-199. | 李敏 | 首都医科大学附属北京友谊医院 |

（续　表）

| 编号 | 文　章 | 论文推荐人 | 发表单位 |
|---|---|---|---|
| 438 | 邢云利，梁金锐，虞燕波，朱勍，孙颖. 专科-老年科联合教学查房在老年病教学中的应用. 中国病案，2015，16（1）：87-90. | 李敏 | 首都医科大学附属北京友谊医院 |
| 439 | 王梦然，张健，梁艳红，陈艳蓉，李敏，肖瑶，宿慧. 缺血后处理对老年大鼠心肌缺血再灌注损伤的保护作用. 首都医科大学学报，2015，36（1）：132-136. | 李敏 | 首都医科大学附属北京友谊医院 |
| 440 | 赵真，王欢，卢玉，王翠英，黄蔚，苗也，刘彦，郭红，马清. 老年 2 型糖尿病肾病患者维生素 D 及骨转换标志物水平的变化特征. 临床和实验医学杂志，2015，14（23）：1954-1958. | 李敏 | 首都医科大学附属北京友谊医院 |
| 441 | 陈颖，刘颖，曹炜，顾香，郭梅，李敏，张健. 北京市部分地区老年人群慢性阻塞性肺疾病发病状况调查. 老年医学与保健，2015，21（4）：234-237. | 李敏 | 首都医科大学附属北京友谊医院 |
| 442 | 赵真，王翠英，苗也，刘彦，卢玉. 北京地区老年男性维生素 D 水平及其相关因素的变化特征. 河南中医，2015，35（8）：627-628. | 李敏 | 首都医科大学附属北京友谊医院 |
| 443 | 梁媛媛，黄辛. 健步走作为老年 2 型糖尿病运动处方的研究进展. 武汉大学学报医学版，2015，36（6）：160-161. | 李敏 | 首都医科大学附属北京友谊医院 |
| 444 | 李圣楠. 老年内科住院患者常见疾病分析. 中国老年学杂志，2015，35（15）：4316-4318. | 李敏 | 首都医科大学附属北京友谊医院 |
| 445 | 毕莉莉，张晓颖，张炜. 老年糖尿病合并肺结核的危险因素分析及相应护理对策. 国际护理学杂志，2015，34（11）：1480-1484. | 李敏 | 首都医科大学附属北京友谊医院 |
| 446 | 李玓嬗，陈海平，林俊，马清，马麟麟. 老年透析患者矿物质骨代谢紊乱的临床特征. 中国血液净化，2015，14（12）：725-727. | 李敏 | 首都医科大学附属北京友谊医院 |
| 447 | 谭曼红. 老年高血压病患者人体指数及腰围动态变化对血压的影响. 蚌埠医学院学报，2015，40（6）：777-780. | 李敏 | 首都医科大学附属北京友谊医院 |
| 448 | 田瑛，谭漫红，姜春燕，赵真，郝瑞瑞，马清. 利奈唑胺对老年患者血液系统的影响. 临床和实验医学杂志，2014，13（17）：1457-1460. | 李敏 | 首都医科大学附属北京友谊医院 |
| 449 | 陈殊君，陈海平，付晨，王鹏，马清. 老年患者慢性肾脏病诊断率的调查研究. 临床和实验医学杂志，2014，13（15）：1243-1246. | 李敏 | 首都医科大学附属北京友谊医院 |
| 450 | 邢云利，周震，孙颖，黄樱硕，黄蔚. 高龄高血压患者双下肢动脉闭塞症的危险因素分析. 中华老年多器官疾病杂志，2014，13（8）：573-577. | 李敏 | 首都医科大学附属北京友谊医院 |
| 451 | 邵颖，魏晟，谭漫红，王俊红，李鹏，张澍田. 完整 Rockall 和临床 Rockau 危险评分对老年急性非静脉曲张上消化道出血评估价值. 临床内科杂志，2014，31（11）：737-740. | 李敏 | 首都医科大学附属北京友谊医院 |
| 452 | 赵真，陈艳蓉，李圣楠，刘晨. 病案教学法在老年病学临床教学中的应用. 青岛大学医学院学报，2014，50（6）：559-560. | 李敏 | 首都医科大学附属北京友谊医院 |
| 453 | 郝瑞瑞，王海燕，罗佳，姜春燕. 老年男性慢性阻塞性肺疾病与骨质疏松的关系研究. 临床和实验医学杂志，2014，13（12）：982-986. | 李敏 | 首都医科大学附属北京友谊医院 |
| 454 | 肖庆余. 不同护理方法预防老年脑卒中患者吸入性肺炎的价值比较. 河北医学，2014，20（7）：1204-1207. | 李敏 | 首都医科大学附属北京友谊医院 |
| 455 | 王海燕，马清，王俊雄，谭漫红，赵丽琴，李敏. 449 例老年住院死亡患者的死因构成分析. 中国预防医学杂志，2014，15（3）：191-194. | 李敏 | 首都医科大学附属北京友谊医院 |
| 456 | 洪旭，杨华昱，陈海平. 老年住院患者 22374 例糖尿病患病率以及共患疾病分析. 中华老年多器官疾病杂志，2014，13（9）：688-692. | 李敏 | 首都医科大学附属北京友谊医院 |

（续　表）

| 编号 | 文　章 | 论文推荐人 | 发表单位 |
|---|---|---|---|
| 457 | 李圣楠，马清，陈海平. 马来酸桂哌齐特注射液致老年患者肾损伤的回顾性分析. 药物不良反应杂志，2013，15（5）：269-272. | 李敏 | 首都医科大学附属北京友谊医院 |
| 458 | 李敏，孙卫莉，陈艳蓉，曹讷，房宁，夏翠英，陈莉. 探讨慢性阻塞性肺病长期综合管理. 中国医药导刊，2013，15（12）：2103-2104. | 李敏 | 首都医科大学附属北京友谊医院 |
| 459 | 黄樱硕，孙颖，王翠英，李敏. 老年医学研究生教学秘书的工作与思考. 临床和实验医学杂志，2013，12（14）：1158-1159. | 李敏 | 首都医科大学附属北京友谊医院 |
| 460 | 袁丹，陈海平. 肾小球滤过率水平对老年患者死亡情况的影响. 中国老年学杂志，2013，33（2）：544-545. | 李敏 | 首都医科大学附属北京友谊医院 |
| 461 | 邢云利，王翠英，孙颖，唐梅. 老年高血压患者昼夜节律异常与颈动脉狭窄的相关性. 临床和实验医学杂志，2013，12（10）：1620-1622. | 李敏 | 首都医科大学附属北京友谊医院 |
| 462 | 徐丽丽，柳达，文静，罗文利. 老年高血压非酒精性脂肪肝患者血浆同型半胱氨酸和超敏 C 反应蛋白水平的变化及意义. 中国老年学杂志，2013，33（16）：3975-3976. | 柳达 | 石河子大学医学院第一附属医院 |
| 463 | 席小青，王丽，李诗洋. 降压药与老年高血压患者体位性血压异常波动的关系. 中国医师杂志，2013，15（4）：461-464. | 柳达 | 石河子大学医学院第一附属医院 |
| 464 | 徐丽丽，谢岩，柳达，文静，罗文利. 老年高血压非酒精性脂肪肝患者血浆同型半胱氨酸测定及意义. 现代医药卫生，2013，29（17）：2648. | 柳达 | 石河子大学医学院第一附属医院 |
| 465 | 高银凤，柳达，罗文利，王婧. 老年人高同型半胱氨酸高血压与血尿酸、纤维蛋白原的关系. 中华老年多器官疾病杂志，2014，13（8）：587-590. | 柳达 | 石河子大学医学院第一附属医院 |
| 466 | 欧华静，郭正亮，黄刚. 注射用长春西汀对老年冠心病患者 QT 离散度的影响及相关性分析. 中国动脉硬化杂志，2014，22（7）：718-722. | 柳达 | 石河子大学医学院第一附属医院 |
| 467 | 吴倩，畅凌，张兰，黄刚. 长春西汀注射液对老年轻度认知功能障碍超敏 C-反应蛋白和白介素-6 的影响. 现代医药卫生，2014，30（3）：46-47. | 柳达 | 石河子大学医学院第一附属医院 |
| 468 | 张兰，吴倩，畅凌，黄刚. 银杏叶提取物对老年轻度认知障碍的疗效及对血浆超敏 C-反应蛋白、白细胞介素 6 的影响. 中国临床保健杂志，2015，2：167-169. | 柳达 | 石河子大学医学院第一附属医院 |
| 469 | 王婧，柳达，罗文利，高银凤. 老年慢性心力衰竭患者胱抑素 C 和纤维蛋白原水平的变化趋势及意义. 检验医学与临床，2015，12（5）：616-618. | 柳达 | 石河子大学医学院第一附属医院 |
| 470 | 王婧，柳达，罗文利，高银凤. 老年心力衰竭患者同型半胱氨酸和胱抑素 C 水平及意义. 临床荟萃，2015，30（3）：265-267. | 柳达 | 石河子大学医学院第一附属医院 |
| 471 | 罗文利，刘继文，柳达，丁海峰，李诗洋. 老年隐蔽性高血压患者同型半胱氨酸及部分炎症因子水平的效率. 中国老年多器官疾病杂志，2015，14（3）：211-214. | 柳达 | 石河子大学医学院第一附属医院 |
| 472 | 高银凤，柳达，罗文利，王婧. 老年骨质疏松合并高血压患者与血压变异性的相关性分析. 实用医学杂志，2015，31（22）：3653-3656 | 柳达 | 石河子大学医学院第一附属医院 |
| 473 | 王越，拓西平. 阿尔茨海默病的危险因素. 中华老年多器官疾病杂志，2015，14（11）：873-876. | 拓西平 | 上海第二军医大学长海医院 |
| 474 | 于晓雯，拓西平. 跌倒与阿尔茨海默病. 中华老年医学杂志，2014，33（11）：1244-1246. | 拓西平 | 上海第二军医大学长海医院 |
| 475 | 于晓雯，拓西平. 乳制品在脑卒中一级预防中的作用. 中华老年多器官疾病杂志，2014，13（9）：717-720. | 拓西平 | 上海第二军医大学长海医院 |

| 编号 | 文　章 | 论文推荐人 | 发表单位 |
|---|---|---|---|
| 476 | 于晓雯, 王晓晴, 张文俊, 王士博, 杨玲, 王越, 拓西平. 姜黄素对阿尔茨海默病的药用价值及改善其生物利用度的方式. 中华老年多器官疾病杂志, 2015, 14 (12): 953-956. | 拓西平 | 上海第二军医大学长海医院 |
| 477 | 于晓雯, 王晓晴, 张文俊, 拓西平. 视神经脊髓炎脑脊液生化指标及颅脑磁共振影像学的关系. 中国基层医药, 2015, 22 (16): 2431-2433. | 拓西平 | 上海第二军医大学长海医院 |
| 478 | 赵宁, 张文俊. 以腹痛为首发症状的急性髓细胞白血病一例. 中华消化杂志, 2013, 12 (33): 875-876. | 拓西平 | 上海第二军医大学长海医院 |
| 479 | 杨玲, 柏愚, 拓西平, 李兆申. 高龄老年人群结肠癌筛查的荟萃分析. 中华消化内镜杂志, 2015, 32 (10): 653-658. | 拓西平 | 上海第二军医大学长海医院 |
| 480 | 罗镧, 孙诚, 拓西平. 胱抑素 C 基因多态性与 2 型糖尿病患者轻度认知功能障碍的相关性研究. 中华老年多器官疾病杂志, 2014 (5): 327-331. | 拓西平 | 上海第二军医大学长海医院 |
| 481 | 叶佳伦, 徐淼, 拓西平. 老年高血压患者 102 例脉压差与相关因素的分析. 中华老年多器官疾病杂志, 2014 (9): 682-686. | 拓西平 | 上海第二军医大学长海医院 |
| 482 | 陆阳, 雷明锐, 徐淼, 赵仙先, 李松华. 瑞舒伐他汀剂量加倍和联合普罗布考治疗冠心病合并高胆固醇血症患者的疗效比较. 第二军医大学学报, 2015, 36 (1): 83-86. | 拓西平 | 上海第二军医大学长海医院 |
| 483 | 徐淼, 潘霄, 尹又, 拓西平. 曲唑酮治疗老年期痴呆睡眠障碍的临床探讨. 中华老年多器官疾病杂志, 2014, 13 (5): 340-343. | 拓西平 | 上海第二军医大学长海医院 |
| 484 | 孙小毛, 白洁, 徐淼, 赵宁. 盐酸吡格列酮联合硝苯地平对糖尿病性心脏病心脏自主神经及射血功能的影响. 中国老年学杂志, 2013, 33 (2): 428-429. | 拓西平 | 上海第二军医大学长海医院 |
| 485 | 徐淼, 唐云翔, 崔轶, 潘霄. 老年病科医师医患沟通能力教学的实施和评估. 西北医学教育, 2013, 21 (6): 1232-1234. | 拓西平 | 上海第二军医大学长海医院 |
| 486 | 陈海涛, 张文俊. 单核细胞趋化蛋白-1 与胃癌关系的研究进展. 国际消化病杂志, 2014, 34 (3): 198-200. | 拓西平 | 上海第二军医大学长海医院 |
| 487 | 陈海涛, 符宏宇, 张文俊. 老年人结肠镜检查中的困难与对策. 继续医学教育, 2014, 28 (12): 74-76. | 拓西平 | 上海第二军医大学长海医院 |
| 488 | 魏莉, 张海文, 涂芊茜, 刘斌, 蔡宏剑, 孙春亮, 陈海涛. Bcl-2 基因敲除对人胰腺癌细胞增殖及凋亡的影响. 中华胰腺病杂志, 2015, 15 (4): 237-241. | 拓西平 | 上海第二军医大学长海医院 |
| 489 | 白洁, 拓西平. 老年人听力功能与认知功能关系的探讨. 中华老年多器官疾病杂志, 2014 (5): 336-339. | 拓西平 | 上海第二军医大学长海医院 |
| 490 | 白洁, 拓西平. 老年高血压病患者认知功能与脑室周围脑白质疏松程度的关系. 中华老年多器官疾病杂志, 2013, 12 (9): 661-665. | 拓西平 | 上海第二军医大学长海医院 |
| 491 | 李拓, 向军武, 白洁, 赵忠新. 老年高血压病患者认知功能减退的相关因素. 中华老年多器官疾病杂志, 2013, 12 (11): 818-822. | 拓西平 | 上海第二军医大学长海医院 |
| 492 | 石荟, 徐浩, 白冲, 李强. 2010—2011 年上海市医院工作人员吸烟及控烟状况调查. 中华结核和呼吸杂志, 2013, 36 (6): 420-424. | 拓西平 | 上海第二军医大学长海医院 |
| 493 | 孙小毛, 白洁, 赵宁, 曹娴. 部队离退休老干部血脂水平调查及其与吸烟的关系分析. 东南国防医药, 2012, 14 (4): 333-335. | 拓西平 | 上海第二军医大学长海医院 |
| 494 | 梁东亮, 李小鹰, 王林, 徐浩, 拓西平, 蹇在金. 老年冠心病合并糖尿病及高血压患者降压达标和降压药物使用情况的现况调查. 中华医学杂志, 2015, 95 (33): 2709-2714. | 拓西平 | 上海第二军医大学长海医院 |

（续 表）

| 编号 | 文 章 | 论文推荐人 | 发表单位 |
|---|---|---|---|
| 495 | 张婷，拓西平. 离休干部172例在院死亡疾病谱分析. 中华老年多器官疾病杂志，2014，13（6）：436-439. | 拓西平 | 上海第二军医大学长海医院 |
| 496 | 叶佳伦，赵宁，黄慧，拓西平. 体位性低血压的两种分型. 中华老年多器官疾病杂志，2014，13（6）：472-475. | 拓西平 | 上海第二军医大学长海医院 |
| 497 | 拓西平. 老年人认知功能障碍研究进展. 中华老年多器官疾病杂志，2014，13（5）：321-326. | 拓西平 | 上海第二军医大学长海医院 |
| 498 | 苗振春，拓西平. 上海地区军队离退休干部老年高脂血症患者认知功能现况调查. 中华老年多器官疾病杂志，2014，13（5）：332-335. | 拓西平 | 上海第二军医大学长海医院 |
| 499 | 胡毓洪，拓西平，罗镧. 阿司匹林对阿尔茨海默病模型大鼠学习记忆能力的保护作用及其对炎症因子IL-6、IL-1β和TNFα表达的影响. 中华老年多器官疾病杂志，2014，13（5）：344-348. | 拓西平 | 上海第二军医大学长海医院 |
| 500 | 拓西平，白洁. 老年人低血糖原因面面观. 中国社区医师，2014，30（10）：22-23. | 拓西平 | 上海第二军医大学长海医院 |
| 501 | 张婷，拓西平. 军队172例离休干部寿限与相关影响因素. 中华老年多器官疾病杂志，2013，12（9）：653-656. | 拓西平 | 上海第二军医大学长海医院 |
| 502 | 杨贤兵，拓西平，张馨文. 老年心力衰竭患者血清尿酸水平的临床意义. 中华老年多器官疾病杂志，2013，12（9）：693-694. | 拓西平 | 上海第二军医大学长海医院 |
| 503 | 苗振春，拓西平，于方. 96岁患者呼吸机成功撤机救治体会. 实用老年医学，2013，27（4）：350-351. | 拓西平 | 上海第二军医大学长海医院 |
| 504 | 拓西平，苗振春. 糖尿病治疗的新武器——肠促胰素. 国际老年医学杂志，2013，34（2）：70-72. | 拓西平 | 上海第二军医大学长海医院 |
| 505 | 肖瑛，程仙，谢明晖，唐玲，拓西平. 老年住院患者睡眠质量分析及护理干预. 医药前沿，2013，10：58-59. | 拓西平 | 上海第二军医大学长海医院 |
| 506 | 肖瑛，李建萍. 赛肤润在老年失禁相关性皮炎患者皮肤护理中的应用. 解放军护理杂志，2013，30（16）：54-55. | 拓西平 | 上海第二军医大学长海医院 |
| 507 | 肖瑛，黄平，李建萍，来娟. 1例藻酸钙、银离子联合美皮康治疗Ⅳ期压疮的护理. 中国老年保健医学，2014（5）：104-105. | 拓西平 | 上海第二军医大学长海医院 |
| 508 | 肖瑛. 胃窦血管扩张症1例的护理. 全科护理，2015，13（22）：2230-2231. | 拓西平 | 上海第二军医大学长海医院 |
| 509 | 来娟，肖瑛，耿芊，吴月凤. 美国斯坦福医院PICC专科护士学习见闻. 中华现代护理杂志，2015（6）：633-634. | 拓西平 | 上海第二军医大学长海医院 |
| 510 | 魏鹏，付强，王彦炯，吴强，王海波，路雯，白洁，张倩，钟健. STEMI患者脑钠肽与近期预后关系. 中国循证心血管医学杂志，2014，6（3）：336-338. | 拓西平 | 上海第二军医大学长海医院 |
| 511 | 魏鹏，付强，宗斌，白洁，余涛，王标，徐良洁，张倩. 短期应用泮托拉唑对阿司匹林联合氯吡格雷治疗急性ST段抬高型心肌梗死疗效的影响. 中华临床医师杂志（电子版），2013，7（18）：39-41. | 拓西平 | 上海第二军医大学长海医院 |
| 512 | 郝文科，黄柳一，何文娜，刘伟，余枫，吴燕华，钱芸娟. 间歇性抗雄激素治疗对前列腺癌和前列腺增生的患者前列腺体积及下尿路症状的影响. 中华老年医学杂志. 2013，32（8）：850-852. | 郝文科 | 广东省人民医院 |
| 513 | 刘伟，郝文科，钱芸娟，何文娜. 老年良性前列腺增生患者药物治疗依从性调查分析. 中华老年医学杂志，2013，33（2）：224-227. | 郝文科 | 广东省人民医院 |

（续　表）

| 编号 | 文　章 | 论文推荐人 | 发表单位 |
|------|--------|-----------|----------|
| 514 | 胡文学，钱芸娟，余枫，何文娜，刘伟，吴燕华，方晓武，郝文科. 合并疾病的良性前列腺增生患者下尿路症状对生活质量的影响. 中华老年医学杂志，2014，33（2）：166-168. | 郝文科 | 广东省人民医院 |
| 515 | 刘伟，钱芸娟，郝文科. 肾小球滤过率估算公式在老年住院患者的应用研究. 中华保健医学杂志，2013，15（2）：114-117. | 郝文科 | 广东省人民医院 |
| 516 | 余枫，侯铁英，方晓武，胡文学，钱芸娟，刘伟，吴燕华，何文娜，郝文科. 普通病房与 ICU 老年患者尿路感染病原菌分布及耐药性分析. 中华医院感染学杂志，2015，25（2）：318-320. | 郝文科 | 广东省人民医院 |
| 517 | 刘伟，林杏娥，余枫，陈剑，钱芸娟，郝文科. 老年住院患者肾功能情况调查分析. 国际泌尿系统杂志，2014，34（1）：26-30. | 郝文科 | 广东省人民医院 |
| 518 | 吴燕华，方晓武，余枫，刘伟，胡文学，郝文科. 雄激素剥夺治疗对老年前列腺癌患者骨量丢失的影响. 国际泌尿系统杂志，2015，35（4）：516-519. | 郝文科 | 广东省人民医院 |
| 519 | 何文娜，刘伟，方晓武，吴燕华，胡文学，余枫，郝文科. 老年患者急性心肾综合征的危险因素及预后分析. 岭南心血管病杂志，2014，20（4）：521-525. | 郝文科 | 广东省人民医院 |
| 520 | 刘伟，林杏娥，何文娜，余枫，胡文学，吴燕华，方晓武，钱芸娟，郝文科. Numb 在糖尿病肾病大鼠肾小管间质纤维化中的表达及意义. 中国实用内科杂志，2013，33（S2）：1-3. | 郝文科 | 广东省人民医院 |
| 521 | 吴燕华，刘伟，郝文科. 前列腺癌雄激素剥夺治疗与骨质丢失. 中国骨质疏松杂志，2013，19（3）：233-238. | 郝文科 | 广东省人民医院 |
| 522 | 何文娜，刘伟，郝文科. 肾小球滤过率估算公式在老年人中的应用. 国际泌尿系统杂志，2014，34（3）：423-426. | 郝文科 | 广东省人民医院 |
| 523 | 谢少玲，余枫，郝文科. 院内获得性尿路感染的临床研究进展. 国际泌尿系统杂志，2015，35（5）：761-765. | 郝文科 | 广东省人民医院 |
| 524 | 林春媚，陈少华，莫益美. 安全护理干预对老年肾内科患者的影响效果分析. 河北医药，2013，35（22）：3500-3501. | 郝文科 | 广东省人民医院 |
| 525 | 林春媚，陈少华，肖丽红. 信息支持对前列腺癌药物去势患者抑郁心理的作用. 国际护理学杂志. 2013（11）：2558-2559. | 郝文科 | 广东省人民医院 |
| 526 | 陈少华，赵锦仲，肖丽红，莫益美. 电话随访对前列腺癌药物去势治疗患者的作用. 护理实践与研究. 2014，11（5）：101-102. | 郝文科 | 广东省人民医院 |
| 527 | 陈婉雯，廖文君，吴岳恒，李东风，周嘉辉，杨峻青，林展翼. 光学相干断层显像在基于罗叶泵驱动下组织工程血管构建中的应用. 中华胸心血管外科杂志，2015，31（11）：687-690. | 高兴林 | 广东省人民医院 |
| 528 | 马慧，任卫英，袁颖，胡予. 川芎嗪激活核因子相关-2（Nrf-2）抑制高脂饮食喂养的 Apo-E 基因敲除小鼠的动脉粥样硬化. 复旦学报（医学版），2015，42（1）：90-95. | 胡予 | 复旦大学附属上海中山医院 |
| 529 | 李锂，任卫英，查小云，常桂林，漆祎鸣，胡予. 老年男性糖尿病患者以高血糖素样肽-2 与年龄和糖化血红蛋白的相关性. 老年医学与保健，2015，21（4）：226-229. | 胡予 | 复旦大学附属上海中山医院 |
| 530 | 吴克芬，李希，任卫英，胡予. 增龄对大鼠肠黏膜上皮屏障功能的影响. 中华老年医学杂志，2013，32（9）：1006-1009。 | 胡予 | 复旦大学附属上海中山医院 |
| 531 | 庞晓娜，沈继平，袁颖，孙璇，查小云，胡予. 性激素结合球蛋白与老年男性代谢综合征的相关性研究. 中华内分泌代谢杂志，2013，29（4）：318-321. | 胡予 | 复旦大学附属上海中山医院 |

（续　表）

| 编号 | 文　章 | 论文推荐人 | 发表单位 |
|---|---|---|---|
| 532 | 任卫英，李丽，赵蓉雅，朱蕾. 上海地区健康中老年人肺功能特点分析. 中华老年医学杂志，2014，33（5）：488-491. | 胡予 | 复旦大学附属上海中山医院 |
| 533 | 袁颖，陶振刚，蔡映云，胡予. 阿托伐他汀对博来霉素致大鼠肺纤维化的抑制作用及其机制. 中华老年医学杂志，2015，34（2）：197-201. | 胡予 | 复旦大学附属上海中山医院 |
| 534 | 叶晓芬，蔡映云，吕迁洲. 为什么倍氯米松-氢氟烃烷的有效剂量仅为倍氯米松-氯氟烃烷的二分之一. 中华结核和呼吸杂志，2015，38（6）：470-471. | 胡予 | 复旦大学附属上海中山医院 |
| 535 | 叶晓芬，蔡映云，吕迁洲. 哮喘不合理用药的常见表现及其处理. 中华老年多器官疾病杂志，2015，14（8）：538-586. | 胡予 | 复旦大学附属上海中山医院 |
| 536 | 司徒薇薇，汪海娅，徐晓颖，金贤，方宁远. 老年原发性高血压患者血压变异性的相关危险因素. 上海医学，2013（4）：346-349. | 方宁远 | 上海交通大学医学院附属仁济医院 |
| 537 | 曹洁，汪海娅. 老年高血压患者血浆总抗氧化功能水平与动脉硬化相关关系. 中华心血管病杂志，2013，41（10）：857-861. | 方宁远 | 上海交通大学医学院附属仁济医院 |
| 538 | 曹洁，方宁远，汪海娅. 老年人原发性高血压与良性前列腺增生的相关性研究. 中华老年医学杂志，2013，32（2）：165-167. | 方宁远 | 上海交通大学医学院附属仁济医院 |
| 539 | 吴闻慧，汪海娅，方宁远. 老年人体位性血压变化与靶器官损害相关性研究. 老年医学与保健，2013，19（4）：234-238. | 方宁远 | 上海交通大学医学院附属仁济医院 |
| 540 | 陆金华，金贤，高天，蔡华杰，王静，陈芝国. 老年门诊人群骨密度和糖脂代谢指标的相关性研究. 老年医学与保健，2014，20（3）：189-192. | 方宁远 | 上海交通大学医学院附属仁济医院 |
| 541 | 吴萌萌，陈芝国，陆金华，王静，金贤. 老年男性单项血脂指标和血脂危险分层与骨密度的关系. 上海交通大学学报（医学版），2014，34（6）：880-884. | 方宁远 | 上海交通大学医学院附属仁济医院 |
| 542 | 童迪夷，方宁远. 住院老年人餐后低血压的临床研究. 上海交通大学学报（医学版），2014，34（7）：1058-1062. | 方宁远 | 上海交通大学医学院附属仁济医院 |
| 543 | 翟森森，方宁远. 老年高血压患者动态血压与血清尿酸的关系. 上海交通大学学报（医学版），2014，34（8）：1194-1198. | 方宁远 | 上海交通大学医学院附属仁济医院 |
| 544 | 沈培晓，汪海娅. 乐卡地平治疗老年高血压及其对循环造血祖细胞的作用. 中华老年医学杂志，2015，34（6）：601-604. | 方宁远 | 上海交通大学医学院附属仁济医院 |
| 545 | 汪海娅，焦青萍，陈书燕，盛净，江华，陆洁，郑松柏，方宁远. 多甘烷醇治疗老年高脂血症的临床研究. 中国新药与临床杂志，2015，34（9）：679-682. | 方宁远 | 上海交通大学医学院附属仁济医院 |
| 546 | 戴茜茜，汪海娅. 假性高血压的研究进展. 上海交通大学学报（医学版），2015，35（3）：450-453. | 方宁远 | 上海交通大学医学院附属仁济医院 |
| 547 | 沈培晓，汪海娅. 内皮祖细胞及造血祖细胞在心血管疾病中的意义及研究进展. 老年医学与保健，2015，21（1）：59-61. | 方宁远 | 上海交通大学医学院附属仁济医院 |
| 548 | 刘斌，王青，王杰萍，吕卫华. 阿托伐他汀在低龄老年患者和高龄老年患者中应用的有效性和安全性比较. 中华临床医师杂志（电子版），2013，7（21）：96-99. | 王青 | 首都医科大学附属复兴医院 |
| 549 | 符琳琳. 老年晚期乳腺癌并上腔静脉压迫综合征一例. 中华临床医师杂志（电子版），2013，7（9）：208-209. | 王青 | 首都医科大学附属复兴医院 |
| 550 | 符琳琳. 恶性肿瘤合并静脉血栓栓塞的临床因素分析及诊治研究. 现代中西医结合杂志，2013，22（27）：3004-3006. | 王青 | 首都医科大学附属复兴医院 |
| 551 | 孔建华，张洁，滑莹莹. 幽门螺杆菌感染与老年缺铁性贫血的相关性研究. 中华临床医师杂志（电子版），2013，7（4）：126-128. | 王青 | 首都医科大学附属复兴医院 |

| 编号 | 文　章 | 论文推荐人 | 发表单位 |
| --- | --- | --- | --- |
| 552 | 孔建华. CBL 教学法在中医本科生西医内科见习中的应用. 首都医科大学学报增刊，325-326. | 王青 | 首都医科大学附属复兴医院 |
| 553 | 孔建华，张洁，徐颖. 阿托伐他汀治疗高血压并脑梗死患者疗效观察. 中华全科医学，2013，11（12）：1913-1914. | 王青 | 首都医科大学附属复兴医院 |
| 554 | 王鹏，吕卫华. 老年脑梗死患者红细胞分布宽度与动脉硬化相关性研究. 中华临床医师杂志（电子版），2013，7（6）：2355-2359. | 王青 | 首都医科大学附属复兴医院 |
| 555 | 王鹏，吕卫华，刘和锦，王青. 老年脑梗死患者颈动脉粥样硬化斑块稳定性与红细胞分布宽度的关系. 中华老年心脑血管病杂志，2013，5（5）：488-491. | 王青 | 首都医科大学附属复兴医院 |
| 556 | 肖霞. 干部病房老年患者的主观幸福感与孤独感调查研究. 医学信息（下旬刊），2013，26（8）：257-258. | 王青 | 首都医科大学附属复兴医院 |
| 557 | 杨卉，郑小兰. 住院老年 2 型糖尿病患者外周动脉疾病与尿白蛋白/肌酐比值的相关性研究. 中华临床医师杂志（电子版），2013，7（13）：5911-5915. | 王青 | 首都医科大学附属复兴医院 |
| 558 | 杨卉，苏卫红，王青. 肾小球滤过率与老年 2 型糖尿病肾病的相关性研究. 医学信息，2013，26（3）：115-116. | 王青 | 首都医科大学附属复兴医院 |
| 559 | 张清，郑小兰. 老年男性 2 型糖尿病 25 羟维生素 D 状况及其与糖代谢和骨密度的相关分析. 中国医师进修杂志，2013，36（19）：13-16. | 王青 | 首都医科大学附属复兴医院 |
| 560 | 郑小兰，杨卉. 良性前列腺增生与心脑血管疾病关系探讨. 中华全科医学，2013，11（10）：1526-1527. | 王青 | 首都医科大学附属复兴医院 |
| 561 | 郑小兰，张洪波，张新焕. 隐源性机化性肺炎 1 例并文献复习. 中国现代医生，2013，51（19）：135-136，139. | 王青 | 首都医科大学附属复兴医院 |
| 562 | 张少景，王青，徐颖，赵清华，吴薇. 老年住院患者高敏肌钙蛋白 T 水平变化及非缺血因素的影响. 中华老年心脑血管病杂志，2014，16（8）：800-804. | 王青 | 首都医科大学附属复兴医院 |
| 563 | 李放，苏卫红，陈雨，王青. 轻度阿尔茨海默病的汉语假词阅读研究. 中华行为医学与脑科学杂志，2014，23（9）：805-807. | 王青 | 首都医科大学附属复兴医院 |
| 564 | 李放，苏卫红，郑晓兰，徐颖，崔云婧，张少景，王青，杨兴华. 阿尔茨海默病患者的社会轻信状况初步研究. 中华老年医学杂志，2014，33（8）：874-876. | 王青 | 首都医科大学附属复兴医院 |
| 565 | 苏卫红，陈雨，吕卫华，佟秀梅，孟焱. 老老年患者应用阿托伐他汀治疗的安全性研究. 北京医学，2014，36（1）：60-61. | 王青 | 首都医科大学附属复兴医院 |
| 566 | 张洪波，曾勋婕，杨兴华，黄玲，王青，王杰萍，王超，曹凯，郭秀花. 北京某医院健康体检人群社会经济状况及行为因素与代谢综合征的关联性分析. 中国预防医学杂志，2014，15（4）：346-352. | 王青 | 首都医科大学附属复兴医院 |
| 567 | 陈雨，苏卫红. 老年高血压合并腔隙性脑梗死患者动态血压特点分析. 中国实用医药，2014，9（19）：142-143. | 王青 | 首都医科大学附属复兴医院 |
| 568 | 王青. 浅谈导师对医学研究生严格管理和人文关怀. 医学继续教育 2015，29（11）：89-90. | 王青 | 首都医科大学附属复兴医院 |
| 569 | 李放，苏卫红，陈雨，王青. 记忆与执行筛查量表在鉴别皮质下缺血性血管性痴呆与阿尔茨海默病中的初步应用. 中国脑血管病杂志，2015，12（2）：67-71 | 王青 | 首都医科大学附属复兴医院 |
| 570 | 李放，魏新丽. 提高医学生专业英语翻译水平之教学技巧探讨. 中国医药导报，2015，12（28）：136-138. | 王青 | 首都医科大学附属复兴医院 |

（续 表）

| 编号 | 文 章 | 论文推荐人 | 发表单位 |
|---|---|---|---|
| 571 | 李放，张清，刘和锦，王丽军，周晓霞，张新焕. 画钟测验的条目组成分析. 中华神经医学杂志，2015，14（10）：1047-1050. | 王青 | 首都医科大学附属复兴医院 |
| 572 | 杨卉. 住院老年2型糖尿病患者尿白蛋白/肌酐比值与颈动脉内膜中层厚度的相关性. 实用医学杂志，2015，31（10）：1645-1647. | 王青 | 首都医科大学附属复兴医院 |
| 573 | 张清，陈雨. 老年男性2型糖尿病患者合并骨质疏松相关因素分析. 中国基层医药，2015，22（21）：3251-3255. | 王青 | 首都医科大学附属复兴医院 |
| 574 | 李灵艳，狄红梅. 高龄老年患者肠内营养腹泻相关因素的分析及护理对策. 中医学报，2015，30（7）：647. | 王青 | 首都医科大学附属复兴医院 |
| 575 | 肖霞. 电话随访式健康教育对出院老年高血压患者的影响. 医学信息，2015（19）：83. | 王青 | 首都医科大学附属复兴医院 |
| 576 | 杨楠，宋桂云，刘宇. 老年慢性病患者自我感受负担与应对方式的相关性研究. 河南中医，2015，35（35）：592-593. | 王青 | 首都医科大学附属复兴医院 |
| 577 | 王招娣，羊炜霞，虞玉茹，程丽娟. 高龄缺血性脑卒中二级预防中应用无创正压通气治疗的护理. 护理与康复，2014，13（4）：347-349. | 杨云梅 | 浙江大学医学院附属第一医院 |
| 578 | 王招娣，程丽娟，羊炜霞，潘昕. 中药足浴预防长期卧床老年患者深静脉血栓形成的效果观察. 护理与康复，2014，13（9）：874-876. | 杨云梅 | 浙江大学医学院附属第一医院 |
| 579 | 徐丽珍，羊炜霞. 1例结肠癌人工造口术后并发肠梗阻的护理. 医药前沿，2013，8：231-232. | 杨云梅 | 浙江大学医学院附属第一医院 |
| 580 | 王招娣，程丽娟，朱卫琴，羊炜霞. 静脉血栓形成患者血脂水平的分析及启示. 浙江医学，2013，35（23）：2132-2134. | 杨云梅 | 浙江大学医学院附属第一医院 |
| 581 | 程丽娟，王招娣，潘昕. 高龄气管插管患者行起搏器置入术3例的护理体会. 护理与康复，2015，14（6）：595-597. | 杨云梅 | 浙江大学医学院附属第一医院 |
| 582 | 顾海峰，徐哲荣，吴月，赵新秀，杨云梅. 雄激素与辛伐他汀对去势大鼠骨质疏松的治疗作用及其机制. 中华医学杂志，2015，（48）：3941-3944. | 杨云梅 | 浙江大学医学院附属第一医院 |
| 583 | 归崎峰. 212例老年败血症临床分析. 药物与人，2014，27（6）：14. | 杨云梅 | 浙江大学医学院附属第一医院 |
| 584 | 何彩红，王兰，杨云梅. 高龄患者呼吸机辅助通气下永久性心脏起搏器植入1例. 浙江医学，2014，36（13）：1186-1189. | 杨云梅 | 浙江大学医学院附属第一医院 |
| 585 | 徐丽倩，李江，李璐璐，刘晓璐，何勇，邓丹凤，裘云庆. 茶多酚和黄芩苷对百草枯中毒大鼠血清及肺组织 TGF-β1 和 HIF-1α 表达的影响. 浙江中西医结合杂志，2014（9）：757-760. | 杨云梅 | 浙江大学医学院附属第一医院 |
| 586 | 徐丽倩，李江，李璐璐，李剑平，刘晓璐，朱秀明，裘云庆. 茶多酚联合黄芩提取物对急性百草枯中毒大鼠治疗作用的实验研究. 中华急诊医学杂志，2014，23（5）：509-511. | 杨云梅 | 浙江大学医学院附属第一医院 |
| 587 | 周石仙，杨云梅. 抗 NMDA 受体脑炎研究进展. 医药前沿，2014，35：91-92. | 杨云梅 | 浙江大学医学院附属第一医院 |
| 588 | 蔡志军，杨云梅. 孟鲁司特与阿斯美对老年慢性阻塞性肺炎患者炎症因子影响及疗效观察. 中华老年医学杂志，2014，33（11）：1176-1178. | 杨云梅 | 浙江大学医学院附属第一医院 |
| 589 | 谭中菊，杨云梅. 血糖控制对2型糖尿病患者血管病变影响的研究进展. 中华老年医学杂志，2014，33（1）：104-107. | 杨云梅 | 浙江大学医学院附属第一医院 |

（续　表）

| 编号 | 文　章 | 论文推荐人 | 发表单位 |
|---|---|---|---|
| 590 | 李金优、宋顺德、毛连根、曾豆豆、史建蓉、陈季强、李子刚、汤慧芳. 磷酸二酯酶 4B 在博来霉素诱导的肺纤维化小鼠肺组织中的表达与作用. 中国药理学与毒理学杂志, 2013, 27 (1): 48-53. | 杨云梅 | 浙江大学医学院附属第一医院 |
| 591 | 董巧荣、刘茂东、王春杰、胡桂才、赵亚娟、李英. 成骨细胞特异因子与 2 型糖尿病患者肾损害的相关性. 中华肾脏病杂志, 2013, 29 (8): 622-624 | 李英 | 河北医科大学第三医院 |
| 592 | 李英. 继发性甲状旁腺功能亢进的治疗现状. 中华肾病研究电子杂志, 2013, 2 (2): 15-20. | 李英 | 河北医科大学第三医院 |
| 593 | 王玉建、王秀芬、李英. 伊班膦酸钠对腹膜透析骨质疏松患者的疗效. 中华生物医学工程杂志, 2013, 19 (4): 321-323. | 李英 | 河北医科大学第三医院 |
| 594 | 徐元恺、张丽红、张文云、王自强、林琼真、王保兴、李英. 自体动静脉内瘘建立后的血管重构及其影响因素. 中华肾脏病杂志, 2014, 30 (6): 424-428. | 李英 | 河北医科大学第三医院 |
| 595 | 徐元恺、张丽红、张文云、段青青、林琼真、李英. 前臂腕部自体动静脉内瘘成熟状态的初步研究. 中华肾脏病杂志, 2014, 30 (11): 841-845. | 李英 | 河北医科大学第三医院 |
| 596 | 代翠、王保兴. 血红素加氧酶-1 及其诱导剂在肾脏疾病作用的研究进展. 中华临床医师杂志（电子版）, 2015, 9 (9): 183-187. | 李英 | 河北医科大学第三医院 |
| 597 | 马碧蔓、刘朝晖、梁志科、关丽君、汪新龙. 蛋白酶体抑制剂 MG-132 抑制慢性阻塞性肺疾病大鼠模型膈肌萎缩的研究. 中华结核和呼吸杂志, 2013, 36 (6): 441-446. | 刘丰 | 广州市第一人民医院 |
| 598 | 常颖智、曹杰、谭卫民、罗时敏、庄思敏. 小野寺预后营养指数在老年结直肠癌患者预后评估中的应用. 中华胃肠外科杂志, 2013, 16 (6): 561-564. | 刘丰 | 广州市第一人民医院 |
| 599 | 刘丰、黄水金. β 受体阻滞剂降压治疗的地位应予加强. 中华高血压杂志, 2014, 22 (5): 421-424. | 刘丰 | 广州市第一人民医院 |
| 600 | 刘丰、林添海、徐又佳、张鹏. 2015 年意大利米兰 WCO-IOF-ESCEO 大会介绍. 中华骨质疏松和骨矿盐疾病杂志, 2015, 8 (3): 279-282. | 刘丰 | 广州市第一人民医院 |
| 601 | 刘丰、李雯曦. 从 2015 年中国台湾地区高血压管理指南看 β 受体阻滞剂之降压地位. 中华高血压杂志, 2015, 23 (2): 117-119. | 刘丰 | 广州市第一人民医院 |
| 602 | 王丽、李桂琼、陈庆伟、柯大智. 胃促生长素对兔动脉粥样硬化斑块内血管新生的影响及相关机制. 中华内分泌代谢杂志, 2015, 31 (8): 717-724. | 陈庆伟 | 重庆医科大学附属第二医院 |
| 603 | 刘琴、柯大智、陈庆伟、李桂琼、邓玮. 老年人下肢动脉粥样硬化与心血管危险因素相关性分析. 中国循环杂志, 2015, 30 (11): 1076-1080. | 陈庆伟 | 重庆医科大学附属第二医院 |
| 604 | 王丽、李桂琼、陈庆伟、柯大智. Ghrelin 对糖尿病大鼠心肌梗死后心肌重塑基质金属蛋白酶表达的影响. 重庆医科大学学报, 2015, (4): 493-500. | 陈庆伟 | 重庆医科大学附属第二医院 |
| 605 | 王丽、陈庆伟、柯大智、李桂琼、吴志勤. ghrelin 对糖尿病大鼠缺血诱导的血管新生障碍的影响及相关机制. 中华心血管病杂志, 2014, 42 (9): 765-772. | 陈庆伟 | 重庆医科大学附属第二医院 |
| 606 | 叶力文、邓玮、陈庆伟、柯大智、李桂琼. CD47 重组质粒及其过表达重组大鼠骨髓间充质干细胞的构建及鉴定. 中国免疫学杂志, 2014, 30 (9): 1213-1217. | 陈庆伟 | 重庆医科大学附属第二医院 |
| 607 | 李兴升、陈庆伟、王羽、柯大智、吴庆、周世群. 老年冠心病患者经桡动脉途径同时接受冠状动脉、肾动脉和下肢动脉造影的安全性及有效性探讨. 中国介入影像与治疗学, 2014, 11 (12): 767-770. | 陈庆伟 | 重庆医科大学附属第二医院 |

（续　表）

| 编号 | 文　章 | 论文推荐人 | 发表单位 |
|---|---|---|---|
| 608 | 裴林林，姜国刚，陈庆伟，王志刚. 血管造影与超声对诊断老年人颈动脉粥样硬化的价值. 中华老年心脑血管病杂志，2014，16（11）：1143-1146. | 陈庆伟 | 重庆医科大学附属第二医院 |
| 609 | 况刚，陈庆伟，李兴升，柯大智，李春，李方胜，王丽，吴志勤，林渝美. 老年女性冠心病危险因素和冠状动脉病变特点临床研究. 中华老年医学杂志，2013，32（10）：1076-1079. | 陈庆伟 | 重庆医科大学附属第二医院 |
| 610 | 王丽，陈庆伟，吴庆，柯大智，况刚. 老年冠心病伴2型糖尿病患者临床相关危险因素及冠状动脉造影特点分析. 中华老年多器官疾病杂志，2013，12（3）：168-171. | 陈庆伟 | 重庆医科大学附属第二医院 |
| 611 | 王丽，李桂琼，陈庆伟，柯大智. 胃促生长素对兔动脉粥样硬化斑块内血管新生的影响及相关机制. 中华内分泌代谢杂志. 2015，31（8）：717-724. | 陈庆伟 | 重庆医科大学附属第二医院 |
| 612 | 刘琴，柯大智，陈庆伟，李桂琼，邓玮. 老年人下肢动脉粥样硬化与心血管危险因素相关性分析. 中国循环杂志，2015，30（11）：1076-1080. | 陈庆伟 | 重庆医科大学附属第二医院 |
| 613 | 王丽，李桂琼，陈庆伟，柯大智. Ghrelin 对糖尿病大鼠心肌梗死后心肌重塑基质金属酶表达的影响. 重庆医科大学学报，2015（4）：493-500. | 陈庆伟 | 重庆医科大学附属第二医院 |
| 614 | 王丽，陈庆伟，柯大智，李桂琼，吴志勤. ghrelin 对糖尿病大鼠缺血诱导的血管新生障碍的影响及相关机制. 中华心血管病杂志，2014，42（9）：765-772. | 陈庆伟 | 重庆医科大学附属第二医院 |
| 615 | 叶力文，邓玮，陈庆伟，柯大智，李桂琼. CD47 重组质粒及其过表达重组大鼠骨髓间充质干细胞的构建及鉴定. 中国免疫学杂志，2014，30（9）：1213-1217. | 陈庆伟 | 重庆医科大学附属第二医院 |
| 616 | 李兴升，陈庆伟，王羽，柯大智，吴庆，周世群. 老年冠心病患者经桡动脉途径同时接受冠状动脉、肾动脉和下肢动脉造影的安全性及有效性探讨. 中国介入影像与治疗学，2014，11（12）：767-770. | 陈庆伟 | 重庆医科大学附属第二医院 |
| 617 | 张艳 李彩萍，黄骁燕，丁英俊，张存泰. 不同性别人群幽门螺杆菌感染与血脂异常的关系. 中国医师杂志，2015，17（9）：1316-1319. | 张存泰 | 华中科技大学同济医学院附属同济医院 |
| 618 | 张珺，杨金香，王峻峰，严芳，殷铁军. 营养干预对宫颈癌患者同步放化疗耐受性及生活质量的影响. 现代肿瘤医学，2015，23（18）：2653-2654. | 张存泰 | 华中科技大学同济医学院附属同济医院 |
| 619 | 杨俊，王冠，吴晓芬，全小庆，阮磊，缪建平，袁俊强，张存泰. 床旁联合检测 NT-proBNP、cTnT、D-二聚体在心血管急症早期诊断中的价值. 中国动脉硬化杂志，2015，23（1）：64-68. | 张存泰 | 华中科技大学同济医学院附属同济医院 |
| 620 | 郑凯，陈雯，郑邈. 三酸曲唑酮联合莉芙敏治疗女性更年期抑郁症的临床研究. 中国妇幼保健，2015，30（29）：5052-5053. | 张存泰 | 华中科技大学同济医学院附属同济医院 |
| 621 | 廖文慧，杜艳军，曾锐. IL-34 和 CSF-1 在狼疮肾炎小鼠肾脏的表达及意义. 华中科技大学学报（医学版），2015，44（2）：129-133. | 张存泰 | 华中科技大学同济医学院附属同济医院 |
| 622 | 糜涛，全小庆，乔礼芬，周洪莲. 老年冠状动脉慢性闭塞性病变患者介入治疗的特点及转归. 临床荟萃，2015，30（12）：1356-1359. | 张存泰 | 华中科技大学同济医学院附属同济医院 |

| 编号 | 文 章 | 论文推荐人 | 发表单位 |
|---|---|---|---|
| 623 | 全小庆，孙蕾，周洪莲. 国内外课堂教学幽默研究进展与述评. 教育教学论坛，2015（17）：1-2. | 张存泰 | 华中科技大学同济医学院附属同济医院 |
| 624 | 沈迎念，胡伟林，张莉伟，辜刚健，李永胜. 氧化性低密度脂蛋白对心脏瓣膜成肌纤维细胞的增殖及骨相关蛋白表达的影响. 中国现代医学杂志，2015，25（14）：1-6. | 张存泰 | 华中科技大学同济医学院附属同济医院 |
| 625 | 张昊文，周洪莲，张存泰，吕家高，全小庆. 微伏级 Q 波电交替对心力衰竭病人危险度预测的荟萃分析. 中西医结合心脑血管病杂志，2014（10）：1196-1198. | 张存泰 | 华中科技大学同济医学院附属同济医院 |
| 626 | 张珺，杨金香，王峻峰，严芳，殷铁军. 宫颈癌同步放化疗患者营养状况和生活质量的临床观察. 中国妇幼保健，2014，29（26）：4210-4212. | 张存泰 | 华中科技大学同济医学院附属同济医院 |
| 627 | 张珺，殷铁军. 白蛋白结合型紫杉醇治疗晚期恶性肿瘤 45 例临床观察. 中国医院药学杂志，2014，34（5）：392-395. | 张存泰 | 华中科技大学同济医学院附属同济医院 |
| 628 | 冯文静，赵刚，徐西振，赵俊杰，董若兰，涂玲，姚济华. 缓激肽对转化生长因子-β1 诱导的肺动脉平滑肌细胞迁移的影响. 医药导报，2014，33（1）：8-12. | 张存泰 | 华中科技大学同济医学院附属同济医院 |
| 629 | 杨艺，张存泰，李彩萍，全小庆，阮磊. 缺血后适应对老龄大鼠心肌缺血再灌注损伤的保护作用. 中华老年多器官疾病杂志，2014，13（8）：611-615. | 张存泰 | 华中科技大学同济医学院附属同济医院 |
| 630 | 苑晓阳，郑凯. 自身免疫性坏死性肌病伴干燥综合症 1 例. 内科急危重症杂志，2014，20（4）：255-257. | 张存泰 | 华中科技大学同济医学院附属同济医院 |
| 631 | 易维，刘建，夏秦，乔礼芬. 肿瘤性骨软症 1 例并文献复习. 内科急危重症杂志，2014，20（1）：39-41. | 张存泰 | 华中科技大学同济医学院附属同济医院 |
| 632 | 郑红波，周洪莲，武亚丽，周丹. 肠内营养液治疗老年营养不良 82 例. 医药导报，2014，33（5）：600-602. | 张存泰 | 华中科技大学同济医学院附属同济医院 |
| 633 | 郑凯，罗易宁，易维，郑邈. 老年人甲状腺功能减退性肌病一例. 中华老年医学杂志，2014，33（9）：1029-1031. | 张存泰 | 华中科技大学同济医学院附属同济医院 |
| 634 | 郑凯，沈迎念，郑邈. 普瑞巴林治疗老年带状疱疹后神经痛的疗效研究. 神经损伤与功能重建，2014，9（3）：226-227. | 张存泰 | 华中科技大学同济医学院附属同济医院 |
| 635 | 郑凯，项帅，董汉华，关强，范亚男，梅斌. 大鼠食管静脉曲张模型食管粘膜下血管中的 CD133 阳性内皮细胞的研究. 中华实验外科杂志，2014，31（9）：1960-1961. | 张存泰 | 华中科技大学同济医学院附属同济医院 |
| 636 | 朱晓莉，逯青丽，刘建. 34 例与肺癌相关的多原发癌的临床分析. 内科急危重症杂志，2014，20（5）：303-304. | 张存泰 | 华中科技大学同济医学院附属同济医院 |

（续　表）

| 编号 | 文　章 | 论文推荐人 | 发表单位 |
|---|---|---|---|
| 637 | 周丹，周洪莲，郑红波，武亚丽. 肠内营养液对营养不良老年心力衰竭患者炎性因子及心功能的影响. 医药导报，2014，33（5）：586-589. | 张存泰 | 华中科技大学同济医学院附属同济医院 |
| 638 | 周仑. 83例老年药源性高血压的临床分析. 中国医院药学杂志，2014，34（8）：678-680. | 张存泰 | 华中科技大学同济医学院附属同济医院 |
| 639 | 逯青丽，朱晓莉，刘建. 缺氧诱导因子1α、血管内皮生长因子和生存素在非小细胞肺癌中的表达及相关性研究. 内科急危重症杂志，2014，20（5）：307-309. | 张存泰 | 华中科技大学同济医学院附属同济医院 |
| 640 | 操明，周洪莲，吕彩霞，董璇，吴晓芬，李珊珊，全小庆，阮磊，杨艺，张存泰. 老年高血压患者外周血T淋巴细胞表面抗原表达的研究. 临床心血管病杂志，2014，30（10）：868-870. | 张存泰 | 华中科技大学同济医学院附属同济医院 |
| 641 | 陈旭凤，夏秦. 中老年男性血脂水平与腰椎骨密度的相关性研究. 临床内科杂志，2014（5）：331-333. | 张存泰 | 华中科技大学同济医学院附属同济医院 |
| 642 | 胡琦，黄梦阳，江红，康慧聪，许峰. 鱼藤酮灌胃制备帕金森病小鼠模型的评价及机制. 卒中与神经疾病，2014，21（3）：157-161. | 张存泰 | 华中科技大学同济医学院附属同济医院 |
| 643 | 黄梦阳，江红，胡琦，康慧聪，许峰. 低剂量鱼藤酮持续灌胃处理致中脑多巴胺能神经元损伤. 神经损伤与功能重建，2014，9（3）：199-202. | 张存泰 | 华中科技大学同济医学院附属同济医院 |
| 644 | 江梦雪，王芸，陈俊春. 早期康复训练指导在脑卒中后吞咽功能障碍老年患者中的应用，医学美学美容，2014（9）：536. | 张存泰 | 华中科技大学同济医学院附属同济医院 |
| 645 | 蒋月强，张珺，殷铁军. 原发性精囊腺癌1例报告分析. 中国肿瘤临床，2014，41（22）：1462-1465. | 张存泰 | 华中科技大学同济医学院附属同济医院 |
| 646 | 阮磊，姚济华，张存泰，全小庆，吴晓芬. 起搏器植入的老人患者不同起搏模式微伏级T波电交替研究. 中华老年医学杂志，2014，33（1）：4-6. | 张存泰 | 华中科技大学同济医学院附属同济医院 |
| 647 | 孙丽凯，周雁琼，鲁先娥. 糖尿病患者指尖血糖检测流程的优化. 解放军护理杂志，2014，31（10）：60-61. | 张存泰 | 华中科技大学同济医学院附属同济医院 |
| 648 | 王超，韩娟，李崈健，杨镇. 硫化氢对老年门静脉高压兔食管-胃交界区血管平滑肌细胞凋亡的影响及机制. 中华实验外科杂志，2014，31（8）：1735-1738. | 张存泰 | 华中科技大学同济医学院附属同济医院 |
| 649 | 王超，沈文状，韩娟，李崈健，张林. 沙培林腔内注射对乳腺癌改良根治术后皮下积液的疗效. 微循环学杂志，2014（3）：45-47. | 张存泰 | 华中科技大学同济医学院附属同济医院 |
| 650 | 王超，王容，叶璐. 身心语言程式式学理论在肿瘤病人心理管理中的应用及效果. 全科护理，2014，12（15）：1411-1412. | 张存泰 | 华中科技大学同济医学院附属同济医院 |

| 编号 | 文　章 | 论文推荐人 | 发表单位 |
|---|---|---|---|
| 651 | 武亚丽，童雪影，郑红波，周洪莲. 改良大鼠腹主动脉瘤模型的建立. 中国老年学杂志，2014（15）：4256-4259. | 张存泰 | 华中科技大学同济医学院附属同济医院 |
| 652 | 姚华雄，王超，李崇健. POSSUM 评分系统预测高龄患者胰十二指肠切除术风险的价值. 中国普通外科杂志，2013，22（9）：1122-1125. | 张存泰 | 华中科技大学同济医学院附属同济医院 |
| 653 | 苟志平，孙玉真，张存泰，全小庆，吕家高，白融，王金丽，赵俊燕，王照华，肖建明. 晚钠电流在兔心力衰竭模型室性心律失常中的作用. 华中科技大学学报（医学版），2013，42（2）：152-155. | 张存泰 | 华中科技大学同济医学院附属同济医院 |
| 654 | 姚济华，张存泰，阮磊，白融. J 波综合征模型的建立. 中国心脏起搏与心电生理杂志，2013（4）：328-328. | 张存泰 | 华中科技大学同济医学院附属同济医院 |
| 655 | 张艳，余维巍，姚济华，李彩萍，张存泰，余学锋. 老年 2 型糖尿病患者血糖变异性与糖尿病肾病的关系. 实用医学杂志，2013，29（2）：202-204. | 张存泰 | 华中科技大学同济医学院附属同济医院 |
| 656 | 肖幸，张存泰，柯俊，贺莉，阮磊. Ryanodine 受体 Ser2815 位点磷酸化状态的改变在心肌肥厚兔触发性室性心律失常中的作用. 华中科技大学学报（医学版），2013（1）：12-15. | 张存泰 | 华中科技大学同济医学院附属同济医院 |
| 657 | 张存泰，王琳，胡丹，白融. 表达心脏 SCN5A 基因的人胚肾细胞钠电流特性及其对钠通道阻滞剂的反应性. 华中科技大学学报（医学版），2013（1）：1-7. | 张存泰 | 华中科技大学同济医学院附属同济医院 |
| 658 | 操明，吕彩霞，董璇，严凤琴，尚莎莎，吴晓芬，王冠，阮磊，全小庆，张存泰. 合并糖尿病的急性冠脉综合征患者共刺激分子与炎症指标的研究. 中华老年多器官疾病杂志，2013，12（2）：125-128. | 张存泰 | 华中科技大学同济医学院附属同济医院 |
| 659 | 程冕，吴钢，张存泰，黄从新，江洪，涂玲，黄鹤，蒋学俊，杨波. 压力超负荷性慢性心力衰竭时心室肌 L 型钙通道重构的研究. 中国心脏起搏与心电生理杂志，2013，（1）：51-55. | 张存泰 | 华中科技大学同济医学院附属同济医院 |
| 660 | 肖幸，柯俊，张存泰，贺莉，肖志超，阮磊. 阻断 Ryanodine 受体对兔心肌肥厚触发性室性心律失常发生的影响. 临床心血管病杂志，2013，29（3）：200-203. | 张存泰 | 华中科技大学同济医学院附属同济医院 |
| 661 | 何炜，张存泰. 缺血后适应应用于心肌梗死介入治疗的研究进展. 岭南心血管病杂志，2013，19（2）：244-247. | 张存泰 | 华中科技大学同济医学院附属同济医院 |
| 662 | 何炜，王冠，全小庆，张存泰，谢东明，阳贻红，阳小灵，刘先发. 干细胞移植改善慢性心力衰竭患者心脏重构、降低心脏相关不良事件的荟萃分析. 中华心血管病杂志，2013，41（4）：282-287. | 张存泰 | 华中科技大学同济医学院附属同济医院 |
| 663 | 胡琦，张存泰，刘建，江红，舒红格，康慧聪，许峰，刘晓艳，朱遂强. 脑桥外髓鞘溶解症的影像学特征. 华中科技大学学报（医学版），2013，42（2）：203-206. | 张存泰 | 华中科技大学同济医学院附属同济医院 |
| 664 | 张艳，肖幸，闵亚兰，涂玲，张存泰. 正常高值血压的危险因素及其与动脉硬化的相关性分析. 中国医师杂志，2013，15（4）：437-440. | 张存泰 | 华中科技大学同济医学院附属同济医院 |

（续　表）

| 编号 | 文　章 | 论文推荐人 | 发表单位 |
|---|---|---|---|
| 665 | 余维巍，李彩萍，张存泰. 缬沙坦对老年高血压合并 2 型糖尿病患者颈动脉内膜中层厚度和 C 肽水平的影响. 华中科技大学学报（医学版），2013，42（5）：597-600. | 张存泰 | 华中科技大学同济医学院附属同济医院 |
| 666 | 张珺，梁亚军. Sandwich 教学法在临床肿瘤学教学中的应用探讨. 中国医学教育技术，2013，27（5）：580-582. | 张存泰 | 华中科技大学同济医学院附属同济医院 |
| 667 | 张珺，梁亚军. Sandwich 教学法在临床肿瘤学教学中的应用. 中华医学教育探索杂志，2013，12（6）：584-586. | 张存泰 | 华中科技大学同济医学院附属同济医院 |
| 668 | 张艳，余学锋，纪立农，袁刚，杜婷婷，陈茜，王爱红，许樟荣. 中国老年糖尿病足截肢患者临床特点及预后分析. 华中科技大学学报（医学版），2013，42（5）：555-559. | 张存泰 | 华中科技大学同济医学院附属同济医院 |
| 669 | 张艳，肖幸，闵亚兰，涂玲，张存泰. 正常高值血压的危险因素及其与动脉硬化的相关性分析. 中国医师杂志，2013，15（4）：437-440. | 张存泰 | 华中科技大学同济医学院附属同济医院 |
| 670 | 张艳，余维巍，姚济华，李彩萍，张存泰，余学锋. 老年 2 型糖尿病患者血糖变异性与糖尿病肾病的关系. 实用医学杂志，2013，29（2）：202-204. | 张存泰 | 华中科技大学同济医学院附属同济医院 |
| 671 | 张艳，陈栋，李明，李永海，刘斌，陈刚，陈实. 补体调节蛋白 Crry 对树突状细胞的调控及诱导同种移植免疫低反应. 中国免疫学杂志，2013，29（1）：25-28. | 张存泰 | 华中科技大学同济医学院附属同济医院 |
| 672 | 杨镇. 外科转化医学动物实验研究的质量管理. 中华实验外科杂志，2013，30（11）：1789-1791. | 张存泰 | 华中科技大学同济医学院附属同济医院 |
| 673 | 杨镇. 外科转化医学的质量标准和科学管理. 中华实验外科杂志，2013，30（10）：2019-2021. | 张存泰 | 华中科技大学同济医学院附属同济医院 |
| 674 | 杨镇. 我国实验外科当前面临的机遇与挑战. 中华实验外科杂志，2013，30（1）：7-9. | 张存泰 | 华中科技大学同济医学院附属同济医院 |
| 675 | 全小庆，张存泰，吕家高，周洪莲. 微伏级 T 波电交替对未植入 ICD 的心力衰竭患者危险度预测的 Meta 分析. 中国循证心血管医学杂志，2013，5（6）：420-423. | 张存泰 | 华中科技大学同济医学院附属同济医院 |
| 676 | 喻澜，夏泰. 脉冲电磁场对脊髓损伤患者骨量丢失的影响. 中华物理医学与康复杂志，2013，35（3）：190-192. | 张存泰 | 华中科技大学同济医学院附属同济医院 |
| 677 | 卜巧云，夏泰，陈旭凤. 过氧化物酶体增殖物激活受体激动剂 γ 对大鼠成骨细胞代谢调控机制的作用. 中华实验外科杂志，2013，30（7）：1354-1356. | 张存泰 | 华中科技大学同济医学院附属同济医院 |
| 678 | 张艳，余维巍，姚济华，李彩萍，张存泰，余学锋. 老年 2 型糖尿病患者血糖变异性与糖尿病肾病的关系. 实用医学杂志，2013，29（2）：202-204. | 张存泰 | 华中科技大学同济医学院附属同济医院 |

（续　表）

| 编号 | 文　章 | 论文推荐人 | 发表单位 |
|---|---|---|---|
| 679 | 李彩萍, 靖秋生, 王卫华. 233 例结核性肺毁损纤维支气管镜检查结果分析. 中国内镜杂志, 2013, 19（3）: 260-263. | 张存泰 | 华中科技大学同济医学院附属同济医院 |
| 680 | 李彩萍, 靖秋生, 王卫华. 1271 例支气管结核临床特征和纤维支气管镜检查结果的分析, 中国内镜杂志, 2013, 19（4）: 354-358. | 张存泰 | 华中科技大学同济医学院附属同济医院 |
| 681 | 余维巍, 李彩萍, 张存泰. 缬沙坦对老年高血压合并 2 型糖尿病患者 C 肽水平和颈动脉内膜中层厚度的影响, 华中科技大学学报（医学版）, 2013, 42（5）: 597-600. | 张存泰 | 华中科技大学同济医学院附属同济医院 |
| 682 | 靖秋生, 李彩萍, 王卫华, 刘辉国. 肺结核大咯血后窒息的气管镜急救疗效分析. 中华结核和呼吸杂志, 2013, 36（3）: 232-233. | 张存泰 | 华中科技大学同济医学院附属同济医院 |
| 683 | 范良, 殷铁军, 李崇健, 张荣阁, 周荣, 周斯. 微小 RNA145 对人脐静脉血管内皮细胞增殖迁移的影响. 中华实验外科杂志, 2013, 30（2）: 262-264. | 张存泰 | 华中科技大学同济医学院附属同济医院 |
| 684 | 马海丽, 刘建, 逯清丽. TLR7、TLR8 在非小细胞肺癌中的表达及其临床意义. 华中科技大学学报（医学版）, 2013, 42（3）: 286-289. | 张存泰 | 华中科技大学同济医学院附属同济医院 |
| 685 | 郑红波, 周洪莲, 武亚丽, 周丹. 磷酸化 Akt 和 ERK 在大鼠腹主动脉瘤中的表达. 天津医药, 2013, 41（9）: 891-893. | 张存泰 | 华中科技大学同济医学院附属同济医院 |
| 686 | 武亚丽, 周洪莲, 郑红波, 童雪影. 整合素 β3 在大鼠腹主动脉瘤中的表达及意义. 中国动脉硬化杂志, 2013, 21（7）: 609-613. | 张存泰 | 华中科技大学同济医学院附属同济医院 |
| 687 | 杨艺, 张存泰, 李彩萍, 全小庆, 阮磊. 缺血后适应对老龄大鼠心肌缺血再灌注损伤的保护作用. 中华老年多器官疾病杂志, 2014, 13（8）: 611-615. | 张存泰 | 华中科技大学同济医学院附属同济医院 |
| 688 | 郑凯, 罗易宁, 易维, 郑邈. 老年人甲状腺功能减退性肌病一例. 中华老年医学杂志, 2014, 33（9）: 1029-1031. | 张存泰 | 华中科技大学同济医学院附属同济医院 |
| 689 | 郑凯, 项帅, 董汉华, 关强, 范亚男, 梅斌. 大鼠食管静脉曲张模型食管黏膜下血管中 CD133 阳性内皮细胞的研究. 中华实验外科杂志, 2014, 31（9）: 1960-1961. | 张存泰 | 华中科技大学同济医学院附属同济医院 |
| 690 | 阮磊, 姚济华, 张存泰, 全小庆, 吴晓芬, 操明, 程冕, 杨艺. 起搏器植入的老年患者不同起搏模式微伏级 T 波电交替研究. 中华老年医学杂志, 2014, 33（1）: 4-6. | 张存泰 | 华中科技大学同济医学院附属同济医院 |
| 691 | 王超, 韩娟, 李崇健, 杨镇. 硫化氢对老年门脉高压兔食管-胃交界区血管平滑肌细胞凋亡的影响及机制. 中华实验外科杂志, 2014, 31（8）: 1735-1738. | 张存泰 | 华中科技大学同济医学院附属同济医院 |
| 692 | 操明, 吕彩霞, 董璇, 严凤琴, 尚莎莎, 吴晓芬, 王冠, 阮磊, 全小庆, 张存泰. 合并糖尿病的急性冠脉综合征患者共刺激分子与炎症指标的研究. 中华老年多器官疾病杂志, 2013, 12（2）: 125-128. | 张存泰 | 华中科技大学同济医学院附属同济医院 |

（续　表）

| 编号 | 文　章 | 论文推荐人 | 发表单位 |
|---|---|---|---|
| 693 | 何炜，王冠，全小庆，张存泰，谢东明，阳贻红，阳小灵，刘先发. 干细胞移植改善慢性心力衰竭患者心脏重构、降低心脏相关不良事件的荟萃分析. 中华心血管病杂志，2013，41（4）：282-287. | 张存泰 | 华中科技大学同济医学院附属同济医院 |
| 694 | 杨震. 外科转化医学的质量标准和科学管理. 中华实验外科杂志，2013，30（10）：2019-2021. | 张存泰 | 华中科技大学同济医学院附属同济医院 |
| 695 | 喻澜，夏秦. 脉冲电磁场对脊髓损伤患者骨量丢失的影响. 中华物理医学与康复杂志，2013，35（3）：190-192. | 张存泰 | 华中科技大学同济医学院附属同济医院 |
| 696 | 卜巧云，夏秦，陈旭凤. 过氧化物酶体增殖物激活受体 γ 激动剂对大鼠成骨细胞代谢调控机制的作用. 中华实验外科杂志，2013，30（7）：1354-1356. | 张存泰 | 华中科技大学同济医学院附属同济医院 |
| 697 | 靖秋生，李彩萍，王卫华，刘辉国. 肺结核大咯血后窒息的气管镜急救疗效分析. 中华结核和呼吸杂志，2013，36（3）：232-233. | 张存泰 | 华中科技大学同济医学院附属同济医院 |
| 698 | 范良，殷铁军，李崇健，张荣阁，周荣，周斯. 微小 RNA145 对人脐静脉血管内皮细胞增殖迁移的影响. 中华实验外科杂志，2013，30（2）：262-264. | 张存泰 | 华中科技大学同济医学院附属同济医院 |
| 699 | 吴晓玲，王桦，汪琦. 老年吸入性肺炎常见危险因素及预防对策. 临床内科杂志，2015（12）：857-859. | 张存泰 | 华中科技大学同济医学院附属同济医院 |
| 700 | 王桦，赵晟珣，葛亮，韩静. 老年慢性病防治与健康老龄化. 中华健康管理学杂志，2013，7（4）：219-220. | 王桦 | 华中科技大学同济医学院附属同济医院 |
| 701 | 葛亮，王桦，张艳芳. 老年医学研究现状与发展. 中国老年学杂志，2013，33（19）4927-4930. | 王桦 | 华中科技大学同济医学院附属同济医院 |
| 702 | 刘珍丽，季振中，王桦，马春薇，梁丽珍. 老年人增龄变化对臂踝脉搏波传导速度影响的临床研究. 中华临床医师杂志（电子版），2013，7（10）：4196-4199. | 王桦 | 华中科技大学同济医学院附属同济医院 |
| 703 | 赵晟珣，王桦，杨帆，王家瑜，张艳芳，葛亮，吴晓玲. 高龄老年肺部感染免疫功能变化与免疫调节治疗临床研究. 中华临床医师杂志（电子版），2014，8（6）：1026-1030. | 王桦 | 华中科技大学同济医学院附属同济医院 |
| 704 | 赵晟珣，王桦，曾尔亢，王家瑜，叶旭军，张艳芳，葛亮，吴晓玲. 胸腺肽 α1 对高龄老年肺部感染的免疫调节作用. 中国老年学杂志，2014，34（6）：1461-1463. | 王桦 | 华中科技大学同济医学院附属同济医院 |
| 705 | 王桦，赵晟珣，曾尔亢，马春薇，王家瑜，段凌. 中国人口老龄化社会发展与应对策略. 中国社会医学杂志：2014，31（2）：75-77. | 王桦 | 华中科技大学同济医学院附属同济医院 |
| 706 | 葛亮，王桦，曾尔亢，张艳芳. 衰老相关基因研究进展. 中国老年学杂志，2014，34（22）：6529-6532. | 王桦 | 华中科技大学同济医学院附属同济医院 |

| 编号 | 文　章 | 论文推荐人 | 发表单位 |
|---|---|---|---|
| 707 | 王家瑜，王桦，葛亮，曾尔亢，赵晟珣，吴晓玲，马春薇. 老年女性中心性肥胖低升糖指数饮食的减重作用. 中国老年学杂志，2014，34（5）：1189-1191. | 王桦 | 华中科技大学同济医学院附属同济医院 |
| 708 | 赵晟珣，王桦，杨帆，王家瑜，张艳芳，葛亮，吴晓玲. 高龄老年肺部感染胸腺肽α1 免疫调节疗效观察. 武汉大学学报（医学版），2014，35（3）407-409. | 王桦 | 华中科技大学同济医学院附属同济医院 |
| 709 | 葛亮，王桦，马春薇. 芪苈强心胶囊辅治高龄老年慢性心衰 30 例临床研究. 疑难病杂志，2014（4）：339-341. | 王桦 | 华中科技大学同济医学院附属同济医院 |
| 710 | 王桦，吴晓玲，葛亮，马春薇，赵晟殉. 慢性阻塞性肺疾病诊断、处理和预防全球策略（2011，2013 年修订版）指南解析. 医学新知杂志，2014. 24（1）：46-50. | 王桦 | 华中科技大学同济医学院附属同济医院 |
| 711 | 葛亮，王桦，周晗，马春薇. 高龄老年人的人生意义和死亡态度与主观幸福感的相关性. 医学新知杂志，2014，24（3）：168-171. | 王桦 | 华中科技大学同济医学院附属同济医院 |
| 712 | 吴晓玲，王桦，葛亮，汪琪，张艳芳. 胸腺肽 a1 辅助治疗老年慢性阻塞性肺疾病急性加重期患者疗效的 meta 分析. 中华临床医师杂志（电子版），2015，9（1）：93-99. | 王桦 | 华中科技大学同济医学院附属同济医院 |
| 713 | 王桦，葛亮，吴晓玲，汪琦，叶光明，曾尔亢，段凌. 湖北钟祥 28 位百岁老人健康状况与生活质量的分析. 中国临床保健杂志，2015，6（18）：611-614. | 王桦 | 华中科技大学同济医学院附属同济医院 |
| 714 | 葛亮，王桦，曾尔亢，吴晓玲，叶光明，赵晟珣. 湖北钟祥百岁老人健康状况评估与慢病调查. 中国社会医学杂志，2015，32（2）：132-135. | 王桦 | 华中科技大学同济医学院附属同济医院 |
| 715 | 吴晓玲，王桦，葛亮. P16 基因与细胞衰老. 医学新知杂志，2015，25（2）：115-117. | 王桦 | 华中科技大学同济医学院附属同济医院 |
| 716 | 汪琦，王桦，吴晓玲. 慢性阻塞性肺疾病与衰老. 医学新知杂志，2015，15（3）：154-158. | 王桦 | 华中科技大学同济医学院附属同济医院 |
| 717 | 吴江华，王耀勇，王桦，叶旭军. NSCLC 患者中肿瘤坏死因子相关凋亡诱导配体基因多态性及单倍型研究. 中华实验外科杂志，2013，30（8）：1585-1588. | 王桦 | 华中科技大学同济医学院附属同济医院 |
| 718 | 吴江华，熊金梦，叶旭军. 肿瘤坏死因子相关凋亡诱导配体基因多态性与非小细胞肺癌相关性分析. 武汉大学学报，2014，35（2）：228-231. | 王桦 | 华中科技大学同济医学院附属同济医院 |
| 719 | 卢金萍，陈玲，王桦，李夏. 加倍剂量厄贝沙坦治疗老年高血压合并慢性肾脏病患者的临床观察. 中华高血压杂志，2013，3（21）：283-285. | 王桦 | 华中科技大学同济医学院附属同济医院 |
| 720 | 卢金萍，李夏，陈玲，杨仁勇. 芪苈强心胶囊治疗老年慢性心肾综合征的临床研究. 世界中医药，2013，（12）：1496-1498. | 王桦 | 华中科技大学同济医学院附属同济医院 |

（续 表）

| 编号 | 文 章 | 论文推荐人 | 发表单位 |
|---|---|---|---|
| 721 | 金雅磊，黄从新，程新耀. 粒细胞集落刺激因子改善兔心肌梗死后心功能及结构重塑. 中华实验外科杂志，2013，30（3）：554-556. | 王桦 | 华中科技大学同济医学院附属同济医院 |
| 722 | 金雅磊，黄从新，王腾，曹峰. 粒细胞集落刺激因子对兔心肌梗死后炎性因子的影响. 中华实验外科杂志，2013，30（1）：105-107. | 王桦 | 华中科技大学同济医学院附属同济医院 |
| 723 | 季振中，胡正国，徐焱成. 2-花生四烯酸甘油对 L02 细胞代谢过程中胰岛素抵抗机制的研究. 中日友好医院学报，2015，29（3）：169-172. | 王桦 | 华中科技大学同济医学院附属同济医院 |
| 724 | 姜黎，周瑞，周峰，叶梅，汤小燕，夏上. 结直肠腺癌遗传易感性与多药耐药基因多态性的关系. 中华实验外科杂志，2014，31（11）：2573-2576. | 王桦 | 华中科技大学同济医学院附属同济医院 |
| 725 | 姜黎，周瑞，周峰，叶梅，汤小燕，夏上. 湖北汉族人群多药耐药基因多态性与大肠癌的相关性. 中华实验外科杂志，2015，32（4）：687-690. | 王桦 | 华中科技大学同济医学院附属同济医院 |
| 726 | 李睿，黄朝云，孔朝红，陈静. 老年缺血性脑血管病患者阿司匹林抵抗的影响因素. 武汉大学学报（医学版），2014，35（3）：450-453. | 王桦 | 华中科技大学同济医学院附属同济医院 |
| 727 | 沈丹，曹萍，李睿，钟亚. 血清胱抑素 C 含量与老年良性前列腺增生症患者肾功能的相关性. 心血管康复医学杂志，2015，24（1）：16-20. | 王桦 | 华中科技大学同济医学院附属同济医院 |
| 728 | 沈丹，曹萍，李睿，钟亚. 国际前列腺症状评分联合前列腺体积检测与高血压病的相关性研究. 中华临床医师杂志（电子版），2013，7（2）：534-537. | 王桦 | 华中科技大学同济医学院附属同济医院 |
| 729 | 沈丹，曹萍，李睿，韩艳萍. 老年高血压病合并胰岛素抵抗患者血清游离脂肪酸的测定及意义. 中华临床医师杂志（电子版），2013，7（9）：3875-3878. | 王桦 | 华中科技大学同济医学院附属同济医院 |
| 730 | 曹萍，沈丹，钟亚，袁公贤. 老年高血压合并前列腺增生患者血浆 D-二聚体含量改变的临床意义. 中华老年多器官疾病杂志，2014，13（10）：746-750. | 王桦 | 华中科技大学同济医学院附属同济医院 |
| 731 | 曹萍，钟亚、沈丹. 以胸痛为主诉的亚健康状态的临床鉴别及观察. 中华全科医学，2013，11（3）：357-358. | 王桦 | 华中科技大学同济医学院附属同济医院 |
| 732 | 曹萍，沈丹，钟亚，李睿. 降压药物对老年高血压患者血浆脂联素和视黄醛结合蛋白 4 含量的影响. 中华老年医学杂志，2013，3（7）：702-704. | 王桦 | 华中科技大学同济医学院附属同济医院 |
| 733 | 陈丽丽，刘学军. TGF/Smad 信号通路在小鼠肺纤维化发病机制中的作用及对纤维连接蛋白、骨桥蛋白表达的影响. 国际呼吸杂志，2015（12）：914-919. | 王桦 | 华中科技大学同济医学院附属同济医院 |
| 734 | 赵玉泽，杜毓锋，钱力，郝小燕，刘学军. PCDGF 和 VEGF 在老年男性肺鳞癌中的表达及临床意义及临床意义. 中国药物与临床，2014，14（11）：1480-1483. | 刘学军 | 山西医科大学第一医院 |

（续　表）

| 编号 | 文　章 | 论文推荐人 | 发表单位 |
|---|---|---|---|
| 735 | 李丹，刘学军，杜毓锋. 沙利度胺治疗肺间质纤维化疗效的系统评价. 国际呼吸杂志，2014，34（14）：1069-1074. | 刘学军 | 山西医科大学第一医院 |
| 736 | 杜毓锋，罗潇，刘学军. 贝前列素钠治疗老年稳定期 COPD 合并肺动脉高压的疗效观察. 中西医结合心脑血管病杂志，2014，12（6）：702-703. | 刘学军 | 山西医科大学第一医院 |
| 737 | 白琼，刘学军，秦榛，杜毓锋，钱力，郝小燕. 转化生长因子-β1/Smad3 信号通路对小鼠肺纤维化细胞凋亡的影响及机制. 中华老年医学杂志，2014，33（7）：802-806. | 刘学军 | 山西医科大学第一医院 |
| 738 | 钱力，刘学军，南昊宇，罗潇，郝小燕，杜毓锋. 沙利度胺通过下调 JNK 信号通路抑制肺纤维化大鼠Ⅰ型胶原蛋白的过度表达. 中华老年医学杂志，2013，32（12）：1351-1356. | 刘学军 | 山西医科大学第一医院 |
| 739 | 南昊宇，刘学军，钱力. 慢性阻塞性肺疾病急性加重患者住院治疗相关危险因素分析. 中国医药，2013，8（11）：1558-1560. | 刘学军 | 山西医科大学第一医院 |
| 740 | 陈丽芳，刘学军. 老年综合评估应用现状及前景展望. 全科护理，2013，6（11）：1520-1522. | 刘学军 | 山西医科大学第一医院 |
| 741 | 崔淼，刘学军. 沙利度胺对肺纤维化大鼠肺组织中 c-jun 氨基末端激酶及 α-平滑肌肌动蛋白表达的影响及意义. 中国药物与临床，2013，13（5）：577-579. | 刘学军 | 山西医科大学第一医院 |
| 742 | 耿婕，陈树涛，王林. 老年冠心病患者脂蛋白（a）与纤维蛋白原的相关性分析. 中华医学杂志，2013，93（6）：436-439. | 耿婕 | 天津胸科医院 |
| 743 | 耿婕，陈树涛，丛洪良. 老年冠心病患者脑利钠肽与血脂及肾功能相关性研究. 中华老年医学杂志，2015，34（2）：122-125. | 耿婕 | 天津胸科医院 |
| 744 | 朱延波，张秀红，耿婕. 全身成像三维量化定量评估主动脉瓣反流体积的价值分析. 中华医学杂志，2015，95（15）：1149-1152. | 耿婕 | 天津胸科医院 |
| 745 | 陶晓春. 胸水中脑利钠肽水平对心力衰竭诊断的临床价值分析. 中西医结合心脑血管病杂志，2013，6：665-667. | 胡安梅 | 中国石油中心医院 |
| 746 | 陶晓春，胡安梅，李培秀. 64 层冠状动脉 CT 在高危人群体检中的诊断价值及相关危险因素的分析. 中西医结合心脑血管病杂志，2013，7：810-811. | 胡安梅 | 中国石油中心医院 |
| 747 | 胡安梅，陶晓春，李培秀. 高危体检人群中冠脉病变者应用阿托伐他汀干预后的临床观察. 中西医结合心脑血管病杂志，2013，9：1060-1061. | 胡安梅 | 中国石油中心医院 |
| 748 | 陶晓春，黄达，胡安梅. 定期体检人群骨密度变化率的临床分析. 中国药物与临床，2013，9：1205-1207. | 胡安梅 | 中国石油中心医院 |
| 749 | 陶晓春，胡安梅. 老年门诊患者共病状况的临床研究. 实用老年医学，2014，9：758-760. | 胡安梅 | 中国石油中心医院 |
| 750 | 陶晓春，胡安梅，魏书侠. 社区老年人衰弱评估的临床研究. 实用老年医学，2015，1：63-66. | 胡安梅 | 中国石油中心医院 |
| 751 | 魏书侠，李晶，李双. 老年人认知障碍与跌倒的联系探索. 中国综合临床，2015，9：588-588. | 胡安梅 | 中国石油中心医院 |
| 752 | 鲁新萍，王悦，谷曼丽. 老年认知功能衰退的营养干预观察. 中国综合临床，2015，12：435-436. | 胡安梅 | 中国石油中心医院 |
| 753 | 陶军. 高血压人群中血管老化的评价和管理. 中华高血压杂志，2015，10（23）：1673-7245. | 陶军 | 中山医科大学附属第一医院 |

（续　表）

| 编号 | 文　章 | 论文推荐人 | 发表单位 |
|---|---|---|---|
| 754 | 吴芳，王妍，夏文豪，苏晨，黄奕俊，陶军. 急性中强度运动对血压达标高血压患者循环内皮微颗粒水平的影响. 中华高血压杂志，2015，5（23）：465-469. | 陶军 | 中山医科大学附属第一医院 |
| 755 | 王清海，陶军，陈利国，李荣，靳利利，李典鸿，苏慧. 高血压中西医结合诊治方案建议. 中西医结合心脑血管病杂志，2015，13（5）：664-666. | 陶军 | 中山医科大学附属第一医院 |
| 756 | 沈白，徐新，张社兵，陶军. 荷叶生物碱对 THP-1 源性巨噬细胞 CD36 及 PPARγ 表达的影响. 中国动脉硬化杂志，2015，23（8）：784-788. | 陶军 | 中山医科大学附属第一医院 |
| 757 | 陶军. 中药及复合降压药的认识与应用. 中国实用内科杂志，2015，35（4）：311-313. | 陶军 | 中山医科大学附属第一医院 |
| 758 | 吴兆苏，朱鼎良，蒋雄京，孙宁玲，张宇清，高平进，李南方，谢良地，陈鲁原，陶军，祝之明，曾春雨，李卫，李新立. 中国高血压联盟关于经皮经导管射频消融去肾交感神经术治疗难治性高血压的立场与建议. 中华高血压杂志，2013，23（5）：419-423. | 陶军 | 中山医科大学附属第一医院 |
| 759 | 孙宁玲，霍勇，王继光，李南方，陶军，李勇，严晓伟，蒋雄京，李学旺. 难治性高血压诊断治疗中国专家共识. 中国介入心脏病学杂志，2013，21（2）：69-74. | 陶军 | 中山医科大学附属第一医院 |
| 760 | 汪婷婷，李全朋，刘莉，黄曙，季国忠，范志宁，缪林. PXR 基因 rs6785049、rs2276707 和 rs3814055 多态性与胆石病遗传易感性的相关研究. 医学研究生学报，2013，26（4）：352-355. | 缪林 | 南京医科大学第二附属医院 |
| 761 | 肖茂林，缪林，李全朋. ERCP 术后胰腺炎相关危险因素分析及对策. 中国内镜杂志，2013，19（6）：624-627. | 缪林 | 南京医科大学第二附属医院 |
| 762 | 葛贤秀，曹鹏，缪林，李全鹏，汪婷婷，于泓，季国忠. 重组东亚钳蝎镇痛抗肿瘤肽对胆管癌细胞化疗的增敏作用. 江苏医药，2013，39（11）：1241-1244. | 缪林 | 南京医科大学第二附属医院 |
| 763 | 葛贤秀，曹鹏，卢悟广，季国忠，李全鹏，谢睿，缪林. 重组东亚钳蝎镇痛抗肿瘤肽 rAGAP 增强胆管癌细胞化疗敏感性的作用研究. 医学研究生学报，2013，26（4）：343-347. | 缪林 | 南京医科大学第二附属医院 |
| 764 | 王敏，王芸，孙亮，季国忠，葛贤秀，李全朋，王泓，王飞，缪林. Girdin 蛋白在胆管癌组织中的表达及意义. 肝胆外科杂志，2013，21（5）：379-381. | 缪林 | 南京医科大学第二附属医院 |
| 765 | 于泓，缪林. 胆管癌支架治疗的现状及进展. 世界华人消化杂志，2014，22（5）：648-653. | 缪林 | 南京医科大学第二附属医院 |
| 766 | 缪林，王飞. ERCP 在胆胰疾病中的应用新进展. 临床肝胆病杂志，2014，12：1259-1266. | 缪林 | 南京医科大学第二附属医院 |
| 767 | 郭露露，赵卫红. NGAL 与肾脏疾病研究进展. 中华肾病杂志，2015，31（2）：156-160. | 赵卫红 | 南京医科大学第一附属医院 |
| 768 | 汪妍，赵卫红. 老年人常见透析血管通路及其应用. 中华老年多器官疾病杂志，2014，2：144-147. | 赵卫红 | 南京医科大学第一附属医院 |
| 769 | 鲁星妍，赵卫红. 重视肾血管性高血压. 中华临床医师杂志，2013，6：8-10. | 赵卫红 | 南京医科大学第一附属医院 |
| 770 | 裴小华，赵卫红. 老年人肾功能评估现状与进展. 中华老年多器官疾病杂志，2013，（1）：77-80. | 赵卫红 | 南京医科大学第一附属医院 |
| 771 | 朱蓓，裴小华，王翠玉，袁海川，王蕾，梅竹，赵卫红. 老年血液透析患者锁骨下静脉狭窄的诊治分析. 中国血液净化，2013，12（4）：226-227. | 赵卫红 | 南京医科大学第一附属医院 |

| 编号 | 文　章 | 论文推荐人 | 发表单位 |
|---|---|---|---|
| 772 | 郑亚莉, 陆晓华, 曹丽. 蛋白激酶 5 过度激活诱发 β 细胞凋亡和调节胰岛素分泌的机制研究. 中国全科医学杂志, 2013, 16: 2823-2826. | 郑亚莉 | 宁夏人民医院 |
| 773 | 郑亚莉, 陆晓华, 保莉. 以 Cdk5 为靶点探讨 Cdk5 活性抑制肽 CIP 在神经细胞和胰岛 β 细胞的作用机制. 中华保健医学杂志, 2013, 35: 152-154. | 郑亚莉 | 宁夏人民医院 |
| 774 | 罗红艳, 毕逢晨, 郑亚莉. 血清胱抑素 C 和 β2 微球蛋白在老年慢性阻塞性肺疾病诊断早期肾损害中应用. 中华保健医学杂志, 2013, 35: 106-109. | 郑亚莉 | 宁夏人民医院 |
| 775 | 罗红艳, 高永才, 郑亚莉. 老年慢性阻塞性肺疾病早期肾损伤相关因素探讨. 中华老年多器官疾病杂志, 2014, 13: 99-103. | 郑亚莉 | 宁夏人民医院 |
| 776 | 保莉, 田大成, 郑亚莉. 足细胞特异性因子 nephrin 及肿瘤蛋白-1 在肾小球硬化过程中表达变化. 中华老年多器官疾病杂志, 2014, 13: 131-134. | 郑亚莉 | 宁夏人民医院 |
| 777 | 张霞, 付海霞, 郑亚莉. TFP5 对高糖诱发的细胞周期素依赖性激酶过度激活及胰岛 β 细胞凋亡的影响. 中华老年多器官疾病杂志, 2014, 13: 127-130. | 郑亚莉 | 宁夏人民医院 |
| 778 | 兰小梅, 保莉, 郑亚莉. IgA 肾病预后不良因素与肾血管病变相关性分析. 中华老年多器官疾病杂志, 2014, 13: 104-107. | 郑亚莉 | 宁夏人民医院 |
| 779 | 曹丽, 罗红艳, 郑亚莉. 慢性阻塞性肺疾病患者血清低氧诱导因子-1α 水平与早期肾损伤相关性分析. 中华老年多器官疾病杂志, 2014, 13: 94-98. | 郑亚莉 | 宁夏人民医院 |
| 780 | 沈佳, 武海亮, 刘雅娟. 宁夏回族代谢综合征与脂联素水平及基因多态性的相关性研究. 中华老年心脑血管病杂志, 2013, 15 (1): 7-10. | 杨锐英 | 宁夏医科大学总医院 |
| 781 | 孙蕊, 刘雅娟, 孙红茜. 自发性高血压大鼠血清脂联素和心肌脂联素受体 1 的表达及与胰岛素抵抗程度与心室重构的关系研究. 中国全科医学, 2013, 16 (4C) 1356-1359. | 杨锐英 | 宁夏医科大学总医院 |
| 782 | 孙红茜, 孙蕊, 杨锐英. 福辛普利对自发性高血压大鼠主动脉脂联素受体 1 表达的影响. 包头医学院学报, 2013, 29 (3): 8-11. | 杨锐英 | 宁夏医科大学总医院 |
| 783 | 武海亮, 刘雅娟, 陈芳. 宁夏回汉族脂联素基因+45 位点多态性及其血清水平与冠心病的相关性. 临床心血管杂志, 2013, 29 (10): 765-768. | 杨锐英 | 宁夏医科大学总医院 |
| 784 | 武海亮, 陈芳, 沈佳. 宁夏回汉族脂联素基因 SNP+276G/T 单核苷酸多态性与冠心病的相关性. 临床心血管病杂志, 2013, 29 (11): 836-839 | 杨锐英 | 宁夏医科大学总医院 |
| 785 | 孙蕊, 孙红茜, 刘雅娟. 自发性高血压大鼠脂联素及其受体 1 的表达与心血管重构的关系. 宁夏医学杂志, 2014, 36 (1): 3-6. | 杨锐英 | 宁夏医科大学总医院 |
| 786 | 孙蕊, 薛万里, 秦毅. 福辛普利对自发性高血压大鼠心室重构及血清脂联素、心肌脂联素受体 1 表达的影响. 临床心血管病杂志, 2014, 30 (9): 766-769. | 杨锐英 | 宁夏医科大学总医院 |
| 787 | 武海亮, 沈佳, 陈芳. 宁夏回汉族人群脂联素基因 SNP+276G/T 单核苷酸多态性与代谢综合症的相关性. 宁夏医学杂志, 2014, 36 (9): 781-783. | 杨锐英 | 宁夏医科大学总医院 |
| 788 | 武海亮, 陈芳, 沈佳. 宁夏回汉族脂联素基因+45 位点多态性及其血清水平与代谢综合征的相关性. 宁夏医学杂志, 2015, 37 (2): 100-103. | 杨锐英 | 宁夏医科大学总医院 |
| 789 | 李奔, 孙红茜, 桑小银. 代谢综合征患者左房扩大与房性心律失常间关系的探讨. 宁夏医学杂志, 2015, 37 (2): 114-116. | 杨锐英 | 宁夏医科大学总医院 |
| 790 | 姜蕾, 张磊, 梁江久. 长链非编码 RNA 在压力超负荷引起的大鼠心肌肥厚中的差异表达. 山东大学学报 (医学版), 2015, 5: 22-26. | 梁江久 | 山东省千佛山医院 |
| 791 | 李兴凤, 任玉华, 梁江久. 肺动脉压对左心室射血分数正常心力衰竭患者预后的预测价值. 中国心血管杂志, 2015, 5: 73-79. | 梁江久 | 山东省千佛山医院 |

（续 表）

| 编号 | 文 章 | 论文推荐人 | 发表单位 |
|---|---|---|---|
| 792 | 范芳芳，田秀青，徐雪，张磊，宫玉玲，梁江久. 他克莫司对大鼠心肌肥厚及 TOLL 受体 4 的影响. 中国药理学通报，2013，7：1004-1007. | 梁江久 | 山东省千佛山医院 |
| 793 | 于澈，王荣. 老年血液透析患者通路的现状与思考. 中国血液净化，2015，1：51-56. | 王荣 | 山东省立医院 |
| 794 | 黄秋霞，朱鹏立，黄峰，林帆，郜忠海，陈发林，黄建刚. 高血压人群微量蛋白尿与眼底血管直径的相关性. 中华内科杂志，2013，52（4）：309-312. | 朱鹏立 | 福建省立医院 |
| 795 | 黄峰，朱鹏立，肖华贞，林帆，袁音，郜忠海，李建卫，陈发林. 福建沿海地区正常高值血压及高血压人群现况及其心血管危险. 中华心血管病杂志，2013，41（10）：876-881. | 朱鹏立 | 福建省立医院 |
| 796 | 林虹，余惠珍，林帆，朱鹏立，孙成爱. 吡哆胺和替米沙坦对自发性高血压大鼠肾脏损害的影响. 中华高血压杂志，2013，21（4）：365-370. | 朱鹏立 | 福建省立医院 |
| 797 | 李乔薇，朱鹏立，黄峰，林帆，郜忠海，陈发林，黄建刚. 福建沿海人群视网膜中央动脉直径与心血管危险因素的关系. 中华高血压杂志，2014，22（1）：51-56. | 朱鹏立 | 福建省立医院 |
| 798 | 余鹏，朱鹏立，黄峰，林帆，陈发林. 福建沿海地区盐摄入量调查及与血压相关性分析. 中华高血压杂志，2015，23（1）：57-61. | 朱鹏立 | 福建省立医院 |
| 799 | 黄峰，朱鹏立，黄秋霞，林帆，黄毅. apelin 及其受体 APJ 基因多态性与高血压的关系. 中华高血压杂志，2015，23（4）：359-364. | 朱鹏立 | 福建省立医院 |
| 800 | 林帆，张海琳，朱鹏立，黄峰. 血尿酸对老年高血压患者肾功能的影响——回顾性队列研究. 中华肾脏病杂志，2015，31（6）：408-413. | 朱鹏立 | 福建省立医院 |
| 801 | 林敏，林帆，朱鹏立，黄峰，陈发林. 福建沿海农村血尿酸水平调查及心血管危险因素相关性分析. 中华内分泌代谢杂志，2015，31（6）：522-523. | 朱鹏立 | 福建省立医院 |
| 802 | 中华医学会老年医学分会老年神经病学组. 记忆门诊标准操作规程指南. 中华老年医学杂志，2015，34（8）：819-828. | 张巍 | 北京天坛医院 |
| 803 | 扈杨，张巍. 帕金森病伴快速眼动睡眠期行为障碍. 生理科学进展，2015，46（3）：185-190. | 张巍 | 北京天坛医院 |
| 804 | 曹辰杰，余舒扬，左丽君，李辰，扈杨，王方，陈泽颉，张巍. 经颅超声检测帕金森病患者黑质回声的变化与临床症状关系的研究. 中华临床医师杂志电子版，2013，7（15）：6904-6912. | 张巍 | 北京天坛医院 |
| 805 | 曹辰杰，余舒扬，左丽君，陈泽颉，孙莉，黄曦妍，刘卓，扈杨，王方，张巍. 帕金森病患者伴发自主神经功能障碍与运动症状和非运动症状相关性的研究. 中华临床医师杂志电子版，2013，7（15）：6898-6903. | 张巍 | 北京天坛医院 |
| 806 | 孙莉，余舒扬，黄曦妍，刘卓，左丽君，曹辰杰，扈杨，王方，陈泽颉，张巍. 帕金森病伴发认知障碍患者非运动症状特点的研究. 中华临床医师杂志电子版，2013，11：4799-4805. | 张巍 | 北京天坛医院 |
| 807 | 左丽君，余舒扬，张巍. 阿尔茨海默病的危险因素. 中华老年医学杂志，2013，32（9）：1021-1024. | 张巍 | 北京天坛医院 |
| 808 | 扈杨，左丽君，余舒扬，曹辰杰，陈泽颉，王方，张巍. 帕金森病患者伴很可能的快速眼动睡眠行为障碍和相关因素的研究. 中华临床医师杂志电子版，2013，7（12）：5216-5222. | 张巍 | 北京天坛医院 |

| 编号 | 文　章 | 论文推荐人 | 发表单位 |
|---|---|---|---|
| 809 | 陈泽颉，曹辰杰，余舒扬，左丽君，扈杨，王方，张巍. 帕金森病伴发幻觉与非运动症状关系的研究. 中华临床医师杂志电子版，2013，7（15）：6813-6819. | 张巍 | 北京天坛医院 |
| 810 | 左丽君，张巍. 神经免疫炎症与阿尔茨海默病. 中华临床医师杂志电子版，2013，14：6547-6550. | 张巍 | 北京天坛医院 |
| 811 | 扈杨，张巍. 帕金森病伴快速眼动睡眠期行为障碍. 生理科学进展，2015，46（3）：185-190. | 张巍 | 北京天坛医院 |
| 812 | 王方，张巍. 帕金森病单纯淡漠临床特征及发病机制. 生理科学进展，2015，46（3）：191-196. | 张巍 | 北京天坛医院 |
| 813 | 连腾宏，余舒扬，左丽君，朴英善，扈杨，王方，杜阳，王瑞丹，余秋瑾，张巍. 帕金森病伴发抑郁及其相关因素的研究. 中华老年多器官疾病杂志，2015，14（9）：650-659. | 张巍 | 北京天坛医院 |
| 814 | 朴英善，陈泽颉，左丽君，余舒扬，扈杨，王方，杜阳，连腾宏，余秋瑾，王瑞丹，张巍. 帕金森病伴发不宁腿综合征的临床症状研究. 中华老年多器官疾病杂志，2015，14（9）：644-649. | 张巍 | 北京天坛医院 |
| 815 | 张铁梅. 血 Hcy 水平对原发性高血压患者血压变异性和动脉硬化影响的研究. 中国医药导刊，2015，5（5）：12-13. | 张巍 | 北京天坛医院 |
| 816 | 张铁梅. 老年患者住院期间肺部感染合并谵妄的临床预后分析. 武汉大学学报（医学版），2015，36：543-545. | 张巍 | 北京天坛医院 |
| 817 | 张铁梅. 低强度华法林在老年非瓣膜性心房颤动卒中高风险患者卒中一级预防中的疗效和安全性观察. 中国卒中杂志，2015，10（6）：483-489. | 张巍 | 北京天坛医院 |
| 818 | 张铁梅. 老年共病合并谵妄病因及临床预后分析. 医学与社会，2015，28（6）：52-54 | 张巍 | 北京天坛医院 |
| 819 | 张巍. 不要让幸福从手中抖落：合理应用药物治疗帕金森病. 临床合理用药杂志，2013，6（8）：5-6. | 张巍 | 北京天坛医院 |
| 820 | 花芸，程洁，刘振国. 轻度认知功能障碍筛查量表分析. 中国神经免疫学和神经病学杂志，2015，22（5）：357-361. | 刘振国 | 上海交通大学医学院附属新华医院 |
| 821 | 张婧，干静，刘振国. SWEDDs 临床特点及其研究进展. 中华神经科杂志，2015，48（7）：614-616. | 刘振国 | 上海交通大学医学院附属新华医院 |
| 822 | 胡荣郭，程洁，刘振国. 脑白质病变临床特点与白质传导束关系研究进展. 中国临床神经科学，2015，23（1）：88-101. | 刘振国 | 上海交通大学医学院附属新华医院 |
| 823 | 干静，戚辰，章素芳，刘振国. AMPA 受体分布对帕金森病及异动症发生的影响. 上海交通大学学报（医学版），2015，35（3）：308-315. | 刘振国 | 上海交通大学医学院附属新华医院 |
| 824 | 戚辰，干静，吴娜，宋璐，袁伟恩，刘振国. 丝氨酸/苏氨酸激酶通路参与促红细胞生成素保护帕金森病大鼠的实验研究. 中国临床神经科学，2014，22（6）：601-606. | 刘振国 | 上海交通大学医学院附属新华医院 |
| 825 | 浦政，干静，王晓蓉，戚辰. 马来酸桂哌奇特预处理与大鼠脑缺血 MAPK 信号转导通路的影响. 上海交通大学学报（医学版），2014，34（4）：475-480. | 刘振国 | 上海交通大学医学院附属新华医院 |
| 826 | 浦政，李美蓉，王晓蓉，张忠阳. 马来酸桂哌奇特预处理与大鼠脑缺血磁共振波谱变化. 脑与神经疾病杂志，2014，22（2）：99-102. | 刘振国 | 上海交通大学医学院附属新华医院 |

（续　表）

| 编号 | 文　章 | 论文推荐人 | 发表单位 |
|---|---|---|---|
| 827 | 楼之茵，程洁，李琳，陈伟，王晓蓉，浦政，刘振国，肖保国. 大麻素 1 型受体在实验性自身免疫性脑脊液炎小鼠中的动态表达及其作用. 中山大学学报，2014，35（6）：814-822. | 刘振国 | 上海交通大学医学院附属新华医院 |
| 828 | 万赢，任肖玉，魏雅荣，周明珠，何海燕，干静，陆丽霞，吴佳英，陈伟，刘振国. 帕金森病患者跌跤发生率及临床特征的三年纵向研究. 中华神经科杂志，2014，47（11）：781-785. | 刘振国 | 上海交通大学医学院附属新华医院 |
| 829 | 王晓蓉，干静，戚辰，浦政，刘振国. 马来酸桂哌齐特对脑缺血大鼠模型细胞外信号调节激酶表达的影响. 中国临床神经科学，2014，22（5）：510-517. | 刘振国 | 上海交通大学医学院附属新华医院 |
| 830 | 陈伟，干静，俞郦，朱炜，周明珠，魏江磊，刘振国. 天芪平颤方化裁治疗帕金森病非运动症状的临床研究. 中医药导报，2014，20（14）：11-14. | 刘振国 | 上海交通大学医学院附属新华医院 |
| 831 | 李琳，程洁，干静，刘振国. 脑梗死合并心房颤动 358 例抗凝治疗状况分析. 中国综合临床，2014，30（4）：379-382. | 刘振国 | 上海交通大学医学院附属新华医院 |
| 832 | 罗懿，万赢，干静，胡荣郭，花芸，刘振国，瞿梦媛，沈炜娣，魏雅荣，任肖玉. Sniffin's Sticks 方法评价帕金森病患者的嗅觉功能. 中华神经科杂志，2014，47（6）：370-374. | 刘振国 | 上海交通大学医学院附属新华医院 |
| 833 | 陈伟，俞郦，朱炜，魏江磊，刘振国. 天芪平颤方治疗帕金森病运动症状临床观察. 辽宁中医药大学学报，2014，16（7）：99-100. | 刘振国 | 上海交通大学医学院附属新华医院 |
| 834 | 万赢，刘振国. 帕金森病运动并发症的防治与思考. 中国现代神经疾病杂志，2013，13（8）：663-666. | 刘振国 | 上海交通大学医学院附属新华医院 |
| 835 | 吴娜，宋璐，杨新新，魏江磊，刘振国. 天芪平颤颗粒通过 β-arrestin 1 预防 PD 运动并发症的机制研究. 中华中医药学刊，2013，31（8）：1595-1598. | 刘振国 | 上海交通大学医学院附属新华医院 |
| 836 | 浦政，戚辰，干静，刘振国. 左旋多巴给药频度与异动症大鼠纹状体神经递质. 中国现代医学杂志，2013，23（11）：31-34. | 刘振国 | 上海交通大学医学院附属新华医院 |
| 837 | 吴娜，宋璐，杨新新，魏江磊，刘振国. 天芪平颤颗粒对帕金森病大鼠异动症行为学及信号转导蛋白表达的影响. 上海中医药大学学报，2013，27（1）：55-63. | 刘振国 | 上海交通大学医学院附属新华医院 |
| 838 | 任肖玉，周明珠，干静，万赢，陆丽霞，吴佳英，何海燕，魏亚荣，刘振国. 帕金森病患者生活质量的前瞻性研究. 中华老年医学杂志，2013，32（4）：353-356. | 刘振国 | 上海交通大学医学院附属新华医院 |
| 839 | 杨新新，任甜甜，吴娜，宋璐，袁伟恩，刘振国. 包裹左旋多巴/苄丝肼 PLGA 微球通过 Tau 蛋白/△FosB 信号通路治疗异动症大鼠的实验研究. 中国神经免疫和神经病学杂志，2013，20（2）：105-109. | 刘振国 | 上海交通大学医学院附属新华医院 |
| 840 | 万赢，任肖玉，魏雅荣，周明珠，何海燕，干静，陆丽霞，吴佳英，陈伟，刘振国. 三年前瞻性临床研究初步构建帕金森病运动并发症危险评估量表. 中华神经科杂志，2013，46（1）：26-31. | 刘振国 | 上海交通大学医学院附属新华医院 |
| 841 | 王晓蓉，魏亚荣，何海燕，任肖玉，肖倩，刘振国. 动态血压监测评价硝苯地平控释片对亚急性期脑梗死合并高血压患者血压参数的影响. 中国综合临床，2013，29（3）：281-285. | 刘振国 | 上海交通大学医学院附属新华医院 |
| 842 | 马旭，朱清，邵凤民. 丹参川芎嗪注射剂对老年慢性肾功能衰竭患者血清结缔组织生长因子及转化生长因子-β1 的影响. 中国老年学杂志，2015，35（16）：4640-4641. | 邵凤民 | 河南省人民医院 |

| 编号 | 文　章 | 论文推荐人 | 发表单位 |
|---|---|---|---|
| 843 | 张宏涛，朱清，邵凤民. 高通量血液透析对老年维持性透析患者生活质量研究. 医药论坛杂志，2013，34（7）：50-54. | 邵凤民 | 河南省人民医院 |
| 844 | 朱清，夏璐. 缬沙坦联合氨氯地平治疗高龄老年高血压疗效及肾脏保护作用. 中国老年学杂志，2013，33（19）：4833-4834. | 邵凤民 | 河南省人民医院 |
| 845 | 冯美江，鲁翔. 老年人外周血管疾病. 中华老年心脑血管病杂志，2014，8：895-896. | 鲁翔 | 南京医科大学第二附属医院 |
| 846 | 陆鹏，郭志睿，张娟. 单分散大尺寸金纳米颗粒的可控制备及其应用于免疫层析法检测心肌肌钙蛋白 I. 中华老年医学杂志，2015，34（4）：382-386. | 鲁翔 | 南京医科大学第二附属医院 |
| 847 | 冯美江，鲁翔. 老年疾病与整合医学. 中华临床医师杂志电子版，2013，7（2）：1-2. | 鲁翔 | 南京医科大学第二附属医院 |
| 848 | 李明，李玺，权乾坤，袁海峰，李源，王娟. 人参皂苷 Rg1 对阿尔茨海默病大鼠脑片模型 tau 蛋白磷酸化的影响. 中华老年多器官疾病杂志，2014，13（9）：702-706. | 李玺 | 西安交通大学第二附属医院 |
| 849 | 马新欣，李玺，田苑，王娟. 脑尔康对 AD 模型小鼠学习记忆及脑内 AchE 活性影响的拆方研究. 陕西中医，2015，（07）：922-924. | 李玺 | 西安交通大学第二附属医院 |
| 850 | 李源，马欣欣，袁海峰，侯吉星，权乾坤，王宁宁，李玺. 人参皂苷 Rg1 对 AD 大鼠脑片模型 Bcl-2 表达的影响. 昆明医科大学学报，2014，08：34-36. | 李玺 | 西安交通大学第二附属医院 |
| 851 | 李源，刘颖，袁海峰，马新欣，张欣，李明，侯吉星，权乾坤，李玺. 人参皂苷 Rg1 对阿尔茨海默病模型大鼠脑片磷酸化 Tau 蛋白及胆碱乙酰基转移酶表达的影响. 中国老年学杂志，2015，06：1640-1641. | 李玺 | 西安交通大学第二附属医院 |
| 852 | 侯吉星，陈良梅，马新欣，李玺，张露莹. 脑尔康及其拆方组对 AD 模型小鼠脑内 SYN、RAGE 水平表达的影响. 陕西中医，2015，08：1078-1080. | 李玺 | 西安交通大学第二附属医院 |
| 853 | 刘春田，吴海琴，黄芳，王晓娟，刘晓丹，李玺. 基于脑血管造影结果的脑梗死患者头颈部动脉粥样硬化狭窄的危险因素. 中国老年学杂志，2014，16（34）：4472-4474. | 李玺 | 西安交通大学第二附属医院 |
| 854 | 马辛，西英俊. 突发公共事件心理危机干预. 中华健康管理学杂志，2014，8（4）：223-225. | 马辛 | 首都医科大学附属北京安定医院 |
| 855 | 马辛. 精神卫生系列讲座：精神障碍的历史与现在. 中华健康管理学杂志，2015，32（3）：219-223. | 马辛 | 首都医科大学附属北京安定医院 |
| 856 | 马辛. 止痛有心药，你发现了吗？中华养生保健，2015，12（1）：16-19. | 马辛 | 首都医科大学附属北京安定医院 |
| 857 | 马云，毛佩贤，任艳萍，汤宜朗，马辛. 氯胺酮治疗难治性抑郁症的进展与机制. 中华精神科杂志，2014，47（3）：183-185. | 马辛 | 首都医科大学附属北京安定医院 |
| 858 | 张玲，马辛. 抑郁症的低动力症状特点. 中华精神科杂志，2014，47（2）：109-110. | 马辛 | 首都医科大学附属北京安定医院 |
| 859 | 王刚，马辛. 抑郁症未来的研究方向. 中华精神科杂志，2013，46（2）：117-118. | 马辛 | 首都医科大学附属北京安定医院 |
| 860 | 王琰，何燕玲，王静夷，肖水源，闫芳，赵靖平，马辛，徐一峰，张明园. 上海和北京及长沙三个城市焦虑障碍和抑郁症的大众知晓度调查. 中华精神科杂志，2015，48（4）：220-226. | 马辛 | 首都医科大学附属北京安定医院 |

（续　表）

| 编号 | 文　章 | 论文推荐人 | 发表单位 |
|---|---|---|---|
| 861 | 顾小静，郑伟，张楠，翁永振，马辛，向应强. 精神分裂症患者的职业康复研究进展. 中国健康心理学杂志，2015，23（4）：632-635. | 马辛 | 首都医科大学附属北京安定医院 |
| 862 | 郑伟，唐利荣，翁永振，赵秀芹，王秋俊，马辛，向应强. 住院精神分裂症患者口腔健康相关生活质量影响因素及其与自杀企图的关系. 中国健康心理学杂志，2015，23（3）：324-328. | 马辛 | 首都医科大学附属北京安定医院 |
| 863 | 姜玮，路亚洲，史晓宁，李艳茹，任艳萍，马辛. 精神分裂症患者临床特征和无抽搐电痉挛治疗刺激参数对疗效影响. 中国健康心理学杂志，2014，22（10）：1470-1472. | 马辛 | 首都医科大学附属北京安定医院 |
| 864 | 路亚洲，周丹娜，刘志宏，姜玮，任艳萍，马辛. 高频重复经颅磁刺激治疗对抑郁症患者运动阈值影响及与疗效的相关性. 中国健康心理学杂志，2014，22（10）：1446-1448. | 马辛 | 首都医科大学附属北京安定医院 |
| 865 | 路亚洲，姜玮，任艳萍，刘志宏，周丹娜，马辛. 20Hz重复经颅磁刺激治疗改善难治性精神分裂症注意和执行功能的损害. 中国健康心理学杂志，2014，22（10）：1448-1450. | 马辛 | 首都医科大学附属北京安定医院 |
| 866 | 任艳萍，姜玮，李艳茹，周丹娜，刘志宏，马辛. 重复经颅磁刺激和无抽搐电痉挛治疗抑郁症的初步比较. 中国健康心理学杂志，2014，22（10）：1444-1445. | 马辛 | 首都医科大学附属北京安定医院 |
| 867 | 路亚洲，姜玮，史晓宁，李艳茹，任艳萍，马辛. 双额与单侧顶颞抽搐电痉挛治疗精神分裂症急性期疗效的随机对照研究. 中国健康心理学杂志，2014，22（10）：1457-1459. | 马辛 | 首都医科大学附属北京安定医院 |
| 868 | 姜玮，路亚洲，史晓宁，李艳茹，任艳萍，马辛. 双额与单侧顶颞无抽搐电痉挛治疗对精神分裂症患者认知功能的影响. 中国健康心理学杂志，2014，22（10）：1462-1465. | 马辛 | 首都医科大学附属北京安定医院 |
| 869 | 郑伟，唐利荣，赵秀芹，翁永振，陈斌，马辛，向应强. 阿立哌唑与齐拉西酮对精神分裂症患者血糖、血脂和体重影响的Meta分析. 中国健康心理学杂志，2014，22（12）：1761-1764. | 马辛 | 首都医科大学附属北京安定医院 |
| 870 | 刘竞，闫芳，马辛，郭红利，吴晓梅，曹欣冬，徐秋月，李海英，李振波. 北京市55周岁及以上人群精神障碍防治知识知晓率. 中国健康心理学杂志，2013，21（11）：1626-1628. | 马辛 | 首都医科大学附属北京安定医院 |
| 871 | 姚瑶，杨健，裴昱，王勇，马辛，王晓民，汪璇. 西酞普兰对抑郁模型大鼠的治疗作用及机制研究. 首都医科大学学报，2013，34（2）：239-244. | 马辛 | 首都医科大学附属北京安定医院 |
| 872 | 王健，王刚，马辛. 小剂量利培酮强化抗抑郁剂治疗双相抑郁发作的疗效和安全性研究. 首都医科大学学报，2014，32（2）：205-209. | 马辛 | 首都医科大学附属北京安定医院 |
| 873 | 张国富，刘敏，肖乐，于海婷，翟倩，杜万君，张峰，王玉，王海燕，毛佩贤，马辛，王刚. 北京精神疾病临床数据和生物样本库的建设. 临床心身疾病杂志，2015，12（5）：141-143. | 马辛 | 首都医科大学附属北京安定医院 |
| 874 | 郑伟，唐利荣，翁永振，马辛，向应强. 托吡酯减轻第2代抗精神病药物所致精神分裂症患者体质量增加的Meta分析. 中国医药，2015，10（1）：71-76. | 马辛 | 首都医科大学附属北京安定医院 |
| 875 | 孙丛丛，刘辉，马辛. 帕利哌酮缓释片致耳鸣1例. 医学信息，2014，34（7）：493. | 马辛 | 首都医科大学附属北京安定医院 |
| 876 | 孙丛丛，任艳萍，马辛. 重复经颅磁刺激治疗精神分裂症的研究与进展. 医学信息，2014，37（17）：466-467. | 马辛 | 首都医科大学附属北京安定医院 |

| 编号 | 文　章 | 论文推荐人 | 发表单位 |
|---|---|---|---|
| 877 | 赵丽莎，毛佩贤，鲍枫，衣洁，任莉. 社区老年慢性病患者生命质量及影响因素分析. 精神医学杂志，2014，27（1）：16-19. | 马辛 | 首都医科大学附属北京安定医院 |
| 878 | 赵丽莎，毛佩贤，鲍枫，王健，王一凡. 社区老年慢性病患者睡眠质量及影响因素分析. 神经疾病与精神卫生，2014，14（1）：66-69. | 马辛 | 首都医科大学附属北京安定医院 |
| 879 | 王健，谢欣，赵丽莎，罗小年. 精神专科医院长期与短期住院患者对照研究. 中国健康心理学杂志，2014，（8）：1143-1145. | 马辛 | 首都医科大学附属北京安定医院 |
| 880 | 鲍枫，姜玮，李艳茹，侯冷冰，任艳萍. 改良（无抽搐）电痉挛疗法对老年期抑郁状态的疗效及对血压和心率的影响. 中华老年多器官疾病杂志，2014，33（12）：887-890. | 马辛 | 首都医科大学附属北京安定医院 |
| 881 | 王健，鲍枫，潘伟刚，罗雪. 抗抑郁药诱发低钠血症的危险因素分析. 药物不良反应杂志，2015，2：112-116. | 马辛 | 首都医科大学附属北京安定医院 |
| 882 | 肖世富，李娟，唐牟尼，陈炜，鲍枫，王华丽，王玉平，刘盈，王亚平. 中国老年心理问题的评估、预警与干预示范研究总体方案：中国纵向老龄化研究. 上海精神医学，2013，25（2）：91-98. | 马辛 | 首都医科大学附属北京安定医院 |
| 883 | 任莉，肖乐，张国富，李艳，谢侃侃，陈群，范晨晓，阎锴娟，李亚琼，崔少娟，罗小年. 精神分裂症患者病耻感与生活质量的关系. 临床精神医学杂志，2013，23（5）：302-304. | 马辛 | 首都医科大学附属北京安定医院 |
| 884 | 任莉，肖乐，张国富，李艳，谢侃侃，陈群，范晨晓，阎锴娟，李亚琼. 社区精神分裂症患者病耻感与社会功能的关系. 中国健康心理学杂志，2013，21（7）：991-992. | 马辛 | 首都医科大学附属北京安定医院 |
| 885 | 陈雪彦，毛佩贤. 住院老年抑郁症治疗方案分析. 精神医学杂志，2013，26（4）：300-302. | 马辛 | 首都医科大学附属北京安定医院 |
| 886 | 徐子燕，张怡，李占江，王娜，郭志华，罗佳. 以被害妄想为主的精神分裂症患者自尊、应对方式及其与精神症状的关系. 中国健康心理学杂志，2013，21（2）：164-166. | 马辛 | 首都医科大学附属北京安定医院 |
| 887 | 徐子燕，郭志华，付兆燕，王娜，张怡. 自知力评定量表中文版的信效度研究. 中华行为医学与脑科学杂志，2013. 22（8）：752-754. | 马辛 | 首都医科大学附属北京安定医院 |
| 888 | 张国富，王娜，陈建生，马良. 水飞蓟宾胶囊治疗抗精神病药物所致肝损伤多中心随机对照研究. 中国肝脏病杂志（电子版），2013，1：31-36. | 马辛 | 首都医科大学附属北京安定医院 |
| 889 | 杨春林，潘伟刚，马俊芳，王威. 非典型抗精神病药物引发动力性肠梗阻的临床特点与影像学分析. 临床和实验医学杂志，2015，7：592-595. | 马辛 | 首都医科大学附属北京安定医院 |
| 890 | 杨春林，潘伟刚，马俊芳，王威. 新入院精神障碍患者院内获得性肺炎临床特征及影像学探讨. 临床和实验医学杂志，2015，23：2006-2010. | 马辛 | 首都医科大学附属北京安定医院 |
| 891 | 朱梅生，周晓辉，马燕. 新疆维吾尔族和汉族轻度认知功能障碍患者25羟维生素 D 水平研究. 中华老年医学杂志，2017，36（03）：321-324. | 周晓辉 | 新疆医科大学第一附属医院 |
| 892 | 邹婷，周晓辉，马利. 中国新疆维吾尔族老年人轻度认知功能障碍与 VDR 及 MTHFR 基因多态性的交互作用研究. 中国临床神经科学，2016，24（06）：645-653. | 周晓辉 | 新疆医科大学第一附属医院 |
| 893 | 帕力达 阿不力孜，艾克拜 艾合麦提，周晓辉. 新疆老年男性骨转化生化标志物及性激素与骨质疏松症的相关性研究. 中国骨质疏松杂志，2016，10：1241-1245. | 周晓辉 | 新疆医科大学第一附属医院 |

（续 表）

| 编号 | 文 章 | 论文推荐人 | 发表单位 |
|---|---|---|---|
| 894 | 邹婷，朱梅生，周晓辉. 新疆维吾尔族、汉族老年人轻度认知功能障碍与血浆同型半胱氨酸水平的相关性. 中国临床保健杂志，2016，19（4）：343-345. | 周晓辉 | 新疆医科大学第一附属医院 |
| 895 | 张洁，周晓辉，罗坤. 中国人群轻度认知功能障碍与载脂蛋白E基因多态性相关性的Meta分析. 临床荟萃，2016，31（03）：315-321. | 周晓辉 | 新疆医科大学第一附属医院 |
| 896 | 周晓辉，朱梅生，马利. 维生素D受体基因多态性与维吾尔族老年轻度认知功能障碍的相关性. 中华医学遗传学杂志，2015，32（6）：877-880. | 周晓辉 | 新疆医科大学第一附属医院 |
| 897 | 苗海军，洪玉，周晓辉. 新疆维吾尔自治区维吾尔族和汉族老年人群心房颤动的流行病学调查. 中华流行病学杂志，2015，36（10）：1065-1068. | 周晓辉 | 新疆医科大学第一附属医院 |
| 898 | 苗海军，邹婷，周晓辉. 新疆汉族和维吾尔族人群阿尔茨海默病患病相关因素研究. 中华老年医学杂志，2014，33（2）：205-209. | 周晓辉 | 新疆医科大学第一附属医院 |
| 899 | 周晓辉，于兆海，苗海军. 血清Klotho蛋白浓度与轻度认知功能障碍的相关研究. 中华精神科杂志，2014，47（1）：17-20. | 周晓辉 | 新疆医科大学第一附属医院 |
| 900 | 苗海军，张占英，周晓辉. 新疆地区轻度认知功能障碍与血清高敏C反应蛋白、白细胞介素-1β、白细胞介素-6的相关性. 中华神经科杂志，2013，46（11）：763-768. | 周晓辉 | 新疆医科大学第一附属医院 |
| 901 | 周晓辉，梁杰，董丽明. 新疆维、汉两民族轻度认知功能障碍与甲状腺功能状态的相关研究. 中华检验学杂志，2012，35（10）：921-924. | 周晓辉 | 新疆医科大学第一附属医院 |
| 902 | 杜玉英，周晓辉. 维吾尔族和汉族老年人血清骨保护素水平与骨量的关系研究. 中国全科医学，2015，18（31）：3822-3827. | 周晓辉 | 新疆医科大学第一附属医院 |
| 903 | 朱梅生，杜玉英，周晓辉. 老年人血清骨保护素与骨密度的关系. 中国骨质疏松杂志，2015，21（9）：1048-1055. | 周晓辉 | 新疆医科大学第一附属医院 |
| 904 | 马秋华，周晓辉. Klotho基因多态性与老年人低骨量的相关性研究. 中国骨质疏松杂志，2015，21（8）：961-967. | 周晓辉 | 新疆医科大学第一附属医院 |
| 905 | 卡比努尔 克依木，帕力达 阿不力孜，周晓辉. 新疆维、汉两民族≥50岁人群高血压知晓率、治疗率及控制率. 中国老年学杂志，2015，35（23）：6892-6895. | 周晓辉 | 新疆医科大学第一附属医院 |
| 906 | 乔剑楠，周晓辉. 新疆维吾尔族老年人低骨量与ADPN基因多态性的相关性研究. 海南医学，2015，26（10）：1418-1422. | 周晓辉 | 新疆医科大学第一附属医院 |
| 907 | 马秋华，周晓辉. 新疆维、汉两民族老年男性人群骨密度检测中腰椎和髋关节T值差异的比较. 中国骨质疏松杂志，2014，20（7）：810-814. | 周晓辉 | 新疆医科大学第一附属医院 |
| 908 | 时惠，周晓辉. 低骨量与老年钙化性心脏瓣膜病的相关研究. 中国骨质疏松杂志，2014，20（9）：1097-1103. | 周晓辉 | 新疆医科大学第一附属医院 |
| 909 | 马秋华，周晓辉. 骨质疏松相关基因研究进展. 中国老年学杂志，2014，20：5929-5931. | 周晓辉 | 新疆医科大学第一附属医院 |
| 910 | 马利，周晓辉. 维生素D缺乏与认知功能障碍关系的研究进展. 中国国全科医学，2014，17（10）：1197-1200. | 周晓辉 | 新疆医科大学第一附属医院 |
| 911 | 苗海军，周晓辉. 新疆维、汉两民族≥50岁人群代谢综合征的流行病学调查. 中国老年学杂志，2013，33（4）：889-892. | 周晓辉 | 新疆医科大学第一附属医院 |
| 912 | 徐志红，高蓓莉，胡家安. 细胞自噬对吉非替尼抑制肺癌细胞增殖的影响. 上海交通大学学报医学版，2013，33（1）：25-29. | 吴方 | 上海交通大学医学院附属瑞金医院 |

（续　表）

| 编号 | 文　章 | 论文推荐人 | 发表单位 |
|---|---|---|---|
| 913 | 杨肖波，俞丽芬，徐琛莹．既往胃镜检查对评估非急性冠脉综合征患者经皮冠脉介入术后是否需要联用质子泵抑制剂的作用．中华消化内镜杂志，2013，30（3）：133-137. | 吴方 | 上海交通大学医学院附属瑞金医院 |
| 914 | 杨肖波，俞丽芬，徐琛莹．对冠脉造影者筛选结直肠肿瘤高危人群的分析研究．中华消化杂志，2013，33（3）：171-175. | 吴方 | 上海交通大学医学院附属瑞金医院 |
| 915 | 蔡凡，王毅盟，王红艳．老年糖尿病患者应用阿司匹林反应性研究．老年医学与保健，2013，11（2）：93-96. | 吴方 | 上海交通大学医学院附属瑞金医院 |
| 916 | 梁伟，赵雅洁，李菲卡．血浆氧化应激水平对于不同年龄患者冠状动脉病变程度的影响．中华老年心脑血管病杂志，2013，15（6）：572-574. | 吴方 | 上海交通大学医学院附属瑞金医院 |
| 917 | 王熠华，罗吉，陶婷．老年男性血清胎球蛋白A水平与肾小球滤过率的关系．内科理论与实践，2013，8（5），351-353. | 吴方 | 上海交通大学医学院附属瑞金医院 |
| 918 | 张悦民，林青，胡家安．TUVP联合腹股沟疝无张力修补术同期治疗老年BPH并腹股沟疝的疗效观察，临床泌尿外科杂志，2013，28（11）：857-859. | 吴方 | 上海交通大学医学院附属瑞金医院 |
| 919 | 吴穷，苏倩，任妍．脂联素对慢性心力衰竭伴糖尿病患者的影响．内科理论与实践，2013，8（1）：29-33. | 吴方 | 上海交通大学医学院附属瑞金医院 |
| 920 | 吴霖，刘晓颖，周敏．院内获得性真菌血症的临床特点及预后危险因素分析．内科理论与实践，2013，8（1）：13-15. | 吴方 | 上海交通大学医学院附属瑞金医院 |
| 921 | 赵雅洁，梁伟，沈琳辉．谷胱甘肽系统对2型糖尿病患者冠状动脉病变程度的影响．中华老年心脑血管病杂志，2014，16（8）：805-807. | 吴方 | 上海交通大学医学院附属瑞金医院 |
| 922 | 沈琳辉，缪婕，赵雅洁．脂联素受体在短暂性脑缺血小鼠模型脑组织中的表达．中华老年心脑血管病杂志，2014，16（10）：1086-1089. | 吴方 | 上海交通大学医学院附属瑞金医院 |
| 923 | 皮劲江，陶婷，张玉珍．微核糖核酸302簇多能干细胞诱导机制的探讨．内科理论与实践，2014，9（4）：297-300. | 吴方 | 上海交通大学医学院附属瑞金医院 |
| 924 | 陶婷，吴霖，谢雨苏．老年男性非酒精性脂肪肝患者血清胎球蛋白A水平的变化．内科理论与实践，2014，9（5）：325-327. | 吴方 | 上海交通大学医学院附属瑞金医院 |
| 925 | 李嫣然，王红艳，吴方．不同血管紧张素受体拮抗剂对老年高血压患者血小板活性的影响．国际心血管病杂志，2014，41（6）：412-415. | 吴方 | 上海交通大学医学院附属瑞金医院 |
| 926 | 王红艳，蔡凡，徐春亮．丹参酮ⅡA对内皮细胞环氧合酶2表达影响及相关机制．中国动脉硬化杂志，2014，22（10）：997-1000. | 吴方 | 上海交通大学医学院附属瑞金医院 |
| 927 | 李菲卡．高血压伴发合并症患者中心动脉压及血管功能的变化．中华老年多器官疾病杂志，2014，13（8）：600-604. | 吴方 | 上海交通大学医学院附属瑞金医院 |
| 928 | 李菲卡．无创中心动脉收缩压与年龄及体质量指数的关系研究．实用老年医学杂志，2014，28（12）：999-1001. | 吴方 | 上海交通大学医学院附属瑞金医院 |
| 929 | 阮玉凤，梁茜，孙璟．8例遗传性凝血因子Ⅶ缺陷症患者基因诊断与临床特征分析．诊断学理论与实践，2014，13（1）：44-48. | 吴方 | 上海交通大学医学院附属瑞金医院 |
| 930 | 梁伟，赵雅洁，崔佩菁．氧化应激系统对冠心病患者肾功能的影响．中华老年心脑血管病杂志，2015，5：482-484. | 吴方 | 上海交通大学医学院附属瑞金医院 |
| 931 | 季旻晔，杨洁，李慧．女性心力衰竭患者的临床特点及预后．内科理论与实践，2015，3：181-184. | 吴方 | 上海交通大学医学院附属瑞金医院 |
| 932 | 李菲卡，赵雅洁，崔佩菁．全科医师临床能力DxR Clinician评估结果分析．中华全科医师杂志，2015，14：462-464. | 吴方 | 上海交通大学医学院附属瑞金医院 |

（续　表）

| 编号 | 文　章 | 论文推荐人 | 发表单位 |
|------|--------|------------|----------|
| 933 | 杨文慧，杨莉，何燕，苏璇，魏云鸿，邓洁，王瑞萍，刘师节，董阳. 外周动脉粥样硬化与冠状动脉病变 Gensini 评分的相关性. 中国老年学杂志，2015，35（09）：2391-2393. | 杨莉 | 昆明医科大学附属延安医院 |
| 934 | 杨莉，何燕，杨文慧，魏云鸿，邓洁，左明鲜，王瑞萍，叶秋芳，杨永丽，董阳，刘师节. 双源螺旋 CT 结合外周血管超声和炎性标志物评价老年 2 型糖尿病合并冠心病患者冠脉斑块的稳定性. 中国老年学杂志，2015，35（7）：1747-1749. | 杨莉 | 昆明医科大学附属延安医院 |
| 935 | 王瑞萍，娄建，胡亦伟，刘军平，张乾勇. 不同医学营养治疗对于老年 2 型糖尿病患者血糖波动性的影响. 重庆医学，2015，28：3921-3924. | 杨莉 | 昆明医科大学附属延安医院 |
| 936 | 龙云，杨莉，曹向红，李晓进. 免疫接种后 HBV 感染者 PreS2 基因变异的情况. 世界华人消化杂志，2015，23：547-555. | 杨莉 | 昆明医科大学附属延安医院 |
| 937 | 刘军平，王瑞萍，王煜，李文宏. 老年 2 型糖尿病患者伴焦虑与抑郁影响因素分析. 中华老年医学杂志，2015，34：1121-1123. | 杨莉 | 昆明医科大学附属延安医院 |
| 938 | 杨文慧，郭涛，杨莉. 大鼠急性心肌梗死模型的建立. 中国老年学杂志，2015，35（21）：6019-6021. | 杨莉 | 昆明医科大学附属延安医院 |
| 939 | 李轶炜，王煜，邓洁，杨莉，王瑞萍. 小剂量叶酸对 180 例老年 H 型高血压患者血同型半胱氨酸及臂踝脉搏波传导速度的影响. 中国社区医师，2015，31（2）：29-30. | 杨莉 | 昆明医科大学附属延安医院 |
| 940 | 龙云，杨莉. 乙肝疫苗免疫失败影响因素研究进展. 国际病毒学杂志，2015，12（22）：431-434. | 杨莉 | 昆明医科大学附属延安医院 |
| 941 | 杨莉，何燕，杨文慧，魏云鸿，邓洁，左明鲜，刘斌，王瑞萍，叶秋芳，杨永丽，董阳，刘师节. 双源螺旋 CT 冠状动脉成像和造影对老年人冠状动脉病变的诊断价值. 中华老年医学杂志，2014，32（12）：1298-1301. | 杨莉 | 昆明医科大学附属延安医院 |
| 942 | 杨文慧，何燕，魏云鸿，杨莉. 超声检测颈动脉粥样硬化对冠心病的预测价值. 中华老年心脑血管病杂志，2014，16（8）：880-882. | 杨莉 | 昆明医科大学附属延安医院 |
| 943 | 何燕，杨文慧，魏云鸿，杨莉. 64 层螺旋 CT 和血清学标记物对冠状动脉不稳定斑块的诊断价值. 中华老年心脑血管病杂志，2013，15（2）：213-215. | 杨莉 | 昆明医科大学附属延安医院 |
| 944 | 王瑞萍，邓洁，杨莉. 肠内营养对老年肺心病心衰患者炎性因子级心功能的影响. 实用老年医学，2013，16（4）：315-317. | 杨莉 | 昆明医科大学附属延安医院 |
| 945 | 王煜，邓洁，张涛，杨莉，齐云萍. 100 例老年慢性心衰患者胰岛素抵抗状况分析. 中国老年学杂志，2013，3（15）：3573-3575. | 杨莉 | 昆明医科大学附属延安医院 |
| 946 | 龙云，邓洁，杨莉. 伴肌酶显著升高的甲状旁腺功能减退症 1 例. 中国保健营养，2013，23（10）：823-824. | 杨莉 | 昆明医科大学附属延安医院 |
| 947 | 苏慧鹏，胡阳，邓洁. COPD 与血管功能障碍的研究进展. 海南医学，2013，24（3）：430-433. | 杨莉 | 昆明医科大学附属延安医院 |
| 948 | 杨天睿，苗云波，李燕，郭涛. 影响老年人起搏手术时间的相关因素. 中国老年学杂志，2013，33（22）：5752-5753. | 李燕 | 云南省第一人民医院 |
| 949 | 黄红，杨天睿，全品，全胜麟，杨燕，石英. 小剂量螺内酯治疗高龄肺心病慢性心功能不全疗效及安全性研究. 中国医药科学，2013，3（19）：95-96. | 李燕 | 云南省第一人民医院 |
| 950 | 黄红，毛琴，全胜麟，杨天睿. 4 种血清肿瘤标记物在原发性胃淋巴瘤的临床应用研究. 重庆医学，2013，42（26）：3117-3119. | 李燕 | 云南省第一人民医院 |

（续　表）

| 编号 | 文　章 | 论文推荐人 | 发表单位 |
|---|---|---|---|
| 951 | 黄红，李燕，毛琴. 血浆同型半胱氨酸与腔隙性脑梗死再发的关系. 中国现代医生，2013，51（13）：47-48. | 李燕 | 云南省第一人民医院 |
| 952 | 黄红，李燕，崔庆华，唐林青，全胜麟，石英，全品，毛琴. 老年高血压患者血压晨峰升高程度与早期肾功能损害相关性研究. 中国医师进修杂志，2014，37（10）：57-59. | 李燕 | 云南省第一人民医院 |
| 953 | 黄红，李燕，全胜麟，石英，叶海琼，陈波. 老年高血压患者血压季节变化与血管紧张素 II 相关性研究. 昆明医科大学学报，2014，35（11）：76-77. | 李燕 | 云南省第一人民医院 |
| 954 | 黄红，石英，全胜麟. 胃 MALT 淋巴瘤者抗 HP 治疗前后血清肿瘤标志物的临床分析. 中外健康文摘，2014，11（7）：179-180. | 李燕 | 云南省第一人民医院 |
| 955 | 付静，时波. 康乐保一件式造口袋对老年病科大便失禁患者的效果观察. 世界最新医学，2015，15（65）：145. | 李燕 | 云南省第一人民医院 |
| 956 | 付静. 品管圈对降低老年病科护理文书书写缺陷率的效果观察. 世界最新医学，2015，15（36）：189-190. | 李燕 | 云南省第一人民医院 |
| 957 | 付静，康黎. 离心方向静脉输液在老年病科患者中的效果观察. 世界最新医学，2015，15（45）：6-7. | 李燕 | 云南省第一人民医院 |
| 958 | 杨淑媛. 1 例大面积肺栓塞并下肢静脉血栓形成患者的护理. 医师在线，2015，2（2）：215-216. | 李燕 | 云南省第一人民医院 |
| 959 | 石柔，杨晶晶，刘华，陈洪艳，雷又鸣，宋滇平. DDAH2 基因-499G/C 多态性及 ADMA 水平与 2 型糖尿病合并动脉粥样硬化的相关性. 中国动脉硬化杂志，2015，23（9）：896-901. | 李燕 | 云南省第一人民医院 |
| 960 | 杨晶晶，石柔，宋滇平，陈洪艳. 应用 PCR-RFLP 技术检测二甲基精氨酸二甲胺水解酶 2 基因-449G/C 多态性的实验研究. 中国老年保健医学，2015，13（3）：30-31. | 李燕 | 云南省第一人民医院 |
| 961 | 杨磊，杨海燕，石英. 逆行静脉刺穿在老年病房临床应用的护理，中国实用护理杂志，2014，30：111-112. | 李燕 | 云南省第一人民医院 |
| 962 | 杨磊，刘华，窦薇，石英，廖玉琼，叶靥. 老年住院患者死亡态度与主观幸福感的相关性研究. 中国卫生标准管理 CHSM，2015，6（21）：8-9. | 李燕 | 云南省第一人民医院 |
| 963 | 杨磊，刘华，窦薇，石英，廖玉琼，叶靥. 老年住院患者死亡态度量表的编制和信效度检验. 中国继续医学教育，2015，7（14）：19-20. | 李燕 | 云南省第一人民医院 |
| 964 | 杨磊，石英. 姑息护理的现状及启示. 医药前沿，2015，5（26）：269-270. | 李燕 | 云南省第一人民医院 |
| 965 | 张盈，王姝亚，吴婷婷，李芩. 21 例 70 岁以上住院患者跌倒内因与外因分析及护理预防对策. 健康世界，2015，23（18）：252-253. | 李燕 | 云南省第一人民医院 |
| 966 | 陈宇，张盈，王燕. 品管圈在延长老年静脉留置针的有效留置时间中的应用. 世界最新医学信息文摘，2015，15（71）：197-198. | 李燕 | 云南省第一人民医院 |
| 967 | 廖玉琼，和国艳，杨淑媛. 老年病房护士对老年专科护士培训的需求调查及分析. 医学信息，2015，28（2）：244-245. | 李燕 | 云南省第一人民医院 |
| 968 | 张朝英，关真，时波，徐丹. 洁悠神在老年患者失禁相关性皮炎中的应用. 医药前沿，2015，5（6）：209-210. | 李燕 | 云南省第一人民医院 |
| 969 | 万颖，屈晓雯，陈瑶. 慢支咳喘膏治疗老年支气管哮喘急性发作期患者的临床疗效. 中国老年学杂志，2014，34（23）：6646-6648. | 李燕 | 云南省第一人民医院 |

（续 表）

| 编号 | 文 章 | 论文推荐人 | 发表单位 |
|------|-------|-----------|----------|
| 970 | 杨燕，苗云波，周燕，李平仙，杨彩芬，张静. 右心室起搏升级为双心室起搏治疗老年慢性心力衰竭 14 例临床观察. 中华老年心脑血管病杂志，2013，15（8）：874-875. | 李燕 | 云南省第一人民医院 |
| 971 | 杨燕，苗云波，周燕，李平仙，张静. 12 例老年难治性慢性心力衰竭患者心脏再同步加自动复律治疗的疗效观察. 中华老年心脑血管病杂志，2013，15（3）：319-320. | 李燕 | 云南省第一人民医院 |
| 972 | 杨燕，李平仙. 彩色多普勒超声诊断老年重度肺动脉高压 126 例临床体会. 中华老年心脑血管病杂志，2013，15（2）：206-207. | 李燕 | 云南省第一人民医院 |
| 973 | 洪熙. 物理抗菌剂在老年留置胃管口腔护理中的应用观察. 皮肤病与性病，2015，37（5）：298. | 李燕 | 云南省第一人民医院 |
| 974 | 洪熙. 老年综合评估对住院老年患者跌倒坠床的影响. 云南医药，2015，36（5）：564-565. | 李燕 | 云南省第一人民医院 |
| 975 | 周英，林忠如. 进展性缺血性脑卒中与高效 C 反应蛋白水平的相关性. 中国老年学杂志，2015，35（12）：3295-3296. | 李燕 | 云南省第一人民医院 |
| 976 | 钟云华，宋波，刘俊，郑梅，陈滟，丛树园，孙睿. 微小染色体维持蛋白 7 和活化蛋白激酶 C 受体在非小细胞肺癌中的表达及意义. 中国老年学杂志，2014，34（1）：225-226. | 李燕 | 云南省第一人民医院 |
| 977 | 钟云华，陈军，宋波. 老年 2 型糖尿病患者不同尿白蛋白分期与胰岛素抵抗的关系. 中国老年学杂志，2013，33（14）：3344-3345. | 李燕 | 云南省第一人民医院 |
| 978 | 阮丽波，陈军，黄智钢. 老年慢性阻塞性肺疾病患者贫血的相关因素. 中国老年学杂志，2014，34（24）：6921-6923. | 李燕 | 云南省第一人民医院 |
| 979 | 阮丽波，黄智钢，陈军，王平. 血清降钙素原对高龄慢性阻塞性肺病急性加重期抗菌治疗的指导意义. 中国老年学杂志，2015，35（11）：3139-3140. | 李燕 | 云南省第一人民医院 |
| 980 | 阮丽波，金会艳，陈军. 家兔急性肺栓塞对生长分化因子-15 的影响及意义. 中国现代医学杂志，2015，25（4）：12-16. | 李燕 | 云南省第一人民医院 |
| 981 | 谭安隽，李天荣，李红. 老年 2 型糖尿病、糖耐量减低患者 CRP、TNF-α 与颈动脉粥样硬化及胰岛素抵抗的相关性. 中国老年学杂志，2015，35（14）：3878-3880. | 李燕 | 云南省第一人民医院 |
| 982 | 毛琴，黄红，李燕，方蓉. 空腹血糖水平对急性脑梗死患者病情的影响研究. 中国医药科学，2013，3（8）：203-204. | 李燕 | 云南省第一人民医院 |
| 983 | 毛琴. PCT 对老年肺炎早期诊断及疗效观察的临床价值. 中国医药科学，2013，3（4）：199-200. | 李燕 | 云南省第一人民医院 |
| 984 | 代龙金，邓紫玉，尹昭，孙鹭，林俊，万美珍. β-连环蛋白与膝骨关节炎相关性研究. 昆明医科大学学报，2015，36（12）：120-122. | 李燕 | 云南省第一人民医院 |
| 985 | 张黎，牛世伟，李晓波，刘华，黄红，李燕，李树德. L-谷氨酰胺治疗大鼠非酒精性脂肪肝病. 基础医学与临床，2015，35（5）：642-646. | 李燕 | 云南省第一人民医院 |
| 986 | 张黎，李燕. 尼莫地平片联合多奈哌齐对血管性认知功能障碍的治疗. 中国临床实用医学，2014，5（3）：42. | 李燕 | 云南省第一人民医院 |
| 987 | 张黎，李燕. 高同型半胱氨酸血症与血管性认知功能障碍的关系. 中国老年学杂志，2014，34（7）：1764-1765. | 李燕 | 云南省第一人民医院 |
| 988 | 张黎，李燕. 血压变异性与老年无症状脑血管损害的相关性研究. 2014，37（28）：43-46. | 李燕 | 云南省第一人民医院 |

（续　表）

| 编号 | 文　章 | 论文推荐人 | 发表单位 |
|---|---|---|---|
| 989 | 牛世伟，武俊紫，李晓波，李燕，李树德. 利拉鲁肽调控高脂诱导的非酒精性脂肪肝病的分子机制. 解剖学报，2014，45（6）：800-808. | 李燕 | 云南省第一人民医院 |
| 990 | 武俊紫，牛世伟，李燕. 艾塞那肽通过调控 PPARα 及 ACOX1 改善大鼠非酒精性脂肪肝病症状. 亚太传统医学，2014，10（16）：6-8. | 李燕 | 云南省第一人民医院 |
| 991 | 武俊紫，牛世伟，贾亚敏，陶文艳，柳波，李燕，李树德. 艾塞那肽通过调控 PPARα 及 ACOX1 改善大鼠非酒精性脂肪肝病症状. 基础医学与临床，2014，34（4）：464-469. | 李燕 | 云南省第一人民医院 |
| 992 | 武俊紫，贾亚敏，沈平瑞，胡跃高，陶文艳，李燕，李树德. 富硒灵芝对非酒精性脂肪肝性肝病大鼠酰基辅酶 A 氧化酶水平的影响. 天然产物研究与开发，2014，26（7）：1086-1092. | 李燕 | 云南省第一人民医院 |
| 993 | 武俊紫，贾亚敏，沈平瑞，胡跃高，全胜麟，李燕，李树德. 富硒灵芝调控大鼠乙酰辅酶 A 羧化酶 α 表达治疗非酒精性脂肪肝病的研究. 重庆医学，2014，26（7）：1086-1092. | 李燕 | 云南省第一人民医院 |
| 994 | 石英，杨磊. 权变理论在干部病房临床护理管理中的应用. 医学信息，2014，27（3）：294-295. | 李燕 | 云南省第一人民医院 |
| 995 | 石英，廖玉琼，杨磊. 案例教学法在老年科护士压疮护理规范化培训中的实践. 医学信息，2014，27（4）：20. | 李燕 | 云南省第一人民医院 |
| 996 | 石英，杨磊，吕明慧. 老年病房护士对老年科护士培训的认知与需求调查. 卫生软科学，2014，28（4）：242-245. | 李燕 | 云南省第一人民医院 |
| 997 | 葛美玲，朱振东，黄志钢，李燕. 他汀类药物安全性的再评估. 中国动脉硬化杂志，2015，3（23）：310-314. | 李燕 | 云南省第一人民医院 |
| 998 | 王静，石英，赵莉崑. 留置针不同进针法对血管损伤的比较分析. 中国卫生产业，2014，（192）：153-155. | 李燕 | 云南省第一人民医院 |
| 999 | 王静，王姝娅，严丽琼. 老年患者在院跌倒分析和护理改进措施. 医学信息，2013，26（4）：314-315. | 李燕 | 云南省第一人民医院 |
| 1000 | 严丽琼，赵莉崑. 老年患者心血管介入治疗中舒适护理模式的临床效果分析. 医学信息，2014，27（9）：659. | 李燕 | 云南省第一人民医院 |
| 1001 | 严丽琼. 干预护理对老年痴呆患者生活质量的研究. 健康导报，2015，20（3）：177. | 李燕 | 云南省第一人民医院 |
| 1002 | 杨天睿，苗云波. 龙血竭对心血管系统作用概述，医学信息，2015，28（50）：384. | 李燕 | 云南省第一人民医院 |
| 1003 | 朱滢，马玉梅. 血管回声跟踪技术评价老年冠心病患者动脉弹性. 中国动脉硬化杂志，2014，22（11）：1157-1160. | 李燕 | 云南省第一人民医院 |
| 1004 | 李卫媛，师红林. 80 岁以上老年患者医院内真菌感染相关危险因素分析. 中国公共卫生，2015，31：328. | 李燕 | 云南省第一人民医院 |
| 1005 | 朱旭英. 使用 PNF 特殊技术治疗肩周炎病例 1 例报告. 世界最新医学，2014，14（29）：419. | 李燕 | 云南省第一人民医院 |
| 1006 | 朱滢，周英. 多导睡眠监测仪在老年阻塞性睡眠呼吸暂停综合征中的应用. 中外医学，2015，34（1）：60-63. | 李燕 | 云南省第一人民医院 |
| 1007 | 赵莉崑. 延续护理对老年慢性支气管炎患者出院后生存质量的影响研究. 医学信息，2015，28（37）：124. | 李燕 | 云南省第一人民医院 |

（续　表）

| 编号 | 文　章 | 论文推荐人 | 发表单位 |
|---|---|---|---|
| 1008 | 赵莉昆，严丽琼. 中老年干部糖尿病患者护理中健康教育的临床应用价值分析. 医学信息，2014，27（9）：586. | 李燕 | 云南省第一人民医院 |
| 1009 | 毛琴，李燕，黄红，方莠. 老年临床甲状腺机能减退症的相关因素研究. 中国医药科学，2013，3（55）：215-216. | 李燕 | 云南省第一人民医院 |
| 1010 | 张君，高海青，王建. Profilin-1 在大鼠主动脉老化过程中的变化及葡萄多酚抗老化作用研究. 中华老年医学杂志，2014，33（8）：907-910. | 高海青 | 山东大学齐鲁医院 |
| 1011 | 吕岩红，高海青，邱洁. 达比加群酯预防非瓣膜性房颤患者血栓栓塞的有效性和安全性. 山东大学学报医学版，2015，11：37-40. | 高海青 | 山东大学齐鲁医院 |
| 1012 | 崔瑞冰，阚宝甜，孙晓萌. 钙池操纵的钙离子通道在乙醇诱导的原代肝细胞钙超载及损伤中的作用. 中华肝脏病杂志，2013，21（11）：860-864. | 高海青 | 山东大学齐鲁医院 |
| 1013 | 尹海鹏，刘向群，于昕. 黄芩苷对 ApoE-/-小鼠动脉粥样硬化及 VE-钙黏蛋白表达水平的影响. 山东大学学报（医学版），2013，51（9）：26-30. | 高海青 | 山东大学齐鲁医院 |
| 1014 | 张士聪，刘向群，陈焕芹. 黄芩苷对高脂诱发小鼠动脉粥样硬化 NF-κB 及 ACE2 蛋白表达的影响. 中国医院药学杂志，2013，33（1）：1-4. | 高海青 | 山东大学齐鲁医院 |
| 1015 | 于昕，刘晓静，刘向群. 黄芩苷抑制 ox-LDL 诱导内皮细胞凋亡的作用. 山东大学学报医学版，2015，53（5）：5-9. | 高海青 | 山东大学齐鲁医院 |
| 1016 | 韩振霞，李小利，冯艳艳. 抗增殖蛋白在 db/db 小鼠肾损伤中的变化及干预研究. 中华老年医学杂志，2015，34（8）：901-904. | 高海青 | 山东大学齐鲁医院 |
| 1017 | 栾思思，冯艳艳，李保应. 老年女性代谢综合征患者骨密度与心血管危险因素的研究. 中华老年医学杂志，2015，34（10）：1065-1069. | 高海青 | 山东大学齐鲁医院 |
| 1018 | 叶翔，单培彦，麻琳. 老年人脊髓出血二例. 中华老年医学杂志，2015，34（3）：323-325. | 高海青 | 山东大学齐鲁医院 |
| 1019 | 张红，张惠云，邱洁. 老年糖尿病患者脉搏波速度与动脉顺应性的临床研究. 中华老年医学杂志，2013，32（6）：605-608. | 高海青 | 山东大学齐鲁医院 |
| 1020 | 陈朔，王敏，陈建. 雷帕霉素对莱菔硫烷诱导人结肠癌细胞 UGT1A 同工酶及 CYP3A4 表达的调控. 山东大学学报（医学版），2013，51（11）：30-36. | 高海青 | 山东大学齐鲁医院 |
| 1021 | 肖宇，马会娟，王敏. 临床护士的争论力及思维与学习态度的调查分析. 中国实用护理杂志，2013，29（23）：59-61. | 高海青 | 山东大学齐鲁医院 |
| 1022 | 生玉平，王琰，赵韶华. 衰老大鼠主动脉增龄性改变的比较蛋白质组学研究. 中华老年医学杂志，2013，32（1）：91-95. | 高海青 | 山东大学齐鲁医院 |
| 1023 | 单培彦，孟媛媛，于晓琳. 舞蹈-棘红细胞增多症患者的认知障碍和精神行为改变. 中华神经科杂志，2013，46（11）：769-772. | 高海青 | 山东大学齐鲁医院 |
| 1024 | 孙青雯，陈焕芹，王全珍. 心力衰竭患者血清和肽素水平的变化及其与 N 末端 B 型利钠肽原的关系. 中国循环杂志，2013，28（7）：511-514. | 高海青 | 山东大学齐鲁医院 |
| 1025 | 王敏，陈朔，卿莹. 自噬调节剂对莱菔硫烷诱导 Caco-2 细胞自噬效应及 UGT1A1 表达的影响. 中华医学杂志，2013，93（8）：614-618. | 高海青 | 山东大学齐鲁医院 |
| 1026 | 梁文奕，刘梅林，朱馨媛. 尿酸对动脉粥样硬化的影响及相关机制. 临床心血管病杂志，2013，29（1）：3-6. | 刘梅林 | 北京大学第一医院 |
| 1027 | 刘芳，刘梅林. 经导管肾交感神经消融治疗顽固性高血压的进展. 中国心血管杂志，2013，18（1）：76-78. | 刘梅林 | 北京大学第一医院 |

（续　表）

| 编号 | 文　章 | 论文推荐人 | 发表单位 |
|---|---|---|---|
| 1028 | 刘洋, 刘梅林. 他汀类药物在防治糖尿病心血管并发症中的应用进展. 中国医药, 2013, 8（2）: 270-271. | 刘梅林 | 北京大学第一医院 |
| 1029 | 朱馨媛, 刘梅林. 高尿酸血症与冠心病研究进展. 中华老年多器官疾病杂志, 2013, 12（4）: 270-274. | 刘梅林 | 北京大学第一医院 |
| 1030 | 王爱民, 刘梅林. 他汀类药物与新发糖尿病. 中华老年多器官疾病杂志, 2013, 12（4）: 275-278. | 刘梅林 | 北京大学第一医院 |
| 1031 | 张晓琳, 焦红梅, 刘新民. 产超广谱 β 内酰胺酶对肠杆菌科细菌血流感染病死率的影响: 荟萃分析. 中国感染与化疗杂志, 2013, 13（2）: 93-99. | 刘梅林 | 北京大学第一医院 |
| 1032 | 胡大一, 刘梅林. 关于血脂检验报告单参考值调整的建议. 中华心血管病杂志, 2013, 41（7）: 547-548. | 刘梅林 | 北京大学第一医院 |
| 1033 | 刘星, 袁洪, 匡泽民, 马文, 陆瑶, 刘梅林, 冯雪茹. 家庭血压监测在慢性肾脏病伴发高血压患者中的应用. 临床心血管病杂志, 2013, 29（9）: 692-694. | 刘梅林 | 北京大学第一医院 |
| 1034 | 匡泽民, 黄志军, 袁洪, 刘梅林. 动态血压监测在难治性高血压诊治中的应用价值. 中华高血压杂志, 2013, 21（9）: 728-730. | 刘梅林 | 北京大学第一医院 |
| 1035 | 刘芳, 江成功, 冯雪茹, 刘梅林. 主动脉瓣狭窄合并消化道出血病例分析. 中华内科杂志, 2013, 52（9）: 753-756. | 刘梅林 | 北京大学第一医院 |
| 1036 | 刘芳, 林箐, 丁磊, 孙燕淑, 范琰, 刘倩竹, 刘梅林. 三维斑点追踪成像定量评价冠状动脉疾病患者左心室局部收缩功能. 中华心血管病杂志, 2013, 41（10）: 850-856. | 刘梅林 | 北京大学第一医院 |
| 1037 | 刘梅林, 陈夏欢. 2013 版 ACC/AHA 胆固醇治疗降低成人动脉粥样硬化性心血管疾病风险指南的解读. 中国医学前沿杂志（电子版）, 2013, 5（12）: 65-67. | 刘梅林 | 北京大学第一医院 |
| 1038 | 罗晓辉, 赵颖, 李玲, 刘梅林. 心血管内科住院患者作息时间合理性的调查分析. 重庆医学, 2013, 42（29）: 3534-3535. | 刘梅林 | 北京大学第一医院 |
| 1039 | 何晓全, 范琰, 刘梅林. 降钙素原（PCT）对急性冠脉综合征诊断的临床意义. 心脏杂志, 2014, 26（2）: 236-238. | 刘梅林 | 北京大学第一医院 |
| 1040 | 倪莲芳, 刘新民. 血清肿瘤标记物对孤立性肺结节良恶性的诊断价值. 北京大学学报（医学版）, 2014, 46（5）: 707-710. | 刘梅林 | 北京大学第一医院 |
| 1041 | 付志方, 焦红梅, 王海英, 刘梅林. 良性前列腺增生与血压昼夜节律的关系研究. 中国全科医学, 2014, 17（32）: 3834-3836. | 刘梅林 | 北京大学第一医院 |
| 1042 | 耿慧, 刘梅林. 血脂领域的新进展. 临床心血管病杂志, 2014, 30（2）: 95-98. | 刘梅林 | 北京大学第一医院 |
| 1043 | 冯雪茹, 张婧薇, 刘梅林, 李雪迎. 瑞舒伐他汀对中国颈动脉粥样硬化患者内中膜厚度和安全性荟萃分析. 中华心血管病杂志, 2014, 42（3）: 247-253. | 刘梅林 | 北京大学第一医院 |
| 1044 | 何晓全, 刘梅林. 中国冠心病防治策略. 中国全科医学, 2015, 18（2）: 239-240. | 刘梅林 | 北京大学第一医院 |
| 1045 | 杜佳丽, 刘梅林, 田清平, 冯雪茹. 老年冠心病患者的动态血压变化与心率变异性的关系. 中华老年心脑血管病杂志, 2014, 16（4）: 353-356. | 刘梅林 | 北京大学第一医院 |
| 1046 | 耿慧, 刘梅林. 老年人血脂异常的治疗进展. 中华老年心脑血管病杂志, 2014, 16（7）: 768-769. | 刘梅林 | 北京大学第一医院 |
| 1047 | 江成功, 郑琴, 刘梅林, 刘芳. 老年患者服用血脂康的疗效与安全性分析. 临床心血管病杂志, 2014, 30（9）: 752-754. | 刘梅林 | 北京大学第一医院 |

（续 表）

| 编号 | 文 章 | 论文推荐人 | 发表单位 |
|---|---|---|---|
| 1048 | 黄波，刘芳，刘梅林，杜佳丽，王禹川．单中心老年心血管病危险因素控制现状分析．中华老年心脑血管病杂志，2014，16（2）：159-162. | 刘梅林 | 北京大学第一医院 |
| 1049 | 田清平，唐朝枢，庞永正，刘梅林．Betatrophin 是一种新的糖脂代谢影响因子．基础医学与临床，2014，34（11）：1570-1573. | 刘梅林 | 北京大学第一医院 |
| 1050 | 付志方，焦红梅，孙丹，李虹，刘新民．老年慢性阻塞性肺疾病患者动脉硬化与气道阻塞严重度的关系．中华老年医学杂志，2014，33（3）：238-241. | 刘梅林 | 北京大学第一医院 |
| 1051 | 向伟，王禹川，刘芳，刘梅林，冯雪茹．$CHADS_2$ 评分与 $CHA_2DS_2$-VASc 评分优劣性比较．中华心血管病杂志，2014，42（5）：389-391. | 刘梅林 | 北京大学第一医院 |
| 1052 | 周伟炜，宋一楠，刘新民．终末期肾病合并下消化道出血．中国现代医学杂志，2014，24（3）：80-82. | 刘梅林 | 北京大学第一医院 |
| 1053 | 刘梅林．绝经后女性血脂异常管理的中国专家共识．中华心血管病杂志，2014，42（4）：120-123. | 刘梅林 | 北京大学第一医院 |
| 1054 | 刘滕飞，张婧薇，陈夏欢，冯雪茹，柏中胜，刘梅林．CMTM5 基因 rs723840 单核苷酸多态性与阿司匹林治疗下血小板高反应性的相关性研究．北京大学学报（医学版），2015，47（6）：905-909. | 刘梅林 | 北京大学第一医院 |
| 1055 | 刘滕飞，张婧薇，陈夏欢，冯雪茹，柏中胜，刘梅林．尿血小板血栓素（11-脱氢血栓素 B2）水平与冠心病合并 2 型糖尿病患者阿司匹林临床疗效的相关性研究．北京大学学报（医学版），2015，47（6）：920-924. | 刘梅林 | 北京大学第一医院 |
| 1056 | 刘梅林，陈亚红．2015 年《血脂异常老年人使用他汀类药物中国专家共识》解读．中华医学信息导报，2015，30（11）：18. | 刘梅林 | 北京大学第一医院 |
| 1057 | 陈亚红，刘梅林，乔松，王立羽，李亚瑞．冠状动脉粥样硬化性心脏病患者血浆左旋肉碱水平变化研究．中国医药，2015，10（9）：1253-1257. | 刘梅林 | 北京大学第一医院 |
| 1058 | 陈亚红，刘梅林．老年人使用他汀类药物的安全性．中国医学前沿杂志（电子版），2015，7（5）：7-11. | 刘梅林 | 北京大学第一医院 |
| 1059 | 范琰，陈亚红，刘梅林．老年人血脂异常的治疗原则和药物选择．中国医学前沿杂志（电子版），2015，7（5）：4-6. | 刘梅林 | 北京大学第一医院 |
| 1060 | 陈亚红，江成功，刘梅林，刘芳，范琰．老年患者应用不同类型他汀的疗效及安全性分析．中华心血管病杂志，2014，42（11）：910-915. | 刘梅林 | 北京大学第一医院 |
| 1061 | 戴海将，李莹，文佳，袁洪，刘梅林．细胞色素 P450 在高血压发生及个体化治疗中的研究进展．中国临床药理学与治疗学，2015，20（10）：1165-1170. | 刘梅林 | 北京大学第一医院 |
| 1062 | 黄芸，邢晓为，黄利华，刘心瑶，李莹，刘梅林，袁洪．心肌 β1-肾上腺素受体偏向激活研究进展．中国临床药理学与治疗学，2015，20（10）：1183-1187. | 刘梅林 | 北京大学第一医院 |
| 1063 | 刘梅林．单纯收缩期高血压患者舒张压的管理．中华高血压杂志，2015，23（2）：120-121. | 刘梅林 | 北京大学第一医院 |
| 1064 | 冯雪茹，刘梅林．老年人使用他汀类药物一级预防的建议．中国医学前沿杂志（电子版），2015，7（5）：16-19. | 刘梅林 | 北京大学第一医院 |
| 1065 | 付志方，刘梅林．老年人他汀类药物治疗肌酶异常病例的诊治思路．中国医学前沿杂志（电子版），2015，7（5）：20-21. | 刘梅林 | 北京大学第一医院 |
| 1066 | 刘梅林．重视老年人血脂异常管理．中国医学前沿杂志（电子版），2015，7（5）：1-3. | 刘梅林 | 北京大学第一医院 |

（续　表）

| 编号 | 文　章 | 论文推荐人 | 发表单位 |
|---|---|---|---|
| 1067 | 田清平，刘梅林. 老年人调脂药物与其他常用药物的相互作用. 中国医学前沿杂志（电子版），2015，7（5）：12-15. | 刘梅林 | 北京大学第一医院 |
| 1068 | 张澍，朱俊，杨艳敏，李小鹰，刘梅林，李虹伟，史旭波，杨明. 达比加群酯临床应用的相关问题. 中华心律失常学杂志，2015，19（2）：83-86. | 刘梅林 | 北京大学第一医院 |
| 1069 | 刘梅林，陈亚红. 2015 年《血脂异常老年人使用他汀类药物中国专家共识》解读. 中华医学信息导报，2015，30（11）：18. | 刘梅林 | 北京大学第一医院 |
| 1070 | 陈亚红，刘梅林，刘滕飞. 服用安宫牛黄丸后横纹肌溶解一例. 中华心血管病杂志，2015，43（10）：913-914. | 刘梅林 | 北京大学第一医院 |
| 1071 | 付志方，焦红梅，王艳君，刘新光. 胰腺神经内分泌肿瘤的临床观察与分析. 中国现代医学杂志，2015，25（3）：71-74. | 刘梅林 | 北京大学第一医院 |
| 1072 | 刘梅林，胡大一. 血脂异常老年人使用他汀类药物中国专家共识. 中华内科杂志，2015，54（5）：467-477. | 刘梅林 | 北京大学第一医院 |
| 1073 | 庞兴学，王显，刘宏，王红春，乌兰，赵剑平. 冠心病患者左心室舒张功能与左心房内径的关系. 中国医药，2013，8（1）：15-16. | 张翼 | 北京老年医院 |
| 1074 | 秦燕，李妍. 左卡尼汀联合促红细胞生成素治疗老年维持性血液透析患者肾性贫血疗效观察. 中国医药，2013，8（3）：413. | 张翼 | 北京老年医院 |
| 1075 | 秦燕. 肾康注射液联合阿魏酸钠治疗老年慢性肾衰竭氮质血症期的疗效观察. 中国医药，2013，8（1）：78-79. | 张翼 | 北京老年医院 |
| 1076 | 张爱军，马宗娟，高茂龙. 糖尿病教育护理师对糖尿病患者健康教育效果的影响. 中华现代护理杂志，2013，19（1）：40-43. | 张翼 | 北京老年医院 |
| 1077 | 李娟红，周立霞，李桂英，程斌. 臭氧联合中药治疗中老年阳虚寒湿型膝骨性关节炎临床观察. 中国中西医结合杂志，2013，33（4）：471-475. | 张翼 | 北京老年医院 |
| 1078 | 李密，李玄英. 丙泊酚用于高龄患者无痛胃镜检查的临床研究. 中华临床医师杂志（电子版），2013，7（8）：3659-3661. | 张翼 | 北京老年医院 |
| 1079 | 唐杰，臧传义，王健. 关节镜下清理术治疗老年膝关节骨关节炎的疗效观察. 中国医药，2013，8（7）：989-990. | 张翼 | 北京老年医院 |
| 1080 | 张葳蕤，刘丽君. 应用不同疗程脱水药物对脑出血患者疗效的影响. 中国医药，2013，8（7）：1015. | 张翼 | 北京老年医院 |
| 1081 | 张汾燕，付万发. 微生态调节剂联合谷氨酰胺预防老年肠内营养相关性腹泻. 中国医药，2013，8（6）：811-812. | 张翼 | 北京老年医院 |
| 1082 | 耿亚辉，于世林，王敏，董建全，袁梅英. 老年糖尿病患者医院感染相关因素分析. 中国医药，2013，8（8）：1114-1115. | 张翼 | 北京老年医院 |
| 1083 | 高亚南，徐琛，张晓强，李文杰，李翔，徐倩，许永利，陈雪丽. 早期康复训练对 CO 中毒迟发性脑病患者认知功能及日常生活活动能力的影响. 中华物理医学与康复杂志，2013，35（6）：486-488. | 张翼 | 北京老年医院 |
| 1084 | 刘晓红，吴玉芙，臧婷臻，王浩然. 老年患者脑梗死的危险因素分析. 中国医药，2013，8（8）：1081-1082. | 张翼 | 北京老年医院 |
| 1085 | 姚锐. 银杏叶滴丸与银杏叶提取物注射液对老年心绞痛的临床疗效比较. 中国医药，2013，8（5）：595-596. | 张翼 | 北京老年医院 |
| 1086 | 陈冬军，陈建华. 老年人眼底荧光血管造影术不良反应的临床特点. 中国医药，2013，8（8）：1166-1167. | 张翼 | 北京老年医院 |

（续　表）

| 编号 | 文　章 | 论文推荐人 | 发表单位 |
|---|---|---|---|
| 1087 | 杨丽珺，余敏，姜宏宁. 肿瘤临终患者并发上消化道出血的相关因素分析. 中国医药，2013，8（11）：1593-1594. | 张翼 | 北京老年医院 |
| 1088 | 汤恭锋. 特色药物组合治疗老年人工荨麻疹疗效观察. 中国医药，2013，8（s1）：53-54. | 张翼 | 北京老年医院 |
| 1089 | 郭学敬，白艳，王秀丽，郭跃先. 神经生长因子对糖尿病大鼠膀胱病变的影响. 中华实验外科杂志，2013，30（9）：1909-1911. | 张翼 | 北京老年医院 |
| 1090 | 石宁. 氧化亚氮吸入镇静对老年高血压病患者拔牙术中心率和血压及焦虑的影响. 中国医药，2014，9（8）：1202-1204. | 张翼 | 北京老年医院 |
| 1091 | 刘宏，樊燕琴，陈晓丽. 老年高血压患者心血管危险因素与动脉弹性的关系. 中华老年医学杂志，2014，33（7）：741-744. | 张翼 | 北京老年医院 |
| 1092 | 郑曦，刘前桂，赵双燕，赵黎黎，田银君，张媛. 间断与持续无创机械通气治疗中重度呼吸衰竭的效果比较. 中国医药，2014，9（8）：1132-1136. | 张翼 | 北京老年医院 |
| 1093 | 高茂龙，王静，白旭晶，宋岳涛. 北京市老年人健康质量情况及其影响因素分析. 中国医药，2014，9（5）：732-735. | 张翼 | 北京老年医院 |
| 1094 | 李长青，张景华，王玎，董淑萍，王娜，王萱. 内镜经鼻入路手术治疗老年人鼻窦炎. 中华腔镜外科杂志（电子版），2014，7（4）：263-266. | 张翼 | 北京老年医院 |
| 1095 | 李钦云，陈峥，张守字，马丽，张力，武海燕，李文杰，陈楠，何庆明. 阿尔茨海默病患者血清性激素含量与性活动停止年龄的研究. 中国医药，2014，9（10）：1464-1467. | 张翼 | 北京老年医院 |
| 1096 | 邓宝凤，罗昌春，李海芳，王艳艳. 老年综合评估对住院老年患者日常生活能力及护理不良事件的影响. 中华现代护理杂志，2014，20（8）：937-939. | 张翼 | 北京老年医院 |
| 1097 | 吕继辉，高天，李沫，谢丽娟，李文杰，靳玮叶，郝智慧，母海燕. 音乐治疗对轻度阿尔茨海默病患者记忆、语言和精神症状的作用. 中华神经科杂志，2014，47（2）：831-835. | 张翼 | 北京老年医院 |
| 1098 | 王垚，周薇. 老年慢性阻塞性肺疾病急性加重期患者血浆中纤维蛋白原监测的临床意义. 中国医药，2015，10（2）：169-171. | 张翼 | 北京老年医院 |
| 1099 | 肖太玲，秦燕，刘翠萍. 老年维持性血液透析患者自我管理效果评价. 中国医药，2015，10（4）：598-600. | 张翼 | 北京老年医院 |
| 1100 | 季红莉，王清，付万发，张翼，陈明. 老年人胃黏膜病理学改变特点与幽门螺杆菌感染的相关性分析. 中华老年医学杂志，2015，34（4）：405-407. | 张翼 | 北京老年医院 |
| 1101 | 陈晓丽，杨清，刘晓丽，庞兴学，罗智，刘宏. 糖类抗原125与老年慢性心力衰竭患者心功能及水肿的关系. 中国医药，2015，10（7）：949-951. | 张翼 | 北京老年医院 |
| 1102 | 李玉平，郑永财，王红春. 老年人甲状腺结节鉴别诊断超声检查的价值. 中华老年医学杂志，2015，34（7）：793-795. | 张翼 | 北京老年医院 |
| 1103 | 陈晓丽，庞兴学，樊燕琴，刘宏，王媛，白莹，罗智. 老年心房颤动患者合并缺血性脑卒中相关危险因素分析. 中国医药，2015，10（9）：1268-1270. | 张翼 | 北京老年医院 |
| 1104 | 田银君，刘前桂，赵黎黎，李金红，赵双燕，周苗子，张媛. 呼吸康复锻炼对老年慢性阻塞性肺疾病患者运动心肺功能的影响. 国际呼吸杂志，2015，35（13）：978-983. | 张翼 | 北京老年医院 |
| 1105 | 纪冬梅，孙悦，王艳艳. 老年心力衰竭患者自我护理指数与家庭支持的相关性研究. 中华现代护理杂志，2015，21（18）：2176-2178. | 张翼 | 北京老年医院 |

（续　表）

| 编号 | 文　章 | 论文推荐人 | 发表单位 |
|------|--------|-----------|----------|
| 1106 | 杨波，姜宏宁，余敏，张慧荣. 贫血对老年晚期恶性肿瘤患者生命质量的影响. 肿瘤研究与临床，2015，27（1）：32-34. | 张翼 | 北京老年医院 |
| 1107 | 时荣海，郑曦. 氟哌噻吨美利曲辛治疗慢性萎缩性胃炎并抑郁患者疗效分析. 中国基层医药，2015，22（s1）：25-26. | 张翼 | 北京老年医院 |
| 1108 | 吕继辉，陈峥，李翔，李文杰，蔡郁，郝智慧，姬长珍，母海艳，李沐. 多因素评估和多学科干预防治老年住院患者谵妄的效果评价. 中华老年医学杂志，2015，34（12）：1306-1309. | 张翼 | 北京老年医院 |
| 1109 | 刘宏，杨清，刘晓丽，王媛. 动脉弹性与心血管危险因素的相关性分析. 中国医药，2015，10（10）：1409-1413. | 张翼 | 北京老年医院 |
| 1110 | 张守字，张力，武海燕，马丽，李锐，李娟. 阿尔茨海默病及轻度认知功能障碍患者大脑自发活动研究. 中华神经科杂志，2015，48（11）：991-994. | 张翼 | 北京老年医院 |
| 1111 | 刘海华，刘朝，王莹莹，陈滢如，吴远，杨金生. 刮痧对原发性高血压降压作用的时效规律研究. 中国针灸，2015，35（7）：711-714. | 张翼 | 北京老年医院 |
| 1112 | 王媛，杨清，罗智，樊燕琴，刘宏. 老年患者血清高密度脂蛋白胆固醇水平与冠状动脉粥样硬化性心脏病的相关性研究. 中国医药，2015，10（11）：1574-1576. | 张翼 | 北京老年医院 |
| 1113 | 陈雪丽，张梅奎. 衰弱综合征的重要问题. 中华老年医学杂志，2015，34（12）：1303-1305. | 张翼 | 北京老年医院 |
| 1114 | 张晓强，孙全义，贾晓丽，刘丽芬，高亚南，陈雪丽. 综合康复治疗对脑卒中恢复期患者吞咽障碍的影响. 中华物理医学与康复杂志，2015，37（11）：879-880. | 张翼 | 北京老年医院 |
| 1115 | 周薇，董霄松，李静，赵龙，安培，韩芳. 高级呼吸事件自动探测装置对睡眠呼吸暂停低通气综合征患者的临床应用评价. 中华结核和呼吸杂志，2015，38（11）：844-847. | 张翼 | 北京老年医院 |
| 1116 | 齐海梅. 老年病的诊疗及学科建设纵横坐标法. 中华老年医学杂志，2015，34（8）：829-832. | 齐海梅 | 北京医院 |
| 1117 | 曾慧，邓华聪，谢晶，靳小龙，魏倩萍. 阿司匹林对糖尿病脑病大鼠认知功能及海马 IGF-1R/p-IGF-1R. 第二军医大学学报，2015，36（2）：142-146. | 肖谦 | 重庆医科大学第一医院 |
| 1118 | 张冬玲，肖谦，罗会琼，赵柯湘. 血管紧张素（1-7）对糖尿病大鼠海马 GFAP、GDNF 表达和认知功能的影响. 南方医科大学学报，2015，35（5）：646-651. | 肖谦 | 重庆医科大学第一医院 |
| 1119 | 杨东艳，李刚，张蕾，张志升，扶艳波，胡苏蕾. C3G 基因对 H9C2 心肌细胞凋亡和增殖的影响. 解放军医学杂志，2015，40（8）：603-609. | 肖谦 | 重庆医科大学第一医院 |
| 1120 | 蒋宜，罗玉梅，邓明洪，马厚勋. 老年高血压患者 klotho 基因多态性与其心肾靶器官损害的相关性. 中国老年学杂志，2015，35（12）：3278-3281. | 肖谦 | 重庆医科大学第一医院 |
| 1121 | 郭蓓，李法琦. Semaphorin3A 抗骨质疏松作用靶点的研究进展. 中国全科医学，2015，18（17）：2105-2106. | 肖谦 | 重庆医科大学第一医院 |
| 1122 | 丁红英，马厚勋，邓小琴，杨秋晨. 原发性甲状旁腺功能亢进症 36 例临床分析. 中国综合临床，2015，31（8）：686-689. | 肖谦 | 重庆医科大学第一医院 |
| 1123 | 杨秋晨，马厚勋，李运奎，邓小琴，唐芸，吴平. 体外转染 Klotho 基因对原代成骨细胞活性的影响. 中国老年学杂志，2015，35（7）：1866-1869. | 肖谦 | 重庆医科大学第一医院 |

（续　表）

| 编号 | 文　章 | 论文推荐人 | 发表单位 |
|---|---|---|---|
| 1124 | 李喜凤，赵柯湘，徐凌杰，邓永涛，程雯，吕洋，肖谦. 住院老年患者骨骼肌减少与骨密度的关系. 中华骨质疏松和骨矿盐疾病杂志，2015，8（1）：21-26. | 肖谦 | 重庆医科大学第一医院 |
| 1125 | 徐凌杰，肖谦，程雯，赵柯湘. 老年人失能综合征. 中华老年医学杂志，2015，34（11）：1262-1264. | 肖谦 | 重庆医科大学第一医院 |
| 1126 | 陈金梁，孙悦，赵宇星，肖谦. 糖尿病脑病的现代认识. 重庆医科大学学报，2015，40（11）：1390-1394. | 肖谦 | 重庆医科大学第一医院 |
| 1127 | 杨君，刘欣彤，丁福，朱跃平，何锡珍. 洁悠神联合 3M 皮肤保护膜治疗老年刺激性皮炎的疗效. 中国老年学杂志，2015，35（20）：5896-5897. | 肖谦 | 重庆医科大学第一医院 |
| 1128 | 何锡珍，刘欣彤，丁福，吕洋，朱跃平，龚淼，钟静知，刘墩秀. 早期老年痴呆住院患者照顾者压力分析与护理干预. 护士进修杂志，2015，30（6）：535-537. | 肖谦 | 重庆医科大学第一医院 |
| 1129 | 杨君，刘欣彤，丁福，朱跃平，何锡珍. Workshop 培训在预防住院患者跌倒培训中的应用. 中华医学教育探索杂志，2015，14（1）：104-106. | 肖谦 | 重庆医科大学第一医院 |
| 1130 | 朱跃平，刘欣彤，丁福，刘敦秀，杨君，何锡珍，吕洋，马厚勋，肖谦. 重庆市 20 所综合医院护士老年护理知识现状调查. 中国老年学杂志，2015，35（18）：5294-5295. | 肖谦 | 重庆医科大学第一医院 |
| 1131 | 曹颖，吕洋. 轻度认知功能障碍向痴呆进展的危险因素研究进展. 医学综述，2015，21（17）：3076-3079. | 肖谦 | 重庆医科大学第一医院 |
| 1132 | 徐凌杰，程雯，赵柯湘，肖谦. 肌肉减少症筛查方法研究进展. 现代临床医学，2015，41（2）：96-98. | 肖谦 | 重庆医科大学第一医院 |
| 1133 | 邓小琴，杨秋晨，唐芸，马厚勋. Klotho 基因与骨质疏松关系研究进展. 现代医药卫生，2015，31（7）：999-1001. | 肖谦 | 重庆医科大学第一医院 |
| 1134 | 黄子洋，邓辉胜. 老年继发性高血压的临床特点及诊治. 中国老年学杂志，2014，34（4）：1137-1140. | 肖谦 | 重庆医科大学第一医院 |
| 1135 | 张蕾，李刚，张志升，杨东艳，扶艳波. 过表达 CrkL 对缺氧/复氧诱导的心肌细胞凋亡和生存力的影响及其机制. 解放军医学杂志，2014，39（6）：433-438. | 肖谦 | 重庆医科大学第一医院 |
| 1136 | 王兴海，李法琦. 心脏再同步化治疗慢性心力衰竭研究进展. 现代医药卫生，2014，30（10）：1491-1494. | 肖谦 | 重庆医科大学第一医院 |
| 1137 | 朱跃平，邓辉胜，何锡珍，杨君，马厚勋，曾懿，刘欣彤，邱丹，冯燕. 肠内营养对高龄患者C反应蛋白、血清蛋白及血脂的影响. 中国医药指南，2014，12（13）：4-6. | 肖谦 | 重庆医科大学第一医院 |
| 1138 | 何锡珍，吕洋. 早期老年痴呆患者健康教育需求调查及护理干预. 现代医药卫生，2014，30（12）：1802-1804. | 肖谦 | 重庆医科大学第一医院 |
| 1139 | 曹颖，勾登萍，朱勤岚，吕洋，肖谦，邓永涛，段景喜，潘玲. 基于老年健康综合评估探讨老年骨质疏松相关危险因素. 中国老年学杂志，2014，34（17）：4947-4950. | 肖谦 | 重庆医科大学第一医院 |
| 1140 | 靳小龙，魏倩萍，邓华聪，凌子希. 脑钠肽与代谢相关性研究进展. 中华内分泌代谢杂志，2014，30（8）：708-711. | 肖谦 | 重庆医科大学第一医院 |
| 1141 | 刘墩秀，丁福，何锡珍，刘欣彤. 汉化版 Morse 跌倒评估表临床应用现状调查及对策. 护理学杂志，2014，29（19）：37-39. | 肖谦 | 重庆医科大学第一医院 |

（续　表）

| 编号 | 文　章 | 论文推荐人 | 发表单位 |
|---|---|---|---|
| 1142 | 罗成, 沈娜. 黄芪多糖对 CLP 诱导的脓毒症小鼠急性肝损伤 MDA、caspase-3 和 ICAM-1 的影响研究. 重庆医科大学学报, 2014, 39 (11): 1641-1646. | 肖谦 | 重庆医科大学第一医院 |
| 1143 | 周婷, 刘晓林, 田晓春, 吴平, 马厚勋. Klotho 基因单核苷酸多态性与老年 2 型糖尿病的相关性研究. 医学信息, 2014, 27 (19): 200-201. | 肖谦 | 重庆医科大学第一医院 |
| 1144 | 刘义均, 严冰冰, 黄子洋, 邓辉胜, 郭睿, 吴金星, 刘勋, 姚开情, 吕发金. 超微型光纤成像系统行离体猪肺细支气管成像. 中国医学影像技术, 2013, 29 (12): 2032-2035. | 肖谦 | 重庆医科大学第一医院 |
| 1145 | 朱跃平, 丁福, 刘欣彤, 肖谦, 马厚勋, 吕洋, 何锡珍, 杨君, 曾懿, 周训平, 钟静知, 冯燕. 老年住院患者营养风险筛查及营养支持状况. 中国老年学杂志, 2013, 33 (11): 2609-2611. | 肖谦 | 重庆医科大学第一医院 |
| 1146 | 罗敏, 肖谦. 胰高血糖素样肽-1 的心血管保护作用. 重庆医学, 2013, 42 (7): 816-818. | 肖谦 | 重庆医科大学第一医院 |
| 1147 | 杨巧, 肖谦. 胰岛素样生长因子-1 与糖尿病慢性并发症. 国际内分泌代谢杂志, 2013, 33 (6): 415-417. | 肖谦 | 重庆医科大学第一医院 |
| 1148 | 张莉, 杨巧, 夏丽, 肖谦. 糖尿病认知功能障碍的发病机制. 国际内分泌代谢杂志, 2013, 33 (6): 409-411. | 肖谦 | 重庆医科大学第一医院 |
| 1149 | 朱伟晶, 蒲春伶, 李法琦. 心率震荡及其在糖尿病中的应用. 中国老年学杂志, 2013, 33 (2): 480-483. | 肖谦 | 重庆医科大学第一医院 |
| 1150 | 赵玉伟, 李法琦, 李万玉, 周平, 邱炯, 黄妍. 促红细胞生成素对心肌梗死大鼠心脏的保护作用及抗凋亡信号机制. 中国老年学杂志, 2013, 33 (4): 849-851. | 肖谦 | 重庆医科大学第一医院 |
| 1151 | 殷菱, 李法琦. 趋化因子 Fractalkine 与老年常见疾病的关系. 中国老年学杂志, 2013, 33 (13): 3265-3268. | 肖谦 | 重庆医科大学第一医院 |
| 1152 | 刘芳, 李法琦. 小鼠 CX3CR1 基因重组慢病毒过表达质粒的构建及鉴定. 中国生物制品学杂志, 2013, 26 (09): 1247-1250. | 肖谦 | 重庆医科大学第一医院 |
| 1153 | 彭静, 李刚. Sirtuins 抗衰老相关的心血管疾病的研究进展. 中华临床医师杂志 (电子版), 2013, 7 (8): 3549-3551. | 肖谦 | 重庆医科大学第一医院 |
| 1154 | 马厚勋. 老年骨质疏松症的治疗策略. 中华临床医师杂志 (电子版), 2013, 7 (2): 489-493. | 肖谦 | 重庆医科大学第一医院 |
| 1155 | 蒋宜, 刘晓林, 田晓春, 马厚勋, 吴平. 老年高血压患者克老素基因单核苷酸多态性与其左心室肥厚的相关性研究. 重庆医科大学学报, 2013, 38 (8): 891-895. | 肖谦 | 重庆医科大学第一医院 |
| 1156 | 邓明洪, 马厚勋, 罗玉梅, 李运奎, 吴平, 王艳娇, 李宝善. 重组腺相关病毒介导克老素基因表达对 2 型糖尿病大鼠肾脏纤维化的作用及其机制. 中国生物制品学杂志, 2013, 26 (11): 1593-1598. | 肖谦 | 重庆医科大学第一医院 |
| 1157 | 罗玉梅, 马厚勋. 血管紧张素转换酶-2 及表达在高血压及心血管肥厚中的作用研究. 中华临床医师杂志 (电子版), 2013, 7 (3): 1220-1222. | 肖谦 | 重庆医科大学第一医院 |
| 1158 | 周婷, 马厚勋. 利钠因子家族与心力衰竭的关系及其临床应用的研究进展. 现代医药卫生, 2013, 29 (12): 1849-1852. | 肖谦 | 重庆医科大学第一医院 |
| 1159 | 蹇在金, 刘岁丰. 老年房颤患者的抗栓治疗. 中华老年心脑血管病杂志, 2013, 15 (8): 785-786. | 蹇在金 | 中南大学湘雅二医院 |

（续　表）

| 编号 | 文　章 | 论文推荐人 | 发表单位 |
|---|---|---|---|
| 1160 | 张聿炜. 慢性间歇性缺氧对脂质代谢影响机制的研究. 中华老年医学杂志. 2013, 32（11）：1238-1240. | 蹇在金 | 中南大学湘雅二医院 |
| 1161 | 杨媛媛, 罗荧荃, 杨宇, 李丹, 张聿炜. 老年病科住院病人睡眠质量调查及相关因素的分析. 国际精神病学杂志, 2013, 40（3）：142-145. | 蹇在金 | 中南大学湘雅二医院 |
| 1162 | 张斐斐, 刘刚磊. 腹壁放线菌病伴2型糖尿病1例. 中华普通外科杂志, 2013, 28（9）：724. | 蹇在金 | 中南大学湘雅二医院 |
| 1163 | 刘洋, 袁联文. 末端回肠气管导管造瘘术预防低位直肠癌根治术吻合口漏的临床应用. 中国现代手术学, 2014, 18（1）：16-18. | 蹇在金 | 中南大学湘雅二医院 |
| 1164 | 许琰, 杨宇. 老年阻塞性睡眠呼吸暂停综合征治疗的研究进展. 实用老年医学, 2014, 28（3）：196-200. | 蹇在金 | 中南大学湘雅二医院 |
| 1165 | 李亚勇, 王轶娜, 杨宇, 罗荧荃, 陈平. 慢性间歇低氧对大鼠肝 fractalkine 表达的影响. 中南大学学报（医学版）, 2013, 38（10）：984-990. | 蹇在金 | 中南大学湘雅二医院 |
| 1166 | 王艳娇, 刘幼硕. 长寿与老年甲状腺功能异常. 中华内分泌代谢杂志, 2014, 30（11）：1031-1034. | 蹇在金 | 中南大学湘雅二医院 |
| 1167 | 刘维潮, 陈化. 达比加群临床疗效与安全性评价. 心血管病学进展, 2014, 35（5）：580-586. | 蹇在金 | 中南大学湘雅二医院 |
| 1168 | 王蓉, 欧阳敏, 张萍, 王琼. 帕金森病小鼠黑质纹状体小胶质细胞活化表达的炎性因子与多巴胺含量的关系. 中国老年学杂志, 2014, 34（10）：2768-2770. | 蹇在金 | 中南大学湘雅二医院 |
| 1169 | 王小清, 窦灵芝, 王秀华. 老年冠心病患者血浆网膜素1及内脂素水平分析. 中国动脉硬化杂志, 2014, 22（6）：579-586. | 蹇在金 | 中南大学湘雅二医院 |
| 1170 | 曾小芳, 屈晓冰, 董莉妮, 赵晓昆, 张湘瑜. 他汀类药物对老年良性前列腺增生合并代谢综合征患者的疗效分析. 中华老年医学杂志, 2014, 33（4）：380-384. | 蹇在金 | 中南大学湘雅二医院 |
| 1171 | 胡志高, 屈晓冰. 载脂蛋白A5与冠状动脉病变的关系. 中国老年学, 2014, 16（19）：5388-5390. | 蹇在金 | 中南大学湘雅二医院 |
| 1172 | 李艳群, 马丽丽, 高竹林, 王文丽, 赵丽萍. 经外周静脉置入中心静脉导管化疗对老年肿瘤患者血液流变学及输液相关并发症的影响. 中国老年学, 2014, 34（9）：2344-2346. | 蹇在金 | 中南大学湘雅二医院 |
| 1173 | 刘岁丰, 蹇在金. 肌少症：一种新的老年综合征. 医学新知杂志, 2015（3）：149-153. | 蹇在金 | 中南大学湘雅二医院 |
| 1174 | 刘岁丰, 蹇在金. 衰弱：一种重要的老年综合征. 中华老年医学杂志, 2015, 34（12）：1286-1288. | 蹇在金 | 中南大学湘雅二医院 |
| 1175 | 曾艺, 朱梦茜. 功能磁共振在血管性痴呆诊断中的应用. 中国现代医学杂志, 2015, 25（29）：101-105. | 蹇在金 | 中南大学湘雅二医院 |
| 1176 | 刘跃华, 何桂香, 李艳群, 刘幼硕, 蹇在金. 老年尿失禁非药物疗法研究进展. 中国老年学杂志, 2015, 35（19）：5652-5654. | 蹇在金 | 中南大学湘雅二医院 |
| 1177 | 朱奕潼, 苗雅, 何婷, 等. Arc/Arg3.1 在糖尿病性脑病大鼠海马组织中的表达及其与认知功能改变的关系. 中华老年多器官疾病杂志, 2014（11）：852-856. | 钟远 | 上海市第六人民医院 |
| 1178 | 董定文, 董碧蓉. 骨骼肌减少症研究进展. 现代临床医学, 2013, 39（2）：145-149. | 董碧蓉 | 四川大学华西医院 |

| 编号 | 文　章 | 论文推荐人 | 发表单位 |
|---|---|---|---|
| 1179 | 郝秋奎，董碧蓉. 老年人衰弱综合征的国际研究现状. 中华老年医学杂志，2013，32（6）：685-688. | 董碧蓉 | 四川大学华西医院 |
| 1180 | 董碧蓉. 老年衰弱综合征的研究进展. 中华保健医学杂志，2014，16（6）：417-420. | 董碧蓉 | 四川大学华西医院 |
| 1181 | 杨茗，蒋皎皎，郝秋奎，罗理，蒲虹杉，丁香，董碧蓉. 老年失能评估量表的二阶验证性因子分析. 中国康复医学杂志，2014，29（7）：624-627. | 董碧蓉 | 四川大学华西医院 |
| 1182 | 杨茗，罗理，蒋皎皎，郝秋奎，蒲虹杉，丁香，董碧蓉. 老年失能评估量表的质量评价. 中国康复医学杂志，2014，29（5）：433-436. | 董碧蓉 | 四川大学华西医院 |
| 1183 | 杨茗，蒋皎皎，罗理，董碧蓉. 基于老年人群编制的失能评估量表. 中国康复医学杂志，2014，29（4）：395-398. | 董碧蓉 | 四川大学华西医院 |
| 1184 | 杨茗，罗理，蒋皎皎，郝秋奎，蒲虹杉，丁香，董碧蓉. 老年失能评估量表的编制（一）：初始量表的建立. 中国康复医学杂志，2014，29（2）：113-118. | 董碧蓉 | 四川大学华西医院 |
| 1185 | 杨茗，罗理，蒋皎皎，郝秋奎，蒲虹杉，丁香，董碧蓉. 老年失能评估量表的编制（二）：正式量表的建立. 中国康复医学杂志，2014，29（3）：212-217. | 董碧蓉 | 四川大学华西医院 |
| 1186 | 陈善萍，董碧蓉. 老年吸入性肺炎的临床诊治特点. 现代临床医学，2014，40（5）：384-386. | 董碧蓉 | 四川大学华西医院 |
| 1187 | 戚龙，董碧蓉. 老年多病共存临床治疗决策新视角. 现代临床医学，2014，40（2）：150-153. | 董碧蓉 | 四川大学华西医院 |
| 1188 | 钟华，戚龙，吴正蓉，董碧蓉. 共病多重用药的对策. 现代临床医学，2014，40（6）：467-468. | 董碧蓉 | 四川大学华西医院 |
| 1189 | 李方福，岳冀蓉，董碧蓉. 临床医生如何识别与正确防治老年谵妄. 现代临床医学，2014，40（6）：469-472. | 董碧蓉 | 四川大学华西医院 |
| 1190 | 汪子琪，王定超，董碧蓉，李建红，罗会玲，唐文. 丹红治疗血管性痴呆疗效及安全性的系统评价. 中国老年学杂志，2015，35（5）：1220-1223. | 董碧蓉 | 四川大学华西医院 |
| 1191 | 陈善萍，邹川，董碧蓉. 老年急诊的综合管理. 华西医学，2015，30（5）：987-990. | 董碧蓉 | 四川大学华西医院 |
| 1192 | 董碧蓉. 老年医学（病）科临床营养管理指导意见. 中华老年医学杂志，2015，34（12）：1388-1394. | 董碧蓉 | 四川大学华西医院 |
| 1193 | 杨颖，董碧蓉. 临床医生应关注老年综合征与老年综合评估. 现代临床医学，2015，41（6）：456-459. | 董碧蓉 | 四川大学华西医院 |
| 1194 | 曹立，董碧蓉. 肌少症的临床研究现状和方向. 中华老年医学杂志，2015，34（5）：463-466. | 董碧蓉 | 四川大学华西医院 |
| 1195 | 周江华，邹川，董碧蓉. 老年慢性持续性疼痛的管理. 现代临床医学，2015，41（5）：390-392. | 董碧蓉 | 四川大学华西医院 |
| 1196 | 杨颖，董碧蓉. 临床医生应关注老年综合征与老年综合评估. 现代临床医学，2015，41（6）：456-459. | 董碧蓉 | 四川大学华西医院 |
| 1197 | 董碧蓉. 老年综合评估及其应用. 中华老年病研究电子杂志，2015，2（4）：16-18. | 董碧蓉 | 四川大学华西医院 |
| 1198 | 李方福，董碧蓉. 骨质疏松症的规范性治疗策略. 现代临床医学，2015，41（6）：451-455. | 董碧蓉 | 四川大学华西医院 |

（续　表）

| 编号 | 文　章 | 论文推荐人 | 发表单位 |
|---|---|---|---|
| 1199 | 金凤钟，刘艳，薛明涛，王晓明，宁晓暄. 以肾病综合征为首发表现的华氏巨球蛋白血症 1 例. 中华老年多器官疾病杂志，2015，14（3）：229-230. | 王晓明 | 第四军医大学附属西京医院 |
| 1200 | 李秀敏，吴黄辉，肖远，王晓明. 绿茶提取物影响代谢综合征患者体质量控制的荟萃分析. 中华老年医学杂志，2015，34（7）：805-808. | 王晓明 | 第四军医大学附属西京医院 |
| 1201 | 刘军，甄平，李慎松，周胜虎，常彦峰，陈慧，张航向，何晓乐，李旭升. 内质网应激介导吡格列酮在趋化素诱导成骨细胞代谢过程中的作用机制. 中国骨质疏松杂志，2015，21（10）：1248-1253. | 王晓明 | 第四军医大学附属西京医院 |
| 1202 | 许荣，张春林，宁静，李建，雷安民. 小鼠 H1fOO 逆转录病毒载体的构建及表达. 西北农林科技大学学报（自然科学版），2015，43（5）：21-26. | 王晓明 | 第四军医大学附属西京医院 |
| 1203 | 刘军，甄平，李旭升，李慎松，田琦，杨洁，何晓乐. rhGH 对老年多器官功能不全患者 CD47、L-选择素及高级氧化蛋白产物表达的影响. 解放军医学杂志，2015，40（2）：137-141. | 王晓明 | 第四军医大学附属西京医院 |
| 1204 | 杨英，龚忠厚，李翠，张倩，王智斌，韩亚军，陈阳，葛伟. 线粒体乙醛脱氢酶 2 对 β 淀粉样蛋白所致神经元损伤的作用及机制. 中国老年学杂志，2015，35（5）：1309-1311. | 王晓明 | 第四军医大学附属西京医院 |
| 1205 | 李秀敏，吴黄辉，肖远，王晓明. 绿茶提取物改善代谢综合征患者脂质代谢的 meta 分析. 中华内分泌代谢杂志，2015，31（3）：224-229. | 王晓明 | 第四军医大学附属西京医院 |
| 1206 | 张航向，宁晓暄，王晓明. 女性心血管病的研究进展. 中华老年心脑血管病杂志，2015，17（1）：95-97. | 王晓明 | 第四军医大学附属西京医院 |
| 1207 | 夏跃胜，王琳，夏桐，许荣，肖远，王宁，王晓明. 氯离子通道阻断剂 DCPIB 抑制自噬减轻大鼠心肌缺血/再灌注损伤. 心脏杂志，2015，27（5）：501-505. | 王晓明 | 第四军医大学附属西京医院 |
| 1208 | 李辉，李帅锋，李娜，李腾，王晓明. HeLa/GFP-α-tubulin/GFP-CENP-A 细胞系的构建及对其有丝分裂的观察. 科学技术与工程，2014，14（18）：173-176. | 王晓明 | 第四军医大学附属西京医院 |
| 1209 | 何晓乐，刘军，张航向，王晓明. 吡格列酮和阿卡波糖对老年 2 型糖尿病合并高血压患者的疗效比较. 中华老年多器官疾病杂志，2014，13（12）：907-912. | 王晓明 | 第四军医大学附属西京医院 |
| 1210 | 孙阳，易蒌. 心血管病研究生培养模式探索. 中国体外循环杂志，2014，12（3）：183-185. | 王晓明 | 第四军医大学附属西京医院 |
| 1211 | 刘媛媛，王新平，李晓玲，王晓明. 60 岁以上老年人误吸发病率及危险因素分析. 检验医学与临床，2014，11（24）：3403-3405. | 王晓明 | 第四军医大学附属西京医院 |
| 1212 | 王晓明，宁晓暄. 重视老年多器官衰竭早期救治中微循环功能障碍的处理. 中华老年多器官疾病杂志，2014，13（8）：561-563. | 王晓明 | 第四军医大学附属西京医院 |
| 1213 | 傅卫红，汤洪，杨瑜莹，王晓明. 血压水平和血压变异性与老年认知功能的研究进展. 中华老年心脑血管病杂志，2014，16（2）：215-217. | 王晓明 | 第四军医大学附属西京医院 |
| 1214 | 杨磊，沈明志，王博，郭筱王，程珂，刘媛媛，王晓明. 黄芩苷对衣霉素诱导的内质网应激性心肌细胞损伤的影响. 心脏杂志，2014，26（2）：125-128. | 王晓明 | 第四军医大学附属西京医院 |
| 1215 | 李秀敏，肖远，王晓明. 绿茶提取物对代谢综合征的影响. 中华内分泌代谢杂志，2014，30（7）：573-575. | 王晓明 | 第四军医大学附属西京医院 |
| 1216 | 刘媛媛，何晓乐，李晓玲，傅卫红，程珂，王晓明. 老年人误吸的危险因素及临床诊治进展. 中华老年多器官疾病杂志，2014，13（8）：633-636. | 王晓明 | 第四军医大学附属西京医院 |
| 1217 | 程珂，何晓乐，王波，王晓明. 老年高血压患者性别差异的相关性研究. 中华老年心脑血管病杂志，2014，16（10）：1015-1018. | 王晓明 | 第四军医大学附属西京医院 |

（续　表）

| 编号 | 文　章 | 论文推荐人 | 发表单位 |
|---|---|---|---|
| 1218 | 程珂，岳劲，张荣怀，郭筱王，杨磊，刘媛媛，李秀敏，王波，王晓明. 老年高血压患者心血管危险因素分层与认知功能障碍的相关性. 中华老年心脑血管病杂志，2014，16（4）：380-383. | 王晓明 | 第四军医大学附属西京医院 |
| 1219 | 傅卫红，谢柏梅，张彦海，范亮，汤洪，杨瑜莹，王波，王晓明. 军队离退休老年高血压患者认知功能障碍的危险因素. 中华高血压杂志，2014，22（6）：559-563. | 王晓明 | 第四军医大学附属西京医院 |
| 1220 | 杨磊，王晓明. 高通量中药单体筛查方法及应用. 中国中医药信息杂志，2014，21（8）：4-6. | 王晓明 | 第四军医大学附属西京医院 |
| 1221 | 王晓明，张航向. 对女性心血管疾病应引起临床重视. 中华老年心脑血管病杂志，2014，16（10）：1009-1010. | 王晓明 | 第四军医大学附属西京医院 |
| 1222 | 程珂，高建苑，张荣怀，葛伟，王晓明. 表现为重症肺炎的变应性肉芽肿性血管炎的救治与思考. 临床误诊误治，2014，27（4）：1-3. | 王晓明 | 第四军医大学附属西京医院 |
| 1223 | 何晓乐，刘军，张航向，王晓明. 吡格列酮和阿卡波糖对老年 2 型糖尿病合并高血压患者的疗效比较. 中华老年多器官疾病杂志，2014，13（12）：907-912. | 王晓明 | 第四军医大学附属西京医院 |
| 1224 | 孟华. Nrf2：老年心肾疾病的共同靶点. 中国老年学，2013，33（23）：6038-6040. | 王晓明 | 第四军医大学附属西京医院 |
| 1225 | 王晓明，张荣怀. 加强对老年早期认知功能障碍的研究. 中华老年多器官疾病杂志，2013，12（1）：1-3. | 王晓明 | 第四军医大学附属西京医院 |
| 1226 | 陈阳，白薇，刘崇霞，杨芳，路国华，王晓明，李源，宁晓暄. 钙周期素结合蛋白的细胞周期依赖性转位现象. 中华老年多器官疾病杂志，2013，12（4）：304-308. | 王晓明 | 第四军医大学附属西京医院 |
| 1227 | 刘艳，李源，刘红娟，金凤钟，薛明涛，王晓明. 小剂量尼美舒利治疗老年人癌性发热的疗效观察. 实用老年医学，2013，27（12）：1047-1048. | 王晓明 | 第四军医大学附属西京医院 |
| 1228 | 王博，沈明志，翟雅丽，傅卫红，刘崇霞，岳劲，郭筱王，程珂，杨磊，刘媛媛，王晓明. 衣霉素激活的心肌细胞氯通道及其电生理学特性. 中华保健医学杂志，2013，15（02）：160-162. | 王晓明 | 第四军医大学附属西京医院 |
| 1229 | 傅卫红，范亮，刘崇霞，刘媛媛，沈明志，王博，王晓明. 老年高血压病患者治疗后血压水平与认知功能的相关性. 心脏杂志，2013，25（3）：345-348. | 王晓明 | 第四军医大学附属西京医院 |
| 1230 | 岳劲，傅卫红，刘崇霞，王博，翟雅莉，张荣怀，王波，王晓明. 西安地区老年人生活行为对抑郁的影响. 中国老年学杂志，2013，33（7）：1609-1611. | 王晓明 | 第四军医大学附属西京医院 |
| 1231 | 王晓明，丁铭格，张航向. 老年高血压诊疗的思考及治疗对策. 中华老年心脑血管病杂志，2013，15（3）：225-227. | 王晓明 | 第四军医大学附属西京医院 |
| 1232 | 李榕，王文清，鲍臻，王晓明. 人文知识教育在老年病学教学中的意义探讨. 西北医学教育，2013，21（6）：1098-1100. | 王晓明 | 第四军医大学附属西京医院 |
| 1233 | 杨磊，王晓明. 容积敏感性外向整流氯离子通道的调节机制及药理学探讨. 中国药业，2014，23（3）：1-3. | 王晓明 | 第四军医大学附属西京医院 |
| 1234 | 孙阳，王晓明. 基于全科医学理念开展老年医学 PBL 教学. 西北医学教育，2014，22（2）：412-415. | 王晓明 | 第四军医大学附属西京医院 |
| 1235 | 刘天姣，郭建英，刘艳，王晓明，葛伟. 从学员视角看老年病科见习. 西北医学教育，2014，22（3）：602-604. | 王晓明 | 第四军医大学附属西京医院 |
| 1236 | 李榕，王文清，鲍臻，王晓明. 人文知识教育在老年病学教学中的意义探讨. 西北医学教育，2013，21（6）：1098-1100. | 王晓明 | 第四军医大学附属西京医院 |

（续　表）

| 编号 | 文　章 | 论文推荐人 | 发表单位 |
|---|---|---|---|
| 1237 | 刘艳，李源，刘红娟，金凤钟，薛明涛，王晓明. 小剂量尼美舒利治疗老年人癌性发热的疗效观察. 实用老年医学, 2013, 27 (12): 1047-1048. | 王晓明 | 第四军医大学附属西京医院 |
| 1238 | 刘艳，郑桥，金凤钟，宁晓暄. 91 岁高龄患者横纹肌溶解症 1 例. 中华老年多器官疾病杂志, 2014, 13 (9): 707-708. | 王晓明 | 第四军医大学附属西京医院 |
| 1239 | 刘艳，李源，王晓明. 右肾癌合并类白血病反应 1 例报告. 实用老年医学, 2015, 29 (5): 440. | 王晓明 | 第四军医大学附属西京医院 |
| 1240 | 金凤钟，刘艳，薛明涛，王晓明，宁晓萱. 以肾病综合征为首发表现的华氏巨球蛋白血症 1 例. 中华老年多器官疾病杂志, 2015, 14 (3): 229-230. | 王晓明 | 第四军医大学附属西京医院 |
| 1241 | 李瑞凯，陈洁，吴利平，张华. 线粒体与 2 型糖尿病. 中华临床医师杂志（电子版）, 2013, 7 (18): 8400-8402. | 王晓明 | 第四军医大学附属西京医院 |
| 1242 | 张倩，张丙芳. 阻塞性睡眠呼吸暂停低通气综合征与高血压的相关分析. 心脏杂志, 2015, 27 (4): 486-489. | 王晓明 | 第四军医大学附属西京医院 |
| 1243 | 刘娟，赵俊龙，王媛媛，韩骅，秦鸿雁，张丙芳. LIM 结构域蛋白 FHL1C 与 GNB2 不存在相互作用. 山西医科大学学报, 2015, 46 (11): 1068-1073. | 王晓明 | 第四军医大学附属西京医院 |
| 1244 | 房海英，谢莉，孙静. 循证护理在老年高血压脑出血患者微创治疗规范化护理中的应用. 中华现代护理杂志, 2013, 19 (7): 767-770. | 王晓明 | 第四军医大学附属西京医院 |
| 1245 | 王文翠. 对如何提高老年患者健康教育效果的探讨. 中国保健营养旬刊, 2013, 23 (9): 925-926. | 王晓明 | 第四军医大学附属西京医院 |
| 1246 | 王晓欣. 术前访视对老年患者围手术期心理应激能力的影响. 中华现代护理杂志, 2013, 19: 925-926. | 王晓明 | 第四军医大学附属西京医院 |
| 1247 | 张银环. 品管圈活动在减少老年住院患者的探视人员中的应用. 现代医学与临床, 2015, 15: 1066-1069. | 王晓明 | 第四军医大学附属西京医院 |
| 1248 | 陈阳，白薇，刘崇霞，杨芳，路国华，王晓明，李源，宁晓暄. 钙周期素结合蛋白的细胞周期依赖性转位现象. 中华老年多器官疾病杂志, 2013, 12 (4): 304-308. | 王晓明 | 第四军医大学附属西京医院 |
| 1249 | 李榕，王文清，鲍臻，王晓明. 人文知识教育在老年病学教学中的意义探讨. 西北医学教育, 2013, 21 (6): 1098-1099. | 王晓明 | 第四军医大学附属西京医院 |
| 1250 | 高迪，李榕. 脂联素相关研究进展. 中华临床医师杂志（电子版）, 2013, 7 (17): 116-118. | 王晓明 | 第四军医大学附属西京医院 |
| 1251 | 都艳玲，陈字玉，张荣怀，韩骅，郑敏化，张丙芳. 小鼠帕金森病模型的行为学及组织病理学改变的观察分析. 现代生物医学进展, 2013, 13 (15): 2865-2869. | 王晓明 | 第四军医大学附属西京医院 |
| 1252 | 杨英，龚忠厚，李翠，张倩，王智斌，韩亚军，陈阳，葛伟. 线粒体乙醛脱氢酶 2 对 β 淀粉样蛋白所致神经元损伤的作用及机制. 中国老年学杂志, 2015, 35 (5): 1309-1311. | 王晓明 | 第四军医大学附属西京医院 |
| 1253 | 刘天姣，郭建英，刘艳，王晓明，葛伟. 从学员视角看老年病科见习. 西北医学教育, 2014, 22 (3): 602-604. | 王晓明 | 第四军医大学附属西京医院 |
| 1254 | 高建苑. 老年糖尿病单语教学过程中的思考. 医学信息, 2014, 27 (38): 4. | 王晓明 | 第四军医大学附属西京医院 |
| 1255 | 高建苑. 老年医学本科教学的思考. 医学信息, 2014, 27 (39): 4. | 王晓明 | 第四军医大学附属西京医院 |

| 编号 | 文　章 | 论文推荐人 | 发表单位 |
|---|---|---|---|
| 1256 | 高建苑，吴立平，张荣怀，韩亚军，房海英，陈金凤. 住院老年病患者多病性和多药性研究. 西南国防医药，2013，23（6）：581-582. | 王晓明 | 第四军医大学附属西京医院 |
| 1257 | 徐春华，苏慧. 左西孟旦在老年急性左心衰竭患者中的应用. 中华老年多器官疾病杂志，2013，12（9）：657-660. | 王晓明 | 第四军医大学附属西京医院 |
| 1258 | 徐春华，苏慧，王晓明. 依折麦布在老年冠心病合并高脂血症患者中的应用. 中华保健医学杂志，2014，16（3）：223-224. | 王晓明 | 第四军医大学附属西京医院 |
| 1259 | 杨栋，苏慧. 缬沙坦联合氨氯地平治疗中老年高血压并发蛋白尿 148 例. 陕西医学杂志，2013，42（4）：495-496. | 王晓明 | 第四军医大学附属西京医院 |
| 1260 | 杨栋，苏慧. 依折麦布联合阿托伐他汀治疗老年冠心病患者的降脂疗效. 心脏杂志，2013，25（5）：566-568. | 王晓明 | 第四军医大学附属西京医院 |
| 1261 | 陈金凤，徐娜，姬伟. 心房内心电图定位技术在老年患者 PICC 尖端定位中的应用. 中华现代护理杂志，2015（16）：1973-1974. | 王晓明 | 第四军医大学附属西京医院 |
| 1262 | 孙阳，易蔚. 心血管病研究生培养模式探索. 中国体外循环杂志，2014，12（3）：183-185. | 王晓明 | 第四军医大学附属西京医院 |
| 1263 | 何晓乐，刘军，张航向，王宁，徐荣，杨洁，王晓明. TLR4/NF-κB 信号转导通路介导吡格列酮在内脂素诱导内皮细胞炎症损伤过程中作用机制的探讨. 中华老年多器官疾病杂志，2015，14（4）：301-306. | 王晓明 | 第四军医大学附属西京医院 |
| 1264 | 郭筱王，王琳，沈明志，程珂，杨磊，何晓乐，王晓明. 4，4′-二异硫氰基苯-2，2′-二磺酸对高糖诱导心肌细胞损伤的保护作用. 中华老年多器官疾病杂志，2014，13（1）：59-63. | 王晓明 | 第四军医大学附属西京医院 |
| 1265 | 岳劲，翟雅莉，沈明志，傅卫红，刘崇霞，王博，张荣怀，王波，王晓明. 西安地区老年慢性病患者抑郁及其影响因素. 中华老年多器官疾病杂志，2013，12（1）：4-7. | 王晓明 | 第四军医大学附属西京医院 |
| 1266 | 翟雅莉，钞秋玲，岳劲，董艳，李乃侠，沈明志，丁铭格，王波，陈娟，王晓明. 蒙特利尔认知评估量表在军队离退休人员轻度认知功能障碍中的应用. 中华老年多器官疾病杂志，2013，12（1）：8-11. | 王晓明 | 第四军医大学附属西京医院 |
| 1267 | 何晓乐，王晓明，刘媛媛，燕青松，张航向. 深静脉血栓诊治进展及预防措施. 实用老年医学，2015，29（5）：422-426. | 王晓明 | 第四军医大学附属西京医院 |
| 1268 | 贾新，薛明涛，金凤钟，杨守京，宁晓暄. 老年人 Erdheim-Chester 病一例. 中华老年医学杂志，2013，32（11）：1259-1260. | 王晓明 | 第四军医大学附属西京医院 |
| 1269 | 宁晓暄，欧阳敏，Leng Sean X. 老年人衰弱综合征的发病机制和评估及管理. 中华老年医学杂志，2015，34（12）：1282-1285. | 王晓明 | 第四军医大学附属西京医院 |
| 1270 | 汪小素，宁晓暄. 左心室射血分数保留的心力衰竭诊治的研究进展. 心脏杂志，2015（6）：720-724. | 王晓明 | 第四军医大学附属西京医院 |
| 1271 | 高佳，冯淑芝. 以低钠血症为表现的肺栓塞一例. 中华结核和呼吸杂志，2013，36（11）：864-865. | 雷平 | 天津医科大学总医院 |
| 1272 | 田建立. 重视老年人睡眠呼吸暂停低通气综合征的研究. 中华临床医师杂志（电子版），2013，7（2）：475-477. | 雷平 | 天津医科大学总医院 |
| 1273 | 亢晓燕，李耀华，陈芳莲，雷平，张建宁，杨树源. 大鼠脑创伤后损伤区 miRNA-21 的差异表达及干预研究. 中华神经医学杂志，2013，12（6）：545-548. | 雷平 | 天津医科大学总医院 |

（续 表）

| 编号 | 文 章 | 论文推荐人 | 发表单位 |
|---|---|---|---|
| 1274 | 张蔷，高文远，张伟三，田建立，张蕴. 老年阻塞性睡眠呼吸暂停患者糖代谢紊乱的临床观察. 中华老年医学杂志，2013，32（5）：493-495. | 雷平 | 天津医科大学总医院 |
| 1275 | 卫重娟，程焱，梁浩，陈英，孔晓冬，古今颖. 神经生长因子对糖尿病神经病变大鼠神经肽和神经传导速度的影响. 中华神经医学杂志，2013，12（8）：779-782. | 雷平 | 天津医科大学总医院 |
| 1276 | 韩召利，葛新瞳，雷平. microRNA-21 在中枢神经系统疾病中作用的研究进展. 中华神经医学杂志，2014，13（8）：847-850. | 雷平 | 天津医科大学总医院 |
| 1277 | 王卉，田建立，张蕴，王林. 慢性间歇低氧对高脂喂养大鼠心肌细胞损伤机制探讨. 中华老年医学杂志，2014，33（11）. | 雷平 | 天津医科大学总医院 |
| 1278 | 刘欣，宋妍，田建立. 老年人淋巴瘤合并淋巴结核一例. 中华老年医学杂志，2014，33（11）：1242-1243. | 雷平 | 天津医科大学总医院 |
| 1279 | 王策，田建立，张蕴. 阻塞性睡眠呼吸暂停低通气综合征对非肥胖老年人非酒精性脂肪性肝病的影响. 中华老年医学杂志，2014，33（4）：372-375. | 雷平 | 天津医科大学总医院 |
| 1280 | 诸葛欣，孙宁，王丽莉，肖广辉. 程序性死亡受体 1 缺乏对动脉粥样硬化性免疫反应的影响. 中华医学杂志，2014，94：2377-2381. | 雷平 | 天津医科大学总医院 |
| 1281 | 马婷婷，诸葛欣，王丽莉，孙宁，肖广辉. PD-1 对动脉粥样硬化进展及斑块内成分的影响. 中华老年医学杂志，2014，33（11）：1220-1222. | 雷平 | 天津医科大学总医院 |
| 1282 | 王丽莉，诸葛欣，肖广辉，张蕴. 卡泊芬净治疗高龄患者侵袭性真菌病的疗效和安全性. 中华老年医学杂志，2013，32（12）：1348-1350. | 雷平 | 天津医科大学总医院 |
| 1283 | 李璐璐，张蔷，谭进，方云云，雷平. 间歇低氧对大鼠海马神经细胞凋亡和诱导型一氧化氮合酶表达的影响. 中华老年医学杂志，2015，34（3）：303-307. | 雷平 | 天津医科大学总医院 |
| 1284 | 王聪，赵忺，田建立，巩路. IgG4 相关性腹膜后纤维化病例报告并文献复习. 中华老年医学杂志，2015，34（10）：1145-1149. | 雷平 | 天津医科大学总医院 |
| 1285 | 陈永增，黄先勇，孙晓楠，曾强，王家宏，蔡君燕. 白细胞内源性 $H_2S$ 产生速率与高血压及炎性因子的关系. 中华保健医学杂志，2013，15（6）：465-468. | 宋雨 | 解放军总医院 |
| 1286 | 吴玉婷，余秉翔. ERCC1、RRM1、class Ⅲ β-tubulin 基因在 105 例非小细胞肺癌患者中共表达规律的研究. 中华临床医师杂志：电子版，2013，7（1）：98-103. | 宋雨 | 解放军总医院 |
| 1287 | 万雪英，杨丽. 1868 例静脉麻醉下胃肠镜检查术肠道准备健康教育分析. 中华保健医学杂志，2013，15（6）：500-502. | 宋雨 | 解放军总医院 |
| 1288 | 孔雪岩. 两种口服磷酸钠盐清洁肠道方法的效果比较. 中华现代护理杂志，2013，19（10）：1214-1216. | 宋雨 | 解放军总医院 |
| 1289 | 石海燕，王建荣，于燕燕，刘翠平. 某体检中心医务人员手卫生及体检人群接触类传染病现状的调查. 中华现代护理杂志，2014，20（24）：3060-3063. | 宋雨 | 解放军总医院 |
| 1290 | 马健，赵名，于晓妩. 曲古抑菌素 A 阻断 Stat3 信号通路诱导前列腺癌细胞凋亡的实验研究. 中华保健医学杂志，2014，16（4）：289-292. | 宋雨 | 解放军总医院 |
| 1291 | 王思平，谢杰，李红，杨凯. 多烯不饱和脂肪酸在结直肠癌患者和健康人群状况分析. 中华保健医学杂志，2014，16（2）：90-93. | 宋雨 | 解放军总医院 |
| 1292 | 干卓坤，张丽萍，白洁，李晓霞，徐雅萍，张丽. 血红素氧合酶-1 保护心力衰竭大鼠肠道结构屏障. 中华临床医师杂志：电子版，2014，8（3）：110-113. | 宋雨 | 解放军总医院 |

（续　表）

| 编号 | 文　章 | 论文推荐人 | 发表单位 |
|---|---|---|---|
| 1293 | 吴勇，武强，曾强，龙梅，孙菁，杨黄带. 低剂量螺旋 CT 对 35686 例健康体检者的肺癌筛查分析. 中华保健医学杂志，2014，16（1）：24-27. | 宋雨 | 解放军总医院 |
| 1294 | 王维民，李明，董剩勇，路萍，周平，曾强. 生活方式干预在慢性病高危体检人群的效果评价. 中华健康管理学杂志，2014，8（2）：91-94. | 宋雨 | 解放军总医院 |
| 1295 | 赵慧，王玉，孟立强，张路霞，王芳，曾强，李晓玫. 老年慢性肾脏病患者临床特点分析——单中心队列研究. 中华肾脏病杂志，2014，30（5）：332-337. | 宋雨 | 解放军总医院 |
| 1296 | 王维民，张鑫. 远程血压监测在高血压管理中的应用及展望. 中华高血压杂志，2015，7：622-624. | 宋雨 | 解放军总医院 |
| 1297 | 贺红艳，王树鸿，夏晓霞，田万管，孟庆义. 迷走右锁骨下动脉合并主动脉夹层 1 例. 中华老年多器官疾病杂志，2015，4：310-312. | 宋雨 | 解放军总医院 |
| 1298 | 李凡，黄慧，宋立功，郝华，刘倩，牛轶瑄，英明中，曾强. 坎地沙坦改善 C2C12 细胞胰岛素敏感性的机制研究. 中华保健医学杂志，2015，17（1）：21-23. | 宋雨 | 解放军总医院 |
| 1299 | 李凡，叶兰，黄慧，曾强. 坎地沙坦对自发性高血压大鼠骨骼肌胰岛素敏感性的影响. 中华老年心脑血管病杂志，2015，17（2）：133-136. | 宋雨 | 解放军总医院 |
| 1300 | 申雪琴，尹建敏，于爱云. 标准化标本收集转运箱简介. 中华保健医学杂志，2015，17（5）：437-437. | 宋雨 | 解放军总医院 |
| 1301 | 张伟华，余秉翔. 体检人群肺部纯磨玻璃结节的随访管理. 中华医学杂志，2015，95（6）：471-473. | 宋雨 | 解放军总医院 |
| 1302 | 马聪，张伟华，郭晓东，马靖，陈瑞，杨黄带，丁玲，张生武，余秉翔. 健康体检人群中肺磨玻璃密度结节检出率及影像特点分析. 中华健康管理学杂志，2015，9（2）：124-126. | 宋雨 | 解放军总医院 |
| 1303 | 于燕燕，石海燕，周金璐. 改良型一次性肠镜裤在结肠镜检查中的应用. 中华现代护理杂志，2014，20（35）：4530-4532. | 宋雨 | 解放军总医院 |
| 1304 | 刘翠平，石海燕. 信息化与传统书面健康教育方法在体检人群中首次行无痛肠镜检查的应用效果分析. 中华健康管理学杂志，2015，9（5）：368-369. | 宋雨 | 解放军总医院 |
| 1305 | 洪鑫芳，张钰，张丽. 高龄人群无痛胃镜与常规胃镜检查的护理要点分析. 中华保健医学杂志，2015，17（2）：140-141. | 宋雨 | 解放军总医院 |
| 1306 | 李宝玲，李素霞，朱宏丽，王统民，汪海涛，翟冰，范辉，郭搏. 老年慢性淋巴细胞白血病患者 12 例的临床分析. 中华老年多器官疾病杂志，2015，4：282-286. | 林洁 | 解放军总医院 |
| 1307 | 邹丹丹，郭搏，徐永平，李杰，尹澎，田野，朱宏丽. 慢性淋巴细胞白血病转为霍奇金淋巴瘤的 Richter 综合征 1 例. 中华老年多器官疾病杂志，2015，14（9）：709-711. | 林洁 | 解放军总医院 |
| 1308 | 朱宏丽. 老年非霍奇金淋巴瘤治疗现状. 中华老年多器官疾病杂志，2015，11：801-803. | 林洁 | 解放军总医院 |
| 1309 | 杨阳，白云娟，王晓媛. 40 例高龄低免疫力血液病患者长期留置 PICC 管的护理. 中华保健医学杂志，2014，16（5）：387-388. | 林洁 | 解放军总医院 |
| 1310 | 白云娟，王晓媛，余燕燕，沙薇薇. 老年干部病房开展"身心并护"服务的实践. 中华现代护理杂志，2013，19（6）：704-706. | 林洁 | 解放军总医院 |
| 1311 | 沙薇薇. 音乐疗法对老年血液病睡眠障碍患者睡眠质量的影响. 中华现代护理杂志，2013，19（5）：511-512. | 林洁 | 解放军总医院 |

（续 表）

| 编号 | 文　章 | 论文推荐人 | 发表单位 |
|---|---|---|---|
| 1312 | 朱宏丽，李宝玲. 老年急性髓系白血病的治疗现状. 中华老年多器官疾病杂志，2013，8：561-564. | 林洁 | 解放军总医院 |
| 1313 | 王俊锋，郭学光，方向群，王德龙，刘长庭. 利奈唑胺和替考拉宁序贯治疗老年革兰阳性球菌重症肺炎的临床观察. 中华保健医学杂志，2013，15（1）：3-5. | 王雅娟 | 解放军总医院 |
| 1314 | 钱小顺，黎晓辉，李天志，郭瑞表，孙宝君，刘长庭. 阻塞性睡眠呼吸暂停综合征伴高血压患者性激素与炎症因子水平的变化. 中华老年多器官疾病杂志，2013，（11）：814-817. | 王雅娟 | 解放军总医院 |
| 1315 | 刘长庭. 慢性阻塞性肺疾病全球创议（2011 修订版）解读. 中华保健医学杂志，2013，15（1）：79-81. | 王雅娟 | 解放军总医院 |
| 1316 | 曲歌平，刘长庭，孙宝君，方向群. 老年人医疗保健相关性肺炎与社区获得性肺炎临床特点的差异. 中华老年医学杂志，2013，32（2）：149-153. | 王雅娟 | 解放军总医院 |
| 1317 | 王鹏，刘长庭，孙宝君，方向群，曲歌平. 老年晚期非小细胞肺癌患者化疗疗效及生存分析. 中华保健医学杂志，2013，2：125-127. | 王雅娟 | 解放军总医院 |
| 1318 | 刘长庭. 呼吸系统疾病是严重影响人类健康的重要疾病. 中华保健医学杂志，2013，15（1）：1-2. | 王雅娟 | 解放军总医院 |
| 1319 | 王志燕，金国萍，高艳红，刘长庭. 止血带固定气管切开套管的最佳更换时间观察. 中华保健医学杂志，2013，15（1）：62-63. | 王雅娟 | 解放军总医院 |
| 1320 | 武淑萍，刘长庭，吴柳. 综合锻炼方案对慢性阻塞性肺疾病稳定期老年患者的临床价值. 中华保健医学杂志，2013，15（1）：46-48. | 王雅娟 | 解放军总医院 |
| 1321 | 汪艳华，刘长庭，高艳红. 提前加温湿化在机械通气患者脱机训练中的应用. 中华保健医学杂志，2013，15（1）：54-55. | 王雅娟 | 解放军总医院 |
| 1322 | 郭娜，郭英华，苏龙翔，刘长庭. G-SCF 联合 HGF-MSCs 治疗肺动脉高压大鼠的疗效研究. 中华保健医学杂志，2013，15（3）：242-246. | 王雅娟 | 解放军总医院 |
| 1323 | 常德，李开龙，潘春晓，郭英华，刘长庭. 含热休克蛋白 70 和绿色荧光蛋白双顺反子慢病毒载体的构建与鉴定. 中华保健医学杂志，2013，15（1）：16-19. | 王雅娟 | 解放军总医院 |
| 1324 | 徐国纲，况九龙，刘长庭. 针对铜绿假单胞菌毒力蛋白伪唾液酸酶 Pse 的新药设计分子对接研究. 中华保健医学杂志，2013，15（2）：173-175. | 王雅娟 | 解放军总医院 |
| 1325 | 曲歌平，刘长庭，孙宝君，周长喜，张智健，王鹏. 表皮生长因子受体与肝细胞生长因子受体双重抑制对肺癌 H1975 细胞增殖的作用. 中华保健医学杂志，2013，15（1）：12-15. | 王雅娟 | 解放军总医院 |
| 1326 | 王志燕，金国萍，修杰，王丹，汪艳华，陈小霞，娄晓宁，高艳红. 护士主导的关于肺康复的多学科课程在老年男性 COPD 患者初级保健的作用分析. 中华高血压杂志，2015，23（1）：328-329. | 王雅娟 | 解放军总医院 |
| 1327 | 李晓瑛，肖红雨，齐辉明，王艳. 低强度聚焦超声与脉冲超声治疗肱二头肌长头肌腱炎的疗效比较. 中华保健医学杂志，2015，17（3）：206-208. | 彭楠 | 解放军总医院 |
| 1328 | 朱明伟，王鲁宁，卢德宏. 由中华神经科杂志相关文献总结中国内地临床神经病理的发展与成就. 中华神经科杂志，2013，46（6）：414-418. | 刘赛男 | 解放军总医院 |
| 1329 | 朱明伟，管锦群，孙虹，吴卫平. 第 427 例——双手不自主抖动 10 年，行动迟缓 5 年，伴智能减退 4 年. 中华内科杂志，2013，52（7）：621-623. | 刘赛男 | 解放军总医院 |
| 1330 | 朱明伟，吴卫平，陈穗惠，刘淼，王鲁宁，何耀，谭纪萍，聂永慧，李珂. 1188 例具有神经影像资料的门诊老年人神经疾病病因分析. 中华内科杂志，2014，53（3）：202-205. | 刘赛男 | 解放军总医院 |

（续 表）

| 编号 | 文　章 | 论文推荐人 | 发表单位 |
|---|---|---|---|
| 1331 | 朱明伟，孟秀梅，王鲁宁，胡亚卓，张红红，韩志涛. 神经变性疾病相关蛋白质在老年尸检脑组织中的表达. 中华病理学杂志，2014，43（10）：651-656. | 刘赛男 | 解放军总医院 |
| 1332 | 朱明伟，刘佳，王鲁宁，桂秋萍. 运动神经元病与TDP-43蛋白的病理性表达. 中华内科杂志，2015，54（1）：31-34. | 刘赛男 | 解放军总医院 |
| 1333 | 朱明伟，王鲁宁，刘佳，桂秋萍，郭燕军，胡亚卓，张红红. 神经系统变性疾病的脊髓病理观察. 中华病理学杂志，2015，44（8）：587-593. | 刘赛男 | 解放军总医院 |
| 1334 | 解恒革，田金洲，王鲁宁. 中国记忆体检专家共识. 中华内科杂志，2014，53（12）：1002-1006. | 刘赛男 | 解放军总医院 |
| 1335 | 王淼，刘祎菲，宿英英，张艳. 体感诱发电位联合事件相关电位预测昏迷患者预后. 中华神经科杂志，2015，48（3）：197-202. | 刘赛男 | 解放军总医院 |
| 1336 | 郭艳娥，张熙，吕旭东，尹梓名，王盼，周波，张增强. 基层医疗机构阿尔茨海默病辅助识别系统的初步建立. 中华保健医学杂志，2015，17（2）：85-88. | 刘赛男 | 解放军总医院 |
| 1337 | 郭艳娥，王盼，周波，姚洪祥，张增强，安宁豫，张熙. 阿尔茨海默病及轻度认知功能障碍患者海马及海马旁回灰质体积与认知功能的相关性. 中华老年心脑血管病杂志，2016，18（4）：339-344. | 刘赛男 | 解放军总医院 |
| 1338 | 刘慧慧，孙璇，孙虹，刘赛男，谭纪萍，姜磊，郭艳娥，王振福，贾建军，徐白萱. 痴呆患者激越症状的识别和处理. 中华老年心脑血管病杂志，2015，（3）：250-252. | 刘赛男 | 解放军总医院 |
| 1339 | 刘慧慧，孙虹，刘赛男，姜磊，郭艳娥，周波，徐白萱，李灿，贾建军. 分子影像学在阿尔茨海默病诊断及鉴别诊断中的价值. 中华老年心脑血管病杂志，2015，17（4）：399-401. | 刘赛男 | 解放军总医院 |
| 1340 | 李珂，贾建军，王振福，刘赛男，孙虹，郭艳娥，张善春，姜磊. 血脂水平对大面积脑梗死患者出血性转化的影响. 中华老年心脑血管病杂志，2016，18（3）：500-500. | 刘赛男 | 解放军总医院 |
| 1341 | 赵娇，管维平. 高龄男性脑白质损伤的严重度与血清胆红素水平的相关性. 中华保健医学杂志，2015，17（1）：33-35. | 刘赛男 | 解放军总医院 |
| 1342 | 赵娇，管维平. 高龄男性腔隙性脑梗死的严重程度与血清胆红素水平的相关性. 中华老年心脑血管病杂志，2015，17（4）：379-381. | 刘赛男 | 解放军总医院 |
| 1343 | 张熙. 睡眠生物节律紊乱与健康及作业安全. 中华保健医学杂志，2015，17（2）：83-84. | 刘赛男 | 解放军总医院 |
| 1344 | 王盼，张熙. 阿尔茨海默病与睡眠-觉醒节律紊乱. 中华保健医学杂志，2015，17（2）：154-156. | 刘赛男 | 解放军总医院 |
| 1345 | 王姗姗，贾建军. 路易体痴呆的神经影像学特征. 中华老年心脑血管病杂志，2015，（9）：1006-1008. | 刘赛男 | 解放军总医院 |
| 1346 | 周波，张增强，安宁豫，姚洪祥，王盼，郭艳娥，尚延昌，高广生，张熙. 阿尔茨海默病患者静息态功能磁共振信号活动强度的研究. 中华老年心脑血管病杂志，2014，16（12）：1235-1237. | 刘赛男 | 解放军总医院 |
| 1347 | 刘艳，吴卫平. 睡眠限制国内研究现状分析. 中华临床医师杂志（电子版），2014，8（9）：1714-1716. | 刘赛男 | 解放军总医院 |
| 1348 | 贾建军，李珂. 无症状性颈动脉狭窄的治疗. 中华老年心脑血管病杂志，2014，（10）：1119-1120. | 刘赛男 | 解放军总医院 |

（续　表）

| 编号 | 文　章 | 论文推荐人 | 发表单位 |
|---|---|---|---|
| 1349 | 尚延昌，王淑辉，高中宝，柏秀娟，解恒革，王振福，吴卫平. 老年男性卒中相关肺炎危险因素的临床研究. 中华保健医学杂志，2014，16（4）：276-279. | 刘赛男 | 解放军总医院 |
| 1350 | 孙洪吉，谢越，张晓红，解恒革，吴卫平. 蒙特利尔认知评估量表在健康体检人群中的应用. 中华老年心脑血管病杂志，2014，16（2）：174-177. | 刘赛男 | 解放军总医院 |
| 1351 | 管锦群，孙鹏，吴卫平. 抑郁症睡眠异常研究进展. 中华保健医学杂志，2014，16（1）：64-66. | 刘赛男 | 解放军总医院 |
| 1352 | 孙洪吉，谢越，张晓红，解恒革，吴卫平. 蒙特利尔认知评估量表的条目分析. 中华老年心脑血管病杂志，2014，16（4）：387-390. | 刘赛男 | 解放军总医院 |
| 1353 | 管维平，吴智平. 无症状性颈动脉狭窄与认知功能障碍. 中华老年心脑血管病杂志，2013，15（2）：113-114. | 刘赛男 | 解放军总医院 |
| 1354 | 王姗姗，姜磊. 西酞普兰通过免疫调节机制治疗脑卒中后抑郁状态. 中华老年心脑血管病杂志，2013，15（2）：200-202. | 刘赛男 | 解放军总医院 |
| 1355 | 程玲，赵娇，吴卫平，管维平. 男性高龄高血压患者腔隙性脑梗死与夜间血压下降幅度的相关性. 中华高血压杂志，2013，15（7）：244-246. | 刘赛男 | 解放军总医院 |
| 1356 | 杨丽娟，龚梅，孙婷婷，曹彦芳，陈蓉，韩丽娜，刘运喜，邢玉斌. 酸性氧化电位水手部与皮肤消毒的现场试验研究. 中华医院感染学杂志，2013，23（7）：1622-1623. | 刘赛男 | 解放军总医院 |
| 1357 | 王琼，韩丁，陈彤，孙虹，王振福. 帕金森病运动并发症的调查分析. 中华老年心脑血管病杂志，2013，15（4）：390-392. | 刘赛男 | 解放军总医院 |
| 1358 | 王晓红，杨爱民，宋蕾，解恒革，吴卫平. 老年癫痫患者常见病因与临床特征的分析. 中华老年心脑血管病杂志，2013，5（5）：458-460. | 刘赛男 | 解放军总医院 |
| 1359 | 崔博，谭纪萍，刘丽欣，兰晓阳，王姮，王鲁宁. 军队高龄老年人阿尔茨海默病危险因素的对照研究. 中华老年心脑血管病杂志，2013，15（7）：722-725. | 刘赛男 | 解放军总医院 |
| 1360 | 刘丽，王鲁宁，钱海蓉，杨国锋. 脑出血早期病灶周边脑组织的差异表达蛋白. 中华老年心脑血管病杂志，2015，17（7）：756-759. | 刘赛男 | 解放军总医院 |
| 1361 | 周明，彭楠，石荣光，方继红，李令臣，李宏伟，李家玉，郭占芳，代强. 活动能力测试对社区老年人跌倒风险的预测价值. 中华物理医学与康复杂志，2013，35（6）：456-459. | 彭楠 | 解放军总医院 |
| 1362 | 朱亚琼，解涛，彭楠，周明. 下肢肌力和膝关节控制训练对改善脑卒中患者膝关节过伸及下肢功能的效果研究. 中华老年多器官疾病杂志，2015，14（9）：687-691. | 彭楠 | 解放军总医院 |
| 1363 | 吴青，高霏，赵迎新. 老年冠心病合并房颤患者行经皮冠状动脉介入治疗术后的抗栓治疗策略及安全性. 世界临床药物，2013，（12）：765-767. | 吴青 | 解放军总医院 |
| 1364 | 吴青，朱汉民. 骨质疏松基础防治措施对老年人25羟基维生素D水平和下肢肌力及平衡功能的影响. 中华老年医学杂志，2014，33（10）：1135-1138. | 吴青 | 解放军总医院 |
| 1365 | 张杜超，夏静静，方向群. 36例解甘露醇罗尔斯顿菌所致老年患者医院获得性肺炎的临床分析. 中华保健医学杂志，2013，15（1）：6-8. | 方向群 | 解放军总医院 |
| 1366 | 刘超，张杜超，方向群. 木糖氧化无色杆菌所致患者医院获得性肺炎28例. 中华保健医学杂志，2014，16（2）：98-100. | 方向群 | 解放军总医院 |
| 1367 | 张杜超，夏静静，方向群. 皮氏罗尔斯顿菌所致老年患者医院获得性肺炎临床分析. 中华医院感染学杂志，2013，23（1）：41-43. | 方向群 | 解放军总医院 |

| 编号 | 文　章 | 论文推荐人 | 发表单位 |
|---|---|---|---|
| 1368 | 俞森洋. 特发性慢性咳嗽与咳嗽高敏感综合征. 解放军医学杂志, 2014, 39 (5): 350-353. | 方向群 | 解放军总医院 |
| 1369 | 文亚坤, 曹萌, 邹琳, 俞森洋, 孙宝君. 医院获得性铜绿假单胞菌血流感染的临床分析. 中华医院感染学杂志, 2013, 23 (3): 511-513. | 方向群 | 解放军总医院 |
| 1370 | 俞森洋. 特发性慢性咳嗽与咳嗽高敏感综合征. 解放军医学杂志, 2014, 39 (5): 350-353. | 方向群 | 解放军总医院 |
| 1371 | 刘长庭. 基于空间微生物变异规律探索重要感染疾病防控新策略研究. 解放军医学院学报, 2014, 35 (10): 981-983. | 方向群 | 解放军总医院 |
| 1372 | 刘长庭. 阻击中老年人的沉默杀手——慢阻肺. 健康指南: 医疗保健服务, 2014, 12: 4-7. | 方向群 | 解放军总医院 |
| 1373 | 刘长庭. 慢性阻塞性肺疾病全球创议 (2011 修订版) 解读. 中华保健医学杂志, 2012, 15 (1): 79-84. | 方向群 | 解放军总医院 |
| 1374 | 王鹏, 刘长庭, 孙宝君, 方向群, 曲歌平. 老年晚期非小细胞肺癌患者化疗疗效及生存分析. 中华保健医学杂志, 2013, (2): 125-127. | 方向群 | 解放军总医院 |
| 1375 | 王俊锋, 郭学光, 方向群, 王德龙, 刘长庭. 利奈唑胺和替考拉宁序贯治疗老年革兰阳性球菌重症肺炎的临床观察. 中华保健医学杂志, 2013, 15 (1): 3-5. | 方向群 | 解放军总医院 |
| 1376 | 汪艳华, 刘长庭, 高艳红. 提前加温湿化在机械通气患者脱机训练中的应用. 中华保健医学杂志, 2013, 15 (1): 54-55. | 方向群 | 解放军总医院 |
| 1377 | 武淑萍, 刘长庭, 吴柳. 综合锻炼方案对慢性阻塞性肺疾病稳定期老年患者的临床价值. 中华保健医学杂志, 2013, 15 (1): 46-48. | 方向群 | 解放军总医院 |
| 1378 | 干卓坤, 张丽, 刘秀华, 李瑞生, 龚美亮, 周玉, 张丽萍. 血红素氧合酶-1 对心力衰竭大鼠肠道炎症的保护机制. 中华老年多器官疾病杂志, 2014 (5): 372-375. | 张丽萍 | 解放军总医院 |
| 1379 | 董天明, 安宁豫. 放射性肝损伤影像学研究现状. 中国医学科学院院报, 2013, 35 (6): 694-697 | 安宁豫 | 解放军总医院 |
| 1380 | 董天明, 马林, 周震鸿, 安宁豫. 放射性肝损伤磁共振扩散加权成像的实验研究. 中华肝脏病杂志, 2014, 22 (2): 128-135. | 安宁豫 | 解放军总医院 |
| 1381 | 张君, 徐贤, 李雪, 安宁豫. 基质诱导的自体软骨移植术后 3T 磁共振 T2 mapping 成像对移植软骨的分层定量评价. 南方医科大学学报, 2015, 1: 141-145. | 安宁豫 | 解放军总医院 |
| 1382 | 姚洪祥, 王新江, 孙红, 惠萍, 崔志鹏, 安宁豫. 自适应统计迭代重建技术算法在头颅 CT 扫描降低噪声中的对比分析. 医疗卫生装备, 2014, 35 (6): 90-92 | 安宁豫 | 解放军总医院 |
| 1383 | 李青霖, 程庆砾, 马强, 王小丹, 敖强国, 赵佳慧, 杜婧, 刘胜, 张晓英. 老年急性肾损伤患者短期预后及危险因素分析. 中华医学杂志, 2013, 93: 2715-2718 | 程庆砾 | 解放军总医院 |
| 1384 | 刘旭利, 程庆砾, 刘胜, 王小丹, 赵佳慧, 李青霖, 张晓英. 饮食蛋白的限制对高龄患者营养状况和慢性肾脏病进展的影响. 中华临床医师杂志 (电子版), 2013, (5): 52-55. | 程庆砾 | 解放军总医院 |
| 1385 | 张瑞芹, 常婧, 陶红, 邢春光, 程庆砾. 北京社区离退休人员人格特征与心理健康关系的调查研究. 中华保健医学杂志, 2013, 15 (2): 72-75. | 程庆砾 | 解放军总医院 |

（续　表）

| 编号 | 文　章 | 论文推荐人 | 发表单位 |
|---|---|---|---|
| 1386 | 杨勇，杨悦，敖强国，王远大，魏日鲍，张晓英，程庆砾. 老年肾病综合征120 例临床和病理特点. 中华保健医学杂志，2013，（2）：99-101. | 程庆砾 | 解放军总医院 |
| 1387 | 赵佳慧，温静，刘洋，刘胜，程庆砾. 他汀类药物对老年急性肾损伤患者短期预后的影响. 中华医学杂志，2014，（44）：3519-3521. | 程庆砾 | 解放军总医院 |
| 1388 | 敖强国，马强，程庆砾. 高龄男性慢性肾脏病患者冠状动脉钙化及影响因素分析. 中华老年多器官疾病杂志，2014，（2）：108-111. | 程庆砾 | 解放军总医院 |
| 1389 | 刘旭利，程庆砾，刘海波，马强，李青霖，张瑞芹，王志英，邢春光. 社区高龄男性慢性肾脏病患者的营养和心理健康状况调查. 中华全科医师杂志，2014，13（1）：32-36. | 程庆砾 | 解放军总医院 |
| 1390 | 李青霖，程庆砾，马强，敖强国，赵佳慧，杜婧，王小丹，刘胜，张晓英. 高龄老年患者 270 例机械通气后短期预后及危险因素分析. 中华老年多器官疾病杂志，2014，（2）：84-89. | 程庆砾 | 解放军总医院 |
| 1391 | 程庆砾. 重视肾脏病合并心脑血管疾病的防治. 中华肾病研究电子杂志，2014，3（6）：1-4. | 程庆砾 | 解放军总医院 |
| 1392 | 刘旭利，程庆砾，刘海波，马强，李青霖，张晓英. 北京市丰台区军队高龄男性慢性肾病的调查. 中华保健医学杂志，2014，16（6）：468-470. | 程庆砾 | 解放军总医院 |
| 1393 | 韦晓雯，高德伟. 特发性肺血栓栓塞症 33 例临床回顾性分析. 中华老年多器官疾病杂志，2013，12（1）：41-44. | 高德伟 | 解放军总医院 |

# 附表 3　老年医学英文论文目录

| 编号 | 文　章 | 单位联络人 | 发表单位 |
|---|---|---|---|
| 1 | Simon M, Chang ES, Zeng P, Dong X. Prevalence of suicidal ideation, attempts, and completed suicide rate in Chinese aging populations: a systematic review. Arch Gerontol Geriatr, 2013, 57 (3): 250-256. | 刘晓红 | 北京协和医院 |
| 2 | Wang Q, Zhang Z, Li L, Wen H, Xu Q. Assessment of cognitive impairment in patients with Parkinson's disease: prevalence and risk factors. Clin Interv Aging, 2014, 9: 275-281. | 刘晓红 | 北京协和医院 |
| 3 | Kang L. Pneumocephalus in an advanced aged woman. Chin Med J (Engl), 2014, 127 (23): 4157-4158. | 刘晓红 | 北京协和医院 |
| 4 | Kang L, Zhang SY, Zhu WL, Pang HY, Zhang L, Zhu ML, Liu XH, Liu YT. Is frailty associated with short-term outcomes for elderly patients with acute coronary syndrome. J Geriatr Cardiol, 2015, 12 (6): 662-667. | 刘晓红 | 北京协和医院 |
| 5 | Zhang N, Ning XH, Zhu ML, Liu XH, Li JB, Liu Q. Attitudes towards advance care planning and healthcare autonomy among community-dwelling older adults in Beijing, China. Biomed Res Int, 2015, 2015: 453932. | 刘晓红 | 北京协和医院 |
| 6 | Wei D, Lv C, Zhang J, Peng D, Hu L, Zhang Z, Wang Y. The therapeutic effect of Xueshuan Xinmai tablets on memory injury and brain activity in post-stroke patients: a pilot placebo controlled fMRI study. Int J Clin Exp Med, 2015, 8 (5): 7507-7516. | 彭丹涛 | 北京医院 |
| 7 | Liang Y, Chen Y, Li H, Zhao T, Sun X, Shu N, Peng D, Zhang Z. Disrupted functional connectivity related to differential degeneration of the cingulum bundle in mild cognitive impairment patients. Curr Alzheimer Res, 2015, 12 (3): 255-265. | 彭丹涛 | 北京医院 |
| 8 | Peng D. A large, prospective, 12-week, multi-center, observational study to examine the treatment practice of Memantine evaluated with ROSA in Chinese patients with dementia. Alzheimer's & Dementia, 2014, 10 (4): 774-775. | 彭丹涛 | 北京医院 |
| 9 | Peng D, Pan X, Cui J, Ren Y, Zhang J. Hyperphosphorylation of tau protein in hippocampus of central insulin-resistant rats is associated with cognitive impairment. Cell Physiol Biochem, 2013, 32 (5): 1417-1425. | 彭丹涛 | 北京医院 |
| 10 | Peng D, Yuan X, Zhu R. Memantine hydrochloride in the treatment of dementia subtypes. J Clin Neurosci, 2013, 20 (11): 1482-1485. | 彭丹涛 | 北京医院 |
| 11 | Meng L, Wang J, Ding WH, Han P, Yang Y, Qi LT, Zhang BW. Plasma catestatin level in patients with acute myocardial infarction and its correlation with ventricular remodelling. Postgrad Med J, 2013, 89 (1050): 193-196. | 丁文惠 | 北京大学第一医院 |
| 12 | Liu L, Ding W, Zhao F, Shi L, Pang Y, Tang C. Plasma levels and potential roles of catestatin in patients with coronary heart disease. Scand Cardiovasc J, 2013, 47 (4): 217-224. | 丁文惠 | 北京大学第一医院 |
| 13 | Liu L, Ding W, Li R, Ye X, Zhao J, Jiang J, Meng L, Wang J, Chu S, Han X, Peng F. Plasma levels and diagnostic value of catestatin in patients with heart failure. Peptides, 2013, 46: 20-25. | 丁文惠 | 北京大学第一医院 |

（续　表）

| 编号 | 文　章 | 单位联络人 | 发表单位 |
|---|---|---|---|
| 14 | Zhang W, Chu S, Ding W, Wang F. Serum level of fibroblast growth factor 21 is independently associated with acute myocardial infarction. PLoS One, 2015, 10（6）：e0129791. | 丁文惠 | 北京大学第一医院 |
| 15 | Zhao J, Ding W, Song N, Dong X, Di B, Peng F, Tang C. Urotensin II-induced collagen synthesis in cultured smooth muscle cells from rat aortic media and a possible involvement of transforming growth factor-$\beta$1/Smad2/3 signaling pathway. Regul Pept, 2013, 182：53-58. | 丁文惠 | 北京大学第一医院 |
| 16 | Dong X, Ye X, Song N, Zhao J, Di B, Peng F, Tang C, Ding W. Urotensin II promotes the production of LTC4 in rat aortic adventitial fibroblasts through NF-$\kappa$B-5-LO pathway by p38 MAPK and ERK activations. Heart Vessels, 2013, 28（4）：514-523. | 丁文惠 | 北京大学第一医院 |
| 17 | Zou R, Liu G, Cui Z, Chen M, Zhao MH. Clinical and immunologic characteristics of patients with ANCA-associated glomerulonephritis combined with membranous nephropathy：a retrospective cohort study in a single Chinese center. Medicine（Baltimore）, 2015, 94（37）：e1472. | 赵明辉 | 北京大学第一医院 |
| 18 | Shi YY, Li ZY, Zhao MH, Chen M. The CD4 lymphocyte count is a better predictor of overall infection than the total lymphocyte count in ANCA-associated vasculitis under a corticosteroid and cyclophosphamide regimen：a retrospective cohort. Medicine（Baltimore）, 2015, 94（18）：e843. | 赵明辉 | 北京大学第一医院 |
| 19 | Zhu P, Zhou FD, Zhao MH. The renal histopathology spectrum of elderly patients with kidney diseases：a study of 430 patients in a single Chinese center. Medicine（Baltimore）, 2014, 93（28）：e226. | 赵明辉 | 北京大学第一医院 |
| 20 | Li ZY, Chang DY, Zhao MH, Chen M. Predictors of treatment resistance and relapse in antineutrophil cytoplasmic antibody-associated vasculitis：a study of 439 cases in a single Chinese center. Arthritis Rheumatol, 2014, 66（7）：1920-1926. | 赵明辉 | 北京大学第一医院 |
| 21 | Li ZY, Gou SJ, Chen M, Zhao MH. Predictors for outcomes in patients with severe ANCA-associated glomerulonephritis who were dialysis-dependent at presentation：a study of 89 cases in a single Chinese center. Semin Arthritis Rheum, 2013, 42（5）：515-521. | 赵明辉 | 北京大学第一医院 |
| 22 | Jin B, Bai X, Han L, Liu J, Zhang W, Chen X. Association between kidney function and Framingham global cardiovascular disease risk score：a Chinese longitudinal study. PLoS One, 2014, 9（1）：e86082. | 白小涓 | 中国医科大学附属盛京医院 |
| 23 | Han L, Bai X, Lin H, Sun X, Chen X. Gender differences in the relationship between age-related carotid intima-media thickness and cardiac diastolic function in a healthy Chinese population. J Card Fail, 2013, 19（5）：325-332. | 白小涓 | 中国医科大学附属盛京医院 |
| 24 | Liang DK, Bai XJ, Wu B, Han LL, Wang XN, Yang J, Chen XM. Associations between bone mineral density and subclinical atherosclerosis：a cross-sectional study of a Chinese population. J Clin Endocrinol Metab, 2014, 99（2）：469-477. | 白小涓 | 中国医科大学附属盛京医院 |
| 25 | Liu KL, Wu J, Zhou Y, Fan JH. Increased Sushi repeat-containing protein X-linked 2 is associated with progression of colorectal cancer. Med Oncol, 2015, 32（4）：99. | 刘世雄 | 浙江医院 |
| 26 | Tai WP, Hu PJ, Wu J, Lin XC. The inhibition of Wnt/$\beta$-catenin signaling pathway in human colon cancer cells by sulindac. Tumori, 2014, 100（1）：97-101. | 刘世雄 | 浙江医院 |

（续　表）

| 编号 | 文　章 | 单位联络人 | 发表单位 |
|---|---|---|---|
| 27 | Liu H, Wu J, Lin XC, Wei N, Lin W, Chang H, Du XM. Evaluating the diagnoses of gastric antral lesions using magnifying endoscopy with narrow-band imaging in a Chinese population. Dig Dis Sci, 2014, 59 (7): 1513-1519. | 刘世雄 | 浙江医院 |
| 28 | Wu J, Zhang L, Yang GD, Lin XC, Ji R, Wang CH, Lou WJ, Wang XB. The mechanisms of 5-FU-PLA-O-CMC-NPS-mediated inhibition of the proliferation of colorectal cancer cell line SW480. Tumour Biol, 2014, 35 (6): 6095-6103. | 刘世雄 | 浙江医院 |
| 29 | Tai WP, Lin XC, Wang HY, Su H, Liu KL, Liu H, Wang CH, Meng MM, Wu J. The report of four cases of pyogenic liver abscess and literature review in China. Gastroenterol Nurs, 2014, 37 (2): 177-182. | 刘世雄 | 浙江医院 |
| 30 | Liu K, Lin X, Wu J, Liu H, Meng M, Su H, Tai W, Chang H. Peritoneal metastatic adenocarcinoma possibly due to a gastric duplication cyst: a case report and literature review. BMC Gastroenterol, 2014, 14: 48. | 刘世雄 | 浙江医院 |
| 31 | Shen S, He T, Chu J, He J, Chen X. Uncontrolled hypertension and orthostatic hypotension in relation to standing balance in elderly hypertensive patients. Clin Interv Aging, 2015, 10: 897-906. | 刘世雄 | 浙江医院 |
| 32 | Yang ZX, Wang YZ, Jia BB, Mao GX, Lv YD, Wang GF, Yu H. Downregulation of miR-146a, cyclooxygenase-2 and advanced glycation end-products in simvastatin-treated older patients with hyperlipidemia. Geriatr Gerontol Int, 2016, 16 (3): 322-328. | 刘世雄 | 浙江医院 |
| 33 | Mao GX, Xing WM, Wen XL, Jia BB, Yang ZX, Wang YZ, Jin XQ, Wang GF, Yan J. Salidroside protects against premature senescence induced by ultraviolet B irradiation in human dermal fibroblasts. Int J Cosmet Sci, 2015, 37 (3): 321-328. | 刘世雄 | 浙江医院 |
| 34 | Miao Y, He T, Zhu Y, Li W, Wang B, Zhong Y. Activation of hippocampal CREB by rolipram partially recovers balance between TNF-α and IL-10 levels and improves cognitive deficits in diabetic rats. Cell Mol Neurobiol, 2015, 35 (8): 1157-1164. | 刘世雄 | 浙江医院 |
| 35 | Jin Y. An aged patient with 11-year untreated progressive atlantoaxial subluxation manifesting with dyspnea due to unilateral diaphragmatic paralysis: a case report and literature review. Aging Clin Exp Res, 2014, 26 (6): 677-680. | 刘世雄 | 浙江医院 |
| 36 | Chen J, Yan J, Cai GL, Xu QH, Gong SJ, Dai HW, Yu YH, Li L. Structured lipid emulsion as nutritional therapy for the elderly patients with severe sepsis. Chin Med J (Engl), 2013, 126 (12): 2329-2332. | 刘世雄 | 浙江医院 |
| 37 | Chen X, Mao G, Leng SX. Frailty syndrome: an overview. Clin Interv Aging, 2014, 9: 433-441. | 陈旭娇 | 浙江医院 |
| 38 | Chu JJ, Chen XJ, Shen SS, Zhang XF, Chen LY, Zhang JM, He J, Zhao JF. A poor performance in comprehensive geriatric assessment is associated with increased fall risk in elders with hypertension: a cross-sectional study. J Geriatr Cardiol, 2015, 12 (2): 113-118. | 陈旭娇 | 浙江医院 |
| 39 | He LY, Zhao JF, Han JL, Shen SS, Chen XJ. Correlation between serum free fatty acids levels and Gensini score in elderly patients with coronary heart disease. J Geriatr Cardiol, 2014, 11 (1): 57-62. | 陈旭娇 | 浙江医院 |

（续　表）

| 编号 | 文　章 | 单位联络人 | 发表单位 |
|---|---|---|---|
| 40 | Chen XJ, Cheng L, Chu JJ, Chen J, Tang XF, Zhang XF. Rosuvastatin escape in a Chinese elderly with hyperlipidemia. Chin Med J（Engl），2013，126（18）：3578-3579. | 陈旭娇 | 浙江医院 |
| 41 | Liu DS, Pan XD, Zhang J, Shen H, Collins NC, Cole AM, Koster KP, Ben Aissa M, Dai XM, Zhou M, Tai LM, Zhu YG, LaDu M, Chen XC. APOE4 enhances age-dependent decline in cognitive function by down-regulating an NMDA receptor pathway in EFAD-Tg mice. Mol Neurodegener, 2015, 10：7. | 陈晓春 | 福建医科大学附属协和医院 |
| 42 | Zeng Y, Zhang J, Zhu Y, Zhang J, Shen H, Lu J, Pan X, Lin N, Dai X, Zhou M, Chen X. Tripchlorolide improves cognitive deficits by reducing amyloid β and upregulating synapse-related proteins in a transgenic model of Alzheimer's disease. J Neurochem, 2015, 133（1）：38-52. | 陈晓春 | 福建医科大学附属协和医院 |
| 43 | Ye B, Shen H, Zhang J, Zhu YG, Ransom BR, Chen XC, Ye ZC. Dual pathways mediate β-amyloid stimulated glutathione release from astrocytes. Glia, 2015, 63（12）：2208-2219. | 陈晓春 | 福建医科大学附属协和医院 |
| 44 | Zheng KM, Zhang J, Zhang CL, Zhang YW, Chen XC. Curcumin inhibits appoptosin-induced apoptosis via upregulating heme oxygenase-1 expression in SH-SY5Y cells. Acta Pharmacol Sin, 2015, 36（5）：544-552. | 陈晓春 | 福建医科大学附属协和医院 |
| 45 | Xiao NA, Zhang J, Zhou M, Wei Z, Wu XL, Dai XM, Zhu YG, Chen XC. Reduction of glucose metabolism in olfactory bulb is an earlier Alzheimer's disease-related biomarker in 5XFAD mice. Chin Med J（Engl），2015，128（16）：2220-2227. | 陈晓春 | 福建医科大学附属协和医院 |
| 46 | Lin N, Pan XD, Chen AQ, Zhu YG, Wu M, Zhang J, Chen XC. Tripchlorolide improves age-associated cognitive deficits by reversing hippocampal synaptic plasticity impairment and NMDA receptor dysfunction in SAMP8 mice. Behav Brain Res, 2014, 258：8-18. | 陈晓春 | 福建医科大学附属协和医院 |
| 47 | Zhang J, Yang L, Lin N, Pan X, Zhu Y, Chen X. Aging-related changes in RP3V kisspeptin neurons predate the reduced activation of GnRH neurons during the early reproductive decline in female mice. Neurobiol Aging, 2014, 35（3）：655-668. | 陈晓春 | 福建医科大学附属协和医院 |
| 48 | Zhang J, Yang LM, Pan XD, Lin N, Chen XC. Increased vesicular γ-GABA transporter and decreased phosphorylation of synapsin I in the rostral preoptic area is associated with decreased gonadotrophin-releasing hormone and c-Fos coexpression in middle-aged female mice. J Neuroendocrinol, 2013, 25（8）：753-761. | 陈晓春 | 福建医科大学附属协和医院 |
| 49 | Yang L, Zhang J, Zheng K, Shen H, Chen X. Long-term ginsenoside Rg1 supplementation improves age-related cognitive decline by promoting synaptic plasticity associated protein expression in C57BL/6J mice. J Gerontol A Biol Sci Med Sci, 2014, 69（3）：282-294. | 陈晓春 | 福建医科大学附属协和医院 |
| 50 | Zhu XQ, Hong HS, Lin XH, Chen LL, Li YH. Changes in cardiac aldosterone and its synthase in rats with chronic heart failure：an intervention study of long-term treatment with recombinant human brain natriuretic peptide. Braz J Med Biol Res, 2014, 47（8）：646-654. | 洪华山 | 福建医科大学附属协和医院 |

| 编号 | 文　章 | 单位联络人 | 发表单位 |
|---|---|---|---|
| 51 | Zou G, Hong H, Lin X, Shi X, Wu Y, Chen L. TRPC1, CaN and NFATC3 signaling pathway in the pathogenesis and progression of left ventricular hypertrophy in spontaneously hypertensive rats. Clin Exp Hypertens, 2015, 37 (3): 223-234. | 洪华山 | 福建医科大学附属协和医院 |
| 52 | Chen C, Hong H, Chen L, Shi X, Chen Y, Weng Q. Association of microRNA polymorphisms with the risk of myocardial infarction in a Chinese population. Tohoku J Exp Med, 2014, 233 (2): 89-94. | 洪华山 | 福建医科大学附属协和医院 |
| 53 | Lin XH, Hong HS, Zou GR, Chen LL. Upregulation of TRPC1/6 may be involved in arterial remodeling in rat. J Surg Res, 2015, 195 (1): 334-343. | 洪华山 | 福建医科大学附属协和医院 |
| 54 | Huang C, Hu J, Subedi KP, Lin AH, Paudel O, Ran P, Sham JS. Extracellular adenosine diphosphate ribose mobilizes intracellular $Ca^{2+}$ via purinergic-dependent $Ca^{2+}$ pathways in rat pulmonary artery smooth muscle cells. Cell Physiol Biochem, 2015, 37 (5): 2043-2059. | 洪华山 | 福建医科大学附属协和医院 |
| 55 | Xia Y, Fu Z, Hu J, Huang C, Paudel O, Cai S, Liedtke W, Sham JS. TRPV4 channel contributes to serotonin-induced pulmonary vasoconstriction and the enhanced vascular reactivity in chronic hypoxic pulmonary hypertension. Am J Physiol Cell Physiol, 2013, 305 (7): C704-715. | 洪华山 | 福建医科大学附属协和医院 |
| 56 | Li B, Lin W, Lin N, Dong X, Liu L. Study of the correlation between serum ferritin levels and the aggregation of metabolic disorders in non-diabetic elderly patients. Exp Ther Med, 2014, 7 (6): 1671-1676. | 洪华山 | 福建医科大学附属协和医院 |
| 57 | Yi J, Fang X, Wan Y, Wei J, Huang J. STAT4 polymorphisms and diabetes risk: a meta-analysis with 18931 patients and 23833 controls. Int J Clin Exp Med, 2015, 8 (3): 3566-3572. | 王朝晖 | 华中科技大学同济医学院附属协和医院 |
| 58 | Long R, You Y, Li W, Jin N, Huang S, Li T, Liu K, Wang Z. Sodium tanshinone IIA sulfonate ameliorates experimental coronary no-reflow phenomenon through down-regulation of FGL2. Life Sci, 2015, 142: 8-18. | 王朝晖 | 华中科技大学同济医学院附属协和医院 |
| 59 | Liu K, Li T, Huang S, Long R, You Y, Liu J, Wang Z. The reduced soluble fibrinogen-like protein 2 and regulatory T cells in acute coronary syndrome. Exp Biol Med (Maywood), 2016, 241 (4): 421-425. | 王朝晖 | 华中科技大学同济医学院附属协和医院 |
| 60 | Liu YW, Zuo PY, Zha XN, Chen XL, Zhang R, He XX, Liu CY. Octacosanol enhances the proliferation and migration of human umbilical vein endothelial cells via activation of the PI3K/Akt and MAPK/Erk pathways. Lipids, 2015, 50 (3): 241-251. | 王朝晖 | 华中科技大学同济医学院附属协和医院 |
| 61 | Zuo PY, Chen XL, Liu YW, Zhang R, He XX, Liu CY. Non-HDL-cholesterol to HDL-cholesterol ratio as an independent risk factor for the development of chronic kidney disease. Nutr Metab Cardiovasc Dis, 2015, 25 (6): 582-587. | 王朝晖 | 华中科技大学同济医学院附属协和医院 |
| 62 | Shi S, Li Y. Interplay of drug-metabolizing enzymes and transporters in drug absorption and disposition. Curr Drug Metab, 2014, 15 (10): 915-941. | 王朝晖 | 华中科技大学同济医学院附属协和医院 |
| 63 | Ke S, Ke QM, Jia WJ, Cheng XY, Li H, Zhang JY, Luo HF, He JS, Chen ZN. Benchmark dose estimation for cadmium-induced renal effects based on a large sample population from five chinese provinces. Biomed Environ Sci, 2015, 28 (5): 383-387. | 王朝晖 | 华中科技大学同济医学院附属协和医院 |

（续　表）

| 编号 | 文　章 | 单位联络人 | 发表单位 |
|---|---|---|---|
| 64 | Huang Y, Dai M, Du YM, Yao YF, Zhang JM, Su GH, Shu YW, Cui TP, Du XL, Li JD. Combined transgenic inhibition of CaMKII and $I_{k1}$ on cardiac remodeling. Sheng Li Xue Bao, 2015, 67（2）：201-206. | 王朝晖 | 华中科技大学同济医学院附属协和医院 |
| 65 | Wu ZJ, Huang Y, Fu YC, Zhao XJ, Zhu C, Zhang Y, Xu B, Zhu QL, Li Y. Characterization of a Chinese KCNQ1 mutation（R259H）that shortens repolarization and causes short QT syndrome 2. J Geriatr Cardiol, 2015, 12（4）：394-401. | 王朝晖 | 华中科技大学同济医学院附属协和医院 |
| 66 | Shao L, Zhang Y, Ma A, Zhang P, Wu D, Li W, Wang J, Liu K, Wang Z. Atorvastatin preconditioning improves the forward blood flow in the no-reflow rats. Fundam Clin Pharmacol, 2014, 28（1）：42-52. | 王朝晖 | 华中科技大学同济医学院附属协和医院 |
| 67 | Liu L, Liao P, Wang B, Fang X, Li W, Guan S. Baicalin inhibits the expression of monocyte chemoattractant protein-1 and interleukin-6 in the kidneys of apolipoprotein E-knockout mice fed a high cholesterol diet. Mol Med Rep, 2015, 11（5）：3976-3980. | 王朝晖 | 华中科技大学同济医学院附属协和医院 |
| 68 | Sun S, Cheng B, Wu X, Wu Q, Qi B, Wu J, He P. Chlamydia pneumoniae disrupts lipid metabolism in human umbilical vein endothelial cells. Mol Med Rep, 2014, 10（2）：1150-1156. | 王朝晖 | 华中科技大学同济医学院附属协和医院 |
| 69 | Liu YW, Yang QF, Zuo PY, Xiao CL, Chen XL, Liu CY. Elevated serum levels of soluble Axl in acute coronary syndrome. Am J Med Sci, 2015, 349（2）：124-129. | 王朝晖 | 华中科技大学同济医学院附属协和医院 |
| 70 | He P, Philbrick MJ, An X, Wu J, Messmer-Blust AF, Li J. Endothelial differentiation gene-1, a new downstream gene is involved in RTEF-1 induced angiogenesis in endothelial cells. PLoS One, 2014, 9（2）：e88143. | 王朝晖 | 华中科技大学同济医学院附属协和医院 |
| 71 | Li Y, Hu Y, Shi S, Jiang L. Evaluation of antioxidant and immuno-enhancing activities of Purslane polysaccharides in gastric cancer rats. Int J Biol Macromol, 2014, 68：113-116. | 王朝晖 | 华中科技大学同济医学院附属协和医院 |
| 72 | Li Y, Wang J, Ge J. Evaluation of the diagnostic value of combined measurement of TnI, hs-CRP, NT-proBNP to ACS for elderly patients by ROC curve. J Am Geria Soc, 2013, 61（3）：S349. | 王朝晖 | 华中科技大学同济医学院附属协和医院 |
| 73 | Zuo PY, Chen XL, Lei YH, Liu CY, Liu YW. Growth arrest-specific gene 6 protein promotes the proliferation and migration of endothelial progenitor cells through the PI3K/AKT signaling pathway. Int J Mol Med, 2014, 34（1）：299-306. | 王朝晖 | 华中科技大学同济医学院附属协和医院 |
| 74 | Zuo PY, Chen XL, Liu YW, Xiao CL, Liu CY. Increased risk of cerebrovascular events in patients with cancer treated with bevacizumab：a meta-analysis. PLoS One, 2014, 9（7）：e102484. | 王朝晖 | 华中科技大学同济医学院附属协和医院 |
| 75 | Cheng B, Wu X, Sun S, Wu Q, Mei C, Xu Q, Wu J, He P. MAPK-PPARα/γ signal transduction pathways are involved in Chlamydia pneumoniae-induced macrophage-derived foam cell formation. Microb Pathog, 2014, 69-70：1-8. | 王朝晖 | 华中科技大学同济医学院附属协和医院 |
| 76 | Li YQ, Hu YK, Xue J, Guo TM. MicroRNA-206, down-regulated in hepatocellular carcinoma, suppresses cell proliferation and promotes apoptosis. Hepatogastroenterology, 2014, 61（133）：1302-1307. | 王朝晖 | 华中科技大学同济医学院附属协和医院 |

| 编号 | 文　章 | 单位联络人 | 发表单位 |
| --- | --- | --- | --- |
| 77 | Xue J, Niu YF, Huang J, Peng G, Wang LX, Yang YH, Li YQ. MiR-141 suppresses the growth and metastasis of HCC cells by targeting E2F3. Tumour Biol, 2014, 35（12）: 12103-12107. | 王朝晖 | 华中科技大学同济医学院附属协和医院 |
| 78 | Liu L, Liu Y, Qi B, Wu Q, Li Y, Wang Z. Nicorandil attenuates endothelial VCAM-1 expression via thioredoxin production in diabetic rats induced by streptozotocin. Mol Med Rep, 2014, 9（6）: 2227-2232. | 王朝晖 | 华中科技大学同济医学院附属协和医院 |
| 79 | Li WZ, Wang J, Long R, Su GH, Bukhory DK, Dai J, Jin N, Huang SY, Jia P, Li T, Fan C, Liu K, Wang Z. Novel antibody against a glutamic acid-rich human fibrinogen-like protein 2-derived peptide near Ser91 inhibits hfgl2 prothrombinase activity. PLoS One, 2014, 9（4）: e94551. | 王朝晖 | 华中科技大学同济医学院附属协和医院 |
| 80 | Liu L, Liao P, Wang B, Fang X, Li W, Guan S. Oral administration of baicalin and geniposide induces regression of atherosclerosis via inhibiting dendritic cells in ApoE-knockout mice. Int Immunopharmacol, 2014, 20（1）: 197-204. | 王朝晖 | 华中科技大学同济医学院附属协和医院 |
| 81 | Xu Q, Yuan F, Shen X, Wen H, Li W, Cheng B, Wu J. Polymorphisms of C242T and A640G in CYBA gene and the risk of coronary artery disease: a meta-analysis. PLoS One, 2014, 9（1）: e84251. | 王朝晖 | 华中科技大学同济医学院附属协和医院 |
| 82 | Liu Y, Zhou J, Li Z, Yang C, Wu J, Zhang Y, Shi S, Li Y. Tolerability and pharmacokinetics of disodium folinate following single intravenous doses in healthy Chinese subjects: an open-label, randomized, single-center study. Eur J Drug Metab Pharmacokinet, 2015, 40（4）: 443-451. | 王朝晖 | 华中科技大学同济医学院附属协和医院 |
| 83 | Guan S, Wang Z, Xin F, Xin H. Wnt5a is associated with the differentiation of bone marrow mesenchymal stem cells in vascular calcification by connecting with different receptors. Mol Med Rep, 2014, 10（4）: 1985-1991. | 王朝晖 | 华中科技大学同济医学院附属协和医院 |
| 84 | Liao P, Liu L, Wang B, Li W, Fang X, Guan S. Baicalin and geniposide attenuate atherosclerosis involving lipids regulation and immunoregulation in ApoE-/- mice. Eur J Pharmacol, 2014, 740: 488-495. | 王朝晖 | 华中科技大学同济医学院附属协和医院 |
| 85 | Jia P, Wang J, Wang L, Chen X, Chen Y, Li WZ, Long R, Chen J, Shu YW, Liu K, Wang ZH. TNF-α upregulates Fgl2 expression in rat myocardial ischemia/reperfusion injury. Microcirculation, 2013, 20（6）: 524-533. | 王朝晖 | 华中科技大学同济医学院附属协和医院 |
| 86 | Ge J, Zhai W, Cheng B, He P, Qi B, Lu H, Zeng Y, Chen X. Insulin induces human acyl-coenzyme A: cholesterol acyltransferase1 gene expression via MAP kinases and CCAAT/enhancer-binding protein α. J Cell Biochem, 2013, 114（9）: 2188-2198. | 王朝晖 | 华中科技大学同济医学院附属协和医院 |
| 87 | Xiang M, Lu J, Zhang C, Lan Y, Zhou H, Li X, Peng W. Identification and quantification of total coumarins from Urtica dentata Hand and its roles in promoting immune tolerance via TLR4-mediated dendritic cell immaturation. Biosci Biotechnol Biochem, 2013, 77（6）: 1200-1206. | 王朝晖 | 华中科技大学同济医学院附属协和医院 |
| 88 | Peng W, Liu Y, Xu WJ, Xia QH. Role of Beclin 1-dependent autophagy in cardioprotection of ischemic preconditioning. J Huazhong Univ Sci Technolog Med Sci, 2013, 33（1）: 51-56. | 王朝晖 | 华中科技大学同济医学院附属协和医院 |
| 89 | Chen XL, Lei YH, Liu CF, Yang QF, Zuo PY, Liu CY, Chen CZ, Liu YW. Angiogenesis inhibitor bevacizumab increases the risk of ischemic heart disease associated with chemotherapy: a meta-analysis. PLoS One, 2013, 8（6）: e66721. | 王朝晖 | 华中科技大学同济医学院附属协和医院 |

（续　表）

| 编号 | 文　章 | 单位联络人 | 发表单位 |
|---|---|---|---|
| 90 | Wu Q, Qi B, Liu Y, Cheng B, Liu L, Li Y, Wang Q. Mechanisms underlying protective effects of trimetazidine on endothelial progenitor cells biological functions against H2O2-induced injury：involvement of antioxidation and Akt/eNOS signaling pathways. Eur J Pharmacol, 2013, 707（1-3）：87-94. | 王朝晖 | 华中科技大学同济医学院附属协和医院 |
| 91 | Zhou S, Fang X, Fang X, Xin H, Li W, Qiu H, Guan S. Osteoprotegerin inhibits calcification of vascular smooth muscle cell via down regulation of the Notch1-RBP-Jκ/Msx2 signaling pathway. PLoS One, 2013, 8（7）：e68987. | 王朝晖 | 华中科技大学同济医学院附属协和医院 |
| 92 | Xin H, Xin F, Zhou S, Guan S. The Wnt5a/Ror2 pathway is associated with determination of the differentiation fate of bone marrow mesenchymal stem cells in vascular calcification. Int J Mol Med, 2013, 31（3）：583-588. | 王朝晖 | 华中科技大学同济医学院附属协和医院 |
| 93 | Zhou S, Fang X, Xin H, Guan S. Effects of alendronate on the Notch1RBPJκ signaling pathway in the osteogenic differentiation and mineralization of vascular smooth muscle cells. Mol Med Rep, 2013, 8（1）：89-94. | 王朝晖 | 华中科技大学同济医学院附属协和医院 |
| 94 | Zhu JF, DU LL, Tian Y, DU YM, Zhang L, Zhou T, Tian LI. Novel heterozygous mutation c. 4282G>T in the SCN5A gene in a family with Brugada syndrome. Exp Ther Med, 2015, 9（5）：1639-1645. | 王朝晖 | 华中科技大学同济医学院附属协和医院 |
| 95 | Nie B, Zhou SQ, Fang X, Zhang SY, Guan SM. The function and meaning of receptor activator of NF-κB ligand in arterial calcification. J Huazhong Univ Sci Technolog Med Sci, 2015, 35（5）：666-671. | 王朝晖 | 华中科技大学同济医学院附属协和医院 |
| 96 | Sun S, Cheng B, Sun PG, Wu XH, Wu QQ, He P. RTEF-1 protects against oxidative damage induced by H2O2 in human umbilical vein endothelial cells through Klotho activation. Exp Biol Med（Maywood）, 2015, 240（12）：1606-1613. | 成蓓 | 华中科技大学同济医学院附属协和医院 |
| 97 | Han D, Li SJ, Zhu YT, Liu L, Li MX. LKB1/AMPK/mTOR signaling pathway in non-small-cell lung cancer. Asian Pac J Cancer Prev, 2013, 14（7）：4033-4039. | 孙莉 | 陕西省人民医院 |
| 98 | Han D, Shang W, Wang G, Sun L, Zhang Y, Wen H, Xu L. Ulinastatin-and thymosin α1-based immunomodulatory strategy for sepsis：a meta-analysis. Int Immunopharmacol, 2015, 29（2）：377-382. | 孙莉 | 陕西省人民医院 |
| 99 | Wang G, Han D, Zhang Y, Xie X, Wu Y, Li S, Li M. A novel hypothesis：up-regulation of HO-1 by activation of PPARγ inhibits HMGB1-RAGE signaling pathway and ameliorates the development of ALI/ARDS. J Thorac Dis, 2013, 5（5）：706-710. | 孙莉 | 陕西省人民医院 |
| 100 | Zhang D, Wang G, Han D, Zhang Y, Xu J, Lu J, Li S, Xie X, Liu L, Dong L, Li M. Activation of PPAR-γ ameliorates pulmonary arterial hypertension via inducing heme oxygenase-1 and p21（WAF1）：an in vivo study in rats. Life Sci, 2014, 98（1）：39-43. | 孙莉 | 陕西省人民医院 |
| 101 | Xu J, Zhu YT, Wang GZ, Han D, Wu YY, Zhang DX, Liu Y, Zhang YH, Xie XM, Li SJ, Lu JM, Liu L, Feng W, Sun XZ, Li MX. The PPARγ agonist, rosiglitazone, attenuates airway inflammation and remodeling via heme oxygenase-1 in murine model of asthma. Acta Pharmacol Sin, 2015, 36（2）：171-178. | 孙莉 | 陕西省人民医院 |
| 102 | Zhou HG, Liu L, Zhang Y, Huang YY, Tao YH, Zhang S, Su JJ, Tang YP, Guo ZL, Hu RM, Dong Q. Glutathione prevents free fatty acids-induced oxidative stress and apoptosis in human brain vascular endothelial cells through Akt pathway. CNS Neurosci Ther, 2013, 19（4）：252-261. | 张玉 | 复旦大学附属上海华山医院 |

（续　表）

| 编号 | 文　章 | 单位联络人 | 发表单位 |
|---|---|---|---|
| 103 | Chen W, Chen W, Xia Y, Zhao X, Wang H, Yu M, Li Y, Ye H, Zhang Y. Therapy with Astragalus polysaccharides rescues lipotoxic cardiomyopathy in MHC-PPARα mice. Mol Biol Rep, 2013, 40（3）：2449-2459. | 张玉 | 复旦大学附属上海华山医院 |
| 104 | Zhao X, Ding D, Huang Y, Hong Z. Impedance cardiographic hemodynamic variables and hypertension in elderly Han residents. Ups J Med Sci, 2013, 118（2）：80-86. | 张玉 | 复旦大学附属上海华山医院 |
| 105 | Wu X, Lu Y, Zhao H. Expression, purification and bioactivity analysis of the human antimicrobial peptide LL-37 in Escherichia coli. Healthmed, 2013, 7（4）：1151. | 张玉 | 复旦大学附属上海华山医院 |
| 106 | Feng Y, Yang X, Huang Y. Two cases of neuroleptic malignant syndrome in elderly patients taking atypical antipsychotics. Shanghai Arch Psychiatry, 2013, 25（3）：178-182. | 张玉 | 复旦大学附属上海华山医院 |
| 107 | Wang Y, Wu Z, Qiao H, Zhang Y. A genetic association study of single nucleotide polymorphisms in GNβ3 and COMT in elderly patients with irritable bowel syndrome. Med Sci Monit, 2014, 20：1246-1254. | 张玉 | 复旦大学附属上海华山医院 |
| 108 | Su J, Zhou H, Tao Y, Guo Z, Zhang S, Zhang Y, Huang Y, Tang Y, Hu R, Dong Q. HCdc14A is involved in cell cycle regulation of human brain vascular endothelial cells following injury induced by high glucose, free fatty acids and hypoxia. Cell Signal, 2015, 27（1）：47-60. | 张玉 | 复旦大学附属上海华山医院 |
| 109 | Zhou H, Zhang X, Lu J. Progress on diabetic cerebrovascular diseases. Bosn J Basic Med Sci, 2014, 14（4）：185-190. | 张玉 | 复旦大学附属上海华山医院 |
| 110 | Zhou SW, Zhang M, Zhu M. Liraglutide reduces lipid accumulation in steatotic L02 cells by enhancing autophagy. Mol Med Rep, 2014, 10（5）：2351-2357. | 张玉 | 复旦大学附属上海华山医院 |
| 111 | Lin J, Zhang Y, Zhou H, Wang X, Wang W. CYP2C9 genetic polymorphism is a potential predictive marker for the efficacy of rosuvastatin therapy. Clin Lab, 2015, 61（9）：1317-1324. | 张玉 | 复旦大学附属上海华山医院 |
| 112 | Lin J, Zhang Y, Wang X, Wang W. Lycium ruthenicum extract alleviates high-fat diet-induced nonalcoholic fatty liver disease via enhancing the AMPK signaling pathway. Mol Med Rep, 2015, 12（3）：3835-3840. | 张玉 | 复旦大学附属上海华山医院 |
| 113 | Chen W, Lai Y, Wang L, Xia Y, Chen W, Zhao X, Yu M, Li Y, Zhang Y, Ye H. Astragalus polysaccharides repress myocardial lipotoxicity in a PPARalpha-dependent manner in vitro and in vivo in mice. J Diabetes Complications, 2015, 29（2）：164-175. | 张玉 | 复旦大学附属上海华山医院 |
| 114 | Su J, Zhou H, Tao Y, Guo J, Guo Z, Zhang S, Zhang Y, Huang Y, Tang Y, Dong Q, Hu R. G-CSF protects human brain vascular endothelial cells injury induced by high glucose, free fatty acids and hypoxia through MAPK and Akt signaling. PLoS One, 2015, 10（4）：e0120707. | 张玉 | 复旦大学附属上海华山医院 |
| 115 | Ji G, Liu M, Zhao XF, Liu XY, Guo QL, Guan ZF, Zhou HG, Guo JC. NF-κB signaling is involved in the effects of intranasally engrafted human neural stem cells on neurofunctional improvements in neonatal rat hypoxic-ischemic encephalopathy. CNS Neurosci Ther, 2015, 21（12）：926-935. | 张玉 | 复旦大学附属上海华山医院 |

（续　表）

| 编号 | 文　章 | 单位联络人 | 发表单位 |
|---|---|---|---|
| 116 | Li XY, Mei GH, Dong Q, Zhang Y, Guo ZL, Su JJ, Tang YP, Jin XH, Zhou HG, Huang YY. Enhanced neuroprotective effects of coadministration of tetrandrine with glutathione in preclinical model of Parkinson's disease. Parkinsons Dis, 2015, 2015: 931058. | 张玉 | 复旦大学附属上海华山医院 |
| 117 | Yang Q, Guo QH, Bi YC. The brain connectivity basis of semantic dementia: a selective review. CNS Neurosci Ther, 2015, 21 (10): 784-792. | 郭起浩 | 复旦大学附属上海华山医院 |
| 118 | Zhao Q, Guo Q, Liang X, Chen M, Zhou Y, Ding D, Hong Z. Auditory verbal learning test is superior to Rey-Osterrieth complex figure memory for predicting mild cognitive impairment to Alzheimer's disease. Curr Alzheimer Res, 2015, 12 (6): 520-526. | 郭起浩 | 复旦大学附属上海华山医院 |
| 119 | Zhao Q, Roberts RO, Ding D, Cha R, Guo Q, Meng H, Luo J, Machulda MM, Shane Pankratz V, Wang B, Christianson TJ, Aakre JA, Knopman DS, Boeve BF, Hong Z, Petersen RC. Diabetes is associated with worse executive function in both eastern and western populations: Shanghai Aging Study and Mayo Clinic Study of Aging. J Alzheimers Dis, 2015, 47 (1): 167-176. | 郭起浩 | 复旦大学附属上海华山医院 |
| 120 | Guo Q, He C, Wen X, Song L, Han Z, Bi Y. Adapting the Pyramids and Palm Trees Test and the Kissing and Dancing Test and developing other semantic tests for the Chinese population. Appl Psycholinguist, 2014, 35 (6): 1001-1019. | 郭起浩 | 复旦大学附属上海华山医院 |
| 121 | Wang P, Shi L, Zhao Q, Hong Z, Guo Q. Longitudinal changes in clock drawing test (CDT) performance before and after cognitive decline. PLoS One, 2014, 9 (5): e97873. | 郭起浩 | 复旦大学附属上海华山医院 |
| 122 | Luo J, Zhu G, Zhao Q, Guo Q, Meng H, Hong Z, Ding D. Prevalence and risk factors of poor sleep quality among Chinese elderly in an urban community: results from the Shanghai aging study. PLoS One, 2013, 8 (11): e81261. | 郭起浩 | 复旦大学附属上海华山医院 |
| 123 | Zhang S, Edwards H, Yates P, Guo Q, Li C. Partial mediation role of self-efficacy between positive social interaction and mental health in family caregivers for dementia patients in Shanghai. PLoS One, 2013, 8 (12): e83326. | 郭起浩 | 复旦大学附属上海华山医院 |
| 124 | Guo Q, Zhou Y, Wang CJ, Huang YM, Lee YT, Su MH, Lu J. An open-label, nonplacebo-controlled study on Cistanche tubulosa glycoside capsules (Memoregain©) for treating moderate Alzheimer's disease. Am J Alzheimers Dis Other Demen, 2013, 28 (4): 363-370. | 郭起浩 | 复旦大学附属上海华山医院 |
| 125 | Zhao Q, Guo Q, Li F, Zhou Y, Wang B, Hong Z. The Shape Trail Test: application of a new variant of the Trail making test. PLoS One, 2013, 8 (2): e57333. | 郭起浩 | 复旦大学附属上海华山医院 |
| 126 | Chen Y, Hu S, Wu L, Fang X, Xu W, Shen G. Clinical practice guidelines for hypertension in China: a systematic review of the methodological quality. BMJ Open, 2015, 5 (7): e008099. | 胡世莲 | 安徽省立医院 |
| 127 | Ouyang H, Xu J, Zhu Z, Long T, Yu C. Rapid discrimination of malignant lesions from normal gastric tissues utilizing Raman spectroscopy system: a meta-analysis. J Cancer Res Clin Oncol, 2015, 141 (10): 1835-1844. | 胡世莲 | 安徽省立医院 |
| 128 | Li HQ, Zhang Q, Chen L, Yin CS, Chen P, Tang J, Rong R, Li TT, Hu LQ. Captopril inhibits maturation of dendritic cells and maintains their tolerogenic property in atherosclerotic rats. Int Immunopharmacol, 2015, 28 (1): 715-723. | 胡世莲 | 安徽省立医院 |

（续 表）

| 编号 | 文 章 | 单位联络人 | 发表单位 |
|---|---|---|---|
| 129 | Cheng M, Qian L, Shen G, Bian G, Xu T, Xu W, Shen G, Hu S. Microbiota modulate tumoral immune surveillance in lung through a γδT17 immune cell-dependent mechanism. Cancer Res, 2014, 74（15）: 4030-4041. | 胡世莲 | 安徽省立医院 |
| 130 | Li Q, Wang Y, Li H, Shen G, Hu S. Ox-LDL influences peripheral Th17/Treg balance by modulating Treg apoptosis and Th17 proliferation in atherosclerotic cerebral infarction. Cell Physiol Biochem, 2014, 33（6）: 1849-1862. | 胡世莲 | 安徽省立医院 |
| 131 | Cheng M, Chen Y, Zou D, Shen G, Bian G, Shen G, Hu S. The clinical utility of circulating tumor cells in breast cancer patients: detection by a quantitative assay of h-MAM gene expression. Int J Biol Markers, 2014, 29（3）: e268-278. | 胡世莲 | 安徽省立医院 |
| 132 | Chen Y, Hu S, Li Y, Yan B, Shen G, Wang L. Systematic review of hypertension clinical practice guidelines based on the burden of disease: a global perspective. J Evid Based Med, 2014, 7（1）: 52-59. | 胡世莲 | 安徽省立医院 |
| 133 | Zhang Q, Hu LQ, Yin CS, Chen P, Li HQ, Sun X, Yan G. Catechin ameliorates cardiac dysfunction in rats with chronic heart failure by regulating the balance between Th17 and Treg cells. Inflamm Res, 2014, 63（8）: 619-628. | 胡世莲 | 安徽省立医院 |
| 134 | Yin S, Wang H, Bertola A, Feng D, Xu MJ, Wang Y, Gao B. Activation of invariant natural killer T cells impedes liver regeneration by way of both IFN-γ- and IL-4-dependent mechanisms. Hepatology, 2014, 60（4）: 1356-1366. | 胡世莲 | 安徽省立医院 |
| 135 | Qiao W, Chen L, Zhang M. MicroRNA-205 regulates the calcification and osteoblastic differentiation of vascular smooth muscle cells. Cell Physiol Biochem, 2014, 33（6）: 1945-1953. | 胡世莲 | 安徽省立医院 |
| 136 | Shen G, Bian G, Yu H, Gao M, Kang D, Shen G, Hu S. Comparison between cisplatin plus vinorelbine and cisplatin plus docetaxel in the treatment of advanced non-small-cell lung cancer: a meta-analysis of randomized controlled trials. Mol Clin Oncol, 2014, 2（1）: 146-150. | 胡世莲 | 安徽省立医院 |
| 137 | Shen G, Yu H, Bian G, Gao M, Liu L, Shen G, Cheng M, Hu S. Genistein inhibits the proliferation of human HER2-positive cancer cells by downregulating HER2 receptor. Functional Foods in Health and Disease, 2013, 3（7）: 291-299. | 胡世莲 | 安徽省立医院 |
| 138 | Chen Y, Hu S, Wu L. Drug-eluting balloon for instent restenosis. Heart, 2013, 99（24）: 1874. | 胡世莲 | 安徽省立医院 |
| 139 | Wu YB, Li HQ, Ren MS, Li WT, Lv XY, Wang L. CHOP/ORP150 ratio in endoplasmic reticulum stress: a new mechanism for diabetic peripheral neuropathy. Cell Physiol Biochem, 2013, 32（2）: 367-379. | 胡世莲 | 安徽省立医院 |
| 140 | Zhang W, Wu YG, Qi XM, Dai H, Lu W, Zhao M. Peritoneal dialysis-related peritonitis with Acinetobacter baumannii: a review of seven cases. Perit Dial Int, 2014, 34（3）: 317-321. | 吴永贵 | 安徽医科大学第一附属医院 |
| 141 | Sheng YJ, Xu JH, Wu YG, Zuo XB, Gao JP, Lin Y, Zhu ZW, Wen LL, Yang C, Liu L, Cheng YY, Chang Y, Yang LL, Zhou FS, Tang XF, Zheng XD, Yin XY, Tang HY, Sun LD, Cui Y, Yang S, Zhang XJ. Association analyses confirm five susceptibility loci for systemic lupus erythematosus in the Han Chinese population. Arthritis Res Ther, 2015, 17: 85. | 吴永贵 | 安徽医科大学第一附属医院 |

（续　表）

| 编号 | 文　章 | 单位联络人 | 发表单位 |
|---|---|---|---|
| 142 | Xu XX, Zhang W, Zhang P, Qi XM, Wu YG, Shen JJ. Superior renoprotective effects of the combination of breviscapine with enalapril and its mechanism in diabetic rats. Phytomedicine, 2013, 20 (10): 820-827. | 吴永贵 | 安徽医科大学第一附属医院 |
| 143 | Lin H, Wu YG, Zhang JH, Kan M. High-flux dialysis improves pulmonary ventilation function in uremic patients. Mol Med Rep, 2013, 7 (5): 1603-1606. | 吴永贵 | 安徽医科大学第一附属医院 |
| 144 | Wu Y, Wang Y, Qi X, Zhang P, Zhang C, Zhang W. Increased macrophage activation inhibited by tacrolimus in the kidney of diabetic rats. Nephron Exp Nephrol, 2014, 128 (1-2): 46-56. | 吴永贵 | 安徽医科大学第一附属医院 |
| 145 | Xu D, Chen M, Ren X, Ren X, Wu Y. Leonurine ameliorates LPS-induced acute kidney injury via suppressing ROS-mediated NF-κB signaling pathway. Fitoterapia, 2014, 97: 148-155. | 吴永贵 | 安徽医科大学第一附属医院 |
| 146 | Yang Q, Wang T, Su N, Xiao S, Kapoula Z. Specific saccade deficits in patients with Alzheimer's disease at mild to moderate stage and in patients with amnestic mild cognitive impairment. Age (Dordr), 2013, 35 (4): 1287-1298. | 肖世富 | 上海市精神卫生中心 |
| 147 | Xue H, Xiao S, Ng TP, Chen C, Meng G, Lu X, Bu S, Fang W, Lv J, Zhang M, Marita PM. Prevalence and severity of behavioral and psychological symptoms of dementia (BPSD) in community dwelling Chinese: findings from the Shanghai three districts study. Aging Ment Health, 2013, 17 (6): 748-752. | 肖世富 | 上海市精神卫生中心 |
| 148 | Li X, Xiao S, Fang Y, Zhu M, Wang T, Seeher K, Brodaty H. Validation of the General Practitioner Assessment of Cognition-Chinese version (GPCOG-C) in China. Int Psychogeriatr, 2013, 25 (10): 1649-1657. | 肖世富 | 上海市精神卫生中心 |
| 149 | Wang T, Huang Q, Reiman EM, Chen K, Li X, Li G, Lin Z, Li C, Xiao S. Effects of memantine on clinical ratings, fluorodeoxyglucose positron emission tomography measurements, and cerebrospinal fluid assays in patients with moderate to severe Alzheimer dementia: a 24-week, randomized, clinical trial. J Clin Psychopharmacol, 2013, 33 (5): 636-642. | 肖世富 | 上海市精神卫生中心 |
| 150 | Xiao S, Li J, Tang M, Chen W, Bao F, Wang H, Wang Y, Liu Y, Wang Y, Yuan Y, Zuo X, Chen Z, Zhang X, Cui L, Li X, Wang T, Wu W, Zhang M. Methodology of China's national study on the evaluation, early recognition, and treatment of psychological problems in the elderly: the China Longitudinal Aging Study (CLAS). Shanghai Arch Psychiatry, 2013, 25 (2): 91-98. | 肖世富 | 上海市精神卫生中心 |
| 151 | Cheng Y, Wang J, Zhu M, Wang T, Li X, Xiao S. Characteristics of cognitive impairment in depressive elders in Shanghai community. Zhonghua Yi Xue Za Zhi, 2014, 94 (19): 1476-1478. | 肖世富 | 上海市精神卫生中心 |
| 152 | Cheng Y, Xiao S. Recent research about mild cognitive impairment in China. Shanghai Arch Psychiatry, 2014, 26 (1): 4-14. | 肖世富 | 上海市精神卫生中心 |
| 153 | Wang T, Xiao S, Liu Y, Lin Z, Su N, Li X, Li G, Zhang M, Fang Y. The efficacy of plasma biomarkers in early diagnosis of Alzheimer's disease. Int J Geriatr Psychiatry, 2014, 29 (7): 713-719. | 肖世富 | 上海市精神卫生中心 |
| 154 | Sun L, Guo C, Wang T, Li X, Li G, Luo Y, Xiao S. LIMK1 is involved in the protective effects of bone morphogenetic protein 6 against amyloid-β-induced neurotoxicity in rat hippocampal neurons. J Alzheimers Dis, 2014, 42 (2): 543-554. | 肖世富 | 上海市精神卫生中心 |

（续　表）

| 编号 | 文　章 | 单位联络人 | 发表单位 |
| --- | --- | --- | --- |
| 155 | Kapoula Z, Yang Q, Otero-Millan J, Xiao S, Macknik SL, Lang A, Verny M, Martinez-Conde S. Distinctive features of microsaccades in Alzheimer's disease and in mild cognitive impairment. Age（Dordr）, 2014, 36（2）: 535-543. | 肖世富 | 上海市精神卫生中心 |
| 156 | Sun L, Zhang Y, Xiao S. Roles of BMP6/7 in actin dynamics in amyloid β-induced neurotoxicity. Psychology, 2014, 05（7）: 707-717. | 肖世富 | 上海市精神卫生中心 |
| 157 | Li W, Guo X, Xiao S. Evaluating the relationship between reelin gene variants （rs7341475 and rs262355）and schizophrenia: a meta-analysis. Neurosci Lett, 2015, 609: 42-47. | 肖世富 | 上海市精神卫生中心 |
| 158 | Li X, Fan Y, Xiao S, Peng S, Dong X, Zheng X, Liu CC, Li H, Xiao Z. Decreased platelet 5-hydroxytryptamin （5-HT）levels: a response to antidepressants. J Affect Disord, 2015, 187: 84-90. | 肖世富 | 上海市精神卫生中心 |
| 159 | Dong H, Li J, Huang L, Chen X, Li D, Wang T, Hu C, Xu J, Zhang C, Zen K, Xiao S, Yan Q, Wang C, Zhang CY. Serum microRNA profiles serve as novel biomarkers for the diagnosis of Alzheimer's disease. Dis Markers, 2015, 2015: 625659. | 肖世富 | 上海市精神卫生中心 |
| 160 | Sun L, Li X, Lin X, Yan F, Chen K, Xiao S. Familial fatal insomnia with atypical clinical features in a patient with D178N mutation and homozygosity for Met at codon 129 of the prion protein gene. Prion, 2015, 9（3）: 228-235. | 肖世富 | 上海市精神卫生中心 |
| 161 | Yang C, Xiao S. New developments of clinical trial in immunotherapy for Alzheimer's disease. Curr Pharm Biotechnol, 2015, 16（6）: 484-491. | 肖世富 | 上海市精神卫生中心 |
| 162 | Xu X, Xiao S, Rahardjo TB, Hogervorst E. Tofu intake is associated with poor cognitive performance among community-dwelling elderly in China. J Alzheimers Dis, 2015, 43（2）: 669-675. | 肖世富 | 上海市精神卫生中心 |
| 163 | Wang T, Chen K, Li H, Dong S, Su N, Liu Y, Cheng Y, Dai J, Yang C, Xiao S. The feasibility of utilizing plasma MiRNA107 and BACE1 messenger RNA gene expression for clinical diagnosis of amnestic mild cognitive impairment. J Clin Psychiatry, 2015, 76（2）: 135-141. | 肖世富 | 上海市精神卫生中心 |
| 164 | Yang C, Xiao S. Are the revised diagnostic criteria for Alzheimer's disease useful in low-and middle-income countries. Shanghai Arch Psychiatry, 2015, 27（2）: 119-123. | 肖世富 | 上海市精神卫生中心 |
| 165 | Chen W, Kang WY, Chen S, Wang Y, Xiao Q, Wang G, Liu J, Chen SD. Hyposmia correlates with SNCA variant and non-motor symptoms in Chinese patients with Parkinson's disease. Parkinsonism Relat Disord, 2015, 21（6）: 610-614. | 刘军 | 上海交通大学医学院附属瑞金医院 |
| 166 | Li DH, Zhang LY, Hu YY, Jiang XF, Zhou HY, Yang Q, Kang WY, Liu J, Chen SD. Transcranial sonography of the substantia nigra and its correlation with DAT-SPECT in the diagnosis of Parkinson's disease. Parkinsonism Relat Disord, 2015, 21（8）: 923-928. | 刘军 | 上海交通大学医学院附属瑞金医院 |
| 167 | Wu H, Dong F, Wang Y, Xiao Q, Yang Q, Zhao J, Quinn TJ, Chen SD, Liu J. Catechol-O-methyltransferase Val158Met polymorphism: modulation of wearing-off susceptibility in a Chinese cohort of Parkinson's disease. Parkinsonism Relat Disord, 2014, 20（10）: 1094-1096. | 刘军 | 上海交通大学医学院附属瑞金医院 |

（续　表）

| 编号 | 文　章 | 单位联络人 | 发表单位 |
|---|---|---|---|
| 168 | Liu J, Xiao Q, Wang Y, Xu ZM, Wang Y, Yang Q, Wang G, Tan YY, Ma JF, Zhang J, Huang W, Chen SD. Analysis of genome-wide association study-linked loci in Parkinson's disease of Mainland China. Mov Disord, 2013, 28（13）: 1892-1895. | 刘军 | 上海交通大学医学院附属瑞金医院 |
| 169 | Dong C, Ge P, Ren X, Fan H, Yan X. Prevalence, awareness, treatment and control of hypertension among adults in rural north-western China: a cross-sectional population survey. J Int Med Res, 2013, 41（4）: 1291-1300. | 乔成栋 | 兰州大学第一医院 |
| 170 | Meng W, Yuan J, Zhang C, Bai Z, Zhou W, Yan J, Li X. Parenteral analgesics for pain relief in acute pancreatitis: a systematic review. Pancreatology, 2013, 13（3）: 201-206. | 乔成栋 | 兰州大学第一医院 |
| 171 | Tian A, Xu T, Liu K, Zou Q, Yan X. Anti-helicobacter pylori effect of total alkaloids of sophora alopecuroides in vivo. Chin Med J（Engl）, 2014, 127（13）: 2484-2491. | 乔成栋 | 兰州大学第一医院 |
| 172 | Qiao L, Li X. Role of chronic inflammation in cancers of the gastrointestinal system and the liver: where we are now. Cancer Lett, 2014, 345（2）: 150-152. | 乔成栋 | 兰州大学第一医院 |
| 173 | Meng W, Bai B, Sheng L, Li Y, Yue P, Li X, Qiao L. Role of Helicobacter pylori in gastric cancer: advances and controversies. Discov Med, 2015, 20（111）: 285-293. | 乔成栋 | 兰州大学第一医院 |
| 174 | Meng WB, Wang ZF, Li Y, Li B, Li X. Repair of large diaphragmatic defect using artificial patch in hydatid disease. Chin Med J（Engl）, 2015, 128（20）: 2831-2832. | 乔成栋 | 兰州大学第一医院 |
| 175 | Meng W, Zhou J, Elliott R, Murphy P, Ho V, O'Connor M. Is there a role for human pluripotent stem cells in modelling interstitial cells of Cajal and gut motility disorders. Curr Stem Cell Res Ther, 2015, 10（3）: 251-257. | 乔成栋 | 兰州大学第一医院 |
| 176 | Xiao J, Li N, Xing X, He B. Construction of RBM5 vector, establishment of stably transfected A549 cell line and preliminary research on the function of RBM5 gene. Zhong Nan Da Xue Xue Bao Yi Xue Ban, 2014, 39（10）: 994-1000. | 陈琼 | 中南大学湘雅医院 |
| 177 | Chen BL, Zhang YZ, Luo JQ, Zhang W. Clinical use of azelnidipine in the treatment of hypertension in Chinese patients. Ther Clin Risk Manag, 2015, 11: 309-318. | 陈琼 | 中南大学湘雅医院 |
| 178 | Chen K, Liu J, Tong G, Liu B, Wang G, Liu H. Adipo8, a high-affinity DNA aptamer, can differentiate among adipocytes and inhibit intracellular lipid accumulation in vitro. Sci China Chem, 2015, 58（10）: 1612-1620. | 陈琼 | 中南大学湘雅医院 |
| 179 | Chen X, Li D, Dai Y, Bai Y, Luo Q, Zhao Z, Chen H, Zhang X. Retrograde intrarenal surgery in the management of symptomatic calyceal diverticular stones: a single center experience. Urolithiasis, 2015, 43（6）: 557-562. | 陈琼 | 中南大学湘雅医院 |
| 180 | Chen X, Xie M, Liu D, Shi K. Downregulation of microRNA146a inhibits ovarian granulosa cell apoptosis by simultaneously targeting interleukin 1 receptorassociated kinase and tumor necrosis factor receptorassociated factor 6. Mol Med Rep, 2015, 12（4）: 5155-5162. | 陈琼 | 中南大学湘雅医院 |

（续　表）

| 编号 | 文　章 | 单位联络人 | 发表单位 |
|---|---|---|---|
| 181 | Fu L, Shi K, Wang J, Chen W, Shi D, Tian Y, Guo W, Yu W, Xiao X, Kang T, Wang S, Huang W, Deng W. TFAP2B overexpression contributes to tumor growth and a poor prognosis of human lung adenocarcinoma through modulation of ERK and VEGF/PEDF signaling. Mol Cancer, 2014, 13：89. | 陈琼 | 中南大学湘雅医院 |
| 182 | He B, Luo B, Chen Q, Zhang L. Cigarette smoke extract induces the expression of GRP78 in A549 cells via the p38/MAPK pathway. Mol Med Rep, 2013, 8（6）：1683-1688. | 陈琼 | 中南大学湘雅医院 |
| 183 | He BM, Chai XP, He ZB, Guo T, Peng W, Peng ZY. HDL quantity and function are potential therapeutic targets for abdominal aortic aneurysm. Int J Cardiol, 2014, 176（3）：1070-1071. | 陈琼 | 中南大学湘雅医院 |
| 184 | He BM, Zhao SP, Peng ZY. Effects of cigarette smoking on HDL quantity and function：implications for atherosclerosis. J Cell Biochem, 2013, 114（11）：2431-2436. | 陈琼 | 中南大学湘雅医院 |
| 185 | Hong D, Bai YP, Gao HC, Wang X, Li LF, Zhang GG, Hu CP. Ox-LDL induces endothelial cell apoptosis via the LOX-1-dependent endoplasmic reticulum stress pathway. Atherosclerosis, 2014, 235（2）：310-317. | 陈琼 | 中南大学湘雅医院 |
| 186 | Hong D, Gao HC, Wang X, Li LF, Li CC, Luo Y, Wang KK, Bai YP, Zhang GG. Asymmetric dimethylarginine triggers macrophage apoptosis via the endoplasmic reticulum stress pathway. Mol Cell Biochem, 2015, 398（1-2）：31-38. | 陈琼 | 中南大学湘雅医院 |
| 187 | Hong D, Li LF, Gao HC, Wang X, Li CC, Luo Y, Bai YP, Zhang GG. High-density lipoprotein prevents endoplasmic reticulum stress-induced downregulation of liver LOX-1 expression. PLoS One, 2015, 10（4）：e0124285. | 陈琼 | 中南大学湘雅医院 |
| 188 | Huang FM, Chen HC, Khan MA, Yang FL, Wan XX, Xu AH, Ou-yang FD, Zhang DZ. CYP2A6, CYP1A1, and CYP2D6 polymorphisms in lung cancer patients from central south China. Med Oncol, 2013, 30（2）：521. | 陈琼 | 中南大学湘雅医院 |
| 189 | Li F, Xia K, Sheikh MS, Cheng J, Li C, Yang T. Retinol binding protein 4 promotes hyperinsulinisminduced proliferation of rat aortic smooth muscle cells. Mol Med Rep, 2014, 9（5）：1634-1640. | 陈琼 | 中南大学湘雅医院 |
| 190 | Li Z, Zhong Q, Yang T, Xie X, Chen M. The role of profilin-1 in endothelial cell injury induced by advanced glycation end products（AGEs）. Cardiovasc Diabetol, 2013, 12：141. | 陈琼 | 中南大学湘雅医院 |
| 191 | Li ZY, Deng XL, Huang WH, Li L, Li H, Jing X, Tian YY, Lv PY, Yang TL, Zhou HH, Ouyang DS. Lignans from the bark of Eucommia ulmoides inhibited Ang II-stimulated extracellular matrix biosynthesis in mesangial cells. Chin Med, 2014, 9（1）：8. | 陈琼 | 中南大学湘雅医院 |
| 192 | Liao J, Liu B, Liu J, Zhang J, Chen K, Liu H. Cell-specific aptamers and their conjugation with nanomaterials for targeted drug delivery. Expert Opin Drug Deliv, 2015, 12（3）：493-506. | 陈琼 | 中南大学湘雅医院 |
| 193 | Liu B, Zhang J, Liao J, Liu J, Chen K, Tong G, Yuan P, Liu Z, Pu Y, Liu H. Aptamer-functionalized nanoparticles for drug delivery. J Biomed Nanotechnol, 2014, 10（11）：3189-3203. | 陈琼 | 中南大学湘雅医院 |

（续　表）

| 编号 | 文　章 | 单位联络人 | 发表单位 |
|---|---|---|---|
| 194 | Liu Z, Lu Y, Pu Y, Liu J, Liu B, Yu B, Chen K, Fu T, Yang CJ, Liu H, Tan W. Using aptamers to elucidate esophageal cancer clinical samples. Sci Rep, 2015, 5: 18516. | 陈琼 | 中南大学湘雅医院 |
| 195 | Luo Q, Zhang X, Chen H, Liu Z, Chen X, Dai Y, Zhao Z. Treatment of renal parapelvic cysts with a flexible ureteroscope. Int Urol Nephrol, 2014, 46 (10): 1903-1908. | 陈琼 | 中南大学湘雅医院 |
| 196 | Luo Y, Li SJ, Yang J, Qiu YZ, Chen FP. HMGB1 induces an inflammatory response in endothelial cells via the RAGE-dependent endoplasmic reticulum stress pathway. Biochem Biophys Res Commun, 2013, 438 (4): 732-738. | 陈琼 | 中南大学湘雅医院 |
| 197 | Ou D, Yang H, Hua D, Xiao S, Yang L. Novel roles of TMEM100: inhibition metastasis and proliferation of hepatocellular carcinoma. Oncotarget, 2015, 6 (19): 17379-17390. | 陈琼 | 中南大学湘雅医院 |
| 198 | Pu Y, Liu H, Liu B, Liao J, Liu J, Zhao Z, Tan W. Development of aptamer-based nanomaterials for biological analysis. Curr Mol Med, 2013, 13 (4): 681-689. | 陈琼 | 中南大学湘雅医院 |
| 199 | Pu Y, Liu Z, Lu Y, Yuan P, Liu J, Yu B, Wang G, Yang CJ, Liu H, Tan W. Using DNA aptamer probe for immunostaining of cancer frozen tissues. Anal Chem, 2015, 87 (3): 1919-1924. | 陈琼 | 中南大学湘雅医院 |
| 200 | Yu Q, Chen Q. A summary of the difficulties in diagnosis and treatment of elderly patients with chronic obstructive pulmonary disease. Respirology, 2014, 19: 20. | 陈琼 | 中南大学湘雅医院 |
| 201 | Sun Q, Hampel H, Blennow K, Lista S, Levey A, Tang B, Li R, Shen Y. Increased plasma TACE activity in subjects with mild cognitive impairment and patients with Alzheimer's disease. J Alzheimers Dis, 2014, 41 (3): 877-886. | 陈琼 | 中南大学湘雅医院 |
| 202 | Sun QY, Guo JF, Han WW, Zuo X, Wang L, Yao LY, Pan Q, Xia K, Yan XX, Tang BS. Genetic association study of glucocerebrosidase gene L444P mutation in essential tremor and multiple system atrophy in mainland China. J Clin Neurosci, 2013, 20 (2): 217-219. | 陈琼 | 中南大学湘雅医院 |
| 203 | Tang T, He B. Treatment of d-galactose induced mouse aging with Lycium barbarum polysaccharides and its mechanism study. Afr J Tradit Complement Altern Med, 2013, 10 (4): 12-17. | 陈琼 | 中南大学湘雅医院 |
| 204 | Tian Y, Tang FL, Sun X, Wen L, Mei L, Tang BS, Xiong WC. VPS35-deficiency results in an impaired AMPA receptor trafficking and decreased dendritic spine maturation. Mol Brain, 2015, 8 (1): 70. | 陈琼 | 中南大学湘雅医院 |
| 205 | Wang S, Li Q, Wang K, Dai Y, Yang J, Xue S, Han F, Zhang Q, Liu J, Wu W. Decreased expression of microRNA-31 associates with aggressive tumor progression and poor prognosis in patients with bladder cancer. Clin Transl Oncol, 2013, 15 (10): 849-854. | 陈琼 | 中南大学湘雅医院 |
| 206 | Wang X, Bai YP, Hong D, Gao HC, Li LF, Li CC, Zhu LP, Sun Q, Zhang GG. Ang II induces capillary formation from endothelial cells via the AT1R-dependent inositol requiring enzyme 1 pathway. Biochem Biophys Res Commun, 2013, 434 (3): 552-558. | 陈琼 | 中南大学湘雅医院 |

（续　表）

| 编号 | 文　章 | 单位联络人 | 发表单位 |
|---|---|---|---|
| 207 | Xiao X, Tang C, Xiao S, Fu C, Yu P. Enhancement of proliferation and invasion by MicroRNA-590-5p via targeting PBRM1 in clear cell renal carcinoma cells. Oncol Res, 2013, 20（11）：537-544. | 陈琼 | 中南大学湘雅医院 |
| 208 | Xiao X, Tang W, Yuan Q, Peng L, Yu P. Epigenetic repression of Krüppel-like factor 4 through Dnmt1 contributes to EMT in renal fibrosis. Int J Mol Med, 2015, 35（6）：1596-1602. | 陈琼 | 中南大学湘雅医院 |
| 209 | Xie M, Chen Q, You S, Chen X, Hu C. Progesterone inhibits the migration and invasion of A549 lung cancer cells through membrane progesterone receptor alpha-mediated mechanisms. Respirology, 2013, 18：45. | 陈琼 | 中南大学湘雅医院 |
| 210 | Xie M, You S, Chen Q, Chen X, Hu C. Progesterone inhibits the migration and invasion of A549 lung cancer cells through membrane progesterone receptor α-mediated mechanisms. Oncol Rep, 2013, 29（5）：1873-1880. | 陈琼 | 中南大学湘雅医院 |
| 211 | Xie M, Zhou L, Chen X, Gainey LO, Xiao J, Nanes MS, Hou A, You S, Chen Q. Progesterone and Src family inhibitor PP1 synergistically inhibit cell migration and invasion of human basal phenotype breast cancer cells. Biomed Res Int, 2015, 2015：426429. | 陈琼 | 中南大学湘雅医院 |
| 212 | Xie MX, Wang CZ, Tang M, Lu XX, Chen Q. Sleep quality and sleep disturbing factors of inpatients in geriatric wards in a Chinese general hospital. J Am Geriatr Soc, 2015, 63：s347-s348. | 陈琼 | 中南大学湘雅医院 |
| 213 | Yang H, Zheng W, Shuai X, Chang RM, Yu L, Fang F, Yang LY. MicroRNA-424 inhibits Akt3/E2F3 axis and tumor growth in hepatocellular carcinoma. Oncotarget, 2015, 6（29）：27736-27750. | 陈琼 | 中南大学湘雅医院 |
| 214 | Yi F, Xu HW, Long LL, Feng L, Zhou L, Li SY, Jiang HY, Xiao B. Vulnerability of calbindin-positive interneurons to status epilepticus varies in different regions of rat hippocampus. Neurochem J, 2014, 8（4）：306-310. | 陈琼 | 中南大学湘雅医院 |
| 215 | Yu Q, Chen Q. Retrospective analysis of 75 patients with pulmonary mucosa-associated lymphoid tissue lymphoma in China. Int J Gerontol, 2015, 9（3）：178-179. | 陈琼 | 中南大学湘雅医院 |
| 216 | Yu Q, Chen Q, Hu CP. Treatment of pulmonary mucosa-associated lymphoid tissue lymphoma with clarithromycin. Chin Med J（Engl）, 2013, 126（12）：2399. | 陈琼 | 中南大学湘雅医院 |
| 217 | Yu Q, Chen X, Chen Q, Xie M, Gao Y. Caveolin-1 contributes to cigarette smoke extract（CSE）-induced MUC5AC hyper-secretion in human bronchial epithelial HBE16 cells. Respirology, 2013, 18：15. | 陈琼 | 中南大学湘雅医院 |
| 218 | Yu Q, Chen X, Chen Q, Xie M, Gao Y, Hu C. Treatment of pumonary mucosa-associated lymphoid tissue lymphoma with clarithromycin：a case report. Respirology, 2013, 18：6. | 陈琼 | 中南大学湘雅医院 |
| 219 | Yu Q, Chen X, Fang X, Chen Q, Hu C. Caveolin-1 aggravates cigarette smoke extract-induced MUC5AC secretion in human airway epithelial cells. Int J Mol Med, 2015, 35（5）：1435-1442. | 陈琼 | 中南大学湘雅医院 |
| 220 | Zhang J, Liu B, Liu H, Zhang X, Tan W. Aptamer-conjugated gold nanoparticles for bioanalysis. Nanomedicine（Lond）, 2013, 8（6）：983-993. | 陈琼 | 中南大学湘雅医院 |

（续 表）

| 编号 | 文 章 | 单位联络人 | 发表单位 |
|---|---|---|---|
| 221 | Zhang YZ, Chen BL, Zhang W, Cao X. Non-antiplatelet effect of clopidogrel: improving endothelial function in Chinese healthy subjects with different CYP2C19 genotype. Clin Exp Pharmacol Physiol, 2015, 42（1）：22-26. | 陈琼 | 中南大学湘雅医院 |
| 222 | Zheng YP, Wu LF, Su ZF, Zhou QH. Development of a diabetes education program based on modified AADE diabetes education curriculum. Int J Clin Exp Med, 2014, 7（3）：758-763. | 陈琼 | 中南大学湘雅医院 |
| 223 | Zhong G, Fang X, Wang D, Chen Q, Tang T. Effects of the Pinggan Qianyang Recipe on microRNA gene expression in the aortic tissue of spontaneously hypertensive rats. Evid Based Complement Alternat Med, 2015, 2015：154691. | 陈琼 | 中南大学湘雅医院 |
| 224 | Zhou YF, Liao SS, Luo YY, Tang JG, Wang JL, Lei LF, Chi JW, Du J, Jiang H, Xia K, Tang BS, Shen L. SUMO-1 modification on K166 of polyQ-expanded ataxin-3 strengthens its stability and increases its cytotoxicity. PLoS One, 2013, 8（1）：e54214. | 陈琼 | 中南大学湘雅医院 |
| 225 | Guo JF, Dong XL, Xu Q, Li N, Yan XX, Xia K, Tang BS. Exon dosage analysis of parkin gene in Chinese sporadic Parkinson's disease. Neurosci Lett, 2015, 604：47-51. | 唐北沙 | 中南大学湘雅医院 |
| 226 | Guo JF, He S, Kang JF, Xu Q, Hu YC, Zhang HN, Wang CY, Yan XX, Tang BS. Involvement of Bcl-2-associated athanogene（BAG）-family proteins in the neuroprotection by rasagiline. Int J Clin Exp Med, 2015, 8（10）：18158-18164. | 唐北沙 | 中南大学湘雅医院 |
| 227 | Guo JF, Li K, Yu RL, Sun QY, Wang L, Yao LY, Hu YC, Lv ZY, Luo LZ, Shen L, Jiang H, Yan XX, Pan Q, Xia K, Tang BS. Polygenic determinants of Parkinson's disease in a Chinese population. Neurobiol Aging, 2015, 36（4）：1765. e1-1765. e6. | 唐北沙 | 中南大学湘雅医院 |
| 228 | Jiao B, Liu X, Zhou L, Wang MH, Zhou Y, Xiao T, Zhang W, Sun R, Waye MM, Tang B, Shen L. Polygenic analysis of late-onset Alzheimer's disease from Mainland China. PLoS One, 2015, 10（12）：e0144898. | 唐北沙 | 中南大学湘雅医院 |
| 229 | Li K, Tang BS, Liu ZH, Kang JF, Zhang Y, Shen L, Li N, Yan XX, Xia K, Guo JF. LRRK2 A419V variant is a risk factor for Parkinson's disease in Asian population. Neurobiol Aging, 2015, 36（10）：2908. e11-15. | 唐北沙 | 中南大学湘雅医院 |
| 230 | Li K, Tang BS, Yang NN, Kang JF, Liu ZH, Liu RQ, Yan XX, Shen L, Guo JF. Association study between SMPD1 p. L302P and sporadic Parkinson's disease in ethnic Chinese population. Int J Clin Exp Med, 2015, 8（8）：13869-13873. | 唐北沙 | 中南大学湘雅医院 |
| 231 | Liu ZH, Guo JF, Li K, Wang YQ, Kang JF, Wei Y, Sun QY, Xu Q, Wang DL, Xia K, Yan XX, Xu CS, Tang BS. Analysis of several loci from genome-wide association studies in Parkinson's disease in mainland China. Neurosci Lett, 2015, 587：68-71. | 唐北沙 | 中南大学湘雅医院 |
| 232 | Liu ZH, Guo JF, Wang YQ, Li K, Sun QY, Xu Q, Yan XX, Xu CS, Tang BS. Assessment of RIT2 rs12456492 association with Parkinson's disease in Mainland China. Neurobiol Aging, 2015, 36（3）：1600. e9-11. | 唐北沙 | 中南大学湘雅医院 |
| 233 | Sun Z, Jiang H, Jiao B, Hou X, Shen L, Xia K, Tang B. C9orf72 hexanucleotide expansion analysis in Chinese patients with multiple system atrophy. Parkinsonism Relat Disord, 2015, 21（7）：811-812. | 唐北沙 | 中南大学湘雅医院 |

（续　表）

| 编号 | 文　章 | 单位联络人 | 发表单位 |
|---|---|---|---|
| 234 | Wang T, Cao X, Zhang T, Shi Q, Chen Z, Tang B. Effect of simvastatin on L-DOPA-induced abnormal involuntary movements of hemiparkinsonian rats. Neurol Sci, 2015, 36（8）：1397-1402. | 唐北沙 | 中南大学湘雅医院 |
| 235 | Wang T, Cao XB, Chen XW, Huang PP, Zhang T, Chen ZB, Tang BS. Influence of simvastatin on dopaminergic neurons of lipopolysaccharide-induced rat model of Parkinson's disease. Asian Pac J Trop Med, 2015, 8（1）：64-67. | 唐北沙 | 中南大学湘雅医院 |
| 236 | Wang YQ, Tang BS, Yan XX, Chen ZH, Xu Q, Liu ZH, Li K, Wang K, Guo JF. A neurophysiological profile in Parkinson's disease with mild cognitive impairment and dementia in China. J Clin Neurosci, 2015, 22（6）：981-985. | 唐北沙 | 中南大学湘雅医院 |
| 237 | Yang Y, Tang BS, Weng L, Li N, Shen L, Wang J, Zuo CT, Yan XX, Xia K, Guo JF. Genetic identification is critical for the diagnosis of Parkinsonism：a Chinese pedigree with early onset of Parkinsonism. PLoS One, 2015, 10（8）：e0136245. | 唐北沙 | 中南大学湘雅医院 |
| 238 | Yu RL, Guo JF, Wang YQ, Liu ZH, Sun ZF, Su L, Zhang Y, Yan XX, Tang BS. The single nucleotide polymorphism Rs12817488 is associated with Parkinson's disease in the Chinese population. J Clin Neurosci, 2015, 22（6）：1002-1004. | 唐北沙 | 中南大学湘雅医院 |
| 239 | Kang J, Tang B, Li K, Liu Z, Yan X, Guo J. Genetic analysis of P387L mutation in SLC18A2 gene in sporadic Parkinson's disease in Chinese Han population. Zhong Nan Da Xue Xue Bao Yi Xue Ban, 2015, 40（8）：825-828. | 唐北沙 | 中南大学湘雅医院 |
| 240 | Guo J, He D, Wang L, Kang J, Li N, Yan X, Tang B. L10P mutation in DJ-1 gene induced oxidative stress and mitochondrial disfunction. Zhong Nan Da Xue Xue Bao Yi Xue Ban, 2015, 40（12）：1285-1291. | 唐北沙 | 中南大学湘雅医院 |
| 241 | Wang X, Guo J, Fei E, Mu Y, He S, Che X, Tan J, Xia K, Zhang Z, Wang G, Tang B. BAG5 protects against mitochondrial oxidative damage through regulating PINK1 degradation. PLoS One, 2014, 9（1）：e86276. | 唐北沙 | 中南大学湘雅医院 |
| 242 | Jiao B, Liu X, Tang B, Hou L, Zhou L, Zhang F, Zhou Y, Guo J, Yan X, Shen L. Investigation of TREM2, PLD3, and UNC5C variants in patients with Alzheimer's disease from mainland China. Neurobiol Aging, 2014, 35（10）：2422. e9-2422. e11. | 唐北沙 | 中南大学湘雅医院 |
| 243 | Jiao B, Tang B, Liu X, Xu J, Wang Y, Zhou L, Zhang F, Yan X, Zhou Y, Shen L. Mutational analysis in early-onset familial Alzheimer's disease in Mainland China. Neurobiol Aging, 2014, 35（8）：1957. e1-1957. e6. | 唐北沙 | 中南大学湘雅医院 |
| 244 | Wang YQ, Tang BS, Yu RL, Li K, Liu ZH, Xu Q, Sun QY, Yan XX, Guo JF. Association analysis of STK39, MCCC1/LAMP3 and sporadic PD in the Chinese Han population. Neurosci Lett, 2014, 566：206-209. | 唐北沙 | 中南大学湘雅医院 |
| 245 | Ai SX, Xu Q, Hu YC, Song CY, Guo JF, Shen L, Wang CR, Yu RL, Yan XX, Tang BS. Hypomethylation of SNCA in blood of patients with sporadic Parkinson's disease. J Neurol Sci, 2014, 337（1-2）：123-128. | 唐北沙 | 中南大学湘雅医院 |
| 246 | Che X, Tang B, Wang X, Chen D, Yan X, Jiang H, Shen L, Xu Q, Wang G, Guo J. The BAG2 Protein Stabilises PINK1 By Decreasing its Ubiquitination. Biochem Biophys Res Commun, 2013, 441（2）：488-492. | 唐北沙 | 中南大学湘雅医院 |

（续　表）

| 编号 | 文　章 | 单位联络人 | 发表单位 |
|---|---|---|---|
| 247 | Liao XX, Zhan ZX, Luo YY, Li K, Wang JL, Guo JF, Yan XX, Xia K, Tang BS, Shen L. Association study between SNP rs150689919 in the DNA demethylation gene, TET1, and Parkinson's disease in Chinese Han population. BMC Neurol, 2013, 13：196. | 唐北沙 | 中南大学湘雅医院 |
| 248 | Zhang YH, Tang BS, Song CY, Xu Q, Lou MX, Liu ZH, Yu RH, Yan XX, Guo JF. The relationship between the phenotype of Parkinson's disease and levodopa-induced dyskinesia. Neurosci Lett, 2013, 556：109−112. | 唐北沙 | 中南大学湘雅医院 |
| 249 | Jiao B, Guo JF, Wang YQ, Yan XX, Zhou L, Liu XY, Zhang FF, Zhou YF, Xia K, Tang BS, Shen L. C9orf72 mutation is rare in Alzheimer's disease, Parkinson's disease, and essential tremor in China. Front Cell Neurosci, 2013, 7：164. | 唐北沙 | 中南大学湘雅医院 |
| 250 | Yuan Y, Tang BS, Yu RL, Li K, Lv ZY, Yan XX, Guo JF. Marginal association between SNP rs2046571 of the HAS2 gene and Parkinson's disease in the Chinese female population. Neurosci Lett, 2013, 552：58−61. | 唐北沙 | 中南大学湘雅医院 |
| 251 | Li K, Tang BS, Guo JF, Lou MX, Lv ZY, Liu ZH, Tian Y, Song CY, Xia K, Yan XX. Analysis of EIF4G1 in ethnic Chinese. BMC Neurol, 2013, 13：38. | 唐北沙 | 中南大学湘雅医院 |
| 252 | Lv Z, Tang B, Sun Q, Yan X, Guo J. Association study between vitamin d receptor gene polymorphisms and patients with Parkinson disease in Chinese Han population. Int J Neurosci, 2013, 123（1）：60−64. | 唐北沙 | 中南大学湘雅医院 |
| 253 | Chen Y, Qin M, Zheng J, Yan H, Li M, Cui Y, Zhang R, Zhao W, Guo Y. Hemoglobin discriminates stages of chronic kidney disease in elderly patients. Exp Ther Med, 2015, 10（2）：567−571. | 秦明照 | 首都医科大学附属北京同仁医院 |
| 254 | Chen YW, Wang YY, Zhao D, Yu CG, Xin Z, Cao X, Shi J, Yang GR, Yuan MX, Yang JK. High prevalence of lower extremity peripheral artery disease in type 2 diabetes patients with proliferative diabetic retinopathy. Plos One, 2015, 10（3）：e0122022. | 秦明照 | 首都医科大学附属北京同仁医院 |
| 255 | Han JY, Zhao HX, Ma YL, Zhou HW, Hao Y, Li YM, Song C, Han N, Liu XY, Zeng H, Qin MZ. Highly Active Antiretroviral Therapy（HAART）-related hypertriglyceridemia is associated with failure of recovery of CD14lowCD16+monocyte subsets in AIDS patients. Medcine（Baltimore）, 2015, 94（27）：e1115. | 秦明照 | 首都医科大学附属北京同仁医院 |
| 256 | Li JG, Xu H. Incorporating pattern identification of Chinese medicine into precision medicine：an integrative model for individualized medicine. Chin J Integr Med, 2015, 21（11）：807−810. | 徐浩 | 中国中医科学院西苑医院 |
| 257 | Zhou MX, Xu H, Liu WH, Liu HX. Rosiglitazone modulates collagen deposition and metabolism in atherosclerotic plaques of fat-fed ApoE-knockout mice. Exp Ther Med, 2015, 10（4）：1265−1270. | 徐浩 | 中国中医科学院西苑医院 |
| 258 | Luo J, Xu H, Liu BY. Real world research：a complementary method to establish the effectiveness of acupuncture. BMC Complement Altern Med, 2015, 15：153−159. | 徐浩 | 中国中医科学院西苑医院 |
| 259 | Gao Z, Li S, Shang Q, Jiao Y, Zhou X, Fu C, Xu H, Shi D, Chen K. Complex networks approach for analyzing the correlation of traditional chinese medicine syndrome evolvement and cardiovascular events in patients with stable coronary heart disease. Evid Based Complement Alternat Med, 2015, 2015：824850. | 徐浩 | 中国中医科学院西苑医院 |

| 编号 | 文　章 | 单位联络人 | 发表单位 |
|---|---|---|---|
| 260 | Luo J, Song WJ, Yang GY, Xu H, Chen KJ. Compound Danshen（Salvia miltiorrhiza）dripping pill for coronary heart disease: an overview of systematic reviews. Am J Chin Med, 2015, 43（1）: 25-43. | 徐浩 | 中国中医科学院西苑医院 |
| 261 | Feng Y, Wang Y, Guo F, Xu H. Applications of data mining methods in the integrative medical studies of coronary heart disease: progress and prospect. Evid Based Complement Alternat Med, 2014, 2014: 791841. | 徐浩 | 中国中医科学院西苑医院 |
| 262 | Chen Z, Wang LQ, Yang GY, Xu H, Liu JP. Chinese herbal medicine combined with conventional therapy for blood pressure variability in hypertension patients: A systematic review of randomized controlled trials. Evid Based Complement Alternat Med, 2015, 2015: 582751. | 徐浩 | 中国中医科学院西苑医院 |
| 263 | Chen Z, Xu H. Anti-inflammatory and immunomodulatory mechanism of tanshinone IIA for atherosclerosis. Evid Based Complement Alternat Med, 2014, 2014: 267976. | 徐浩 | 中国中医科学院西苑医院 |
| 264 | Luo J, Xu H, Yang GY, Qiu Y, Liu JP, Chen KJ. Oral Chinese proprietary medicine for angina pectoris: an overview of systematic reviews/meta-analyses. Complement Ther Med, 2014, 22（4）: 787-800. | 徐浩 | 中国中医科学院西苑医院 |
| 265 | Jiao Y, Li SW, Shang QH, Fu CG, Gao ZY, Xu H, Shi DZ, Chen KJ. Multifactor dimensionality reduction analysis of the correlation of Chinese medicine syndrome evolvement and cardiovascular events in patients with stable coronary heart disease. Chin J Integr Med, 2014, 20（5）: 341-346. | 徐浩 | 中国中医科学院西苑医院 |
| 266 | Li SM, Xu H, Chen KJ. The diagnostic criteria of blood-stasis syndrome: Considerations for standardization of pattern identification. Chin J Integr Med, 2014, 20（7）: 483-489. | 徐浩 | 中国中医科学院西苑医院 |
| 267 | Luo J, Shang Q, Han M, Chen K, Xu H. Traditional Chinese medicine injection for angina pectoris: an overview of systematic reviews. Am J Chin Med, 2014, 42（1）: 37-59. | 徐浩 | 中国中医科学院西苑医院 |
| 268 | Luo J, Xu H, Chen KJ. Potential benefits of Chinese Herbal Medicine for elderly patients with cardiovascular diseases. J Geriatr Cardiol, 2013, 10（4）: 305-309. | 徐浩 | 中国中医科学院西苑医院 |
| 269 | Feng Y, Qiu Y, Zhou XZ, Wang YX, Xu H, Liu BY. Optimizing prescription of Chinese herbal medicine for unstable angina based on partially observable markov decision process. Evid Based Complement Alternat Med, 2013, 2013: 532534. | 徐浩 | 中国中医科学院西苑医院 |
| 270 | Li SM, Xu H. Integrative Western and Chinese medicine on coronary heart disease: where is the orientation? Evid Based Complement Alternat Med, 2013, 2013: 459264. | 徐浩 | 中国中医科学院西苑医院 |
| 271 | Xu H, Shang QH, Chen H, Du JP, Wen JY, Li G, Shi DZ, Chen KJ. ITIH4: A new potential biomarker of "toxin syndrome" in coronary heart disease patient identified with proteomic method. Evid Based Complement Alternat Med, 2013, 2013: 360149. | 徐浩 | 中国中医科学院西苑医院 |
| 272 | Shang QH, Wang HJ, Li SM, Xu H. The effect of sodium tanshinone IIA sulfate and simvastatin on elevated serum levels of inflammatory markers in patients with coronary heart disease: a study protocol for a randomized controlled trial. Evid Based Complement Alternat Med, 2013, 2013: 756519. | 徐浩 | 中国中医科学院西苑医院 |

（续　表）

| 编号 | 文　章 | 单位联络人 | 发表单位 |
| --- | --- | --- | --- |
| 273 | Gao ZY, Qiu Y, Jiao Y, Shang QH, Xu H, Shi DZ. Analysis on outcome of 3537 patients with coronary artery disease：integrative medicine for cardiovascular events. Evid Based Complement Alternat Med，2013，2013：162501. | 徐浩 | 中国中医科学院西苑医院 |
| 274 | Luo J, Xu H, Chen K. Systematic review of Compound Danshen Dropping Pill：a Chinese patent medicine for acute myocardial infarction. Evid Based Complement Alternat Med，2013，2013：808076. | 徐浩 | 中国中医科学院西苑医院 |
| 275 | Liu J, Li F, Tang XD, Ma J, Ma X, Ge DY, Li GM, Wang Y. Xiangshaliujunzi decoction alleviates the symptoms of functional dyspepsia by regulating brain-gut axis and production of neuropeptides. BMC Complement Altern Med，2015，15：387. | 唐旭东 | 中国中医科学院西苑医院 |
| 276 | Tang XD, Zhou LY, Zhang ST, Xu YQ, Cui QC, Li L, Lu JJ, Li P, Lu F, Wang FY, Wang P, Bian LQ, Bian ZX. Randomized double-blind clinical trial of Moluodan for the treatment of chronic atrophic gastritis with dysplasia. Chin J Integr Med，2016，22（1）：9-18. | 唐旭东 | 中国中医科学院西苑医院 |
| 277 | Wang FY, Su M, Zheng YQ, Wang XG, Kang N, Chen T, Zhu EL, Bian ZX, Tang XD. Herbal prescription Chang'an II repairs intestinal mucosal barrier in rats with post-inflammation irritable bowel syndrome. Acta Pharmacologica Sinica，2015，36（6）：708-715. | 唐旭东 | 中国中医科学院西苑医院 |
| 278 | Liu T, Yang LL, Zou L, Li DF, Wen HZ, Zheng PY, Xing LJ, Song HY, Tang XD, Ji G. Chinese medicine formula lingguizhugan decoction improves Beta-oxidation and metabolism of fatty acid in high-fat-diet-induced rat model of fatty liver disease. Evid Based Complement Alternat Med，2013，2013：429738. | 唐旭东 | 中国中医科学院西苑医院 |
| 279 | Huang YS, Feng YC, Zhang J, Bai L, Huang W, Li M, Sun Y. Impact of chronic obstructive pulmonary diseases on left ventricular diastolic function in hospitalized elderly patients. Clin Interv Aging，2014，10：81-87. | 李敏 | 首都医科大学附属北京友谊医院 |
| 280 | Huang，YS. Risk factors including chronic obstructive pulmonary disease in elderly patients with left ventricular diastolic dysfunction：a retrospective analysis. Exp Clin Cardiol，2014，20（10）：5943-5969. | 李敏 | 首都医科大学附属北京友谊医院 |
| 281 | Liu CH, Chen HP, Liu CY, Fu C, Zhang H, Yang HY, Wang P, Wang F, Chen SJ, Ma Q. Combined application of eGFR and albuminuria for the precise diagnosis of stage 2 and 3a CKD in the elderly. J Nephrol，2014，27（3）：289-297. | 李敏 | 首都医科大学附属北京友谊医院 |
| 282 | Li T, Bai Y, Xiang JW, Wang R, Bai J, Tuo XP, Zhao ZX. Duration of hypertension is associated with cognitive function a cross-sectional study in Chinese adults. Chin Med J（Engl），2014，127（11）：2105-2110. | 拓西平 | 上海第二军医大学长海医院 |
| 283 | Du JL, Zou XH, Zhao F, Jin YS, Tuo XP, Chen HS. Chemical and biologically active constituents of Schisandra sphenanthera Rehd. et. Asian J. Chem，2013，25（4）：2321-2322. | 拓西平 | 上海第二军医大学长海医院 |
| 284 | Wei P, Wang HB, Fu Q, Bai J, Zhu Q. Levels of BNP and stress blood glucose in acute coronary syndrome patients and their relationships with the severity of coronary artery lesion. Cell Biochem Biophys，2014，68（3）：535-539. | 拓西平 | 上海第二军医大学长海医院 |
| 285 | Jia J, Bai J, Liu Y, Yin JG, Yang P, Yu SQ, Ye JJ, Wang D, Yuan GY. Association between retinol-binding protein 4 and polycystic ovary syndrome：a meta-analysis. Endocrine J，2014，61（10）：995-1002. | 拓西平 | 上海第二军医大学长海医院 |

（续　表）

| 编号 | 文　章 | 单位联络人 | 发表单位 |
| --- | --- | --- | --- |
| 286 | Liu W, Yu F, Wu YH, Fang XW, Hu WX, Chen J, Zhou RL, Lin XG, Hao WK. A retrospective analysis of kidney function and risk factors by Chronic Kidney Disease Epidemiology Collaboration (CKD-EPI) equation in elderly Chinese patients. Ren Fail, 2015, 37 (8): 1323-1328. | 郝文科 | 广东省人民医院 |
| 287 | Hu WX, Qian YJ, Yu F, Liu W, Wu YH, Fang XW, Hao WK. Alternatively activated macrophages are associated with metastasis and poor prognosis in prostate adenocarcinoma. Oncol Lett, 2015, 10 (3): 1390-1396. | 高兴林 | 广东省人民医院 |
| 288 | Guo WX, Li ZH, Xie XY, Qin TH, Wu Y, Li Z, Chai J, Yi F, Tan T, Zhu H, Wang SH. Urinary trypsin inhibitor attenuates acute lung injury by improving endothelial progenitor cells functions. Cell Physiol Biochem, 2015, 36 (3): 1059-1068. | 高兴林 | 广东省人民医院 |
| 289 | Ou Q, Chen YC, Zhuo SQ, Tian XT, He CH, Lu XL, Gao XL. Continuous positive airway pPressure treatment reduces mortality in elderly patients with moderate to severe obstructive severe sleep apnea: a cohort study. PLoS One, 2015, 10 (6): e0127775. | 高兴林 | 广东省人民医院 |
| 290 | Li J, Gao XL, Chen JJ, Lao MH, Wang SH, Zeng GH. Endoscopic closure of acquired oesophagorespiratory fistulas with cardiac septal defect occluders or vascular plugs. Respir Med, 2015, 109 (8): 1069-1078. | 高兴林 | 广东省人民医院 |
| 291 | Gao H, Zeng Z, Zhang H, Zhou X, Guan L, Deng W, Xu L. The glucagon-like peptide-1 analogue liraglutide inhibits oxidative stress and inflammatory response in the liver of rats with diet-induced non-alcoholic fatty liver disease. Biol Pharm Bull, 2015, 38 (5): 694-702. | 高兴林 | 广东省人民医院 |
| 292 | Guo WX, Li ZH, Xie XY, Tan T, Wang SH, Xie NZ, Fu MH, Zhu H, Qin TH. Stromal cell-derived factor-1$\alpha$ attenuates oleate-induced acute lung injury in rabbits. Biochem Biophys Res Commun, 2014, 452 (1): 191-196. | 高兴林 | 广东省人民医院 |
| 293 | Min CY, Peng CJ, Wei GJ, Huang XH, Fu TT, Du Y, Wang CJ. Moxibustion with Chinese herbal has good effect on allergic rhinitis. Int J Clin Exp Med, 2015, 8 (9): 16480-16487. | 高兴林 | 广东省人民医院 |
| 294 | Wang CY, Min CY, Rong XL, FU TT, Huang XH, Wang CJ. Irbesartan can improve blood lipid and the kidney function of diabetic nephropathy. Discov Med, 2015, 20 (108): 67-77. | 高兴林 | 广东省人民医院 |
| 295 | Huang SJ, Wu BW, Li DF, Zhou WH, Deng G, Zhang KJ, Li YJ. Knockdown of astrocyte elevated gene-1 inhibits tumor growth and modifies microRNAs expression profiles in human colorectal cancer cells. Biochem Biophys Res Commun, 2014, 444 (3): 338-345. | 高兴林 | 广东省人民医院 |
| 296 | Li XP, Liang L, Zhao P, Uchida K, Baba H, Huang H, Bai WF, Bai LM, Zhang MS. The effects of adenoviral transfection of the keratinocyte growth factor gene on epidermal stem cells: an in vitro study. Mol Cells, 2013, 36 (4): 316-321. | 高兴林 | 广东省人民医院 |
| 297 | Wang CJ, Tan W, Huang XH, Fu TT, Lin JZ, Bu JM, Wei GJ, Du Y. Curative effect of Dingqi analgesic patch on cancer pain: a single-blind randomized controlled trail. J Tradit Chin Med, 2013, 33 (2): 176-180. | 高兴林 | 广东省人民医院 |

（续　表）

| 编号 | 文　章 | 单位联络人 | 发表单位 |
|---|---|---|---|
| 298 | Zhang MS, Li XP, Bai LM, Uchida K, Bai WF, Wu B, Xu WC, Zhu HX, Huang H. Effects of low frequency electromagnetic field on proliferation of human epidermal stem cells: an in vitro study. Bioelectromagnetics, 2013, 34（1）: 74-80. | 高兴林 | 广东省人民医院 |
| 299 | Guo W, Tan W, Liu S, Huang XH, Lin JZ, Liang RH, Su L, Su Q, Wang CJ. MiR-570 inhibited the cell proliferation and invasion through directly targeting B7-H1 in hepatocellular carcinoma. Tumour Biol, 2015, 36（11）: 9049-9057. | 高兴林 | 广东省人民医院 |
| 300 | Min CY, Huang XH, Fu TT, Du Y, Wang CJ. Qizhi decoction prevent diabetic nephropathy through reducing inflammation and protection of endothelial cells. Asian J Complementary and protection of endothelial cells, 2014, 2（5）: 07-11. | 高兴林 | 广东省人民医院 |
| 301 | Min CY, Song XT. Immune system should be the target of type 2 diabetes therapy. International J Sci Res and Rev, 2014, 3（4）: 1-21. | 高兴林 | 广东省人民医院 |
| 302 | Tao ZG, Gao JY, Zhang GL, Xue MM, Yang WQ, Tong CY, Yuan Y. Shufeng Jiedu Capsule protect against acute lung injury by suppressing the MAPK/NF-kB pathway. Biosci Trends, 2014, 8（1）: 45-51. | 胡予 | 复旦大学附属上海中山医院 |
| 303 | Sun Y, Zhao XP, Luo M, Zhou YH, Ren WY, Wu KF, Li X, Shen JP, Hu Y. The pro-apoptotic role of the regulatory feedback loop between miR-124 and PKM1/HNF4α in colorectal cancer cells. Int J Mol Sci, 2014, 15（3）: 4318-4332. | 胡予 | 复旦大学附属上海中山医院 |
| 304 | Sun Y, He WW, Luo M, Zhou YH, Chang GL, Ren WY, Wu KF, Li X, Shen JP, Zhao XP, Hu Y. SREBP1 regulates tumorigenesis and prognosis of pancreatic cancer through targeting lipid metabolism. Tumour Biol, 2015, 36（6）: 4133-4141. | 胡予 | 复旦大学附属上海中山医院 |
| 305 | Ren WY, Wang ZH, Hua F, Zhu L. Plasminogen activator inhibitor-1 regulates LPS-induced TLR4/MD-2 pathway activation and inflammation in alveolar macrophages. Inflammation, 2015, 38（1）: 384-393. | 胡予 | 复旦大学附属上海中山医院 |
| 306 | Ma H, Lin HD, Hofman A, Hu Y, Li XM, He WY, Jeekel J, Jin XJ, Gao J, Zhao NQ, Gao X. Low-grade albuminuria is associated with carotid atherosclerosis in normotensive and euglycemic Chinese middle-aged and elderly adults: The Shanghai Changfeng Study. Atherosclerosis, 2013, 228（1）: 237-242. | 胡予 | 复旦大学附属上海中山医院 |
| 307 | Pang XN, Hu Y, Yuan Y, Shen JP, Zha XY, Sun X. Lower levels sex hormone-binding globulin independently associated with metabolic syndrome in pre-elderly and elderly men in China. J Geriatr Cardiol, 2013, 10（1）: 28-33. | 胡予 | 复旦大学附属上海中山医院 |
| 308 | Ma H, Gao X, Lin HD, Hu Y, Li XM, Gao J, Zhao NQ. Glycated haemoglobin in diagnosis of diabetes mellitus and pre-diabetes among middle-aged and elderly population: Shanghai Changfeng Study. Biomed Environ Sci, 2013, 26（3）: 155-162. | 胡予 | 复旦大学附属上海中山医院 |
| 309 | Ren WY, Wu KF, Li X, Luo M, Liu HC, Zhang SC, Hu Y. Age-related changes in small intestinal mucosa epithelium architecture and epithelial tight junction in rat models. Aging Clin Exp Res, 2014, 26（2）: 183-191. | 胡予 | 复旦大学附属上海中山医院 |
| 310 | Ma H, Lin HD, Hu Y, Li XM, He WY, Jin XJ, Gao J, Zhao NQ, Gao X. Serum levels of osteocalcin in relation to glucose metabolism and carotid atherosclerosis in Chinese middle-aged and elderly male adults: The Shanghai Changfeng Study. Eur J Intern Med, 2014, 25（3）: 259-264. | 胡予 | 复旦大学附属上海中山医院 |

（续　表）

| 编号 | 文　章 | 单位联络人 | 发表单位 |
|---|---|---|---|
| 311 | Ma H, Lin HD, Hu Y, Li XM, He WY, Jin XJ, Gao J, Zhao NQ, Gao X. Mean platelet volume in relation to carotid atherosclerosis in normotensive, euglycemic, and normolipidemic Chinese middle-aged and elderly adults. Angiology, 2014, 65: 512-518. | 胡予 | 复旦大学附属上海中山医院 |
| 312 | Zha XY, Hu Y, Pang XN, Zhu JH, Chang GL, Li L. Sex hormone-binding globulin (SHBG) as an independent determinant of bone mineral density (BMD) among Chinese middle-aged and elderly men. Endocrine, 2014, 47 (2): 590-597. | 胡予 | 复旦大学附属上海中山医院 |
| 313 | Pang XN, Yuan Y, Sun Y, Shen JP, Zha XY, Hu Y. The relationship of sex hormone-binding globulin (SHBG) gene polymorphisms with serum SHBG level and metabolic syndrome in Chinese Han males. Aging Clin Exp Res, 2014, 26 (6): 583-589. | 胡予 | 复旦大学附属上海中山医院 |
| 314 | Ma H, Lin HD, Hu Y, Li XM, He WY, Jin XJ, Gao J, Zhao NQ, Liu ZQ, Gao X. Serum 25-hydroxyvitamin D levels are associated with carotid atherosclerosis in normotensive and euglycemic Chinese postmenopausal women: the Shanghai Changfeng study. BMC Cardiovasc Disord, 2014, 14: 197. | 胡予 | 复旦大学附属上海中山医院 |
| 315 | Ma H, Lin HD, Hu Y, Li XM, He WY, Jin XJ, Gao J, Zhao NQ, Song BB, Pan BS, Gao X. Serum ferritin levels are associated with carotid atherosclerosis in Chinese postmenopausal women: the Shanghai Changfeng Study. Br J Nutr, 2015, 114 (7): 1064-1071. | 胡予 | 复旦大学附属上海中山医院 |
| 316 | Zha XY, Hu Y, Pang XN, Chang GL, Li L. Diagnostic value of OSTA (osteoporosis self-assessment tool for Asians) and QUS (quantitative bone ultrasound) in detecting high risk population of osteoporosis among Chinese men. J Bone Miner Metab, 2015, 32 (2): 230-238. | 胡予 | 复旦大学附属上海中山医院 |
| 317 | Chen ZG, Cai HJ, Jin X, Lu JH, Wang J, Fang NY. Effects of atorvastatin on bone mineral density (BMD) and bone metabolism in elderly males with osteopenia and mild dyslipidemia: a 1-year randomized trial. Arch Gerontol Geriatr, 2014, 59 (3): 515-521. | 方宁远 | 上海交通大学医学院附属仁济医院 |
| 318 | Zhu LA, Fang NY, Gao PJ, Jin X, Wang HY, Liu Z. Differential ERK1/2 signaling and hypertrophic response to endothelin-1 in cardiomyocytes from SHR and Wistar-Kyoto Rats: a potential target for combination therapy of hypertension. Curr Vasc Pharmacol, 2015, 13 (4): 467-474. | 方宁远 | 上海交通大学医学院附属仁济医院 |
| 319 | Liu CF, Zhang J, Shen K, Gao PJ, Wang HY, Jin X, Meng C, Fang NY. Adventitial gene transfer of catalase attenuates angiotensin II-induced vascular remodeling. Mol Med Rep, 2015, 11 (4): 2608-2614. | 方宁远 | 上海交通大学医学院附属仁济医院 |
| 320 | Xu XY, Hu JP, Wu MM, Wang LS, Fang NY. CCAAT/enhancer-binding protein CEBP-2 controls fat consumption and fatty acid desaturation in Caenorhabditis elegans. Biochem Biophys Res Commun, 2015, 468 (1-2): 312-318. | 方宁远 | 上海交通大学医学院附属仁济医院 |
| 321 | Hu JP, Xu XY, Huang LY, Wang LS, Fang NY. Freeze-thaw Caenorhabditis elegans freeze-thaw stress response is regulated by the insulin/IGF-1 receptor daf-2. BMC Genet, 2015, 16: 139. | 方宁远 | 上海交通大学医学院附属仁济医院 |
| 322 | Zhou XX, Liu YL, Zhai K, Shi HZ, Tong ZH. Body fluid interferon-γ release assay for diagnosis of extrapulmonary tuberculosis in adults: a systematic review and meta-analysis. Sci Rep, 2015, 5: 15284. | 王青 | 首都医科大学附属复兴医院 |

（续　表）

| 编号 | 文　章 | 单位联络人 | 发表单位 |
|---|---|---|---|
| 323 | Xiu C, Qi W, Wang Y, Zhang H, Chi N. Perspective of miRNAs in clinical glioblastoma research. Curr Signal Transduct Ther, 2014, 9（1）：32-37. | 王青 | 首都医科大学附属复兴医院 |
| 324 | Yan W, Peng LY, Ban CJ, Xu XF, Zhu M. Incidence and clinical characteristics of pulmonary hypertension in patients with idiopathic pulmonary fibrosis. Chin Med J（Engl）, 2015, 128（7）：896-901. | 王青 | 首都医科大学附属复兴医院 |
| 325 | Zhang Q, Lv XY, Yang YM. Megaloblastic anemia with hypotension and transient delirium as the primary symptoms：report of a case. Int J Clin Exp Med, 2015, 8（10）：18879-18883. | 杨云梅 | 浙江大学医学院附属第一医院 |
| 326 | Wang ZD, Lv XY, Yang WX, Cheng LJ, Wang XP, Xu LZ. Successful management of incarcerated Morgagni's diaphragmatic hernia in a 62-year-old man. Chin Med J（Engl）, 2013, 126（17）：3393-3394. | 杨云梅 | 浙江大学医学院附属第一医院 |
| 327 | Xu ZR, Li JY, Dong XW, Tan ZJ, Wu WZ, Xie QM, Yang YM. Apple polyphenols decrease atherosclerosis and hepatic steatosis in ApoE-/-Mice through the ROS/MAPK/NF-B pathway. Nutrients, 2015, 7：7085-7105. | 杨云梅 | 浙江大学医学院附属第一医院 |
| 328 | Xu ZR, Tan ZJ, Zhang Q, Gui QF, Yang YM. Clinical effectiveness of protein and amino acid supplementation on building muscle mass in elderly people：a meta-analysis. Plos One, 2014, 9（9）：e109141-e109141. | 杨云梅 | 浙江大学医学院附属第一医院 |
| 329 | Xu ZR, Tan ZJ, Zhang Q, Gui QF, Yang YM. The effectiveness of leucine on muscle protein synthesis, lean body mass and leg lean mass accretion in older people：a systematic review and meta-analysis. Br J Nutr, 2015, 113（1）：25-34. | 杨云梅 | 浙江大学医学院附属第一医院 |
| 330 | Zhou WJ, Gui QF, Wu Y, Yang YM. Tanshinone IIA protects against methylglyoxal-induced injury in human brain microvascular endothelial cells. Int J Clin Exp Med, 2015, 8（2）：1985-1992. | 杨云梅 | 浙江大学医学院附属第一医院 |
| 331 | Gu HF, Zhao XH, Zhao XP, Yang YM, Lv XY. Risk of stroke in healthy postmenopausal women during and after hormone therapy：a meta-analysis. Menopause, 2014, 21（11）：1204-1210. | 杨云梅 | 浙江大学医学院附属第一医院 |
| 332 | Gui QF, Lu HF, Zhang CX, Xu ZR, Yang YH. Well-balanced commensal microbiota contributes to anti-cancer response in a lung cancer mouse model. Genet Mol Res, 2015, 14（2）：5642-5651. | 杨云梅 | 浙江大学医学院附属第一医院 |
| 333 | Gui QF, Yang YM, Ying SH, Zhang MM. Xueshuantong improves cerebral blood perfusion in elderly patients with lacunar infarction. Neural Regen Res, 2013, 8（9）：792-801. | 杨云梅 | 浙江大学医学院附属第一医院 |
| 334 | Zhao XH, Gu HF, Xu ZR, Zhang Q, Lv XY, Zheng XJ, Yang YM. Efficacy of topical recombinant human platelet-derived growth factor for treatment of diabetic lower-extremity ulcers：Systematic review and meta-analysis. Metabolism, 2014, 63（10）：1304-1313. | 杨云梅 | 浙江大学医学院附属第一医院 |
| 335 | Chen LF, Zhang CX, Gui QF, Chen Y, Yang YM. Ultraperformance liquid chromatography coupled with quadrupole time-of-flight mass spectrometry-based metabolic profiling of human serum prior to and following radical resection of colorectal carcinoma. Mol Med Rep, 2015, 12（5）：6879-6886. | 杨云梅 | 浙江大学医学院附属第一医院 |

| 编号 | 文　章 | 单位联络人 | 发表单位 |
|---|---|---|---|
| 336 | Wu Y, Xu ZR, Zhou WJ, Yang YM. Immunoglobulin G4-related disease with features of Mikulicz's disease and autoimmune pancreatitis which firstly presented as asymptomatic lymphadenopathy: a case report. Chin Med J (Engl), 2015, 128 (5): 706-707. | 杨云梅 | 浙江大学医学院附属第一医院 |
| 337 | Zhou SX, Yang YM. Anti-N-methyl-D-aspartate receptor encephalitis with occult ovarian teratoma: a case report. Int J Clin Exp Pathol, 2015, 8 (11): 15474-15478. | 杨云梅 | 浙江大学医学院附属第一医院 |
| 338 | Tan ZJ, XU ZR, GUI QF, Wu W, Yang Y. Gliquidone versus metformin: differential effects on aorta in streptozotocin induced diabetic rats. Chin Med J (Engl), 2014, 127 (7): 1298-1303. | 杨云梅 | 浙江大学医学院附属第一医院 |
| 339 | Lu HF, Zhang CX, Qian GR, Hu XJ, Zhang H, Chen CL, Liang WF, Gao HN, Yang YM, Li LJ. An analysis of microbiota-targeted therapies in patients with avian influenza virus subtype H7N9 infection. BMC Infect Dis, 2014, 14: 359. | 杨云梅 | 浙江大学医学院附属第一医院 |
| 340 | Liu ZH, Fan W, Chen RC. 3, 4-dihydroxyphenylethanol suppresses irradiation-induced pulmonary fibrosis in adult rats. Int J Clin Exp Pathol, 2015, 8 (4): 3441-3450. | 刘丰 | 广州市第一人民医院 |
| 341 | Liu ZH, Fan W, Chen JL, Liang ZK, Guan LJ. The role of Interleukin 15 in protein degradation in skeletal muscles in rats of chronic obstructive pulmonary disease. Int J Clin Exp Med, 2015, 8 (2): 1976-1984. | 刘丰 | 广州市第一人民医院 |
| 342 | Deng W, Chen QW, Li XS, Yuan ZM, Li GQ, Ke DZ, Wang L, Wu ZQ, Luo SL. Bone marrow mesenchymal stromal cells with CD47 high expression via the signal transducer and activators of transcription signaling pathway preventing myocardial fibrosis. Int J Clin Exp Pathol, 2015, 8 (9): 10555-10564. | 陈庆伟 | 重庆医科大学附属第二医院 |
| 343 | Wang L, Li GQ, Chen QW, Ke DZ. Octanoylated ghrelin attenuates angiogenesis induced by oxLDL in human coronary artery endothelial cells via the GHSR1a-mediated NF-κB pathway. Metabolism. 2015, 64 (10): 1262-1271. | 陈庆伟 | 重庆医科大学附属第二医院 |
| 344 | Wang L, Chen QW, Li GQ, Ke DZ. Ghrelin ameliorates impaired angiogenesis of ischemic myocardium through GHSR1a-mediated AMPK/eNOS signal pathway in diabetic rats. Peptides, 2015, 73: 77-87. | 陈庆伟 | 重庆医科大学附属第二医院 |
| 345 | Ye LW, Zheng MM, Chen QW, Li GQ, Deng W, Ke DZ. Effects of intra-aortic balloon counterpulsation pump on mortality of acute myocardial infarction. PLoS One, 2014, 9 (9): e108356. | 陈庆伟 | 重庆医科大学附属第二医院 |
| 346 | Wu ZQ, Chen QW, Ke DZ, Li GQ, Deng W. Emodin protects against diabetic cardiomyopathy by regulating the AKT/GSK-3β signaling pathway in the rat model. Molecules, 2014, 19 (9): 14782-14793. | 陈庆伟 | 重庆医科大学附属第二医院 |
| 347 | Chen XD, Chen QW, Wang L, Li GQ. Ghrelin induces cell migration through GHSR1a-mediated PI3K/Akt/eNOS/NO signaling pathway in endothelial progenitor cells. Metabolism, 2013, 62 (5): 743-752. | 陈庆伟 | 重庆医科大学附属第二医院 |
| 348 | Li GQ, Yang Y, Ke DZ, Li XS, Wu Q, Cao GY, Chen QW. Association of circulating endothelial progenitor cells (CD14$^+$-EPC) with renal function in patients with coronary artery disease. Clin Appl Thromb Hemost, 2013, 19 (6): 632-636. | 陈庆伟 | 重庆医科大学附属第二医院 |

（续　表）

| 编号 | 文　章 | 单位联络人 | 发表单位 |
|---|---|---|---|
| 349 | Zhang Y, Du TT, Chen X, Yu XF, Tu L, Zhang CT. Association between Helicobacter pylori infection and overweight or obesity in a Chinese population. J Infect Dev Ctries, 2015, 9（9）：945-953. | 张存泰 | 华中科技大学同济医学院附属同济医院 |
| 350 | Chen Y, Sun Y, Rao Q, Xu H, Li L, Chang CS. Androgen receptor（AR）suppresses miRNA-145 to promote renal cell carcinoma（RCC）progression independent of VHL status. Oncotarget, 2015, 6（31）：31203-31215. | 张存泰 | 华中科技大学同济医学院附属同济医院 |
| 351 | Jiang H, Yu WW, Wang LL, Peng Y. miR-130a acts as a potential diagnostic biomarker and promotes gastric cancer migration, invasion and proliferation by targeting RUNX3. Oncol Rep, 2015, 34（3）：1153-1161. | 张存泰 | 华中科技大学同济医学院附属同济医院 |
| 352 | Liu Y, Zhou R, Yuan X, Han N, Zhou S, Xu HX, Guo MZ, Yu SY, Zhang CT, Yin TJ, Wu KM. DACH1 is a novel predictive and prognostic biomarker in hepatocellular carcinoma as a negative regulator of Wnt/β-catenin signaling. Oncotarget, 2015, 6（11）：8621-8634. | 张存泰 | 华中科技大学同济医学院附属同济医院 |
| 353 | Liu Y, Kong DG, Wu H, Yuan X, Xu HX, Zhang CT, Wu GS, Wu KM. Interplay of retinal determination gene network with TGF-β signaling pathway in epithelial-mesenchymal transition. Stem Cell Investig, 2015, 2：12. | 张存泰 | 华中科技大学同济医学院附属同济医院 |
| 354 | Luo J, Zhou Y, Wang B, Li Q, Chen YJ, Lan HZ. Immunohistochemically detected expression of Skp2, p27kip1, and p-p27（Thr187）in patients with cholangiocarcinoma. Tumor Biology, 2015, 36（7）：5119-5125. | 张存泰 | 华中科技大学同济医学院附属同济医院 |
| 355 | Cai Z, Zhao G, Yan J, Liu W, Feng W, Ma B, Yang L, Wang JA, Tu L, Wang DW. CYP2J2 overexpression increases EETs and protects against angiotensin II-induced abdominal aortic aneurysm in mice. J Lipid Res, 2013, 54（5）：1448-1456. | 张存泰 | 华中科技大学同济医学院附属同济医院 |
| 356 | Dong R, Xu X, Li G, Feng W, Zhao G, Zhao J, Wang DW, Tu L. Bradykinin inhibits oxidative stress-induced cardiomyocytes senescence via regulating redox state. PLoS One, 2013, 8（10）：e77034. | 张存泰 | 华中科技大学同济医学院附属同济医院 |
| 357 | Feng WJ, Xu XZ, ZHAO G, Li G, Liu TT, Zhao JJ, Dong RL, Wang DW, Tu L. EETs and CYP2J2 inhibit TNF-α-induced apoptosis in pulmonary artery endothelial cells and TGF-β1-induced migration in pulmonary artery smooth muscle cells. Int J Mol Med, 2013, 32（3）：685-693. | 张存泰 | 华中科技大学同济医学院附属同济医院 |
| 358 | Dong R, Chen W, Feng W, Xia C, Hu D, Zhang Y, Yang Y, Wang DW, Xu X, Tu L. Exogenous bradykinin inhibits tissue factor induction and deep vein thrombosis via activating the eNOS/Phosphoinositide 3-Kinase/Akt signaling pathway. Cell Physiol Biochem, 2015, 37（4）：1592-1606. | 张存泰 | 华中科技大学同济医学院附属同济医院 |
| 359 | Quan XQ, Yin TJ, Zhang CT, Liu J, Qiao LF, Ke CS. 18F-FDG PET/CT in patients with nodular pulmonary amyloidosis：case report and literature review. Case Rep Oncol, 2014, 7（3）：789-798. | 张存泰 | 华中科技大学同济医学院附属同济医院 |
| 360 | Quan XQ, Zhou HL, Ruan L, Lv JG, Yao JH, Yao F, Huang K, Zhang CT. Ability of ambulatory ECG-based T-wave alternans to modify risk assessment of cardiac events：a systematic review. BMC Cardiovasc Disord, 2014, 14：198. | 张存泰 | 华中科技大学同济医学院附属同济医院 |
| 361 | Ruan L, Quan XQ, Li L, Bai R, Ni MK, Xu RD, Zhang CT. Increasing gap junction coupling suppresses ibutilideinduced torsades de pointes. Exp Ther Med, 2014, 7（5）：1279-1284. | 张存泰 | 华中科技大学同济医学院附属同济医院 |

| 编号 | 文　章 | 单位联络人 | 发表单位 |
|---|---|---|---|
| 362 | Wang C, Han J, Xiao L, Jin CE, Li DJ, Yang Z. Role of hydrogen sulfide in portal hypertension and esophagogastric junction vascular disease. World J Gastroenterol, 2014, 20（4）: 1079-1087. | 张存泰 | 华中科技大学同济医学院附属同济医院 |
| 363 | Wu XF, Xu R, Zhang CT, Ruan L, Wang XF, Zhang CT. Effect of the Kv1.3 voltage-gated potassium channel blocker PAP-1 on the initiation and progress of atherosclerosis in a rat model. Heart Vessels, 2015, 30（1）: 108-114. | 张存泰 | 华中科技大学同济医学院附属同济医院 |
| 364 | Wang G, Zhang L, Ruan L, Quan XQ, Yang J, Lv CX, Zhang CT. Speckle tracking echocardiography assessment of global and regional contraction dysfunction in the mice model of pressure overload. J Huazhong Univ Sci Technolog Med Sci, 2015, 35（2）: 271-277. | 张存泰 | 华中科技大学同济医学院附属同济医院 |
| 365 | Wang G, Zhang LE, Manyande A, Cao M, He W, Wu XF, Wang JL, Zhang CT. Effects of anesthesia on conventional and speckle tracking echocardiographic parameters in a mouse model of pressure overload. Exp Ther Med, 2015, 9（5）: 1679-1687. | 张存泰 | 华中科技大学同济医学院附属同济医院 |
| 366 | Chen Y, Sun Y, Rao Q, Xu H, Li L, Chang CS. Androgen receptor（AR）suppresses miRNA-145 to promote renal cell carcinoma（RCC）progression independent of VHL status. Oncotarget, 2015, 6（31）: 31203-31215. | 张存泰 | 华中科技大学同济医学院附属同济医院 |
| 367 | Zhang J, Ishigaki Y, Takegami T. Hepatitis C virus NS3 protein modulates the biological behaviors of malignant hepatocytes by altering the expression of host cell microRNA. Mol Med Rep, 2015, 12（4）: 5109-5115. | 张存泰 | 华中科技大学同济医学院附属同济医院 |
| 368 | Yu WW, Lin X, G Gao SB, Li CH. Age-related changes of inactivating BK channels in rat dorsal root ganglion neurons. J Neurol Sci, 2015, 358（1-2）: 138-145. | 张存泰 | 华中科技大学同济医学院附属同济医院 |
| 369 | Wang C, Xiao L, Han J, Jin CE, Peng Y, Yang Z. A prospective randomized trial of selective versus nonselective esophagogastric devascularization for portal hypertension. J Huazhong Univ Sci Technolog Med Sci, 2014, 34（4）: 563-568. | 张存泰 | 华中科技大学同济医学院附属同济医院 |
| 370 | Yu WW, Xia Q, Wu Y, Bu QY. Activation of PPAR-γ inhibits differentiation of rat osteoblasts by reducing expression of connective tissue growth factor. J Huazhong Univ Sci Technolog Med Sci, 2014, 34（5）: 652-656. | 张存泰 | 华中科技大学同济医学院附属同济医院 |
| 371 | Li RC, Zheng LJ, Fang MH, Yu SY. The presence of EGFR mutations predicts the response in Chinese non-small cell lung cancer patients treated with erlotinib. Int J Biol Markers, 2014, 29（2）: e112-119. | 张存泰 | 华中科技大学同济医学院附属同济医院 |
| 372 | Hu Q, Liu AD, Huang MY, Cheng L, Kang HC, Xu F, Liu XY, Lian LF, Liang QM, Jiang H, Zhang CT, Zhu SQ. Lower serum uric acid levels in cerebral amyloid angiopathy: a pilot study. Neurol Sci, 2014, 35（7）: 1035-1039. | 张存泰 | 华中科技大学同济医学院附属同济医院 |
| 373 | Lu QL, Liu J, Zhu XL, Xu WJ. Expression of nerve growth factor and hypoxia inducible factor-1α and its correlation with angiogenesis in non-small cell lung cancer. J Huazhong Univ Sci Technolog Med Sci, 2014, 34（3）: 359-362. | 张存泰 | 华中科技大学同济医学院附属同济医院 |
| 374 | Lü CX, Xu RD, Cao M, Wang G, Yan FQ, Shang SS, Wu XF, Ruan L, Quan XQ, Zhang CT. FOXP3 demethylation as a means of identifying quantitative defects in regulatory T cells in acute coronary syndrome. Atherosclerosis, 2013, 229（1）: 263-270. | 张存泰 | 华中科技大学同济医学院附属同济医院 |

（续　表）

| 编号 | 文　章 | 单位联络人 | 发表单位 |
|---|---|---|---|
| 375 | Wang WL, Zhang SS, Deng J, Zhao JY, Zhao CQ, Lin L, Zhang CT, Lv JG. KN-93, A CaMKII inhibitor, suppresses ventricular arrhythmia induced by LQT2 without decreasing TDR. J Huazhong Univ Sci Technolog Med Sci, 2013, 33 (5): 636-639. | 张存泰 | 华中科技大学同济医学院附属同济医院 |
| 376 | Hu Q1, Zhang CT, Liu J, Xu F, Zhu SQ. Extrapontine myelinolysis in a case of portal cavernous transformation following slow correction of chronic hyponatremia. Neurol Sci, 2013, 34 (10): 1831-1833. | 张存泰 | 华中科技大学同济医学院附属同济医院 |
| 377 | Liu Y, Yin TJ, Zhou R, Zhou S, Fan L, Zhang RG. Expression of thymidylate synthase predicts clinical outcomes of pemetrexed-containing chemotherapy for non-small-cell lung cancer: a systemic review and meta-analysis. Cancer Chemother Pharmacol, 2013, 72 (5): 1125-1132. | 张存泰 | 华中科技大学同济医学院附属同济医院 |
| 378 | Chakrabarti S, Wu XF, Yang ZG, Wu L, Yong SL, Zhang CT, Hu KL, Wang QK, Chen QY. MOG1 rescues defective trafficking of Na(v)1.5 mutations in Brugada syndrome and sick sinus syndrome. Circ Arrhythm Electrophysiol, 2013, 6 (2): 392-401. | 张存泰 | 华中科技大学同济医学院附属同济医院 |
| 379 | Wang Q, Wang H. Chronic obstruction pulmonary disease and senescence. J Am Geriatr Soc, 2015, (63): S356-S357. | 王桦 | 华中科技大学同济医学院附属同济医院 |
| 380 | Luo J, Xiong JM, Wu JH, Ye XJ. Genetic polymorphisms and haplotypes of TRAIL gene correlate with NSCLC susceptibility in a group of Chinese patients. Int J Clin Exp Med, 2015, 8 (9): 16223-16230. | 王桦 | 华中科技大学同济医学院附属同济医院 |
| 381 | Wang ZL, Xu M, Hu ZG, Shrestha UK. Prevalence of nonalcoholic fatty liver disease and its metabolic risk factors in women of different ages and body mass index. Menopause, 2015, 22 (6): 667-673. | 王桦 | 华中科技大学同济医学院附属同济医院 |
| 382 | Wang ZL, Xu M, Hu ZG, Hultström M, Lai EY. Sex-specific prevalence of fatty liver disease and associated metabolic factors in Wuhan, south central China. Eur J Gastroenterol Hepatol, 2014, 26 (9): 1015-1021. | 王桦 | 华中科技大学同济医学院附属同济医院 |
| 383 | Wang Z, Xu M, Peng J, Jiang L, Hu Z, Wang H, Zhou S, Zhou R, Hultström M, Lai EY. Prevalence and associated metabolic factors of fatty liver disease in the elderly. Exp Gerontol, 2013, 48 (8): 705-709. | 王桦 | 华中科技大学同济医学院附属同济医院 |
| 384 | Lu JP, Ren JH, Chen L, Li X, Chen HL. Involment of CaSR in hyperglycemia-induced macroangiopathy and related mechanism. J Huazhong Univ Sci Technolog Med Sci, 2015, 35 (1): 42-47. | 王桦 | 华中科技大学同济医学院附属同济医院 |
| 385 | Lu JP, Li X, JIN YL, Chen MX. Endoplasmic reticulum stress-mediated aldosterone-induced apoptosis in vascular endothelial cells. J Huazhong Univ Sci Technolog Med Sci, 2014, 34 (6): 821-824. | 王桦 | 华中科技大学同济医学院附属同济医院 |
| 386 | Ji ZZ, Hu ZG, Xu YC. APPL1 acts as a protective factor against podocytes injury in high glucose environment. Int J Clin Exp Pathol, 2015, 8 (6): 6764-6771. | 王桦 | 华中科技大学同济医学院附属同济医院 |
| 387 | Zhong Y, Cao P, Tong CF, Li X. Effects of ramipril on ventricular arrthythmia after myocardial infarction in rabbits. World J Emerg Med, 2014, 5: 135-138. | 王桦 | 华中科技大学同济医学院附属同济医院 |

| 编号 | 文　章 | 单位联络人 | 发表单位 |
| --- | --- | --- | --- |
| 388 | Wan YH, Nie C, Wang HL, Huang CY. Therapeutic hypothermia（different depths, durations, and rewarming speeds）for acute ischemic stroke: a meta-analysis. J Stroke Cerebrovasc Dis, 2014, 23（10）: 2736-2747. | 王桦 | 华中科技大学同济医学院附属同济医院 |
| 389 | Liu XJ, Qian L, Nan HY, Cui M, Hao XY, DU YF. Function of the transforming growth factor-β1/c-Jun N-terminal kinase signaling pathway in the action of thalidomide on a rat model of pulmonary fibrosis. Exp Ther Med, 2014, 7（3）: 669-674. | 刘学军 | 山西医科大学第一医院 |
| 390 | Zhi H, Qu LB, Wu F, Chen L, Tao J. Group IIE secretory phospholipase A2 regulates lipolysis in adipocytes. Obesity, 2015, 23（4）: 760-768. | 陶军 | 中山医科大学附属第一医院 |
| 391 | Wang Y, Zeng XB, Yao FJ, Wu F, Su C, Fan ZG, Zhu Z, Tao J, Huang YJ. Endurance capacity is not correlated with endothelial function in male university students. PLoS One, 2014, 9（8）: e103814. | 陶军 | 中山医科大学附属第一医院 |
| 392 | Zhang XY, Su Chen, Cao Z, Xu SY, Xia WH, Xie WL, Chen L, Yu BB, Zhang B, Wang Y, Tao J. CXCR7 upregulation is required for early endothelial progenitor cells mediated endothelial repair in patients with hypertension. Hypertension, 2014, 63（2）: 383-389. | 陶军 | 中山医科大学附属第一医院 |
| 393 | Wang JM, Tao J, Chen DD, Cai JJ, Kaikobad Irani, Wang Q, Yuan H, Chen A. MicroRNA miR-27b rescues bone marrow-derived angiogenic cell function and accelerates wound healing in type 2 diabetes. Arterioscler Thromb Vasc Biol, 2014, 34（1）: 99-109. | 陶军 | 中山医科大学附属第一医院 |
| 394 | Liu X, Zhang GX, Zhang XY, Xia WH, Yang Z, Su Chen, Qiu YX, Xu SY, Zhan H, Tao J. Lacidipine improves endothelial repair capacity of endothelial progenitor cells from patients with essential hypertension. Int J Cardiol, 2013, 168（4）: 3317-3326. | 陶军 | 中山医科大学附属第一医院 |
| 395 | Yang Z, Xia WH, Su C, Wu F, Zhang YY, Xu SY, Liu X, Zhang XY, Ou ZJ, Lai GH, Liao XX, Jin YF, Tao J. Regular exercise-induced increased number and activity of circulating endothelial progenitor cells attenuates age-related decline in arterial elasticity in healthy men. Int J Cardiol, 2013, 165（2）: 247-254. | 陶军 | 中山医科大学附属第一医院 |
| 396 | Cheng F, Wang Y, Li J, Su C, Wu F, Xia WH, Yang Z, Yu BB, Qiu YX, Tao J. Berberine improves endothelial function by reducing endothelial microparticles-mediated oxidative stress in humans. Int J Cardiol, 2013, 167（3）: 936-942. | 陶军 | 中山医科大学附属第一医院 |
| 397 | Ge XX, Wang YL, Wang Y, Li QP, Yu H, Miao L. NK4 gene therapy inhibits HGF/Met induced tumor growth of human cholangiocarcinoma cells. Dig Dis Sci, 2013, 58（6）: 1636-1643. | 缪林 | 南京医科大学第二附属医院 |
| 398 | Liu L, Miao L, Ji GZ, Qiang FL, Liu Z, Fan ZN. Association between XRCC1 and XRCC3 polymorphisms and colorectal cancer risk: a meta-analysis of 23 case-control studies. Mol Biol Rep, 2013, 40（6）: 3943-3952. | 缪林 | 南京医科大学第二附属医院 |
| 399 | Ge XX, Wang YL, Li QP, Yu H, Ji GZ, Miao L. NK4 regulates 5-fluorouracil sensitivity in cholangiocarcinoma cells by modulating the intrinsic apoptosis pathway. Oncol Rep, 2013, 30（1）: 448-54. | 缪林 | 南京医科大学第二附属医院 |
| 400 | Wang F, Li QP, Ge XX, Yu H, Nie JJ, Miao L. Choledochoscopic radiofrequency ablation for congenital choledochal cysts. Endoscopy, 2014, 46（s01）: E373-E374. | 缪林 | 南京医科大学第二附属医院 |

（续 表）

| 编号 | 文 章 | 单位联络人 | 发表单位 |
| --- | --- | --- | --- |
| 401 | Chen X, Li QP, Ji GZ, Ge XX, Zhang XH, Zhao XY, Miao L. Two-year follow-up for 45 patients with achalasia who underwent peroral endoscopic myotomy. Eur J Cardiothorac Surg, 2015, 47 (5)：890-896. | 缪林 | 南京医科大学第二附属医院 |
| 402 | Wang F, Yu H, Zhu MH, Li QP, Ge XX, Nie JJ, Miao L. Gastrotracheal fistula：Treatment with a covered self-expanding Y-shaped metallic stent. World J Gastroenterol, 2015, 21 (3)：1032-1035. | 缪林 | 南京医科大学第二附属医院 |
| 403 | Miao L, Li QP, Zhu MH, Ge XX, Yu H, Wang F, Ji GZ. Endoscopic transpancreatic septotomy as a precutting technique for difficult bile duct cannulation. World J Gastroenterol, 2015, 21 (13)：3978-3982. | 缪林 | 南京医科大学第二附属医院 |
| 404 | Wang Y, Fu B, Sun XF, Li DG, Huang Q, Zhao WH, Chen XM. Differentially expressed microRNAs in bone marrow mesenchymal stem cell-derived microvesicles in young and older rats and their effect on tumor growth factor-β1-mediated epithelial-mesenchymal transition in HK2 cells. Stem Cell Res Ther, 2015, 6：185. | 赵卫红 | 南京医科大学第一附属医院 |
| 405 | He J, Wang Y, Lu XY, Zhu B, Pei XY, Wu JQ, Zhao WH. Micro-vesicles derived from bone marrow stem cells protect the kidney both in vivo and in vitro by microRNA-dependent repairing. Nephrology (Carlton), 2015, 20 (9)：591-600. | 赵卫红 | 南京医科大学第一附属医院 |
| 406 | Wei L, Ye XS, Pei XH, Wu JQ, Zhao WH. Diagnostic accuracy of serum cystatin C in chronic kidney disease：a meta-analysis. Clin Nephrol, 2015, 84 (2)：86-94. | 赵卫红 | 南京医科大学第一附属医院 |
| 407 | Wang Y, Lu XY, He J, Zhao WH. Influence of of erythropoietin on microvesicles derived from mesenchymal stem cells protecting renal function of chronic kidney disease. Stem Cell Res Ther, 2015, 6 (1)：100. | 赵卫红 | 南京医科大学第一附属医院 |
| 408 | Zhu B, Wang CY, Zhang XL, He J, Wu JQ, Yu RB, Zhao WH. Relationships between interleukin-12B and interleukin-10 gene polymorphisms and hepatitis C in Chinese Han hemodialysis patients. Ren Fail, 2015, 37 (3)：505-510. | 赵卫红 | 南京医科大学第一附属医院 |
| 409 | Xu W, Xu YY, Wei YY, Tan YX, Zhao HY, Zhao WH, Wu JQ. Self-complementary adeno-associated virus 5-mediated gene transduction of a novel CD40L mutant confers direct antitumor effects in lung carcinoma. Mol Med Rep, 2015, 11 (1)：482-488. | 赵卫红 | 南京医科大学第一附属医院 |
| 410 | Zhu Y, Ye XS, Zhu B, Pei XH, Wei L, Wu JQ, Zhao WH. Comparisons between the 2012 New CKD-EPI (Chronic Kidney Disease Epidemiology Collaboration) Equations and Other Four Approved Equations. PLoS One, 2014, 9 (1)：e84688. | 赵卫红 | 南京医科大学第一附属医院 |
| 411 | Ye XS, Wei L, Pei X, Zhu B, Wu JQ, Zhao WH. Application of creatinine-and/or cystatin C-based glomerular filtration rate estimation equations in elderly Chinese. Clin Interv Aging, 2014, 9：1539-1549. | 赵卫红 | 南京医科大学第一附属医院 |
| 412 | Wei L, Ye XS, Pei X, Wu JQ, Zhao WH. Reference intervals for serum cystatin C and factors influencing cystatin C levels other than renal function in the elderly. PLoS One, 2014, 9 (1)：e86066. | 赵卫红 | 南京医科大学第一附属医院 |
| 413 | Tan YX, Chen B, Xu W, Zhao WH, Wu JQ. Clinicopathological significance of CD133 in lung cancer：a meta-analysis. Mol Clin Oncol, 2014, 2 (1)：111-115. | 赵卫红 | 南京医科大学第一附属医院 |
| 414 | Pei XH, He J, Zhu B, Wu JQ, Zhao WH. Using mathematical algorithms to modify the CKD-EPI equation and MacIsaac equation for the elderly. JAGS, 2014, (suppl 7)：20-14. | 赵卫红 | 南京医科大学第一附属医院 |

（续　表）

| 编号 | 文　章 | 单位联络人 | 发表单位 |
|---|---|---|---|
| 415 | Pei XH, Yang WY, Wang SN, Zhu B, Wu JQ, Zhu J, Zhao WH. Using mathematical algorithms to modify glomerular filtration rate estimation equations. PLoS One, 2013, 8（3）: e57852. | 赵卫红 | 南京医科大学第一附属医院 |
| 416 | Pei XH, He J, Wu JQ, Zhao WH. Diagnostic accuracy of serum cystatin C evaluating kidney function in Chinese general population. J Nephrol, 2013, 26（3）: 476-484. | 赵卫红 | 南京医科大学第一附属医院 |
| 417 | Liu X, Pei XH, Li NS, Zhang YN, Zhang X, Chen JX, Lv LS, Ma HJ, Wu XM, Zhao WH, Lou TQ. Improved glomerular filtration rate estimation by an artificial neural network. PLoS One, 2013, 8（3）: e58242. | 赵卫红 | 南京医科大学第一附属医院 |
| 418 | Wang Y, Chen L, Huang GC, He DM, He J, Xu W, Zou CY, Zong F, Li Y, Chen B, Wu SS, Zhao WH, Wu JQ. Klotho sensitizes human lung cancer cell line to cisplatin via PI3k/Akt pathway. PLoS One, 2013, 8（2）: e57391. | 赵卫红 | 南京医科大学第一附属医院 |
| 419 | Wang Y, He Juan, Pei XH, Zhao WH. Systematic review and meta-analysis of mesenchymal stem/stromal cells therapy for impaired renal function in small animal models. Nephrology, 2013, 18（3）: 201-208. | 赵卫红 | 南京医科大学第一附属医院 |
| 420 | Han H, Wang YH, Qu GJ, Sun TT, Li FQ, Jiang W, Luo SS. Differentiated miRNA expression and validation of signaling pathways in apoE gene knockout mice by cross-verification microarray platform. Exp Mol Med, 2013, 45（3）: e13. | 韩辉 | 哈尔滨医科大学第一附属医院 |
| 421 | Han H, Qu GJ, Han CH, Wang YH, Sun TT, Li FQ, Wang JX, Luo SS. MiR-34a, miR-21 and miR-23a as potential biomarkers for coronary artery disease: a pilot microarray study and confirmation in a 32 patient cohort. Exp Mol Med, 2015, 47: e138. | 韩辉 | 哈尔滨医科大学第一附属医院 |
| 422 | Wang YH, Yu XH, Luo SS, Han H. Comprehensive circular RNA profiling reveals that circular RNA100783 is involved in chronic CD28-associated CD8（+）T cell ageing. Immun Ageing, 2015, 12: 17. | 韩辉 | 哈尔滨医科大学第一附属医院 |
| 423 | Zheng YL, Li C, Hu YF, Cao L, Wang H, Li B, Lu XH, Bao L, Luo HY, Shukla V, Amin ND, Pant HC. Cdk5 inhibitory peptide（CIP）inhibits Cdk5/p25 activity induced by high glucose in pancreatic beta cells and recovers inslin secretion from p25 damage. PLoS ONE, 2013, 8（9）: e63332. | 郑亚莉 | 宁夏人民医院 |
| 424 | Shukla V, Ya-Li Zheng, Mishra SK, Amin ND, Steiner J, Grant P, Kesavapany S, Pant HC. A truncated peptide from p35, a Cdk5 activator, prevents Alzheimer's disease phenotypes in model mice. FASEB J, 2013, 27（1）: 174-186. | 郑亚莉 | 宁夏人民医院 |
| 425 | Binukumar BK, Zheng YL, Shukla V, Amin ND, Grant P, Pant HC. TFP5, a peptide derived from p35, a Cdk5 neuronal activator, rescues cortical neurons from glucose toxicity. J Alzheimers Dis, 2014, 39（4）: 899-909. | 郑亚莉 | 宁夏人民医院 |
| 426 | Liu Y, Zhang L, Liang J. Activation of the Nrf2 defense pathway contributes to neuroprotective effects of phloretin on oxidative stress injury after cerebral ischemia/reperfusion in rats. J Neurol Sci, 2015, 351（1-2）: 88-92. | 梁江久 | 山东省千佛山医院 |
| 427 | Xu X, Zhang L, Liang J. Rosuvastatin prevents pressure overloadinduced myocardial hypertrophy via inactivation of the Akt, ERK1/2 and GATA4 signaling pathways in rats. Mol Med Rep, 2013, 8（2）: 385-392. | 梁江久 | 山东省千佛山医院 |

（续　表）

| 编号 | 文　章 | 单位联络人 | 发表单位 |
|---|---|---|---|
| 428 | Zhu P, Huang F, Lin F, Yuan Y, Chen F, Li Q. Plasma apelin levels, blood pressure and cardiovascular risk factors in a coastal Chinese population. Ann Med, 2013, 45 (7): 494-498. | 朱鹏立 | 福建省立医院 |
| 429 | Zhu P, Huang F, Lin F, Li Q, Yuan Y, Gao Z, Chen F. The relationship of retinal vessel diameters and fractal dimensions with blood pressure and cardiovascular risk factors. PLoS One, 2014, 9 (9): e106551. | 朱鹏立 | 福建省立医院 |
| 430 | Zhu P, Lin F, Huang F, Huang Q, Li Q, Gao Z, Chen F. Apelin and APLN single nucleotide polymorphisms and combined hypertension and central retinal artery stenosis in a Chinese population. Clin Exp Hypertens, 2015, 37 (4): 280-287. | 朱鹏立 | 福建省立医院 |
| 431 | Lin F, Zhu P, Huang F, Li Q, Yuan Y, Gao Z, Yu P, Lin J, Chen F. Aortic stiffness is associated with the central retinal arteriolar equivalent and retinal vascular fractal dimension in a population along the southeastern coast of China. Hypertens Res, 2015, 38 (5): 342-348. | 朱鹏立 | 福建省立医院 |
| 432 | Zhu P, Yu H, Huang S, Xiang H, Li F, Zheng W. Synergistic effect of a tissue kallikrein 1 and tissue inhibitor of matrix metalloproteinase 1 coexpression vector on the proliferation of rat vascular smooth muscle cells. Mol Med Rep, 2015, 12 (4): 5671-5678. | 朱鹏立 | 福建省立医院 |
| 433 | Wang F, Sun L, Zhang XZ, Jia J, Liu Z, Huang XY, Yu SY, Zuo LJ, Cao CJ, Wang XM, Zhang W. Effect and potential mechanism of electroacupuncture add-on treatment in patients with Parkinson's disease. Evid Based Complement Alternat Med, 2015, 2015: 692795. | 张巍 | 北京天坛医院 |
| 434 | Hu Y, Yu SY, Zuo LJ, Cao CJ, Wang F, Chen ZJ, Du Y, Lian TH, Wang YJ, Chan P, Chen SD, Wang XM, Zhang W. Parkinson disease with REM sleep behavior disorder: features, α-synuclein, and inflammation. Neurology, 2015, 84 (9): 888-894. | 张巍 | 北京天坛医院 |
| 435 | Hu Y, Yu SY, Zuo LJ, Piao YS, Cao CJ, Wang F, Chen ZJ, Du Y, Lian TH, Liu GF, Wang YJ, Chan P, Chen SD, Wang XM, Zhang W. Investigation on abnormal iron metabolism and related inflammation in Parkinson disease patients with probable RBD. PLoS One, 2015, 10 (10): e0138997. | 张巍 | 北京天坛医院 |
| 436 | Zhang W, Yan ZF, Gao JH, Sun L, Huang XY, Liu Z, Yu SY, Cao CJ, Zuo LJ, Chen ZJ, Hu Y, Wang F, Hong JS, Wang XM. Role and mechanism of microglial activation in iron-induced selective and progressive dopaminergic neurodegeneration. Mol Neurobiol, 2014, 49 (3): 1153-1165. | 张巍 | 北京天坛医院 |
| 437 | Yu SY, Sun L, Liu Z, Huang XY, Zuo LJ, Cao CJ, Zhang W, Wang XM. Sleep disorders in Parkinson's disease: clinical features, iron metabolism and related mechanism. PLoS One, 2013, 8 (12): e82924. | 张巍 | 北京天坛医院 |
| 438 | Yu SY, Zuo LJ, Wang F, Chen ZJ, Hu Y, Wang YJ, Wang XM, Zhang W. Potential biomarkers relating pathological proteins, neuroinflammatory factors and free radicals in PD patients with cognitive impairment: a cross-sectional study. BMC Neurol, 2014, 14: 113. | 张巍 | 北京天坛医院 |
| 439 | Zhang W, Zecca L, Wilson B, Ren HW, Wang YJ, Wang XM, Hong JS. Human neuromelanin: an endogenous microglial activator for dopaminergic neuron death. Front Biosci (Elite Ed), 2013, 5: 1-11. | 张巍 | 北京天坛医院 |

（续 表）

| 编号 | 文 章 | 单位联络人 | 发表单位 |
|---|---|---|---|
| 440 | Zhang Y, Gan J, Pu Z, Mm Xu, Lf Wang, Yh Li, Zg Liu. TSC1 R509X mutation in a Chinese family with tuberous sclerosis complex. Neuromolecular Med, 2015, 17（2）: 202-208. | 刘振国 | 上海交通大学医学院附属新华医院 |
| 441 | Wang X, Guan Q, Wang M, Yang L, Bai J, Yan Z, Zhang Y, Liu Z. Aging-related rotenone-induced neurochemical and behavioral deficits: role of SIRT2 and redox imbalance, and neuroprotection by AK-7. Drug Des Devel Ther, 2015, 9: 2553-2563. | 刘振国 | 上海交通大学医学院附属新华医院 |
| 442 | Gan J, Qi C, Liu Z. Roles of Ca（2+）/calmodulin-dependent protein kinase II in subcellular expression of striatal N-methyl-D-aspartate receptors in L-3,4-dihydroxyphenylalanine-induced dyskinetic rats. Drug Des Devel Ther, 2015, 9: 2119-2128. | 刘振国 | 上海交通大学医学院附属新华医院 |
| 443 | Xie CL, Wang WW, Xue XD, Zhang SF, Gan J, Liu ZG. A systematic review and meta-analysis of Ginsenoside-Rg1（G-Rg1）in experimental ischemic stroke. Sci Rep, 2015, 5: 7790. | 刘振国 | 上海交通大学医学院附属新华医院 |
| 444 | Xie CL, Wang WW, Zhang SF, Yuan ML, Che JY, Gan J, Song L, Yuan WE, Liu ZG. Levodopa/benserazide microsphere（LBM）prevents L-dopa induced dyskinesia by inactivation of the DR1/PKA/P-tau pathway in 6-OHDA-lesioned Parkinson's rats. Sci Rep, 2014, 4: 7506. | 刘振国 | 上海交通大学医学院附属新华医院 |
| 445 | Song L, Yang X, Ma Y, Wu N, Liu Z. The CB1 cannabinoid receptor agonist reduces L-DOPA-induced motor fluctuation and ERK1/2 phosphorylation in 6-OHDA-lesioned rats. Drug Des Devel Ther, 2014, 8: 2173-2179. | 刘振国 | 上海交通大学医学院附属新华医院 |
| 446 | Xie CL, Wang WW, Zhang SF, Gan J, Liu ZG. Continuous dopaminergic stimulation（CDS）-based treatment in Parkinson's disease patients with motor complications: a systematic review and meta-analysis. Sci Rep, 2014, 4: 6027. | 刘振国 | 上海交通大学医学院附属新华医院 |
| 447 | Cai Y, Xu M, Yuan M, Liu Z, Yuan W. Developments in human growth hormone preparations: sustained-release, prolonged half-life, novel injection devices, and alternative delivery routes. Int J Nanomedicine, 2014, 9: 3527-3538. | 刘振国 | 上海交通大学医学院附属新华医院 |
| 448 | Xie CL, Pan JL, Wang WW, Zhang Y, Zhang SF, Gan J, Liu ZG. The association between the LRRK2 G2385R variant and the risk of Parkinson's disease: a meta-analysis based on 23 case-control studies. Neurol Sci, 2014, 35（10）: 1495-1504. | 刘振国 | 上海交通大学医学院附属新华医院 |
| 449 | Chen S, Feng J, Ma L, Liu Z, Yuan W. RNA interference technology for anti-VEGF treatment. Expert Opin Drug Deliv, 2014, 11（9）: 1471-1480. | 刘振国 | 上海交通大学医学院附属新华医院 |
| 450 | Valiyaveettil M, Kar N, Ashraf MZ, Byzova TV, Febbraio M, Podrez EA. Oxidized high-density lipoprotein inhibits platelet activation and aggregation via scavenger receptor BI. Blood, 2008, 111（4）: 1962-1971. | 刘振国 | 上海交通大学医学院附属新华医院 |
| 451 | Xie CL, Pan JL, Zhang SF, Gan J, Liu ZG. Effect of nicotine on L-dopa-induced dyskinesia in animal models of Parkinson's disease: a systematic review and meta-analysis. Neurol Sci, 2014, 35（5）: 653-662. | 刘振国 | 上海交通大学医学院附属新华医院 |
| 452 | Gan J, Qi C, Mao LM, Liu Z. Changes in surface expression of N-methyl-D-aspartate receptors in the striatum in a rat model of Parkinson's disease. Drug Des Devel Ther, 2014, 8: 165-173. | 刘振国 | 上海交通大学医学院附属新华医院 |

（续 表）

| 编号 | 文 章 | 单位联络人 | 发表单位 |
|---|---|---|---|
| 453 | Gan J, Zhou M, Chen W, Liu Z. Non-motor symptoms in Chinese Parkinson's disease patients. J Clin Neurosci, 2014, 21（5）：751-754. | 刘振国 | 上海交通大学医学院附属新华医院 |
| 454 | Wu N, Yang X, Song L, Wei J, Liu Z. Effect of Tianqi antitremor granules on behavioral manifestations and expression of G protein-coupled receptor kinase 6 and β-arrestin1 in levodopa-induced dyskinesia in a rat model of Parkinson's disease. Drug Des Devel Ther, 2013, 7：1481-1489. | 刘振国 | 上海交通大学医学院附属新华医院 |
| 455 | Zhou MZ, Gan J, Wei YR, Ren XY, Chen W, Liu ZG. The association between non-motor symptoms in Parkinson's disease and age at onset. Clin Neurol Neurosurg, 2013, 115（10）：2103-2107. | 刘振国 | 上海交通大学医学院附属新华医院 |
| 456 | Ma L, Wei L, Wu F, Hu Z, Liu Z, Yuan W. Advances with microRNAs in Parkinson's disease research. Drug Des Devel Ther, 2013, 7：1103-1113. | 刘振国 | 上海交通大学医学院附属新华医院 |
| 457 | Hong X, Wei L, Wu F, Wu Z, Chen L, Liu Z, Yuan W. Dissolving and biodegradable microneedle technologies for transdermal sustained delivery of drug and vaccine. Drug Des Devel Ther, 2013, 7：945-952. | 刘振国 | 上海交通大学医学院附属新华医院 |
| 458 | Cai Y, Wei L, Ma L, Huang X, Tao A, Liu Z, Yuan W. Long-acting preparations of exenatide. Drug Des Devel Ther, 2013, 7：963-970. | 刘振国 | 上海交通大学医学院附属新华医院 |
| 459 | Yang X, Wu N, Song L, Liu Z. Intrastriatal injections of KN-93 ameliorates levodopa-induced dyskinesia in a rat model of Parkinson's disease. Neuropsychiatr Dis Treat, 2013, 9：1213-1220. | 刘振国 | 上海交通大学医学院附属新华医院 |
| 460 | Hong X, Wei L, Ma L, Chen Y, Liu Z, Yuan W. Novel preparation method for sustained-release PLGA microspheres using water-in-oil-in-hydrophilic-oil-in-water emulsion. Int J Nanomedicine, 2013, 8：2433-2441. | 刘振国 | 上海交通大学医学院附属新华医院 |
| 461 | Chen S, Ge X, Chen Y, Lv N, Liu Z, Yuan W. Advances with RNA interference in Alzheimer's disease research. Drug Des Devel Ther, 2013, 7：117-125. | 刘振国 | 上海交通大学医学院附属新华医院 |
| 462 | Wu N, Song L, Yang X, Yuan W, Liu Z. NMDA receptor regulation of levodopa-induced behavior and changes in striatal G protein-coupled receptor kinase 6 and β-arrestin-1 expression in parkinsonian rats. Clin Interv Aging, 2013, 8：347-352. | 刘振国 | 上海交通大学医学院附属新华医院 |
| 463 | Cai Y, Chen Y, Hong X, Liu Z, Yuan W. Porous microsphere and its applications. Int J Nanomedicine, 2013, 8：1111-1120. | 刘振国 | 上海交通大学医学院附属新华医院 |
| 464 | Yang Y, Du K, Liu Z, Lu X. Endothelial nitric oxide synthase（eNOS）4b/a gene polymorphisms and coronary artery disease：evidence from a meta-analysis. Int J Mol Sci, 2014, 15（5）：7987-8003. | 鲁翔 | 南京医科大学第二附属医院 |
| 465 | Zhu J, Qu C, Lu X, Zhang S. Activation of microglia by histamine and substance P. Cell Physiol Biochem, 2014, 34（3）：768-780. | 鲁翔 | 南京医科大学第二附属医院 |
| 466 | Liu Z, Wu Y, Guo Z, Liu Y, Shen Y, Zhou P, Lu X. Effects of internalized gold nanoparticles with respect to cytotoxicity and invasion activity in lung cancer cells. PLoS One, 2014, 9（6）：e99175. | 鲁翔 | 南京医科大学第二附属医院 |
| 467 | He H, Feng M, Qu C, Lu X. Variants in neuronal nitric oxide synthase gene may contribute to increased ischemic stroke susceptibility in a Han Chinese population. Cell Biochem Biophys, 2014, 70（1）：179-187. | 鲁翔 | 南京医科大学第二附属医院 |

（续 表）

| 编号 | 文 章 | 单位联络人 | 发表单位 |
|---|---|---|---|
| 468 | Liu Z, Zhang M, Wu J, Zhou P, Liu Y, Wu Y, Yang Y, Lu X. Serum CD121a (Interleukin 1 Receptor, Type I): a potential novel inflammatory marker for coronary heart disease. PLoS One, 2015, 10 (6): e0131086. | 鲁翔 | 南京医科大学第二附属医院 |
| 469 | Gong F, Liu Z, Liu J, Zhou P, Liu Y, Lu X. The paradoxical role of IL-17 in atherosclerosis. Cell Immunol, 2015, 297 (1): 33-39. | 鲁翔 | 南京医科大学第二附属医院 |
| 470 | Liu J, Liu Z, Cai S, Lu P, Lu X, Peng G. Association of serum hepatocyte growth factor with pericardial fat volume in patients with coronary artery disease. Int J Clin Exp Med, 2015, 8 (5): 7914-7921. | 鲁翔 | 南京医科大学第二附属医院 |
| 471 | Bai T, Tan Y, Zou J, Nie M, Guo Z, Lu X, Gu N. AuBr2-engaged galvanic replacement for citrate-capped Au-Ag alloy nanostructures and their solution-based surface-enhanced raman scattering activity. J Phys Chem, 2015, 119 (51): 28597-28604. | 鲁翔 | 南京医科大学第二附属医院 |
| 472 | Zhou X, Li C, Lu X. The pathogenic role of autophagy in smoking-induced left ventricular systolic dysfunction in rats. Int J Cardiol, 2013, 168 (4): 4302-4303. | 鲁翔 | 南京医科大学第二附属医院 |
| 473 | Zhou X, Li C, Lu X. Autophagy activation by rapamycin improves left ventricular function in diabetic rats. Int J Cardiol, 2013, 168 (4): 4429-4431. | 鲁翔 | 南京医科大学第二附属医院 |
| 474 | Liu Z, Shen Y, Wu Y, Yang Y, Wu J, Zhou P, Lu X, Guo Z. An intrinsic therapy of gold nanoparticles in focal cerebral ischemia-reperfusion injury in rats. J Biomed Nanotechnol, 2013, 9 (6): 1017-1028. | 鲁翔 | 南京医科大学第二附属医院 |
| 475 | Zhou X, Lu X. Hydrogen sulfide inhibits high-glucose-induced apoptosis in neonatal rat cardiomyocytes. Exp Biol Med (Maywood), 2013, 238 (4): 370-374. | 鲁翔 | 南京医科大学第二附属医院 |
| 476 | Zhou X, Lu X. The role of oxidative stress in high glucose-induced apoptosis in neonatal rat cardiomyocytes. Exp Biol Med (Maywood), 2013, 238 (8): 898-902. | 鲁翔 | 南京医科大学第二附属医院 |
| 477 | Quan Q, Wang J, Li X, Wang Y. Ginsenoside Rg1 decreases Aβ (1-42) level by upregulating PPARγ and IDE expression in the hippocampus of a rat model of Alzheimer's disease. PLoS One, 2013, 8 (3): e59155. | 李玺 | 西安交通大学第二附属医院 |
| 478 | Tang LR, Liu CH, Jing B, Ma X, Li HY, Zhang Y, Li F, Wang YP, Yang Z, Wang CY. Voxel-based morphometry study of the insular cortex in bipolar depression. Psychiatry Res, 2014, 224 (2): 89-95. | 马辛 | 首都医科大学附属北京安定医院 |
| 479 | Jing B, Liu CH, Ma X, Yan HG, Zhuo ZZ, Zhang Y, Wang SH, Li HY, Wang CY. Difference in amplitude of low-frequency fluctuation between currently depressed and remitted females with major depressive disorder. Brain Res, 2013, 1540: 74-83. | 马辛 | 首都医科大学附属北京安定医院 |
| 480 | Liu CH, Ma X, Wu X, Fan TT, Zhang Y, Zhou FC, Li LJ, Li F, Tie CL, Li SF, Zhang D, Zhou Z, Dong J, Wang YJ, Yao L, Wang CY. Resting-state brain activity in major depressive disorder patients and their siblings. J Affect Disord, 2013, 149 (1-3): 299-306. | 马辛 | 首都医科大学附属北京安定医院 |
| 481 | Yang J, Pei Y, Pan YL, Jia J, Shi C, Yu Y, Deng JH, Li B, Gong XL, Wang X, Wang XM, Ma X. Enhanced antidepressant-like effects of electroacupuncture combined with citalopram in a rat model of depression. Evid Based Complement Alternat Med, 2013, 2013: 107380. | 马辛 | 首都医科大学附属北京安定医院 |

（续　表）

| 编号 | 文　章 | 单位联络人 | 发表单位 |
|---|---|---|---|
| 482 | Liu CH, Ma X, Song LP, Fan J, Wang WD, Lv XY, Zhang Y, Li F, Wang L, Wang CY. Abnormal spontaneous neural activity in the anterior insular and anterior cingulate cortices in anxious depression. Behav Brain Res, 2015, 281: 339-347. | 马辛 | 首都医科大学附属北京安定医院 |
| 483 | Liu CH, Ma X, Song LP, Tang LR, Jing B, Zhang Y, Li F, Zhou Z, Fan J, Wang CY. Alteration of spontaneous neuronal activity within the salience network in partially remitted depression. Brain Res, 2015, 1599: 93-102. | 马辛 | 首都医科大学附属北京安定医院 |
| 484 | Zhang L, Wang G, Luo J, Zhang QE, Zhao Q, Deng QY, Ma X. Retrospective analysis of factors associated with quetiapine dosage in the acute and subsequent six-month maintenance treatment of bipolar disorders. Neuropsychiatr Dis Treat, 2013, 9: 575-580. | 马辛 | 首都医科大学附属北京安定医院 |
| 485 | Liu CH, Ma X, Wu X, Zhang Y, Zhou FC, Li F, Tie CL, Dong J, Wang YJ, Yang Z, Wang CY. Regional homogeneity of resting-state brain abnormalities in bipolar and unipolar depression. Prog Neuropsychopharmacol Biol Psychiatry, 2013, 41: 52-59. | 马辛 | 首都医科大学附属北京安定医院 |
| 486 | Ma W, Zhou X, Ji H, Luo M, Liu G, Li J, Wang Q, Duan S. Population difference in the association of BDNF promoter methylation with mild cognitive impairment in the Xinjiang Uygur and Han populations. Psychiatry Res, 2015, 229 (3): 926-932. | 周晓辉 | 新疆医科大学第一附属医院 |
| 487 | Luo M, Ji H, Zhou X, Liang J, Zou T. Correlation of homocysteine metabolic enzymes gene polymorphism and mild cognitive impairment in the Xinjiang Uygur population. Med Sci Monit, 2015, 21: 326-332. | 周晓辉 | 新疆医科大学第一附属医院 |
| 488 | Luo M, Zhou X, Ji H, Ma W, Liu G, Dai D, Li J, Chang L, Xu L, Jiang L, Duan S, Wang Q. Population difference in the associations of KLOTH promoter methylation with mild cognitive impairment in Xinjiang Uygur and Han populations. PLoS One, 2015, 10 (7): e0132156. | 周晓辉 | 新疆医科大学第一附属医院 |
| 489 | Luo M, Zhou XH, Zou T, Keyim K, Dong LM. Type II deiodinase polymorphisms and serum thyroid hormone levels in patients with mild cognitive impairment. Genet Mol Res, 2015, 14 (2): 5407-5416. | 周晓辉 | 新疆医科大学第一附属医院 |
| 490 | Keyimu K, Zhou XH, Miao HJ, Zou T. Mild cognitive impairment risk factor survey of the Xinjiang Uyghur and Han elderly. Int J Clin Exp Med, 2015, 8 (8): 13891-13900. | 周晓辉 | 新疆医科大学第一附属医院 |
| 491 | Keyimu K, Zhou XH, Miao HJ, Zou T. Relationship between vitamin D receptor gene polymorphism and mild cognitive impairment in elderly Uygur people. Int J Clin Exp Med, 2014, 7 (12): 5282-5288. | 周晓辉 | 新疆医科大学第一附属医院 |
| 492 | Cao J, Geng L, Wu Q, Wang W, Chen Q, Lu L, Shen W, Chen Y. Spatiotemporal expression of matrix metalloproteinases (MMPs) is regulated by the $Ca^{2+}$-signal transducer S100A4 in the pathogenesis of thoracic aortic aneurysm. PLoS One, 2013, 8 (7): e70057. | 吴方 | 上海交通大学医学院附属瑞金医院 |
| 493 | Miao J, Shen LH, Tang YH, Wang YT, Tao MX, Jin KL, Zhao YJ, Yang GY. Overexpression of adiponectin improves neurobehavioral outcomes after focal cerebral ischemia in aged mice. CNS Neurosci Ther, 2013, 19 (12): 969-977. | 吴方 | 上海交通大学医学院附属瑞金医院 |

| 编号 | 文　章 | 单位联络人 | 发表单位 |
|------|--------|-----------|---------|
| 494 | Shen L, Miao J, Yuan F, Zhao Y, Tang Y, Wang Y, Zhao Y, Yang GY. Overexpression of adiponectin promotes focal angiogenesis in the mouse brain following middle cerebral artery occlusion. Gene Ther, 2013, 20（1）: 93-101. | 吴方 | 上海交通大学医学院附属瑞金医院 |
| 495 | Xu Z, Hang J, Hu J, Gao B. Gefitinib, an EGFR tyrosine kinase inhibitor, activates autophagy through AMPK in human lung cancer cells. J buon, 2014, 19（2）: 466-473. | 吴方 | 上海交通大学医学院附属瑞金医院 |
| 496 | Sheng H, Li P, Chen X, Liu B, Zhu Z, Cao W. Omega-3 PUFAs induce apoptosis of gastric cancer cells via ADORA1. Front Biosci（Landmark Ed）, 2014, 19: 854-861. | 吴方 | 上海交通大学医学院附属瑞金医院 |
| 497 | Guo F, Zhou YF, Zhang F, Yuan F, Yuan YZ, Yao WY. Idiopathic mesenteric phlebosclerosis associated with long-term use of medical liquor: two case reports and literature review. World J Gastroenterol, 2014, 20（18）: 5561-5566. | 吴方 | 上海交通大学医学院附属瑞金医院 |
| 498 | Yang ZT, Wu L, Liu XY, Zhou M, Li J, Wu JY, Cai Y, Mao EQ, Chen EZ, Lortholary O. Epidemiology, species distribution and outcome of nosocomial Candida spp. bloodstream infection in Shanghai. BMC Infect Dis, 2014, 14: 241. | 吴方 | 上海交通大学医学院附属瑞金医院 |
| 499 | Xu ZH, Shun WW, Hang JB, Gao BL, Hu JA. Posttranslational modifications of FOXO1 regulate epidermal growth factor receptor tyrosine kinase inhibitor resistance for non-small cell lung cancer cells. Tumour Biol, 2015, 36（7）: 5485-5495. | 吴方 | 上海交通大学医学院附属瑞金医院 |
| 500 | Yang XB, Xu QL, Xu CY, Wu C, Yu LF. Prevalence of colorectal neoplasm in Chinese patients with high-risk coronary artery disease classified by the Asia-Pacific Colorectal Screening score. J Dig Dis, 2015, 16（5）: 272-278. | 吴方 | 上海交通大学医学院附属瑞金医院 |
| 501 | Wu F, Wang HY, Cai F, Wang LJ, Zhang FR, Chen XN, Yang Q, Jiang MH, Wang XF, Shen WF. Valsartan decreases platelet activity and arterial thrombotic events in elderly patients with hypertension. Chin Med J（Engl）, 2015, 128（2）: 153-158. | 吴方 | 上海交通大学医学院附属瑞金医院 |
| 502 | Zuo G, Zhang M, Jia X, Zheng L, Li Y, Zhao H, Wang C, Liang C, Du X. Correlation between brachial-ankle pulse wave velocity, carotid artery intima-media thickness, ankle-brachial index, and the severity of coronary lesions. Cell Biochem Biophys, 2014, 70（2）: 1205-1211. | 杨莉 | 昆明医科大学附属延安医院 |
| 503 | Fan GQ, Fu KL, Jin CW, Wang XZ, Han L, Wang H, Zhong M, Zhang Y, Zhang W, Wang ZH. A medical costs study of older patients with acute myocardial infarction and metabolic syndrome in hospital. Clin Interv Aging, 2015, 10: 329-337. | 高海青 | 山东大学齐鲁医院 |
| 504 | Yin W, Li B, Li X, Yu F, Cai Q, Zhang Z, Cheng M, Gao H. Anti-inflammatory effects of grape seed procyanidin B2 on a diabetic pancreas. Food Funct, 2015, 6（9）: 3065-3071. | 高海青 | 山东大学齐鲁医院 |
| 505 | Jiang W, Ma L, Du B, Chi Z, Zeng Q, Shan P. Application of magnetic resonance spectroscopy in patients with alternating hemiplegia of childhood: findings on metabolic dysfunctions. Neuropediatrics, 2014, 45（3）: 162-168. | 高海青 | 山东大学齐鲁医院 |
| 506 | Song Q, Zhang Y, Wu Y, Zhou F, Qu Y. Association of erythropoietin gene polymorphisms with retinopathy in a Chinese cohort with type 2 diabetes mellitus. Clin Exp Ophthalmol, 2015, 43（6）: 544-549. | 高海青 | 山东大学齐鲁医院 |

（续　表）

| 编号 | 文　章 | 单位联络人 | 发表单位 |
|---|---|---|---|
| 507 | Meng N, Zhang Y, Ma J, Li H, Zhou F, Qu Y. Association of polymorphisms of angiotensin I converting enzyme 2 with retinopathy in type 2 diabetes mellitus among Chinese individuals. Eye (Lond), 2015, 29 (2): 266-271. | 高海青 | 山东大学齐鲁医院 |
| 508 | Meng N, Zhang Y, Li H, Ma J, Qu Y. Association of tumor necrosis factor alpha promoter polymorphism (TNF-alpha 238 G/A and TNF-alpha 308 G/A) with diabetic mellitus, diabetic retinopathy and diabetic nephropathy: a meta-analysis. Curr Eye Res, 2014, 39 (2): 194-203. | 高海青 | 山东大学齐鲁医院 |
| 509 | Tang K, Xiao X, Liu D, Shen Y, Chen Y, Wang Y, Li B, Yu F, Ma D, Yan J, Liang H, Yang D, Weng J. Autografting of bone marrow mesenchymal stem cells alleviates streptozotocininduced diabetes in miniature pigs: real-time tracing with MRI in vivo. Int J Mol Med, 2014, 33 (6): 1469-1476. | 高海青 | 山东大学齐鲁医院 |
| 510 | Cao AH, Wang J, Gao HQ, Zhang P, Qiu J. Beneficial clinical effects of grape seed proanthocyanidin extract on the progression of carotid atherosclerotic plaques. J Geriatr Cardiol, 2015, 12 (4): 417-423. | 高海青 | 山东大学齐鲁医院 |
| 511 | Pei F, Li BY, Zhang Z, Yu F, Li XL, Lu WD, Cai Q, Gao HQ, Shen L. Beneficial effects of phlorizin on diabetic nephropathy in diabetic db/db mice. J Diabetes Complications, 2014, 28 (5): 596-603. | 高海青 | 山东大学齐鲁医院 |
| 512 | Qie LY, Sun JP, Ning F, Pang ZC, Gao WG, Ren J, Nan HR, Zhang L, Qiao Q. Cardiovascular risk profiles in relation to newly diagnosed type 2 diabetes diagnosed by either glucose or HbA1c criteria in Chinese adults in Qingdao, China. Diabet Med, 2014, 31 (8): 920-926. | 高海青 | 山东大学齐鲁医院 |
| 513 | Wang QZ, Gao HQ, Liang Y, Zhang J, Wang J, Qiu J. Cofilin1 is involved in hypertension-induced renal damage via the regulation of NF-kappaB in renal tubular epithelial cells. J Transl Med, 2015, 13: 323. | 高海青 | 山东大学齐鲁医院 |
| 514 | Meng N, Liu J, Zhang Y, Ma J, Li H, Qu Y. Color doppler imaging analysis of retrobulbar blood flow velocities in diabetic patients without or with retinopathy: a meta-analysis. J Ultrasound Med, 2014, 33 (8): 1381-1389. | 高海青 | 山东大学齐鲁医院 |
| 515 | Zhang Y, Ma J, Meng N, Li H, Qu Y. Comparison of intravitreal triamcinolone acetonide with intravitreal bevacizumab for treatment of diabetic macular edema: a meta-analysis. Curr Eye Res, 2013, 38 (5): 578-587. | 高海青 | 山东大学齐鲁医院 |
| 516 | Li K, Wei N, Yue S, Thewlis D, Fraysse F, Immink M, Eston R. Coordination of digit force variability during dominant and non-dominant sustained precision pinch. Exp Brain Res, 2015, 233 (7): 2053-2060. | 高海青 | 山东大学齐鲁医院 |
| 517 | Fu KL, Fan GQ, Han L, Wang XZ, Wang J, Wang YS, Zhong M, Zhang Y, Zhang W, Wang ZH. Impact of type 2 diabetes mellitus on hospitalization costs in older patients with acute myocardial infarction. Clin Interv Aging, 2014, 9: 711-718. | 高海青 | 山东大学齐鲁医院 |
| 518 | Liu K, Ji K, Guo L, Wu W, Lu H, Shan P, Yan C. Mesenchymal stem cells rescue injured endothelial cells in an in vitro ischemia-reperfusion model via tunneling nanotube like structure-mediated mitochondrial transfer. Microvasc Res, 2014, 92: 10-18. | 高海青 | 山东大学齐鲁医院 |

（续 表）

| 编号 | 文 章 | 单位联络人 | 发表单位 |
|------|-------|-----------|---------|
| 519 | Zhou G, Shan P, Hu X, Zheng X, Zhou S. Neuroprotective effect of TAT PTD-Ngb fusion protein on primary cortical neurons against hypoxia-induced apoptosis. Neurol Sci, 2013, 34 (10): 1771-1778. | 高海青 | 山东大学齐鲁医院 |
| 520 | Qu Y, Wang Y, Ma J, Zhang Y, Meng N, Li H, Wang Y, Wei W. Overexpression of high mobility group A1 protein in human uveal melanomas: implication for prognosis. PLoS One, 2013, 8 (7): e68724. | 高海青 | 山东大学齐鲁医院 |
| 521 | Wang M, Sun DF, Wang S, Qing Y, Chen S, Wu D, Lin YM, Luo JZ, Li YQ. Polymorphic expression of UDP-glucuronosyltransferase UGT1A gene in human colorectal cancer. PLoS One, 2013, 8 (2): e57045. | 高海青 | 山东大学齐鲁医院 |
| 522 | Liang X, Qiu J, Liu X, Li X, Zhao S, Wang J, Ma Y, Gao H. Polymorphism of angiotensinogen gene M235T in myocardial infarction and brain infarction: a meta-analysis. Gene, 2013, 529 (1): 73-79. | 高海青 | 山东大学齐鲁医院 |
| 523 | Wang Y, Zhang J, Gao H, Zhao S, Ji X, Liu X, You B, Li X, Qiu J. Profilin-1 promotes the development of hypertension-induced artery remodeling. J Histochem Cytochem, 2014, 62 (4): 298-310. | 高海青 | 山东大学齐鲁医院 |
| 524 | Zhao SH, Qiu J, Wang Y, Ji X, Liu XJ, You BA, Sheng YP, Li X, Gao HQ. Profilin-1 promotes the development of hypertension-induced cardiac hypertrophy. J Hypertens, 2013, 31 (3): 576-586; discussion 586. | 高海青 | 山东大学齐鲁医院 |
| 525 | You B, Shen L, Qiu J, Liu X, Zhao S, Ji X, Wang Y, Gao H. Proliferating cell nuclear antigen involved in the repair process of ouabain-induced brain damage independent of hypertension in rats. Chin Med J (Engl), 2014, 127 (11): 2111-2116. | 高海青 | 山东大学齐鲁医院 |
| 526 | Hu Y, Li L, Yin W, Shen L, You B, Gao H. Protective effect of proanthocyanidins on anoxia-reoxygenation injury of myocardial cells mediated by the PI3K/Akt/GSK-3beta pathway and mitochondrial ATP-sensitive potassium channel. Mol Med Rep, 2014, 10 (4): 2051-2058. | 高海青 | 山东大学齐鲁医院 |
| 527 | Luan SS, Yu F, Li BY, Qin RJ, Li XL, Cai Q, Yin WB, Cheng M, Gao HQ. Quantitative proteomics study of protective effects of grape seed procyanidin B2 on diabetic cardiomyopathy in db/db mice. Biosci Biotechnol Biochem, 2014, 78 (9): 1577-1583. | 高海青 | 山东大学齐鲁医院 |
| 528 | Ma J, Meng N, Xu X, Zhou F, Qu Y. System review and meta-analysis on photodynamic therapy in central serous chorioretinopathy. Acta Ophthalmol, 2014, 92 (8): e594-601. | 高海青 | 山东大学齐鲁医院 |
| 529 | Lv Z, Li Y, Wu Y, Qu Y. Surgical complications of primary rhegmatogenous retinal detachment: a meta-analysis. PLoS One, 2015, 10 (3): e0116493. | 高海青 | 山东大学齐鲁医院 |
| 530 | Zhang Y, Meng N, Lv Z, Li H, Qu Y. The gene polymorphisms of UCP1 but not PPAR gamma and TCF7L2 are associated with diabetic retinopathy in Chinese type 2 diabetes mellitus cases. Acta Ophthalmol, 2015, 93 (3): e223-229. | 高海青 | 山东大学齐鲁医院 |
| 531 | Fan GQ, Fu KL, Song M, Han L, Jin CW, Zhong M, Zhang Y, Zhang W, Wang ZH. The impact of metabolic syndrome and hypertension on medical costs of patients with acute myocardial infarction at hospital. Clin Exp Hypertens, 2015, 37 (8): 627-632. | 高海青 | 山东大学齐鲁医院 |

（续 表）

| 编号 | 文　章 | 单位联络人 | 发表单位 |
| --- | --- | --- | --- |
| 532 | Zhang H, Zhu T, Liu W, Qu X, Chen Y, Ren P, Wang Z, Wei X, Zhang Y, Yi F. TIPE2 acts as a negative regulator linking NOD2 and inflammatory responses in myocardial ischemia/reperfusion injury. J Mol Med（Berl）, 2015, 93（9）: 1033–1043. | 高海青 | 山东大学齐鲁医院 |
| 533 | Tang KX, Yan JH, Shen YF, Li BY, Chen YM, Liu DY, Ma DD, Li J, Liang H, Weng JP. Tracing type 1 diabetic Tibet miniature pig's bone marrow mesenchymal stem cells in vitro by magnetic resonance imaging. J Diabetes, 2014, 6（2）: 123–131. | 高海青 | 山东大学齐鲁医院 |
| 534 | Zhu XY, Zhang ZL, Li P, Liang WY, Feng XR, Liu ML. Shenyuan, an extract of American Ginseng and Corydalis Tuber formula, attenuates cardiomyocyte apoptosis via inhibition of endoplasmic reticulum stress and oxidative stress in a porcine model of acute myocardial infarction. J Ethnopharmacol, 2013, 150（2）: 672–681. | 刘梅林 | 北京大学第一医院 |
| 535 | Zhu XY, Li P, Yang YB, Liu ML. Xuezhikang, extract of red yeast rice, improved abnormal hemorheology, suppressed caveolin-1 and increased eNOS expression in atherosclerotic rats. PLoS One, 2013, 8（5）: e62731. | 刘梅林 | 北京大学第一医院 |
| 536 | Guo R, Li Y, Ning J, Sun D, Lin L, Liu X. HnRNP A1/A2 and SF2/ASF regulate alternative splicing of interferon regulatory factor-3 and affect immunomodulatory functions in human non-small cell lung cancer cells. PLoS One, 2013, 8（4）: e62729. | 刘梅林 | 北京大学第一医院 |
| 537 | Kuang ZM, Huang ZJ, Li Y, Yang GP, Liu ML, Yuan H. Revealing the contribution of Cytochrome P450 to salt-sensitive hypertension using DNA microarray. Eur Rev Med Pharmacol Sci, 2013, 17（23）: 3148–3156. | 刘梅林 | 北京大学第一医院 |
| 538 | Wei B, Cai L, Sun D, Wang Y, Wang C, Chai X, Xie F, Su M, Ding F, Liu J, Yang J, Guan Y, Liu X. Microsomal prostaglandin E synthase-1 deficiency exacerbates pulmonary fibrosis induced by bleomycin in mice. Molecules, 2014, 19（4）: 4967–4985. | 刘梅林 | 北京大学第一医院 |
| 539 | Zhang Z, Liu X, Chen L, Qiu J. Chest radiographic characteristics of community-acquired Legionella pneumonia in the elderly. Chin Med J（Engl）, 2014, 127（12）: 2270–2274. | 刘梅林 | 北京大学第一医院 |
| 540 | Liang WY, Zhu XY, Zhang JW, Feng XR, Wang YC, Liu ML. Uric acid promotes chemokine and adhesion molecule production in vascular endothelium via nuclear factor-kappa B signaling. Nutr Metab Cardiovasc Dis, 2015, 25（2）: 187–194. | 刘梅林 | 北京大学第一医院 |
| 541 | Lin L, Wang Y, Chen Y, Liu M. Bradyarrhythmias secondary to topical levobunolol hydrochloride solution. Clin Interv Aging, 2014, 9: 1741–1745. | 刘梅林 | 北京大学第一医院 |
| 542 | Wang C, Zhou G, Zeng Z. Effects of peroxisome proliferator-activated receptor-beta/delta on sepsis induced acute lung injury. Chin Med J（Engl）, 2014, 127（11）: 2129–2137. | 刘梅林 | 北京大学第一医院 |
| 543 | Lin L, Lv L, Wang Y, Zha X, Tang F, Liu X. The clinical features of foreign body aspiration into the lower airway in geriatric patients. Clin Interv Aging, 2014, 9: 1613–1618. | 刘梅林 | 北京大学第一医院 |
| 544 | Xiang W, Zhang J, Liu M, Liu F, Feng X, Wang Y. Antithrombotic therapy in elderly patients with non-valvular atrial fibrillation: a pilot study. Clin Interv Aging, 2015, 10: 515–519. | 刘梅林 | 北京大学第一医院 |

（续　表）

| 编号 | 文　章 | 单位联络人 | 发表单位 |
|---|---|---|---|
| 545 | Liu T, Zhang J, Chen X, Feng X, Fu SW, McCaffrey TA, Liu M. Comparison between urinary 11-dehydrothromboxane B2 detection and platelet Light Transmission Aggregometry（LTA）assays for evaluating aspirin response in elderly patients with coronary artery disease. Gene, 2015, 571（1）: 23-27. | 刘梅林 | 北京大学第一医院 |
| 546 | Xue M, Liu ML, Zhu XY, Shi DZ, Yin HJ. Effective components of Panax quinquefolius and Corydalis tuber protect the myocardium by inhibiting platelet activation and improving the hypercoagulable state. Exp Ther Med, 2015, 9（4）: 1477-1481. | 刘梅林 | 北京大学第一医院 |
| 547 | Lin LJ, Wang YC, Liu XM. Clinical and immunological features of common variable immunodeficiency in China. Chin Med J（Engl）, 2015, 128（3）: 310-315. | 刘梅林 | 北京大学第一医院 |
| 548 | Chen X, Huang B, Liu M, Li X. Effects of different types of antihypertensive agents on arterial stiffness: a systematic review and meta-analysis of randomized controlled trials. J Thorac Dis, 2015, 7（12）: 2339-2347. | 刘梅林 | 北京大学第一医院 |
| 549 | Wang J, Yin L, Chen Z. Neuroprotective role of fibronectin in neuron-glial extrasynaptic transmission. Neural Regen Res, 2013, 8（4）: 376-382. | 张翼 | 北京老年医院 |
| 550 | Parisiadou L, Yu J, Sgobio C, Xie C, Liu G, Sun L, Gu XL, Lin X, Crowley NA, Lovinger DM, Cai H. LRRK2 regulates synaptogenesis and dopamine receptor activation through modulation of PKA activity. Nat Neurosci, 2014, 17（3）: 367-376. | 张翼 | 北京老年医院 |
| 551 | Tong Y, Yang H, Tian X, Wang H, Zhou T, Zhang S, Yu J, Zhang T, Fan D, Guo X, Tabira T, Kong F, Chen Z, Xiao W, Chui D. High manganese, a risk for Alzheimer's disease: high manganese induces amyloid-beta related cognitive impairment. J Alzheimers Dis, 2014, 42（3）: 865-878. | 张翼 | 北京老年医院 |
| 552 | Fei L, Yong-Jun H, Zhang-Min M, Bing X, Shuang W, Qian-qian S, Jun L. Rosiglitazone attenuates memory impairment in aged rat with diabetes by inhibiting NF-kappa B signal pathway activation. Exp Clin Endocrinol Diabetes, 2015, 123（9）: 536-542. | 张翼 | 北京老年医院 |
| 553 | Tian G, Li X, Li H, Wang X, Cheng B. Systematic meta-analysis of the association between monocyte chemoattractant protein-1 - 2518A/G polymorphism and risk of tuberculosis. Genet Mol Res, 2015, 14（2）: 5501-5510. | 张翼 | 北京老年医院 |
| 554 | Shi R, Duan J, Deng Y, Tu Q, Cao Y, Zhang M, Zhu Q, Lu Y. Nutritional status of an elderly population in Southwest China: a cross-sectional study based on comprehensive geriatric assessment. J Nutr Health Aging, 2015, 19（1）: 26-32. | 肖谦 | 重庆医科大学附属第一医院 |
| 555 | Zhang ZS, Yang DY, Fu YB, Zhang L, Zhao QP, Li G. Knockdown of CkrL by shRNA deteriorates hypoxia/reoxygenation-induced H9C2 cardiomyocyte apoptosis and survival inhibition Via Bax and downregulation of P-Erk1/2. Cell Biochem Funct, 2015, 33（2）: 80-88. | 肖谦 | 重庆医科大学附属第一医院 |
| 556 | Deng M, Luo Y, Li Y, Yang Q, Deng X, Wu P, Ma H. Klotho gene delivery ameliorates renal hypertrophy and fibrosis in streptozotocin-induced diabetic rats by suppressing the Rho-associated coiled-coil kinase signaling pathway. Mol Med Rep, 2015, 12（1）: 45-54. | 肖谦 | 重庆医科大学附属第一医院 |

（续　表）

| 编号 | 文　章 | 单位联络人 | 发表单位 |
|---|---|---|---|
| 557 | Yu H, Yang J, Xiao Q, Lu Y, Zhou X, Xia L, Nie D. Regulation of high glucose-mediated mucin expression by matrix metalloproteinase-9 in human airway epithelial cells. Exp Cell Res, 2015, 333（1）：127-135. | 肖谦 | 重庆医科大学附属第一医院 |
| 558 | Li FQ, Zeng DK, Jia CL, Zhou P, Yin L, Zhang B, Liu F, Zhu Q. The effects of sodium tanshinone IIa sulfonate pretreatment on high glucose-induced expression of fractalkine and apoptosis in human umbilical vein endothelial cells. Int J Clin Exp Med, 2015, 8（4）：5279-5286. | 肖谦 | 重庆医科大学附属第一医院 |
| 559 | Zhou LS, Xu LJ, Wang XQ, Huang YH, Xiao Q. Effect of angiotensin-converting enzyme inhibitors on physical function in elderly subjects：a systematic review and meta-analysis. Drugs Aging, 2015, 32（9）：727-735. | 肖谦 | 重庆医科大学附属第一医院 |
| 560 | Ding HY, Ma HX. Significant roles of anti-aging protein klotho and fibroblast growth factor 23 in cardiovascular disease. J Geriatr Cardiol, 2015, 12（4）：439-447. | 肖谦 | 重庆医科大学附属第一医院 |
| 561 | Tu Q, Zou Y, Zhang M, Cao Y, Yang W, Yu W, Lü Y. Application status of memantine in patients with dementia in the Chongqing area of Southwest China. Journal of Clinical Gerontology and Geriatrics, 2015, 6（3）：85-88. | 肖谦 | 重庆医科大学附属第一医院 |
| 562 | Liu X, Deng H, Huang Z, Yan B, Lv J, Wu J. A novel visual sputum suctioning system is useful for endotracheal suctioning in a dog model. Int J Clin Exp Med, 2014, 7（12）：4819-4827. | 肖谦 | 重庆医科大学附属第一医院 |
| 563 | Liu X, Feng Y, Xu G, Zhang Y, Qian J, Deng H, Guo R. A new strategy for pericardiocentesis with a visual puncture system：the feasibility and efficiency study in a pericardial effusion model. Int J Cardiol, 2014, 177（3）：e128-130. | 肖谦 | 重庆医科大学附属第一医院 |
| 564 | Liu Y, Yan B, Huang Z, Guo R, Wu J, Liu X, Yao K, Lv F, Deng H. Feasibility and safety of fiber optic micro-imaging in canine peripheral airways. PLoS One, 2014, 9（1）：e84829. | 肖谦 | 重庆医科大学附属第一医院 |
| 565 | Zou Y, Zhu Q, Deng Y, Duan J, Pan L, Tu Q, Dai R, Zhang X, Chu LW, Lu Y. Vascular risk factors and mild cognitive impairment in the elderly population in Southwest China. Am J Alzheimers Dis Other Demen, 2014, 29（3）：242-247. | 肖谦 | 重庆医科大学附属第一医院 |
| 566 | Liu X, Xiao Q, Zhang L, Yang Q, Liu X, Xu L, Cheng W. The long-term efficacy and safety of DPP-IV inhibitors monotherapy and in combination with metformin in 18, 980 patients with type-2 diabetes mellitus-a meta-analysis. Pharmacoepidemiol Drug Saf, 2014, 23（7）：687-698. | 肖谦 | 重庆医科大学附属第一医院 |
| 567 | Yu W, Zou Y, Du Y, Luo J, Zhang M, Yang W, Wang X, Lu Y. Altered cerebrospinal fluid concentrations of TGF beta1 in patients with drug-resistant epilepsy. Neurochem Res, 2014, 39（11）：2211-2217. | 肖谦 | 重庆医科大学附属第一医院 |
| 568 | Liu X, Xiao Q, Zhao K, Gao Y. Ghrelin inhibits high glucose-induced PC12 cell apoptosis by regulating TLR4/NF-kappaB pathway. Inflammation, 2013, 36（6）：1286-1294. | 肖谦 | 重庆医科大学附属第一医院 |
| 569 | Du HM, Niu BL, Zhao KX, Li J, Xiao Q. Intracerebroventricular administrations of angiotensin IV（Ang IV）ameliorate cognitive disorder in diabetic rats. Neurology Asia, 2013, 18（2）：195-202. | 肖谦 | 重庆医科大学附属第一医院 |
| 570 | Du Y, Zou Y, Yu W, Shi R, Zhang M, Yang W, Duan J, Deng Y, Wang X, Lu Y. Expression pattern of sorting Nexin 25 in temporal lobe epilepsy：a study on patients and pilocarpine-induced rats. Brain Res, 2013, 1509：79-85. | 肖谦 | 重庆医科大学附属第一医院 |

| 编号 | 文　章 | 单位联络人 | 发表单位 |
| --- | --- | --- | --- |
| 571 | Zhang X, Li G, Zhang L, Yang D, Zhang Z, Yan A, Linghu H. C3G overexpression promotes the survival of rat-derived H9C2 cardiomyocytes by p-ERK1/2. Cell Biol Int, 2013, 37 (10): 1106-1113. | 肖谦 | 重庆医科大学附属第一医院 |
| 572 | Zhou J, Li G, Wang ZH, Wang LP, Dong PJ. Effects of low-dose hydroxychloroquine on expression of phosphorylated Akt and p53 proteins and cardiomyocyte apoptosis in peri-infarct myocardium in rats. Exp Clin Cardiol, 2013, 18 (2): e95-98. | 肖谦 | 重庆医科大学附属第一医院 |
| 573 | Liu XL, Li G, Wang ZH, Zhao WJ, Wang LP. Increased expression of Dock180 protein in the noninfarcted myocardium in rats. J Chin Med Assoc, 2013, 76 (3): 164-168. | 肖谦 | 重庆医科大学附属第一医院 |
| 574 | Yan A, Li G, Zhang X, Zhu B, Linghu H. Pro-survival effect of Dock180 overexpression on rat-derived H9C2 cardiomyocytes. Med Sci Monit Basic Res, 2013, 19: 12-19. | 肖谦 | 重庆医科大学附属第一医院 |
| 575 | Wang L, Li G, Wang Z, Liu X, Zhao W. Elevated expression of C3G protein in the peri-infarct myocardium of rats. Med Sci Monit Basic Res, 2013, 19: 1-5. | 肖谦 | 重庆医科大学附属第一医院 |
| 576 | Xie J, Chen J, Wei Q. Repetitive transcranial magnetic stimulation versus electroconvulsive therapy for major depression: a meta-analysis of stimulus parameter effects. Neurol Res, 2013, 35 (10): 1084-1091. | 肖谦 | 重庆医科大学附属第一医院 |
| 577 | Ma L, Wei Q, Deng H, Zhang Q, Li G, Tang N, Xie J, Chen Y. Growth factor receptor-bound protein 10-mediated negative regulation of the insulin-like growth factor-1 receptor-activated signalling pathway results in cognitive disorder in diabetic rats. J Neuroendocrinol, 2013, 25 (7): 626-634. | 肖谦 | 重庆医科大学附属第一医院 |
| 578 | Lv J, Wu J, Guo R, Liu X, Yan B, Deng H. Laboratory test of a visual sputum suctioning system. Respir Care, 2013, 58 (10): 1637-1642. | 肖谦 | 重庆医科大学附属第一医院 |
| 579 | Zou Y, Li Y, Yu W, Du Y, Shi R, Zhang M, Duan J, Deng Y, Tu Q, Dai R, Lu Y. Hypoxia-up-regulated mitochondrial movement regulator does not contribute to the APP/PS1 double transgenic mouse model of Alzheimer's disease. Dement Geriatr Cogn Disord, 2013, 36 (3-4): 137-145. | 肖谦 | 重庆医科大学附属第一医院 |
| 580 | Zeng W, Deng H. Cough syncope: constrictive pericarditis. Intern Med, 2013, 52 (4): 463-465. | 肖谦 | 重庆医科大学附属第一医院 |
| 581 | Zhang X, Shen F, Dong L, Zhao X, Qu X. Influence and pathophysiological mechanisms of simvastatin on prostatic hyperplasia in spontaneously hypertensive rats. Urol Int, 2013, 91 (4): 467-473. | 蹇在金 | 中南大学湘雅二医院 |
| 582 | Zhang X, Liu H, Hock T, Thannickal VJ, Sanders YY. Histone deacetylase inhibition downregulates collagen 3A1 in fibrotic lung fibroblasts. Int J Mol Sci, 2013, 14 (10): 19605-19617. | 蹇在金 | 中南大学湘雅二医院 |
| 583 | Wang YJ, Zhan JK, Huang W, Wang Y, Liu Y, Wang S, Tan P, Tang ZY, Liu YS. Effects of low-dose testosterone undecanoate treatment on bone mineral density and bone turnover markers in elderly male osteoporosis with low serum testosterone. Int J Endocrinol, 2013, 2013: 570413. | 蹇在金 | 中南大学湘雅二医院 |
| 584 | Xie B, Chen J, Liu B, Zhan J. Klotho acts as a tumor suppressor in cancers. Pathol Oncol Res, 2013, 19 (4): 611-617. | 蹇在金 | 中南大学湘雅二医院 |

（续　表）

| 编号 | 文　章 | 单位联络人 | 发表单位 |
|---|---|---|---|
| 585 | Yuan LW, Liu DC, Yang ZL. Correlation of S1P1 and ERp29 expression to progression, metastasis, and poor prognosis of gallbladder adenocarcinoma. Hepatobiliary Pancreat Dis Int, 2013, 12（2）：189-195. | 蹇在金 | 中南大学湘雅二医院 |
| 586 | Xie B, Zhou J, Yuan L, Ren F, Liu DC, Li Q, Shu G. Epigenetic silencing of Klotho expression correlates with poor prognosis of human hepatocellular carcinoma. Hum Pathol, 2013, 44（5）：795-801. | 蹇在金 | 中南大学湘雅二医院 |
| 587 | Shu G, Xie B, Ren F, Liu DC, Zhou J, Li Q, Chen J, Yuan L, Zhou J. Restoration of klotho expression induces apoptosis and autophagy in hepatocellular carcinoma cells. Cell Oncol（Dordr）, 2013, 36（2）：121-129. | 蹇在金 | 中南大学湘雅二医院 |
| 588 | Xie B, Zhou J, Shu G, Liu DC, Zhou J, Chen J, Yuan L. Restoration of klotho gene expression induces apoptosis and autophagy in gastric cancer cells: tumor suppressive role of klotho in gastric cancer. Cancer Cell Int, 2013, 13（1）：18. | 蹇在金 | 中南大学湘雅二医院 |
| 589 | Duan J, Yuan L, Zhou J. Side-to-side jejunoileal anastomosis plus proximal loop ligation: a novel intestinal bypass model for diabetic rats. Obes Surg, 2014, 24（1）：141-142. | 蹇在金 | 中南大学湘雅二医院 |
| 590 | Qu X, Huang Z, Meng X, Zhang X, Dong L, Zhao X. Prostate volume correlates with diabetes in elderly benign prostatic hyperplasia patients. Int Urol Nephrol, 2014, 46（3）：499-504. | 蹇在金 | 中南大学湘雅二医院 |
| 591 | Liu Y, Zhan J, Tan P, Wang Y, Wang Y, He J, Tang Z, Huang W. Exenatide inhibits calcification of human vascular smooth muscle cells via Nf-kb/rankl signalling. Diabetes/metabolism: Research & Reviews, 2014, 30：52-53. | 蹇在金 | 中南大学湘雅二医院 |
| 592 | Zhan JK, Tan P, Wang YJ, Wang Y, He JY, Tang ZY, Huang W, Liu YS. Exenatide can inhibit calcification of human VSMCs through the NF-kappaB/RANKL signaling pathway. Cardiovasc Diabetol, 2014, 13：153. | 蹇在金 | 中南大学湘雅二医院 |
| 593 | Zhan JK, Wang YJ, Wang Y, Tang ZY, Tan P, Huang W, Liu YS. Adiponectin attenuates the osteoblastic differentiation of vascular smooth muscle cells through the AMPK/mTOR pathway. Exp Cell Res, 2014, 323（2）：352-358. | 蹇在金 | 中南大学湘雅二医院 |
| 594 | Zhan JK, Wang YJ, Wang Y, Wang S, Tan P, Huang W, Liu YS. The mammalian target of rapamycin signalling pathway is involved in osteoblastic differentiation of vascular smooth muscle cells. Can J Cardiol, 2014, 30（5）：568-575. | 蹇在金 | 中南大学湘雅二医院 |
| 595 | Long L, Huang G, Zhu H, Guo Y, Liu Y, Huo J. Down-regulation of miR-138 promotes colorectal cancer metastasis via directly targeting TWIST2. J Transl Med, 2013, 11：275. | 蹇在金 | 中南大学湘雅二医院 |
| 596 | Wang R, Zhang P, Wang Y, Zhang L. Role of ubiquitin ligase Cbl-b in B-cell activation of dendritic cells loaded with Talpha146-162 in the treatment of experimental autoimmune myasthenia gravis in mice. Eur Rev Med Pharmacol Sci, 2014, 18（12）：1723-1734. | 蹇在金 | 中南大学湘雅二医院 |
| 597 | Miao Q, Wang Q, Dong L, Wang Y, Tan Y, Zhang X. The expression of p66shc in peripheral blood monocytes is increased in patients with coronary heart disease and correlated with endothelium-dependent vasodilatation. Heart Vessels, 2015, 30（4）：451-457. | 蹇在金 | 中南大学湘雅二医院 |

| 编号 | 文　章 | 单位联络人 | 发表单位 |
|---|---|---|---|
| 598 | Zhang X, Zeng X, Liu Y, Dong L, Zhao X, Qu X. Impact of metabolic syndrome on benign prostatic hyperplasia in elderly Chinese men. Urol Int, 2014, 93 (2): 214-219. | 蹇在金 | 中南大学湘雅二医院 |
| 599 | Nie S, Zhou J, Bai F, Jiang B, Chen J, Zhou J. Role of endothelin A receptor in colon cancer metastasis: in vitro and in vivo evidence. Mol Carcinog, 2014, 53 (Suppl 1): E85-91. | 蹇在金 | 中南大学湘雅二医院 |
| 600 | Ren F, Shu G, Liu G, Liu D, Zhou J, Yuan L, Zhou J. Knockdown of p62/sequestosome 1 attenuates autophagy and inhibits colorectal cancer cell growth. Mol Cell Biochem, 2014, 385 (1-2): 95-102. | 蹇在金 | 中南大学湘雅二医院 |
| 601 | Ren F, Yang ZL, Tan X, Liu D, Zou Q, Yuan Y, Li J, Liang L, Zeng G, Chen S. DNA-PKcs and Ku70 are predictive markers for poor prognosis of patients with gall bladder malignancies. Appl Immunohistochem Mol Morphol, 2014, 22 (10): 741-747. | 蹇在金 | 中南大学湘雅二医院 |
| 602 | Fang Z, Zhou J, Ren F, Liu D. Self-gripping mesh versus sutured mesh in open inguinal hernia repair: system review and meta-analysis. Am J Surg, 2014, 207 (5): 773-781. | 蹇在金 | 中南大学湘雅二医院 |
| 603 | Duan J, Zhou J, Tan C, Yuan L. Distal small bowel resection with the preservation of the terminal ileum: a novel model to study the role of the gut in glucose homeostasis. Obes Surg, 2014, 24 (3): 435-436. | 蹇在金 | 中南大学湘雅二医院 |
| 604 | Duan J, Zhou J, Ren F, Tan C, Wang S, Yuan L. Mid to distal small bowel resection with the preservation of the terminal ileum improves glucose homeostasis in diabetic rats by activating the hindgut-dependent mechanism. J Gastrointest Surg, 2014, 18 (6): 1186-1193. | 蹇在金 | 中南大学湘雅二医院 |
| 605 | Wang Y, Li Y, Yang Y, Chen P, Luo Y, Zhang T. The role of CIH mediated by TNF-alpha-regulated fractalkine in liver injury. Respirology, 2013, 18: 61. | 蹇在金 | 中南大学湘雅二医院 |
| 606 | Xu Y, Yang Y, Luo YQ. Effect of atorvastatin on serum oxidative stress and N-terminal brain natriuretic peptide expression in rats. Asian Pac J Trop Med, 2014, 7 (5): 398-401. | 蹇在金 | 中南大学湘雅二医院 |
| 607 | Zhan JK, Wang YJ, Wang Y, Tang ZY, Tan P, Huang W, Liu YS. The protective effect of GLP-1 analogue in arterial calcification through attenuating osteoblastic differentiation of human VSMCs. Int J Cardiol, 2015, 189: 188-193. | 蹇在金 | 中南大学湘雅二医院 |
| 608 | Wang YJ, Wang Y, Zhan JK, Tang ZY, He JY, Tan P, Deng HQ, Huang W, Liu YS. Sarco-osteoporosis: prevalence and association with frailty in Chinese community-dwelling older adults. Int J Endocrinol, 2015, 2015: 482940. | 蹇在金 | 中南大学湘雅二医院 |
| 609 | Zhan JK, Wang Y, He JY, Wang YJ, Tan P, Tang ZY, Deng HQ, Huang W, Liu YS. Artery calcification, osteoporosis, and plasma adiponectin levels in Chinese elderly. Heart Lung, 2015, 44 (6): 539-543. | 蹇在金 | 中南大学湘雅二医院 |
| 610 | Luo Y, Yang Y, Zhang H, Zhang T, Wang Y, Tan S, Xu Y, Li D, Ye L, Chen P. Effect of inducible co-stimulatory molecule siRNA in cerebral infarction rat models. Med Sci Monit, 2015, 21: 3003-3007. | 蹇在金 | 中南大学湘雅二医院 |

（续　表）

| 编号 | 文　章 | 单位联络人 | 发表单位 |
|---|---|---|---|
| 611 | Dong L, Qu X, Hu ZG, Peng X, Wang Y, Miao Q, Zhang X. Lipoprotein-associated phospholipase A2 is associated with angiographic coronary artery disease and coronary artery risk factors in the elderly. International Journal of Gerontology, 2015, 9（2）：82-86. | 蹇在金 | 中南大学湘雅二医院 |
| 612 | Zhang X, Zeng X, Dong L, Zhao X, Qu X. The effects of statins on benign prostatic hyperplasia in elderly patients with metabolic syndrome. World J Urol, 2015, 33（12）：2071-2077. | 蹇在金 | 中南大学湘雅二医院 |
| 613 | Long LM, He BF, Huang GQ, Guo YH, Liu YS, Huo JR. microRNA-214 functions as a tumor suppressor in human colon cancer via the suppression of ADP-ribosylation factor-like protein 2. Oncol Lett, 2015, 9（2）：645-650. | 蹇在金 | 中南大学湘雅二医院 |
| 614 | Zeng Y, Zhang L, Hu Z, Yang Q, Ma M, Liu B, Xia J, Xu H, Liu Y, Du X. 807C/T polymorphism of platelet glycoprotein Ia gene is associated with cerebral hemorrhage in a Chinese population. Int J Neurosci, 2016, 126（8）：729-733. | 蹇在金 | 中南大学湘雅二医院 |
| 615 | Gao YW, Xu M, Xu Y, Li D, Zhou S. Effect of three common IL-17 single nucleotide polymorphisms on the risk of developing gastric cancer. Oncol Lett, 2015, 9（3）：1398-1402. | 蹇在金 | 中南大学湘雅二医院 |
| 616 | Gao Y, Xu Y, Hua S, Zhou S, Wang K. ALDH2 attenuates Dox-induced cardiotoxicity by inhibiting cardiac apoptosis and oxidative stress. Int J Clin Exp Med, 2015, 8（5）：6794-6803. | 蹇在金 | 中南大学湘雅二医院 |
| 617 | Wang H, Tan Y, Zhou Y, Wang Y, Li C, Zhou J, Duan T, Zhang J, Liu D. Submucosal tunneling endoscopic resection for upper gastrointestinal submucosal tumors originating from the muscularis propria layer. Eur J Gastroenterol Hepatol, 2015, 27（7）：776-780. | 蹇在金 | 中南大学湘雅二医院 |
| 618 | Liu GL, Wu XR, Shen B. Endoscopic needle-knife treatment of mucosal bridges in the multicompartment ileal pouch. Gastrointest Endosc, 2015, 81（5）：1278-1279. | 蹇在金 | 中南大学湘雅二医院 |
| 619 | Liu G, Shen B. Doppler US-guided endoscopic needle-knife septectomy for ileal pouch outlet obstruction. Gastrointest Endosc, 2015, 81（4）：1027-1028. | 蹇在金 | 中南大学湘雅二医院 |
| 620 | Liu G, Ma J, Liu X, Shen B. Clinical implications of noncaseating granulomas on histology in patients with ileal pouches. Inflamm Bowel Dis, 2015, 21（8）：1801-1808. | 蹇在金 | 中南大学湘雅二医院 |
| 621 | Liu G, Lin J, Xie H, Shen B, Stocchi L, Liu X. Histomorphological features and prognosis of colitis-associated colorectal cancer in patients with primary sclerosing cholangitis. Scand J Gastroenterol, 2015, 50（11）：1389-1396. | 蹇在金 | 中南大学湘雅二医院 |
| 622 | Horvath B, Liu G, Wu X, Lai KK, Shen B, Liu X. Overexpression of p53 predicts colorectal neoplasia risk in patients with inflammatory bowel disease and mucosa changes indefinite for dysplasia. Gastroenterol Rep（Oxf）, 2015, 3（4）：344-349. | 蹇在金 | 中南大学湘雅二医院 |
| 623 | Fang Z, Ren F, Zhou J, Tian J. Biologic mesh versus synthetic mesh in open inguinal hernia repair：system review and meta-analysis. ANZ J Surg, 2015, 85（12）：910-916. | 蹇在金 | 中南大学湘雅二医院 |

（续　表）

| 编号 | 文　章 | 单位联络人 | 发表单位 |
|---|---|---|---|
| 624 | Gong S, Li J, Ma L, Li K, Zhang L, Wang G, Liu Y, Ji X, Liu X, Chen P, Ouyang R, Zhang S, Zhou Z, Wang CY, Xiang X, Yang Y. Blockade of dopamine D1-like receptor signalling protects mice against OVA-induced acute asthma by inhibiting B-cell activating transcription factor signalling and Th17 function. FEBS J, 2013, 280 (23): 6262-6273. | 蹇在金 | 中南大学湘雅二医院 |
| 625 | Fan M, Li X, Jiang W, Huang Y, Li J, Wang Z. A long non-coding RNA, PTCSC3 as a tumor suppressor and a target of miRNAs in thyroid cancer cells. Exp Ther Med, 2013, 5 (4): 1143-1146. | 蹇在金 | 中南大学湘雅二医院 |
| 626 | Wang Y, Wang YJ, Zhan JK, Tang ZY, Huang W, Tan P, Gao S, Ma CL, Jian ZJ, Liu YS. Vitmin D binding protein affects the correlation of 25 (OH) D and frailty in the older men. Int J Endocrinol, 2014, 2014: 543783. | 蹇在金 | 中南大学湘雅二医院 |
| 627 | Liu G, Xie B, Gong L, Zhou J, Shu G. The expression of p66Shc protein in benign, premalignant and malignant gastrointestinal lesions. Pathol Oncol Res, 2014, 20 (3): 733-739. | 蹇在金 | 中南大学湘雅二医院 |
| 628 | Tan S, Zhou S, Luo Y. Baicalein pretreatment confers cardioprotection against acute myocardial infarction by activating the endothelial nitric oxide synthase signaling pathway and inhibiting oxidative stress. Molecular Medicine Reports, 2014, 9 (6): 2429. | 蹇在金 | 中南大学湘雅二医院 |
| 629 | Xu X, Guo L, Tian G. Diabetes cognitive impairments and the effect of traditional Chinese herbs. Evid Based Complement Alternat Med, 2013, 2013: 649396. | 钟远 | 上海市第六人民医院 |
| 630 | Wang B, Miao Y, Zhao Z, Zhong Y. Inflammatory macrophages promotes development of diabetic encephalopathy. Cell Physiol Biochem, 2015, 36 (3): 1142-1150. | 钟远 | 上海市第六人民医院 |
| 631 | Zhu Y, Miao Y, Meng Z, Zhong Y. Effects of vaccinium berries on serum lipids: a meta-analysis of randomized controlled trials. Evid Based Complement Alternat Med, 2015, 2015: 790329. | 钟远 | 上海市第六人民医院 |
| 632 | Zhong Y, Chen AF, Zhao J, Gu YJ, Fu GX. Serum levels of cathepsin D, sirtuin1, and endothelial nitric oxide synthase are correlatively reduced in elderly healthy people. Aging Clin Exp Res, 2016, 28 (4): 641-645. | 钟远 | 上海市第六人民医院 |
| 633 | Wang BY, Zhong Y, Zhao Z, Miao Y. Epigenetic suppression of hippocampal BDNF mediates the memory deficiency induced by amyloid fibrils. Pharmacol Biochem Behav, 2014, 126: 83-89. | 钟远 | 上海市第六人民医院 |
| 634 | Zhong Y, Zheng X, Miao Y, Wan L, Yan H, Wang B. Effect of CYP2D6*10 and APOE polymorphisms on the efficacy of donepezil in patients with Alzheimer's disease. Am J Med Sci, 2013, 345 (3): 222-226. | 钟远 | 上海市第六人民医院 |
| 635 | Zhao Z, Huang G, Wang B, Zhong Y. Inhibition of NF-kappaB activation by Pyrrolidine dithiocarbamate partially attenuates hippocampal MMP-9 activation and improves cognitive deficits in streptozotocin-induced diabetic rats. Behav Brain Res, 2013, 238: 44-47. | 钟远 | 上海市第六人民医院 |
| 636 | Gao L, Dong B, Hao QK, Ding X. Association between cognitive impairment and eating habits in elderly Chinese subjects over 90 years of age. J Int Med Res, 2013, 41 (4): 1362-1369. | 董碧蓉 | 四川大学华西医院 |

（续　表）

| 编号 | 文　章 | 单位联络人 | 发表单位 |
| --- | --- | --- | --- |
| 637 | Luo L, Yang M, Hao Q, Yue J, Dong B. Cross-sectional study examining the association between metabolic syndrome and cognitive function among the oldest old. J Am Med Dir Assoc, 2013, 14（2）：105-108. | 董碧蓉 | 四川大学华西医院 |
| 638 | Li Y, Wang S, Wang LX, Meng ZM, Li J, Dong BR. Is comprehensive geriatric assessment recognized and applied in Southwest China? A survey from Sichuan Association of Geriatrics. J Am Med Dir Assoc, 2013, 14（10）：775, e771-773. | 董碧蓉 | 四川大学华西医院 |
| 639 | Li Y, Wang S, Li J, Dong BR, Li ZX, Yu JM, Lei JG, Wang L, Zhang R, Wang Y, Shi WF, Zhang ZQ, Li B. A survey of physicians who care for older persons in Southwest China. J Nutr Health Aging, 2013, 17（2）：192-195. | 董碧蓉 | 四川大学华西医院 |
| 640 | Gao L, Dong B, Hao QK, Ding X. Association between cognitive impairment and eating habits in elderly Chinese subjects over 90 years of age. J Int Med Res, 2013, 41（4）：1362-1369. | 董碧蓉 | 四川大学华西医院 |
| 641 | Yang M, Ding X, Dong B. The measurement of disability in the elderly：a systematic review of self-reported questionnaires. J Am Med Dir Assoc, 2014, 15（2）：150. e151-159. | 董碧蓉 | 四川大学华西医院 |
| 642 | Yang M, Ding X, Luo L, Hao Q, Dong B. Disability associated with obesity, dynapenia and dynapenic-obesity in Chinese older adults. J Am Med Dir Assoc, 2014, 15（2）：150. e111-156. | 董碧蓉 | 四川大学华西医院 |
| 643 | Yang M, Luo L, Hao Q, Dong B. Content comparison of self-reported disability measures for the elderly according to the international classification of functioning, disability and health. Disabil Rehabil, 2014, 36（11）：884-893. | 董碧蓉 | 四川大学华西医院 |
| 644 | Yang M, Hao Q, Luo L, Ding X, Wu H, Zhang Y, Dong B. Body mass index and disability in Chinese nonagenarians and centenarians. J Am Med Dir Assoc, 2014, 15（4）：303. e301-306. | 董碧蓉 | 四川大学华西医院 |
| 645 | Yang M, Jiang J, Li H, Wu H, Dong B. Association between waist circumference and self-reported disability among Chinese adults aged 90 years and older. Geriatr Gerontol Int, 2015, 15（12）：1249-1257. | 董碧蓉 | 四川大学华西医院 |
| 646 | Cao L, Chen S, Zou C, Ding X, Gao L, Liao Z, Liu G, Malmstrom TK, Morley JE, Flaherty JH, An Y, Dong B. A pilot study of the SARC-F scale on screening sarcopenia and physical disability in the Chinese older people. J Nutr Health Aging, 2014, 18（3）：277-283. | 董碧蓉 | 四川大学华西医院 |
| 647 | Mo L, Yang X, He J, Dong B. Evaluation of potentially inappropriate medications in older inpatients in China. J Am Geriatr Soc, 2014, 62（11）：2216-2218. | 董碧蓉 | 四川大学华西医院 |
| 648 | Morley JE, Caplan G, Cesari M, Dong B, Flaherty JH, Grossberg GT, Holmerova I, Katz PR, Koopmans R, Little MO, Martin F, Orrell M, Ouslander J, Rantz M, Resnick B, Rolland Y, Tolson D, Woo J, Vellas B. International survey of nursing home research priorities. J Am Med Dir Assoc, 2014, 15（5）：309-312. | 董碧蓉 | 四川大学华西医院 |
| 649 | Kenneth R, Dong B, Yu P. Chinese geriatric medicine and the challenge of common diseases in elderly people. Chinese J Geriatr, 2014, 32（12）：1263-1267. | 董碧蓉 | 四川大学华西医院 |
| 650 | Yang M, Lu J, Hao Q, Luo L, Dong B. Does residing in urban or rural areas affect the incidence of polypharmacy among older adults in western China? Arch Gerontol Geriatr, 2015, 60（2）：328-333. | 董碧蓉 | 四川大学华西医院 |

| 编号 | 文　章 | 单位联络人 | 发表单位 |
|---|---|---|---|
| 651 | Yang M, Jiang J, Hao Q, Luo L, Dong B. Dynapenic obesity and lower extremity function in elderly adults. J Am Med Dir Assoc, 2015, 16（1）：31-36. | 董碧蓉 | 四川大学华西医院 |
| 652 | Wang B, He P, Dong B. Associations between social networks, social contacts, and cognitive function among Chinese nonagenarians/centenarians. Arch Gerontol Geriatr, 2015, 60（3）：522-527. | 董碧蓉 | 四川大学华西医院 |
| 653 | Wang B, He P, Dong B. Association between family functioning and cognitive impairment among Chinese nonagenarians/centenarians. Geriatr Gerontol Int, 2015, 15（9）：1135-1142. | 董碧蓉 | 四川大学华西医院 |
| 654 | Chen S, Hao Q, Yang M, Yue J, Cao L, Liu G, Zou C, Ding X, Pu H, Dong B. Association between Angiotensin-converting enzyme insertion/deletion polymorphisms and frailty among chinese older people. J Am Med Dir Assoc, 2015, 16（5）：438. e431-436. | 董碧蓉 | 四川大学华西医院 |
| 655 | Hao Q, Yang M, Luo L, Hai S, Ding X, Dong B. The association of falls and various physical activities in Chinese nonagenarians/centenarians. Arch Gerontol Geriatr, 2015, 61（1）：21-26. | 董碧蓉 | 四川大学华西医院 |
| 656 | Zou C, Zhou Y, Dong B, Hao Q, Chen S, Zhou J. Predictors of 49-month mortality in Chinese nonagenarians and centenarians in PLAD study. Aging Clin Exp Res, 2015, 27（6）：821-827. | 董碧蓉 | 四川大学华西医院 |
| 657 | Gao L, Jiang J, Yang M, Hao Q, Luo L, Dong B. Prevalence of sarcopenia and associated factors in Chinese community-dwelling elderly：comparison between rural and urban areas. J Am Med Dir Assoc, 2015, 16（11）：1003. e1001-1006. | 董碧蓉 | 四川大学华西医院 |
| 658 | Li J, Vellas B, Dong B, Cesari M. Frailty in China. J Am Med Dir Assoc, 2015, 16（8）：711-712. | 董碧蓉 | 四川大学华西医院 |
| 659 | Cao L, Chen S, Zou C, Ding X, Gao L, Liao Z, Liu G, Malmstrom TK, Morley JE, Flaherty JH, An Y, Dong B. A pilot study of the SARC-F scale on screening sarcopenia and physical disability in the Chinese older people. J Nutr Health Aging, 2014, 18（3）：277-283. | 董碧蓉 | 四川大学华西医院 |
| 660 | Li Y, Zou Y, Wang S, Li J, Jing X, Yang M, Wang L, Cao L, Yang X, Xu L, Dong B. A pilot study of the FRAIL scale on predicting outcomes in Chinese elderly people with type 2 diabetes. J Am Med Dir Assoc, 2015, 16（8）：714. e717-714, e712. | 董碧蓉 | 四川大学华西医院 |
| 661 | Wei J, Chen W, Zhu M, Cao W, Wang X, Shi H, Dong B, Sun J, Chen H, Zhou Y, Zhou S, Xu J. Guidelines for parenteral and enteral nutrition support in geriatric patients in China. Asia Pac J Clin Nutr, 2015, 24（2）：336-346. | 董碧蓉 | 四川大学华西医院 |
| 662 | Sanford AM, Orrell M, Tolson D, Abbatecola AM, Arai H, Bauer JM, Cruz-Jentoft AJ, Dong B, Ga H, Goel A, Hajjar R, Holmerova I, Katz PR, Koopmans RT, Rolland Y, Visvanathan R, Woo J, Morley JE, Vellas B. An international definition for "nursing home". J Am Med Dir Assoc, 2015, 16（3）：181-184. | 董碧蓉 | 四川大学华西医院 |
| 663 | Li Y, Hai S, Zhou Y, Dong BR. Cholinesterase inhibitors for rarer dementias associated with neurological conditions. Cochrane Database Syst Rev, 2015, （3）：CD009444. | 董碧蓉 | 四川大学华西医院 |

（续　表）

| 编号 | 文　章 | 单位联络人 | 发表单位 |
|---|---|---|---|
| 664 | Mo L, He J, Yue Q, Dong B, Huang X. Increased dosage of cyclosporine induces myopathy with increased seru creatine kinase in an elderly patient on chronic statin therapy. J Clin Pharm Ther, 2015, 40（2）: 245-248. | 董碧蓉 | 四川大学华西医院 |
| 665 | Turdi S, Huff AF, Pang J, He EY, Chen X, Wang S, Chen Y, Zhang Y, Ren J. 17-beta estradiol attenuates ovariectomy-induced changes in cardiomyocyte contractile function via activation of AMP-activated protein kinase. Toxicol Lett, 2015, 232（1）: 253-262. | 王晓明 | 第四军医大学附属西京医院 |
| 666 | Zhao D, Sun Y, Wei X, Liang H, Zhao L, Dong X, Chen H, Chen W, Yang J, Wang X, Gao F, Yi W. cIAP1 attenuates shear stress-induced hBMSC apoptosis for tissue-engineered blood vessels through the inhibition of the mitochondrial apoptosis pathway. Life Sci, 2015, 137: 81-88. | 王晓明 | 第四军医大学附属西京医院 |
| 667 | Wang Q, Sun Y, Li J, Xing W, Zhang S, Gu X, Feng N, Zhao L, Fan R, Wang Y, Yin W, Pei J. Quaternary ammonium salt of U50488H, a new kappa-opioid receptor agonist, protects rat heart against ischemia/reperfusion injury. Eur J Pharmacol, 2014, 737: 177-184. | 王晓明 | 第四军医大学附属西京医院 |
| 668 | Wang X, Cao Y, Shen M, Wang B, Zhang W, Liu Y, He X, Wang L, Xia Y, Ding M, Xu X, Ren J. DIDS reduces ischemia/reperfusion-induced myocardial injury in rats. Cell Physiol Biochem, 2015, 35（2）: 676-688. | 王晓明 | 第四军医大学附属西京医院 |
| 669 | Shen M, Wang L, Guo X, Xue Q, Huo C, Li X, Fan L, Wang X. A novel endoplasmic reticulum stressinduced apoptosis model using tunicamycin in primary cultured neonatal rat cardiomyocytes. Mol Med Rep, 2015, 12（4）: 5149-5154. | 王晓明 | 第四军医大学附属西京医院 |
| 670 | Ding M, Lei J, Han H, Li W, Qu Y, Fu E, Fu F, Wang X. SIRT1 protects against myocardial ischemia-reperfusion injury via activating eNOS in diabetic rats. Cardiovasc Diabetol, 2015, 14: 143. | 王晓明 | 第四军医大学附属西京医院 |
| 671 | Shen M, Wang L, Guo X, Xue Q, Huo C, Li X, Fan L, Wang X. A novel endoplasmic reticulum stressinduced apoptosis model using tunicamycin in primary cultured neonatal rat cardiomyocytes. Mol Med Rep, 2015, 12（4）: 5149-5154. | 王晓明 | 第四军医大学附属西京医院 |
| 672 | Shen M, Wang L, Wang B, Wang T, Yang G, Shen L, Wang T, Guo X, Liu Y, Xia Y, Jia L, Wang X. Activation of volume-sensitive outwardly rectifying chloride channel by ROS contributes to ER stress and cardiac contractile dysfunction: involvement of CHOP through Wnt. Cell Death Dis, 2014, 5: e1528. | 王晓明 | 第四军医大学附属西京医院 |
| 673 | Shen M, Wang L, Yang G, Gao L, Wang B, Guo X, Zeng C, Xu Y, Shen L, Cheng K, Xia Y, Li X, Wang H, Fan L, Wang X. Baicalin protects the cardiomyocytes from ER stress-induced apoptosis: inhibition of CHOP through induction of endothelial nitric oxide synthase. PLoS One, 2014, 9（2）: e88389. | 王晓明 | 第四军医大学附属西京医院 |
| 674 | Liu Y, Wang B, Zhang WW, Liu JN, Shen MZ, Ding MG, Wang XM, Ren J. Modulation of staurosporine-activated volume-sensitive outwardly rectifying Cl（-） channel by PI3K/Akt in cardiomyocytes. Curr Pharm Des, 2013, 19（27）: 4859-4864. | 王晓明 | 第四军医大学附属西京医院 |
| 675 | Su H, Yuan Y, Wang XM, Lau WB, Wang Y, Wang X, Gao E, Koch WJ, Ma XL. Inhibition of CTRP9, a novel and cardiac-abundantly expressed cell survival molecule, by TNFalpha-initiated oxidative signaling contributes to exacerbated cardiac injury in diabetic mice. Basic Res Cardiol, 2013, 108（1）: 315. | 王晓明 | 第四军医大学附属西京医院 |

（续　表）

| 编号 | 文　章 | 单位联络人 | 发表单位 |
|---|---|---|---|
| 676 | Wang W, Xing W, Zhang H, Ding M, Shang L, Lau WB, Wang X, Li R. Reduced high-molecular-weight adiponectin is an independent risk factor for cardiovascular lesions in hypercholesterolaemic patients. Clin Endocrinol（Oxf）, 2013, 78（4）: 539-544. | 王晓明 | 第四军医大学附属西京医院 |
| 677 | Zhang RH, Gao JY, Guo HT, Scott GI, Eason AR, Wang XM, Ren J. Inhibition of CYP2E1 attenuates chronic alcohol intake-induced myocardial contractile dysfunction and apoptosis. Biochim Biophys Acta, 2013, 1832（1）: 128-141. | 王晓明 | 第四军医大大学附属西京医院 |
| 678 | Ge W, Hu N, George LA, Ford SP, Nathanielsz PW, Wang XM, Ren J. Maternal nutrient restriction predisposes ventricular remodeling in adult sheep offspring. J Nutr Biochem, 2013, 24（7）: 1258-1265. | 王晓明 | 第四军医大大学附属西京医院 |
| 679 | Zhang RH, Gao JY, Guo HT, Scott GI, Eason AR, Wang XM, Ren J. Inhibition of CYP2E1 attenuates chronic alcohol intake-induced myocardial contractile dysfunction and apoptosis. Biochim Biophys Acta, 2013, 1832（1）: 128-141. | 王晓明 | 第四军医大大学附属西京医院 |
| 680 | Sun Y, Yi W, Yuan Y, Lau WB, Yi D, Wang X, Wang Y, Su H, Wang X, Gao E, Koch WJ, Ma XL. C1q/tumor necrosis factor-related protein-9, a novel adipocyte-derived cytokine, attenuates adverse remodeling in the ischemic mouse heart via protein kinase A activation. Circulation, 2013, 128（11 Suppl 1）: S113-120. | 王晓明 | 第四军医大大学附属西京医院 |
| 681 | Turdi S, Ge W, Hu N, Bradley KM, Wang X, Ren J. Interaction between maternal and postnatal high fat diet leads to a greater risk of myocardial dysfunction in offspring via enhanced lipotoxicity, IRS-1 serine phosphorylation and mitochondrial defects. J Mol Cell Cardiol, 2013, 55: 117-129. | 王晓明 | 第四军医大大学附属西京医院 |
| 682 | Li X, Gao J, Yang Y, Fang H, Han Y, Wang X, Ge W. Nanomaterials in the application of tumor vaccines: advantages and disadvantages. Onco Targets Ther, 2013, 6: 629-634. | 王晓明 | 第四军医大大学附属西京医院 |
| 683 | Gao J, Fang H, Wang X, Wu L, Zhang R, Han Y. Epithelial ovarian cancer: A case report. Exp Ther Med, 2014, 8（5）: 1535-1538. | 王晓明 | 第四军医大大学附属西京医院 |
| 684 | Su H, Ji L, Xing W, Zhang W, Zhou H, Qian X, Wang X, Gao F, Sun X, Zhang H. Acute hyperglycaemia enhances oxidative stress and aggravates myocardial ischaemia/reperfusion injury: role of thioredoxin-interacting protein. J Cell Mol Med, 2013, 17（1）: 181-191. | 王晓明 | 第四军医大大学附属西京医院 |
| 685 | Wang W, Xing W, Zhang H, Ding M, Shang L, Lau WB, Wang X, Li R. Reduced high-molecular-weight adiponectin is an independent risk factor for cardiovascular lesions in hypercholesterolaemic patients. Clin Endocrinol（Oxf）, 2013, 78（4）: 539-544. | 王晓明 | 第四军医大大学附属西京医院 |
| 686 | Wang W, Liang X, Fu D, Tie R, Xing W, Ji L, Liu F, Zhang H, Li R. Apocynum venetum leaf attenuates myocardial ischemia/reperfusion injury by inhibiting oxidative stress. Am J Chin Med, 2015, 43（1）: 71-85. | 王晓明 | 第四军医大大学附属西京医院 |
| 687 | Du R, Xia L, Ning X, Liu L, Sun W, Huang C, Wang H, Sun S. Hypoxia-induced Bmi1 promotes renal tubular epithelial cell-mesenchymal transition and renal fibrosis via PI3K/Akt signal. Mol Biol Cell, 2014, 25（17）: 2650-2659. | 王晓明 | 第四军医大大学附属西京医院 |
| 688 | Zhang H, Wu J, Dong H, Khan SA, Chu ML, Tsuda T. Fibulin-2 deficiency attenuates angiotensin II-induced cardiac hypertrophy by reducing transforming growth factor-beta signalling. Clin Sci（Lond）, 2014, 126（4）: 275-288. | 王晓明 | 第四军医大大学附属西京医院 |

（续 表）

| 编号 | 文 章 | 单位联络人 | 发表单位 |
|---|---|---|---|
| 689 | Shen T, Yang C, Ding L, Zhu Y, Ruan Y, Cheng H, Qin W, Huang X, Zhang H, Man Y, Liu D, Wang S, Bian Y, Xiao C, Zhao Y, Li J. Tbx20 functions as an important regulator of estrogen-mediated cardiomyocyte protection during oxidative stress. Int J Cardiol, 2013, 168 (4): 3704-3714. | 王晓明 | 第四军医大学附属西京医院 |
| 690 | Wang J, Zhang H, Feng YP, Meng H, Wu LP, Wang W, Li H, Zhang T, Zhang JS, Li YQ. Morphological evidence for a neurotensinergic periaqueductal gray-rostral ventromedial medulla-spinal dorsal horn descending pathway in rat. Front Neuroanat, 2014, 8: 112. | 王晓明 | 第四军医大学附属西京医院 |
| 691 | Sun Y, Yi W, Yuan Y, Lau WB, Yi D, Wang X, Wang Y, Su H, Wang X, Gao E, Koch WJ, Ma XL. C1q/tumor necrosis factor-related protein-9, a novel adipocyte-derived cytokine, attenuates adverse remodeling in the ischemic mouse heart via protein kinase A activation. Circulation, 2013, 128 (11 Suppl 1): S113-120. | 王晓明 | 第四军医大学附属西京医院 |
| 692 | Yu L, Sun Y, Cheng L, Jin Z, Yang Y, Zhai M, Pei H, Wang X, Zhang H, Meng Q, Zhang Y, Yu S, Duan W. Melatonin receptor-mediated protection against myocardial ischemia/reperfusion injury: role of SIRT1. J Pineal Res, 2014, 57 (2): 228-238. | 王晓明 | 第四军医大学附属西京医院 |
| 693 | Zhang B, Zhang Y, La Cour KH, Richmond KL, Wang XM, Ren J. Mitochondrial aldehyde dehydrogenase obliterates endoplasmic reticulum stress-induced cardiac contractile dysfunction via correction of autophagy. Biochim Biophys Acta, 2013, 1832 (4): 574-584. | 王晓明 | 第四军医大学附属西京医院 |
| 694 | Zhu CC, Zhang H, Zhang JS, Li Z, Zhao J, Li W, Zhang YQ. Inhibition of ghrelin signaling improves the reproductive phenotype of male ob/ob mouse. Fertil Steril, 2013, 99 (3): 918-926. | 王晓明 | 第四军医大学附属西京医院 |
| 695 | Zhang Q, Gao WY, Zhang Y, Chen BY, Chen Z, Zhang WS, Man SL. Inhibition of iNOS to protect intermittent hypoxia-induced hippocampal neurons impairment by Astragalus extract in rat. LEEN, 2013, 2 (96): 899-905. | 雷平 | 天津医科大学总医院 |
| 696 | Zhang Q, Gao WY, Zhang Y, Chen BY, Chen Z, Zhang WS, Man SL. Protective effects of Astragalus extract against intermittent hypoxia-induced hipocampal neurons impairment in rat. Chin Med J (Engl), 2013, 126 (8): 1551-1554. | 雷平 | 天津医科大学总医院 |
| 697 | Wang H, Tian JL, Feng SZ, Sun N, Chen BY, Zhang Y. The organ specificity in pathological damage of chronic intermittent hypoxia: an experimental study on rat with high-fat diet. Sleep Breath, 2013, 17 (3): 957-965. | 雷平 | 天津医科大学总医院 |
| 698 | Nan HL, Zhang Y, Chen Z. A case of Klinefelter's syndrome with refractory asthma, diabetes mellitus and rib fracture. Chin Med J (Engl), 2013, 126 (1): 196. | 雷平 | 天津医科大学总医院 |
| 699 | Sun N, Zhang Y, Tian JL, Wang H. Relationship between uric acid and arterial stiffness in the elderly with metabolic syndrome components. Chin Med J (Engl), 2013, 126 (16): 3097-3102. | 雷平 | 天津医科大学总医院 |
| 700 | Lei P, Li Y, Zhang J, Chen X, Chen F, Yang S. Genchip- based screening of differentially Eepressed genes in human injured cerebral cortex. Neurosurgery Quarterly, 2015, 25 (1): 41-45. | 雷平 | 天津医科大学总医院 |
| 701 | Han ZL, Chen F, Ge X, Tan J, Lei P, Zhang J. miR-21 alleviated apoptosis of cortical neurons through promoting PTEN-Akt signaling pathway in vitro after experimental traumatic brain injury. Brain Res, 2014, 1582: 12-20. | 雷平 | 天津医科大学总医院 |

（续　表）

| 编号 | 文　章 | 单位联络人 | 发表单位 |
|---|---|---|---|
| 702 | Fang YY, Zhang Q. Intermittent hypoxia-induced rat pancreatic β-cell apoptosis and protective effects of antioxidant intervention. Nutr Diabetes, 2014, 4 (9): e131. | 雷平 | 天津医科大学总医院 |
| 703 | Li LL, Zhang Q, Tan J, Fang Y, An X, Chen B. Autophagy and hippocampal neuronal injury. Sleep Breath, 2014, 18 (2): 243-249. | 雷平 | 天津医科大学总医院 |
| 704 | Zhang W, Lei P, Dong X, Xu C. The new concepts on overcoming drug resistance in lung cancer. Drug Des Devel Ther, 2014, 8: 735-744. | 雷平 | 天津医科大学总医院 |
| 705 | Zhang W, Zhang Q, Zhang M, Zhang Y, Li F, Lei P. Network analysis in the identification of special mechanisms between small cell lung cancer and non-small cell lung cancer. Thoracic Cancer, 2014, 5: 556-564. | 雷平 | 天津医科大学总医院 |
| 706 | Hua F, Fang N, Li X, Zhu S, Zhang W, Gu J. A meta-analysis of the relationship between RARβ gene promoter methylation and non-small cell lung cancer. PLoS One, 2014, 9 (5): e96163. | 雷平 | 天津医科大学总医院 |
| 707 | Zhang W, Men X, Lei P. Review on anti tumor effect of triterpene acid compounds. J Cancer Res Ther, 2014, 10 (Suppl 1): 14-19. | 雷平 | 天津医科大学总医院 |
| 708 | Li F, Zhang W. Role of traditional Chinese medicine and its chemical components in anti-tumor metastasis. J Cancer Res Ther, 2014, 10 (Suppl 1): 20-26. | 雷平 | 天津医科大学总医院 |
| 709 | Wei CJ, Cheng Y, Zhang Y, Sun F, Zhang WS, Zhang MY. Risk factors for dementia in highly educated elderly people in Tianjin, China. Clin Neurol Neurosurg, 2014, 122: 4-8. | 雷平 | 天津医科大学总医院 |
| 710 | Wang T, Nan H, Zhang C, Wang Y, Zhang X, Li Y, Mulati. Aidi injection combined with FOLFOX4 chemotherapy regimen in the treatment of advanced colorectal carcinoma. J Cancer Res Ther, 2014, 10 (Suppl 1): 52-55. | 雷平 | 天津医科大学总医院 |
| 711 | Sun F, Ladha SS, Yang L, Liu Q, Shi SX, Su N, Bomprezzi R, Shi FD. Interleukin-10 producing-B cells and their association with responsiveness to rituximab in myasthenia gravis. Muscle Nerve, 2014, 49 (4): 487-494. | 雷平 | 天津医科大学总医院 |
| 712 | Kong XD, Bai S, Chen X, Wei HJ, Jin WN, Li MS, Yan Y, Shi FD. Alterations of natural killer cells in traumatic brain injury. Neurosci Bull, 2014, 30 (6): 903-912. | 雷平 | 天津医科大学总医院 |
| 713 | Zhang W, Zhang Q, Zhang M, Zhang Y, Li F, Lei P. Analysis for the mechanism between the small cell lung cancer and non-small cell lung cancer combing the miRNA and mRNA expression profiles. Thoracic Cancer, 2015, 6 (1): 70-79. | 雷平 | 天津医科大学总医院 |
| 714 | Li C, Yang X, Feng J, Lei P, Wang Y. Proinflammatory and prothrombotic status in emphysematous rats exposed to intermittent hypoxia. Int J Clin Exp Pathol, 2015, 8 (1): 374-383 | 雷平 | 天津医科大学总医院 |
| 715 | Zhang W, Liu Q, Dong X, Lei P. A meta-analysis comparing hyperfractionated vs. conventional fractionated radiotherapy in non-small cell lung cancer. J Thorac Dis, 2015, 7 (3): 478-485. | 雷平 | 天津医科大学总医院 |
| 716 | Zhang W, Chen S, Dong X, Lei P. Meta-analysis of the diagnostic yield and safety of electromagnetic navigation bronchoscopy for lung nodules. J Thorac Dis, 2015, 7 (5): 799-809. | 雷平 | 天津医科大学总医院 |

（续　表）

| 编号 | 文　章 | 单位联络人 | 发表单位 |
|---|---|---|---|
| 717 | Wang F, Liu J, Zhang Y, Lei P. Association of Helicobacter pylori infection with chronic obstructive pulmonary disease and chronic bronchitis: a meta-analysis of 16 studies. Infect Dis (Lond), 2015, 47 (9): 597-603. | 雷平 | 天津医科大学总医院 |
| 718 | Ge X, Han Z, Chen F, Wang H, Zhang B, Jiang R, Lei P, Zhang J. miR-21 alleviates secondary blood-brain barrier damage after traumatic brain injury in rats. Brain Res, 2015, 1603: 150-157. | 雷平 | 天津医科大学总医院 |
| 719 | Han Z, Ge X, Tan J, Chen F, Gao H, Lei P, Zhang J. Establishment of lipofection protocol for efficient miR-21 transfection into cortical neurons in vitro. DNA Cell Biol, 2015, 34 (12): 703-709. | 雷平 | 天津医科大学总医院 |
| 720 | Dong X, Men X, Zhang W, Lei P. Advances in tumor markers of ovarian cancer for early diagnosis. Indian J Cancer, 2014, 51: 72-76. | 雷平 | 天津医科大学总医院 |
| 721 | Li M, Tan J, Miao Y, Lei P, Zhang Q. The dual role of autophagy under hypoxia-involvement of Interaction between autophagy and apoptosis. Apoptosis, 2015, 20 (6): 769-977. | 雷平 | 天津医科大学总医院 |
| 722 | Li L, Tan J, Miao Y, Lei P, Zhang Q. ROS and Autophagy: interactions and molecular regulatory mechanisms. Cell Mol Neurobiol, 2015, 35 (5): 615-621. | 雷平 | 天津医科大学总医院 |
| 723 | Fang Y, Tan J, Zhang Q. Signaling pathways and mechanisms of hypoxia-induced autophagy in the animal cells. Cell Biol Int, 2015, 39 (8): 891-898. | 雷平 | 天津医科大学总医院 |
| 724 | Yan T, Chopp M, Chen J. Experimental animal models and inflammatory cellular changes in cerebral ischemic and hemorrhagic stroke. Neurosci Bull, 2015, 31 (6): 717-734. | 雷平 | 天津医科大学总医院 |
| 725 | Chen J, Ning R, Zacharek A, Cui C, Cui X, Yan T, Venkat P, Zhang Y, Chopp M. MiR-126 contributes to human umbilical cord blood cell induced neurorestorative effects after stroke in type-2 diabetic mice. Stem Cells, 2016, 34 (1): 102-113. | 雷平 | 天津医科大学总医院 |
| 726 | Venkat P, Chopp M, Chen J. Models and mechanisms of vascular dementia. Exp Neurol, 2015, 272: 97-108. | 雷平 | 天津医科大学总医院 |
| 727 | Li F, Men X, Zhang W. S100 protein in breast tumor. Indian J Cancer, 2014, 51: e67-71. | 雷平 | 天津医科大学总医院 |
| 728 | Sun N, Wang H, Wang L. Vaspin alleviates dysfunction of endothelial progenitor cells induced by high glucose via PI3K/Akt/eNOS pathway. Int J Clin Exp Pathol, 2015, 8 (1): 482-489. | 雷平 | 天津医科大学总医院 |
| 729 | Kong P, Zhang B, Lei P, Kong X, Zhang S, Li D, Zhang Y. Neuroprotection of MAO-B inhibitor and dopamine agonist in Parkinson disease. Int J Clin Exp Med, 2015, 8 (1): 431-439. | 雷平 | 天津医科大学总医院 |
| 730 | Kong P, Zhang BS, Lei P, Kong XD, Zhang SS, Li D, Zhang Y. Neurotoxicity of cerebro-spinal fluid from patients with Parkinson's disease on mesencephalic primary cultures as an in vitro model of dopaminergic neurons. Mol Med Rep, 2015, 12 (2): 2217-2224. | 雷平 | 天津医科大学总医院 |

（续　表）

| 编号 | 文　章 | 单位联络人 | 发表单位 |
|---|---|---|---|
| 731 | Ding D, Zhao Q, Guo Q, Meng H, Wang B, Luo J, Mortimer JA, Borenstein AR, Hong Z. Prevalence of mild cognitive impairment in an urban community in China: a cross-sectional analysis of the Shanghai Aging Study. Alzheimers Dement, 2015, 11 (3): 300-309. | 郭起浩 | 复旦大学附属上海华山医院 |
| 732 | Lei Y, Li Y, Ni W, Jiang H, Yang Z, Guo Q, Gu Y, Mao Y. Spontaneous brain activity in adult patients with moyamoya disease: a resting-state fMRI study. Brain Res, 2014, 1546: 27-33. | 郭起浩 | 复旦大学附属上海华山医院 |
| 733 | Ma J, Zhang Y, Guo Q. Comparison of vascular cognitive impairment-no dementia by multiple classification methods. Int J Neurosci, 2015, 125 (11): 823-830. | 郭起浩 | 复旦大学附属上海华山医院 |
| 734 | Shu H, Shi Y, Chen G, Wang Z, Liu D, Yue C, Ward BD, Li W, Xu Z, Chen G, Guo Q, Xu J, Li SJ, Zhang Z. Opposite neural trajectories of apolipoprotein E ε4 and ε2 alleles with aging associated with different risks of Alzheimer's disease. Cereb Cortex, 2016, 26 (4): 1421-1429. | 郭起浩 | 复旦大学附属上海华山医院 |
| 735 | Wang J, Zhang J, Xu L, Shi Y, Wu X, Guo Q. Cognitive impairments in Hashimoto's encephalopathy: a case-control study. PloS One, 2013, 8 (2): e55758. | 郭起浩 | 复旦大学附属上海华山医院 |
| 736 | Zhang SY, Edwards H, Yates P, Ruth E, Guo Q. Preliminary reliability and validity testing of a Self-Efficacy Questionnaire for Chinese family caregivers. Aging Ment Health, 2013, 17 (5): 630-637. | 郭起浩 | 复旦大学附属上海华山医院 |
| 737 | Zhao Q, Guo Q, Hong Z. Clustering and switching during a semantic verbal fluency test contribute to differential diagnosis of cognitive impairment. Neurosci Bull, 2013, 29 (1): 75-82. | 郭起浩 | 复旦大学附属上海华山医院 |
| 738 | Mao LM, Reusch JM, Fibuch EE, Liu Z, Wang JQ. Amphetamine increases phosphorylation of MAPK/ERK at synaptic sites in the rat striatum and medial prefrontal cortex. Brain Res, 2013, 1494: 101-108. | 刘振国 | 上海交通大学医学院附属新华医院 |
| 739 | Qi C, Xu M, Gan J, Yang X, Wu N, Song L, Yuan W, Liu Z. Erythropoietin improves neurobehavior by reducing dopaminergic neuron loss in a 6-hydroxydopamine-induced rat model. Int J Mol Med, 2014, 34 (2): 440-450. | 刘振国 | 上海交通大学医学院附属新华医院 |
| 740 | Ni C, Chen Y, Zeng M, Pei R, Du Y, Tang L, Wang M, Hu Y, Zhu H, He M, Wei X, Wang S, Ning X, Wang M, Wang J, Ma L, Chen X, Sun Q, Tang H, Wang Y, Wang X. In-cell infection: a novel pathway for Epstein-Barr virus infection mediated by cell-in-cell structures. Cell Res, 2015, 25 (7): 785. | 杨　磊 | 解放军总医院 |
| 741 | Liu J, Erogbogbo F, Yong KT, Ye L, Liu J, Hu R, Chen H, Hu Y, Yang Y, Yang J, Roy I, Karker NA, Swihart MT, Prasad PN. Assessing clinical prospects of silicon quantum dots: studies in mice and monkeys. ACS Nano, 2013, 7 (8): 7303-7310. | 杨　磊 | 解放军总医院 |
| 742 | Gao L, Utsumi T, Tashiro K, Liu B, Zhang D, Swenson ES, Iwakiri Y. Reticulon 4B (Nogo-B) facilitates hepatocyte proliferation and liver regeneration in mice. Hepatology, 2013, 57 (5): 1992-2003. | 杨　磊 | 解放军总医院 |
| 743 | Zhao L, Tong Q, Qian W, Li B, Zhang D, Fu T, Duan S, Zhang X, Zhao J, Dai J, Wang H, Hou S, Guo Y. Eradication of non-Hodgkin lymphoma through the induction of tumor-specific T-cell immunity by CD20-Flex BiFP. Blood, 2013, 122 (26): 4230-4236. | 杨　磊 | 解放军总医院 |

（续　表）

| 编号 | 文　章 | 单位联络人 | 发表单位 |
|---|---|---|---|
| 744 | He Y，Lam TH，Jiang B，Li LS，Sun DL，Wu L，Liu M，Yang SS，Wang YY，Tobias DK，Sun Q，Hu FB. Changes in BMI before and during economic development and subsequent risk of cardiovascular disease and total mortality：a 35-year follow-up study in China. Diabetes Care，2014，37（9）：2540-2547. | 杨　磊 | 解放军总医院 |
| 745 | Liu J，Wang LN，Tan JP. Dementia in China：current status. Neurology，2013，81（12）：1077-1078. | 杨　磊 | 解放军总医院 |
| 746 | Bai Y，Sun L，Du L，Zhang T，Xin W，Lan X，Du G. Association of circulating levels of asymmetric dimethylarginine（ADMA）with carotid intima-media thickness：evidence from 6168 participants. Ageing Res Rev，2013，12（2）：699-707. | 杨　磊 | 解放军总医院 |
| 747 | Guo Y，Tian Y，Wang H，Si Q，Wang Y，Lip GY. Prevalence，incidence，and lifetime risk of atrial fibrillation in China：new insights into the global burden of atrial fibrillation. Chest，2015，147（1）：109-119. | 杨　磊 | 解放军总医院 |
| 748 | Guo Y，Wang H，Tian Y，Wang Y，Lip GY. Time trends of aspirin and warfarin use on stroke and bleeding events in Chinese patients with new-onset atrial fibrillation. Chest，2015，148（1）：62-72. | 杨　磊 | 解放军总医院 |
| 749 | Xin W，Wei W，Li XY. Short-term effects of fish-oil supplementation on heart rate variability in humans：a meta-analysis of randomized controlled trials. Am J Clin Nutr，2013，97（5）：926-935. | 杨　磊 | 解放军总医院 |
| 750 | Li SJ，Sartipy U，Lund LH，Dahlström U，Adiels M，Petzold M，Fu M. Prognostic significance of resting heart rate and use of beta-blockers in atrial fibrillation and sinus rhythm in patients with heart failure and reduced ejection fraction：findings from the Swedish heart failure registry. Circ Heart Fail，2015，8（5）：871-879. | 杨　磊 | 解放军总医院 |
| 751 | Dai H，Zhang W，Li X，Han Q，Guo Y，Zhang Y，Wang Y，Wang C，Shi F，Zhang Y，Chen M，Feng K，Wang Q，Zhu H，Fu X，Li S，Han W. Tolerance and efficacy of autologous or donor-derived T cells expressing CD19 chimeric antigen receptors in adult B-ALL with extramedullary leukemia. Oncoimmunology，2015，4（11）：e1027469. | 杨　磊 | 解放军总医院 |
| 752 | Zhang F，Zhang J，Liu M，Zhao L，LingHu R，Feng F，Gao X，Jiao S，Zhao L，Hu Y，Yang J. Combating HER2-overexpressing breast cancer through induction of calreticulin exposure by Tras-Permut CrossMab. Oncoimmunology，2015，4（3）：e994391. | 杨　磊 | 解放军总医院 |
| 753 | Chen YM，Zhu M，Zhang YX. Combined endurance-resistance training improves submaximal exercise capacity in elderly heart failure patients：a systematic review of randomized controlled trials. Int J Cardiol，2013，166（1）：250-252. | 杨　磊 | 解放军总医院 |
| 754 | Guo Y，Apostolakis S，Blann AD，Wang H，Zhao X，Zhang Y，Zhang D，Ma J，Wang Y，Lip GY. Validation of contemporary stroke and bleeding risk stratification scores in non-anticoagulated Chinese patients with atrial fibrillation. Int J Cardiol，2013，168（2）：904-909. | 杨　磊 | 解放军总医院 |
| 755 | Guo Y，Pisters R，Apostolakis S，Blann AD，Wang H，Zhao X，Zhang Y，Zhang D，Ma J，Wang Y，Lip GY. Stroke risk and suboptimal thromboprophylaxis in Chinese patients with atrial fibrillation：would the novel oral anticoagulants have an impact？Int J Cardiol，2013，168（1）：515-522. | 杨　磊 | 解放军总医院 |

（续　表）

| 编号 | 文　章 | 单位联络人 | 发表单位 |
|---|---|---|---|
| 756 | Guo Y, Wang H, Zhao X, Zhang Y, Zhang D, Ma J, Wang Y, Lip GY. Relation of renal dysfunction to the increased risk of stroke and death in female patients with atrial fibrillation. Int J Cardiol, 2013, 168（2）: 1502-1508. | 杨　磊 | 解放军总医院 |
| 757 | Li S, Wang Y, Gai L, Yang T, Liu H, Wang Z, Bai Q, Xu X, Chen Y. Evaluation of neointimal coverage and apposition with various drug-eluting stents over 12 months after implantation by optical coherence tomography. Int J Cardiol, 2013, 162（3）: 166-171. | 杨　磊 | 解放军总医院 |
| 758 | Wu HY, Sun ZH, Cao DP, Wu LX, Zeng Q. Cardiovascular health status in Chinese adults in urban areas: analysis of the Chinese Health Examination Database 2010. Int J Cardiol, 2013, 168（2）: 760-764. | 杨　磊 | 解放军总医院 |
| 759 | Yang J, Chen Y, Li X, Wei X, Chen X, Zhang L, Zhang Y, Xu Q, Wang H, Li Y, Lu C. Influence of CYP2C9 and VKORC1 genotypes on the risk of hemorrhagic complications in warfarin-treated patients: a systematic review and meta-analysis. Int J Cardiol, 2013, 168（4）: 4234-4243. | 杨　磊 | 解放军总医院 |
| 760 | Zeng Q, Dong SY, Song ZY, Zheng YS, Wu HY, Mao LN. Ideal cardiovascular health in Chinese urban population. Int J Cardiol, 2013, 167（5）: 2311-2317. | 杨　磊 | 解放军总医院 |
| 761 | Liu J, Wang LN, McNicol ED. Pharmacological treatment for pain in Guillain-Barré syndrome. Cochrane Database Syst Rev, 2015, 9（4）: CD009950. | 杨　磊 | 解放军总医院 |
| 762 | Liu J, Wang LN. Peroxisome proliferator-activated receptor gamma agonists for preventing recurrent stroke and other vascular events in patients with stroke or transient ischaemic attack. Cochrane Database Syst Rev, 2015, 29（10）: CD010693. | 杨　磊 | 解放军总医院 |
| 763 | Liu Y, Bo L, Furness T, Xia J, Joseph CWJ, Tang X, Zheng J, Wang Z. Tai chi for schizophrenia. Cochrane Database Syst Rev, 2015, 1: CD011473. | 杨　磊 | 解放军总医院 |
| 764 | Liu Y, Bo L, Sampson S, Roberts S, Zhang G, Wu W. Horticultural therapy for schizophrenia. Cochrane Database Syst Rev, 2014, 5: CD009413. | 杨　磊 | 解放军总医院 |
| 765 | Miao Liu YH, Jiang B, Wang J, Wu L, Wang Y, Zhang D, Zeng J, Yao Y. Association between family history and hypertension among Chinese elderly. Medicine（Baltimore）, 2015, 94（48）: e2226 | 杨　磊 | 解放军总医院 |
| 766 | Sun X, Liu J, Wang Z. Single-operator cholangioscopy in the diagnosis of indeterminate biliary strictures. Gastrointest Endosc, 2015, 82（6）: 1136-1137. | 杨　磊 | 解放军总医院 |
| 767 | Sun X, Zhou Z, Tian J, Wang Z, Huang Q, Fan K, Mao Y, Sun G, Yang Y. Is single-operator peroral cholangioscopy a useful tool for the diagnosis of indeterminate biliary lesion? A systematic review and meta-analysis. Gastrointest Endosc, 2015, 82（1）: 79-87. | 杨　磊 | 解放军总医院 |
| 768 | He Y, Jiang B, Li LS, Li LS, Sun DL, Wu L, Liu M, He SF, Liang BQ, Hu FB, Lam TH. Changes in smoking behavior and subsequent mortality risk during a 35-year follow-up of a cohort in Xi'an, China. Am J Epidemiol, 2014, 179（9）: 1060-1070. | 杨　磊 | 解放军总医院 |
| 769 | Qiao H, Sai X, Gai L, Huang G, Chen X, Tu X, Ding Z. Association between heme oxygenase 1 gene promoter polymorphisms and susceptibility to coronary artery disease: a HuGE review and meta-analysis. Am J Epidemiol, 2014, 179（9）: 1039-1048. | 杨　磊 | 解放军总医院 |

（续　表）

| 编号 | 文　章 | 单位联络人 | 发表单位 |
|---|---|---|---|
| 770 | Chen Z, Fang H, Wang L, Sun F, Wang Y, Yin Z, Yang H, Yang W, Wang J, Xia P, Zhou D, Liu C. IMP-1 encoded by a novel Tn402-like class 1 integron in clinical Achromobacter xylosoxidans, China. Sci Rep, 2014, 4: 7212. | 杨　磊 | 解放军总医院 |
| 771 | Gu XB, Tian T, Tian XJ, Zhang XJ. Prognostic significance of neutrophil-to-lymphocyte ratio in non-small cell lung cancer: a meta-analysis. Sci Rep, 2015, 5: 12493. | 杨　磊 | 解放军总医院 |
| 772 | He M, Huang H, Wang M, Chen A, Ning X, Yu K, Li Q, Li W, Ma L, Chen Z, Wang X, Sun Q. Fluorescence-activated cell sorting analysis of heterotypic cell-in-cell structures. Sci Rep, 2015, 5: 9588. | 杨　磊 | 解放军总医院 |
| 773 | Li H, Liang X, Qin X, Cai S, Yu S. Association of matrix metalloproteinase family gene polymorphisms with lung cancer risk: logistic regression and generalized odds of published data. Sci Rep, 2015, 5: 10056. | 杨　磊 | 解放军总医院 |
| 774 | Li J, Liu F, Wang Q, Ge P, Woo PC, Yan J, Zhao Y, Gao GF, Liu CH, Liu C. Genomic and transcriptomic analysis of NDM-1 Klebsiella pneumoniae in spaceflight reveal mechanisms underlying environmental adaptability. Sci Rep, 2014, 4: 6216. | 杨　磊 | 解放军总医院 |
| 775 | Wang P, Zhou B, Yao H, Zhan Y, Zhang Z, Cui Y, Xu K, Ma J, Wang L, An N, Zhang X, Liu Y, Jiang T. Aberrant intra-and inter-network connectivity architectures in Alzheimer's disease and mild cognitive impairment. Sci Rep, 2015, 5: 14824. | 杨　磊 | 解放军总医院 |
| 776 | Liu J, Wang LN. Mitochondrial enhancement for neurodegenerative movement disorders: a systematic review of trials involving creatine, coenzyme Q10, idebenone and mitoquinone. CNS Drugs, 2014, 28 (1): 63-68. | 杨　磊 | 解放军总医院 |
| 777 | Bian S, Zhang L, Duan L, Wang X, Min Y, Yu H. Extracellular vesicles derived from human bone marrow mesenchymal stem cells promote angiogenesis in a rat myocardial infarction model. J Mol Med (Berl), 2014, 92 (4): 387-397. | 杨　磊 | 解放军总医院 |
| 778 | Li S, Barywani S, Fu M. Prognostic power of lower pulse pressure on long-term all-cause mortality in octogenarians with acute coronary syndrome: a propensity-score-matched cohort study. J Hypertens, 2015, 33 (2): 279-286. | 杨　磊 | 解放军总医院 |
| 779 | Zhang R, Ran HH, Cai LL, Zhu L, Sun JF, Peng L, Liu XJ, Zhang LN, Fang Z, Fan YY, Cui G. Simulated microgravity-induced mitochondrial dysfunction in rat cerebral arteries. FASEB J, 2014, 28 (6): 2715-2724. | 杨　磊 | 解放军总医院 |
| 780 | Yang C, Chen HX, Zhou Y, Liu MX, Wang Y, Wang JX, Ren SP, Han Y, Wu BY. Manganese superoxide dismutase gene therapy protects against irradiation-induced intestinal injury. Curr Gene Ther, 2013, 13 (5): 305-314. | 杨　磊 | 解放军总医院 |
| 781 | Zhang Z, Lu J, Wang Y, Pang Y, Zhao Y. Prevalence and molecular characterization of fluoroquinolone-resistant Mycobacterium tuberculosis isolates in China. Antimicrob Agents Chemother, 2014, 58 (1): 364-369. | 杨　磊 | 解放军总医院 |
| 782 | Zhang Z, Wang Y, Pang Y, Liu C. Comparison of different drug susceptibility test methods to detect rifampin heteroresistance in Mycobacterium tuberculosis. Antimicrob Agents Chemother, 2014, 58 (9): 5632-5635. | 杨　磊 | 解放军总医院 |
| 783 | Zhang Z, Lu J, Liu M, Wang Y, Qu G, Li H, Wang J, Pang Y, Liu C, Zhao Y. Genotyping and molecular characteristics of multidrug-resistant Mycobacterium tuberculosis isolates from China. J Infect, 2015, 70 (4): 335-345. | 杨　磊 | 解放军总医院 |

（续　表）

| 编号 | 文　章 | 单位联络人 | 发表单位 |
|---|---|---|---|
| 784 | Liu X, Hu R, Lian H, Liu Y, Liu J, Liu J, Lin G, Liu L, Duan X, Yong KT, Ye L. Dual-color immunofluorescent labeling with quantum dots of the diabetes-associated proteins aldose reductase and Toll-like receptor 4 in the kidneys of diabetic rats. Int J Nanomedicine, 2015, 10: 3651-3162. | 杨　磊 | 解放军总医院 |
| 785 | Chen WR, Hu SY, Dai Chen Y, Zhang Y, Qian G, Wang J, Yang JJ, Wang ZF, Tian F, Ning QX. Effects of liraglutide on left ventricular function in patients with ST-segment elevation myocardial infarction undergoing primary percutaneous coronary intervention. Am Heart J, 2015, 170 (5): 845-854. | 杨　磊 | 解放军总医院 |
| 786 | Zhang Z, Pang Y, Wang Y, Liu C, Zhao Y. Beijing genotype of Mycobacterium tuberculosis is significantly associated with linezolid resistance in multidrug-resistant and extensively drug-resistant tuberculosis in China. Int J Antimicrob Agents, 2014, 43 (3): 231-235. | 杨　磊 | 解放军总医院 |
| 787 | Chen Z, Liu M, Cui Y, Wang L, Zhang Y, Qiu J, Yang R, Liu C, Zhou D. A novel PCR-based genotyping scheme for clinical Klebsiella pneumoniae. Future Microbiol, 2014, 9 (1): 21-32. | 杨　磊 | 解放军总医院 |
| 788 | Li B, Zhao Y, Liu C, Chen Z, Zhou D. Molecular pathogenesis of Klebsiella pneumoniae. Future Microbiol, 2014, 9 (9): 1071-1081. | 杨　磊 | 解放军总医院 |
| 789 | Ma J, Lyu H, Huang J, Liu B. Targeting of erbB3 receptor to overcome resistance in cancer treatment. Mol Cancer, 2014, 13 (1): 105. | 杨　磊 | 解放军总医院 |
| 790 | Yang SB, Li TL, Chen X, An YF, Zhao CQ, Wen JB, Tian DF, Wen Z, Xie MQ, Yang PC. Staphylococcal enterotoxin B-derived haptens promote sensitization. Cell Mol Immunol, 2013, 10 (1): 78-83. | 杨　磊 | 解放军总医院 |
| 791 | Liu J, Zhu MW, Arzberger T, Wang LN. Frontotemporal lobar degeneration with accumulation of argyrophilic grains and Lewy bodies: a clinicopathological report. J Alzheimers Dis, 2015, 48 (1): 55-58. | 杨　磊 | 解放军总医院 |
| 792 | Sun X, Liang Y, Wang J, Chen K, Chen Y, Zhou X, Jia J, Zhang Z. Early frontal structural and functional changes in mild white matter lesions relevant to cognitive decline. J Alzheimers Dis, 2014, 40 (1): 123-134. | 杨　磊 | 解放军总医院 |
| 793 | Fang FS, Gong YP, Li CL, Li J, Tian H, Huang W, Wang LC, Li L. Comparison of repaglinide and metformin monotherapy as an initial therapy in Chinese patients with newly diagnosed type 2 diabetes mellitus. Eur J Endocrinol, 2014, 170 (6): 901-908. | 杨　磊 | 解放军总医院 |
| 794 | Zhang Z, Li T, Qu G, Pang Y, Zhao Y. In vitro synergistic activity of clofazimine and other antituberculous drugs against multidrug-resistant Mycobacterium tuberculosis isolates. Int J Antimicrob Agents, 2015, 45 (1): 71-75. | 杨　磊 | 解放军总医院 |
| 795 | Zhang Z, Pang Y, Wang Y, Cohen C, Zhao Y, Liu C. Differences in risk factors and drug susceptibility between Mycobacterium avium and Mycobacterium intracellulare lung diseases in China. Int J Antimicrob Agents, 2015, 45 (5): 491-495. | 杨　磊 | 解放军总医院 |
| 796 | Liu J, Wang H, Wang Y, Yin Y, Du Z, Liu Z, Yang J, Hu S, Wang C, Chen Y. The stem cell adjuvant with Exendin-4 repairs the heart after myocardial infarction via STAT3 activation. J Cell Mol Med, 2014, 18 (7): 1381-1391. | 杨　磊 | 解放军总医院 |

（续 表）

| 编号 | 文 章 | 单位联络人 | 发表单位 |
| --- | --- | --- | --- |
| 797 | Chen WR，Liu ZY，Shi Y，Yin DW，Wang H，Sha Y，Chen YD. Vitamin D and nifedipine in the treatment of Chinese patients with grades I-II essential hypertension：a randomized placebo-controlled trial. Atherosclerosis, 2014, 235（1）：102-109. | 杨 磊 | 解放军总医院 |
| 798 | Wang F，Ye P，Hu D，Min Y，Zhao S，Wang Y，Mu Y，Yan X，Li Z，Wei Y，Li J，DYSIS-China Study Investigators. Lipid-lowering therapy and lipid goal attainment in patients with metabolic syndrome in China：Subgroup analysis of the Dyslipidemia International Study-China（DYSIS-China）. Atherosclerosis, 2014, 237（1）：99-105. | 杨 磊 | 解放军总医院 |
| 799 | Zhang Z，Wang Y，Pang Y，Kam KM. Ethambutol resistance as determined by broth dilution method correlates better than sequencing results with embB mutations in multidrug-resistant Mycobacterium tuberculosis isolates. J Clin Microbiol, 2014, 52（2）：638-641. | 杨 磊 | 解放军总医院 |
| 800 | Gao LG，Cao J，Mao QX，Lu XC，Zhou XL，Fan L. Influence of omega-3 polyunsaturated fatty acid-supplementation on platelet aggregation in humans：a meta-analysis of randomized controlled trials. Atherosclerosis, 2013, 226（2）：328-334. | 杨 磊 | 解放军总医院 |
| 801 | Chen Z，Li H，Feng J，Li Y，Chen X，Guo X，Chen W，Wang L，Lin L，Yang H，Yang W，Wang J，Zhou D，Liu C，Yin Z. NDM-1 encoded by a pNDM-BJ01-like plasmid p3SP-NDM in clinical Enterobacter aerogenes. Front Microbiol, 2015, 6：294. | 杨 磊 | 解放军总医院 |
| 802 | Zeng Q，Yuan Y，Wang S，Sun J，Zhang T，Qi M. Polymorphisms on chromosome 9p21 confer a risk for acute coronary syndrome in a Chinese Han population. Can J Cardiol, 2013, 29（8）：940-944. | 杨 磊 | 解放军总医院 |
| 803 | Li T，Liao X，Lochhead P，Morikawa T，Yamauchi M，Nishihara R，Inamura K，Kim SA，Mima K，Sukawa Y，Kuchiba A，Imamura Y，Baba Y，Shima K，Meyerhardt JA，Chan AT，Fuchs CS，Ogino S，Qian ZR. SMO expression in colorectal cancer：associations with clinical, pathological, and molecular features. Ann Surg Oncol, 2014, 21（13）：4164-4173. | 杨 磊 | 解放军总医院 |
| 804 | an JP，Li N，Gao J，Wang LN，Zhao YM，Yu BC，Du W，Zhang WJ，Cui LQ，Wang QS，Li JJ，Yang JS，Yu JM，Xia XN，Zhou PY. Optimal cutoff scores for dementia and mild cognitive impairment of the montreal cognitive assessment among elderly and oldest-old Chinese population. Journal of Alzheimer's Disease, 2015, 43（4）：1403-1412. | 杨 磊 | 解放军总医院 |
| 805 | Zhang Z，Liu Y，Zhou B，Zheng J，Yao H，An N，Wang P，Guo YE，Dai H，Wang L，Shu S，Zhang X，Jiang T. Altered functional connectivity of the marginal division in Alzheimer's disease. Curr Alzheimer Res, 2014, 11（2）：145-155. | 杨 磊 | 解放军总医院 |
| 806 | Jiang L，Wu W，Guan W，Wu Z，Nie Y. Overlooked myasthenia gravis in an elderly adult. J Am Geriatr Soc, 2013, 61（5）：840-841. | 杨 磊 | 解放军总医院 |
| 807 | Ma J，Chen L，Wang Y，Meng Q，Qian Y. Sigmoid volvulus showing a "whirl sign" in coronal and sagittal views of computed tomography. J Am Geriatr Soc, 2013, 61（8）：1435-1437. | 杨 磊 | 解放军总医院 |

（续　表）

| 编号 | 文　章 | 单位联络人 | 发表单位 |
|------|--------|-----------|---------|
| 808 | Zhou B, Liu Y, Zhang Z, An N, Yao H, Wang P, Wang L, Zhang X, Jiang T. Impaired functional connectivity of the thalamus in Alzheimer's disease and mild cognitive impairment: a resting-state fMRI study. Curr Alzheimer Res, 2013, 10 (7): 754-766. | 杨　磊 | 解放军总医院 |
| 809 | Liu J, Law WC, Liu J, Hu R, Liu L, Zhu J, Chen H, Wang J, Hu Y, Ye L, Yong KT. Toxicity assessment of phospholipid micelle-encapsulated cadmium-based quantum dots using Kunming mice. RSC Advances, 2013, 3 (6): 1768-1773. | 杨　磊 | 解放军总医院 |
| 810 | Liu L, Zhang G, Liang Z, Liu X, Li T, Fan J, Bai J, Wang Y. MicroRNA-15b enhances hypoxia/reoxygenation-induced apoptosis of cardiomyocytes via a mitochondrial apoptotic pathway. Apoptosis, 2014, 19 (1): 19-29. | 杨　磊 | 解放军总医院 |
| 811 | Li S, Guo Y, Zhu P, Yang T. Role of Ox-LDL/LOX-1/NF-κB signaling pathway in regulation of atherosclerotic plaque growth by testosterone in male rabbits. Vascul Pharmacol, 2013, 59 (5): 131-137. | 杨　磊 | 解放军总医院 |
| 812 | Xiang H, Chen H, Li F, Liu J, Su Y, Hao L, Wang F, Wang Z, Zeng Q. Predictive factors for prolonged remission after autologous hematopoietic stem cell transplantation in young patients with type 1 diabetes mellitus. Cytotherapy, 2015, 17 (11): 1638-1645. | 杨　磊 | 解放军总医院 |
| 813 | Hu Y, Jiang L, Zhou G, Liu S, Liu Y, Zhang X, Zhao S, Wu L, Yang M, Ma L, Wang X, Zhao J. Emperipolesis is a potential histological hallmark associated with chronic hepatitis B. Curr Mol Med, 2015, 15 (9): 873-881. | 杨　磊 | 解放军总医院 |
| 814 | Li MY, Zhu M, Zhu B, Wang ZQ. Cholera toxin suppresses expression of ubiquitin editing enzyme A20 and enhances transcytosis. Cell Physiol Biochem, 2013, 31 (4-5): 495-504. | 杨　磊 | 解放军总医院 |
| 815 | Cao XL, Li H, Yu XL, Liang P, Dong BW, Fan J, Li M, Liu FY. Predicting early intrahepatic recurrence of hepatocellular carcinoma after microwave ablation using SELDI-TOF proteomic signature. PLoS One, 2013, 8 (12): e82448. | 杨　磊 | 解放军总医院 |
| 816 | Ding R, Chen X, Wu D, Wei R, Hong Q, Shi S, Yin Z, Ma L, Xie Y. Effects of aging on kidney graft function, oxidative stress and gene expression after kidney transplantation. PLoS One, 2013, 8 (6): e65613. | 杨　磊 | 解放军总医院 |
| 817 | He Y, Zeng Q, Li X, Liu B, Wang P. The association between subclinical atherosclerosis and uterine fibroids. PLoS One, 2013, 8 (2): e57089. | 杨　磊 | 解放军总医院 |
| 818 | Li Y, Guo X, Xue Q, Zhu M, Gao L, Wang Y. Single cell gene profiling revealed heterogeneity of paracrine effects of bone marrow cells in mouse infarcted hearts. PLoS One, 2013, 8 (7): e68270. | 杨　磊 | 解放军总医院 |
| 819 | Liu M, Wang J, Jiang B, Sun D, Wu L, Yang S, Wang Y, Li X, He Y. Increasing prevalence of metabolic syndrome in a Chinese elderly population: 2001-2010. PLoS One, 2013, 8 (6): e66233. | 杨　磊 | 解放军总医院 |
| 820 | Wang F, Zheng J, Ye P, Luo L, Bai Y, Xu R, Sheng L, Xiao T, Wu H. Association of high-density lipoprotein cholesterol with the estimated glomerular filtration rate in a community-based population. PLoS One, 2013, 8 (11): e79738. | 杨　磊 | 解放军总医院 |

（续　表）

| 编号 | 文　章 | 单位联络人 | 发表单位 |
|---|---|---|---|
| 821 | Wang G, Hu N, Yang HH, Wang L, Su H, Wang C, Clifford R, Dawsey EM, Li JM, Ding T, Han XY, Giffen C, Goldstein AM, Taylor PR, Lee MP. Comparison of global gene expression of gastric cardia and noncardia cancers from a high-risk population in china. PLoS One, 2013, 8（5）: e63826. | 杨　磊 | 解放军总医院 |
| 822 | Wang X, Du Y, Fan L, Ye P, Yuan Y, Lu X, Wang F, Zeng Q. Relationships between HDL-C, hs-CRP, with central arterial stiffness in apparently healthy people undergoing a general health examination. PLoS One, 2013, 8（12）: e81778. | 杨　磊 | 解放军总医院 |
| 823 | Wu X, Yang D, Zhao Y, Lu C, Wang Y. Effectiveness of percutaneous coronary intervention within 12 hours to 28 days of ST-elevation myocardial infarction in a real-world Chinese population. PLoS One, 2013, 8（3）: e58382. | 杨　磊 | 解放军总医院 |
| 824 | Xin W, Lin Z, Li X. Orthostatic hypotension and the risk of congestive heart failure: a meta-analysis of prospective cohort studies. PLoS One, 2013, 8（5）: e63169. | 杨　磊 | 解放军总医院 |
| 825 | Yang B, Yu RL, Chi XH, Lu XC. Lenalidomide treatment for multiple myeloma: systematic review and meta-analysis of randomized controlled trials. PLoS One, 2013, 8（5）: e64354. | 杨　磊 | 解放军总医院 |
| 826 | Zeng Q, Dong SY, Wu LX, Li H, Sun ZJ, Li JB, Jiang HX, Chen ZH, Wang QB, Chen WW. Variable food-specific IgG antibody levels in healthy and symptomatic Chinese adults. PLoS One, 2013, 8（1）: e53612. | 杨　磊 | 解放军总医院 |
| 827 | Zhang C, Yu L, Xu T, Hao Y, Zhang X, Liu Z, Xiao Y, Wang X, Zeng Q. Association of dyslipidemia with renal cell carcinoma: a 1 : 2 matched case-control study. PLoS One, 2013, 8（3）: e59796. | 杨　磊 | 解放军总医院 |
| 828 | Fan J, Arruda-Olson AM, Leibson CL, Smith C, Liu G, Bailey KR, Kullo IJ. Billing code algorithms to identify cases of peripheral artery disease from administrative data. J Am Med Inform Assoc, 2013, 20（e2）: e349-354. | 杨　磊 | 解放军总医院 |
| 829 | Liu M, He Y, Jiang B, Wu L, Wang J, Yang S, Wang Y. Association between metabolic syndrome and mild cognitive impairment and its age difference in a Chinese community elderly population. Clin Endocrinol（Oxf）, 2015, 82（6）: 844-853. | 杨　磊 | 解放军总医院 |
| 830 | Zeng Q, He Y, Dong S, Zhao X, Chen Z, Song Z, Chang G, Yang F, Wang Y. Optimal cut-off values of BMI, waist circumference and waist: height ratio for defining obesity in Chinese adults. Br J Nutr, 2014, 112（10）: 1735-1744. | 杨　磊 | 解放军总医院 |
| 831 | Liu J, Hu R, Liu J, Zhang B, Wang Y, Liu X, Law WC, Liu L, Ye L, Yong KT. Cytotoxicity assessment of functionalized CdSe, CdTe and InP quantum dots in two human cancer cell models. Mater Sci Eng C Mater Biol Appl, 2015, 57: 222-231. | 杨　磊 | 解放军总医院 |
| 832 | Li N, Wang X, Jiang Y, Wang W, Huang W, Zheng X, Wang Q, Ning Z, Pei Y, Li C, Nie M, Li M, Wang O, Xing X, He S, Yu W, Lin Q, Xu L, Xia W. Association of GALNT3 gene polymorphisms with bone mineral density in Chinese postmenopausal women: the Peking Vertebral Fracture study. Menopause, 2014, 21（5）: 515-521. | 杨　磊 | 解放军总医院 |
| 833 | Wang Y, Li X, Qin X, Cai Y, He M, Sun L, Li J, Zhang Y, Tang G, Wang B, Sun N. Prevalence of hyperhomocysteinaemia and its major determinants in rural Chinese hypertensive patients aged 45-75 years. Br J Nutr, 2013, 109（07）: 1284-1293. | 杨　磊 | 解放军总医院 |

| 编号 | 文　章 | 单位联络人 | 发表单位 |
|---|---|---|---|
| 834 | Wang G, Gao J, Huang H, Tian Y, Xue L, Wang W, You W, Lian H, Duan X, Wu B, Wang M. Expression of a LINE-1 endonuclease variant in gastric cancer: its association with clinicopathological parameters. BMC Cancer, 2013, 13 (1): 265. | 杨　磊 | 解放军总医院 |
| 835 | Yang B, Wang J, Cai LL, Zhu HL, Yu RL, Chi XH, Lu XC. Treatment of multiple solitary plasmacytomas with cytokine-induced killer cells. Cytotherapy, 2014, 16 (2): 278-284. | 杨　磊 | 解放军总医院 |
| 836 | Su L, Feng L, Song Q, Kang H, Zhang X, Liang Z, Jia Y, Feng D, Liu C, Xie L. Diagnostic value of dynamics serum sCD163, sTREM-1, PCT, and CRP in differentiating sepsis, severity assessment, and prognostic prediction. Mediators Inflamm, 2013, 2013: 969875. | 杨　磊 | 解放军总医院 |
| 837 | Gao Z, Wang W, Wang Z, Zhao X, Shang Y, Guo Y, Gong M, Yang L, Shi X, Xu X, An N, Wu W. Cerebral microbleeds are associated with deep white matter hyperintensities, but only in hypertensive patients. PLoS One, 2014, 9 (3): e91637. | 杨　磊 | 解放军总医院 |
| 838 | Liang Z, Liu LF, Chen XP, Shi XM, Guo HY, Lin K, Guo JP, Shan ZL, Wang YT. Establishment of a model of renal impairment with mild renal insufficiency associated with atrial fibrillation in canines. PLoS One, 2014, 9 (8): e105974. | 杨　磊 | 解放军总医院 |
| 839 | Ma J, Wang X, Wang Y, Zhao Y, Gao M, Li X. The relationship between glycated hemoglobin and complexity of coronary artery lesions among older patients with diabetes mellitus. PLoS One, 2014, 9 (3): e91972. | 杨　磊 | 解放军总医院 |
| 840 | Su B, Xu B, Wan J. Correlation between long-term aspirin use and F-fluorodeoxyglucose uptake in colorectal cancer measured by PET/CT. PLoS One, 2014, 9 (10): e109459. | 杨　磊 | 解放军总医院 |
| 841 | Wang X, Ye P, Cao R, Yang X, Xiao W, Zhang Y, Bai Y, Wu H. The association of homocysteine with metabolic syndrome in a community-dwelling population: homocysteine might be concomitant with metabolic syndrome. PLoS One, 2014, 9 (11): e113148. | 杨　磊 | 解放军总医院 |
| 842 | Xiao W, Bai Y, Ye P, Luo L, Liu D, Wu H, Bai J. Plasma homocysteine is associated with aortic arterial stiffness but not wave reflection in Chinese hypertensive subjects. PLoS One, 2014, 9 (1): e85938. | 杨　磊 | 解放军总医院 |
| 843 | Yang J, Liu J, Liu J, Li W, Li X, He Y, Ye L. Genetic association study with metabolic syndrome and metabolic-related traits in a cross-sectional sample and a 10-year longitudinal sample of chinese elderly population. PLoS One, 2014, 9 (6): e100548. | 杨　磊 | 解放军总医院 |
| 844 | Zeng Q, Dong SY, Wang ML, Xiang H, Zhao XL. Association of EZSCAN values with arterial stiffness in individuals without diabetes or cardiovascular disease. PLoS One, 2014, 9 (3): e90854. | 杨　磊 | 解放军总医院 |
| 845 | Zhang R, Ran HH, Peng L, Xu F, Sun JF, Zhang LN, Fan YY, Peng L, Cui G. Mitochondrial regulation of NADPH oxidase in hindlimb unweighting rat cerebral arteries. PLoS One, 2014, 9 (4): e95916. | 杨　磊 | 解放军总医院 |

（续　表）

| 编号 | 文章 | 单位联络人 | 发表单位 |
|---|---|---|---|
| 846 | Zou X, Wang H, Cai L, Li K, Zhang W, Ding Y, Si Q. Effects of serum lipid smoothness on the progression and vulnerability of atherosclerotic plaques in rabbits. PLoS One, 2014, 9 （7）：e93686. | 杨　磊 | 解放军总医院 |
| 847 | Jiang Y, Zhang Y, Jin M, Gu Z, Pei Y, Meng P. Aged-related changes in body composition and association between body composition with bone mass density by body mass index in Chinese Han men over 50-year-old. PLoS One, 2015, 10 （6）：e0130400. | 杨　磊 | 解放军总医院 |
| 848 | Liu Y, Mi N, Zhou Y, An P, Bai Y, Guo Y, Hong C, Ji Z, Ye P, Wu C. Transverse false tendons in the left ventricular cavity are associated with early repolarization. PLoS One, 2015, 10 （5）：e0125173. | 杨　磊 | 解放军总医院 |
| 849 | Wang HJ, Si QJ, Shan ZL, Guo YT, Lin K, Zhao XN, Wang YT. Effects of body mass index on risks for ischemic stroke, thromboembolism, and mortality in Chinese atrial fibrillation patients: a single-center experience. PLoS One, 2015, 10 （4）：e0123516. | 杨　磊 | 解放军总医院 |
| 850 | Wang R, Chen L, Fan L, Gao D, Liang Z, He J, Gong W, Gao L. Incidence and effects of polypharmacy on clinical outcome among patients aged 80+: a five-year follow-up study. PLoS One, 2015, 10 （11）：e0142123. | 杨　磊 | 解放军总医院 |
| 851 | Wu L, He Y, Jiang B, Sun D, Wang J, Liu M, Yang S, Wang Y. Trends in prevalence, awareness, treatment and control of hypertension during 2001-2010 in an urban elderly population of China. PLoS One, 2015, 10 （8）：e0132814. | 杨　磊 | 解放军总医院 |
| 852 | Xiao W, Ye P, Cao R, Yang X, Bai Y, Wu H. Urine albumin excretion is associated with cardiac troponin T detected with a highly sensitive assay in a community-based population. PLoS One, 2015, 10 （8）：e0135747. | 杨　磊 | 解放军总医院 |
| 853 | Yang G, Cheng Q, Liu S, Zhao J. The role of bone marrow cells in the phenotypicchanges associated with diabetic nephropathy. PLoS One, 2015, 10 （9）：e0137245. | 杨　磊 | 解放军总医院 |
| 854 | Yang G, Jia Y, Li C, Cheng Q, Yue W, Pei X. Hyperglycemic stress impairs the stemness capacity of kidney stem cells in rats. PLoS One, 2015, 10 （10）：e0139607. | 杨　磊 | 解放军总医院 |
| 855 | Yang S, He Y, Liu M, Wang Y, Wu L, Wang J, Zhang D, Zeng J, Jiang B, Li X. Changes in and patterns of smoking exposure in an elderly urban population in Beijing: 2001-2010. PLoS One, 2015, 10 （3）：e0118500. | 杨　磊 | 解放军总医院 |
| 856 | Yang S, Jin Y, He Y, Jiang C, Cheng KK, Zhang W, Lam TH. Childhood passive smoking exposure and age at menarche in Chinese women who had never smoked: the Guangzhou biobank cohort study. PLoS One, 2015, 10 （7）：e0130429. | 杨　磊 | 解放军总医院 |
| 857 | Zu Y, Gong Y, Wan L, Lv Y, Cui S, Jin X, Li C, Chen X. Pericentrin is related to abnormal β-cell insulin secretion through F-actin regulation in mice. PLoS One, 2015, 10 （6）：e0130458. | 杨　磊 | 解放军总医院 |
| 858 | He J, Liu C, Wang B, Li N, Zuo G, Gao D. HMGN5 blockade by siRNA enhances apoptosis, suppresses invasion and increases chemosensitivity to temozolomide in meningiomas. Int J Oncol, 2015, 47 （4）：1503-1511. | 杨　磊 | 解放军总医院 |

（续　表）

| 编号 | 文　章 | 单位联络人 | 发表单位 |
|---|---|---|---|
| 859 | Zhang Z, Liu M, Wang Y, Pang Y, Kam KM, Zhao Y. Molecular and phenotypic characterization of multidrug-resistant Mycobacterium tuberculosis isolates resistant to kanamycin, amikacin, and capreomycin in China. Eur J Clin Microbiol Infect Dis, 2014, 33（11）: 1959-1966. | 杨　磊 | 解放军总医院 |
| 860 | Shi S, Cheng Q, Zhang P, Wang N, Zheng Y, Bai XY, Chen X. Immunofluorescence with dual microwave retrieval of paraffin-embedded sections in the assessment of human renal biopsy specimens. Am J Clin Pathol, 2013, 39（1）: 71-78. | 杨　磊 | 解放军总医院 |
| 861 | Tan J, Li N, Gao J, Guo Y, Hu W, Yang J, Yu B, Yu J, Du W, Zhang W. Construction of the Chinese Veteran Clinical Research（CVCR）platform for the assessment of non-communicable diseases. Chin Med J（Engl）, 2014, 127（3）: 448-456. | 刘赛男 | 解放军总医院 |
| 862 | Tan JP, Zhu LQ, Zhang J, Zhang SM, Lan XY, Bo C, Deng YC. Awareness status of chronic disabling neurological diseases among elderly veterans. Chin Med J（Engl）, 2015, 128（10）: 1293-1300. | 刘赛男 | 解放军总医院 |

注：解放军总医院仅入选影响因子 3 分以上的文章（编号 740~862）